住院医师规范化培训
急症处理手册

主　编　刘　志　邓　颖

副主编　尹永杰　张　弘　赵兴胜　闵连秋

编　委　(按姓氏笔画排序)

王凤平	哈尔滨医科大学附属第二医院	李晓红	呼和浩特市第一医院
尹永杰	吉林大学第二医院	闵连秋	锦州医科大学附属第一医院
邓　颖	哈尔滨医科大学附属第二医院	张　弘	哈尔滨医科大学附属第一医院
丛云峰	黑龙江省医院	张春阳	沈阳医学院附属中心医院
宁文龙	南方医科大学附属齐齐哈尔医院	陈　达	中国医科大学附属第四医院
邢吉红	吉林大学第一医院	陈凤英	内蒙古医科大学第一附属医院
刘　志	中国医科大学附属第一医院	陈海铭	辽宁中医药大学附属医院
刘士林	锦州市中心医院	金红旭	沈阳军区总医院
李　岩	吉林大学中日联谊医院	金武丕	延边大学附属医院
李　洋	哈尔滨医科大学附属第二医院	赵兴胜	内蒙古自治区人民医院
李少波	营口市中心医院	康　健	大连医科大学附属第一医院
李艳美	佳木斯大学附属第一医院	董雪松	中国医科大学附属第一医院

秘　书

马　涛　中国医科大学附属第一医院

人民卫生出版社

·北　京·

图书在版编目（CIP）数据

住院医师规范化培训急症处理手册 / 刘志，邓颖主编．—北京：人民卫生出版社，2023.1

ISBN 978-7-117-33763-2

Ⅰ．①住… Ⅱ．①刘…②邓… Ⅲ．①急性病—诊疗—岗位培训—教材 Ⅳ．①R459.7

中国版本图书馆 CIP 数据核字（2022）第 188982 号

| 人卫智网 | www.ipmph.com | 医学教育、学术、考试、健康，购书智慧智能综合服务平台 |
| 人卫官网 | www.pmph.com | 人卫官方资讯发布平台 |

住院医师规范化培训急症处理手册

Zhuyuan Yishi Guifanhua Peixun Jizheng Chuli Shouce

主　　编：刘　志　邓　颖
出版发行：人民卫生出版社（中继线 010-59780011）
地　　址：北京市朝阳区潘家园南里 19 号
邮　　编：100021
E - mail：pmph @ pmph.com
购书热线：010-59787592　010-59787584　010-65264830
印　　刷：三河市宏达印刷有限公司（胜利）
经　　销：新华书店
开　　本：889×1194　1/32　印张：24
字　　数：914 千字
版　　次：2023 年 1 月第 1 版
印　　次：2023 年 2 月第 1 次印刷
标准书号：ISBN 978-7-117-33763-2
定　　价：89.00 元

打击盗版举报电话：010-59787491　E-mail：WQ @ pmph.com
质量问题联系电话：010-59787234　E-mail：zhiliang @ pmph.com
数字融合服务电话：4001118166　E-mail：zengzhi @ pmph.com

出 版 说 明

为了深入贯彻落实党和国家关于教育体制改革、医药卫生体制改革的方针政策，服务医药卫生人才培养，推动毕业后医学教育的改革和创新发展，由从事毕业后医学教育培训的各医院（基地）、相关院校自愿组成全国性、开放性、非营利性的中国毕业后医学教育省际联盟（以下简称"联盟"）。

联盟以"根植医药卫生、创新教育模式、提升教育质量、服务人才培养"为宗旨。通过加强各成员单位间的广泛深入合作，强化全国优秀住培基地和相关院校、专家、教学资源的优势互补，促进中国特色的高质量毕业后医学教育教材体系建设，推动优质教学资源共享，加强医教协同，完善我国医师培养体系特别是毕业后医学教育的模式、教学方法、教学手段，适应高素质、创新性、复合型医药卫生人才的培养需要，服务广大民众健康。

2018年9月，联盟启动了本套教材（共4种）的编写工作，涵盖基本诊疗、急症处理、技能操作规范、公共科目培训等，是对"国家卫生健康委员会住院医师规范化培训规划教材"有力的补充。本套教材主要围绕住培学员综合能力的培养，包括职业素养、知识技能、患者照护、沟通合作、教学科研和终身学习，并结合了住培过程中的常见问题，对中期考核、结业考核等有一定的指导作用。本套教材主要基于联盟成员单位住培工作的成功经验，其所涉及领域是当前住培实践急需的，同时注重创新编写模式，按需配套数字资源。希望可以通过本套教材，建立一定的区域性行业规范，指导学生培养工作，缩短各基地探索的过程，促进学员培养同质化。

前 言

急诊医学是一门新兴的跨专业独立学科,具有鲜明的特色。急诊就诊患者病情常常千变万化,急诊工作涉及伤病员生死存亡。及时、正确、有效的急诊救护能提高患者的抢救成功率、降低病死率、改善患者预后。现代社会的发展使急诊医学日益受到关注,急诊人才需求量迅速增加,着手培养符合社会需求的急诊专业人才已经是当务之急。

急诊医学专业住院医师规范化培训是培养急诊专业人才的关键所在,是成为医学临床专家的基础。另外,急诊工作的困难和艰苦也使急诊科成为一个"炼钢炉",住院医师只有完成急诊医学专业培训,才能由"铁"变"钢",成为一名优秀的医师。

本手册就是基于上述背景和要求,由中国毕业后医学教育省际联盟组织数十家住培基地具有丰富教学经验和住院医师带教经验的急诊医学专家和学者,历经一年时间编写而成。本书主要针对急诊医学专业和其他专业住院医师规范化培训学员,也可供相关专业如院前急救、重症、麻醉、全科医学等专业本科生、研究生、临床医师等使用。

本书的编写宗旨是解决急诊住院医师临床工作中的常见问题,培养住院医师独立分析和处理问题的能力,成为具有实用价值的"口袋书"。内容以急诊医学专业住院医师规范化培训要求为纲,详细介绍了急诊科的常见病,特别是危重急症的特点、诊断和急诊处理的过程及规范。绪论部分增加了急诊接诊工作的特点、医患沟通等内容。本书注重临床知识更新,如引入了心肺复苏最新指南,增加了急诊观察医学等章节。对一些急诊开展的新技术如急诊超声、纤维支气管镜等配备了教学视频,以利于住院医师更好地学习。衷心希望住院医师通过本书的学习,最终能够建立灵活的急诊思维、掌握扎实的急救知识和技能、培养良好的职业道德和人际沟通能力。

由于编者的学识有限和时间仓促,本书编写过程中难免存在错误和疏漏,恳请广大读者在使用过程中提出宝贵意见,以便今后补正。

中国医科大学附属第一医院　　刘　志

目 录

数　字　资　源　目　录

第一章
绪论

第一节　急诊患者的接诊

（一）急诊接诊工作的特点

1. 患者流量的不确定性

- 急诊患者的流量是不确定的，短时间内可能有大量患者来诊。
- 急诊医生需要在短时间内完成病情的分析、诊断、处置和记录。
- 急诊医生必须高效率工作，随时准备应对各种紧急情况。

2. 病情的复杂性与广泛性

- 根据来诊者病情的轻重，急诊医生需要首先识别出真正需要紧急抢救救助、需要提供急诊医疗服务的患者并立即进行处理。
- 急诊疾病发病急、病情变化快，死亡率高，需要短时间内作出诊疗计划并执行，因此对医护人员的基本素质和技术水平要求高。
- 患者可能因为某一局部症状或体征就诊，但这可能是严重的全身疾病的唯一表现。急诊医生要熟悉疾病不典型的临床表现，认识疾病的本质。

3. 信息缺乏及治疗手段和处置方法的限制

- 急诊特殊的环境决定了急诊医生进行诊断、处置和患者所需的治疗资源常常不足，提供的治疗手段也常常受到限制。
- 急诊医生应增强临床决策能力和急诊思维培养，才能在病史资料不完善、时间有限、病因不明的情况下，对患者进行合理的处置。

4. 涉及法律问题

- 急诊医生常会处理涉及法律问题的患者，如交通事故、故意伤害、自杀等。
- 急诊医生工作中遇到的传染病、集体食物中毒等公共卫生事件，其报告和处置等都涉及国家的法律法规。
- 急诊医生常处于医疗事故诉讼的高风险状态。
- 急诊医生在实际工作中既要处理医疗问题，也要注意法律问题。

（二）急诊医生接诊工作要求与技巧

1. 赢得患者信任

● 平等对待患者，尊重患者的人格、情感和隐私，争取获得患者的尊重，这是做好医患沟通的基础。

● 医患关系是建立在平等基础上的契约关系和以社会主义法制为保障建立起来的信托关系。法律和医德是医患沟通的基础，依法执业同时尊重患者的权利和义务，才能赢得患者的尊重和信任。

● 急诊医生有义务学习必要的技能，努力使患者在急诊就诊的过程中感到满意。

2. 重视病情评估

（1）急诊患者病情的判断与评估是急诊工作的重中之重。

（2）对疾病的最初评估可以分为以下四条：即死与非即死，致命与非致命，器质性与功能性，传染与非传染。以利于临床决策和处理。

（3）急诊医生必须掌握如何识别有生命危险的患者。

● 患者的主诉有助于帮助急诊医生厘清疾病的类型（如心脏事件、急腹症、中毒、创伤等）。

● 分诊急诊患者，尤其是群体伤亡事件中快速分诊时，生命体征是比较客观和可靠的指征。

● 通过望诊、听诊、触诊等方法，对患者进行扼要体格检查，早期发现危及生命的问题。不要过度依赖于辅助检查和高精尖仪器。

（4）借助各种评分系统有助于对患者进行更准确的评估。

（5）当患者的病情发生变化时，应重新对患者的病情进行评估。

3. 认真记录医疗文件

● 病历书写时要详细记录主诉、特殊的既往史、过敏史、阳性体征和重要的阴性体征。

● 病历书写时对每一个病例均应考虑有危及生命疾患存在的可能。

● 医疗文件中包括对患者病情的评价和诊疗计划，记录患者的病情变化。做任何有创的检查、治疗之前，要与患者签署书面的手术知情同意书。

● 完成有创检查／治疗之后，要详细记录操作过程的技术细节和患者的术后状态等。

● 如果患者离开医院，应在病历上写下后续的治疗方案和注意事项。病情不宜离院而患者和家属要求离院者，需要告知患者因离院而产生的一切风险、责任均由患者及家属承担并签字。

● 急诊病历是重要的法律文件,必须认真对待病历中的任何一个细节。

(董雪松 刘 志)

第二节 急诊临床思维和急诊医患沟通

(一)急诊临床思维与决策

急诊临床思维是急诊医生认识疾病、判断疾病和治疗疾病等临床实践过程中采用的一种推理方法,即医生采集、分析、归纳相关信息,作出判断和决定的过程。

1. 影响急诊临床思维与决策的不利因素

● 疾病的突发性:疾病还没有按照发展规律充分展现全貌就使患者来急诊科就诊。

● 疾病的动态性:有时在某一时段作出诊断时,疾病可能会较之前发生变化,需要时时根据动态观察重新作出诊断。

● 就诊的时限性:在有限的时间和空间内要求医生对疾病作出客观、符合实际规律的诊断甚为困难。

● 不可预测性:没有足够的时间对疾病的发展变化规律进行深入探讨,常常对其发展趋势难以把握。

● 信息局限性:在作出决策的过程中不能得到或永远得不到完整的信息,导致作出决定时常常会有偏差或片面性,导致临床的误诊、误治。

● 反馈信息缺乏:患者的最后诊断往往是患者离开急诊以后作出的,这使急诊医生对某一疾病变化规律缺乏全面的了解,影响诊疗水平的提高。

2. 急诊临床思维与决策总体原则

● 遵循"救命第一、保护器官第二、恢复功能第三"的原则。

● 要求"先救命,后治病""先判断,再诊断""既对因,又对症"。

3. 急诊临床思维和决策方法有多种,各有优缺点。根据患者的病情特点,可以采用自我提问的方式,按照以下过程进行思考。

(1)患者死亡的可能性有多大?由此将患者分为 4 级:

● Ⅰ级为急危患者:需要立即得到救治。如呼吸 / 心搏停止、休克、明确的心肌梗死等。

● Ⅱ级为急重患者:往往评估与救治同时进行。如严重呼吸困难、疑诊脓毒症、类似心脏因素的胸痛、活动性或大量失血等。

● Ⅲ级为急症患者:需要在短时间内得到救治。如血压、脉搏稳定的急性哮喘、嗜睡、中等程度的非心源性胸痛等。

● Ⅳ级为亚急症或非急症患者:可以等待较长时间再进行治疗。如呕吐或腹泻但无脱水、吞咽困难、轻微出血等。

（2）是否需要立即采取稳定病情或缓解症状的干预措施？在作出明确诊断前就给予对症治疗,这是急诊医生有别于其他专科医生之处。有人称之为"先开枪,后瞄准"。但仍需要思考以下问题:

● 这些措施是否对患者最有利或者利大于弊?
● 这些干预措施是一次性还是反复多次,维持到何时?
● 如果干预是错的,怎么办?

（3）最可能的病因是什么？以下原则可供参考:

● 降阶梯思维,诊断思路从重症到轻症,把最致命疾病放在首位。
● 考虑常见病、多发病。
● 考虑器质性疾病。
● 尽可能选择一元论。
● 考虑当地的传染病、地方病。
● 以患者为整体的原则。

（4）除了这个病因,还有没有别的可能？这是鉴别诊断的思维过程。急诊医生应自问:

● 这是唯一的病因吗?
● 其他病因的可能性有多大,如何排除?
● 请哪些专科会诊协助?

（5）哪些辅助检查是必需的？需要注意的是急诊医生不应过分依赖辅助检查的结果,忽略病史采集和体格检查。不能忽视检查过程中病情恶化的风险。医生在决定做某项检查时应自问:

● 这项检查对患者的诊断是必需的吗?
● 如果检查途中病情突变,应如何处理?
● 如果检查结果阴性,怎么办?

（6）患者到急诊科后,病情发生了什么变化？患者到达急诊后,病情变化很大,可能好转,也可能恶化。在给予患者初步的诊断和相应的干预后,需要再次评估并书写记录。医生应考虑:

● 病情稳定还是不稳定?
● 患者对干预措施的反应如何,有无副作用?
● 是否需要增加其他干预措施?

（7）往哪里分流做进一步诊治？

● 患者在急诊科得到诊治后,就要考虑下一步的去向,包括离院、到输液区进行静脉给药治疗、急诊观察室留观、收入院、直接进入手术室或介入治疗室。

- 尽早作出去向的选择可以使患者得到其他专科的帮助,以及更早获得针对病因的处置,提高救治的成功率。

（8）和患者及家属进行了良好的沟通吗? 急诊患者对缓解症状和稳定病情的期望值较高,如果沟通不足,容易导致患方对治疗效果不满意。所以,急诊医生在诊治过程中必须做好沟通工作,并提醒自己:

- 是否已经将病情告知患者或家属?
- 他(们)同意我的做法吗?
- 他(们)在知情同意书上签字了吗?

4. 急诊临床思维和决策中需要引起重视的情况

（1）高危患者

- 好斗、暴力倾向患者
- 乙醇和药物滥用者
- 精神病患者
- 精神萎靡、不出声患者

（2）高危诊断

- 急性心肌梗死
- 肺栓塞
- 张力性气胸
- 主动脉夹层
- 颅内出血
- 气道/食管异物
- 异位妊娠
- 过敏反应等

（二）急诊医患沟通

1. 重要性

- 促进正确诊断,提升治疗效果。
- 融洽医患关系,减少医疗纠纷,提高患方满意度。

2. 医患沟通的类型

（1）情感沟通:在关心患者躯体疾病的同时,关心并满足患者的情感需求。

（2）医疗沟通:围绕"治疗患者疾病"所进行的沟通。

- 诊疗性沟通:获取足够的相关信息,以便作出正确的诊断和治疗。
- 知情性沟通:患者有知情同意的权利,医务人员有告知的义务。在诊疗过程中,将病情、医疗措施、医疗风险等如实告知患者,及时解答其咨询。

3. 医患沟通应把握的原则

- 平等和尊重的原则:医务人员必须以平等的态度对待患者,尊重患者的人格和感情。尊重患者才会获得患者的尊重,在彼此尊重的基础上,双方才能进行友好的沟通。

● 真诚和换位的原则:真诚是医患沟通得以延续和深化的保证。只有抱着真诚的态度,才能使患者放心,才能使患者愿意推心置腹地沟通。同时医务人员要多进行换位思考,站在患者的角度考虑问题,这样才能使沟通达到应有的效果。

● 依法和守德的原则:医患关系是一种法律关系。在与患者沟通时,医务人员要严格遵守法律法规,切实恪守医疗道德。法律和道德是医患沟通的基础,医务人员自身做得端、行得正,就能赢得患者的尊重和信任,就能在沟通中处于主动地位。

● 适度和距离的原则:体态语言是沟通交流的一种形式,运用体态语言要适度,要符合场合。双方的距离要适当,注意年龄、性别、民族和宗教的差异。

● 克制和沉默的原则:医务人员的态度和举止,在患者眼里可能会有特定的含义,因此医务人员必须把握好自己的情绪,避免因不恰当的情感流露传递给患者错误的信号。沟通遇到困难时,要注意克制,适度沉默,避免矛盾激化。但沉默时间不宜过长,以免陷入僵持无法交流。

● 留有余地和区分对象的原则:在涉及患者病情时,医务人员讲话一定要有分寸,要留有余地,特别对疑难病危重病者更要注意。医务人员在沟通交流时,对沟通的对象要有一个基本的评判,因人而异采取不同的策略。

4. 医患沟通中的四个"留意"

● 留意对方的情绪状态。

● 留意对方的受教育程度及对沟通的感受。

● 留意对方对病情的认知程度和对预后的期望值。

● 留意自身的情绪反应,学会自我控制。

5. 告知不幸消息的原则

● 因人而异:医生要熟悉患者的病情,尽可能多地了解患者的情况,如成长背景、夫妻关系、经济状况、社会地位、宗教信仰等。

● 循序渐进:分层次多次告知,更容易被患者或患者家属所接受。

6. 出现冲突时的处理方法

● 控制不良影响范围:可将患方带到专门的谈话室,避免他们的焦躁和对医生的不信任向其他患者家属播散。

● 认可已确认的错误,不避讳矛盾:将错误的处理、赔偿等非临床事务,留给医务处和法律部门等专门人员处理。

● 寻求建立"统一战线":与关注病情的家属建立统一战线,集中精力解决临床问题。患者直系亲属专注于诊疗的态度往往可以有效抑制其他揪住矛盾不放的家属的声音。

- 正常诊疗出现僵局难以打破时，及时寻求同事或上级医生的帮助。

（董雪松　刘　志）

第三节　急诊医生岗位胜任能力总体要求

（一）住院医师规范化培训急诊专业培训目标

- 能够掌握正确的临床工作方法，快速准确采集病史、规范体格检查、正确书写病历。
- 了解各轮转科室诊疗常规（包括诊疗技术）和临床路径。
- 能以患者为中心，掌握急诊医生特殊的"四步（即判断、处理、诊断、治疗）"临床思维模式。
- 掌握患者的病情评估与分级、常见急诊的鉴别诊断，以及各种常用的急救技术和方法，能对常见急症进行基本正确的独立判断和快速诊治。
- 培训结束时，能够具有良好的职业道德和人际沟通能力，具有独立从事急诊科临床工作的能力。

（二）急诊医生应该具备的素质

- 良好的职业道德，强烈的急救责任意识。
- 扎实的基础理论，过硬的操作技能。
- 丰富的临床经验，科学的临床思维。
- 锐敏的观察、分析、应变能力，冷静的判断能力，果断的决策能力。
- 无私的团结、协作、奉献精神。
- 健康的体魄，良好的心理素质。
- 灵活的协调管理能力。
- 熟练的沟通技巧。

（三）如何提高急诊医生岗位胜任能力

- 勤于学习，坚持学习，善于学习。
- 培养科学的临床思维，踏实谨慎的工作作风。
- 坚持实践，勤于思考分析。
- 善于自我反省，学会总结吸取教训。
- 培养同情心，敬畏生命。
- 学会沟通合作，建立良好的同事和医患关系。

- 要学会自我调节，胸襟豁达，保持良好心态。
- 陶冶情操，提高人文素养。

（董雪松　刘　志）

第四节　公共卫生突发事件的应急处理原则

公共卫生突发事件（public health emergency）是指突然发生，造成或可能造成社会公众健康严重损害的重大传染病疫情、群体性不明原因疾病、重大食物和职业中毒及其他严重影响公众健康的事件。

（一）信息处理原则

- 初步判断、迅速报告：短时间内了解事发地点、时间、事件性质、伤亡人数，迅速向有关部门及领导报告。
- 启动预案、应急反应：确认事件后紧急就近派出首批救援队伍和急救车辆。
- 传达指令、准确调度：迅速传达到现场急救指挥和各医疗机构，向医疗指挥处提供应对救援的信息和数据。
- 调派增援、协调联动：根据现场实际情况、指挥的意见和总指令，及时调派应急资源。
- 了解现场、追踪事件：实时更新现场信息，及时了解和掌握全部救援信息，追踪事件全过程，信息储存处理。
- 汇总分析、总结上报：对事件正确操作，准确处理。行动结束后应对所有信息进行总结和分析，及时上报。
- 救治信息、统一发布：信息发布前，必须经单位领导申请，获得批准后统一对外发布。

（二）工作基本原则

- 熟悉环境，确保安全。
- 熟悉发生突发事件的地域环境污染、传播途径、防护措施及有效的补救措施。
- 熟悉个人防护分级原则，避免过度或不足。
- 实行重症和普通患者分开管理，伤员分级救治，对重症患者实行复苏优先，先救治后转送。所有患者应根据优先级别实施院间转运。
- 统一指挥保持通信畅通，及时沟通。确保各级救援机构有效配合，避免延误救援时机。
- 做好医院内现场控制、消毒隔离、个人防护、医疗垃圾和污水处理工作，防止院内交叉感染和污染。

（三）组织与队伍

统一领导指挥，多部门配合，协调做好救援工作。

- 急救中心负责接警，及时掌握灾难事故现场的伤亡及救援情况，组织协调急救救援队伍参加现场医疗救护，落实伤员后送等工作。
- 院前急救队伍以就近调度的原则派出。最先到达现场的急救医生对伤员尽快进行检伤分类，按照国际标准分为黑、红、黄、绿四种颜色。医务人员按照"先救命后治病，先重后轻，先急后缓"的原则。同时救援站应设初检分类区、危重症伤员处理区、轻症处理区、急救车待命区、转送区和停放尸体区，以便有序处理。
- 灾难事故医疗救援专业队伍：大型综合医院、专科医院、疾病控制中心等根据实际情况组建综合性医疗救援队。

（四）队伍配备

- 人员配备：目前国内大多数院前急救组织是以救护车为单位配备人员。
- 常用急救包器材、急救药品：各种急救药品根据需要可备 3~5 支，比较常用的急救药品可备 6~10 支，将其分别装盒，并在盒外标以醒目的标志，以便使用时一目了然，随手可取。
- 救护车及其车内装备：救护车内装备应达到在紧急情况下能在车内进行一般性抢救。车内除放置一副供患者躺卧的担架外，还需配备下列器材：氧气、输液装置、吸引装置、气管插管、一次性气管切开包、心肺复苏仪、简易呼吸器、电除颤器和心脏起搏器、心电图机及固定用骨科夹板等。
- 医学急救专业技能：灾难现场创伤急救、灾难现场检伤分类、心肺复苏、相关临床知识技能。
- 救援医疗设备：在灾难救援的现场没有平时医院里的辅助科室，而且条件设备简陋，所以救援队员必须会使用常用医疗设备，如心电监护仪、除颤器、开放气道设备、呼吸机、便携式超声仪、血尿常规仪器、采血箱、包扎和止血用品等。
- 个体防护装备：防护服（根据情况选择 A、B、C、D 级）、防护眼镜／眼罩、防护手套、防护鞋、口罩、呼吸防护器、救生衣、救生圈等。

（五）脱险

事故发生后，首先判断现场的危险程度，然后是现场脱险，将伤员从事故现场中安全移出，以避免进一步的损伤。脱险工作包括：

- 挖掘被掩埋的伤员。
- 灭火使伤员脱离火灾区。
- 简易止血；简易包扎和遮盖创面、伤口。
- 简易固定骨折；清除口鼻内泥沙，对昏迷伤员将舌拉出以防窒息。

● 在火灾主体环境中,用湿毛巾遮掩口鼻,撤离现场。

● 尽快脱去有毒外衣,擦去毒液;清除放射性污染;护送、背出、抬出伤员等。

(六) 现场分拣

现场分拣在到达现场后即开始,分拣是从现场到转运途中的持续过程,患者情况改变可能需要调整开始的分拣策略和结论。另外在救治的各个环节中,只要有批量伤员等待处置,就必须分出救治顺序,分拣应由高年资医生承担(图 1-4-1)。

1. 检伤分类等级

● 立即处理(红色标识):指伤势严重,随时可危及生命,需立刻进行急救处理并转运。需要立即处理的情况:气道阻塞、昏迷、开放性胸部创伤、开放性腹部创伤、腹部或骨盆压伤、大出血及休克、颈椎受伤、脉搏消失的骨折、股骨开放性骨折、二或三度烧伤超过 50% 等。

● 延迟处理(黄色标识):指伤势较重,但暂无生命危险,在现场需要迅速明确并控制伤情,处理后 2 小时内转运到医院进行后续治疗。延迟处理的情况:烧伤范围 20%~30%、除颈椎外的脊柱受伤、需要用止血带止血的创伤(已用止血带止血)、严重头部创伤但清醒、多发闭合型骨折、创面稳定的开放性骨折等。

● 步行伤员 / 轻伤(绿色标识):指伤势较轻,可自行走动,没有严重创伤,暂时不需手术,可自行转院者。此类患者分类后依然需要后续检查与治疗,及时确定并处理隐匿的伤情变化。

● 死亡 / 无优先级(黑色标识):用于标示已死亡或无法救治的致命损伤,由合格医疗人员或随行医务人员宣布死亡。

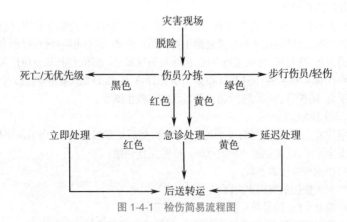

图 1-4-1 检伤简易流程图

2. 检伤分类流程(图 1-4-2)

第一步:行动检查。

(1)行动自如(能走)的伤病员为轻伤患者,标绿标。

(2)不能行走者进行第二步检查。

第二步:呼吸检查。

(1)无呼吸者,需要开放气道,仍无呼吸标黑标,恢复呼吸者标红标。

(2)呼吸频率≥30 次 /min 为危重伤员,标红标。

(3)呼吸频率 <30 次 /min 者进行第三步检查。

第三步:循环检查。

(1)桡动脉搏动不存在,或甲床毛细血管充盈时间≥2 秒,或脉搏≥120 次 /min,为危重伤员,标红标。

(2)甲床毛细血管充盈时间 <2 秒,或脉搏 <120 次 /min,进行第四步检查。

第四步:清醒程度。

(1)不能回答问题或执行指令者,标红标。

(2)能够正确回答问题和执行指令者,标黄标。

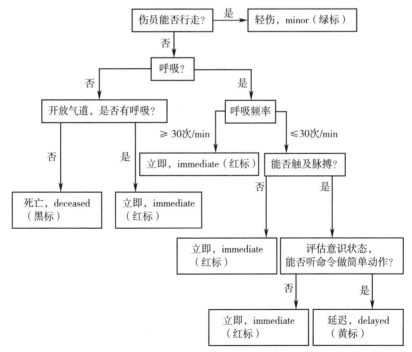

图 1-4-2　START 操作流程

3. 分拣原则
- 有效：由高年资、富有经验的护士与医生共同参与分诊、检伤。
- 简单：看、问、听及简单的体格检查，将危重伤员筛选出来。
- 快速：边看、边问、边检诊分类、边护送至相应救治区。每位伤员分类不能超过 60 秒。

（七）分级救治原则
- 及时合理：要求伤员在受伤后 10 分钟内获得现场急救，3 小时内获得紧急救治，6 小时内得到早期治疗，12 小时内接受专科治疗。
- 连续继承：整个救治工作不中断，各级救治不重复。做好伤员救治过程中的记录，方便下一级救援人员快速了解情况。
- 治送结合：后送的目的是使伤病员逐级获得完善的治疗，具体安排根据伤员情况进行，不过度抢救耽误后续治疗时机，也不能为了快速后送而减少必要的救治措施。

（八）现场救援
现场救援措施主要有生命支持、止血、包扎、骨折固定、穿刺引流、搬运等。

1. 基础生命支持　首要措施是保持危重伤员呼吸道通畅，对其呼吸、循环功能进行支持。
- 保持气道通畅：保持气道通畅和防止误吸。
- 呼吸功能支持：有呼吸功能障碍的伤员应及时寻找并排除影响因素，有条件时给予吸氧，如伤员无自主呼吸则应立即行人工呼吸。
- 循环功能支持：除外需要行心肺复苏的伤员，循环功能支持的措施还包括控制出血，如判断伤员胸腹腔内严重出血需要紧急后送到有条件行紧急手术止血的医疗单位。

2. 高级生命支持
- 建立气道：方法包括气囊 - 面罩、口咽通气管、鼻咽通气管、气管插管等。
- 循环支持：方法包括机械辅助、心肺复苏和药物治疗。
- 除颤：方法包括药物复律、电除颤等。
- 补液和输血：对休克患者进行输液，有条件的可进行现场输血。
- 生命体征监测。

（九）伤员后送及分流
伤员转运是现场急救与院内救治之间的桥梁，应最大限度地缩短运送时间，综合决定最好的转运及分流，保证救援质量与效率。

1. 转运前准备
（1）转运顺序：确定转运顺序，优先转运红色组与黄色组的伤员，送往灾区附近有能力紧急救治的医院。

（2）安全评估：应遵循 NEWS 原则。①每一步骤是否必要（necessary）；②治疗是否充分（enough）；③治疗是否有效（working）；④转运是否安全（secure）。

评估基本内容：

- 检查气道，确定是否需气管插管。
- 记录呼吸状态，必要时可安置鼻胃管以防止使用镇静剂或插管患者误吸，检查所有插管的位置或装置（如胸腔引流管）是否可靠固定。
- 记录心率、脉搏、氧饱和度和血压。危重患者应在监护下转运，以便转运中进行持续的血流动力学监测。
- 记录神经系统检查结果和格拉斯哥昏迷量表（GCS）评分，适当给予镇静药物。需要用固定装置固定头颈胸腰段脊柱。

（3）人员准备

- 患者准备：做好患者的心理疏导，在转运前按 ABC 原则完成气道通畅、呼吸和循环功能维持，处理危及生命的损伤确保伤情处于相对稳定状态。
- 医务人员准备：对患者伤情有充分的了解，根据需要准备必要的物品和药品。能正确地估计判断和处理转运途中可能发生的情况，保持自身良好的身体状态等。

2. 转运原则

- 转运顺序：优先转运危及生命需要立即治疗的患者；其次是可能有生命危险的患者。
- 再次是需要观察的非急性损伤的患者；最后是不需要医疗帮助、包括已经死亡者。
- 接到求救电话后转运途中了解病情、路况，做好进一步身体检查，若患者需要紧急手术，医院通知相关人员做好准备工作。
- 若需要转运进一步治疗，向患者及家属交代病情，告知转运的必要性和途中可能发生的危险情况，同意并签字后转运。

3. 转运途中

- 患者体位：患者顺车体而卧，以减少车辆行进时对脑部血流灌注的影响。根据不同疾病采取不同体位。重度昏迷者采取侧卧位，呕吐咯血有窒息可能者取轻度头低足高位及头偏向一侧位。胸部损伤有呼吸困难者，应取半卧位，躯体妥善外固定于平车上，以避免剧烈震荡而加重出血或再损伤。颅脑损伤者将头部垫高等，上下坡时要保持头高位以避免头部充血。
- 监护和处理：转运中对于不稳定的患者应能提供恰当的救治，转运队伍必须有能力继续进行心肺支持和补充血容量，连续监测血流动力学，并提供移动电话通信设备。需与将送达医院保持联系，提前告知伤情和到达时间等，以便做好准备。

● 随行资料：所有患者救治记录的完整文件均应同时送达，包括患者及其病史记录、致伤机制和事故环境记录、所有影像资料等诊断记录、已给予的救治措施和患者的反应等。

（邓　颖）

第二章

常见急症的诊断思路与处理原则

第一节　急性发热

（一）概述

1. 定义　发热（fever）是机体在致热原（pyrogen）或各种病因作用下，出现的体温调节中枢功能障碍，以体温升高为主要临床表现，即机体体表温度大于37.3℃或者直肠温度大于37.6℃。

- 正常人体温在36~37℃，不同个体及不同的测量方法可略有差异。
- 机体通过体温调节中枢、神经及体液因素使产热和散热呈动态平衡。
- 体温受机体内、外因素的影响稍有波动。
- 下午体温较上午稍高，剧烈运动、劳动或进餐后体温略有升高，波动范围≤1℃。
- 妇女月经前及妊娠期体温略高于正常人。
- 老年人体温低于青壮年。
- 在高温环境下体温可稍有升高。

其中，自然热程在两周以内的称为急性发热。

- 是急诊科最常见的病症，常有诱因，如着凉、劳累及不洁饮食史。
- 是一个病因复杂的症状，不是一种独立的疾病。
- 突出的临床特征为体温升高及原发病的症状和体征。
- 由呼吸道或消化道传染病引起的急性发热，经预检分诊后需转入发热门诊，必要时应隔离观察和治疗。

2. 分类（表2-1-1和表2-1-2）

表2-1-1　急性发热分类及常见疾病

分类	常见疾病
感染性发热	病毒、细菌、支原体、立克次体、螺旋体、真菌、寄生虫等引起的感染
非感染性发热	
血液病	白血病、淋巴瘤、恶性组织细胞病等

分类	常见疾病
结缔组织疾病	系统性红斑狼疮、皮肌炎、系统性硬化、类风湿关节炎和结节性多动脉炎等
变态反应性疾病	风湿热、药物热、血清病、溶血反应等
内分泌代谢疾病	甲状腺功能亢进症、甲状腺炎、痛风和重度脱水等
血栓及栓塞疾病	心肌梗死、肺梗死、脾梗死和肢体坏死等
颅内疾病	脑出血、脑挫伤、癫痫持续状态等
皮肤病变	广泛性皮炎、鱼鳞癣
恶性肿瘤	各种恶性肿瘤,如恶性淋巴瘤、白血病、肺癌、肝癌、胰腺癌、直肠癌、骨肉瘤等
物理及化学性损害	中暑、大手术后、内出血、骨折、大面积烧伤及重度安眠药中毒等
功能性发热	自主神经功能紊乱、原发性低热、感染治愈后低热、夏季低热、生理性低热

表 2-1-2 功能性发热的发热机制

分类	发热机制
自主神经功能紊乱	影响正常的体温调节过程,产热大于散热,体温升高,多为低热,常伴有自主神经功能紊乱的其他表现
原发性低热	体温调节障碍或体质异常,低热可持续数月甚至数年之久,热型较规则,体温波动范围较小,多在 0.5℃以内
感染治愈后低热	原有感染已治愈,但仍低热不退,此系体温调节功能尚未恢复正常所致。但需与因机体抵抗力降低导致潜在的病灶(如结核)活动或其他新感染所致的发热相鉴别
夏季低热	低热仅发生于夏季,秋凉后自行退热,每年如此反复出现,连续数年后多可自愈,见于儿童,因体温调节中枢功能不完善、夏季身体虚弱、营养不良或脑发育不全等因素引起

3. 热度
- 低热:37.3~38℃。
- 中度发热:38.1~39℃。
- 高热:39.1~41℃。
- 超高热:41℃以上。

4. 热型（表 2-1-3）

表 2-1-3　热型与常见疾病

热型	发热特点	常见疾病
稽留热	体温恒定地维持在 39~40℃以上，24h 体温波动 <1℃，可以达数日或数周	大叶性肺炎、斑疹伤寒及伤寒、粟粒性结核、乙型脑炎、中暑及脑血管病等
弛张热	又称败血症热型，体温在 39℃以上，24h 体温波动≥2℃	败血症、风湿热、重症肺结核、恶性疟疾及化脓性炎症等
波状热	体温逐渐上升至 39℃或以上，数日内逐渐下降至正常水平，持续数日后又逐渐上升，如此反复多次	布鲁氏菌病、回归热、脂膜炎、淋巴瘤及恶性肿瘤等
回归热	体温急剧上升≥39℃，数日后骤然下降至正常水平，高热期与无热期各持续数日，周期性交替	回归热、霍奇金病
不规则热	发热持续时间和变化无规律性	结核、风湿热、支气管肺炎等

5. 发热时相及临床特点（表 2-1-4）

表 2-1-4　发热时相与临床特点

发热时相	临床特点	常见疾病
体温上升期	伴疲乏无力、肌肉酸痛、皮肤苍白、畏寒或寒战等前驱或伴随症状	
骤升型	体温在数小时内达 39~40℃或以上，常伴有寒战。小儿易伴发惊厥	疟疾、大叶性肺炎、败血症、流行性感冒、急性肾盂肾炎、输液或药物反应等
缓升型	体温逐步上升，在数日内达高峰，多不伴有寒战	伤寒、结核、布鲁氏菌病
高热期	达高峰后在较高水平保持一定时间。患者不再寒战，出现颜面潮红、皮肤灼热，呼吸加快、口唇干燥等	疟疾、流行性感冒、细菌性肺炎和伤寒
体温下降期	体温逐渐下降至正常水平。此期机体散热 > 产热，汗多、皮肤潮湿	
骤降型	体温在数小时内迅速下降至正常，有时可略低于正常，常伴有大汗淋漓	疟疾、大叶性肺炎、急性肾盂肾炎和输液反应等
渐降型	体温在数日内逐渐降至正常	伤寒、风湿热

（二）诊断思路

1. 病史

- 发热的病程、起病急缓、热型。
- 伴随的症状。
- 是否到过疫区、传染病接触史、动物或昆虫叮咬。
- 是否有不洁饮食病史。
- 用药史。

2. 体格检查

（1）全身体格检查：急性发热常常伴有心率、呼吸及神志的改变。

- 心率：体温每升高1℃，心率相应增加12~15次/min，如果超过15次/min，需除外甲状腺功能亢进症、心力衰竭、病毒性心肌炎等。
- 呼吸频率：体温每升高1℃，呼吸频率增加2~4次/min，如果明显增加，则提示呼吸系统感染和代谢性酸中毒如糖尿病酮症酸中毒（diabetic ketoacidosis，DKA）。
- 神志状态：老年患者如果出现神志改变，往往提示重症感染。

（2）头颈部检查：颈项强直、淋巴结肿大、肿块及中耳炎、鼻窦炎和甲状腺的改变。

（3）胸、腹部检查

- 肺部、心脏听诊可发现肺部感染和心内膜炎等。
- 腹部体格检查阳性结果提示腹膜炎、血液系统疾病、疟疾、伤寒、女性盆腔和生殖系统感染及肿瘤。

（4）皮肤、四肢检查：重点检查皮疹、瘀斑、关节及软组织感染的征象。

- 皮疹、瘀斑：见于水痘、麻疹、斑疹伤寒和伤寒、风湿热、药物热、系统性红斑狼疮、过敏性紫癜等。
- 关节红肿热痛及软组织感染：风湿热、结缔组织病、痛风、压疮、骨髓炎及肿瘤。

3. 辅助检查

- 血、尿、便常规。
- 胸部X线和CT检查。
- 炎症标志物检查：降钙素原、血沉、（超敏）C反应蛋白、白介素-6、白介素-8。
- 血清抗体检查：对支原体、衣原体、病毒感染等有诊断价值。
- 微生物培养和药敏试验：治疗前应常规进行检查。

4. 鉴别诊断

（1）急性发热的鉴别（图 2-1-1）

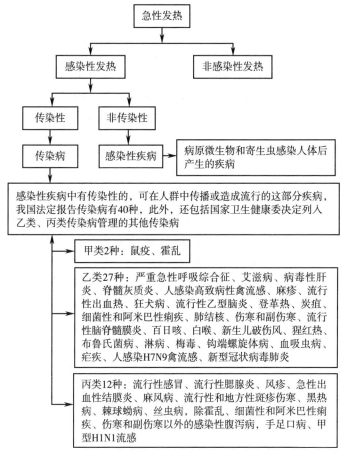

图 2-1-1 急性发热的鉴别

（2）急性发热伴随症状、体征及鉴别诊断疾病（表 2-1-5）

表 2-1-5 急性发热伴随症状、体征及鉴别诊断疾病

症状、体征	鉴别诊断疾病
头痛	脑膜炎、脑炎、中毒性脑病

续表

症状、体征	鉴别诊断疾病
腹痛	腹腔脏器穿孔、急性阑尾炎、急性胆道系统感染、急性胰腺炎、肝脓肿、膈下脓肿、盆腔脓肿
寒战	细菌性肺炎、脓毒症、急性胆囊炎、急性肾盂肾炎、流行性脑脊髓膜炎、疟疾、钩端螺旋体病、药物热、输液反应、急性溶血或输血反应
结膜充血	麻疹、流行性出血热、斑疹伤寒、钩端螺旋体病等
口唇单纯疱疹	细菌性肺炎、流行性感冒、疟疾、流行性脑脊髓膜炎等
淋巴结肿大	传染性单核细胞增多症、风疹、淋巴结结核、局灶性化脓性感染、丝虫病、白血病、淋巴瘤、转移癌等
咳嗽、咳痰、咯血、胸痛、呼吸困难	上呼吸道感染、气管 - 支气管炎、细菌性肺炎、病毒性肺炎、肺结核
肝脾大	传染性单核细胞增多症、病毒性肝炎、肝及胆道感染、疟疾、结缔组织病、白血病、淋巴瘤、黑热病、急性血吸虫病、布鲁氏菌病等
出血	重症感染
	急性传染病：流行性出血热、病毒性肝炎、斑疹伤寒等
	血液病：急性白血病、重度再生障碍性贫血、恶性组织细胞病等
关节肿痛	脓毒症、风湿热、结缔组织病、痛风、猩红热、布鲁氏菌病等
皮疹	麻疹、猩红热、风疹、水痘、斑疹伤寒、风湿热、结缔组织病、药物热
昏迷	先发热后昏迷：流行性脑脊髓膜炎、流行性乙型脑炎、斑疹伤寒、中毒性菌痢等
	先昏迷后发热：急性脑卒中、药物中毒等

（三）病情评估

1. 急诊评估

- 发热程度和热型。
- 发热与中枢神经功能状态（意识状态、病理征）。
- 发热与呼吸功能。
- 发热与循环状况。
- 发热与外科体征。
- 发热与血液变化。
- 发热与皮肤损害。
- 发热与产热、散热功能（寒战、出汗）。
- 近期用药情况。

2. 急性感染性发热病情评估（表 2-1-6）

表 2-1-6　急性感染性发热病情评估

部位	病情评估		
	危重症	急症	非急症
呼吸系统	细菌性肺炎伴呼吸衰竭	细菌性肺炎、扁桃体周围脓肿、会厌炎	中耳炎、鼻窦炎、咽炎、支气管炎、流感、结核
心血管系统		心内膜炎、心包炎	
消化系统	急性腹膜炎	急性阑尾炎、胆囊炎、憩室炎、腹腔内脓肿、急性胰腺炎	结肠炎、小肠炎、细菌性痢疾
泌尿生殖系统		肾盂肾炎、输卵管卵巢炎、急性盆腔炎	急性膀胱炎、附睾炎、前列腺炎
神经系统	脑膜炎、海绵窦血栓形成	脑炎、颅内脓肿	
皮肤、软组织		急性蜂窝织炎、软组织脓肿、压疮感染	
全身性疾病	脓毒症休克、脓毒症		

（四）急诊处理

1. 一般治疗　卧床休息，补充水分营养，必要时静脉补液。

2. 物理降温　温水擦浴、酒精擦浴；冰袋、冰毯、冰帽、冰枕等；静脉输入低温液体。

3. 解热镇痛药物　病因未明确之前，避免滥用退热药，尤其是肾上腺皮质激素。

● 非甾体抗炎药：阿司匹林和对乙酰氨基酚口服，4~6 小时一次；退热栓塞肛。

● 退热致大量出汗时应监测血流动力学变化。

● 注意老年患者退热过程中血压和神志改变。

4. 抗生素治疗

● 严重急性感染性发热患者、有慢性基础疾病的老年患者，在采集培养标本后应给予经验性抗生素治疗。

● 根据患者的具体情况来选择抗生素，如粒细胞减少、肝肾功能障碍等，并注意抗生素剂量的调整和不良反应。

● 依据病原学和药敏试验结果及时调整抗生素。

5. 神志改变、呼吸窘迫及血流动力学不稳定时应快速处理

- 心电血压血氧监护、建立静脉通路、补液、氧疗。
- 体温持续高于 41℃ 必须立即降温治疗,避免损伤中枢神经系统。
- 高热惊厥或谵妄者:给予地西泮、苯巴比妥等。
- 休克患者:液体复苏,给予血管活性药物,监测血流动力学变化。
- 合并呼吸衰竭:呼吸机辅助通气。

(五)急性发热急诊流程图(图 2-1-2)

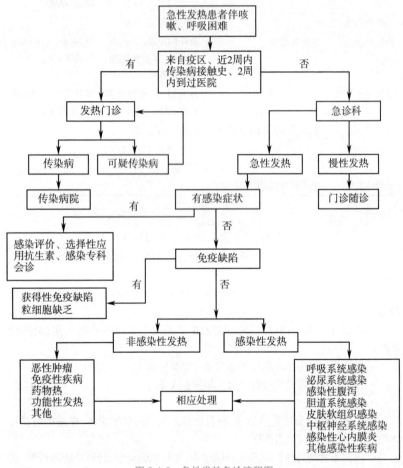

图 2-1-2 急性发热急诊流程图

(刘士林)

第二节　意识障碍和昏迷

（一）概述

1. 意识障碍（disturbance of consciousness）　是指人对周围环境及自身状态的识别和觉察能力出现障碍。多由于高级神经中枢功能活动（意识、感觉和运动）受损所引起，有两种表现形式。

- 兴奋性降低为特点，表现为嗜睡、昏睡，甚至昏迷。
- 兴奋性增高为特点，表现为意识模糊、定向力丧失、感觉错乱、躁动不安、言语杂乱等。

2. 昏迷（coma）　是指人体对内外环境不能够认识，由于脑功能受到高度抑制而产生的意识丧失和随意运动消失，并对刺激反应异常或反射活动异常的一种病理状态。

3. 意识障碍和昏迷的病因（表 2-2-1）

表 2-2-1　意识障碍与昏迷的病因

病因	举例
低氧血症	严重肺部疾病、重症贫血、有害气体／毒物中毒、缺氧、溺水
血糖异常	低血糖：酒精性肝病、胰岛素或降糖药过量、胰岛素瘤 高血糖：糖尿病酮症酸中毒、高渗性高血糖状态
电解质紊乱与酸碱失调	酸／碱中毒、高／低钠血症、高／低钙血症、高磷血症、高／低镁血症
脑低灌注	低血容量性休克 心源性疾病：血管迷走神经性晕厥、心律失常、心肌梗死、瓣膜病、充血性心力衰竭、心脏压塞 感染：脓毒症休克、细菌性脑膜炎 血管／血液疾病：高血压脑病、高颅压性脑病、假性脑瘤、血栓性血小板减少性紫癜、弥散性血管内凝血等
代谢辅因子缺乏、缺陷	维生素 B_1、维生素 B_6、叶酸、氰钴胺素、烟酸缺乏
内分泌疾病	黏液性水肿昏迷、甲亢危象、垂体危象、肾上腺皮质功能减退症、库欣综合征、嗜铬细胞瘤、甲状旁腺功能亢进／减退症
内源性毒物	高氨血症、CO_2 潴留、卟啉病、尿毒症等
外源性毒物	乙醇类、酸性毒物（水杨酸、副醛等）、抗抑郁药、抗惊厥药、兴奋剂、致幻剂、镇静催眠药、氯胺酮、强心苷、异烟肼、重金属、有机磷农药、有毒动植物等

续表

病因	举例
环境异常与体温调节障碍	低温、中暑、神经抑制恶性综合征、恶性高热、高原脑水肿、减压病
中枢神经系统炎症或浸润	脑膜炎、脑炎、脑病、脑血管炎、蛛网膜下腔出血、类癌性脑膜炎
原发性神经或胶质疾病	Creutzfeld-Jakob 病、Marchiafava-Bignami 病、肾上腺脑白质营养不良、进行性多灶性脑白质病、脑胶质瘤、脑桥中央髓鞘溶解
中枢神经系统的局灶性损伤	创伤：颅内出血、脑震荡、创伤性轴索剪切伤 卒中：脑梗死、基底动脉夹层、脂肪栓塞、动脉栓塞 肿瘤：脑干肿瘤、转移瘤、垂体瘤、小脑肿瘤、急性脑积水 感染：脑脓肿、小脑脓肿
其他	癫痫、Reye 综合征、基底动脉性偏头痛、脑干脱髓鞘

4. 意识障碍、昏迷的分级和临床表现（表 2-2-2）

表 2-2-2　意识障碍、昏迷的分级和临床表现

分级	临床表现
嗜睡	最轻的意识障碍，持续处于睡眠状态，可被唤醒，并能正确回答和作出各种反应，但当刺激去除后很快又入睡。有时烦躁不安或动作减少
意识模糊	介于嗜睡和昏迷之间的状态，需用较强烈的刺激才可以唤醒，能保持简单的精神活动，但对时间、地点、人物的定向能力发生障碍
昏睡	接近于人事不省的意识状态。患者处于熟睡状态，不易唤醒。虽在强烈刺激下（如压迫眶上神经，摇动患者身体等）可被唤醒，但很快又再入睡，醒时答话含糊或答非所问
昏迷	严重的意识障碍，表现为意识持续的中断或完全丧失
浅昏迷	强烈的痛觉刺激仅能引起患者肢体简单的防御性运动，但对外界较强烈的刺激无反应。自发性言语及随意运动消失。脑干生理反射（如瞳孔对光反射、角膜反射及压眶反应）存在或反射迟钝，生理反射正常、减弱或消失，可有病理反射。生命体征平稳或不稳定
深昏迷	所有反射（脑干反射、浅反射、深反射及病理反射）均消失，生命体征不稳定，有自主呼吸，但节律可不规律，多伴有通气不足

（二）诊断思路

1. 病史

（1）起病形式

● 急性起病：急性脑血管意外、颅脑外伤、急性药物中毒、CO 中毒、触电及

呼吸循环衰竭等。

- 亚急性起病:代谢性脑病(尿毒症、肝性脑病、肺性脑病、糖尿病高渗性昏迷、糖尿病酮症酸中毒)、病毒性脑炎及脑膜炎等。
- 逐渐发生:颅内占位性病变或慢性硬脑膜下血肿等。
- 反复发作:肝性脑病、低血糖等。
- 一过性发作:短暂性脑缺血发作、Adams-Stokes 综合征等。

(2)伴随症状

- 昏迷前有剧烈头痛、喷射性呕吐,应考虑脑肿瘤、脑脓肿、脑出血、脑膜炎等。
- 发热在前,意识障碍和昏迷在后,常提示重症感染性疾病;意识障碍和昏迷在前,发热在后,多见于脑出血、蛛网膜下腔出血、巴比妥类药物中毒等。
- 呼吸缓慢,是呼吸中枢受抑制的表现,可见于吗啡、巴比妥类、有机磷农药中毒,银环蛇咬伤等。

(3)既往史:高血压、心脏病、慢性肝病、慢性肾衰竭、糖尿病、癫痫、创伤病史及酗酒等对诊断有重大帮助。

(4)近期用药史、饮食情况及毒物接触史。

(5)发病现场情况

- 有无触电证据。
- 酒瓶、药瓶、农药瓶。
- 毒品及注射器。
- 高温、淹溺情况。
- 有无呕吐物。
- 室内有无煤气味等。

2. 体格检查

(1)生命体征

1)体温

- 体温升高:颅内感染性疾病、中暑等。
- 体温降低:酒精或镇静类药物中毒、肝性脑病、低血糖、休克、CO 中毒、甲状腺功能减退、冻伤等。

2)脉搏

- 脉搏缓慢:颅内压增高、房室传导阻滞、Adams-Stokes 综合征、甲状腺功能减退、毒蕈及吗啡类药物中毒等。
- 脉搏增快:颠茄类或氯丙嗪中毒、代谢性酸中毒、呼吸性碱中毒、感染、心脏异位节律、休克早期等。

3)呼吸

- 节律变化:见于颅内压增高、急性感染、中枢性疾病、中毒等。

● 气味:氨味见于尿毒症昏迷;烂苹果味见于糖尿病昏迷;大蒜样臭味见于有机磷农药中毒;肝臭味见于肝性脑病;酒精中毒可闻及酒精味。

4)血压

● 升高:高血压脑病、脑出血、颅内压增高、抗胆碱能药物中毒、拟交感神经药物中毒等。

● 降低:急性心肌梗死、外伤内脏出血、肺梗死、糖尿病昏迷、各种休克、镇静安眠药中毒、酒精中毒等。

(2)一般检查

1)皮肤黏膜改变

● 黄染:见于肝性脑病。

● 发绀:窒息。

● 苍白:休克、贫血、尿毒症、低血糖昏迷、吗啡类药物中毒。

● 疱疹、皮肤瘀斑、皮疹:见于疱疹性脑炎、流行性脑膜炎、脓毒血症、流行性出血热、脑膜炎球菌性脑膜炎。

2)头颅

● 有无畸形、伤口、肿胀、出血、水肿。

● 有无血液或脑脊液从耳道、鼻孔中流出。

(3)神经系统检查

● 有无局灶性神经系统体征,瞳孔及眼底情况。

● 脑膜刺激征:颈项强直、克尼格征或布鲁津斯基征。

● 反射与病理反射:浅反射、深反射及病理反射。

(4)体位与运动功能:去大脑强直和去皮质强直。

(5)不随意运动:震颤、扑翼样震颤或多灶性肌阵挛。

(6)瞳孔、眼球、脑干及运动反应对不同病变部位定位的意义(表 2-2-3)。

表 2-2-3 不同部位病变的体征

神经系统检查	病变部位		
	幕上病变	幕下病变	弥漫性脑损害/脑膜炎
瞳孔大小	正常大小,反应灵敏,脑疝早期一侧扩大,光反应消失,晚期两侧同时扩大,光反应消失	中脑病变:瞳孔中等大小(约 5mm),光反应消失;脑桥病变:瞳孔针尖样(1~1.5mm),光反应迟钝,Horner 征阳性	一般瞳孔大小及反应正常,可同时变大(<5mm)或同时变小(<2mm);光反射可迟钝;抗胆碱能药物可使其增大(>7mm)或无反应;阿片中毒瞳孔呈针尖样

神经系统检查	病变部位		
	幕上病变	幕下病变	弥漫性脑损害/脑膜炎
眼球运动	正常 同向凝视（额叶病变） 凝视鼻尖（丘脑病变）	中脑病变内收障碍；脑桥病变眼球固定，位置居中或一个半综合征	一般正常；水平或垂直眼球震颤
脑干功能	头眼反射及眼前庭反射存在，弥漫性病变头眼反射消失，前庭反射减弱或消失	一侧病变，病变侧头眼反射消失	头眼反射及眼前庭反射均存在
运动反应	肌强直	不对称或对称性瘫痪（双侧病变），去大脑强直	两侧基本对称，去皮质强直

3. 辅助检查
- 血、尿、便常规。
- 血气分析。
- 血糖、电解质、肝肾功能、心肌酶、血氨、D-二聚体、胆碱酯酶活力测定等。
- 毒物检测。
- 脑脊液检查。
- 颅脑 CT、MRI，明确脑出血及脑梗死。
- 12 导联心电图、脑电图、脑血流图。
- 胸部 X 线或胸部 CT、数字减影血管造影（DSA）。

4. 诊断（表 2-2-4）

表 2-2-4 意识障碍和昏迷的诊断

临床特征	常见疾病
有神经系统症状体征，结合病史	
急性昏迷，有高血压、动脉硬化，有引起血压升高的诱因	脑出血、缺血性脑病
急性昏迷，有高血压、急性肾炎，血压急剧升高	高血压脑病
急性昏迷，有心房纤颤、亚急性感染性心内膜炎、静脉炎	脑栓塞
缓慢发生的昏迷，头痛、呕吐、视乳头水肿	脑肿瘤、脑脓肿，数日前有外伤史考虑硬膜下血肿
头外伤后数小时后逐渐发生昏迷	硬膜外血肿

续表

临床特征	常见疾病
有感染的基本症状,脑脊液细胞和蛋白含量增多,糖含量正常	病毒性脑炎
有脑膜刺激症状,颅内压升高,结合脑脊液变化	
血性	蛛网膜下腔出血
脑脊液无色透明,化验正常	肺性脑病
脑脊液无色透明,细胞数多,分类淋巴细胞多,蛋白含量增多,糖、氯含量降低	结核性脑膜炎或隐球菌性脑膜炎
脑脊液混浊,细胞数增多明显,蛋白含量增加,糖、氯含量降低	化脓性脑膜炎、流行性脑脊膜炎
无神经系统症状体征,结合实验室检查	
血糖升高,尿酮体阳性,血浆高渗	糖尿病酮症酸中毒、高渗性高血糖状态
血糖降低	低血糖昏迷
有感染症状,血糖正常	脓毒症、肺炎、中毒性痢疾、脑型疟疾等
肝功能障碍,血氨升高,血糖正常	肝性脑病
血尿素氮升高,肌酐升高,CO_2 结合力下降;蛋白尿,贫血,血糖正常	尿毒症
突然昏迷,瞳孔缩小,血糖正常	有机磷农药中毒,镇静安眠药及成瘾性药物中毒
突然昏迷,呼吸缓慢,血压降低,血糖正常	镇静安眠药及成瘾性药物中毒
突然昏迷,皮肤、口唇呈樱桃红色,血糖正常	CO 中毒
突然昏迷,呼吸有酒味,血糖正常	酒精中毒
既往反复抽搐,血糖正常	癫痫

5. 鉴别诊断(表 2-2-5)

表 2-2-5 几种特殊类型的意识障碍的鉴别诊断

鉴别要点
去大脑皮质状态 对外界刺激无反应,不言不语;眼睑开闭自如,常睁眼凝视;痛觉灵敏,角膜与瞳孔对光反射正常,四肢肌张力增高,双上肢常屈曲,双下肢伸直,大小便失禁;出现吸吮反射及强握反射;手足徐动、震颤、舞蹈样运动

续表

鉴别要点	
持久性植物状态	对周围事物无意识或认知功能缺如,但保持睡眠 - 觉醒周期;自发动作可出现,对外界刺激可睁眼,但不会说话,不会服从指令
无动性缄默症	缄默不言,四肢不能运动,对疼痛刺激无逃避反应;无目的睁眼或眼球运动;呈睡眠过度状态;自主神经功能紊乱,体温高、心跳或呼吸节律不规则、多汗、皮脂腺分泌旺盛、尿便潴留或失禁。无锥体束征、无感觉障碍及肢体瘫痪
貌似昏迷的神经精神疾病	
精神抑制状态	强烈精神刺激后或癔症性昏睡
木僵	见于精神分裂症及反应性精神病。对刺激无反应,不语,不动,不吃,不喝;体呈蜡样屈曲,常伴有流涎、尿潴留、低体温
闭锁综合征	脑桥基底部病变所致。意识清楚,眼球能上下示意,不动,不语,缺乏表情,吞咽反射消失,双侧病理征阳性
发作性睡病	在正常人不容易入睡的场合出现难以控制的睡眠,但可以随时唤醒
失语	对外界刺激失去反应能力,嗜睡,不语,不动

（三）急诊评估

对意识障碍和昏迷的患者,采用格拉斯哥昏迷量表（Glasgow coma scale, GCS）作为昏迷程度的量化标准（表 2-2-6）。

表 2-2-6　格拉斯哥昏迷量表

检查项目	患者反应	评分	检查项目	患者反应	评分
睁眼反应	自动睁眼	4	运动反应（非瘫痪侧）	按指令动作	6
	语言刺激睁眼	3		刺激能定位	5
	疼痛刺激睁眼	2		刺激时有逃避反应	4
	任何刺激不睁眼	1		刺激时有屈曲反应	3
语言反应	正常	5		刺激时有过伸反应	2
	答错话	4		肢体无活动	1
	能理解,不连贯	3			
	难以理解	2			
	不能言语	1			

注:正常 15 分;轻度意识障碍 12~14 分;中度意识障碍 9~11 分;昏迷 <8 分。

（四）急诊处理

1. 院前急救

- 平卧位,解开衣扣,头转向一侧。
- 保持呼吸道通畅,吸氧。
- 监测生命体征,查血糖。
- 神经系统检查,记录瞳孔和四肢运动情况。
- 12 导联心电图。
- 建立静脉通路,如无测量血糖条件可经验性给予葡萄糖。
- 如果无呼吸、无脉搏立即实施心肺复苏。

2. 院内急诊

- 进入抢救室,立即监测呼吸、血压、脉搏、体温、血氧饱和度等。
- 保持呼吸道畅通,吸氧,建立静脉通路,稳定生命体征,必要时气管插管,呼吸机辅助通气。
- 急性创伤患者保护颈椎。
- 快速血糖检测,如为低血糖给予 50% 葡萄糖 50~100ml 静脉注射。
- 高度怀疑毒品中毒,经验性给予 0.4~2mg 纳洛酮肌内或静脉注射。
- 颅内压高者 20% 甘露醇 0.5~2g/kg 静脉滴注,每 6~8 小时一次。
- 高热患者降温,必要时冬眠物理降温。
- 抽搐患者给予地西泮。
- 实验室及影像检查。
- 会诊:颅脑外伤请神经外科会诊,脑出血及昏迷原因不清者请神经内科会诊。

（五）意识障碍和昏迷的诊治流程图（图 2-2-1）

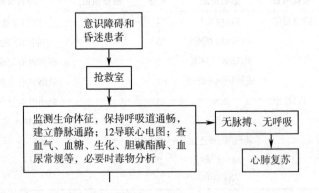

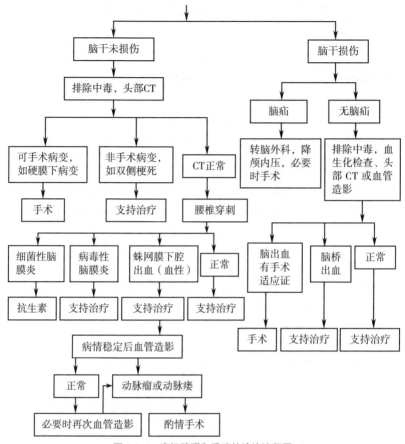

图 2-2-1　意识障碍和昏迷的诊治流程图

（刘士林）

第三节　头痛

（一）概述

1. 定义　头痛（headache）是指头颅内外各种性质的疼痛，可见于多种疾病，大多无特异性。

- 疼痛位于头颅上半部（眉弓、耳郭上部、枕外隆突连线以上）。
- 可以是单一疾病，大多数是功能性的。

● 反复发作或持续性的头痛,常常提示某些器质性疾病。

2. 头痛的病因部位与常见疾病(表 2-3-1)

表 2-3-1 头痛的病因部位与常见疾病

病因部位	常见疾病
颅内病变	
感染	脑膜炎、脑膜脑炎、脑炎、脑脓肿
血管病变	蛛网膜下腔出血、脑出血、脑血栓形成、脑栓塞、高血压脑病、脑供血不足、脑血管畸形、风湿性脑脉管炎和血栓闭塞性脑脉管炎
占位性病变	脑肿瘤、颅内转移瘤、脑囊虫病
脑外伤	脑震荡、脑挫伤、硬膜下血肿、颅内血肿、脑外伤后遗症
其他	偏头痛、丛集性头痛、紧张性头痛、头痛型癫痫、腰椎穿刺后及腰椎麻醉后头痛
颅外病变	
颅骨疾病	颅底凹入症、颅骨肿瘤
颈部疾病	颈椎病及其他颈部疾病
神经痛	三叉神经、舌咽神经及枕神经痛
其他	眼、耳、鼻和牙齿疾病所致的头痛
全身性疾病	
急性感染	急性上呼吸道感染、流感、伤寒、肺炎等发热性疾病
心血管疾病	高血压、心力衰竭
中毒	铅、酒精、一氧化碳、有机磷农药、药物(如颠茄、水杨酸类)等中毒
其他	尿毒症、低血糖、贫血、肺性脑病、系统性红斑狼疮、月经及绝经期、头痛、中暑等
神经精神疾病	神经衰弱及癔症性头痛

3. 头痛分类 国际头痛学会(IHS)建议,使用国际头痛疾病分类第三版
(β版)(ICHD-3β)进行分类(表 2-3-2)。

表 2-3-2 国际头痛疾病分类第三版(β版)

原发性头痛
偏头痛
紧张性头痛
丛集性头痛和其他三叉神经、自主神经性头痛
其他原发性头痛

续表

继发性头痛

　头和／或颈部外伤所致的头痛

　头和／或颈部血管疾患所致的头痛

　非血管性颅内疾患所致的头痛

　物质或其戒断所致的头痛

　感染所致的头痛

　内环境稳态失衡所致的头痛

　头颅、颈部、眼、耳、鼻、鼻旁窦、牙齿、口腔或其他面部或颈部结构疾患所致的头痛或面痛

　精神疾患所致的头痛

脑神经痛、中枢性原发面痛和其他头痛

　脑神经痛、中枢性面痛

　其他头痛、脑神经痛、中枢性或原发性面痛

（二）诊断思路

1. 病史

- 患者年龄、性别、职业。
- 头痛的起病方式、发作频率、持续时间。
- 头痛的部位、性质、疼痛程度及伴随症状。
- 头痛的诱发因素、前驱症状。
- 头痛加重和减轻的因素。
- 既往睡眠情况，头痛特点；外伤史、服药史、中毒史。
- 家族史。

2. 头痛的临床特点（表 2-3-3）

表 2-3-3　头痛临床特点与相关疾病

头痛临床特点	相关疾病
起病方式	
急性起病伴发热	感染性疾病，如急性脑膜炎等
急剧的持续头痛伴意识障碍而无发热者	蛛网膜下腔出血、脑出血或脑外伤等
长期间歇发作性头痛	偏头痛、丛集性头痛、癫痫及高血压等
长期反复发作的搏动性头痛	血管病性头痛或神经症
慢性进行性头痛伴颅内高压者	颅内占位性病变

续表

头痛临床特点	相关疾病
疼痛部位	
头痛位于一侧	偏头痛和丛集性头痛
头痛深在,且较弥散	颅内病变
头痛向病灶同侧放射	颅内深部病变
全头痛、弥漫性	全身性或颅内感染性疾病
浅在性头痛,与病变部位一致或接近	眼源性、鼻源性、牙源性疾病
深在性头痛,疼痛向病灶同侧的外面放射	脑脓肿、脑肿瘤、脑膜炎、脑炎
程度与性质:可以不平行	
沿三叉神经分布区阵发性电击样短促剧痛	原发性三叉神经痛
轻度或中等度	脑肿瘤
中等度	眼源性、鼻源性、牙源性头痛
剧烈	神经官能性头痛
搏动性头痛	高血压、血管性头痛、急性发热性疾病、脑肿瘤、神经症性头痛
炸裂样	蛛网膜下腔出血
胀痛、跳痛、搏动性痛	偏头痛
发作性电击样、针刺样或烧灼样	神经痛
头部紧箍感、重压感或钳夹感	肌紧张性头痛
性质多变、部位不定	精神性头痛
出现与持续时间	
清晨加剧	颅内占位病变
头痛好发于清晨和上午	鼻窦炎
常与月经有关	女性偏头痛
夜间发作;腰椎穿刺后	丛集性头痛
长时间阅读后发生	眼源性头痛
病程长,明显的波动性与易变性为特点	神经症性头痛
诱发与缓解因素	
咳嗽、打喷嚏、摇头、俯身时加重	高颅压性头痛、血管性头痛、颅内感染性头痛及脑肿瘤等

头痛临床特点	相关疾病
直立位加重	低颅压性头痛
直立位减轻	丛集性头痛
颈部运动后加重	颈肌急性炎症
颈部按摩或运动后减轻	颈肌过度紧张
服用麦角胺后头痛缓解	偏头痛
伴随症状	
头痛伴剧烈呕吐	高颅压性头痛
头痛在呕吐后减轻	偏头痛
头痛伴眩晕	小脑肿瘤、后循环缺血
头痛伴发热	感染性疾病头痛
慢性进行性头痛伴精神症状	颅内肿瘤
慢性头痛突然加剧并有意识障碍	脑疝
头痛伴视力障碍	青光眼或脑瘤
头痛伴脑膜刺激征	脑膜炎、蛛网膜下腔出血
头痛伴癫痫	脑血管畸形、颅内寄生虫、脑肿瘤
头痛伴自主神经功能紊乱	神经功能性头痛

3. 体格检查

● 神经系统检查。

● 头颅、五官检查：重点检查头颅有无外伤、颅骨有无凹陷或隆起；鼻窦有无压痛、颞动脉有无怒张或压痛；眼底检查有无视乳头水肿、视网膜出血。

● 有无颈部外伤、颈部肌肉痉挛。

4. 辅助检查

（1）实验室检查

● 血尿常规、生化、免疫学检查、病原学检查。

● 脑脊液检查。

（2）神经电生理及影像学检查

● 电生理检查：脑电图、肌电图、视觉诱发电位。

● 颅脑 CT、MRI。

● 经颅多普勒（transcranial doppler，TCD）。

5. 鉴别诊断（表 2-3-4）

表 2-3-4　常见原发性头痛鉴别诊断

项目	偏头痛	紧张性头痛	丛集性头痛
头痛部位	多单侧	多双侧	一侧眶部、眶上、颞部
头痛性质	搏动性	压迫、紧箍、钝痛	剧烈的钻顶样或爆裂样痛
头痛程度	中重度	轻重度	重度或极重度
持续时间	4~72h	不定	15~180min
活动后加重	多有	多无	多无
周期性	多无,部分女性与月经周期有关	多无	多有,有丛集发作期,间期发作,频率为隔一次至每日 8 次
伴随症状	多有恶心呕吐、畏光畏声	多无,可伴食欲减退,对光线、声音可有轻度不适	同侧结膜充血或流泪、鼻塞、流涕,眼睑水肿,额面部流汗,瞳孔缩小及眼睑下垂等
性别	女性远多于男性	女性多于男性	男性远多于女性
家族史	60% 以上	可有	多无

（三）急诊治疗

1. 急诊处理

（1）对症止痛

- 非甾体抗炎药（NSAIDs）。
- 弱阿片类药:可待因、双氢可待因和曲马朵等。

（2）病因治疗

- 抗感染。
- 降颅内压。
- 颅内肿瘤手术切除。

2. 几种原发性头痛的急诊处理

（1）偏头痛（migraine）

1）安静,避光。

2）药物治疗。非特异性止痛药:NSAIDs 和弱阿片类药物;特异性药物:麦角类制剂和曲普坦类。

①轻至中度头痛

- NSAIDs 和弱阿片类药物:对乙酰氨基酚（acetaminophen）、奈普生（naproxen）和布洛芬（ibuprofen）;可待因、双氢可待因和曲马朵等。

- 无效再用特异性药物。

②中至重度头痛

- 麦角类制剂(5-羟色胺1受体非选择性激动剂):麦角胺和双氢麦角碱。
- 曲普坦类(5-羟色胺1B/1D受体选择性激动剂):舒马曲普坦和佐米曲普坦等。
- 以上药物每周用药2~3日。
- 副作用:恶心、呕吐、心悸、烦躁、焦虑、肢体缺血性坏死等。
- 禁忌证:重度高血压、心脏病和孕妇。

③伴随症状的药物治疗

- 恶心呕吐:给予止吐剂;严重者小剂量奋乃静、氯丙嗪。
- 烦躁:苯二氮䓬类;严重者小剂量奋乃静、氯丙嗪。

(2)丛集性头痛(cluster headache):又名组胺性头痛、Horton神经痛。

1)急性期治疗

- 吸氧:约70%有效,发作时首选治疗措施;吸入纯氧,流速7~10L/min,10~20分钟。
- 5-羟色胺1B/1D受体选择性激动剂:舒马曲普坦皮下注射或经喷鼻吸入;佐米曲普坦经喷鼻吸入。
- 麦角类制剂:双氢麦角碱静脉注射,可迅速缓解头痛。
- 利多卡因鼻腔滴入。
- 泼尼松20~40mg/d口服或甲泼尼龙200mg/d静脉滴注,至发作停止后停药。
- 钙通道阻滞剂:氟桂利嗪每晚5~10mg口服。
- 抗癫痫药:丙戊酸钠600~1 200mg/d,分2~3次口服。

2)预防治疗

- 维拉帕米:240~320mg/d口服,用药2~3周发挥最大疗效。
- 锂制剂:碳酸锂600~900mg/d口服,起效缓慢,仅适用其他药物无效或有禁忌者,副作用为甲状腺功能亢进症、震颤和肾功能损害等。
- 糖皮质激素:可预防头痛发作,第二周逐渐减量。

(3)紧张性偏头痛(tension-type headache,TTH):又称肌收缩性头痛。

1)急性发作期

- NSAIDs和弱阿片类药物。
- 麦角胺和双氢麦角碱。

2)频发性和慢性紧张性头痛:应预防性治疗。

- 三环类抗抑郁药:阿米替林、多塞平。
- 5-羟色胺再摄取抑制药:舍曲林或氟西汀等。
- 肌肉松弛剂:盐酸乙哌立松、巴氯芬等。

- 失眠者:地西泮 10~20mg 口服。

3)非药物疗法

- 松弛疗法(relaxation therapy)。
- 物理治疗。
- 生物反馈疗法(biofeedback therapy)。
- 针灸治疗。

(四)头痛诊治流程图(图 2-3-1)

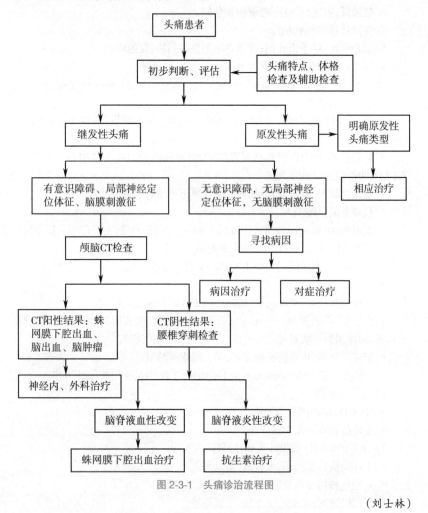

图 2-3-1 头痛诊治流程图

（刘士林）

第四节 抽搐

（一）概述

1. 定义 抽搐（tics）是指全身或局部成群骨骼肌非自主抽动或强烈收缩。

- 属于不随意运动。
- 常引起关节运动和强直。
- 当抽搐呈强直性和阵挛性时，称为惊厥（convulsion），表现为全身性、对称性、伴有或不伴有意识丧失。
- 癫痫大发作可以称为惊厥，而癫痫小发作不能称为惊厥。

2. 抽搐的特征

- 突然发作，没有先兆。
- 持续短暂，时间不超过 2 分钟。
- 多伴有意识改变。
- 无目的性活动。
- 情绪刺激不被唤醒。
- 抽搐发作后状态：几乎所有患者抽搐发作后都有急性意识状态改变；不典型的可表现为神经源性肺水肿和 Todd 麻痹（一过性偏瘫）等。

3. 抽搐的病因（表 2-4-1）

- 抽搐按病因分为特发性和症状性抽搐，统称为真性抽搐。
- 临床上类似抽搐发作的一系列疾病称作假性抽搐，如癔症、精神病等。

表 2-4-1 抽搐的病因

分类	常见疾病
真性抽搐	
特发性抽搐	先天性脑部不稳定状态所致
症状性抽搐	
脑部疾病	
感染	脑炎、脑膜炎、脑脓肿、脑结核瘤等
外伤	产伤、颅脑外伤等
肿瘤	原发性肿瘤、脑转移瘤
血管疾病	脑出血、蛛网膜下腔出血、高血压脑病、脑栓塞、脑血栓形成、脑缺氧等

分类	常见疾病
寄生虫病	脑型疟疾、脑血吸虫病、脑棘球蚴病、脑囊虫病等
其他	①先天性脑发育障碍;②原因未明的大脑变性,如结节性硬化、播散性硬化、核黄疸(nuclear icterus)等
全身性疾病	
感染	急性胃肠炎、中毒性菌痢、链球菌败血症、中耳炎、百日咳、狂犬病、破伤风等,小儿高热惊厥
中毒	①内源性:如尿毒症、肝性脑病等;②外源性:如酒精、苯、铅、砷、汞、氯喹、阿托品、樟脑、白果、有机磷农药等
心血管疾病	高血压脑病、Adams-Stokes 综合征等
代谢障碍	低血糖、低钙及低镁血症、急性间歇性血卟啉病、子痫、维生素 B_6 缺乏等
风湿病	系统性红斑狼疮、脑血管炎等
其他	突然撤停安眠药、抗癫痫药;热射病、溺水、窒息、触电等
假性抽搐	眩晕、癔症、精神病

4. 抽搐的临床表现(表 2-4-2)

表 2-4-2 抽搐的临床表现

分类	临床表现
全身性抽搐	以全身骨骼肌痉挛为主要表现,多伴有意识丧失
强直-阵挛性抽搐	患者突然意识模糊或丧失、全身强直、呼吸暂停,继而四肢发生阵挛性抽搐、呼吸不规则、发绀、瞳孔散大、对光反射消失或迟钝、大小便失禁、病理反射阳性,发作约半分钟自行停止,不久意识恢复
癔症性发作	发作前常有诱因,如生气、情绪激动或其他不良刺激,发作样式不固定,时间较长,没有舌咬伤和大小便失禁
局限性抽搐	身体局部连续性肌肉收缩为主要表现,多见于口角、眼睑、手足等。手足搐搦症为双侧上肢手部间歇性强直性肌痉挛,呈"助产士手"表现
抽搐持续状态	强直-阵挛性抽搐或局限性抽搐连续发作,发作期间有意识障碍,发作间隙越来越短暂,体温升高

（二）诊断思路

1. 病史

- 最初出现抽搐的年龄、病程、发作的诱因、持续的时间。
- 女性患者应注意是否为孕妇。
- 全身性还是局限性抽搐,持续强直性还是间歇阵挛性。
- 发作时意识状态。
- 有无大小便失禁、舌咬伤、肌痛等。
- 有无脑部疾病、全身性疾病、癔症、毒物接触史、外伤史等。
- 患儿应注意询问出生时是否有难产分娩史及生长发育异常史等。
- 家族史。

2. 抽搐伴随的症状

- 发热:常见于小儿急性感染、胃肠功能紊乱、脱水。
- 血压增高:常见于高血压病、肾炎、子痫、铅中毒等。
- 脑膜刺激征:常见于脑膜炎、脑膜脑炎、假性脑膜炎、蛛网膜下腔出血等。
- 瞳孔扩大与舌咬伤:见于强直 - 阵挛性抽搐。
- 剧烈头痛:常见于高血压、急性感染、蛛网膜下腔出血、颅脑外伤、颅内占位性病变等。
- 意识丧失:见于强直 - 阵挛性抽搐、重症颅脑疾病等。

3. 体格检查

- 生命体征:心率、脉搏、呼吸、血压和血氧饱和度。
- 神志状态、瞳孔、眼底、运动系统、脑膜刺激征、神经系统定位体征等。

4. 辅助检查

- 血常规。
- 电解质、肝肾功能等。
- 脑脊液检查。
- 颅脑 CT、MRI 及脑血管造影:可发现颅内占位性病变、脑变性疾病、脑血管病变。
- 脑电图:发作间期脑电图检查,阳性率为 40%~50%,通过诱发方法,阳性率可以提高到 80%~85%;区分抽搐发作类型,如强直 - 阵挛性发作,发作间期可描记到对称性同步化棘波或棘 - 慢波等。

5. 鉴别诊断

- 癔症:发作常以情绪激动为诱因,过度换气及长时间屏气。无意识丧失,常无大小便失禁、咬舌、跌伤等。神经系统检查无异常,经他人劝导或给镇静药物后可终止。
- 晕厥:因大脑供血、供氧不足而引起头昏、心悸、出汗、黑矇等,一般患者并无抽搐,经休息、吸氧及对症治疗后能够缓解。

- 精神性疾病:发作时出现意识障碍,发作间期精神正常,事后不能回忆,如神游症、恐慌症。

(三)急诊处理

1. 急性发作期的处理

(1)立即制止抽搐

1)强直-阵挛性抽搐

- 地西泮 10mg 静脉注射,或苯巴比妥钠 0.1g 肌内注射。
- 发作控制后,应长期服用苯妥英钠 0.1g/次,3 次/d;或丙戊酸钠 0.2g/次,3 次/d;或卡马西平 0.1g/次,3 次/d。

2)局限阵挛性抽搐

- 地西泮 10mg 或苯巴比妥钠 0.1g 肌内注射。异戊巴比妥钠(阿米妥钠)0.5g,必要时 2~4 小时重复。
- 控制发作后,长期服用抗癫痫药(同强直阵挛性抽搐)。

3)抽搐持续状态

- 地西泮 10~20mg 静脉注射或异戊巴比妥钠 0.5g,以 25% 葡萄糖液 20ml 稀释后,缓慢静脉注射,同时密切注意其呼吸抑制的副作用,发作控制后即停止静脉注射,改为肌内注射,每 2~4 小时重复一次。
- 苯巴比妥钠 0.2g,肌内注射,每 6~8 小时重复一次,可与地西泮或异戊巴比妥钠交替使用,发作控制 24 小时后逐渐减量。
- 鼻饲或喂服抗癫痫药,同强直-阵挛性抽搐。
- 处理脑水肿,20% 甘露醇 250ml 快速静脉滴注,15~30 分钟滴完,每 6~8 小时一次。
- 纠正代谢障碍和水、电解质紊乱。
- 硫喷妥钠 0.5g 加入 0.9% 生理盐水 20ml 中缓慢静脉注射,时间不得少于 15 分钟,或者硫喷妥钠 0.5g 加入 0.9% 生理盐水 500ml 中缓慢静脉滴注。

(2)制止抽搐的同时,需要:

1)保持气道通畅

- 解开衣扣,头偏向一侧。
- 吸氧。
- 吸痰、雾化。
- 化痰解痉药物:氨茶碱、二羟丙茶碱等。
- 气管插管:血氧饱和度低于 80% 时,经口(鼻)气管插管。
- 气管切开:气管插管困难者,如破伤风发作所致的气道狭窄。

2)对症营养支持,纠正内环境紊乱。

2. 病因治疗

- 颅内感染：选择可透过血脑屏障的抗生素。
- 脑出血：积极脱水、降颅内压，指征明确可手术治疗。
- 脑血管先天畸形：介入或外科手术治疗。

（四）常见抽搐急症

- 以抽搐为主诉或伴随症状的就诊患者占急诊的 1%。
- 其中 80% 为痫性抽搐发作、8%~10% 为高热抽搐、3%~5% 为低钙性抽搐、其他不明原因抽搐占 2%~5%。

1. 高热抽搐

（1）定义：高热抽搐是急诊常见的急性抽搐之一，体温常 >38℃，全身抽搐，持续数分钟，发作后无神经系统症状和体征，除外中枢神经系统感染及脑损伤的临床综合征。

- 4 个月至 4 岁小儿好发，成年人少见。
- 多因呼吸道感染引起；某些急性传染病如麻疹、菌痢等也会诱发。
- 高热抽搐可有明显的家族史。

（2）临床表现（表 2-4-3）

表 2-4-3　高热抽搐的临床表现

分类	临床表现		
	首次发作年龄	抽搐与发热相关性	临床特点
单纯性高热抽搐	6 个月至 3 岁之间	抽搐发生在发热的 24h 内；24h 内只发作一次	体温 >38℃，全身性抽搐，持续时间不超过 10min，很快清醒，无神经系统体征。热退 1 周后脑电图正常
复杂性高热抽搐	<6 个月或 >6 岁	低热时也可出现；24h 内反复多次发作	局限性抽搐，左右明显不对称，持续时间 >15min。清醒后可能有神经系统异常体征。热退 1 周后脑电图仍有异常

（3）诊断

- 体温 >39℃伴抽搐或高热后 12 小时内出现抽搐。
- 高热抽搐史或家族史。
- 无明显中毒症状。
- 抽搐停止后神经系统无异常。
- 热退后抽搐不再发。

（4）急诊治疗：遵从控制抽搐，降低体温，减少后遗症的急救原则。

1）急诊处置

- 头偏向一侧、保持呼吸道通畅。
- 防止舌咬伤。
- 监护：体温、呼吸、心率、血压。
- 防止坠床、受伤。

2）抗抽搐药物

- 首选地西泮：0.3~0.5mg/kg，缓慢静脉注射，速度 <1ml/min，也可肌内注射（6 个月以下婴儿慎用，可引起呼吸停顿）。
- 无效者可间隔 15~30 分钟重复 1 次，或加用 10% 水合氯醛 0.4~0.6ml/kg，保留灌肠或两者交替使用。
- 维持治疗：首次先给苯巴比妥负荷量 5mg/kg 肌内注射，然后再口服 3~7mg/（kg·d）维持治疗，预防抽搐再发。

3）氧疗。

4）降温：药物或物理降温。

5）降颅内压：静脉滴注 20% 甘露醇 1~1.5g/kg，每 6~8 小时一次，和 / 或静脉注射呋塞米 1mg/kg。

6）控制感染。

7）纠正水、电解质与酸碱平衡紊乱。

2. 低钙性抽搐（hypocalcemic tetany）

（1）定义：血钙降低导致神经肌肉兴奋性增高，从而引起双侧肢体强直性痉挛。

（2）临床特点（表 2-4-4）

表 2-4-4　低钙性抽搐的临床特点

临床特点	阳性表现
症状	口周麻木感、指尖麻木针刺感、喉喘鸣、肌肉痉挛、手足搐搦、精神行为异常
体格检查	
Chvostek 征	敲击耳屏前方 2cm 处的面神经，发生口角抽搐及眼鼻面肌抽搐
Trousseau 征	将测血压袖套置于一侧上臂，膨胀至收缩压水平，可引起尺侧神经和正中神经所支配的前臂和手腕肌痉挛性收缩，引起该侧手和腕部抽搐
手足搐搦	即间歇性双侧上肢和手部肌肉强直性痉挛，手指伸直内收，拇指对掌，掌指关节和腕部弯曲，常伴有肘部关节伸直和外旋，下肢受累时足趾和踝部屈曲，膝伸直，呈典型"助产士手"
实验室检查	血清总钙 <2.2mmol/L，血清磷 <1.29mmol/L，碱性磷酸酶增高

（3）诊断：依据病史、临床特点及实验室检查可明确诊断。

（4）鉴别诊断：影响血钙水平的疾病进行鉴别。

- 器质性病变：甲状腺功能减退、肾衰竭及急性重症胰腺炎等。
- 恶性肿瘤：前列腺癌或乳腺癌成骨细胞转移时，能加速骨的形成导致低钙血症；淋巴瘤、白血病化疗时大量组织破坏，磷酸盐释放入血，血钙可明显下降，称为肿瘤溶解综合征。
- 颈部手术：甲状腺、甲状旁腺手术。
- 维生素 D 缺乏症：多见于营养不良，特别是接触阳光过少时；慢性腹泻、脂肪泻、慢性胰腺炎及胃切除术后等。
- 服用影响血钙水平的药物：苯巴比妥、降钙素、磷酸盐等。

（5）急诊处理

1）对症治疗

- 静脉给药：给予10%的葡萄糖酸钙或5%的氯化钙，注射速度<1.25mmol/min（50mg/min）。静脉注射时间控制在 10 分钟以上，必要时可 8~12 小时重复注射；同时监测心率，防止心律失常。
- 口服：乳酸钙、枸橼酸钙、碳酸钙并加用维生素 D，促进钙离子在肠道内的吸收。
- 反复抽搐者给予吸氧，地西泮、苯巴比妥或 10% 水合氯醛。

2）治疗原发病。

3. 癫痫

（1）定义：癫痫（epilepsy）发作是由大脑神经元过度同步放电所致的短暂性脑功能障碍反复发作的慢性临床综合征。表现为运动、感觉、自主神经及精神意识等障碍。

- 一次突然异常放电所致的神经功能障碍称为痫性发作（epileptic seizure）。儿童及青春期多发，20 岁以后发病率降低，老年人又有上升趋势。
- 连续发作或反复发作之间意识不完全恢复者称为癫痫持续状态；持续 30 分钟以上者，可引起不可逆性脑损伤，致残和致死率高。

（2）临床特点

1）强直 - 阵挛性发作

- 意识突然丧失，尖叫或跌倒，全身肌肉强直性收缩；可伴有呼吸暂停、面色青紫、两眼上翻、瞳孔扩大、牙关紧闭、尿便失禁、口鼻喷出白沫或血沫。
- 然后全身肌肉节律性强力收缩（即阵挛），持续数分钟或更长时间后抽搐突然停止。
- 事后无记忆。

2）失神发作

- 多见于儿童。
- 突然意识短暂中断,停止原来的活动,呼之不应,双目凝视。
- 持续30秒左右意识迅速恢复,对发作无记忆。

3）单纯部分性发作:不伴有意识障碍。

- 运动性发作:一侧口角、手指或足趾、足部肌肉发作性抽搐。
- 感觉性发作:口角、舌部、手指或足趾有麻木感和针刺感,可出现幻觉。
- 精神性发作:表现为恐惧、忧郁、各种错觉及复杂幻觉。

4）复杂部分性发作(精神运动性发作)

- 出现错觉、幻觉及其他特殊感觉症状。
- 无意识的机械动作,如吸吮、舔唇、抚摸衣扣等。
- 严重时大吵大闹、脱衣、跳楼等。

（3）诊断

1）病史

- 发作前的先兆症状。
- 发作呈突发性、反复性、短暂性的特点。
- 发作时状态与发作后意识情况等。
- 体格检查、实验室检查无阳性结果。

2）脑电检查

- 脑电图可见棘波、尖波、慢波、或棘 - 慢波组合波等。
- 脑电图正常不能排除癫痫。

3）颅脑 CT 或 MRI、脑血管造影、实验室检查有助于病因诊断和定位诊断。

4）排除癔症、晕厥、短暂性脑缺血发作、低血糖症等。

（4）鉴别诊断:癫痫发作与假性癫痫发作的鉴别（表 2-4-5）。

表 2-4-5　癫痫发作与假性癫痫发作的鉴别

特点	癫痫发作	假性癫痫发作
发作场合	任何情况下	有精神诱因及有人在场
发作特点	突然刻板发作	发作形式多样,有强烈的自我表现,如闭眼、哭叫、手足抽动和过度换气等
眼位	上睑抬起,眼球上窜或向一侧偏转	眼睑紧闭,眼球乱动
面色	发绀	苍白或发红
瞳孔	散大,对光反射消失	正常,对光反射存在

续表

特点	癫痫发作	假性癫痫发作
对抗被动运动	不能	可以
摔伤、舌咬伤、尿失禁	可有	无
持续时间及终止方式	1~2min,自行停止	可长达数小时,需安慰及暗示
巴宾斯基征	常(+)	(−)

（5）癫痫的治疗

1）急诊处置

- 解开衣扣,头转向一侧。
- 保持呼吸道通畅,吸氧。
- 发作时用缠有纱布的压舌板垫在上下牙齿间,防止舌咬伤。
- 不要暴力约束患者抖动的肢体,以免造成伤害和骨折。
- 监测呼吸、血压、脉搏、体温、氧饱和度等。
- 脑电监测。

2）全身性强直 - 阵挛性发作持续状态的处理（图 2-4-1）

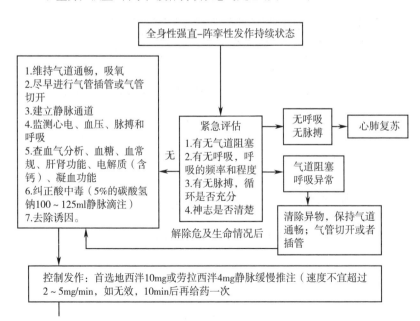

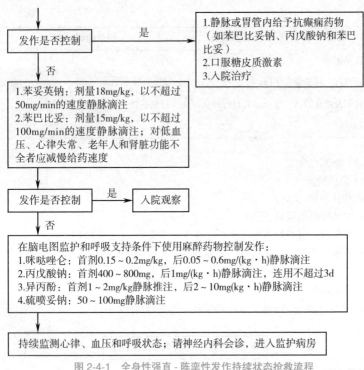

图 2-4-1　全身性强直 - 阵挛性发作持续状态抢救流程

3）治疗脑水肿：癫痫反复发作引起脑水肿,后者又会加重癫痫发作,常选用甘露醇和 / 或地塞米松。

4）高压氧治疗：用于脑损伤引起的继发性癫痫。

5）手术治疗

● 颅内占位性病变合并癫痫者。

● 药物治疗效果不理想,可手术切除颅内致痫病灶。

6）放射治疗：根据发作类型、脑电图、脑地形图、颅脑 CT 及 MRI 定位,应用伽马刀毁损癫痫病灶。

7）其他：维持呼吸、循环功能、纠正内环境紊乱、控制高热及感染等。

（五）抽搐急性发作期诊疗流程图（图2-4-2）

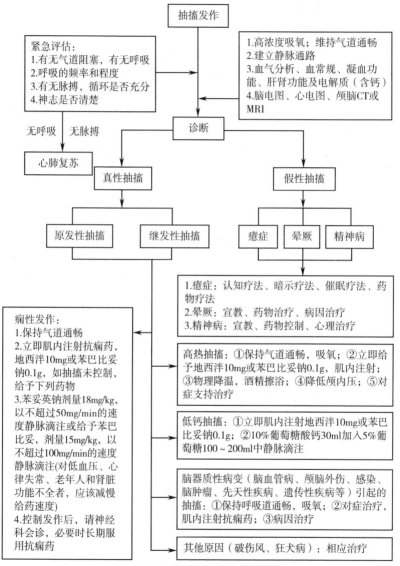

图 2-4-2　抽搐急性发作期诊疗流程图

（刘士林）

第五节　眩晕

(一) 概述

1. 定义　眩晕 (vertigo) 是患者感到自身或周围环境物体旋转或摇动的一种主观感觉障碍,常伴有客观的平衡障碍,一般无意识障碍。

2. 分类

● 前庭系统性眩晕:亦称真性眩晕,由前庭神经系统功能障碍引起,表现有旋转感、摇晃感、移动感等,绝大多数是周围性眩晕,少部分为中枢性眩晕。

● 非前庭系统性眩晕:亦称假性眩晕,由全身性疾病引起,表现为头晕、头胀、头重脚轻、眼花等。有时似觉颅内在转动,但并无外境或自身旋转的感觉。

3. 病因与临床表现 (表 2-5-1)

表 2-5-1　眩晕的病因与临床表现

分类	病因	临床表现
周围性眩晕	内耳前庭至前庭神经颅外段之间的病变所引起的眩晕	突发,症状重,持续数秒至数分钟,偶尔数小时;头位变化症状加重,常伴恶心、呕吐、出汗、听力障碍。水平或水平旋转性眼震,直视可止住眼震
梅尼埃病	内耳淋巴代谢失调、淋巴分泌过多或吸收障碍,引起内耳膜积水所致;过敏反应、维生素 B 族缺乏所致	发作性眩晕伴耳鸣、听力减退及眼球震颤;严重时可伴有恶心、呕吐、面色苍白和出汗;发作多短暂,很少超过 2 周,易复发
迷路炎	常由中耳病变(表皮样瘤、炎症性肉芽组织等)直接破坏迷路的骨壁引起。少数是炎症经血行或淋巴扩散所致	发热、突发耳痛、耳道流脓,伴有患耳听觉失灵,并有眩晕感;检查发现鼓膜穿孔
内耳药物中毒	氨基糖苷类抗生素、大环内酯类抗生素、抗癌药、水杨酸类解热镇痛药、抗疟药(奎宁、氯奎等)、袢利尿剂(呋塞米、依他尼酸)、铊化物制剂(反应停)	多为渐进性眩晕伴耳鸣、听力减退;常先有口周及四肢发麻
前庭神经元炎	常在发热或上呼吸道感染后前庭神经元发生炎性病变所致	眩晕伴恶心、呕吐,一般无耳鸣及听力减退。持续时间较长,可达 6 周,痊愈后很少复发

分类	病因	临床表现
良性发作性位置性眩晕（耳石症）	与迷路耳石运动相关	头部处在一定位置时出现眩晕和眼球震颤，多数不伴耳鸣及听力减退
晕动病	晕船、晕车等	眩晕伴恶心、呕吐、面色苍白、出冷汗等
中枢性眩晕	前庭神经颅内段、前庭神经核及其纤维联系、小脑、大脑等的病变	渐发，症状轻，持续，不受头位变化影响；眼震可水平、垂直、旋转，如垂直单侧眼震提示脑干病变，连续，直视止不住眼震
脑血管疾病	脑动脉粥样硬化、后循环缺血、锁骨下动脉窃血综合征、延髓外侧综合征、高血压脑病、小脑或脑干出血等	眩晕、头痛、耳鸣等；小脑或脑干出血常以眩晕、头痛、呕吐起病，重者很快昏迷
颅内占位性病变	听神经瘤、小脑肿瘤、第四脑室肿瘤和其他部位肿瘤	眩晕、进行性耳鸣和听力下降；头痛、复视、构音不清等；其他肿瘤因部位不同表现也各不相同
颅内感染性疾病	颅后凹蛛网膜炎、小脑脓肿	发热、头痛、呕吐、抽搐、颈强直、共济失调和脑膜刺激征
颅内脱髓鞘疾病及变性疾病		
多发性硬化	以中枢神经系统多发病变为特点的脱髓鞘疾病	以肢体疼痛、感觉异常及无力为首发症状；眩晕、视力障碍；神经系统症状和体征
延髓空洞症	进行性变性疾病	软腭瘫痪、吞咽困难、发音障碍；部分患者伴有眩晕
癫痫	多见于颞叶癫痫和前庭癫痫	有些患者出现眩晕性发作
其他	脑震荡、脑挫伤及脑寄生虫病等	见相应章节

※ 以上疾病可有不同程度眩晕、旋转感、摇晃感、移动感和原发病的表现

全身疾病性眩晕

心血管疾病	高血压、低血压、心律失常（阵发性心动过速、房室传导阻滞等）、病态窦房结综合征、心脏瓣膜病、心肌缺血、颈动脉窦综合征、主动脉弓综合征等	血压、心率、心律变化的同时伴有眩晕；不同疾病相应的临床表现

分类	病因	临床表现
血液病	各种原因所致贫血、出血	眩晕；贫血、出血的其他表现
中毒性疾病	急性发热性感染、尿毒症、重症肝炎、重症糖尿病	每种疾病特征性的临床表现；眩晕只是一个伴随症状
眼源性眩晕		
眼病	先天性视力减退、屈光不正、眼肌麻痹、青光眼、视网膜色素变性等	视力减退、屈光不正、眼肌麻痹等；眩晕是其症状之一
屏幕性眩晕	看电影、看电视、用电脑时间过长和/或离屏幕过近	不同程度眩晕
神经精神性眩晕	神经官能症、更年期综合征、抑郁症	头晕、头痛、失眠多梦、胸闷、心悸、气短、食欲缺乏、乏力、情绪低落、自卑、思维缓慢

※ 以上病症可有不同程度眩晕和原发病的表现，但无真正旋转感，不伴听力减退、眼球震颤，少有耳鸣

（二）诊断思路

1. 病史

- 患者的年龄、性别、职业、生活习惯（烟酒嗜好）。
- 发作时间、诱因、病程、反复发作特点。
- 有无发热、耳鸣、听力减退、恶心、呕吐、出汗等相关症状。
- 有无口周及四肢麻木、视力改变、平衡失调等。
- 是旋转还是非旋转性的眩晕。
- 体位改变、扭颈，或某种特殊体位对眩晕的影响。
- 既往有无中耳炎，心血管、肝肾、糖尿病、颅脑疾病及外伤等病史。
- 晕车、晕船史。
- 服药史。

2. 眩晕伴发症状

- 伴耳鸣、听力下降：见于前庭器官疾病、第八对脑神经病及肿瘤。
- 伴恶心、呕吐：见于梅尼埃病、晕动病。
- 伴共济失调：见于小脑、颅后凹或脑干病变。
- 伴眼球震颤：见于脑干病变、梅尼埃病。
- 伴听力下降：见于药物中毒。

3. 体格检查

(1) 内科全身体格检查

● 高血压、低血压。

● 心律不齐、心力衰竭。

● 贫血。

● 全身感染。

● 中毒。

● 代谢紊乱。

(2) 神经系统检查

● 自发性眼震。

● 共济失调。

● 颅内压增高表现。

(3) 专科检查

1) 耳科检查

● 外耳道、鼓膜、内耳。

● 听力。

● 前庭功能试验(vestibular function test):闭目直立试验[昂白试验(Romberg test)]、星迹步态试验或原地踏步试验(Fukuda)、过指试验、眼震试验(positional nystagmus test)及眼震电图等。

2) 眼科检查:视力、眼压及眼底检查。

4. 辅助检查

(1) 血常规、生化检查。

(2) 心脏功能检查:12 导联心电图、心脏超声等。

(3) 动态血压监测。

(4) 颅脑 CT 及 MRI、颈椎正侧位片及脑血管造影等。

(5) 神经电生理:脑电图、脑诱发电位、电测听等。

(6) 经颅多普勒。

5. 鉴别诊断

● 首先要确定是真性眩晕还是假性眩晕。

● 真性眩晕是中枢性还是周围性。鉴别要点见表 2-5-2。

表 2-5-2　周围性眩晕和中枢性眩晕鉴别

临床表现	周围性眩晕	中枢性眩晕
起病方式	突然,发作性	缓慢,持续性

续表

临床表现	周围性眩晕	中枢性眩晕
持续时间	短暂(数秒或数分钟;偶尔数小时、数日)	持久(数周、数月),但血管性可数秒或数分
眩晕特点	旋转、漂浮、倾倒	不稳、倾斜
眩晕程度	重度	轻度
意识障碍	无	可能有
恶心呕吐	重	轻
自发眼震	一个方向(通常是水平方向),不会是垂直的 闭眼增强	水平的、旋转的或垂直的(在不同的位置,方向也不同) 闭眼减弱或消失
平衡障碍	轻。发作时不能直立,向患侧倾倒,间歇期正常	重。步态蹒跚,倾倒方向不定
头部位置影响	明显	无
耳鸣、耳聋	常有	常无

(三)急诊处理

1. 院前及急诊急救

(1)院前处理

- 以最舒适体位就地躺下,松解衣领和裤带。
- 头颈部制动,保持安静,避免声光刺激。
- 头偏向一侧,避免分泌物、呕吐物误吸。
- 监测呼吸、脉搏,观察意识状态变化。
- 注意保暖。
- 对症治疗,但不宜使用长效镇静安眠药。
- 担架、平车搬运,避免人背、自行车驮等方式转运。
- 转运时托住头部,嘱患者闭眼,用棉絮堵塞双耳。
- 人文关怀,加强沟通,解除紧张、恐惧情绪。

(2)急诊处理

1)监测体温、脉搏、血压、呼吸、血氧饱和度等。

2)观察意识状态。

3)完善相关检查。

4)相关专科会诊。

5)低盐低脂饮食。

6）适量控制水的摄入，减轻内耳迷路和／或前庭核的水肿。

7）加强护理，防止跌伤。

8）药物治疗

- 依病情可选择异丙嗪 50mg、地西泮 10mg 或苯巴比妥钠 0.1g 肌内注射。
- 静脉滴注西其汀 250ml（内含倍他司汀 20mg）。
- 呕吐剧烈者：甲氧氯普胺 10mg，肌内注射。
- 利尿药：呋塞米、氢氯噻嗪或乙酰唑胺等，减轻内耳迷路水肿。
- 糖皮质激素：泼尼松、甲泼尼龙及地塞米松等。
- 支持疗法，维持水电解质和酸碱平衡。

（3）专科及手术治疗

- 耳石症（BPPV）：耳石复位术（手法复位、多轴向旋转座椅复位）。
- 手术。

2. 常见眩晕的急诊处理（表 2-5-3）

表 2-5-3　常见眩晕的急诊处理

常见眩晕	急诊处理
周围性眩晕	
良性发作性位置性眩晕（耳石症）	药物治疗：西替利嗪、苯二氮䓬类药 耳石复位术：手法复位、多轴向旋转座椅复位
急性中耳炎	控制感染；去除阻塞病变
梅尼埃病	对症治疗（维生素 B_6、镇静药、皮质激素）；无效手术
晕动病（晕车、晕船）	轻者可口服抗组胺药，如苯海拉明、西替利嗪、地氯雷他定；重者肌内注射异丙嗪、地西泮、氢溴酸山莨菪碱（654-2）等
内耳药物中毒	停用相关药物；给予神经营养药物、对症治疗
中枢性眩晕	
听神经瘤	急诊对症处理；首选手术加放射治疗
多发性硬化	急性期多用激素冲击治疗、免疫球蛋白及血浆置换等
延髓空洞症	急诊对症处理，转专科病因治疗
颞叶癫痫	急诊对症处理，转专科病因治疗
锁骨下动脉窃血综合征	急诊对症处理，转专科介入治疗
外伤	急诊对症处理，转神经外科进一步治疗

续表

常见眩晕	急诊处理
其他	
中重度贫血	病因治疗,必要时输血
眼源性眩晕(眼肌麻痹致复视)	遮蔽患侧眼球

（四）眩晕的诊治流程图（图 2-5-1）

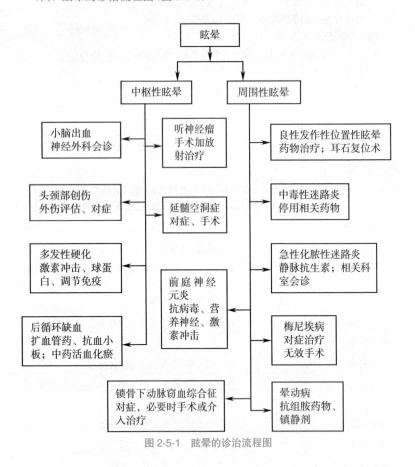

图 2-5-1　眩晕的诊治流程图

（刘士林）

第六节　晕厥

(一)概述

1. 定义　晕厥(syncope)又称昏厥,是由各种原因引起的、一时性广泛性脑供血不足所致的短暂性意识丧失状态。

- 发作时因肌张力消失,不能保持正常姿势而倒地。
- 发作突然,迅速恢复,很少有后遗症。
- 是一种短暂的、自限性的意识丧失。
- 持续时间一般不超过20秒,少数可达数分钟。

2. 常见病因及临床特点(表2-6-1)

表2-6-1　晕厥的常见病因及临床特点

常见病因	临床特点
神经介导反射性晕厥	
血管迷走神经性晕厥(单纯性晕厥)	多见于年轻人,有明确的诱因,如情绪紧张、疼痛,恐惧、疲劳,站立过久,饥饿,天气闷热,空气污浊,目睹手术、穿刺、出血场面等。先有短暂前驱症状,如头晕、注意力不集中、面色苍白、恶心、出冷汗、心悸、无力,继之血压下降、心率40~50次/min、瞳孔扩大、尿失禁,重者跌倒、意识丧失。在数秒或数分钟内清醒,可伴头痛、遗忘、精神恍惚等症状,恢复快,无后遗症
情景性晕厥	发作多无先兆,常于咳嗽、打喷嚏、胃肠刺激(吞咽、内脏痛)、排尿、活动、吹喇叭、举重、进食后或创伤应激后发生,1~2min后自行清醒,常伴意外伤害
颈动脉窦性晕厥	颈部受压或颈部突然转动、按压颈动脉窦时发生;颈动脉窦周围病变,如肿大淋巴结、肿瘤及手术瘢痕压迫时也可发生。表现为头昏、乏力、耳鸣,严重时晕厥。发作时心率减慢、血压下降。50岁后及有器质性心脏病者好发,男女之比2∶1
舌咽及三叉神经痛	疼痛刺激由相应神经传入,血管舒缩功能障碍引起迷走神经兴奋而晕厥
直立性低血压晕厥	发生于直立位,特别是由蹲位、坐位或卧位转为立位时,无前驱症状,发作时血压下降,心率变化不明显

续表

常见病因	临床特点
原发自主神经异常性晕厥	单纯性自主神经调节紊乱、脑萎缩、帕金森病、痴呆等
继发自主神经异常性晕厥	糖尿病、淀粉样变性、尿毒症、脊髓损伤等
药物诱导的低血压	酒精、血管扩张剂、利尿剂、抗抑郁药、吩噻嗪类药物等
低血容量	大汗、出血、腹泻、艾迪生病（Addison disease）等
锁骨下动脉窃血综合征	一侧锁骨下动脉或无名动脉狭窄，同侧椎动脉压力下降10mmHg以上，出现虹吸现象，对侧椎动脉血流进入狭窄或闭塞的椎动脉和锁骨下动脉导致缺血，尤其是患侧上肢活动时更加明显，发生一过性晕厥
血液成分异常	贫血：头昏、乏力、耳鸣、失眠、多梦、记忆减退、注意力不集中等，重度贫血时可出现晕厥
心源性晕厥	常有器质性心脏病和心律失常病史，可任何体位发作，常无前驱症状，可短时间多次发作，表现为血压下降、发绀、呼吸困难、抽搐、大小便失禁，神志恢复后可无任何不适
低血糖晕厥	常于空腹时发生，伴乏力、心悸、饥饿感、出冷汗等，血压无明显降低，静脉注射葡萄糖后缓解
过度换气综合征	常见于情绪紧张或癔症发作，呼吸频率和深度明显增加，导致呼吸性碱中毒，血乳酸盐和丙酮酸盐增加，钙离子浓度下降，出现晕厥、抽搐、口周指端麻木等
低血钠晕厥	血清钠 <135mmol/L，软弱乏力、恶心呕吐、晕厥、嗜睡、肌肉痛性痉挛、神经精神症状和可逆性共济失调等

（二）诊断思路

1. 病史

（1）年龄

● 年轻人：多见于血管迷走神经性晕厥。

● 老年人：多见于心脑血管疾病引起的晕厥。

（2）发作的诱发因素。

（3）发作的频率、持续的时间，发作结束时的主观不适。

（4）发作的伴随症状。

（5）既往史：高血压、糖尿病、心脑血管疾病、癫痫等。

（6）服药史：降压药、抗心律失常药、洋地黄、降糖药、利尿药、中枢兴奋药、抗胆碱药、中草药及中药制剂等。

2. 临床表现（表 2-6-2）

表 2-6-2 晕厥的临床表现

临床表现
发作前期   多见于非心源性晕厥，心源性晕厥可缺乏此期。表现为头晕、全身不适、视力模糊、耳鸣、面色苍白和出汗等
发作期   突然发生的意识丧失，伴有低血压、心率缓慢、面色苍白、大汗淋漓、呼吸表浅、四肢阵挛性抽搐、瞳孔扩大、流涎、尿失禁等。一般持续 1~2min。心源性晕厥患者此期可发生猝死
发作后期   苏醒后定向力和行为恢复正常，可有短时间意识模糊和反应迟钝，腹部不适、恶心呕吐、疲劳、嗜睡、便意，甚至大小便失禁。身体失控可致外伤，以头部损伤多见

3. 辅助检查

（1）血常规。

（2）血糖、肝肾功能、电解质、心肌标志物、人绒毛膜促性腺激素 β 亚单位（β-hCG）。

（3）12 导联心电图、动态心电图、超声心动图、DSA 等。

（4）脑电图、经颅多普勒、CT、MRI。

（5）电生理检查

● 有助于窦房结和房室结功能异常诊断。

● 房性或室性快速心律失常诊断。

（6）其他

● 立卧位血压：分别测量卧位 5 分钟和站立 1~3 分钟的血压，无论是否有症状，收缩压下降≥20mmHg 或收缩压 <90mmHg 定义为直立性低血压。

● 颈动脉窦按摩（非常规检查）：知情同意后，在心电血压监护下进行，分别按摩每侧 5~10 秒，如果心脏停搏 >3 秒，或收缩压下降 >50mmHg 为阳性。有颈动脉狭窄、室性心动过速、心室颤动病史，以及近 3 个月急性卒中、心肌梗死病史者禁忌。

● 直立位激发试验（图 2-6-1）。

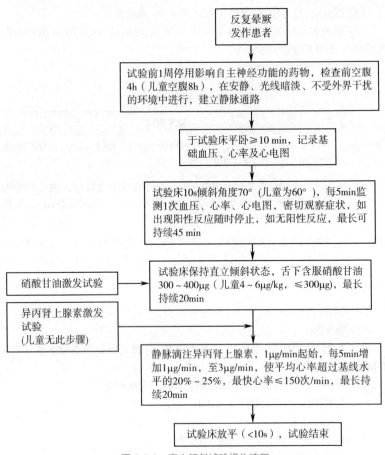

图 2-6-1 直立倾斜试验操作流程

4. 鉴别诊断（表 2-6-3）

表 2-6-3 晕厥的鉴别诊断

鉴别诊断疾病	鉴别要点
昏迷	严重的意识障碍，表现为意识中断或完全丧失
癫痫小发作	发作时多为跌倒，无明显血压改变及苍白，发作及终止较快，脑电图可出现棘-慢波，晕厥时只出现慢波

续表

鉴别诊断疾病	鉴别要点
癔症	不是真正的意识丧失,而是意识范围的缩窄,其发作可因暗示而终止或加强,血压和脉搏无改变
发作性睡病	无论在任何场所均可出现不可抑制的睡眠,可被唤醒,无意识丧失
休克	休克早期意识仍清楚或仅表现精神迟钝,周围循环衰竭症状比晕厥更明显而持久
颅脑外伤	短暂意识丧失,有外伤史及神经系统阳性体征
眩晕	感到自身或周围环境物体旋转,无意识丧失
跌倒发作	突然发生的下肢肌张力消失以致跌倒,能即刻起身并继续行走
低血糖	软弱无力、饥饿感、心慌、出汗等;血糖低于2.8mmol/L(50mg/dl),新生儿低于2.2mmol/L(40mg/dl),糖尿病患者血糖值≤3.9mmol/L,即可诊断低血糖
重症贫血	低血红蛋白、低血氧饱和度

（三）急诊评估（图2-6-2）

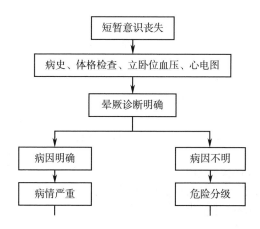

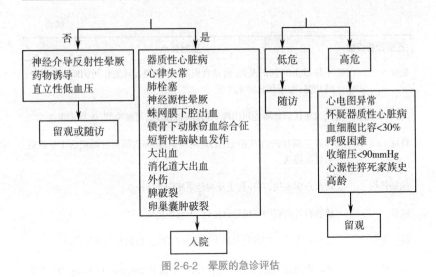

图 2-6-2 晕厥的急诊评估

（四）急诊处理

1. 现场处理

- 平卧体位，头偏向一侧，取头低脚高位，松解衣领及腰带。
- 保持呼吸道通畅、吸氧。
- 建立静脉通道，低血容量者补充血容量。
- 心电监护。
- 心跳、呼吸骤停，立即实施心肺复苏。

2. 病因治疗 目的：积极治疗原发病，预防晕厥反复发作和晕厥引起的损伤，降低晕厥致死率，提高生活质量。

（1）心源性晕厥

- 治疗心血管系统基础疾病。
- 根据不同病因给予射频消融、起搏器植入。
- 心源性猝死高危患者植入心脏复律除颤器。

（2）神经介导反射性晕厥

- 预防为主，避免诱因。
- 早期识别前驱症状，积极采取措施终止发作。
- 对不可预测、频繁发作者给予相应治疗。

（3）直立性低血压性晕厥

1）改变生活方式

- 合理饮食，避免饮食过饱或饥饿，不饮酒；适当增加食盐量和水的摄入。

- 体育锻炼,增强体质。
- 保证充分的睡眠时间,避免劳累。
- 避免长时间站立,长时间卧床者站立时动作应缓慢。
- 症状明显者可穿弹力长袜,用紧身腰带。

2)肾上腺素 α 受体激动剂:米多君初始剂量为一次 2.5mg,每日 2~3 次;重症可逐步增加剂量,每日的维持量为 30mg,分 3~4 次给药,最大不超过每日 40mg。

3)慎用血管扩张药物。

(4)情景性晕厥:去除诱因和触发因素。

(五)晕厥诊断流程(图 2-6-3)

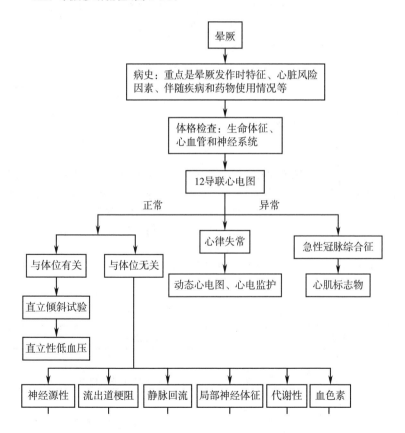

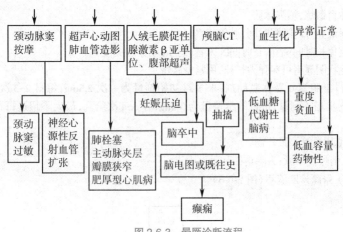

图 2-6-3 晕厥诊断流程

（刘士林）

第七节 呼吸困难

（一）概述

1. **定义** 呼吸困难（dyspnea）是指患者主观感到空气不足、呼吸费力，客观上表现呼吸运动用力，严重时可出现张口呼吸、鼻翼扇动、端坐呼吸甚至发绀、呼吸辅助肌参与呼吸运动，并且可有呼吸频率、深度、节律的改变。

- 在某些情况下，呼吸困难是一种需要立即处置的急诊紧急状况。
- 主要由于心血管及呼吸系统疾病所致。
- 神经系统、运动系统、内分泌系统和造血系统疾病也可能出现呼吸困难。

2. **呼吸困难分类与常见疾病**（表 2-7-1）

表 2-7-1 呼吸困难分类与常见疾病

分类	常见疾病
肺源性呼吸困难	
上呼吸道疾病	咽喉壁脓肿、喉及气管内异物、喉水肿或肿物
支气管及肺部疾病	
感染性疾病	急性支气管炎、肺炎、急性肺损伤、急性呼吸窘迫综合征、肺结核

分类	常见疾病
变态反应性疾病	支气管哮喘、过敏性肺炎、热带嗜酸性粒细胞增多症
阻塞性病变	慢性阻塞性肺疾病、弥漫性间质性肺疾病
肺血管病变	急性肺水肿、肺栓塞
胸膜疾病	自发性气胸、大量胸腔积液
胸廓及纵隔疾病	呼吸肌及膈肌麻痹、急性纵隔炎、纵隔气肿、肿瘤
心源性呼吸困难	急性左心衰竭、心脏瓣膜病、缩窄性心包炎、急性冠脉综合征、心肌炎、心肌病、严重心律失常、先天性心脏病
中毒性呼吸困难	CO 中毒、有机磷农药中毒、药物中毒及毒蛇咬伤等
血液和内分泌系统疾病	重度贫血、甲亢危象、糖尿病酮症酸中毒、尿毒症
神经精神性呼吸困难	严重颅脑疾病（出血、肿瘤、外伤等）、癔症

（二）诊断思路

1. 病史

- 呼吸困难发生的诱因。
- 呼吸困难的类型：吸气性，呼气性，还是混合性。
- 呼吸困难起病方式：突然发生，缓慢发生，还是渐进发生。
- 呼吸困难与活动、体位的关系。
- 伴随症状：发热、咳嗽、咳痰、咯血、胸痛及意识障碍等。
- 既往高血压、心绞痛、瓣膜性心脏病、肺源性心脏病及先天性心脏病病史。
- 有无药物或毒物摄入史；有无颅脑外伤史。
- 过敏史，季节性发作史。
- 粉尘或刺激性气体接触史。
- 吸烟史。

2. 体格检查

- 精神状态及体位。
- 呼吸频率和节律的变化。
- 皮肤黏膜有无苍白、发绀及皮疹。
- 上呼吸道检查，包括声带检查，有无胸廓畸形、吸气"三凹征"，气管是否居中。
- 双肺呼吸音是否对称，有无减弱或增强，有无干湿啰音及胸膜摩擦音。

- 有无心界扩大、P_2 亢进、心脏杂音等。
- 腹部望诊有无异常膨隆,触诊有无肝脾大,压痛、反跳痛及肌紧张,有无肝 - 颈静脉回流征,叩诊有无移动性浊音等。
- 有无下肢水肿。
- 有无杵状指 / 趾、关节畸形等。
- 与活动相关的呼吸困难,可在活动后重复体格检查。

3. 临床特点(表 2-7-2)

表 2-7-2 呼吸困难临床特点与常见疾病

临床特点	常见疾病
起病方式	
突然发作的呼吸困难	自发性气胸、肺水肿、支气管哮喘、急性心肌梗死和肺栓塞等
夜间阵发性呼吸困难	急性左心衰竭最为常见
端坐体位	急性左心衰竭、慢性阻塞性肺疾病(COPD)
进行性呼吸困难或呼吸窘迫	急性呼吸窘迫综合征
呼吸困难类型	
吸气性呼吸困难:表现为喘鸣,吸气时胸骨、锁骨上窝及肋间隙凹陷,称"三凹征"	喉、气管狭窄(炎症、水肿、异物或肿物压迫)
呼气性呼吸困难:呼气延长伴有喘鸣音	支气管哮喘、COPD
混合性呼吸困难	重症肺炎、肺间质纤维化、大量胸腔积液和气胸
潮式呼吸(Cheyne-Stokes respiration)和间歇呼吸(Biot breathing)	脑炎、脑膜炎、脑梗死、脑出血、脑外伤;糖尿病酮症酸中毒;尿毒症;巴比妥中毒等

4. 辅助检查

- 血常规、生化检查、肌钙蛋白、心肌酶谱、脑利尿钠肽、D- 二聚体。
- 动脉血气分析。
- 12 导联心电图、超声心动图检查。
- 胸部 X 线片或 CT,必要时行胸部增强 CT 检查;MRI、放射性核素扫描,有助于心肺血管病变的诊断。
- 支气管镜检查。
- 肺功能检查。

5. 鉴别诊断

（1）吸气性与呼气性呼吸困难的鉴别（表2-7-3）

表2-7-3 吸气性与呼气性呼吸困难的鉴别

	吸气性	呼气性
病因	近端呼吸道堵塞	远端呼吸道堵塞
症状、体征	吸气困难，颈部、肋间肌参与吸气动作，有"三凹征"，吸气时有哮鸣音	呼气困难，腹肌参与呼气动作，肺内广泛哮鸣音
PaO_2	降低	降低
PCO_2	正常或降低	升高

（2）呼吸困难鉴别诊断（表2-7-4）

表2-7-4 呼吸困难鉴别诊断

病因	鉴别要点
心力衰竭	劳力性、夜间突发性呼吸困难、端坐呼吸，体格检查可发现高血压、颈静脉怒张、心律失常、心脏杂音，可闻及第三心音或舒张期奔马律、肺部啰音，肝-颈静脉回流征阳性，下肢水肿
肺栓塞（PE）	突发性呼吸困难、胸痛、咯血和晕厥，体格检查肺部哮鸣音、胸膜摩擦音和下肢不对称肿胀
气胸	突发胸膜性胸痛、呼吸困难，吸氧不缓解，体格检查患侧呼吸音消失、叩诊过清音或鼓音、颈静脉怒张和气管移位
慢性阻塞性肺疾病（COPD）	慢性咳嗽、咳痰及喘息病史，进行性呼吸困难，体格检查桶状胸，呼气相延长，肺气肿体征，听诊干湿啰音等
哮喘	过敏史、哮喘病史，发作性呼吸、咳嗽、胸闷，听诊双肺呼气相哮鸣音
肺炎	发热、咳嗽、咳痰、呼吸困难，体温升高，听诊湿啰音及哮鸣音
窒息（asphyxia）	有异物吸入或呛咳史，呼吸极度困难，口唇、颜面青紫，心跳加快而微弱，听诊可在喉部或大气道闻及吸气相哮鸣音，如不及时解除，呼吸逐渐变慢而微弱，继而不规则，到呼吸停止，心跳随之减慢而停止
精神性呼吸困难	呼吸浅快、常伴叹息样呼吸、口唇和手足麻木，体格检查无阳性体征

（3）支气管哮喘和心源性哮喘的鉴别（表2-7-5）

表2-7-5 支气管哮喘和心源性哮喘的鉴别

	支气管哮喘	心源性哮喘
发病年龄	多见于儿童和青少年	多见于老年人
发作时间	秋冬季节好发	夜间或劳累后发作
病史	常有过敏史、哮喘发病史及家族史	常有高血压、冠心病、风湿性心脏病史，一般无过敏史
肺部体征	双肺弥漫性干啰音	双肺底湿啰音
心脏体征	正常或 P_2 亢进	相关心脏病体征
X线检查	肺野清晰或肺气肿征	肺淤血、左心增大
药物疗效	氨茶碱、$β_2$ 受体激动剂等解痉药有效	吗啡、洋地黄、利尿剂、扩血管药物有效
脑利尿钠肽	不高	明显升高

（三）病情评估

- 首先判断是急性、慢性，还是发作性呼吸困难。
- 是新发呼吸困难原因未明，还是原有基础疾病复发或加重。
- 新发呼吸困难是否存在危及生命的紧急状况，尽快明确诊断。
- 急性呼吸困难生命体征不平稳者，应立即监护、建立静脉通路、吸氧，针对病因进行初步治疗。

（四）急诊治疗

1. 院前急救处理

- 保持呼吸道通畅。
- 心电监护、监测血氧饱和度。
- 吸氧、建立静脉通路。
- 必要时气管插管，人工通气。

2. 急诊处理

- 监护，监测生命体征（包括 SpO_2）。
- 鼻导管低浓度吸氧，一般不超过40%；Ⅰ型呼吸衰竭面罩吸氧，氧浓度可达50%，Ⅱ型呼吸衰竭低流量（1~2L/min）、低浓度（24%~28%）持续吸氧。
- 建立静脉通路。
- 肺炎、支气管炎、哮喘或慢性阻塞性肺疾病急性发作等：吸氧、抗感染、支气管解痉药物，必要时可静脉给予糖皮质激素。
- 心源性呼吸困难：除外急性心肌梗死后可给予洋地黄、利尿剂及正性肌力药等;如果血压不低,可小剂量应用硝酸甘油。

- 急性呼吸窘迫综合征:机械通气,采用呼气末正压(positive end expiratory pressure,PEEP)方式,压力在 3~10cmH$_2$O。
- 疑诊肺栓塞:行 CT 肺动造影(CTPA)检查,并尽早开始抗凝治疗。给予肝素皮下注射,同时加用华法林口服;血流动力学不稳定的大面积或次大面积肺栓塞,可考虑溶栓。
- 大气道异物:采用 Heimlich 手法清除异物;喉镜检查,取出异物。
- 张力性气胸:大号消毒针头从患侧锁骨中线第二肋间隙刺入排气,并闭式引流。

（五）呼吸困难急诊评估及处理流程（图 2-7-1）

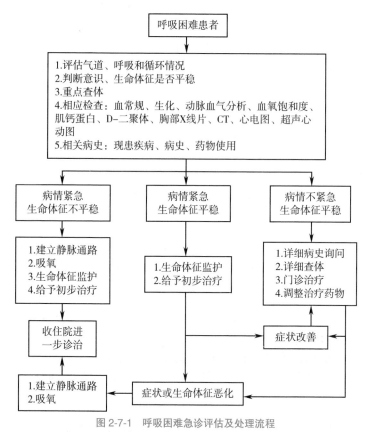

图 2-7-1　呼吸困难急诊评估及处理流程

（刘士林）

第八节　心悸

（一）概述

心悸是一种自觉心脏跳动的不适或心慌感；心律失常是引起心悸的常见原因。

1. 分类

- 心脏冲动的起源部位异常：室上性心动过速（简称"室上速"）、室性心动过速（简称"室速"）等。
- 心脏冲动的频率异常：心动过速、心动过缓等。
- 心脏冲动的节律异常：期前收缩、心房颤动（简称"房颤"）或心房扑动（简称"房扑"）等。
- 心脏冲动的传导速度异常：房室传导阻滞等。
- 心脏冲动的激动次序异常：病态窦房结综合征、预激综合征等。
- 其他各种原因引起的心律失常：心力衰竭、心脏神经官能症等。

2. 病因　可见于各种器质性心脏病，其中以冠心病、心肌病、心肌炎和风湿性心脏病为多见。

3. 院前急救　立即终止造成血流动力学障碍的心律失常。

（二）诊断思路

1. 病史　常有高血压、冠心病、瓣膜病、心肌病、心肌炎等器质性心脏病的病史。

2. 临床表现　较严重的心律失常，如病态窦房结综合征，快速房颤，阵发性室上速，持续性室速等，可引起心悸、胸闷、头晕、低血压、出汗，严重者可出现晕厥、阿-斯综合征，甚至猝死。

3. 体格检查　心脏杂音有助于发现心脏瓣膜病、房室间隔缺损或左心衰竭。

4. 辅助检查　常规心电图、超声心动图、心电图运动负荷试验、心血管造影等无创和有创性检查有助于确诊或排除器质性心脏病。

5. 鉴别诊断

- 当室上速伴有显性预激或室内阻滞时，可表现为宽大畸形 QRS 心动过速，易与室速混淆。
- 房颤伴有差异性传导时，应与室速相鉴别。若宽 QRS 形态一致，符合室速的特点，有利于室速的诊断。若宽窄形态不一，其前有相对较长的 RR 间期，有利于差异性传导的诊断。

（三）病情评估

- 血流动力学状态不稳定的异位快速心律失常会危及生命，需要及时电复律处理。

- 伴有严重心力衰竭、急性心肌梗死所致的恶性心律失常,随着心功能的好转或血运重建,心律失常也随之控制。
- 由于低血钾、酸碱平衡紊乱、甲状腺功能亢进等直接导致心律失常,及时纠正诱因后,心律失常得到控制。

（四）急诊治疗

对于心悸的急救处理原则如下:

- 首要和立即的任务是终止心律失常,避免造成严重血流动力学障碍。
- 积极纠正基础疾病和诱因的治疗。
- 有些心律失常不容易立刻终止,但快速的心室率会使血流动力学状态恶化或伴有明显症状,减慢心室率可稳定病情,缓解症状,如快速房颤、房扑。

1. 室上速的处理

（1）室上速多见于无器质性心脏病的中青年,突发突止,易反复发作。典型心电图表现多为规则的窄 QRS 波心动过速。

（2）药物治疗

- 维拉帕米:0.15~0.2mg/kg（一般可用 5mg）稀释到 20ml 后 10 分钟内缓慢静脉注射。无效者 15~30 分钟后可再注射一次。室上速终止后即停止注射。
- 地尔硫䓬:将注射用盐酸地尔硫䓬 15~20mg 用 5ml 以上的生理盐水或葡萄糖溶液溶解,约 3 分钟缓慢静脉注射。无效者 15 分钟后可重复一次。
- 普罗帕酮:1.0~1.5mg/kg（一般可用 70mg）,稀释到 20ml 后 10 分钟内缓慢静脉注射。无效者 10~15 分钟后可重复一次,总量不宜超过 210 mg。室上速终止后即停止注射。

2. 对房颤的处理

- 评价血栓栓塞风险并确定是否给予抗凝治疗;维持血流动力学稳定;减轻房颤所致的症状。
- 根据症状的严重程度确定对房颤本身治疗的策略。对大多数患者应采取控制心室率的方法,对少数有血流动力学障碍的房颤或症状严重的患者,可以考虑复律治疗。

3. 对宽 QRS 波心动过速的处理

- 通过 12 导联心电图寻找室房分离的证据。若有室房分离,则可明确为室速。若无室房分离或无法判断,则不要求作出十分精确的诊断,按照室速处理。
- 血流动力学稳定的宽 QRS 波心动过速若明确为室速,按室速处理。
- 若考虑室速,或未能明确心律失常分型,按室速处理。

（五）注意事项

- 首先判断血流动力学状态。若不稳定,即使不能立即明确心动过速的类型,也可直接同步电复律。

● 血流动力学稳定者,可询问病史,查阅可及的既往病历材料,了解既往发作情况、诊断和治疗措施。

(陈海铭)

第九节 急性胸痛

(一)概述

胸痛(chest pain)是指由多种原因所导致的,胸部解剖学范围内主观感觉的任何不适,以及由于胸部疾患导致的其他身体部位的疼痛。胸痛的程度因个体痛阈的差异而不同,与疾病病情轻重程度不完全一致。

● 胸痛表现包括刺痛、锐痛、钝痛或紧闷压迫感,喘不过气,常伴紧张、焦虑、恐惧感。

● 在接诊胸痛患者时,应优先关注可能致命的高危胸痛患者,及早诊断,及时治疗。

1. 病因

● 胸内结构病变:心脏疾病、胸部大血管疾病、呼吸系统疾病、纵隔及食管疾病。

● 胸壁组织疾病:带状疱疹、乳腺炎、皮下蜂窝组织炎、非化脓性肋软骨炎、肌炎、流行性肌炎、肋间神经炎、肋骨骨折等。

● 膈下脏器病变:膈下脓肿、肝脓肿、脾梗死和肝癌破裂等。

● 功能性疾病:心脏神经官能症。

2. 院前急救　迅速作出基本诊断和处理,及时对病情严重程度预判,快速筛查出高危患者,并将患者尽快送到医院。

(二)诊断思路

1. 病史

(1)胸痛共同特征:发病突然、胸痛剧烈(有糖尿病者可为无痛性,但伴有呼吸困难)、大汗、恶心呕吐、脉搏快或慢、血压升高或降低、呼吸窘迫感或呼吸困难,严重可出现神志不清、烦躁不安、恐惧、面色苍白、皮肤湿冷、少尿。

(2)突发起病后迅速达到高峰,持续性胸痛,往往提示胸腔脏器破裂,如主动脉夹层动脉瘤、气胸、食管破裂。

(3)伴有血流动力学异常、低血压和/或颈静脉怒张,提示致命性胸痛,如心脏压塞、张力性气胸、急性心肌梗死、巨大肺动脉栓塞、主动脉夹层动脉瘤、主动脉瘤破裂、急性心力衰竭及大量心包积液。

(4)伴有呼吸困难见于气胸、纵隔气肿、胸膜炎、肺栓塞、肺动脉高压、心肌梗死、主动脉瓣病变、肺炎等。

（5）伴有腰背痛，见于腹腰脏器疾病及主动脉夹层。

● 主动脉夹层：胸痛突然发生，呈撕裂样疼痛，伴有晕厥、出汗、恶心呕吐，焦虑不安伴血压高或低，双上肢血压不对称，患者病情稳定做主动脉CT血管造影。

● 张力性气胸：在用力后突发剧烈胸痛，发病局限于患侧，呈刀割或针刺样疼痛，伴呼吸困难或窘迫，大汗，胸部 CT 可确定诊断。

● 心脏压塞：典型为胸痛，偶可有上腹痛，类似急腹症，卧位加剧，坐位前倾减轻，伴呼吸困难，呼吸快而浅，大汗，颈静脉怒张，血压低或休克。脉压减小或奇脉，心音遥远，心电图示低电压或 ST 段凹面向上抬高，或心电交替。确诊最佳途径是床旁急诊超声检查。

● 肺动脉栓塞：胸痛伴呼吸困难及气短、晕厥等休克表现，尤其伴有单侧或双侧不对称性下肢肿胀、疼痛等症状，心电图有右束支阻滞或 $S_I Q_{III} T_{III}$ 改变，胸部 X 线片示肺纹理稀疏，肺野局部浸润性阴影，肺不张；动脉血气分析提示低氧血症，过度换气；血浆 D- 二聚体升高，心脏超声示肺动脉高压或右心负荷过重；肺动脉增强 CT、MRI 和肺动脉造影可确诊。

● 急性心肌梗死：典型症状为心前区或胸骨后疼痛，疼痛可放射至左肩、左上肢、背部等，常伴有胸闷、憋气、大汗或濒死感；心电图有典型心肌梗死图形及心肌酶学变化即可确诊。严重患者可出现烦躁不安、面色苍白、皮肤湿冷、血压下降等心源性休克表现。

● 胸膜炎与胸膜痛：年轻人居多，发病急，胸痛多伴有发热或与呼吸相关，胸痛多刺痛，偶可听到胸膜摩擦音，胸部 X 线片可有少量胸腔积液伴或不伴小片渗出影。

● 肺部炎症：胸痛伴发热、寒战、咳嗽、深呼吸时加剧，肺部听诊有支气管呼吸音及啰音，胸部 X 线片见片状致密影即可确诊。

● 食管疾病：例如食管炎、痉挛、功能失调和胃食管反流。食管源性胸痛的特征表现为：疼痛为烧灼性，常向胸骨放射，平躺加重而坐位缓解，吞咽可诱发，并且常在一次短暂剧痛后持续几个小时，休息、含硝酸甘油可以缓解并不能作为诊断目的而使用。在确定食管疾病致胸痛之前，必须明确地排除心脏疾病，因为心脏疾病更危险。确诊有赖内镜、造影。

● 食管穿孔：食管破裂的特征是极度严重胸骨后疼痛，吞咽或呼吸加重，疼痛伴有胸部 X 线片示纵隔气肿、气胸、肺炎或胸腔积液皮下组织有气体，近期有剧烈恶心呕吐或内镜检查病史，食管造影或食管镜即可确诊。

● 肌肉、骨骼病引起的胸痛：如非化脓性肋软骨炎、肌痉挛及纤维质炎、肋间肌劳损、肋骨骨折等均可引起胸痛，其胸痛特点是局限、持续、部位确切，随呼吸及身体活动加重。

2. 体格检查

- 先要注意生命体征，包括血压、脉搏、呼吸、体温。
- 双侧上肢血压差异明显，可能是主动脉夹层或锁骨下动脉闭塞。
- 颈部注意有无异常血管搏动，有时主动脉弓部夹层在胸骨上窝可能出现异常搏动。
- 颈静脉充盈或怒张可见于心脏压塞、肺栓塞等引起的急性右心衰竭。
- 气管有无偏移是一项简单有用的体征，但常易被忽视。
- 胸部检查是重点，要注意胸廓有无单侧隆起，有无局部皮肤异常，有无触痛压痛。
- 注意肺部呼吸音改变情况、有无胸膜摩擦音。
- 心界大小、心音强弱、杂音及心包摩擦音。
- 腹部体格检查应注意有无压痛，尤其是剑突下、胆囊区部位。
- 怀疑肺栓塞患者检查下肢有无肿胀，是否有下肢深静脉血栓形成的重要依据。

3. 辅助检查

- 血常规。
- 心电图、肌钙蛋白、心肌酶学是确诊急性心肌梗死的重要手段。
- D-二聚体阴性对急性肺栓塞的诊断有较好的排除价值。
- 动脉血气分析、胸部 X 线检查有助于判断有无气胸和呼吸衰竭。
- 大便隐血检查的主要目的是排除不典型的消化性溃疡。
- 腹部超声可以帮助判断肝脏、胆囊和膈下病变是否存在。
- 心脏超声、主动脉 CT 血管造影对主动脉夹层有很高的检出率。
- 冠状动脉造影对反复胸痛而心电图正常的可疑冠心病患者是有价值的检查手段。

4. 鉴别诊断　根据病史、病因、胸痛的特征及体征检查迅速鉴别危及生命的胸痛如主动脉夹层、急性心肌梗死、张力性气胸、肺栓塞、心脏压塞。

（三）病情评估

- 鉴别并剔除没有威胁生命疾病的患者。
- 未明确诊断者应常规留院观察病情演变，每隔 30 分钟复查相关重点检查项目，严防发生离院后猝死这类严重心脏事件。

（四）急诊治疗

- 卧位、制动、保持安静，必要时用镇静剂、吸氧。
- 监测血压、心率、脉搏、血氧饱和度。
- 抽血查血常规、血生化、心肌酶学(肌钙蛋白 I、肌酸激酶同工酶)及血气分析。
- 心电图、超声心动图、胸部 X 线片或胸部 CT。

- 建立静脉通道输生理盐水以保持静脉通道。
- 床旁放置电除颤仪。
- 请相关科室会诊。

（五）注意事项

- 对经过一系列心电图、心肌酶学、胸部 X 线片、超声等检查仍不能明确诊断者，一定要留观，反复评估。
- 对即刻威胁生命胸痛、血流动力学不稳定者，一定要先稳定生命体征，积极处理并寻找原因。
- 对胸痛诊断的思维是先想到危及生命的，其次是重的，再次是一般的，但要注意潜在危及生命的因素。

（六）诊疗流程图（图 2-9-1）

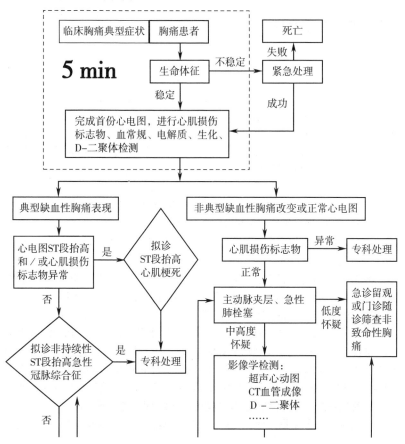

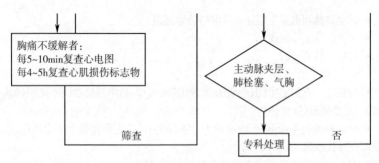

图 2-9-1 胸痛诊疗流程图

（陈海铭）

第十节 急性腹痛

（一）概述

腹痛（abdominal pain）是指各种原因引起的腹腔内外脏器的病变，而表现在腹部的疼痛。可分为急性腹痛与慢性腹痛。急性腹痛是急诊最常见的急症之一，其特点为病因较多，病情繁杂，变化迅速，可涉及内、外、妇、儿及传染病等各个学科，若处理不当可造成严重后果，因此对急性腹痛要求我们迅速、准确地作出诊断及鉴别诊断，防止误诊、漏诊。同时，要求急诊医生根据不同人群疾病特点及流行病学情况请专科会诊，以免延误诊治。

1. 按腹痛的发病机制分类 可分为三型，内脏痛、体性痛、放射痛。

● 内脏痛由内脏本身病变所致，多由消化道平滑肌痉挛，管壁脏器突然的扩张，急性梗阻、缺血等病因引起内脏本身的病变。

● 体性痛由内脏病变累及腹膜、腹壁所致，多剧烈，疼痛及压痛明显，与体位改变有关。

● 放射痛指内脏病变引起某一局部疼痛，痛处并非病变部位，如胆绞痛常放射右肩背，小肠绞痛放射到脐周，胃及十二指肠病变放射到剑突下至脐间。

2. 病因 引起腹痛的病因颇多，可分为器质性病变及功能性失调两大类。

● 器质性病变主要包括脏器急性炎症（急性胃肠炎、急性胆囊炎、胰腺炎等）、破裂（腹腔内各种脏器的破裂如脾破裂）、穿孔（胃、十二指肠、肠穿孔等）、梗阻（急性肠梗阻、输尿管结石、胆结石）、扭转（急性肠套叠、卵巢囊肿蒂扭转等）、出血（各种脏器破裂出血、异位妊娠破裂出血）、坏死（一般为缺血栓塞引起的坏死如急性肠系膜静脉血栓形成、肠系膜动脉栓塞、脾或肾梗死）等。

● 功能性失调是指痉挛、麻痹、神经功能紊乱、功能失调等方面。同时需要注意,急性心肌梗死、不稳定型心绞痛、主动脉夹层、下肺肺炎累及胸膜胸壁、胸膜炎、气胸等疾病亦会引起腹痛,临床上要注意区分。

3. 院前急救

- 急性腹痛院前重要的是保持呼吸道通畅,必要时吸氧。
- 在不明确病因的情况下避免使用镇痛药物。
- 对于生命体征不平稳,血压下降,心率上升者迅速建立静脉通路,稳定生命体征。
- 育龄期妇女急性腹痛应结合月经史等方面综合考虑,如异位妊娠、卵巢囊肿蒂扭转、黄体破裂等妇科急腹症。

(二)诊断思路

急性腹痛的诊查思路可从病史、体格检查、辅助检查、鉴别诊断等方面进行。

1. 病史及体格检查　准确而简要的病史询问,全面而突出重点的体格检查对于急性腹痛的诊治具有重要意义。以患者主诉即本次发病的主要症状、伴随症状、体格检查(腹部触诊为主)为总体方向,结合既往史、年龄、性别、治疗经过等多方面综合分析判断急性腹痛的病因。

首先询问患者腹痛的特点、部位、起病方式、有无放射等因素,区分内科疾病、外科疾病或者是妇科疾病,同时考虑是腹腔内脏器引起的腹痛还是腹腔外其他原因引起的腹痛(如急性心肌梗死引起的上腹痛)。

(1)内科腹腔内脏器病变引起的急性腹痛特点

- 腹痛可轻可重,短期内病情不恶化,一般先出现发热、呕吐、腹泻等消化道症状,而后出现腹痛。
- 主观感觉腹痛剧烈,表情痛苦,但腹部体格检查体征不明显,喜温喜按,多腹软,无压痛或轻度压痛,无腹膜刺激征。
- 发病短期内血象正常或轻度升高,无明显菌血症表现。

(2)外科、妇科急性腹痛特点

- 突发腹痛,疼痛剧烈,腹痛先于发热或呕吐。
- 症状剧烈,表情痛苦,呻吟,汗出,辗转反侧或静卧蜷曲。
- 腹痛部位明确,有固定区,拒按,常伴有腹膜刺激征如板状腹、腹部压痛、反跳痛及肌紧张。腹式呼吸减弱或消失,肠鸣音亢进或消失。
- 可有内出血表现:血压下降、心率上升、皮肤花斑、四肢不温、头晕、心慌、面色苍白等休克表现。
- 立位腹部 X 线片可见膈下游离气体、液平面、胃扩张、肠管扩张等急腹症表现。腹腔穿刺可有血性或脓性液体。
- 疾病早期血象可迅速升高,呈毒血症表现,可有进行性贫血。
- 妇科腹痛多局限于中下腹、盆腔,放射骶尾部。育龄期妇女腹痛,伴有月经延迟者尤其注意排除异位妊娠、卵巢囊肿蒂扭转、黄体破裂等妇科急腹症,仔细询问病史及体格检查并请专科会诊。

- 急性腹痛应首先询问有无外伤。

（3）腹腔内疾病引起的急性腹痛特点

- 常伴有消化道症状,如恶心呕吐,腹泻腹胀。
- 常与有进食不洁食物、暴饮暴食、酗酒有关。
- 腹部体征明显,压痛反跳痛点固定。
- 无腹外及全身疾病表现。

（4）腹腔外疾病引起急性腹痛:常见可引起急性腹痛的腹腔外疾病主要包括心脏、肺脏、胸膜胸壁、主动脉及其他全身性疾病。不同疾病疼痛特点均有不同,详见鉴别诊断内容。

（5）依据急性腹痛部位判断可能的疾病

- 右上腹疼痛:常见于胆囊炎、胆管炎、胆结石、肝脓肿、肝癌、右膈下脓肿、消化道穿孔、右下肺炎、右侧胸膜炎、右肾结石等疾病。
- 左上腹疼痛:常见于急性胃炎、胃溃疡、急性胰腺炎、胰腺癌、左膈下脓肿、脾梗死/脓肿、左下肺炎、胸膜炎、左肾结石等疾病。
- 上腹剑突下疼痛:常见于急性胃炎、急性阑尾炎早期、急性胰腺炎、胆囊炎、胆道系统结石、急性心肌梗死、不稳定型心绞痛等疾病。特别注意区分胃近心窝处疼痛患者的病因,结合年龄、性别、基础疾病、危险因素等方面综合判断。
- 脐周痛:常见于急性肠炎、肠系膜淋巴结炎、肠梗阻、糖尿病酮症酸中毒、尿毒症、铅汞中毒等疾病。腰腹脐旁疼痛多为泌尿系统结石所致,结合肾区叩击痛体格检查综合判断。
- 右下腹疼痛:常见于急性阑尾炎、右侧腹股沟疝嵌顿、局限性肠炎、异位妊娠、右侧输尿管或右肾结石、右侧卵巢囊肿蒂扭转。特别注意急性阑尾炎疼痛特点为转移性右下腹疼痛,早期可表现为胃痛,逐渐转移至右下腹痛,临床需告知并密切观察患者病情变化。
- 左下腹疼痛:常见于左侧腹股沟疝嵌顿、结肠炎、异位妊娠、左侧输尿管或左肾结石、左侧卵巢囊肿蒂扭转。
- 小腹痛:常见于盆腔炎、急性膀胱炎、脓肿、异位妊娠、痛经等疾病。
- 疼痛弥漫不定:常见于消化道穿孔、急性腹膜炎、机械性肠梗阻、大网膜扭转、尿毒症。

（6）依据病史、体征及伴随症状综合分析

1）起病方式:突然发作,疼痛剧烈,表情痛苦多为胆道系统结石或泌尿系统结石嵌顿痛、急性胆囊炎、急性胰腺炎、消化道穿孔、腹腔脏器破裂、急性心肌梗死、心绞痛等疾病。内科炎性腹痛体格检查可有压痛或无压痛,无反跳痛及肌紧张,大多数炎性腹痛喜温喜按,一般无持续性剧烈疼痛。外科腹痛可伴有腹膜刺激征,压痛明显,可伴有反跳痛及肌紧张,甚至板状腹。

妇科腹痛多为小腹疼痛,常有压痛,根据性别、年龄等综合判断。临床医生应首先根据腹痛特点与体征区别腹痛为内科腹痛、外科腹痛,还是妇科腹痛。

2)有无放射:胆绞痛可由右上腹向右后背肩胛放射。肾绞痛可由肾区痛向大腿内侧或会阴部放射。小肠绞痛表现为脐周剧痛。胰腺绞痛表现为上腹部向左侧腰背部放射。

3)伴随症状:临床上通过询问病史,了解本次发病的主要症状及伴随症状,结合既往史、年龄、危险因素等综合判断。

● 腹痛伴发热:先发热后腹痛多为急性炎症;先腹痛后发热多为外科、妇科疾病,常需要手术治疗,如急性消化道穿孔(腹痛较剧、发热、腹膜刺激征)、腹膜炎、肠梗阻、异位妊娠、内脏出血破裂。特别注意:腹痛伴有寒战高热者常为胆道系统感染、胆道系统感染合并结石、泌尿系统感染、泌尿系统感染合并结石、腹腔内脓肿、下肺炎症或脓肿、膈下或盆腔脓肿、化脓性腹膜炎等。在急诊静脉输液治疗中的患者出现寒战高热表现时,要区分是疾病本身所致还是输液反应等其他因素。

● 腹痛伴呕吐:急性腹痛伴呕吐者常为急性胃炎、急性胆囊炎、胆道系统结石、急性胰腺炎、肠梗阻、泌尿系统结石等疾病,痛经亦可出现恶心呕吐症状。特别强调上腹痛伴呕吐者,结合年龄、基础疾病、危险因素等方面,排除急性心肌梗死等疾病,急性心肌梗死亦会出现上腹痛,同时伴有呕吐症状。

● 腹痛与排便:腹痛伴腹泻常见于急性肠炎、痢疾、急性阑尾炎、高位肠梗阻、急性盆腔炎。腹痛伴便血者可见于痢疾、溃疡性结肠炎、绞窄性肠梗阻、坏死性肠炎等疾病。腹痛伴不排便不排气见于肠梗阻。

● 腹痛伴腹胀:可见于急性胃扩张、麻痹性肠梗阻、便秘、尿潴留。伴黄疸多见于肝胆疾病,胆道系统结石合并急性感染,胆道梗阻等均可出现黄疸。

● 腹痛伴膀胱刺激征:多见于泌尿系统感染、结石,少数见于盆腔脓肿。结合脓肿临床表现多有寒战高热及血象明显升高,有明确的压痛叩击痛等特点综合分析。

● 腹痛喜按多为胃肠道炎症,腹痛拒按多为肝胆疾病、外科及妇科疾病。活动后疼痛加剧,静卧时疼痛缓解见于腹膜炎。

● 腹痛伴有腹水:可见于腹腔脏器破裂出血、异位妊娠破裂、腹腔内恶性肿瘤、化脓性腹膜炎、化脓性胆囊炎/胆管破裂、急性坏死型胰腺炎等疾病。

● 腹痛伴休克:常见于急性内出血(脏器破裂、异位妊娠破裂)、消化道穿孔至弥漫性腹膜炎合并脓毒症休克者、腹腔内急性血管病变(肠系膜动脉栓塞或静脉血栓形成)。

● 腹痛伴包块见于腹腔肿瘤、急性炎症、肠扭转或肠套叠。外伤引起的腹痛应考虑有无脏器破裂、出血等疾病。

（7）在充分了解患者急性腹痛的特点、仔细体格检查基础上，还应该结合患者既往史、个人史等因素综合判断。既往史的询问应重点询问以往是否有引起急性腹痛的病史，有无类似发作史、手术史、外伤史、毒物接触史等病史。如有类似发作史可考虑急性胆囊炎、胆石症、泌尿系统结石、慢性阑尾炎急性发作等疾病。既往有肠梗阻手术史及其他外科手术者腹痛可考虑是否存在粘连等病因。女性患者要尤其注意月经史，月经延后伴腹痛者需排除异位妊娠可能，同时要考虑卵巢囊肿蒂扭转、黄体破裂等其他妇科急腹症。

以上为急性腹痛病史及体格检查内容，临床上要快速全面地询问本次发病症状，全面仔细地体格检查，结合既往病史、年龄性别、疾病危险因素等方面综合考虑。首先区分内科腹痛、外科腹痛、妇科腹痛，考虑腹腔内病变或腹腔外病变。通过对腹痛症状特点部位的询问及"视触叩听"找到可疑责任脏器，或者考虑全身疾病引起的腹痛，如糖尿病酮症酸中毒引起的急性腹痛。充分结合既往病史、基础疾病、治疗经过、年龄性别、有无外伤等因素综合判断。

2. 辅助检查

● 血常规：白细胞计数及分类，提示是否存在感染及感染的程度。红细胞计数及血红蛋白，提示有无贫血、活动性出血。

● 尿常规：尿蛋白、酮体、尿葡萄糖、胆红素、红细胞、白细胞、有无管型、细菌等。

● 大便常规：外观颜色、性状，镜检有无红细胞、白细胞等。

● 生化检查：肝肾功能、血糖、血淀粉酶、脂肪酶等测定。

● 心电图：40 岁以上存在急性心脑血管疾病危险因素的腹痛患者应完善心电图及心肌酶谱、肌钙蛋白等相关检查。

● 超声检查：肝胆脾胰超声、泌尿系统超声、妇科超声等检查有助于判断腹痛责任脏器。

● 影像学检查：主要包括立位腹部 X 线片、腹部 CT、胸部 CT 等检查。通过立位腹部 X 线片判断有无膈下游离气体，有无液平面。而腹部 CT 检查则可以直观地反映腹腔内脏器的病变，必要时可以完善增强 CT 检查以明确病因。而胸部 CT 在急性腹痛中的意义主要是排除肺炎、胸膜炎引起的急性腹痛。

● 内镜检查：明确消化道溃疡及慢性胃炎、肠炎的重要检查方法，但在急诊急性腹痛的检查中应首选上述其他检查方法。

● 诊断性腹腔穿刺术：根据穿刺液的性质确定腹膜炎性质，有无出血。

● 阴道后穹隆穿刺术：主要用于判断异位妊娠破裂出血、盆腔脓肿或盆腔积液。

在症状鉴别与仔细体格检查的基础之上,根据本次发病特点开具相应的理化检查,尽可能全面地完善检查,获取支持诊断及排除诊断的依据。

3. 鉴别诊断

● 与急性冠脉综合征相鉴别。急性心肌梗死、心绞痛可表现为上腹痛,体格检查腹部体征不明显,一般全腹软无压痛,心电图可有 ST-T 改变,心肌坏死标志物可升高,结合患者年龄、危险因素及病史综合判断。

● 与主动脉夹层相鉴别。主动脉夹层亦可引起腹痛,疼痛症状明显剧烈,常伴有血压明显增高,心率快等血流动力学改变,而腹部体格检查无明显异常改变,心电图 ST-T 改变与疼痛症状不相符。必要时可行主动脉 CT 血管造影检查以明确病因。

● 与下肺肺炎相鉴别。下肺肺炎,累及胸膜胸壁时亦可表现为腹痛,其特点为疼痛随呼吸加重,腹部体格检查可无明显体征。有上述表现患者可行胸部 CT 检查明确病因。

● 与全身性疾病相鉴别。全身性疾病亦可以腹痛为主要临床表现,如糖尿病酮症酸中毒,腹部痛点不明显,可有压痛或无明显压痛,既往糖尿病病史。铅、汞、酒精中毒,腹型紫癜,系统性红斑狼疮等全身性疾病患者亦可以腹痛为主诉就诊,临床要注意区分病因,以免延误诊治。

（三）病情评估

对于急性腹痛患者应迅速完善呼吸、血压、心率、脉搏、意识状态、瞳孔、皮肤、体温等生命体征的检查,初步将急性腹痛分为危重、重、普通三类。

● 危重级别指病情急重,变化迅速,生命体征不平稳,随时有出血风险,如腹主动脉瘤破裂、异位妊娠破裂并失血性休克患者。

● 重是指病情虽重,但短时间内无生命危险,诊断与治疗相结合。如消化道穿孔、绞窄性肠梗阻、卵巢囊肿蒂扭转等疾病,对症处理,完善检查,同时准备急诊手术。

● 普通是指病情暂时平稳,但仍可能存在潜在风险的疾病。可完善检查后于院内留观,如急性胃肠炎、消化道溃疡等疾病。如急性腹痛伴呕吐考虑急性胃炎者可完善相关检查后对症治疗,并随时观察病情变化。

（四）急诊治疗

对于急性腹痛,尽快明确病因是治疗的关键。

1. 急性腹痛病因明确者,应立即针对病因对症治疗,如脏器破裂出血、消化道穿孔、急性阑尾炎、急性坏死型胰腺炎者明确病因后及时手术治疗。对病因不明确的剧烈腹痛不建议使用镇静镇痛药,对于已明确病因的剧烈腹痛可适当使用镇痛药。

2. 急性腹痛病因未明确者,应密切观察患者症状变化、生命体征,同时完善相关理化检查,尽可能完善检查如血尿常规、生化、凝血功能、淀粉酶、腹部平扫或增强 CT 等检查,如有腹水必要时采取腹部穿刺术、阴道后穹隆穿刺术等有创技术诊断性穿刺,有利于尽早明确病情。对于病因不明确,生命体征不平稳的急性腹痛患者要密切观察其病情变化,给予心电血压血氧监测,做好护理和临床交接班工作。特别注意腹痛合并休克患者,询问其是否有外伤,考虑是否存在肝脾破裂,或者自发性肝脾破裂,是否有显性出血或者隐性出血从而造成失血性休克的可能。严密监测期间禁食水,禁止止痛、止泻、灌肠等处置。

3. 结合既往基础疾病,预估心脑血管疾病及其他危重疾病可能发生的风险,充分结合既往史及治疗史,分析患者危险因素,结合以上几点综合全面地分析判断,给出检查及治疗方案。

4. 对症支持治疗,对已明确病因的腹痛针对病因治疗,未明确病因的腹痛亦可根据临床症状及理化检查首先对症治疗。纠正水、电解质紊乱;抗感染治疗;补液治疗;胃肠减压治疗防治腹胀等对症治疗。其中血象升高,伴有消化道症状的急性腹痛患者临床较为常见,及时有效地应用广谱抗生素对疾病的愈后转归有着非常积极的作用。另外一定考虑到患者有效循环血量是否充足,是否存在休克的风险,对症与补充血容量,补液扩容。

5. 急性腹痛危重情况诊治

(1)急性腹痛伴失血性休克:失血一般可分为显性失血及隐性失血。显性失血指可观察到的失血包括呕血、黑便、月经过多、崩漏、外伤导致的可见出血等。隐性失血是指仅靠外表观察不易察觉的失血,如肝脾破裂引起的失血,异位妊娠破裂大失血等。

一般外伤患者要首先排除脏器破裂等可引起急性失血的疾病,需要完善血常规、血型测定及胸腹 CT、头颅 CT、数字 X 射线摄影、彩超等相关检查。明确病因后立即针对病因手术治疗或对症治疗。而无明显外伤亦有失血的可能,如肝癌破裂导致急性失血性休克,需要临床医生综合分析休克与腹痛的原因,准确快速地给出治疗方案。

处理急性腹痛并失血性休克首先要积极进行抗休克治疗,液体复苏及血管活性药物的应用为抗休克治疗的核心。明确病因手术治疗。或者直接开腹探查,行诊断性穿刺等手段治疗的同时明确病因。

(2)急性腹痛伴脓毒症休克:临床表现多为意识障碍、高热、寒战;理化检查血象明显升高或者降低,伴有循环衰竭的表现。如消化道穿孔造成的脓毒症、脓毒症休克、多器官功能障碍综合征等疾病。处理原则首先仍是抗休克治疗,积极地补液扩容,必要时加用血管活性药物;同时留取病原学标本送检,指导广谱抗生素的应用;寻找可疑感染灶,必要时外科手术治疗;对症治疗稳定患者生命体征。

(3)继发性腹膜炎治疗:继发性腹膜炎是指腹腔内脏器病变或外伤导致的腹膜急性炎症。突出表现为剧烈腹痛,腹膜刺激症状明显,板状腹、压痛、反跳痛明显。治疗关键是积极处理原发病，同时可抗感染治疗等对症处理。

（五）注意事项

● 急诊急性腹痛患者应首先判断腹痛为内科腹痛、外科腹痛还是妇科腹痛；找到责任脏器；明确腹痛性质是否为炎性疼痛、缺血性疼痛及其他性质疼痛。

● 迅速全面评估病情，分为危重级、重级、普通级几个级别，并分别给予对症处理措施。急性腹痛治疗关键是明确病因，在未明确病因情况下，避免使用镇痛药物，以免掩盖病情，延误诊治。

● 充分结合既往基础疾病、年龄、性别、危重疾病危险因素等方面综合判断，完善相关检查，明确病因，给出合理的病因治疗方案或对症处理方案。

（六）诊疗流程图（图 2-10-1）

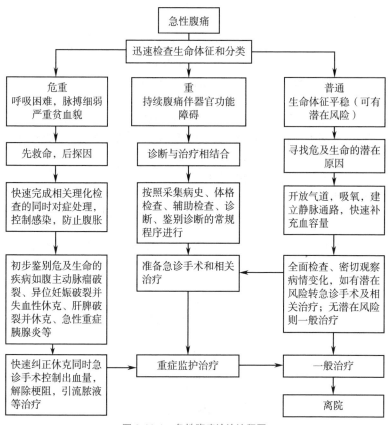

图 2-10-1　急性腹痛诊治流程图

（陈海铭）

第十一节 咯血

（一）概述

咯血（hemoptysis）是指喉及喉以下的呼吸道及肺任何部位的出血，经口腔咯出。

- 咯血是急诊内科常见急症之一。
- 咯血表现可从仅有痰中带血到大量血液从口鼻涌出，阻塞呼吸道造成窒息死亡。
- 窒息、顽固性低氧血症和失血性休克是大咯血的严重并发症，需积极处理。

1. 按咯血量多少分类
- 少量咯血：24小时内咯血量在100ml以内，包括痰中带血丝。
- 中量咯血：24小时内咯血量在100~500ml。
- 大量咯血：24小时咯血量>500ml或一次咯血量≥100ml。

2. 病因
- 主要病因为呼吸系统疾病（如肺癌、非结核性感染、结核等）。
- 少见病因如肺血管性疾病（如肺栓塞）、心源性因素（如急性左心衰竭）及全身性因素（如血液病、自身免疫性疾病）等。
- 大约20%的患者为不明原因咯血。

3. 院前急救
- 重要的是保持呼吸道通畅，多采用头低脚高位，防止气道阻塞，避免吞咽。
- 对于少量咯血，减少活动，中、大量出血者应绝对卧床，尽快送到医院。

（二）诊断思路

1. 病史
（1）伴有急性的咳嗽、咳脓痰、发热，提示急性肺炎、支气管炎可能性大。
（2）伴有慢性咳嗽、咳脓痰，慢性支气管炎、支气管扩张多见。
（3）低热、盗汗、体重减轻常见于结核。
（4）刺激性咳嗽、食欲减退、体重减轻需要考虑肺部肿瘤。
（5）轻度咯血伴有血尿、肾功能损害，多见于血管炎。
（6）伴有胸痛和呼吸困难，需要注意肺栓塞。
（7）出血或血痰的颜色和性状，对咯血病因的诊断有提示意义。
- 鲜红色：肺结核、支气管扩张、肺脓肿和出血性疾病所致出血。
- 铁锈色痰：肺炎球菌肺炎、肺吸虫病和肺泡出血可出现。

- 砖红色胶冻样痰：典型的肺炎克雷伯菌感染可出现。
- 暗红色：二尖瓣狭窄所致咯血多见。
- 浆液性粉红色泡沫痰：左心衰竭所致咯血。
- 黏稠暗红色血痰：肺栓塞引起的咯血。

2. 体格检查

- 观察咯血的量、性质和颜色。
- 患者的一般状态，特别是血压、脉搏、呼吸、心率和神志。因患者焦虑，可有心动过速，呼吸频率增快。
- 观察皮肤颜色，有无贫血、皮肤黏膜出血、皮下结节和杵状指／趾。触诊肝脾及浅表淋巴结是否肿大。
- 咯血开始时，一侧肺部呼吸音减弱和／或出现啰音，对侧肺部呼吸音正常，常提示出血在该侧。
- 在肺及支气管局限性部位出现喘鸣音，常提示支气管腔内病变，如肺癌或异物。肺叶内血管性杂音支持动静脉畸形。
- 锁骨上及前斜角肌淋巴结肿大支持转移癌。
- 心脏杂音有助于发现心脏瓣膜病、房室间隔缺损或左心衰竭。

3. 辅助检查

- 血常规及凝血功能检查、血气分析等。
- 胸部 X 线检查、CT 对肺部肿瘤、支气管扩张诊断率很高。
- 超声心动图有助于发现心脏疾病。
- 肺灌注通气扫描、肺动脉 CT 血管成像有助于肺栓塞的诊断。
- 纤维支气管镜检查：明确出血部位。
- 支气管动脉造影：明确出血部位，可行栓塞治疗及为手术做准备。

纤维支气管镜手术操作（视频）

4. 鉴别诊断

- 与假性咯血（痰中有血但血液不来自肺脏或支气管）相鉴别。仔细检查鼻腔、口咽部，必要时使用鼻咽镜、喉镜检查和请专科会诊。
- 与呕血相鉴别，鉴别要点见表 2-11-1。

表 2-11-1　咯血与呕血的鉴别

鉴别点	咯血	呕血
病史	肺结核、支气管扩张、肺炎、肺脓肿、肺癌、心脏病等	消化道溃疡、急性胃黏膜病变、肝硬化等
出血前症状	喉部痒感、胸闷、咳嗽	上腹部不适、恶心、呕吐等

鉴别点	咯血	呕血
出血方式	咯出	呕出,可为喷射状
血的颜色	鲜红	咖啡色、暗红色,有时为鲜红色
血内混有物	泡沫、痰	食物残渣等胃内容物
酸碱反应	碱性	酸性
黑便	无,咽下血液时可有	有,可持续数日
出血后痰的性状	痰中带血	无痰

（三）病情评估

咯血患者出现下列情况往往预示病情危重：

- 咯血量大,一次超过 200ml。
- 反复发作,一般止血措施不能控制。
- 精神高度紧张或恐惧；呼吸困难、胸闷,双手无目的抓挠喉或胸部,表明出现窒息先兆。
- 短期内出现失血性休克的表现。
- 胸部影像学检查提示空洞或可疑病变侵及小动脉及假性动脉瘤破裂。

（四）急诊治疗

急救的要点是保持呼吸道通畅和纠正缺氧,处理原则如下：

- 确定出血部位,及时迅速止血。
- 保持呼吸道通畅,防止气道阻塞。
- 维持患者的生命体征。
- 积极治疗原发病。

1. 大量咯血的救治

（1）一般性治疗

- 患侧卧位或头低脚高位；病情不稳定时行心电、血压和经皮血氧饱和度监测。
- 建立静脉通道：低血容量者,给予快速补液或者输血。有凝血障碍可以给予新鲜冰冻血浆、血小板、冷沉淀等进行纠正。
- 保持呼吸道通畅,吸氧。
- 精神安慰,解除恐惧和紧张心理,必要时可给予小剂量镇静剂。一般不镇咳,禁用吗啡等强镇咳药。

（2）药物止血治疗

1）垂体后叶激素：5~10U 加入 25% 葡萄糖注射液 40ml 中 15~20 分钟缓慢

静脉注射,或 10~20U 加入 5% 葡萄糖盐水 250ml 中缓慢静脉滴注。禁用于高血压、冠心病、肺源性心脏病、心力衰竭患者和孕妇。

2）酚妥拉明:有垂体后叶激素禁忌者可选用,尤其适用于有高血压者。10~20mg 加入 5% 葡萄糖液 250~500ml 中缓慢静脉滴注,可连续用 5~7 日。大咯血患者可先静脉注射 5~10mg。

3）生长抑素:对于常规治疗无效或有明确常用止血药物禁忌时有良好的止血效果。14 肽生长抑素首剂 250μg 静脉注射后,250μg/h 静脉滴注;8 肽生长抑素 100μg 静脉注射后,以 25~50μg/h 静脉滴注。

4）一般止血药物:可作为辅助止血药物,酌情选择 1~2 种应用。

●　维生素 K:维生素 K_1 10mg 肌内注射或缓慢静脉注射,1~2 次 /d。或维生素 K_1 4~8mg 口服,2~3 次 /d。

●　卡巴克络:5~10mg 肌内注射,2~3 次 /d。

●　血凝酶:每次 1 000U,皮下、肌内、静脉注射,每日不超过 8 000U。

●　氨甲苯酸:0.2g 加入 5% 葡萄糖液 250ml 中静脉滴注,1~2 次 /d。

●　其他药物包括 6- 氨基己酸、云南白药和鱼精蛋白注射液等。

5）其他止血药物:对垂体后叶激素有禁忌者可用普鲁卡因。普鲁卡因 150~300 mg 加入 5% 葡萄糖 500ml 中缓慢静脉滴注,或普鲁卡因 50mg 加入 25% 葡萄糖 40ml 中,缓慢静脉注射。本药可诱发过敏反应,用药前应做皮试。

（3）其他治疗

●　纤维支气管镜止血:经药物治疗无效者可通过气管镜清除积血并止血。

●　支气管动脉栓塞术:适用于病变广泛或心肺功能不能耐受手术者;肺切除后又有大咯血者;诊断不明确需及时止血者;无条件实施急症手术的大咯血患者。

●　手术止血:适用于出血部位明确,大咯血经上述治疗无效,有发生窒息和休克可能,又无手术禁忌者。

●　病因治疗:应根据不同的病因,采取相应的治疗方法。病因治疗能明显缩短疗程,提高治愈率,防止复发。

2. 窒息抢救

（1）窒息是咯血患者迅速死亡的主要原因,应及早识别和抢救。

（2）患者临床表现包括烦躁不安,端坐呼吸,气促发绀,神情呆滞,咯血减少停止或出现呼吸急促,吸气出现"三凹征",张口瞪目,面色灰白,神志丧失,呼吸音减弱消失等。

（3）窒息抢救的要点

●　保持呼吸通畅。立即清除气道内血凝块,用吸引器吸出血凝块,或在直接喉镜下做硬质支气管镜直接插管,通过冲洗和吸引,迅速恢复呼吸道通畅。

- 使患者保持头低足高 45° 俯卧位,轻拍患者背部,促进血液流出。
- 高流量吸氧,对伴有呼吸功能衰竭者,在呼吸道通畅的情况下,应用呼吸兴奋剂;如自主呼吸微弱或消失,要立即进行气管插管,以保证气道的通畅。
- 呼吸心跳骤停者,应立即进行心肺复苏。

3. 小、中量咯血的处理

- 小量咯血无须特殊处理,仅需休息和对症治疗。
- 中量咯血需要卧床休息,取卧位或平卧位。对精神紧张或恐惧不安者,应解除其顾虑,必要时可给予少量镇静药(如口服地西泮 5~10 mg)。适当的药物止血治疗等。
- 寻找病因并针对病因进行治疗。

（五）注意事项

- 病情严重程度的判断,不能单凭咯血量的多少,而应结合患者的生命体征、基础疾病和营养状态等因素综合判断。
- 咯血期间进行纤维支气管镜检查有一定危险性,检查前应做好抢救准备,检查过程中应密切监测血氧、心电图及血压。
- 由于脊髓前角动脉源于支气管动脉,所以支气管动脉栓塞治疗可能并发严重的脊髓损伤,需要严格掌握适应证。

（六）诊疗流程图（图 2-11-1）

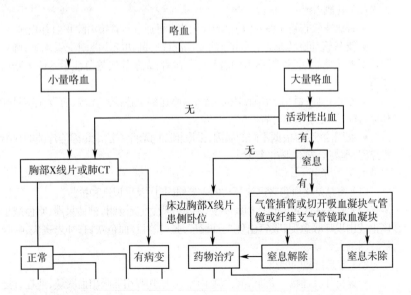

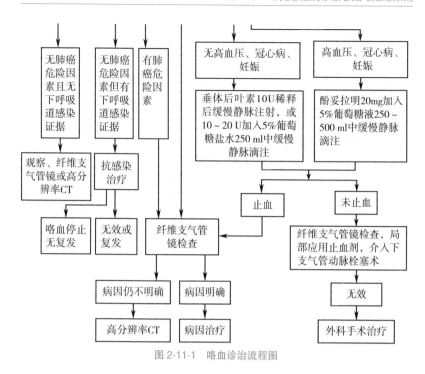

图 2-11-1　咯血诊治流程图

（董雪松）

第十二节　呕血

（一）概述

呕血（hematemesis）是上消化道疾病（指十二指肠悬韧带以上的消化道，包括食管、胃、十二指肠、肝、胆、胰及胃空肠吻合术后的空肠上段疾病）或全身性疾病所致的上消化道出血，血液经口腔呕出。常伴有黑便，严重时可有急性周围循环衰竭的表现。

1. 呕血应首先考虑的四种疾病
- 最常见消化性溃疡。
- 食管或胃底静脉曲张破裂。
- 急性糜烂性出血性胃炎。
- 胃癌。

2. 消化系统疾病

（1）食管疾病

● 反流性食管炎、食管憩室炎、食管癌、食管异物、食管贲门黏膜撕裂综合征、食管损伤等。

● 门静脉高压所致食管静脉曲张破裂及食管异物戳穿主动脉可造成大量呕血，危及生命。

（2）胃及十二指肠疾病

● 最常见消化性溃疡。

● 急性糜烂出血胃炎、胃癌、胃泌素瘤、恒径动脉综合征等。

● 少见的有平滑肌瘤、淋巴瘤、息肉、胃黏膜脱垂、急性胃扩张、胃扭转、憩室炎、克罗恩病等。

（3）门静脉高压引起的食管-胃底静脉曲张破裂或门静脉高压性胃病出血。

3. 上消化道邻近器官或组织的疾病

● 胆道结石、胆道蛔虫、胆囊癌、胆管癌及壶腹癌出血均可血液入十二指肠导致呕血。

● 急、慢性胰腺炎；胰腺癌并脓肿破溃；主动脉瘤破入食管、胃或十二指肠，纵隔肿瘤破入食管等。

4. 全身性疾病

● 血液系统疾病：血小板减少性紫癜、过敏性紫癜、白血病、血友病、霍奇金病、遗传性毛细血管扩张症、弥散性血管内凝血及其他（如应用抗凝药过量）等。

● 感染性疾病：流行性出血热、钩端螺旋体病、登革热、急性重型肝炎、败血症等。

● 结缔组织病：系统性红斑狼疮、皮肌炎、结节性多动脉炎累及上消化道。

● 其他：尿毒症、肺源性心脏病、呼吸功能衰竭等。

（二）诊断思路

1. 临床表现

（1）呕血与黑便

1）呕血前常有上腹部不适和恶心，随后呕吐血性胃内容物。

2）其颜色视出血量的多少、血液在胃内停留时间及出血部位不同而异。

● 出血量多、胃内停留时间短、出血位于食管，血液呈鲜红色或暗红色，常混凝血块。

● 出血量少或胃内停留时间长，则因血红蛋白与胃酸作用形成酸化正铁血红蛋白，呕吐物可呈棕褐色或咖啡渣样。

3）呕血的同时因部分血液经肠道排出体外，可形成黑便。

（2）失血性周围循环衰竭

- 出血量占循环血容量 10% 以下时，患者一般无明显临床表现。
- 出血量占循环血容量 10%~20% 时，可有头晕、无力等症状，多无血压脉搏等变化。
- 出血量达循环血容量 20% 以上时，表现为冷汗、四肢厥冷、心慌、脉搏快等急性失血症状。
- 出血量在循环血容量 30% 以上时，出现神志不清、面色苍白、心率加快、脉搏细弱、血压下降、呼吸急促等急性周围循环衰竭的表现。

（3）血液学改变

- 出血早期可无明显血液学改变。
- 出血 3~4 小时以后由于组织液的渗出及输液等情况，血液被稀释，血红蛋白及血细胞比容逐渐降低。
- 大量呕血可出现氮质血症、发热等表现。

2. 伴随症状　了解伴随症状对估计失血量及确定病因很有帮助。

（1）上腹痛

- 慢性反复发作的上腹痛，有一定周期性与节律性，多为消化性溃疡。
- 中老年人，慢性上腹痛，疼痛无明显规律并伴厌食、消瘦或贫血者，应警惕胃癌。

（2）肝脾大

- 脾大、有腹壁静脉曲张或有腹水者，提示肝硬化。
- 肝区疼痛、肝大、质地坚硬、表面凹凸不平或有结节者多为肝癌。

（3）黄疸

- 黄疸、寒战、发热伴右上腹绞痛并呕血者，可由胆道疾病引起。
- 黄疸、发热及全身皮肤黏膜有出血者，见于感染性疾病，如败血症及钩端螺旋体病等。

（4）皮肤黏膜出血：常与血液疾病及凝血功能障碍性疾病有关。

（5）头晕、黑矇、口渴、冷汗：提示血容量不足。

- 上述症状与出血早期可随体位变动而发生。
- 伴有肠鸣、黑便者，提示有活动性出血。

（6）其他

- 急性胃黏膜病变：近期服用非甾体抗炎药药物史、酗酒史、大面积烧伤、颅脑手术、脑血管疾病和严重外伤伴呕血者。
- 食管贲门黏膜撕裂综合征：剧烈呕吐后继而呕血。

（三）病情评估

见第十章第三节中消化道出血部分。

（四）急诊治疗

见第十章第三节中消化道出血部分。

（李少波）

第十三节 便血

（一）概述

便血（hematochezia）是指消化道出血，血液由肛门排出。便血可呈鲜红色、暗红色或黑色。少量出血不造成大便颜色改变，需经隐血试验才能确定者，称为隐血。病因主要如下：

1. 上消化道疾病 见第十章第三节中消化道出血部分，视出血量与速度的不同，可表现为便血或黑便。

2. 下消化道疾病

● 小肠疾病：肠结核、肠伤寒、急性出血性坏死性肠炎、钩虫病、克罗恩病、小肠肿瘤、小肠血管瘤、肠憩室炎或溃疡、肠套叠等。

● 结肠疾病：急性细菌性痢疾、阿米巴痢疾、血吸虫病、溃疡性结肠炎、结肠憩室炎、结肠癌、结肠息肉等。

● 直肠肛管疾病：直肠肛管损伤、非特异性直肠炎、放射性直肠炎、直肠息肉、直肠癌、痔、肛裂、肛瘘等。

● 血管病变：血管瘤、毛细血管扩张症、血管畸形、血管退行性变、缺血性肠炎、痔。

3. 全身性疾病 白血病、血小板减少性紫癜、血友病、遗传性毛细血管扩张症、维生素 C 及维生素 K 缺乏症、严重的肝脏疾病、尿毒症、流行性出血热、败血症等。

（二）诊断思路

1. 临床表现

● 便血：多为下消化道出血，表现为急性大出血、慢性少量出血或间歇性出血。

● 便血颜色可因出血部位不同、出血量的多少及血液在肠腔内停留时间的长短而异。出血量多、速度快则呈鲜红色。出血量少、速度慢，血液在肠道内停留时间较长可呈暗红色。消化道出血每日 5~10ml，无肉眼见大便颜色改变，需用隐血试验才能确定称为隐血便。出血大于 400ml 可出现头晕、心悸、乏力等症状，短时间出血 >1 000ml，可出现休克表现。

2. 伴随症状

（1）腹痛

● 慢性反复上腹痛，呈周期性和节律性，出血后疼痛减轻，见于消化性溃疡。

● 上腹绞痛或伴有黄疸者，应考虑胆道出血。

● 腹痛时排血便或脓血便，便后腹痛减轻，见于细菌性痢疾、阿米巴痢疾或溃疡性结肠炎。

● 腹痛伴便血还见于急性出血性坏死性肠炎、肠套叠、肠系膜血栓形成或栓塞、膈疝等。

（2）里急后重（tenesmus，肛门坠胀感）：感觉排便未净，排便频繁，但每次排便量甚少，且排便后未感轻松，提示肛门、直肠疾病，见于痢疾、直肠炎及直肠癌。

（3）发热：便血伴发热常见于传染性疾病，如败血症、流行性出血热、钩端螺旋体病、肠道淋巴瘤、白血病等。

（4）全身出血倾向：便血伴皮肤黏膜出血者，见于急性传染性疾病及血液疾病，如重症肝炎、流行性出血热、白血病、过敏性紫癜、血友病等。

（5）皮肤改变

● 皮肤有蜘蛛痣及肝掌者，便血可能与肝硬化门静脉高压有关。

● 皮肤黏膜有毛细血管扩张，提示便血可能由遗传性毛细血管扩张症导致。

（6）腹部肿块：便血伴腹肿块者，考虑结肠癌、肠结核、肠道恶性淋巴瘤、肠套叠及克罗恩病等。

（三）病情评估

见第十章第三节中消化道出血部分。

（四）急诊治疗

见第十章第三节中消化道出血部分。

（李少波）

第十四节　血尿

（一）概述

血尿（hematuria）是指尿中红细胞排泄异常增多，是泌尿系统可能有严重疾病的信号。血尿按尿液外观和颜色可分为肉眼血尿和镜下血尿；按血尿发作时是否伴有相关症状分为症状性血尿（痛性血尿）和无症状性血尿（无痛性血尿）。

1. 病因

- 多数为泌尿系统疾病（如肾小球疾病、结石、感染、结核、肿瘤等）。
- 少数由全身系统疾病或邻近器官疾病所致。

2. 院前急救

- 急性大量出血，血块填充膀胱，引起排尿困难需紧急处理。
- 开通静脉通路，稳定生命体征。

（二）诊断思路

1. 病史

- 伴尿频、尿急、尿痛等尿路刺激征或伴高热、寒战、腰痛等考虑急性泌尿系统感染。
- 伴肾绞痛多是肾、输尿管结石。
- 青年人出现终末血尿和膀胱刺激症状，病程长，抗生素治疗无效时宜考虑结核。
- 伴水肿、高血压、发热、出血倾向等全身症状多为肾实质疾病或血液系统疾病。
- 伴排尿困难等下尿路梗阻症状时考虑前列腺增生、下尿路结石或肿瘤。
- 运动后血尿多见于结石、肾下垂（可伴体位性血尿）。
- 无痛性血尿一般为泌尿系统肿瘤；青少年持续性无痛性血尿多为肾小球疾病；泌尿系统血管病变、出血性疾病等也可引起无痛性血尿。

2. 体格检查

- 观察血尿的量、色，是否有血块。
- 观察一般状态、意识状态，评估生命体征。
- 观察皮肤颜色、黏膜是否出血，是否伴随水肿，有无贫血。
- 检查是否有下腹部膨隆，肋脊点、肋腰点或季肋点是否有压痛或叩击痛，上输尿管或中输尿管点是否有压痛，是否可触及腹部肿块。

3. 辅助检查

- 血常规及血型、尿常规、肾功能及凝血功能检查。
- 尿细胞学检查有助于诊断泌尿系统肿瘤。
- 尿沉渣中的管型、尿蛋白测定、尿红细胞形态检查、尿红细胞平均容积（MCV）、尿红细胞显微电泳、尿红细胞直径测定、尿红细胞 Tamm-Horsfall 蛋白（THP）免疫化学染色测定有助于鉴别诊断肾小球性血尿及非肾小球性血尿。
- 腹部 X 线片可诊断 90% 以上肾结石。
- 泌尿系统超声、CT 扫描有助于区分肾的囊性肿块及实质性肿块，还能检查某些未被 X 线发现的结石，对于多囊肾、肾动脉瘤、肾静脉血栓形成的诊断也有很大价值。

- 逆行肾盂造影、静脉肾盂造影有助于诊断尿路梗阻性损害。
- 膀胱镜检查:对膀胱癌的诊断,灵敏度可达 87%。
- 肾动脉造影有助于发现肾血管异常引起的血尿。

4. 鉴别诊断

- 与假性血尿相鉴别。排除邻近器官出血或月经混入尿液所致血尿或某些疾病(急性溶血、肌肉损伤、血卟啉病或铅中毒)所致血尿。
- 区别肾小球性血尿及非肾小球性血尿。肾小球性血尿常由肾实质疾病引起。非肾小球性血尿常由肾小管间质疾病,泌尿系统炎症、肿瘤、结石、结核,先天畸形等引起。

(三)病情评估

临床上不能单凭血尿量的多少来评估病情,宜结合患者的生命体征、基础疾病和营养状态等因素综合判断。如出现下列情况往往预示病情危重:尿血量大或反复发作,一般止血措施不能控制;大量出血时血块填充膀胱,引起排尿困难等肾后梗阻症状;肾功能持续恶化,治疗不能缓解。

(四)急诊治疗

1. 明确血尿的原因,出现尿路梗阻,紧急处理。

2. 维持有效循环血容量,监测尿量。

3. 慎用肾毒性药物,监测患者的生命体征。

4. 积极治疗原发病。

- 尿路邻近器官疾病的救治:如急性阑尾炎、盆腔炎、输卵管炎、直肠癌、结肠、卵巢恶性肿瘤等引起的血尿,可通过抗感染、手术切除或放疗、化疗等病因性治疗消除。
- 全身性疾病所致的肾小球性血尿的救治:在治疗原发病的基础上进行肾脏保护性治疗。如狼疮性肾炎应在应用激素和免疫抑制剂控制疾病活动的基础上注意肾脏保护。
- 泌尿系统结石、肿瘤、先天性疾病的救治:一般给予碎石、外科手术等手段进行治疗。
- 泌尿系统感染性疾病的救治:给予相应的抗感染、抗结核治疗。

(五)注意事项

- 血尿病因未明确者在对症治疗的同时,积极完善相关辅助检查,尽早明确诊断。
- 对于不明原因的血尿患者,定期复查尿常规和尿细胞学检查,必要时做膀胱镜检查。
- 若血尿持续存在,至少追踪 3 年。

（六）诊疗流程图（图 2-14-1）

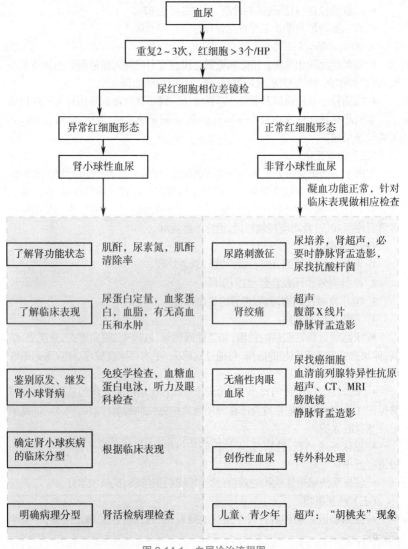

图 2-14-1　血尿诊治流程图

（陈海铭）

第十五节　黄疸

（一）概述

黄疸（jaundice）是指由于血液中胆红素浓度增高使巩膜、皮肤和黏膜发黄的症状和体征，是高胆红素血症的主要临床表现。

1. 按病因学分类

● 溶血性黄疸：由溶血导致的间接胆红素（非结合胆红素）升高而致的黄疸称为溶血性黄疸。

● 肝细胞性黄疸：各种原因导致血内间接胆红素和直接胆红素（结合胆红素）均增高而引起的黄疸，称为肝细胞性黄疸。

● 胆汁淤积性黄疸：由于胆汁淤积造成胆红素排泄障碍而引起的以直接胆红素升高为主的黄疸。

● 先天性非溶血性黄疸：先天性非溶血性黄疸是指先天性酶缺陷所致的肝细胞对胆红素的摄取、结合、排泄障碍的一组疾病。

2. 病因

● 溶血性黄疸：①先天性溶血性贫血，如地中海贫血、遗传性球形红细胞增多症；②后天性获得性溶血性贫血，如自身免疫性溶血性贫血、新生儿溶血、不同血型输血后的溶血及蚕豆病、伯氨喹、蛇毒、毒蕈、阵发性睡眠性血红蛋白尿等引起的溶血。

● 肝细胞性黄疸：病毒性肝炎、肝硬化、中毒性肝炎、钩端螺旋体病、败血症等。

● 胆汁淤积性黄疸：胆汁淤积可分为肝内性和肝外性。肝内性又可分为肝内阻塞性胆汁淤积和肝内胆汁淤积，前者见于肝内泥沙样结石、癌栓、寄生虫病（如华支睾吸虫病）。后者见于病毒性肝炎、药物性胆汁淤积（如氯丙嗪、甲睾酮、避孕药等）、原发性胆汁性肝硬化、妊娠期复发性黄疸等。肝外性胆汁淤积可由胆总管结石、狭窄、炎性水肿、肿瘤及蛔虫等阻塞引起。

● 先天性非溶血性黄疸：临床较少见，包括 Gilbert 综合征、Dubin-Johnson 综合征、Crigler-Najjar 综合征、Rotor 综合征等。

3. 院前急救　减少活动，禁食水，尽快送到医院。

（二）诊断思路

1. 病史

（1）婴儿期黄疸常见有新生儿生理性黄疸、先天性胆道闭锁、先天性非溶血性黄疸、溶血性黄疸和新生儿肝炎等。

（2）儿童期至 30 岁以前青年人的黄疸多见于病毒性肝炎、溶血性黄疸和先天性非溶血性黄疸,而先天性非溶血性黄疸可有 Gilbert 综合征、特发性黄疸的 Dubin Johnson 综合征和 Rotor 综合征;偶可见于轻型先天性胆道闭锁、先天性肝内胆管节段性囊样扩张(Caroli 病)。

(3)乙型、丙型、戊型病毒性肝炎可发生于任何年龄。

(4)30~40 岁的黄疸以肝胆结石为主要原因。

(5)40 岁左右的黄疸也见于慢性肝炎、各种类型的肝硬化,部分肝硬化患者年龄也可在 30 岁左右。

(6)40 岁以后癌症增多,尤其是肝癌、胰腺癌、胆囊癌、胆管癌和 Vater 壶腹癌等。

(7)突然出现的黄疸多见于急性肝炎、胆道结石或炎症、大量溶血。

(8)起病缓慢或隐匿者,多为溶血性或先天性非溶血性疾病、恶性肿瘤。

(9)黄疸发生前有乏力、食欲缺乏、恶心、厌油等消化道症状提示急性病毒性肝炎。

(10)黄疸波动幅度大并突然加深或骤然消退提示胆总管结石。

(11)黄疸起病隐匿并进行性加深且伴有进行性体重下降,多提示为癌性梗阻,胰头癌黄疸持续不超过半年,肝管癌黄疸可迁延一年以上。

(12)原发性胆汁性肝硬化黄疸可持续或波动数年至十余年。溃疡性结肠炎伴黄疸持续加深多为微型硬化性胆管炎。

2. 体格检查　观察皮肤黏膜颜色、有无贫血貌,注意肝、脾的质地和大小、有无压痛,有无腹胀、腹水和包块等。

3. 辅助检查　选择一些重要的化验如血常规、网织红细胞计数、溶血相关检查、血清直接胆红素、总胆红素、血清胆酸、尿胆红素、尿胆原及尿胆素,常规肝功能试验、肝炎病毒系列、甲胎蛋白(AFP)、腹部超声、CT 和 MRI 检查等,少部分病例需进行剖腹或病理解剖才能明确诊断。

4. 鉴别诊断　见表 2-15-1。

表 2-15-1　各型黄疸的鉴别(除外先天性非溶血性黄疸.)

鉴别点	溶血性黄疸	肝细胞性黄疸	胆汁淤积性黄疸
病史特点	急性发作、家族史、类似发作史、溶血证据	肝炎接触史、输血史、肝损伤药物史、酗酒史	消瘦、体重明显下降
伴随症状	高热、寒战、贫血、腰痛、无腹痛、一般无瘙痒	恶心、食欲不振、乏力、肝区钝痛、无瘙痒	全身症状少、腹绞痛或持续性隐痛、瘙痒明显
黄疸颜色	浅柠檬色	金黄色	深黄色或暗黄色

鉴别点	溶血性黄疸	肝细胞性黄疸	胆汁淤积性黄疸
大便颜色	正常	正常	一过性或持续白陶土色
直接胆红素	+	++	+++
间接胆红素	+++	++	++
尿胆红素	−	++	+++
尿胆原	+++	−~++	−~+
转氨酶	−~+	+++	+
超声/CT/经内镜逆行胰胆管造影术	无特殊	无特殊	可有阳性发现

（三）病情评估

● 黄疸是血浆胆红素升高的表现，单纯以黄疸为主诉来急诊者较为少见，往往作为其他症状的伴随症状来诊。

● 黄疸合并右上腹剧痛、寒战、高热称之为 Charcot 三联征；黄疸合并右上腹剧痛、寒战高热、休克、精神症状称之为 Reynolds 五联征。分别是轻型和重型急性胆道感染的特征性临床表现。这一类疾病病情严重，发展迅速，通常需要急诊手术。

● 妊娠急性脂肪肝是一种少见的严重产科急症，常发生于妊娠 30~38 周，黄疸进行性加重，很快进展为暴发性肝衰竭，出血尤为明显，可出现肾衰竭。该病如不能早期识别并及早终止妊娠，死亡率高。

● 不明原因的黄疸，必须考虑中毒和药物损害的可能性。须认真询问用药史及毒物接触史。

（四）急诊治疗

1. 溶血性黄疸　应根据溶血的病因进行积极治疗，若无法针对病因则针对其发病机制治疗。

● 去除病因：如对药物诱发的溶血性黄疸，应立即停用该药物；若是厌氧菌、链球菌、溶血性葡萄球菌等感染引起的应分别给予敏感的抗生素治疗。

● 药物治疗：如糖皮质激素可用于自身免疫性溶血性黄疸和阵发性睡眠性血红蛋白尿的治疗。

● 输血：因可加重自身免疫性溶血性黄疸和阵发性睡眠性血红蛋白尿发作，须严格掌握输血指征，可用洗涤红细胞，不宜用血浆。

● 脾切除：对由遗传性球形细胞增多症引起的溶血性贫血和溶血性黄疸可

能有效。

2. 肝细胞性黄疸 应针对不同的肝损害病因做相应的治疗,包括休息、抗氧化剂、中药保肝、对症支持治疗、手术治疗甚至肝移植等。

3. 胆汁淤积性黄疸

(1)肝内胆汁淤积:主要采取对症治疗的方法以减轻黄疸和瘙痒,对明确病因者同时也予以对因治疗。常用的有:

① 熊去氧胆酸。利胆:每次 50mg,每日 3 次;溶结石:每日 450~600mg,分 2 次口服。胆道完全阻塞和严重肝功能减退患者禁用。

② 腺苷甲硫氨酸:适用于各种肝病的肝内胆汁淤积,特别是妊娠期肝内胆汁淤积。初始治疗:肌内或静脉注射,每日 500~1 000mg,共 2 周;维持治疗:口服每日 500~1 000mg。

③ 酚妥拉明和强力宁合用:可改善病毒性肝炎性胆汁淤积。一般以酚妥拉明 10mg 加至 10% 葡萄糖液 250ml 中,每日静脉滴注 1 次;以强力宁 200mg (100ml)加于 10% 葡萄糖液中,每日静脉滴注 1 次。

④ 精黄片或中药生大黄复方。精黄片每次 3~5 片,每日 3 次,餐后服用。中药生大黄复方:茵陈 15~30g、黑山栀 10g、郁金 15g、川朴 10g、枳实 10g、生大黄 10g(后下)煎服,该方有促进胆汁分泌,松弛奥迪(Oddi)括约肌及通泻作用,以每日排软便 2~3 次为度。

⑤ 考来烯胺:可减轻瘙痒。早餐前后各服 2~4g,力求药物到达十二指肠时正逢胆囊排空,需要时午、晚餐再各服 4g,一日总量为 12g。一般 4~7 日后瘙痒即获减轻。

⑥ 利福平:每日 300~450mg,服用 1 周后瘙痒也可减轻,其作用机制不明。

⑦ 泼尼松:能减轻胆红素的血清浓度,但不缩短病程。

(2)肝外胆管梗阻性胆汁淤积:根据不同的病因可采用内镜治疗、介入或手术治疗。

4. 先天性非溶血性黄疸 目前除对 Gilbert 综合征和 Crigler-Najjar 综合征 Ⅱ 型用苯巴比妥治疗,对 Crigler-Najjar 综合征 Ⅰ 型和 Lucey-Driscoll 综合征除采取换血疗法外,尚无治疗良策。

(五)注意事项

混合性黄疸是指同一患者同时发生两种或以上不同性质的黄疸。例如急性黄疸型肝炎伴急性溶血、胆总管结石梗阻伴肝细胞性黄疸、肝外伤伴肝内血管断裂和胆管破裂、血肿,最严重时可同时有胆汁淤积肝细胞性黄疸、溶血性黄疸等三种产生黄疸的疾病并存。病情多复杂而严重,预后较差,病死率高,应对因对症综合治疗。

（六）诊疗流程图（图 2-15-1）

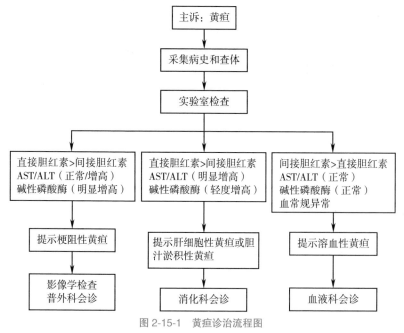

图 2-15-1 黄疸诊治流程图

AST. 天冬氨酸转氨酶；ALT. 丙氨酸转氨酶。

（陈海铭）

第十六节 水肿

（一）概述

水肿（edema）是指人体组织间隙有过多的液体积聚使组织肿胀。单纯因水肿就诊少见，往往作为其他疾病的伴随症状而就诊。按水肿部位可分为全身性水肿和局部性水肿。当液体在体内组织间隙呈弥漫性分布时呈全身性水肿（常为凹陷性）；液体积聚在局部组织间隙时呈局部性水肿；发生于体腔内称积液，如胸腔积液、腹腔积液、心包积液。

1. 病因

● 全身性水肿：常见于心源性水肿、肾源性水肿、肝源性水肿、营养不良性水肿、妊娠所致水肿、结缔组织疾病所致水肿、血清病所致水肿、内分泌疾病所致水肿、蛋白丢失性肠病及药物所致的水肿、特发性水肿及其他原因所致功能性水肿。

● 局限性水肿：常见于感染、血栓性静脉炎、上腔静脉阻塞综合征、血管神经性水肿及淋巴回流受阻所致的水肿等。

2. 院前急救

● 大多数单纯水肿患者无须紧急处理，若合并呼吸困难、气促及血压、心率和血氧饱和度异常需紧急处理。

● 对于有呼吸困难、气促、发绀的患者应保持呼吸道通畅，吸氧，半卧位，开通静脉通路，尽快转运至医院急诊。

（二）诊断思路

1. 病史

● 既往有无心脏、肝脏、肾脏、内分泌系统疾病及营养不良等病史。

● 水肿首发部位、蔓延方式及水肿的伴随症状有助于辅助诊断水肿的原因。

2. 体格检查

● 通过指压是否有凹陷确定为凹陷性水肿或者非凹陷性水肿。

● 患者的一般状态，特别是血压、脉搏、呼吸、心率及水肿部位皮温。

● 根据局部皮温、颜色确定炎性水肿和非炎性水肿，一般炎性水肿为局限性水肿，局部红肿、灼热、疼痛和压痛为特征，主要属于外科范围（如丹毒、蜂窝织炎等）。

3. 辅助检查

● 血常规、尿常规、血电解质、凝血功能、肝肾功能、甲状腺功能、血气分析等。

● 心电图、超声心动图、胸部 X 线、心肌酶谱、肌红蛋白、肌钙蛋白、脑利尿钠肽（BNP）检查有助于判断心源性水肿。

● 尿常规、肾功能、尿蛋白测定、尿红细胞形态、尿比重、尿管型、内生肌酐清除率、泌尿系统超声有助于发现肾源性水肿。

● 肝功能、肝胆脾超声、病毒性肝炎系列、腹部 CT、消化道造影有助于肝源性水肿的诊断。

● 检测甲状腺功能、甲状腺超声、促肾上腺皮质激素（ACTH）、皮质醇等有助于发现黏液性水肿。

4. 鉴别诊断

（1）心源性水肿：双下肢水肿呈凹陷性，逐渐向上而遍及全身，伴有尿少、肢体沉重及右心衰竭和静脉压升高的其他症状和体征（心悸、气喘、心脏增大、心脏杂音、肝大、颈静脉怒张、肝 - 颈静脉回流征阳性），严重者可有胸腔积液、腹腔积液，既往有心脏病史，考虑心源性水肿。

（2）肾源性水肿：眼睑及颜面部凹陷性水肿，逐渐延及双下肢及全身水肿，晨起明显,伴有高血压、尿量减少等表现,既往有肾脏病史,考虑肾源性水肿。

（3）肝源性水肿:以腹腔积液为首发表现,而后出现下肢轻度凹陷性水肿,或首先出现双下肢水肿,逐渐向上蔓延,伴有肝病的其他症状和体征(如消瘦、皮肤灰暗、黄疸、蜘蛛痣、肝掌、腹壁静脉曲张,肝脏增大或缩小、质硬、结节样,脾脏增大,颈静脉压力正常或稍高),考虑肝源性水肿。

（4）营养不良性水肿:水肿开始局限于双下肢、面部等部位,呈凹陷性水肿,活动后加重,可发展至全身皮下水肿,严重伴有胸腔积液及腹腔积液,伴有营养不良的表现(如疲乏、无力、精神淡漠、肌肉萎缩、皮下脂肪萎缩、皮肤弹性差等),患者既往有慢性消耗性疾病病史,则考虑营养不良性水肿。营养不良性水肿中维生素 B_1 缺乏者,往往伴有心力衰竭,临床上需要与心源性水肿相鉴别。

（5）若为非凹陷性水肿,以颜面、双下肢明显,局部皮肤增厚、粗糙、苍白、温度降低,水肿部位不受体位的影响,考虑黏液性水肿,常见于甲状腺功能减退或部分甲状腺功能亢进者。

（6）对于原因不明的水肿患者要关注营养和饮食的摄入情况。

（三）病情评估

不能单凭水肿的轻重,而应结合患者的生命体征、基础疾病和营养状态等因素综合判断。水肿患者出现下列情况往往预示病情危重:

- 水肿伴呼吸困难与发绀。
- 水肿伴随大量胸腹腔积液。
- 水肿伴随重度低蛋白血症。
- 水肿伴随严重营养不良。

（四）急诊治疗

1. 急救的要点是先应治疗危及患者生命的严重疾病,处理原则如下:
- 尽快确定水肿原因。
- 保持呼吸道通畅,防止气道阻塞。
- 维持患者的生命体征。
- 积极治疗原发病。

2. 心源性水肿的救治
- 半卧位或头高脚低位,病情不稳定时行心电、血压和经皮血氧饱和度监测。
- 建立静脉通道:根据生命体征适当给予利尿剂,如呋塞米,小剂量使用洋地黄类药物如毛花苷丙类药物。
- 保持呼吸道通畅,吸氧。

（五）注意事项
- 病情严重程度的判断,不能单凭水肿的轻重,而应结合患者的生命体征、基础疾病和营养状态等因素综合判断。

● 若患者水肿伴有呼吸困难、发绀等症状应做好抢救准备,检查过程中应密切监测患者生命体征及心电图变化。

（六）诊疗流程图（图 2-16-1）

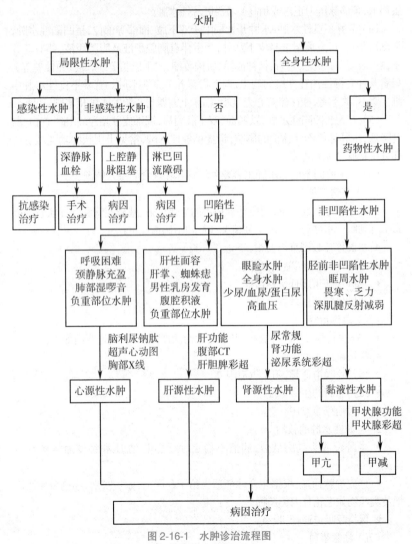

图 2-16-1　水肿诊治流程图

（陈海铭）

第十七节　呕吐与腹泻

一、呕吐

（一）概述

呕吐（vomiting）是一种常见的急症，病因很多，主要见于消化系统疾病，如急性胃肠炎、肠梗阻等，呕吐也是其他疾病的常见症状之一，常见的有代谢紊乱如尿毒症、心肌梗死、酒精药物中毒、眩晕症、偏头痛、脑出血、剧烈疼痛等。呕吐严重可导致电解质紊乱，甚至死亡。

1. 病因

- 消化系统疾病：如急性胃肠炎、急性阑尾炎、急性胆囊炎、急性胰腺炎、胆石症、肠梗阻等。
- 内分泌代谢性疾病：糖尿病酮症酸中毒、尿毒症等。
- 神经系统疾病：中枢神经系统感染、脑肿瘤、脑出血等。
- 其他：心肺疾患、泌尿系统疾患、周期性呕吐、术后呕吐、青光眼、药物理化因素、妊娠、前庭疾病等。

2. 院前急救

- 重要的是防止误吸，可采取侧卧位，防止气道阻塞。
- 开通静脉通路，纠正严重脱水、电解质紊乱及酸碱失衡。

（二）诊断思路

1. 病史

- 药物或放射线接触史：洋地黄、化疗药物等，镭照射线治疗和钴照射线治疗等。
- 其他：仔细询问是否有糖尿病、甲状腺疾病、结缔组织病、高血压、肿瘤、肾脏疾病等病史。

2. 临床表现

- 呕吐的伴随症状：可伴发热、腹痛、头痛、眩晕等。
- 呕吐的特征：进食过程或进食后早期发生呕吐，常见于幽门管溃疡或精神性呕吐；进食后或餐后呕吐，见于幽门梗阻、肠梗阻、胃轻瘫或肠系膜上动脉压迫导致十二指肠壅积；晨起呕吐多见于妊娠呕吐，有时亦见于尿毒症、慢性酒精性中毒。另外可见喷射性呕吐，多见于颅内压升高性疾病；呕吐物伴有酸臭味常提示胃潴留；呕吐物粪臭味提示小肠低位梗阻等。

3. 体格检查

- 一般情况：应注意意识状态、营养状态、有无脱水、循环衰竭、贫血及发热等。

- **腹部体征**:应注意胃型、胃蠕动波、振水声等幽门梗阻表现,肠鸣音亢进、肠型等急性肠梗阻表现,腹肌紧张、压痛、反跳痛等急腹症表现。此外,还应注意有无腹部肿块、疝等。
- **其他**:眼部检查注意眼球震颤、眼压测定、眼底有无视乳头水肿等;有无病理反射及脑膜刺激征等。

4. **实验室检查** 主要包括与炎症、内分泌代谢及水电解质代谢紊乱等有关的实验室检查。

5. **其他辅助检查** 可做超声、胃镜、经内镜逆行胰胆管造影术(ERCP)、超声内镜、CT、MRI 等特殊检查。

6. **鉴别诊断**

- **胃肠道疾病**:可通过胃镜予以鉴别。
- **肝脏、胆道及胰腺疾病**:详细腹部体格检查及腹部超声、CT 可鉴别。
- **中枢神经系统病变**:此类疾病一般伴有头晕、头痛或意识改变,可通过神经系统体格检查及头部 CT、MRI 以明确诊断。
- **药物所致的呕吐**:此类患者多存在服药病史,详细问诊可鉴别。
- **神经、精神因素所致的呕吐**:此类患者多存在精神心理障碍,可鉴别。

（三）病情评估

值得注意的是呕吐可导致水电解质丢失,严重时可引起大量失水,导致低血容量性休克和急性器官功能衰竭,甚至因电解质严重紊乱引起严重心律失常而死亡。应结合患者基础疾病、病史长短、营养状态及生命体征进行综合评估。

（四）急诊治疗

在未明确病因之前不应盲目应用作用于呕吐中枢的强镇吐药物,否则会耽误病情。应明确病因,针对病因治疗基础上,才能进行必要的对症治疗。

- **消化系统疾病**:根据病因进行解痉、消炎、护肝、解除梗阻、纠正电解质紊乱等治疗。急性胰腺炎可采用胃肠减压、减少胰液分泌等治疗措施。
- **中枢神经系统病变**:应用降低颅内压、减轻脑细胞水肿的药物治疗。
- **药物所致的呕吐**:立即停止应用引起呕吐的药物,一般不需要应用镇吐类药物。
- **神经、精神因素所致的呕吐**,心理治疗是关键。重者可采用多塞平或盐酸氟西汀胶囊等抗抑郁药物治疗。禁忌应用昂丹司琼等强烈作用的镇吐药。

（五）注意事项

病情严重程度的判断不能只根据呕吐的次数,更应该注意引起患者呕吐的基础病及患者年龄、伴随症状、营养状态、生命体征,进行综合判定。

对于严重呕吐的患者要密切监测患者的生命体征及理化检查,以便及时评估病情。

二、腹泻

(一)概述

腹泻(diarrhea)是指排便习惯和大便性状发生变化,排便次数增多(每日3次以上),粪质稀薄,水分增加(水分超过80%),大便量增加(每日大于200g),便质不成形、稀溏或呈液状,有时含有脓血或带有未消化食物及脂肪。

- 根据病程分类:分为急性腹泻和慢性腹泻两种。
- 根据病因分类:分为感染性腹泻和非感染性腹泻两大类。

1. 病因

- 各种炎症、感染、刺激因子刺激肠黏膜细胞、使用高渗性药物或食物、消化或吸收不良。
- 肠动力过缓:多见于淀粉样变性、系统性硬化、糖尿病性神经病变、胃大部切除术后、幽门或肛门括约肌切除术后、恶性类癌综合征等。

2. 院前急救　对于严重腹泻导致低血容量性休克和急性器官功能衰竭,甚至因电解质严重紊乱引起严重心律失常的患者,应绝对卧床,开通静脉通路,纠正严重脱水、电解质紊乱及酸碱失衡,尽快呼叫120并送至医院。

(二)诊断思路

1. 病史

- 年龄与性别:病毒性胃肠炎和大肠埃希菌性肠炎多见于婴幼儿;细菌性痢疾以儿童和青壮年多见;结肠癌多见于中年或老年;结肠憩室与结肠癌则多见于男性。
- 起病与病程:需询问国际、国内和郊区旅游史,近期是否有不洁食物接触史,是否服用了哪些药物或免疫抑制剂,是否亲密接触动物等。
- 排便与大便性状。
- 腹泻与腹痛:腹泻时是否伴有腹痛及里急后重。
- 伴随症状:是否伴有发热、腹痛、里急后重等。

2. 体格检查　对腹泻患者应进行全面仔细的体格检查。如腹部检查触及包块、腹部压痛等。肛门指检若触及坚硬、结节状、固定的肿块,且指套上有血迹常提示直肠癌。

3. 辅助检查

- 大便检查:大便常规检验、隐血试验、大便涂片查脓细胞、大便致病菌培养等。
- 胃肠内镜检查:对腹泻病因、部位不明者可酌情进行胃镜、肠镜检查。

- 影像学检查：腹部 X 线片、胃肠钡餐检查、腹部超声、CT 或 MRI 对诊断胃肠、肝、胆、胰等内脏疾病有肯定价值。

4. 鉴别诊断

（1）分泌性腹泻

- 禁食不减轻腹泻。
- 肠液与血浆的渗透压相同。
- 大便呈水样，量多，无脓血。
- 一般不伴有腹痛。
- 肠黏膜组织学基本正常。

（2）渗透性腹泻

- 去除病因后腹泻即可停止或减轻。
- 肠腔内的渗透压可超过血浆渗透压，大便中含有大量未被完全吸收或消化的食物。
- 肠动力紊乱。

（3）渗出性腹泻

- 大便松散或水样，含有黏液和脓血。
- 腹泻和全身症状、体征的严重程度因肠受损程度而异。

（三）病情评估

- 腹泻的病因诊断要依靠病史、症状、体征，并结合辅助检查，尤其是大便检验的结果，综合分析后得出结论。
- 值得注意的是腹泻可导致水电解质丢失、脱水，严重者可导致低血容量性休克和急性器官功能衰竭、严重心律失常而死亡。应注意患者病史长短、营养状态及生命体征，进行综合评估。

（四）急诊治疗

在未明确病因前，根据腹泻的病理生理特点给予对症和支持治疗，但必须谨慎使用止泻和止痛药物，以免造成误诊和漏诊。

1. 病因治疗

- 抗病原体治疗：有明确的感染指征的患者可经验性地选取抗生素治疗。
- 针对发病机制治疗。

2. 对症支持疗法

- 饮食治疗：急性腹泻时的饮食应以易消化、易吸收的流质或半流质为宜，避免牛奶和乳制品食物。
- 纠正腹泻所引起的水、电解质与酸碱平衡紊乱及营养失衡。
- 胃肠黏膜保护剂：硫糖铝、枸橼酸铋钾、米索前列醇、双八面体蒙脱石等有胃肠黏膜保护作用。

- 微生态制剂：常用双歧杆菌、嗜酸乳杆菌、肠球菌三联活菌、地衣芽孢杆菌活菌等，以调节肠道菌群。
- 止泻药：排便太频或失水、电解质丢失，或引起痛苦时宜用止泻剂。
- 止痛剂：对伴有明显腹痛的患者应使用止痛剂治疗。

（五）注意事项

病情严重程度的判断不能只根据腹泻的次数，更应该结合患者的基础疾病、年龄、伴随症状、营养状态、生命体征等综合判定。

对于严重腹泻的患者要密切监测患者的生命体征及理化检查，以便于及时评估病情。

（陈海铭）

第十八节　关节痛

（一）概述

关节痛（arthralgia）是临床常见症状，是由关节本身或全身性病变所引起。主要是指由骨关节炎、关节外伤、化脓性关节炎、结核性关节炎、免疫系统疾病如类风湿关节炎、代谢性疾病如痛风性关节炎及全身性疾病如发热、感染、肿瘤等导致的以关节疼痛、红肿、炎症和活动受限、功能受限为临床表现的一类疾病。

1. 病因
- 外伤。
- 感染细菌直接侵入关节内：如外伤、败血症、关节邻近组织脓肿蔓延至关节内，关节穿刺时消毒不严格等引起。
- 过敏反应和自身免疫：因病原微生物及其产物、药物、异种血清与血液中的抗体形成免疫复合物，流经关节沉积在关节腔引起组织损伤和关节病变。
- 退行性关节病。
- 代谢性骨病：维生素 D 代谢障碍所致的骨质软化性骨关节病。
- 肿瘤。

2. 院前急救　重症患者避免随意移动，小心二次受伤。

（二）诊疗思路

1. 病史
- 有无外伤史。
- 年龄、性别、种族。许多关节炎都有其特定的发病年龄和发病高峰，种族、男女发病的比例也有明显的差别。

- 对于关节炎患者要注意发病时间,起病方式(急性、隐匿性),诱发因素,受累关节类型(持续性、发作性、游走性),发作的频度、规律和持续时间,其他伴发症状如发热等。

2. 体格检查

- 全身检查:对关节痛患者的全身检查是必不可少的,应着重检查与风湿病相关系统和脏器的情况,以及可能发生重大并发症的疾病。
- 关节检查:关节的检查包括关节及其周围结构的红、肿、热、痛,关节有无积液、滑膜肥厚、畸形等情况出现,压痛的程度和压痛点的位置,关节活动度及关节功能检查。

3. 辅助检查

- 类风湿因子(RF)、血沉、抗链球菌溶血素"O"、C 反应蛋白、尿酸、关节液的检查。
- 关节镜检查:关节镜技术损伤小,恢复快,可以肉眼直接观察关节内的结构变化,要比影像学检查更加准确。
- 影像学检查:关节疾患 X 线拍片是常规的检查方法之一,必要时可检查 CT 及 MRI。

4. 鉴别诊断

- 化脓性关节炎:多为单关节发病。起病急,常表现为高热、寒战等全身中毒症状及发病关节红、肿、热、痛及局部压痛。
- 结核性关节炎:以单关节肿痛并伴有低热、盗汗、乏力等全身症状为主要临床表现,起病隐匿,实验室检查血沉加快,关节液中可检查到结核分枝杆菌,或测定结核菌素试验可确诊。
- 痛风性关节炎:发病常见于足第一跖趾关节或跗间关节、踝关节、膝关节的红、肿、热、痛。本病起病多呈急骤性,数小时内达到高峰。实验室检查血沉、C 反应蛋白、血尿酸明显升高。
- 骨性关节炎:常见于膝、髋等关节,为退行性病变,受寒或劳累后可加重,合并滑膜炎症时可出现关节肿胀、关节积液。X 线特征为关节间隙变窄,软骨下骨破坏和囊性变,骨赘形成。

(三)病情评估

应根据发病的诱因、既往病史、伴随症状、营养状态、生命体征及理化检查来综合判定。

(四)急诊治疗

1. 针对病因进行治疗 凡是全身性疾病如发热、感染、肿瘤等疾病所致的肌肉关节痛,应及时查找原发病和对症处理。

2. 对症治疗 主要减轻疼痛、炎症,控制病情发展,阻止发生不可逆的骨改变,尽可能地保护关节和肌肉的功能,改善患者的生活质量。

● 药物治疗:非甾体抗炎药如布洛芬、双氯芬酸钠口服或外用。一般在数日内即可发挥作用,疼痛症状减轻,但不能控制病情的发展。

● 物理疗法:凡外伤所致的关节痛,应先局部消毒,然后迅速包扎、固定。对关节扭挫跌打、碰伤,凡未破皮仅有红、紫、肿、痛者,可立即冷敷以防继续出血并能消肿止痛。在做损伤关节处理时,凡肢体与指、趾部位关节伤损者,应设法将患处肢体抬高,以便其血液回流,减少肿痛。

可用微波治疗,微波治疗有止痛、消肿,改善局部血液循环的作用。

(五)注意事项

在治疗关节痛的同时,不能单凭关节痛的严重程度去判定病情的轻重,同时应结合病因、病史、伴随症状、营养状态及理化检查来综合判定。

(陈海铭)

第十九节　皮疹

(一)概述

皮疹(skin eruption)的种类很多,包括斑疹、玫瑰疹、丘疹、斑丘疹、荨麻疹、疱疹等,常见于传染病、皮肤病、药物及其他物质所致的过敏反应等。

1. 皮疹分类

● 斑疹:表现为局部皮肤发红,一般不凸出皮肤表面。

● 玫瑰疹:为一种鲜红色圆形斑疹,直径为 2~3mm,为病灶周围血管扩张所致。

● 丘疹:除局部颜色改变外,病灶凸出皮肤表面。

● 斑丘疹:在丘疹周围有皮肤发红的底盘称为斑丘疹。

● 荨麻疹:为稍隆起于皮肤表面的苍白色或红色的局限性水肿。

● 疱疹:为局限性高出皮肤的腔性皮损,颜色可因腔内所含液体不同而异。

2. 病因

● 发疹性传染病:由病毒、细菌及非典型病原体等病原微生物感染所致,如麻疹、风疹、幼儿急疹、手足口病、水痘和带状疱疹、单纯疱疹、传染性单核细胞增多症、艾滋病、流行性出血热、登革热、丹毒、猩红热、斑疹伤寒、伤寒、梅毒、皮肤结核、发热伴血小板减少综合征等。

● 非感染性疾病:变态反应性疾病,如药物性皮炎、急性荨麻疹、重症多形红斑等。

● 自身免疫性疾病,如系统性红斑狼疮、皮肌炎、血管炎性疾病等;某些特殊皮肤病,如脓疱型、红皮病型银屑病,红皮病等;恶性肿瘤,如淋巴瘤、恶性组织细胞增生症。

3. 院前急救　避免冷、热刺激及抓挠,过敏原因导致皮疹需就近医院紧急处理。

(二)诊断思路

1. 病史　注意询问是否到疫区、接触过传染源,是否有变态反应性疾病、自身免疫性疾病、某些特殊皮肤病及恶性肿瘤等病史,是否有过敏可能。

2. 体格检查　观察皮疹的特点,结合病史及伴随症状进行有针对性的体格检查。

3. 辅助检查　酌情完善血、尿、便常规,肝功能、肾功能、凝血、免疫功能等相关理化检查以明确诊断。

4. 鉴别诊断(表 2-19-1)

表 2-19-1　常见发疹性疾病皮疹的鉴别

疾病	出疹时间 /d	皮疹形态	皮疹分布与发展过程
风疹	1~2	淡红色斑疹、丘疹或斑丘疹	面颈部→躯干、四肢,1d 内满布全身。3d(1~4d)即退
水痘	1	淡红色斑疹→丘疹→疱疹→结痂,皮疹分批出现	躯干→头部→四肢,向心性分布,皮疹发展迅速,出疹至结痂快者 6~8h
肠道病毒感染(柯萨奇、埃可)	1~2	多形性皮疹、斑疹、斑丘疹、疱疹、瘀点、荨麻疹	斑丘疹,头颈→躯干、四肢,持续 4~5d
幼儿急疹	3~4	分散的细小淡红色斑丘疹	热退出现皮疹,1d 内出齐,1~2d 退疹,不脱屑
麻疹	4	散在或融合成片的斑丘疹,淡红→暗红	先见于耳后发际→头面、颈、躯干、四肢,手足心、鼻尖,按出疹顺序消退,色素沉着
登革热	4~6	初次发热退后皮疹出现,麻疹样或猩红热,压之褪色	先见于手足心或先见于躯干、腹部→颈及四肢,皮疹 1~5d 内消失

疾病	出疹时间 /d	皮疹形态	皮疹分布与发展过程
传染性单核细胞增多症	4~10	多形性皮疹,见于 10%~15% 患者,丘疹及斑丘疹多见	多见于躯干,很少波及四肢,持续 3~7d,应用氨苄西林后皮疹发生率达 50%~100%
猩红热	2	全身皮肤充血基础上有针尖大小猩红色密集斑疹	从耳后颈部及上胸开始,1d 内遍及全身,疹退有脱屑

（三）病情评估

导致皮疹原因众多,并不是所有皮疹患者均适合急诊诊疗,应根据患者的病史、临床表现,尤其是患者的生命体征评估病情,对于一般状态欠佳,甚至生命体征不平稳者,当予以关注,密切关注病情变化,积极对症治疗,及时完善相关理化检查并酌情申请感染科、皮肤科、肿瘤科、血液科、风湿科等相关科室会诊,必要时转至专科诊疗。

（四）急诊治疗

- 对于怀疑发疹性传染病患者,要注意隔离及上报,并及时转诊。
- 对于变态反应性疾病、自身免疫性疾病、某些特殊皮肤病及恶性肿瘤等,要申请会诊并尽快专科诊疗。
- 对于留观患者根据检查结果抗炎、抗感染等对症处理。

（五）注意事项

皮肤黏膜的症状,如一过性皮肤潮红、周围皮疹,可以是过敏性休克最早且最常出现的征兆,对于伴有休克、呼吸困难等症状或体征的患者,要想到过敏性休克或者过敏反应的可能。治疗上:

- 立即脱离或停止可疑的过敏物质。
- 立即肌内注射 0.1% 肾上腺素 0.3~0.5ml,如果需要,可每隔 15~20 分钟重复 1 次。
- 尽快予以开放气道,吸氧,建立静脉通路,心电、血压、血氧监测。
- 伴有严重喉头水肿有时需要行气管切开术。
- 严重而又未能缓解的气管痉挛,有时需要气管插管和辅助呼吸。
- 糖皮质激素对速发相反应无明显治疗效果,但可以阻止迟发相过敏反应的发生,可予地塞米松 5~10mg 静脉注射,继以静脉滴注。
- 其他如抗组胺药异丙嗪、β_2 受体激动剂等可酌情选用。

（六）诊疗流程图（图 2-19-1）

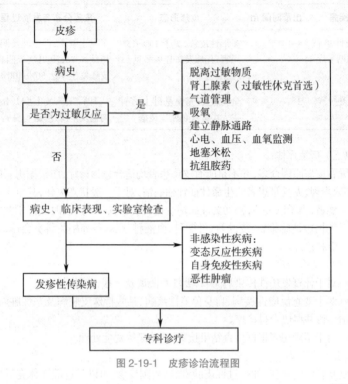

图 2-19-1 皮疹诊治流程图

（陈海铭）

第三章

心肺复苏

第一节　概述

心脏骤停（cardiac arrest，CA）是急诊内科常见急症之一，其常见的发病机制为心室颤动或无脉性室性心动过速，其次是心室静止及无脉电活动。心脏骤停后即出现意识丧失、脉搏消失及呼吸停止，经及时有效的心肺复苏，部分患者可存活。

心脏骤停导致全身血流中断，不同器官对缺血损伤的敏感性有所不同。大脑是人体对缺氧最敏感的器官，其次是心脏、肾脏、胃肠道、骨骼肌等，需紧急处理。

（一）病因

1. 各系统病变均可能导致心脏骤停，成人最常见心脏骤停原因是心血管急性事件

- 心脏：心脏损伤（冠心病心肌梗死、心肌病、心脏结构异常、瓣膜功能不全）。
- 呼吸：通气不足、上呼吸道梗阻、肺栓塞、低氧血症、张力性气胸。
- 循环：机械性梗阻、心脏压塞、有效循环血量过低、低血容量。
- 代谢：电解质和酸碱平衡紊乱，如低血钾、高血钾、酸中毒。
- 中毒：药物、毒品滥用。
- 环境：雷击、触电、低体温、淹溺。

2. 常见的可逆性病因

- 低血容量
- 缺氧
- 酸中毒
- 低/高钾血症
- 低体温症
- 张力性气胸

- 心脏压塞
- 中毒
- 肺栓塞
- 冠状动脉血栓形成

（二）心脏骤停的表现

1. 心脏骤停的典型"三联症"　包括突发意识丧失、呼吸停止和大动脉搏动消失，其中诊断心脏骤停的金指标是大动脉搏动消失。心脏骤停临床表现为：

- 突然摔倒，意识丧失，面色迅速变为苍白或青紫。
- 大动脉搏动消失，触摸不到颈、股动脉搏动。
- 呼吸停止或叹息样呼吸，继而停止。
- 双侧瞳孔散大。
- 可伴有因脑缺氧引起的抽搐和大小便失禁，随即全身松软。

2. 心脏骤停的心电图表现

- 心室颤动（ventricular fibrillation，VF）：简称"室颤"，心脏骤停初期最常见波形，QRS-T波消失，呈大小不等、形态不同的室颤波，常由心室扑动（简称"室扑"）转变而来。
- 无脉性室性心动过速（pulseless ventricular tachycardia，pVT）：心电显示室性心动过速（简称"室速"），但评估患者时患者无意识、无大动脉搏动。
- 心室静止（ventricular asystole）：心电显示"一条直线"。心电检查或心电监护显示"一条直线"时，一定要确认导联电极无脱落，在增加波幅调导联后仍为"一条直线"，方可确认为心室静止。
- 无脉心电活动（pulseless electrical activity，PEA）：心脏有电活动并显示"有自主心律"，但泵功能消失，患者无意识、无大动脉搏动。

（三）心肺复苏

心肺复苏（cardio pulmonary resuscitation，CPR）是抢救生命最基本的医疗技术和方法，包括胸外按压、开放气道、人工通气、电除颤及药物治疗等，目的是使患者恢复自主循环和自主呼吸。

2020年美国心肺复苏指南将心肺复苏生存链分为院内、院外生存链。在工作中急救人员必须熟练掌握生存链，这样更有利于患者的救治、提高复苏成功率。

ER3-1-1

心肺复苏

1. 院外成人心脏骤停生存链环节

- 立即识别心脏骤停并启动急救系统。
- 尽早进行心肺复苏，着重于胸外按压。
- 尽早使用自动体外除颤器（AED）进行快速除颤。
- 有效的高级生命支持。

- 综合的心脏骤停后治疗。
- 康复

2. 院内成人心脏骤停生存链环节

- 心脏骤停前疾病的监测、预防和治疗。
- 立即识别心脏骤停并启动应急反应系统。
- 尽早实施着重于胸外按压的心肺复苏。
- 快速除颤。
- 多学科心脏骤停后治疗。
- 康复

第二节　基础生命支持

基础生命支持(basic life support,BLS)包含了生存链中前三个环节,目的是使患者自主循环恢复。其主要措施包括重建循环、通畅气道、呼吸支持和除颤,被简称为CABD(circulation support,airway control,breathing support,defibrillation)。在心肺复苏前先评估环境安全,再确认患者发生心跳呼吸骤停,需要判断患者有无反应,如果发现无任何反应,立即呼叫急救系统,随后检查呼吸脉搏,如大动脉搏动消失、呼吸停止或仅为濒死叹息样呼吸,立即开始实施心肺复苏(CPR)。有条件时,可考虑电除颤。总体原则是早期判断并采取有效的急救措施,强调尽早按压,尽早除颤(如果为可电击心律),降低致残率和死亡率。在国内,院外呼叫120,告知事件地点、事情经过、发病人数、病情及采用的急救措施等,如果是未经心肺复苏培训的现场救助人员,可听从120调度员的电话指导。院内立即呼叫就近其他医护人员进行团队复苏,并启动院内应急反应系统。

（一）环境评估与识别心脏骤停

早期识别心脏骤停患者:发现患者突然倒地,立即评估周围环境是否安全,判断患者意识,若患者无反应,应立即启动应急反应系统或拨打120求救,在5~10秒内同时检查呼吸和判断大动脉搏动。对非医务人员来说,判断动脉搏动较为困难,会延误复苏时间,可不必判断大动脉搏动。其他检查包括瞳孔(大小、对光反射)、物理检查、心电图,这些检查在有足够抢救人员时可以进行。

- 发现有人突然倒地,首先应确认现场抢救环境对患者、施救者是否安全。
- 判断患者意识:立即拍打患者双侧肩部并大声呼叫,判断有无意识。如患者无反应,并有面色苍白或发绀,可认为意识丧失。
- 呼救:确认患者无意识,立即呼救,启动应急反应系统,尽快取得除颤仪,需要时进行除颤。可以充分利用电子移动设备。
- 检查大动脉搏动:如大动脉搏动消失,认为心脏骤停。成人触摸颈动脉,评估时间 5~10 秒,不超过 10 秒。

- 检查呼吸:在检查大动脉时,同时检查呼吸。心脏骤停时呼吸停止或仅为濒死叹息样呼吸。
- 心肺复苏从按压开始:确认发生心脏骤停立即施行心肺复苏,从按压开始,如有可能尽早除颤。

(二)胸外按压(chest compression)

1. 操作要领

- 患者复苏体位:患者仰卧位,充分暴露胸部,解开衣领及腰带,平卧在硬质平面上。如为软床,身下应放置木板,以保证按压有效,但不要为了寻找木板而延误抢救时间。
- 抢救者体位:抢救者应紧靠患者胸部一侧,一般为其右侧,为保证按压时力量垂直作用于胸骨,抢救者可根据患者所处位置的高低采用跪式体位或使用脚凳等。
- 按压位置:胸骨下部(男性两乳头连线与胸骨交界处)。如为孕 20 周以上妊娠妇女,则在胸骨中部。
- 按压定位:一个手掌根部放在胸骨下部,双乳头之间的胸骨上,另一只手重叠压在其背上,使手指翘起脱离胸壁,也可采用两手手指交叉抬起手指。肘、肩、腕关节同一轴线,借助上半身身体重量向下垂直按压胸骨。
- 按压深度:成人按压深度 5~6cm。
- 按压频率:100~120 次 /min。
- 胸外心脏按压和人工呼吸比例为 30∶2。在具有球囊面罩的双人实施 30∶2 的心肺复苏循环时,可不中断胸外按压给予通气。或建立高级气道支持后,每 6 秒给 1 次人工通气或 10 次 /min,每次呼吸至少持续 1 秒,每次须使胸廓隆起。
- 按压时间:按压与放松时间相同。放松时胸廓充分回弹,促进血液回流使心肺血流充盈。
- 复苏时尽可能减少按压中断时间,按压中断时间应少于 10 秒。
- 儿童胸外按压标准:按压部位和按压频率与成人相同,但按压深度为胸廓前后径 1/3,动作要平稳,不可用力过猛。如胸外心脏按压的对象是婴儿,其操作与成人及儿童有一定区别。婴儿的按压部位在胸骨上两乳头连线与胸骨中线交点下方,单人施救者用中指和无名指垂直于胸壁按压,双人以上施救者采取环抱法以双手拇指进行按压,按压深度为胸廓厚度的 1/3 或约 4cm,按压频率 100~120 次 /min。每 6 秒给予 1 次呼吸支持。

2. 注意事项和常见错误手法

- 按压部位不正确:常见按压部位偏下,或偏向胸廓左侧。向下错位时则受压部位为剑突,可致剑突受压折断,肝脏受冲击破裂或胃部受压导致呕吐误吸;向胸骨两旁偏移或按压时手指没有翘起易致肋骨骨折甚至连枷胸,导致气胸、血胸并丧失胸廓弹性。所以按压前一定要按照标准的方法进行定位,手掌根部的长轴应与肋骨的长轴平行,不要偏向一旁,手指翘起,避免接触和按压肋骨或肋软骨。

● 按压时肘部出现弯曲导致用力不垂直,按压力量不足,按压深度达不到5cm。正确的方法是抢救者双臂绷直,双肩在患者胸骨上方正中,垂直向下用力按压。

● 冲击式按压,猛压,按压放松时抬手离开胸骨定位点导致下次按压部位错误等情况,均可引起骨折。正确的方法是按压要平稳,垂直用力向下,有规律地进行,不左右摇摆,按压与放松时间应大致相等。放松时,定位的手掌根部不能离开胸骨定位点,但应尽量放松,使胸骨不承受任何压力,保证胸廓自然回弹。

● 判断按压是否有效:如按标准手法进行操作,应能触及患者颈动脉搏动。

3. 以胸外按压比例(CCF)来评估按压的连续性。无论在 BLS 还是高级心脏生命支持(ACLS)中,均应尽量提高 CCF 值。

● CCF = 胸部按压时间 / 心肺复苏时间 × 100%。

● 低 CCF 值与预后不良直接相关。

● 目前美国心肺复苏指南推荐 CCF 理想目标为 80%,至少达到 60%。

● 影响 CCF 的因素有:人员更换、建立高级人工气道、电除颤前后、自主循环恢复(ROSC)识别。缩短上述时间,提高 CCF 值,增加复苏成功率。

（三）开放气道（airway）

1. 在心肺复苏中,高级气道建立前在完成 30 个胸外心脏按压后,应评估患者的气道开放情况,并给予 2 次人工呼吸支持。

2. 昏迷患者气道阻塞的常见原因为舌后坠,所以要使呼吸道畅通,关键是解除舌肌对呼吸道的堵塞。具体做法是:患者仰卧位,保持头颈躯干呈一直线,并使头适度后仰。徒手开放气道手法:

● 仰头抬颏法:适用于无明显头颈部受伤者。抢救者将左手掌根放在患者前额处,用力下压使头部后仰,右手的示指与中指并拢放在患者下颏骨处,向上抬起下颏。使下颌角和耳垂连线与地面垂直。

● 推举下颌法:当仰头抬颏法不起作用或怀疑脊柱受伤时,采用推举下颌法。抢救者在伤病员头侧,双肘位于伤病员背部同一水平上,用双手拇指置于患者口角旁,余四指托住患者下颌,抓住伤病员两侧下颌角,向上抬起。

3. 清除气道异物

● 行开放气道手法时,如发现患者口腔内异物,应立即给予适当方法取出,尽量避免使用手指直接取而使异物误入气管,常用器械有喉镜、压舌板、开口器、手术钳,通过器械直接取出或吸出异物。

- 如无可见异物,则不必行此步骤。
- 仰头抬颏法时不要过度按压颏下软组织,否则可能会使气道堵塞;用提下颏手的拇指使患者的口张开,以利于通气。

(四)呼吸支持(breathing)

1. 未置入高级气道时的通气方式

- 口对口人工呼吸:急救者正常呼吸,用示指和拇指捏住鼻翼,用口包住患者口唇,将气吹入患者口中。通气结束后示指和拇指松开鼻翼。
- 口对鼻通气:首先开放患者气道,头后仰,用手托住患者下颌使其口闭住。吸一口气,用口包住患者鼻部,向患者鼻孔内吹气,直到胸部抬起,吹气后将患者口部张开,让气体呼出。
- 口对辅助器吹气:作为直接行人工吹气的口咽管多为S形管,过去通气和呼气均经过管的外口,现在经过改进的S形管有一单独的呼气活瓣。
- 口对口鼻:对于婴儿在无其他辅助通气装置时,最好使用口对口鼻技术。
- 口对面罩:减少感染,单人施救通气时或多人无球囊等通气装置时使用。
- 球囊面罩通气:如有球囊面罩且有2个及以上施救者时,这是首选通气方式;具体使用方法见相关章节。

2. 通气注意事项

- 成人不论单人还是双人高级气道建立前胸外按压与人工呼吸的比例均为30：2。
- 青春期以下儿童双人复苏时按压与呼吸比例为15：2,单人仍为30：2。
- 如果患者有脉搏,但无呼吸或呼吸不充分时,成人吹气为每5~6秒1次呼吸(10~12次/min),儿童每3~5秒1次呼吸(12~20次/min)。大约每隔2分钟重新评估脉搏。
- 当患者有口腔外伤或其他原因致口腔不能打开时,可采用口对鼻吹气。
- 吹气要慢(大于1秒),使流速降低,这样就会使最大吸气相压力降低,避免造成胃部胀气。
- 控制吹气量不宜过多,胸廓起伏即为有效,避免过度通气,潮气量500~600ml。

(五)除颤(defibrillation)

1. 除颤重要的理由

- 成人非创伤性心脏骤停的心律主要是心室颤动(室颤),除颤是对室颤最快速有效的治疗,除颤的速度是心脏复苏成功的关键,每推迟1分钟除颤,存活率下降7%~10%。
- 在院内,尽可能在心肺复苏开始的前3分钟内完成除颤,应在得到除颤器的第一时间给予电除颤,在除颤前充电期间应持续心脏按压及人工呼吸等基础心肺复苏措施。

- 各种年龄段的心脏骤停患者中,存活率较高的是那些有目击者的心脏骤停,以及初始心律是室颤或无脉性室速的患者。在这些患者中,BLS 的关键是胸外按压和早期除颤。

2. 注意事项

- 对医护人员来说,如有手动除颤仪不用自动除颤仪。
- 电击后,立即继续施行心肺复苏,并且从胸外按压开始心肺复苏,给予 2 分钟的心肺复苏后再评估大动脉搏动、呼吸及心律。
- 除颤并不能恢复心跳。除颤使心脏顿抑,短暂地终止所有的电活动,包括室颤和无脉性室速。如果心脏仍然能够存活,则自律性最高的窦房结将首先发出电流冲动,重新掌控心脏的整体搏动节律并最终恢复心跳。
- 成功除颤后的前几分钟内,自主心律通常较慢,并且心脏的泵功能还可能不会产生脉搏或足够的灌注,患者仍需要进行心肺复苏,直至达到足够的心脏泵血功能。
- 在除颤后立即继续高质量心肺复苏(从按压开始),非常重要的原因是:不是所有除颤都能成功。
- 自动体外除颤器(AED)可自动分析心律,提示施救者是否除颤放电,业余人员也很容易掌握,由此明显扩大了除颤器使用人员范围,缩短了心跳停止至除颤所需要的时间,并使电除颤真正成为 BLS 的一项内容。
- 除颤时常规使用自粘式电极片,可降低经胸阻力或胸部结构对电流的阻力。

3. 心脏骤停时什么心电表现需要除颤?

- 室颤(VF)。
- 无脉性室速(pVT)。
- 注意:心脏骤停时的另外两种心电表现,即停搏和无脉性电活动不能电除颤。

4. 操作过程

- 患者应处于平卧位,充分暴露胸廓,移除患者身上的金属物件,擦干皮肤。
- 将适量的导电糊涂到除颤器电极板上,涂抹均匀(也可用盐水纱布,但不要太湿)。
- 打开除颤器电源(除颤仪默认状态是非同步)。
- 选择除颤能量,单相波除颤用 360J,双相波用 200J。若操作者对除颤仪不熟悉,除颤能量选择最大能量单位。
- 开始充电。
- 充电至所需能量,并告知所有人不能触碰患者。

- 用适当压力放置电极板。电极板安放位置："STERNUM"电极板胸骨右侧,其上缘放于右侧锁骨下;"APEX"电极板中心置于左腋中线,第4、5肋间;两电极板之间距离至少10cm,用力按压电极板,尽量使胸壁与电极板紧密接触。
- 再次观察心电示波(如仍是室颤),环顾患者四周,确定周围人员与患者及担架无接触,并嘱所有人不能触碰患者及担架。
- 双手指同时按压放电按钮电击除颤。
- 除颤后立即恢复心肺复苏,从按压开始。除非患者出现生命迹象或高级监测表明自主循环恢复。
- 5组心肺复苏(按压:通气30:2为1组,约为2分钟)后再检查脉搏和心律,必要时再进行另一次电击除颤。
- 注意:不应在电击除颤后立即检查患者脉搏,而应是立即进行心肺复苏。

(六)美国心脏学会(AHA)心肺复苏指南中BLS人员进行高质量心肺复苏的要点总结(表3-2-1)

表3-2-1 AHA心肺复苏指南中BLS人员进行高质量心肺复苏的要点总结

内容	成人和青少年	儿童(1岁至青春期)	婴儿(不足1岁,除新生儿以外)
现场安全 识别心脏骤停	无呼吸或仅是濒死叹息样呼吸(即无正常呼吸) 不能在10s内明确感觉到脉搏(在10s以内可以同时检查呼吸和脉搏)	同成人	同成人
启动应急反应系统	如果您是独自一人且没有手机,则离开患者启动应急反应系统并取得AED,然后开始心肺复苏;或者请旁人前往取得,自己则立即开始心肺复苏;取得AED后尽快使用	有人目击的猝倒,对于成人和青少年,遵照左侧的步骤;无人目击的猝倒给予2min的心肺复苏,离开患者去启动应急反应系统并获取AED,回到该儿童或婴儿身边并继续心肺复苏;在AED可以提供后尽快使用	同儿童
没有高级气道的按压通气比率	1或2名施救者 30:2	1名施救者 30:2 2名以上施救者 15:2	同儿童

续表

内容	成人和青少年	儿童（1 岁至青春期）	婴儿（不足 1 岁，除新生儿以外）
有高级气道的按压通气比率	以 100~120 次 /min 的速率持续按压，每 6s 给予 1 次呼吸（每分钟 10 次呼吸）	同成人	同成人
按压速率	100~120 次 /min	同成人	同成人
按压深度	至少 5cm（5~6cm）	至少为胸部前后径的 1/3，约 5cm	至少为胸部前后径的 1/3，约 4cm
手的位置	将双手放在胸骨的下半部	将双手或一只手（适用于很小的儿童）放在胸骨的下半部	1 名施救者：将两根手指放在婴儿胸部中央，乳腺正下方 2 名施救者：将双手拇指环绕放在婴儿胸部中央，乳腺正下方
胸廓回弹	每次按压后使胸廓充分回弹 不可在每次按压后依靠在患者胸上	同成人	同成人
尽量减少中断	胸外按压中断时间间隔限制在 10s 以内	同成人	同成人

注：医务人员在急救中有手动除颤仪时尽量用手动除颤仪不用自动体外除颤器（AED）。AHA，美国心脏学会；BLS，基础生命支持。

第三节　高级生命支持

高级心脏生命支持（advanced cardiovascular life support，ACLS）的目的是进一步支持基本生命活动，恢复患者的自主心律和呼吸，包括维持有效的通气和换气，转复心律至血流动力学稳定及恢复脏器的灌注。ACLS 应尽早开始，如条件具备，抢救人员及抢救药品充足，最好与 BLS 同步进行。具体措施包括：①人工气道的建立，主要是气管插管；②除颤复律 / 起搏；③建立静脉通路及复苏药物的应用。

（一）人工气道的建立

1. 咽部置管

● 咽部插管主要包括口咽通气管和鼻咽通气管。

● 主要适用于由于舌后坠、分泌物、呕吐物、血凝块或其他异物如义齿脱落等机械因素引起的上呼吸道部分或完全梗阻，而又不能长时间坚持抬下颌和张口两个徒手开放气道步骤，从病情上讲又不适宜做气管内插管，更无必要做气管切开的患者。

● 咽部插管的主要步骤：首先清除口腔异物及分泌物，徒手开放气道，保持头后仰并偏向一侧，然后放入鼻咽管或口咽管。

2. 球囊面罩装置（简易呼吸器）　详见第十一章第二节中球囊面罩通气相关内容。

● 球囊面罩辅助通气是急诊最常用辅助通气装置，尤其在气管插管前。它可提供正压通气，单人复苏时易出现通气不足，双人复苏时效果较好。

● 根据患者面部特点，选择合适型号的面罩。若面罩处于未充气状态，先用注射器为面罩充气，充气量应适宜，用手感受面罩的紧张度和是否漏气。

● 连接简易呼吸器：将球体充分展开，暴露进、出气阀，然后将面罩、储气氧袋、氧气导管与简易呼吸器相连接，氧气导管另一端连接氧源。确定单向阀处于开启状态，以免充气时压力过大而损伤气道。

● 为患者进行通气：将患者头部偏向一侧，清理患者口腔内的分泌物，摘除眼镜及活动性义齿。使用推举下颌法先开放气道，然后进行简易呼吸器给气。一手持球体，另一只手持面罩，在保证气道开放的前提下，以"E-C手法"固定面罩，使之不漏气。面罩应放置于鼻梁之上，避免压迫眼球。挤压球体，挤压时间不少于1秒，强度以看到患者胸廓有起伏动作为宜，一般潮气量为500~600ml，避免过度通气。

● 心肺复苏时，配合 BLS：面罩结合简易呼吸器时，频率为在进行 30 次胸外按压后，给气 2 次，即按压与通气比例为 30∶2。

● 心肺复苏时，配合气管插管的 ACLS：送气频率为 10 次 /min，也就是每 6 秒一次通气，同时不间断进行胸外按压。

● 在急救呼吸时，患者无呼吸但是有心跳，则只进行人工通气的复苏操作，每分钟 10~12 次通气（5~6 秒 1 次人工通气）。

3. 气管插管　为保证心跳呼吸骤停患者的心、脑及其他重要器官的氧供，条件具备时，对适合进行气管插管的要及早进行。气管插管既适用于昏迷患者，也适用于清醒患者，是最常用的人工气道。特殊情况下可能需要行环甲膜切开。详见第十一章第一节人工气道技术。

（二）机械通气

详见第十一章第二节中机械通气相关内容。

呼吸停止或昏迷患者仅靠口对口或口对鼻人工通气是不够的。口对口或口对鼻人工通气的目的是解决患者的紧急供氧问题,避免因长时间缺氧造成心、脑等重要器官的不可逆损伤,一旦条件具备,应立即建立人工气道并使用呼吸机进行机械通气,确保机体对氧的需求。

（三）复苏药物

1. 给药途径　首选静脉给药,在每次推注药物后,外周注射 20ml 冲管的静脉液体,并抬高肢体 15°~20°,10~20 秒。

（1）静脉给药

● 心肺复苏开始后,应尽快建立静脉通路,以供输液及用药之需。

● 初期复苏期间一般多采用上腔静脉系统内静脉给药。

（2）骨髓腔给药

● 骨髓腔内中空的未塌陷的静脉丛,能起到与中心静脉给药相似的作用。

● 如果静脉通道无法建立,可以考虑骨髓腔内注射（IO）。

（3）经气管支气管树给药

● 如静脉通道不能很快建立而气管插管已成功时,可将复苏药物以静脉用量的 2~2.5 倍,加 5~10ml 生理盐水或注射用水稀释。

● 经气管插管注入气管支气管树,因肺内丰富的毛细血管网,药物作用速度和静脉内给药无明显区别。

（4）因心内注射可引起气胸或损伤心脏及冠状动脉、心内注射时胸外心脏按压必须停止等缺点,临床上现已不主张心内注射。

2. 复苏药物　除以下药物外,还可针对病因给予药物治疗,如阿片类中毒用纳洛酮。

（1）肾上腺素

● 可提高心肌的收缩力,增加心输出量。

● 肾上腺素可以改变细室颤为粗室颤。

● 有利于早期实施电除颤。

● 适用于各种类型的心脏骤停。

● 标准用法:室颤和无脉性室速时,标准剂量每次 1mg,静脉注射／骨髓腔内注射,随后推注 20ml 冲管的静脉液体。如未建立静脉注射／骨髓腔内注射通路,气管内给药 2~2.5mg。每 3~5 分钟重复使用。

（2）胺碘酮

● 可用于对胸外按压、电极除颤和缩血管药等治疗无反应的室颤或无脉搏心动过速患者。

- 用法：首剂 300mg，静脉或骨髓腔内快速推注给药，如无效，可追加 150mg。

（3）利多卡因

- 顽固性室颤或无脉室速而无胺碘酮时使用。
- 可静脉推注利多卡因 1~1.5mg/kg，若室颤或心动过速持续存在，可每隔 3~5 分钟再给 0.5~0.75mg/kg。

（4）硫酸镁，镁剂使用的指征包括：

- 对电击无效的顽固性室颤并可能有低镁血症。
- 室性心动过速并可能伴有低镁血症。
- 尖端扭转型室速。
- 洋地黄中毒心室兴奋性增加。
- 剂量为 2g，1~2 分钟注射完毕，10~15 分钟后可酌情重复。

（5）碳酸氢钠

- 对心脏骤停患者，不推荐常规使用碳酸氢钠。
- 在一些特殊复苏情况，如原本就有代谢性酸中毒、高钾血症、三环类抑郁药过量，可以考虑使用碳酸氢钠。
- 这些特殊情况下使用碳酸氢钠，常规起始剂量为 1mg/kg。

（四）关于紧急心脏起搏、ECPR、超声检查

- 对心脏停搏，目前不主张经皮心脏起搏。
- 体外膜肺心肺复苏（ECPR）：是指心脏骤停期间的静动脉体外膜肺，包括体外膜肺和心肺分流。如有条件实施，可以考虑对有可逆病因且对传统心肺复苏无效的心脏骤停患者使用。
- 超声检查：有利于识别心脏骤停的可逆病因，使用时应以不影响标准心脏骤停治疗方案为前提。

（五）心肺复苏期间的生理指标检测

在心脏骤停期间如有可能，使用下面参数可以指导改善按压质量，并指导血管加压药物使用。

1. 呼气末 CO_2 分压（$PETCO_2$）　在心肺复苏期间，$PETCO_2$ 的主要决定因素是肺部血流，是检测复苏质量的重要指标。

- 在心肺复苏期间，如果插管患者的 $PETCO_2$ 值持续低于 10 mmHg，则表明不可能出现自主循环恢复。
- 如果 $PETCO_2$ 突然升至 35~40mmHg 的正常值，则将其视作自主循环恢复。
- 如果 $PETCO_2$ 在心肺复苏期间低于 20mmHg，应提高按压质量并使用血管加压药物治疗。

2. 冠脉灌注压（CCP）　CCP 升高与心肌血流和自主循环恢复有关。只有

保证 CCP 值大于 15 mmHg 才有可能恢复自主循环。

3. 动脉舒张压　如果动脉舒张压低于 20mmHg,应提高按压质量并使用血管加压药物治疗。

4. 中心静脉血氧饱和度(ScvO$_2$)　ScvO$_2$ 变化反映了心输出量变化引起的氧输送量变化,正常范围为 60%~80%。如果 ScvO$_2$ 低于 30%,应改善按压质量和使用血管加压药物治疗。

(六)复苏团队角色分配

各角色相互配合,责任明确,有效沟通,在抢救中信息共享相互尊重,听从组长调动。如抢救人员不足,下面的任务必须按照优先顺序分配给现场的医务人员。

- 按压员。
- 电除颤及监护。
- 气道管理者。
- 复苏团队组长:负责安排组员角色任务,组织高质量心肺复苏。
- 建立静脉/骨髓腔内通路,并负责给药者。
- 记录员。

(七)心肺复苏重点

根据美国心肺复苏指南内容,保证心肺复苏质量,需做到以下几点:

- 用力快速按压,按压深度,成人 5~6cm,速率为每分钟 100~120 次,并确保胸廓完全回弹。
- 尽量减少胸外按压的中断。
- 避免过度通气。
- 每 2 分钟更换一次按压者,如感觉疲劳可以提早更换。
- 如果未建立高级气道,按压与通气比例为 30：2。

(八)心肺复苏心率分析注意事项

关于心肺复苏过程中心律分析时注意以下几点:

- 中断按压来进行心律分析的时间不应超过 10 秒。
- 在 2 分钟的心肺复苏后检查心律,注意要尽量减少按压的中断。
- 如果是不可电击心律且有规则性,则应尝试触诊脉搏。如果 10 秒内不能确定是否有脉搏,应立即继续心肺复苏。
- 最好在心律分析期间且仅在有规则性心律的情况下检查脉搏。
- 如果是有规则性的心律且有可触及的脉搏,需要继续进行心脏骤停自主循环恢复后治疗。
- 如果是不可电击心律且无脉搏,应按照心脏骤停流程继续进行复苏。
- 如果是可电击心律,则给予 1 次电击并在电击后立即继续进行 2 分钟的高质量心肺复苏。

(九)美国 AHA 成人心脏骤停 ACLS 救治流程图(图 3-3-1)

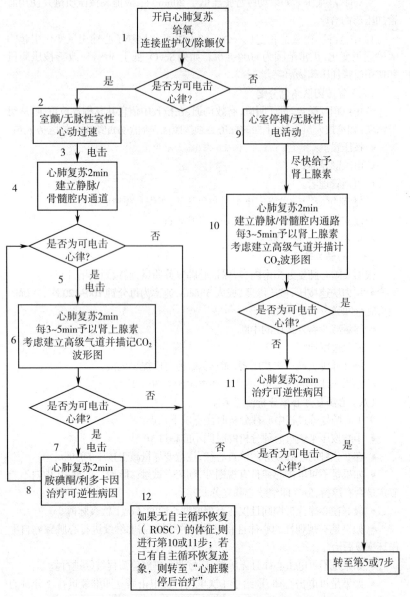

图 3-3-1 美国心脏学会成人心脏骤停高级生命支持救治流程图

第四节 心脏骤停后综合征的预防和治疗

发生心脏骤停的患者,在采取有效的心肺脑复苏措施后,如果心律有规则性且有可触及的脉搏,则继续进行心脏骤停自主循环恢复(ROSC)后治疗。虽然自主血压恢复,但仍有数小时的昏迷,并常伴有数日的多器官功能障碍。这种情况称为心脏骤停后综合征。

（一）自主循环恢复后主要支持治疗措施

● 在自主循环恢复后会发生明显的心血管功能恶化,需要积极的血流和通气支持,包括血管内容量扩张,血管活性药物和心肌收缩药物及有创装置。

● 目标体温管理(TTM)和导致心脏骤停的潜在病因的治疗会影响存活率和神经功能预后。

● 已经将血流动力学优化方案引入作为集束化干预策略的一部分,以提高存活率。

● 通过确保器官氧合和灌注并积极避免和治疗并发症,积极调整心脏骤停自主循环恢复后的生理状态可改善患者预后。

（二）心脏骤停恢复自主循环后的治疗措施

1. 血流动力学支持 治疗低血压。心脏骤停恢复自主循环后治疗药物:肾上腺素、多巴胺、去甲肾上腺素。

● 静脉推注 1~2L 生理盐水或乳酸林格液。

● 去甲肾上腺素每分钟 0.1~0.5μg/kg(对于 70kg 成人:每分钟 7~35μg),静脉输注并调节至获得大于 90mmHg 的最低收缩压或大于 65mmHg 的平均动脉压。

● 肾上腺素每分钟 0.1~0.5μg/kg(对于 70kg 成人:每分钟 7~35μg),静脉输注并调节至获得大于 90mmHg 的最低收缩压或大于 65mmHg 的平均动脉压。

● 多巴胺每分钟 5~10μg/kg,静脉输注并调节至获得大于 90mmHg 的最低收缩压或大于 65mmHg 的平均动脉压。

2. 优化患者的通气状况 确保气道通畅和有效的呼吸支持。

● 无意识的患者通常需要建立高级气道并给予机械通气支持。

● 如果患者能够耐受,应抬高床头 30°,以降低脑水肿、误吸和呼吸机相关性肺炎发生率。

● 初始复苏期间可能会使用 100% 的氧气,但应调整吸入氧浓度能够获得 94%~99% 动脉血氧饱和度的最低水平,以免氧中毒。

3. 开始目标体温管理(TTM) 体温维持 32~36℃至少 24 小时。提供神经保护治疗和预测及其他结构化干预措施。

4. ST 段抬高心肌梗死或高度疑似急性心肌梗死。

- 立即通过经皮冠脉介入术进行冠状动脉再灌注治疗。
- 立即做 12 导联心电图检查。心脏骤停自主循环恢复后治疗的心律,需要识别心律失常。心率太快或太慢;QRS 波群的宽或窄。

5. 识别和治疗任何导致心脏骤停的心脏疾病、电解质紊乱、中毒、肺部疾病和神经系统疾病等因素。

6. 实施有助于进一步评估患者的相关检查。

(三)成人心脏骤停恢复自主循环后治疗流程图(图 3-4-1)

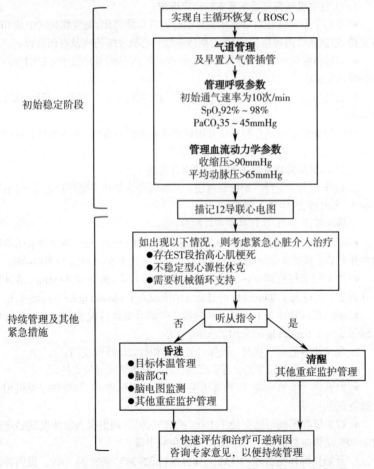

图 3-4-1 美国心肺复苏指南中成人心脏骤停自主循环恢复后治疗流程图

(邓 颖)

第四章

休克

第一节　概述

（一）概述

休克（shock）是各种病因引起有效循环血容量减少和循环功能不全的一种急危重综合征，是疾病发展的危重阶段，其病理生理过程的核心是组织器官的灌注不足。医生对休克患者症状和体征做周密观察和检查是早期发现及诊断休克的关键。

休克有多种分类方法，为了便于患者的急诊救治，目前常按照血流动力学将其分为：

- 低血容量性休克：主要包括创伤、烧伤、出血、失液等原因引起的休克。
- 分布性休克：包括感染性、过敏性和神经源性休克。
- 梗阻性休克：由于腔静脉梗阻、心脏压塞、张力性气胸、急性肺动脉栓塞等引起心脏内外流出道的梗阻，进而引起心输出量的减少。
- 心源性休克：常由急性心肌梗死、急性心肌炎、各种心律失常、心脏瓣膜病和心肌病等引起，在前负荷正常状态下心脏泵功能减弱或者衰竭引起的心输出量减少。

休克常见病因见表 4-1-1。

表 4-1-1　不同分类休克常见病因

低血容量性	心源性	梗阻塞性	分布性
出血	肌病性	舒张期充盈受损	脓毒性（细菌、真菌、
创伤	心肌梗死	（心室前负荷降低）	病毒、立克次体等）
胃肠道	左心室	直接阻塞静脉（腔	中毒性休克综合征
腹膜后	右心室	静脉）	过敏性、类过敏性
体液丢失（非出血性）	心肌挫伤（创伤）	胸腔内阻塞性肿瘤	神经性（脊髓休克）
细胞外液丢失	心肌炎	胸腔内压力增加	

低血容量性	心源性	梗阻塞性	分布性
脱水	心肌病	张力性气胸	内分泌性
呕吐	缺血后心肌顿抑	机械通气(伴压力	肾上腺危象
腹泻	脓毒症性心肌抑制	过高或容量不足)	甲状腺危象
多尿	药物性	哮喘	中毒(如硝普钠、溴苄
细胞间液的重新分配	蒽环类致心脏毒性	心脏顺应性降低	胺)
烧伤	钙通道阻滞剂	缩窄性心包炎	
创伤	机械性	心脏压塞	
过敏反应	瓣膜功能不全(狭	心脏收缩力受损	
血容量升高(静脉扩	窄或反流)	(心室后负荷增加)	
张)	肥厚型心肌病	右心室	
脓毒症	室间隔缺损	肺栓塞(大面积的)	
过敏反应	心律失常	急性肺动脉高压	
毒素或药物	心动过缓	左心室	
	心动过速	主动脉夹层	

（二）诊断思路

1. 休克的诊断一般不难,关键是早期发现及诊断,以便于早期及时处理。急诊对休克的快速诊断有赖于医生对患者症状和体征进行周密的检查和观察,即"一看二问三摸四听"。

- 一看,即观察患者的皮肤颜色和表情。
- 二问,即询问病史,根据患者回答问题情况,了解神志是否清晰。
- 三摸,即触摸患者脉搏的强度、快慢和节律是否规则,并触摸患者皮肤的温度和干湿情况。
- 四听,即听患者的心音和测量血压。

2. 诊断标准　①有诱发休克的病因;②意识障碍;③脉搏细速,超过100次/min或不能触及;④四肢湿冷,皮肤花纹、黏膜苍白或发绀,胸骨部位皮肤指压阳性(指压后再充盈时间>2秒),尿量<0.5ml/(kg·h)或无尿;⑤收缩压<80mmHg;⑥脉压<30mmHg;⑦原有高血压者,收缩压较原水平下降30%以上。

凡符合以上①及②③④中的两项,和⑤⑥⑦中的一项者,可诊断为休克。

（三）鉴别诊断

1. 良性低血压与休克的鉴别　低血压是休克的重要临床表现之一,但低血压的患者并非都有休克。一般认为正常成年人肱动脉血压<90/60mmHg为低血压。低血压是一种没有休克病理变化的良性生理状态。常见的良性低血压主

要包括：

- 体质性低血压：又称原发性低血压，常见于体质瘦弱患者，女性居多，可有家族倾向，一般无自觉症状，多在体检中发现。收缩压可仅为 80mmHg。少数患者可出现疲倦、健忘、头昏、头痛甚至晕厥。但尿量正常。上述症状也可由慢性疾病或营养不良引起，无器质性病变表现，心率不快，微循环充盈良好。

- 直立性低血压：是由体位改变引起的低血压，常见从平卧位突然转变为直立位，或长久站立所致。严重的直立性低血压可以引起晕厥。直立性低血压可以是特发性的，也可以为继发性的。前者可能为自主神经功能失调，后者可继发于某些慢性疾病或因某些药物的影响。

2. 不同类型休克的鉴别

- 低血容量性休克：有明确的内、外出血或失液因素（包括严重呕吐、腹泻、肠梗阻和各种原因的内出血等），失血量占总血容量的 15%（750ml）以上，有明显的脱水征。

- 脓毒症休克：有感染的证据，包括急性感染、近期手术、创伤、传染病等。有感染中毒征象，如寒战、发热、白细胞增高及异型核细胞增加。

- 心源性休克：有心脏疾病的临床表现。如急性心肌梗死，患者有明显心绞痛，心电图有典型 ST-T 改变。心脏压塞时可有心电图低电压、中心静脉压 >12cmH$_2$O 等。

- 过敏性休克：有明确的致敏因素，如易致敏的药物（青霉素等）生物制品或毒虫叮咬等。绝大多数骤然发病，1/2 的患者在 5 分钟内发病。除血压骤降外，可有过敏性皮肤表现及呼吸系统症状（如喉头水肿、支气管哮喘、呼吸困难等），病情凶险。

- 神经性休克：有强刺激因素，如创伤疼痛及其他可导致机体强烈应激反应的原因。

（四）休克监测

1. 一般监测

- 意识状态：表情淡漠、烦躁不安、嗜睡或者昏迷，提示大脑因循环不良而发生障碍。

- 周身皮肤的温度和色泽：四肢温暖、皮肤干燥红润、毛细血管充盈时间缩短，表明末梢循环恢复，休克好转。

- 血压和脉率的监测：这在休克的治疗中十分重要，但是血压并不是反映休克程度的敏感指标，应该定时测量、动态比较，血压回升、脉压增大是休克好转的迹象，病情恶化或者好转时脉率的变化常出现在血压变化之前。常用脉率 / 收缩压（mmHg）计算休克指数，正常值为 0.5，表示血容量正常；休克指数 >1.0~1.5，表示存在休克；休克指数 >2.0 为严重休克。

- 尿量:是监测毛细血管灌流简单而有用的指标,可留置导尿管记录每小时尿量、尿比重等。尿量<25ml/h、比重增加表明存在肾血管收缩和供血量不足。尿量>30ml/h,说明有足够的肾血流灌注。血压正常但是尿量仍少且比重偏低,提示急性肾衰竭。

2. 特殊监测

- 中心静脉压(CVP)可反映右心前负荷情况,正常值为5~10cmH$_2$O;<5cmH$_2$O,表示血容量不足。
- 肺毛细血管楔压(PCWP)与左心房内压力接近,正常值6~15mmHg,低于正常值反映血容量不足。
- 心输出量和心脏指数。
- 心脏超声监测:有助于病因诊断,有助于病情评估,监测血流动力学、心功能,同时具有无创、动态、快速等特点。
- 动脉血气分析:有助于监测酸碱平衡、离子等。
- 动脉血乳酸监测:评估休克程度、治疗效果。

对于休克患者应该迅速给予救治,避免为了诊断而进行过多烦琐的特殊检查,就连必要的辅助检查如血常规、动脉血气分析、心电图、血电解质及留置导尿管监测尿量等,也应该边救治边进行。测定动脉血中乳酸浓度对判断休克和评估治疗效果有重要价值。

(五)治疗要点

急救的要点是给予积极的监测,及时诊治引起休克的原始疾病,尽快恢复有效循环血量。处理原则如下:

1. 院前急救时,应给予吸氧,开通静脉通路并快速补液,及时转运至有救治能力的医院。如有可能针对病因治疗,如外伤止血、包扎,过敏性休克者去除过敏原。对于呼吸心搏骤停患者,及时给予心肺复苏。

2. 立即监护,反复评估 针对引起休克的不同原因及休克的不同发展阶段的血流动力学变化采取综合性治疗措施,对治疗非常重要。其治疗的根本目的是恢复组织的有效灌注。

3. 积极治疗原发病 病因治疗、及时诊治引起休克的原始疾病是防治休克最关键的措施。根据不同病因补液或给予急救药物。一旦休克出现,应首先采取止血、抗感染、输液、镇痛等措施,去除休克发展的原始动因,同时积极处理引起休克的原发病。对于严重威胁生命又必须外科处理的原发疾病如体腔内脏器大出血、肠坏死、消化道穿孔或腹腔脓肿等,不应为了等待休克"纠正"而贻误手术机会。

4. 维持患者的生命体征。

5. 一般处理 患者应平卧(下肢可抬高15°~20°),保持呼吸道通畅,吸氧,保温,尽快建立静脉通道,密切观察病情,监测生命体征。

6. 扩容治疗(液体复苏)　各种休克都存在有效循环血量的绝对或相对不足,除心源性休克外,扩容治疗是纠正有效循环血量降低、改善器官微循环灌注的首要措施。补液总量依原发病和患者的心肾功能状态而定,补液速度控制原则是先快后慢,力争在最短时间内改善微循环。扩容治疗有效的传统临床指标:①组织灌注良好,肢体温暖,发绀消失,神志好转;②收缩压 >90mmHg,脉压 ≥40mmHg,脉率 <100 次 /min;③尿量 >30ml/h。目前认为,扩容治疗的目的是确保器官组织灌注,因此,理想的扩容治疗目标是组织氧合功能监测指标(如 pH、$PaCO_2$、血乳酸等)恢复正常。

7. 纠正酸中毒　可根据血气分析及二氧化碳结合力补充碱性液体,常用药物有 5% 碳酸氢钠(首选)、乳酸钠(肝功能损害者不宜采用)和 THAM 液(适用于需限钠患者)。

8. 合理应用血管活性药物　应用血管活性药物旨在降低血管阻力,调节血管功能,故扩血管药物较缩血管药物更具优点。但缩血管药在休克的治疗上有其适应证,故针对不同情况合理使用缩血管和扩血管药物,可起到相互配合的作用。

(1)扩血管药物在休克时的应用前提是充分扩容,在低排高阻型休克或缩血管药物致血管严重痉挛休克患者以及体内儿茶酚胺浓度过高的中晚期休克患者可使用血管扩张剂,这类药物包括:

● 抗胆碱能药物:主要有东莨菪碱(每次 0.02~0.04mg/kg)、山莨菪碱(每次 0.3~2mg/kg)、阿托品(每次 0.03~0.05mg/kg)。首选山莨菪碱,每 10~30 分钟给药 1 次,根据末梢微循环改善情况逐渐减量或延长给药时间间隔。

● α 受体阻滞剂:如酚妥拉明静脉用 20~80μg/(kg·min)。

(2)缩血管药物:是治疗过敏性休克和神经源性休克的最佳选择。早期轻型的休克或高排低阻型休克,在综合治疗的基础上,也可采用缩血管药物。血压低至心脑血管临界关闭压(50mmHg)以下,扩容又不能迅速进行时,应用缩血管药物升压以确保心脑灌注。首选多巴胺和去甲肾上腺素。

● 多巴胺:静脉用量常为 5~20μg/(kg·min)。

● 去甲肾上腺素:是脓毒症休克的首选药物。静脉用 4~8μg/(kg·min)。

● 肾上腺素:用于过敏性休克的治疗。0.5~1.0mg 肌内注射或皮下注射。对于去甲肾上腺素和多巴胺升压效果不佳的脓毒症休克,也可首选肾上腺素。

● 间羟胺:一次 10~40mg,加入液体中静脉滴注。

● 多巴酚丁胺:常用于心源性休克,静脉用量常为 2.5~10μg/(kg·min)。

(3)其他药物

● 肾上腺皮质激素:适用于脓毒症休克与过敏性休克,首选氢化可的松

200mg/d,亦可用地塞米松 10~20mg/d 或甲泼尼龙 200~300mg/d 静脉滴注。

● 纳洛酮：能拮抗 β 内啡肽效应,可提高血压,使左心室收缩力加强,外周血管阻力降低,改善组织灌注。首剂 0.4~1.2mg,2~4 小时可重复,继以 1.2~2.0mg加入 500ml 液体中静脉滴注。

9. 改善低氧血症　①保持呼吸道通畅,必要时气管插管;②宜选用可携氧面罩或无创正压通气给氧,保持 SaO_2>95%,必要时行气管插管及机械通气。

10. 防治并发症与脏器功能衰竭　休克可引起内环境紊乱和多脏器功能不全,故治疗中应注意纠正体内水、电解质代谢紊乱和酸中毒,同时应注意评估其余各脏器的功能,并根据特点进行保护和支持治疗,防止多器官功能障碍综合征出现。

第二节　低血容量性休克

(一)病因

低血容量性休克在急诊科较常见,是各种休克类型中相对容易逆转的一种,主要指大出血或者失液引起循环血量骤减导致的休克。主要病因有创伤、烧伤、出血、失液等。常见病因：

1. 出血
● 创伤
● 胃肠道
● 腹膜后
● 异位妊娠破裂出血
● 凝血功能障碍致出血
● 应用抗凝剂
● 抗凝血杀鼠剂中毒

2. 体液丢失(非出血性)
(1)细胞外液丢失
● 脱水
● 呕吐
● 腹泻
● 多尿
(2)细胞间液的重新分配
● 烧伤
● 创伤
● 过敏反应

3. 有效循环血容量降低（毛细血管通透性增加）

- 脓毒症
- 过敏反应
- 毒素或药物

（二）诊断思路

1. 患者如有以下情况应考虑低血容量性休克

- 有导致血容量降低的病因：如创伤、烧伤、消化道出血、腹泻、肠瘘等。
- 收缩压低于 80~90mmHg，或高血压者血压下降 30% 以上，毛细血管充盈时间延长，并且一般经初步液体复苏仍无法纠正。
- 有口渴、兴奋、烦躁不安、神情淡漠、神志模糊甚至昏迷。
- 可有皮肤湿冷、尿量减少（尿量 <30 ml/h）、心率增快，以及表浅静脉萎陷，肤色苍白至发绀，呼吸浅快，脉搏细速，体温下降。
- 血浆乳酸浓度升高，血红蛋白或血细胞比容降低，尿比重或尿渗透压升高，中心静脉压（CVP）<5cmH$_2$O 和肺毛细血管楔压（PCWP）<8mmHg，心输出量降低。

2. 诊断创伤失血性休克应注意内出血的诊断

- 患者常有外伤或手术的病史。
- 胸、腹腔积液：胸部听诊和叩诊及腹部叩诊和移动性浊音的检查。
- 胸、腹腔诊断性穿刺抽出不凝血性液体，则可以明确诊断。
- 腹部超声检查及诊断性腹腔灌洗。
- 脊柱、骨盆骨折可导致腹膜后大量出血。
- 股骨骨折时大量血液可集聚在大腿软组织中。
- 影像学检查有助于诊断，应及早全面检查。

3. 失血性休克突出的表现特点是 "5P"

- 皮肤苍白（pallor）
- 冷汗（perspiration）
- 虚脱（prostration）
- 脉搏细弱（pulselessness）
- 呼吸困难（pulmonary deficiency）

最初反应为交感神经兴奋，精神紧张、烦躁、皮肤苍白、出冷汗、四肢末端发凉、脉搏速，血压虽正常但脉压小，在出血量大或在较晚期时血压常下降并有呼吸困难。

4. 失血性休克分级　根据失血量等指标可将失血性休克分成四级（以体重70kg 的成年男性为例）。

- Ⅰ级（早期）：失血量 <750ml，占血容量比例 <15%，心率 ≤100 次 /min，血

压正常或稍增高。

- Ⅱ级(代偿期):失血量 750~1 500ml,占血容量比例 15%~30%,心率 >100 次 /min,呼吸增快(20~30 次 /min),血压下降,皮肤苍白、发凉,毛细血管充盈延迟,轻至中度焦虑,尿量减少(20~30ml/h)。
- Ⅲ级(进展期):失血量 1 500~2 000ml,占血容量比例 30%~40%,心率 >120 次 /min,呼吸急促(30~40 次 /min),血压明显下降,神志改变如萎靡或躁动不安,尿量明显减少(5~20ml/h)。
- Ⅳ级(难治期):失血量 >2 000ml,占血容量比例 >40%,心率 >140 次 /min,脉搏细弱,呼吸窘迫 >40 次 /min,血压显著下降,皮肤发绀、湿冷,意识障碍,无尿。
- 大量失血定义为 24 小时内失血超过患者的估计血容量或 3 小时内失血量超过估计血容量的一半。

5. 失血性休克的监测

- 一般临床监测:包括皮温与色泽、心率、血压、尿量和精神状态等监测指标。尿量是反映肾灌注较好的指标,可以间接反映循环状态。当尿量 <0.5ml/(kg·h)时,应继续进行液体复苏。对未控制出血的失血性休克维持"允许性低血压"即维持平均动脉压(MAP)在 60~80mmHg。
- 实验室监测:①血常规监测,动态观察红细胞计数、血红蛋白及血细胞比容的数值变化。②电解质监测与肾功能监测。③凝血功能监测:常规凝血功能监测,包括血小板计数、凝血酶原时间(PT)、活化部分凝血活酶时间(APTT)、国际标准化比值(INR)和 D- 二聚体等。若 PT 和 / 或 APTT 延长至正常值的 1.5 倍,即应考虑凝血功能障碍。
- 有创血流动力学监测和氧代谢监测:参见相关章节。

(三)治疗要点

- 低血容量性休克:及时补充血容量、治疗原发病和制止继续失血、失液是治疗此型休克的关键。
- 患者保持平卧位或者头和躯干抬高 20°~30° 以利于呼吸,下肢抬高 15°~20° 以增加静脉血回流。
- 保持呼吸道通畅。
- 及早建立静脉通路并维持血压。
- 氧疗,早期给予鼻导管或者面罩吸氧。
- 除了必须遵循休克治疗的一般原则外,主要是根据失血的原因进行针对性的治疗。
- 创伤性外出血,应该根据出血动脉的情况及时采用按压、包扎、止血带等临时止血法,有条件时主张尽早进行正规的清创术及手术止血。

- 对于内出血引起的休克,应该在积极扩容和准备输血的同时进行紧急手术,但是手术的方法应该力求简单,其主要目的是制止出血。
- 首先可经静脉快速滴注等渗盐水或者平衡盐溶液,争取 45 分钟内输入 1 000~2 000ml,如果血压恢复正常并能够继续维持,提示失血量较小且已经不再继续出血,如果患者血细胞比容 >30%,则可以继续输注上述溶液,不必输血。
- 如果失血量大或者继续有失血,上述治疗难以维持循环血容量时应该输血。
- 对于非控制性失血性休克患者,限制性液体复苏效果优于积极的液体复苏,收缩压维持在 90~100mmHg 即可。
- 对于活动性出血的休克患者,不主张快速给予大量液体进行"即刻"复苏,而强调及早进行确定性手术彻底止血后再进行"延迟"液体复苏。
- 积极处理原发病、去除病因是治疗休克的根本,应在尽快恢复有效循环血量后,及时处理原发病,有时应该积极抗休克的同时果断进行必要的手术,以免延误抢救时机。
- 同时尽早应用广谱抗生素,应用抗生素前,进行血培养等细菌学标本的采集,并尽可能在 45 分钟内完成。
- 应用血管活性药物,包括去甲肾上腺素和多巴酚丁胺等,需强调的是,有效循环血容量尚未恢复时,应用血管收缩药物升高血压并不代表组织灌注有改善,必须应用时,宜小剂量低浓度。去甲肾上腺素起始量 0.1μg/(kg·min);多巴酚丁胺常用量为 2.5~10μg/(kg·min),可以改善心泵功能。

第三节　心源性休克

（一）病因

心源性休克(cardiogenic shock)指心脏泵血功能衰竭而引起的休克,是由于心脏排血功能障碍、心输出量锐减,不能维持其最低限度的心输出量,导致血压下降,重要脏器和组织供血严重不足,引起全身性微循环功能障碍,从而出现以缺血、缺氧、代谢障碍及重要脏器损害为特征的病理生理过程。常见的病因有:

1. 肌病性
- 心肌梗死:左心室、右心室
- 心肌挫伤（创伤）
- 心肌炎
- 心肌病
- 缺血后心肌顿抑
- 脓毒症性心肌抑制

- 药物性：蒽环类致心脏毒性、钙通道阻滞剂

2. 机械性

- 瓣膜功能不全（狭窄或反流）
- 肥厚型心肌病
- 室间隔缺损

3. 心律失常

- 心动过缓
- 心动过速

（二）诊断思路

1. 了解患者年龄、平时健康状况、用药情况、发病时特点（如急性心肌炎有发热、心慌等，心肌梗死有胸痛）及可能存在心源性休克的病因等。

2. 心源性休克两个主要特征

- 血压明显降低：收缩压 <90mmHg 或平均动脉压较基础值下降 ≥30mmHg 伴左心室充盈压升高（肺毛细血管楔压 >18~20mmHg），右心室舒张末期压 >10mmHg，心脏指数明显降低。

- 全身低灌注：脑部症状有神志异常，轻者烦躁或淡漠，重者意识模糊，甚至昏迷；心肺症状有心悸、呼吸困难；肾脏症状有少尿或无尿，通常尿量在 20ml/h 以下；消化道可有肠梗阻表现；周围血管灌注不足及血管收缩可见皮肤苍白甚至花斑、湿冷、发绀等，同时还有原发病的症状，如急性心肌梗死胸痛；重症心肌炎还可有上呼吸道感染症状，如发热、恶寒等。

3. 实验室检查　心源性休克病因不同，实验室检查结果亦不尽相同，常规检查包括：

- 血常规：白细胞计数增多，一般在（10~20）×10^9/L，中性粒细胞增多。

- 尿量及尿常规：尿量减少，可出现蛋白尿、白细胞尿和管型。并发急性肾衰竭时，尿比重由初期偏高转为低而固定在 1.010~1.012。

- 肾功能检查：血尿素氮和肌酐升高，尿/血肌酐比值常降至 10 以下。

- 酸碱平衡及血气分析：休克早期可以有代谢性酸中毒和呼吸性碱中毒改变，休克中晚期常为代谢性酸中毒并呼吸性酸中毒，血 pH 值下降，氧分压和血氧饱和度降低，二氧化碳分压和二氧化碳含量增加。

- 心肌坏死标志物检查：可见肌酸激酶、肌酸激酶同工酶、肌钙蛋白 T、肌钙蛋白 I 升高。

- 弥散性血管内凝血（DIC）检查：休克晚期常并发 DIC，除血小板计数进行性下降及血小板功能异常外，凝血酶原时间延长，纤维蛋白原降低，凝血因子减少。

- 心电图检查：对判断心肌梗死是必需的，可见 T 波增高，ST 段弓背向上

抬高、异常 Q 波、QS 波及相关的心律失常。

- 胸部 X 线片：可见肺淤血，肺门常出现蝶形渗出影。
- 超声心动图检查：根据室壁运动异常的范围和程度可以推测心肌损害的程度，同时在诊断左心室壁破裂、室间隔穿孔及急性二尖瓣反流方面具有重要价值。这也是与其他原因引起的心源性休克鉴别的重要手段。

4. 心源性休克的鉴别诊断 需注意除外其他原因导致的低血压，如低血容量、药物导致的低血压等。

（三）治疗要点

1. 基础治疗

- 体位：最好采用去枕平卧位，不能平卧者，可采用 30° 半卧位。注意保暖，尽量减少搬动患者。
- 吸氧：先鼻导管或面罩给氧，有肺水肿者可考虑给予无创通气支持，多用 BiPAP 模式，效果不好者可气管插管机械通气，尽量使氧分压、血氧饱和度保持在正常水平。
- 立即建立静脉通道：最好选深静脉。
- 观察尿量和外周组织灌注情况：皮肤温暖、红润表明小动脉阻力低，组织灌注尚可；皮肤湿冷苍白表明小动脉阻力高，但应注意皮肤的变化并不能完全反映心、脑、肾等主要脏器的血流灌注情况。

2. 重症监护

- 持续心电、血压、血氧监测。
- 频繁评估生命体征和精神状态。
- 可快速进行复律和除颤：心源性休克可能随时发生心脏骤停事件，除颤复苏设备应处于备用状态。
- 反复评估血清乳酸水平，以判断是否还存在休克。
- 反复评估器官功能。

3. 病因治疗 病因治疗是治疗心源性休克的关键，因此应把明确病因放在首位。疑似心源性休克的患者必须立即进行心电图和超声心动图检查，以便明确病因。

- 应对 ST 段抬高心肌梗死（STEMI）合并心源性休克或严重心力衰竭的患者行直接经皮冠脉介入术（PCI）。
- 患者心源性休克为泵衰竭引起，对患者较大的严重狭窄的非梗死相关冠脉行 PCI。
- STEMI 合并心源性休克患者冠脉解剖结构不适宜行 PCI 的，应行急诊冠状动脉搭桥术（CABG）。
- 对于不适合 PCI 及 CABG 的 STEMI 合并心源性休克患者，应在溶栓时间窗内行溶栓治疗。

4. 药物治疗

- 如果患者低血压是由于潜在的低血容量或其他可逆因素,在纠正这些因素前不推荐使用正性肌力药物;在任何情况下,都应谨慎使用正性肌力药物,应从低剂量开始缓慢增加。

- 持续性低血压和低心输出量应考虑使用交感神经兴奋剂,包括多巴胺、多巴酚丁胺、间羟胺、肾上腺素、去甲肾上腺素。

- 在 STEMI 合并心源性休克患者中应用多巴胺可能增加风险;与去甲肾上腺素相比,多巴胺可能增加 NSTEMI 合并心源性休克患者的病死率。静脉滴注正性肌力药物有助于稳定患者的血流动力学,多巴胺 $<3\mu g/(kg\cdot min)$ 可增加肾血流量,严重低血压时静脉滴注多巴胺的剂量为 $5\sim15\mu g/(kg\cdot min)$,必要时可同时滴注多巴酚丁胺 $3\sim10\mu g/(kg\cdot min)$,大剂量多巴胺无效时也可静脉滴注去甲肾上腺素 $2\sim8\mu g/min$。

- 磷酸二酯酶抑制剂与洋地黄类药物在心源性休克中应用存在争议,对于心力衰竭逐渐加重而发生的心源性休克,可考虑短期使用磷酸二酯酶抑制剂,而洋地黄主要用于伴有心率较快的心房颤动;急性心肌梗死在 24 小时内,尤其是 6 小时内应避免使用洋地黄类正性肌力药物。

- 肾上腺素应仅用于有足够的心脏充盈压且已应用其他的血管活性药物,仍持续低血压的患者,以及心肺复苏时。

5. 机械循环支持治疗 当心源性休克患者药物反应欠佳时,应考虑机械辅助治疗,心源性休克的机械辅助治疗包括:

- 主动脉内球囊反搏(IABP):急性心肌梗死合并严重二尖瓣关闭不全或室间隔缺损的患者,可使用 IABP 支持。

- 左心室辅助装置(LVAD):LVAD 相比 IABP 能提供更好的血流动力学支持,能更有效为恢复或心脏移植过渡,但使用经验有限。

- 体外膜肺氧合(ECMO):ECMO 可解决循环和低氧问题,不依赖于心率,对心输出量和肺功能有很好的支持作用。

6. 心脏移植 对采用上述机械循环支持方法都不能恢复的所有患者,可以考虑心脏移植。

第四节 分布性休克

分布性休克(distributive shock)包括脓毒症休克、过敏性休克、神经源性休克,是指由于各种因素导致的血管舒缩功能障碍,血流分布异常,而引起组织灌注不足,此时血容量相对不足,并没有绝对减少。本节中分别介绍脓毒症休克、过敏性休克、神经源性休克这三种休克。常见病因：

1. 脓毒性（细菌、真菌、病毒、立克次体等），脓毒症休克
2. 中毒性休克综合征
3. 过敏性、类过敏性（过敏性休克）
4. 神经源性（如脊髓休克）
5. 内分泌性

- 肾上腺危象
- 甲状腺危象

6. 中毒（如硝普钠、溴苄胺）

【脓毒症休克】

脓毒症（sepsis）是指因感染引起的宿主反应失调导致的危及生命的器官功能障碍。脓毒症休克（septic shock）是在脓毒症的基础上，出现严重的循环衰竭、细胞和代谢紊乱。

（一）诊断思路

1. 脓毒症诊断标准　对于感染或疑似感染的患者，当脓毒症相关序贯器官衰竭评分（sequential organ failure assessment，SOFA）较基线上升≥2分可诊断为脓毒症。

序贯器官衰竭评分（SOFA）见表4-4-1。

表4-4-1　序贯器官衰竭评分（SOFA）

系统	变量	0分	1分	2分	3分	4分
呼吸	（PaO_2/FiO_2）/mmHg	>400	≤400	≤300	≤200	≤100
	呼吸机支持				是	是
血液	血小板 /（$10^9 \cdot L^{-1}$）	>150	≤150	≤100	≤50	≤20
肝脏	胆红素 /（$\mu mol \cdot L^{-1}$）	<20.5	≤34.1	≤102.5	≤205.1	>205.2
循环	平均动脉压 /mmHg	≥70	<70			
	多巴胺 /[$\mu g \cdot (kg \cdot min)^{-1}$]			≤5	>5	>15
	多巴酚丁胺 /[$\mu g \cdot (kg \cdot min)^{-1}$]			任何剂量		
	肾上腺素 /[$\mu g \cdot (kg \cdot min)^{-1}$]				≤0.1	>0.1
	去甲肾上腺素 /[$\mu g \cdot (kg \cdot min)^{-1}$]				≤0.1	>0.1
神经	GCS 评分 / 分	15	13~14	10~12	6~9	<6

系统	变量	0分	1分	2分	3分	4分
肾脏	肌酐 /(μmol·L^{-1})	<106	≤176	≤308	≤442	>442
	尿量 /(ml·d^{-1})				≤500	≤200

注:PaO$_2$,动脉血氧分压;FiO$_2$,吸入气氧浓度;GCS,格拉斯哥昏迷量表。

1. 每日评估应采取每日最差值。

2. 评分越高,预后越差。

3. 儿茶酚胺给药至少1小时。

2. 由于 SOFA 评分操作起来比较复杂,临床上也可以使用床旁快速 SOFA (quick SOFA,qSOFA)标准(如下3项),如果符合 qSOFA 标准中的至少2项时,应进一步评估患者是否存在脏器功能障碍。

- 呼吸频率≥22次/min
- 意识改变(GCS<13分)
- 收缩压 <100mmHg

3. 脓毒症休克诊断标准　脓毒症休克是在脓毒症的基础上,出现持续性低血压,在充分容量复苏后仍需血管收缩药以维持平均动脉压(MAP)≥65mmHg及血清乳酸浓度 >2mmol/L。

脓毒症和脓毒症休克诊断流程,如图4-4-1。

4. 疑似脓毒症休克者注意

- 高危人群,如老年人、免疫力低下者、皮肤感染者、妊娠或流产女性等,易发生感染且易进展为脓毒症休克,应高度警惕。
- 详细询问病史,是否有可疑脓毒症。
- 检查患者一般状态、基础血压和24小时尿量。
- 意识状态:烦躁、淡漠、谵妄、昏迷。
- 皮肤改变:如表现湿冷、发绀、花斑、毛细血管充盈时间 >2秒,提示低灌注状态。

(二)治疗要点

1. 动态监测　使用动态指标预测液体反应性,动态监测指标预测液体反应性可以提高诊断精度,包括:

- 被动抬腿试验。
- 容量负荷试验。
- 补液后每搏输出量的变化。
- 收缩压变化。

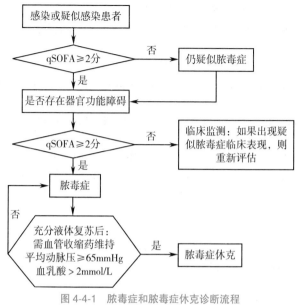

图 4-4-1 脓毒症和脓毒症休克诊断流程

qSOFA. 快速序贯器官衰竭评分。

- 脉压变化及机械通气后胸内压变化。
- 监测血降钙素原(PCT):有利于诊断脓毒症及指导抗生素治疗。
- 超声监测评估:如有条件使用床旁超声辅助血流动力学评估。
- 监测中心静脉压、中心静脉血氧饱和度及静 - 动脉血二氧化碳分压差($Pv-aCO_2$),脉搏指示连续心输出量监测(PICCO):多参数联合监测有利于优化血流动力学管理。
- 血乳酸及乳酸清除率:血乳酸水平与患者预后密切相关,脓毒症休克患者早期动脉血乳酸水平高提示预后不良。对于血乳酸水平升高的患者,建议以乳酸指导复苏,将乳酸恢复至正常水平。
- 尿量监测:记录每小时及 24 小时尿量。

2. 控制感染 主要措施是应用抗生素和处理原发感染灶。

- 急诊应尽量在 3 小时内予抗生素治疗,最佳在 1 小时内应用抗生素治疗。
- 应用抗生素之前留取血样进行血培养(至少包括 2 组血培养)。
- 对病原体不明的感染主张使用强而广谱或联合应用抗生素,重拳出击。
- 如果初始应用联合治疗后临床症状改善或感染缓解,推荐降阶梯,停止联合治疗。

- 初始抗菌药物治疗均应使用最高负荷剂量。
- 对于脓毒症而没有休克的患者或中性粒细胞减少的患者,不建议联合使用抗菌药物。
- 对病原体明确者应尽早使用针对性较强的窄谱抗生素,降阶梯治疗。
- 尽早处理原发感染病灶,需要外科手术的,尽量采取损伤小、时间短的手术。
- 在急性重症感染应用抗生素后需要观察 48~72 小时,然后根据其效果决定是否调换抗生素。
- 脓毒症及脓毒症休克患者的抗菌药物疗程为 7~10 日。
- 当患者临床改善缓慢,感染源难以控制,金黄色葡萄球菌相关的菌血症(尤其是抗甲氧西林金黄色葡萄球菌),某些真菌、病毒感染及免疫缺陷患者抗生素使用时程应 >10 日。
- 尽快清除感染灶:如腹腔内脓肿、胃肠道穿孔、胆管炎、胆囊炎、肾盂肾炎伴梗阻或脓肿、肠缺血、坏死性软组织感染和其他深部间隙感染。当血管内植入装置为疑似感染源时,拔除导管可能是有益的。

3. 补充血容量
- 尽早开始液体复苏。
- 拟诊脓毒症休克后起 3 小时内输注至少 30ml/kg 的晶体液。
- 当使用大量晶体液时可以加用白蛋白。
- 6 小时内达到复苏的目标:平均动脉压(MAP)维持在 ≥65mmHg。
- 对于特殊患者,MAP 目标值应根据患者的个体化情况而定,例如有高血压基础的脓毒症休克患者可能需要维持较高的 MAP。
- 对于血乳酸水平升高的患者,建议以乳酸指导复苏,将乳酸恢复至正常水平。
- 对于需使用血管活性药物的脓毒症休克患者,推荐以 MAP≥65mmHg 作为初始复苏目标。
- 只有在患者血红蛋白降至 <70g/L 且排除心肌缺血、严重低氧血症或急性出血等情况时才可输注红细胞。
- 对无出血或无计划进行有创操作的脓毒症患者,不建议预防性输注新鲜冰冻血浆。
- 对于血小板计数 $<10 \times 10^9/L$ 且无明显出血征象,或 $<20 \times 10^9/L$ 同时存在高出血风险的患者,可以预防性输注血小板。对存在活动性出血或需进行手术或有创操作的患者,血小板计数需要达到 $\geq 50 \times 10^9/L$。

4. 血管活性药物及激素
- 去甲肾上腺素作为首选血管加压药。

- 对于快速性心律失常风险低或心动过缓的患者,可将多巴胺作为替代药物,多巴胺静脉用量常为 5~20μg/(kg·min)。
- 在去甲肾上腺素基础上加用血管升压素(最大剂量 0.03U/min)。
- 经过充分的液体复苏及使用血管活性药物后,如果仍持续低灌注,建议使用多巴酚丁胺,静脉用量常为 2.5~10μg/(kg·min)。
- 所有需要血管活性药物的患者置入动脉导管进行连续性血压测定。
- 脓毒症休克患者,在经过充分的液体复苏及血管活性药物治疗后如果血流动力学仍不稳定,建议静脉使用氢化可的松,剂量为 200mg/d。

5. 器官支持

- 对于合并急性肾损伤的患者及血流动力学不稳定的脓毒症患者,使用连续性肾脏替代治疗(CRRT)。
- 对于脓毒症且仅有肌酐升高或少尿而无其他透析指征时,不宜进行 CRRT。
- 对脓毒症诱发急性呼吸窘迫综合征(ARDS)的患者进行机械通气时推荐设定潮气量为 6ml/kg,平台压上限设为 30cmH$_2$O。
- 对脓毒症导致的中到重度 ARDS(PaO$_2$/FiO$_2$≤200mmHg)患者,建议使用较高的呼气末正压(PEEP)。
- 脓毒症导致 PaO$_2$/FiO$_2$<150mmHg 的 ARDS 成人患者使用俯卧位通气。
- 使用呼吸机时应用神经肌肉阻滞剂的时间应小于 48 小时。
- 对于脓毒症导致的 ARDS,如无组织低灌注证据,应限制性液体治疗。
- 对于需要机械通气的脓毒症患者,可以应用最小剂量的连续性或者间断性镇静。
- 脓毒症患者,1~2 小时监测血糖,连续两次测定血糖 >10mmol/L 时用胰岛素治疗,目标血糖为 ≤10mmol/L。
- 血糖水平及胰岛素用量稳定后每 4 小时监测一次。
- 对于脓毒症及脓毒症休克患者,如果存在消化道出血危险因素,可给予抑酸治疗。

【过敏性休克】

过敏性休克(anaphylactic shock)常在应用一些药物或者接触致敏性物质后突然发生,导致以急性周围循环灌注不足为主的全身性速发变态反应,除引起休克的表现外,常伴有喉头水肿、气管痉挛、肺水肿等征象。低血压和喉头水肿如不紧急处理,常可导致死亡。

(一)诊断思路

对于突然出现状态差、血压下降均应想到过敏性休克可能。如患者有过敏史、有接触过敏原,结合患者相应表现等,排除其他疾病,可以诊断。

1. 过敏原　引起过敏性休克的病因或诱因很多,以药物与海鲜类食物多见。药物最常见者为青霉素过敏。其他尚有昆虫蜇伤、食物、吸入物及接触物等。喷涂油漆等。特殊的因素造成,如蟑螂的粪便、飞蛾的毛、动物的皮毛。

2. 患者接触过敏原后迅速发病。按症状出现距过敏原进入的时间不同,可分为两型:

- 急发型过敏性休克:出现于过敏原接触后 0.5 小时之内,多见于药物注射、昆虫蜇伤或抗原吸入等途径。此型病情紧急,来势凶猛,甚至不给医生反应机会,如青霉素过敏性休克常呈闪电样发作,出现在给药后即刻或 5 分钟内。医生及时准确判断并处置非常重要。

- 缓发型过敏性休克:出现于过敏原接触后 0.5 小时以上,长者可达 24 小时以上。多见于服药过敏、食物或接触物过敏。此型病情较轻,预后亦较好。

3. 过敏性休克表现特点

- 血压急剧下降到 80/50mmHg 以下。

- 皮肤黏膜症状往往是过敏性休克最早且最常出现的征兆,包括一过性的皮肤潮红、皮痒,口唇、舌部及四肢末梢麻木感,继之出现各种皮疹,重者可发生血管神经性水肿。还可出现喷嚏、水样鼻涕、刺激性咳嗽、声音嘶哑等。

- 由喉头或支气管水肿与痉挛引起的呼吸道阻塞症状,患者出现喉头堵塞感胸闷、呼吸困难、窒息感、口唇发绀等。

- 循环衰竭症状:心悸、苍白、出汗、脉速而弱、四肢厥冷、血压下降等。有冠心病背景者在发生本症时常易伴发心肌梗死。

- 神经系统症状:头晕、眼花、神志淡漠或烦躁不安,伴有大小便失禁、抽搐,甚至昏迷等。

- 消化道症状:恶心、呕吐最常见,还有食管梗阻感、腹胀、肠鸣、腹绞痛或腹泻等也可能出现。

（二）治疗要点

周密的预防、杜绝过敏性休克发生是最好的治疗。一旦发现患者出现过敏性休克应立即就地抢救。

1. 一般处理

- 立即脱离或停止接触可疑的过敏原。如发生于药物注射时,立即停止注射,并可在药物注射部位之近心端扎止血带,酌情每 15~20 分钟放松止血带一次防止组织缺血性坏死,必要时切开注射部位冲洗,尽量吸出注射的药液。如其他过敏原所致,将患者撤离致敏环境或移去可疑过敏原。

- 即刻使患者取平卧位,松解领裤等扣带。如患者有呼吸困难,上半身可适当抬高;如意识丧失,应将头部侧位,抬起下颌,以防舌根后坠堵塞气道;清除口、鼻、咽、气管分泌物,保持气道通畅,面罩或鼻导管吸高流量氧。严重喉头水肿有时需行气管切开术;严重而又未能缓解的气管痉挛,有时需气管插管和辅助呼吸。对进行性声音嘶哑、舌水肿、喘鸣、口咽肿胀的患者推荐早期气管插管。

- 监测:神志、血压、呼吸、心率和经皮血氧饱和度等。
- 立即为患者建立静脉通道(最好两条)。

2. 药物治疗

- 肾上腺素:发生过敏性休克时,应该就地抢救,可立即肌内注射肾上腺素 0.5~1mg,必要时静脉注射,小儿每次 0.02~0.025mg/kg。由药物引起者最好在原来注射药物的部位注射,以减缓药物吸收。如呼吸、心跳停止,立即行心肺复苏术。一般经过 1~2 次肾上腺素注射,患者休克症状在 0.5 小时内均可逐渐恢复。

- 可选钙剂,可用 10% 葡萄糖酸钙或 5% 氯化钙 10~20ml 稀释于 25%~50% 葡萄糖液 20~40ml 中缓慢静脉推注;0.5 小时后如症状未完全缓解,可再给药 1 次。

- 用地塞米松 10~20mg 或氢化可的松 300~500mg 或甲泼尼龙 120~240mg 加入 5%~10% 葡萄糖液 500ml 中静脉滴注,或先用地塞米松 5~10mg 静脉推注后,继以静脉滴注。

- 支气管痉挛致呼吸困难者,可用氨茶碱 0.25g 稀释入 25% 葡萄糖液 20~40ml 缓慢静脉推注。

- 补充血容量:过敏性休克中的低血压常是血管扩张和毛细血管液体渗漏所致。对此,除使用肾上腺素等缩血管药物外,必须补充血容量以维持组织灌注。宜选用平衡盐液,一般先输入 500~1 000ml,以后酌情补液。注意过敏性休克体液总量无减少,所以避免输液速度过快及输液量过多。

- 应用升压药:经上述处理后,血压仍低者,可考虑给予升压药。多巴胺 20~40mg 静脉推注或肌内注射或用较大剂量加入液体中静脉滴注,或用去甲肾上腺素 1~2mg 加入生理盐水 250ml 中静脉滴注。

- 加用抗组胺药物:如异丙嗪 25~50mg 肌内注射或静脉滴注,或 H_2 受体阻滞剂。

- 吸入 β 肾上腺素能药:如有明显支气管痉挛,可以喷雾吸入 0.5% 沙丁胺醇溶液 0.5ml,以缓解喘息症状。吸入沙丁胺醇对于使用 β 受体阻滞剂所致的支气管痉挛特别有效。

- 注意:濒死哮喘的过敏反应患者,应该接受重复剂量的支气管扩张剂而不是肾上腺素。

【神经源性休克】

神经源性休克(neurogenic shock)是指控制循环功能的神经调节本身,遭到原发性或继发性病因的损害或作用所产生的低血压状态。强烈的疼痛刺激、延髓麻醉或创伤,使心搏出量不足或回心血量不足。引起神经性休克的最重要原因是手术麻醉,尤其是高位硬膜外麻醉,当交感神经受阻滞后,周围阻力下降,阻滞水平之下血液充盈,引起相对的血容量不足,静脉回流减少,心充盈及心搏出量下降,产生低血压。

（一）诊断思路

1. 病因

- 有强烈的神经刺激。
- 脊髓损伤。
- 麻醉,尤其是高位硬膜外麻醉。
- 剧烈疼痛。

2. 症状　头晕、面色苍白、出汗、疼痛、恶心、胸闷、心悸、呼吸困难。

3. 体征　血压下降、脉搏细速。脊髓损伤表现:截瘫等。

（二）治疗要点

治疗原则:

- 去除神经刺激因素、立即平卧。如为脊髓损伤避免二次损伤。
- 迅速补充有效血容量。
- 应用肾上腺皮质激素。
- 维持正常血压:应用多巴胺或间羟胺。如病情进展迅速使用肾上腺素。
- 去除病因。
- 酌情使用止痛药物。

第五节　梗阻性休克

梗阻性休克（obstructive shock）是指急性血液循环梗阻,此时血容量并没有减少,而心室射血受阻或者血液淤滞在主动脉等处,导致外周循环功能障碍。如肺栓塞,大量心包积液、左房黏液瘤、夹层动脉瘤等所引起的休克。梗阻性休克起病凶险,在诊断与治疗上均有特殊之处,必须从发病机制角度,针对发生原因进行及时有效的处理,否则病情可能迅速恶化危及生命。

（一）常见病因

- 胸腔内阻塞性肿瘤
- 张力性气胸
- 哮喘
- 缩窄性心包炎
- 心脏压塞
- 肺栓塞（大面积的）
- 急性肺动脉高压

- 主动脉夹层
- 左房黏液瘤

（二）诊断思路

如果患者出现低血容量、感染、过敏等原因无法解释的低血压、休克时，应考虑梗阻性休克的可能性，同时结合患者临床表现、既往史及相关危险因素针对梗阻性休克的常见病因进行筛查。同时完善实验室检查、影像学检查、心电图等以便迅速确诊。

1. 梗阻性休克除休克所具有的表现和体征（如意识改变、皮肤湿冷、低血压等）外，还可能有以下表现和体征：

- 胸痛。
- 呼吸困难。
- 晕厥。
- 咯血、低氧血症。
- 可出现颈静脉扩张等静脉回流受阻的体征。
- 往往有特殊体征，尤其要注意心肺体格检查。例如，主动脉夹层可能有双侧血压不等；张力性气胸一侧呼吸音减弱或消失；哮喘肺部听诊哮鸣音或寂静肺（危重）；心脏压塞或缩窄性心包炎可有奇脉、心音遥远等。

2. 辅助检查

- 血常规、血生化、血气分析、弥散性血管内凝血（DIC）相关检查、D-二聚体。
- 超声：主要用以评价心脏功能，多数患者每搏输出量、左心室射血分数及心输出量降低。
- 心电图：多数可见到冠状动脉供血不足的表现，如 ST 段压低，T 波低平、倒置等。
- X 线、CT、动脉 CT 血管成像或 MRI。

（三）治疗要点

梗阻性休克治疗原则是解除梗阻和提高氧输送，使舒张期充盈恢复正常，或使心脏后负荷降低，心室功能恢复正常。

1. 主要应该针对原发病进行治疗，如条件允许院前即开始病因治疗。例如：

- 张力性气胸患者及时穿刺放气或者行胸腔闭式引流，降低胸膜腔内压力，经过闭式引流后，一般肺小裂口可以在 3~7 日内闭合，待漏气停止 24 小时，经 X 线检查证实肺已经膨胀，方可以拔管。
- 大量心包积液造成心脏压塞患者应在超声引导下进行心包穿刺抽液解除梗阻，必要时辅以利尿剂治疗。
- 急性肺动脉栓塞患者根据血流动力学改变给予抗凝或者溶栓治疗，必要时介入手术行局部溶栓。

● 主动脉夹层患者应该严格控制血压，一般主张应用硝普钠等将收缩压控制在 100~110mmHg，同时应用 β 受体阻滞剂以降低心率、降低心肌收缩力等，并积极联系外科进行手术治疗。

2. 一般治疗　除监护、采血、反复评估外，还应注意：

● 提高氧含量：对有低氧血症的患者，采用鼻导管或面罩吸氧。如合并呼吸衰竭，则可使用无创或有创机械通气。机械通气时应尽量减少正压通气对循环系统的不良影响。如果已确诊为肺栓塞，则尽可能避免有创的检查手段，以免由于抗凝或溶栓治疗出现大出血。

● 药物治疗：①血压正常，心力衰竭、心输出量降低，可给予具有一定血管扩张作用和正性肌力作用的药物，如多巴酚丁胺；②血压下降，可增大剂量或使用其他血管升压药物，如去甲肾上腺素等；③明显右心衰竭时，液体负荷疗法需谨慎，过多的液体负荷可能会加重右心室扩张进而影响心输出量。

推荐阅读资料

于学忠，姚永明，周荣斌等．中国脓毒症／脓毒症休克急诊治疗指南（2018）．临床急诊杂志，2018，19（9）：423-444．

（王凤平）

第五章
急性中毒

第一节 概述

(一) 简述

1. 定义 急性中毒是指由于短时间内吸收大量毒物而急速出现症状,症状严重,病情变化迅速,如不及时治疗常可危及生命。

2. 毒物种类
- 工业性毒物
- 农业性毒物
- 日常生活性毒物
- 植物性毒物
- 动物性毒物

3. 病因
- 职业性中毒:在有毒物品生产、保管、使用过程中,密切接触有毒原料、中间产物或成品而发生的中毒。
- 生活性中毒:主要由于误食或意外接触有毒物质、用药过量、自杀或故意投毒谋害等原因引起的中毒。

(二) 诊断思路

1. 毒物接触史 包括接触毒物时间、中毒环境和途径、毒物名称和剂量、初步治疗情况等。接触史对于确诊具有重要的意义。
- 怀疑生活性中毒者,应详细了解患者精神状态、长期服用药物种类、家中药品有无缺少等。
- 怀疑一氧化碳中毒时,需查问室内炉火和通风情况、有无煤气泄漏、当时同室其他人员是否也有中毒表现。
- 怀疑食物中毒时,应调查同餐进食者有无类似症状发生。
- 对于职业性中毒,应详细询问职业史,包括工种、年龄、接触毒物种类和时间、环境条件、防护措施及先前是否发生过类似事故。

2. 临床表现　不同化学物质急性中毒表现不完全相同,严重中毒时共同表现有发绀、昏迷、惊厥、呼吸困难、休克和少尿等。对于不明原因的上述症状及周围神经麻痹、贫血、白细胞减少、血小板减少和肝损伤患者都要想到中毒的可能。

（1）皮肤黏膜表现

● 皮肤及口腔黏膜灼伤:见于强酸、强碱、甲醛、苯酚、甲酚皂溶液(来苏尔)等腐蚀性毒物灼伤。硝酸灼伤皮肤黏膜痂皮呈黄色,盐酸痂皮呈棕色,硫酸痂皮呈黑色。

● 发绀:引起血液氧合血红蛋白减少的毒物中毒可出现发绀。另外亚硝酸盐、苯胺或硝基苯等中毒时,血中高铁血红蛋白含量增加也可出现发绀。

● 黄疸:毒蕈、鱼胆或四氯化碳中毒损害肝脏出现黄疸。

（2）眼部表现

● 瞳孔扩大见于阿托品、莨菪碱类中毒。

● 瞳孔缩小见于有机磷农药中毒、氨基甲酸酯类杀虫剂中毒。

● 视神经炎见于甲醇中毒。

（3）神经系统表现

● 昏迷:见于催眠、镇静或麻醉药中毒;有机溶剂中毒;窒息性毒物(如一氧化碳、硫化氢、氰化物)中毒;致高铁血红蛋白毒物中毒;农药(如有机磷农药、氨基甲酸酯类杀虫剂或溴甲烷)中毒。

● 谵妄:见于阿托品、乙醇或抗组胺药中毒。

● 肌纤维颤动:见于有机磷农药、氨基甲酸酯类杀虫剂中毒或急性异烟肼中毒、丙烯酰胺中毒及铅中毒等。

● 惊厥:见于窒息性毒物或异烟肼中毒,有机氯或拟除虫菊酯类杀虫剂中毒。

● 瘫痪:见于蛇毒、三氧化二砷、可溶性钡盐或磷酸三邻甲苯酯中毒。

● 精神失常:见于一氧化碳、乙醇、阿托品、二硫化碳、有机溶剂、抗组胺药中毒或药物依赖戒断综合征等。

（4）呼吸系统表现

● 呼出特殊气味:乙醇中毒呼出气有酒味;氰化物有苦杏仁味;有机磷农药、黄磷、铊等有蒜味;苯酚、甲酚皂溶液有苯酚味。

● 呼吸加快:水杨酸类、甲醇等中毒兴奋呼吸中枢;刺激性气体(如二氧化氮、氟化氢、硫化氢、氯化氢、溴化氢、磷化氢、二氧化硫等)中毒引起呼吸加快。

● 呼吸减慢:催眠药或吗啡中毒抑制呼吸中枢致呼吸麻痹,使呼吸缓慢。

● 肺水肿:刺激性气体、有机磷农药或百草枯等中毒常发生肺水肿。

（5）循环系统表现

1）心律失常:洋地黄、夹竹桃、蟾蜍中毒兴奋迷走神经,拟肾上腺素药、三环类抗抑郁药中毒兴奋交感神经。

2）心脏骤停

- 心肌毒性作用：见于洋地黄、奎尼丁、锑剂或依米丁等中毒。
- 缺氧：见于化学性窒息性气体毒物（如一氧化碳、硫化氢、氰化物或苯胺等）中毒。
- 严重低钾血症：见于可溶性钡盐、棉酚或排钾利尿药中毒。
- 休克：三氧化二砷中毒可引起剧烈呕吐或腹泻，强酸或强碱严重灼伤致血浆渗出，严重巴比妥类中毒抑制血管中枢致外周血管扩张，以上因素导致循环血容量相对和绝对减少发生休克。

（6）泌尿系统表现：中毒后肾损害有肾小管堵塞（如砷化氢中毒产生大量红细胞破坏堵塞肾小管）、肾缺血或肾小管坏死（如头孢菌素类、氨基糖苷类抗生素、毒蕈和蛇毒等中毒），导致急性肾衰竭，出现少尿或无尿。

（7）血液系统表现

- 砷化氢中毒、苯胺和硝基苯等中毒引起溶血性贫血和黄疸。
- 水杨酸类、肝素或双香豆素过量、敌鼠钠盐类杀鼠剂和蛇咬伤中毒引起止凝血障碍致出血。
- 氯霉素、抗肿瘤药或苯等中毒引起白细胞减少。

（8）发热：见于阿托品、二硝基酚或棉酚等中毒。

3. 实验室检查

（1）尿液检查：尿液的外观和显微镜检查可为毒物的判断提供线索。

- 肉眼血尿：影响凝血功能的毒物中毒。
- 红色尿：提示摄入利福平或苯茚二酮。
- 蓝色尿：见于含亚甲蓝的药物中毒。
- 灰色尿：见于酚或甲酚中毒。
- 镜下血尿或结晶尿：见于升汞、生鱼胆等肾损害性毒物中毒。
- 结晶尿：见于扑痫酮、磺胺等中毒。

（2）血液检查

1）外观

- 褐色提示高铁血红蛋白生成性毒物中毒。
- 粉红色提示溶血性毒物中毒。

2）生化检查

- 肝功能异常：见于四氯化碳、乙酰氨基酚、重金属中毒等。
- 肾功能异常：见于氨基糖苷类抗生素、蛇毒、生鱼胆、重金属等中毒。
- 低钾血症：见于可溶性钡盐、排钾利尿药、氨茶碱等中毒。

3）凝血功能异常：多见于抗凝血类灭鼠药、蛇毒、毒蕈中毒。

4）动脉血气

● 低氧血症见于刺激性气体、窒息性毒物等中毒。

● 酸中毒见于水杨酸类、甲醇中毒。

5）异常血红蛋白检测

● 一氧化碳中毒可致碳氧血红蛋白增高。

● 亚硝酸盐、苯胺、硝基苯等可致高铁血红蛋白血症。

6）酶学检查：有机磷杀虫剂和氨基甲酸酯类杀虫剂可致全血胆碱酯酶下降。

（3）毒物检测

● 理论上是诊断中毒最为客观的方法，其特异度强，但灵敏度低。

● 有条件时，要尽量获取血液、尿液、胃内容物和剩余毒物标本进行毒理学分析测定。

● 检测结果受毒物理化性质、技术条件限制和体内代谢等多种因素影响，因此，中毒诊断不能过分依赖毒物检测。

（三）病情评估

患者病情的危重程度和进入人体的毒物种类、数量、途径及患者本身的基础状态都有关。一般认为以下情况提示病情危重：

● 患者生命体征不稳定，常规治疗难以纠正。

● 毒物可导致患者病情危重或死亡，如农药（有机磷、百草枯等）、工业用品（强酸、强碱、盐酸、硫酸、各种危险气体等）、家庭用品（洁厕剂、漂白剂、汽油等）、药物（抗精神药、兴奋剂、抗癫痫药、降压药）。

● 患者本身既往有基础疾病。

（四）急诊治疗

1. 治疗原则

● 立即脱离中毒现场，终止与毒物继续接触。

● 迅速清除体内已被吸收或尚未吸收的毒物。

● 如有可能，尽早使用特效解毒药。

● 对症支持治疗。

2. 治疗措施

（1）评估生命体征：若患者出现呼吸、循环功能不稳定，如休克、严重低氧血症和呼吸心脏骤停，应立即进行心肺复苏，尽快采取相应的治疗措施。

（2）脱离中毒现场，终止毒物接触。

● 清除皮肤毒物：迅速使中毒者离开中毒场地，脱去被污染衣服，用稀释肥皂水、温水反复冲洗身体，清除毒性物质。

● 清除眼内毒物：迅速用 0.9% 盐水或清水冲洗 5~10 分钟。酸性毒物用 2%

碳酸氢钠溶液冲洗,碱性毒物用3%硼酸溶液冲洗。然后点0.25%氯霉素眼药水,或0.5%金霉素眼药膏预防感染。无上述药品时,只用生理盐水、清水冲洗也可。

● 吸入毒物的急救:应立即将患者脱离中毒现场,搬至空气新鲜的地方,同时可吸入氧气。

(3)清除体内尚未吸收的毒物:对于口服吸收者尤其重要。毒物清除越早、越彻底,病情改善越明显,预后越好。

1)催吐:适用于神志清楚并能配合的患者,昏迷、惊厥及吞噬腐蚀性毒物者禁忌催吐。

● 物理催吐:饮温水300~500ml,用手指或压舌板刺激咽后壁或舌根诱发呕吐,不断重复直至胃内容物完全呕出为止。

● 药物催吐:首选吐根糖浆,15~20ml加水200ml口服,20分钟后无呕吐者重复上述剂量。

2)洗胃

● 一般在服毒后1小时内洗胃效果最好,但即使超过1小时,服用量大或毒性强、抑制胃肠蠕动及活性炭不易吸附的毒物仍可洗胃。

● 对于吞噬腐蚀性毒物的患者,洗胃可引起消化道穿孔,一般不宜采用。

● 对于昏迷、惊厥患者洗胃时应注意呼吸道保护,避免发生误吸。

● 对于不明原因的中毒,一般用清水洗胃。如已知毒物种类,则可选用特殊洗胃液(表5-1-1)。

表5-1-1　洗胃液的选择及注意事项

洗胃液	适合毒物	注意事项
牛奶、蛋清、植物油	腐蚀性毒物	
液体石蜡	汽油、煤油、甲醇等	口服液体石蜡后再用清水洗胃
10%活性炭悬液	河鲀、生物碱及其他多种毒物	
1∶5 000高锰酸钾	镇静催眠药、有机磷杀虫剂、氰化物	对硫磷中毒禁用
2%碳酸氢钠	有机磷杀虫剂、苯、汞等	敌百虫及强酸禁用
10%氢氧化镁悬液	氢氧化钠、氢氧化钾等	
生理盐水	砷、硝酸银或不明原因中毒等	
石灰水上清液	氟化钠、氟乙酰胺等	

洗胃液	适合毒物	注意事项
5%~10% 硫代硫酸钠	氰化物、汞、砷等	
0.3% 过氧化氢	阿片类、氰化物、高锰酸钾等	

3）肠道毒物吸附

● 活性炭是强力吸附剂,能吸附多种毒物。

● 活性炭的效用呈时间依赖性,应在摄毒 1 小时内使用。

● 首次 1~2g/kg,加水 200ml,由口服或胃管内注入,2~4 小时重复应用 0.5~1.0/kg,直至症状改善。

● 不能被活性炭很好吸附的毒物有乙醇、强酸、强碱、钾、铁、锂、碘、氰化物等。

● 主要并发症有呕吐、肠梗阻和吸入性肺炎。

4）导泻

● 洗胃后灌入泻药,有利于清除肠道内毒物。

● 一般不用油类泻药,以免促进脂溶性毒物吸收。

● 常用盐类泻药,如 20% 硫酸钠或 20% 硫酸镁 15g 溶于水中,口服或经胃管注入。

5）灌肠

● 用于口服中毒 6 小时以上、导泻无效或抑制肠蠕动的毒物(如颠茄类或阿片类)中毒者。

● 方法:1% 温肥皂水连续多次灌肠。

● 腐蚀性毒物中毒禁忌使用。

6）全肠道灌洗

● 可通过促使排便、加快排出而减少毒物在体内的吸收。

● 用于口服重金属中毒、缓释药物、肠溶药物中毒及消化道藏匿毒品者。

● 聚乙二醇溶液不被吸收,亦不会造成患者水和电解质的紊乱,可以用作全肠道灌洗。

(4)促进已吸收毒物排出

1）强化利尿和改变尿液酸碱度:主要用于以原形从肾脏排出的毒物中毒。

● 强化利尿:如无脑水肿、肺水肿和肾功能不全的情况,可快速输入大量葡萄糖或其他晶体溶液(500~1 000ml/h),然后静脉注射呋塞米 20~80mg,促进毒物随尿液排出。

● 碱化尿液:静脉应用碳酸氢钠使尿 pH≥8.0,促进弱酸性毒物(如苯巴比妥或水杨酸类)从尿液排出。

● 酸化尿液:静脉输注维生素 C(4~8g/d)使尿液 pH≤5.0,有利于碱性毒物(苯丙胺、士的宁和苯环己哌啶)从尿液排出。

2)供氧

● 一氧化碳中毒时,吸氧可促使碳氧血红蛋白解离,加速一氧化碳排出。

● 高压氧治疗是一氧化碳中毒特效疗法。

3)血液净化:用于血液中毒物浓度明显增高、中毒严重、昏迷时间长、有并发症和经积极支持疗法病情仍日趋恶化者。

①血液透析

● 清除血液中分子量 <500D,水溶性,蛋白结合率低的毒物,如苯巴比妥、水杨酸类、甲醇、茶碱等。

● 氯酸盐和重铬酸盐中毒时易引起急性肾衰竭,应首选血液透析。

● 短效巴比妥类、格鲁米特和有机磷农药因具有脂溶性,一般不进行血液透析。

②血液灌流

● 对分子量 500~40 000D 的水溶性、脂溶性的毒物均有清除作用,包括镇静安眠药、解热镇痛药、洋地黄类、有机磷杀虫剂、百草枯和毒鼠强等。

● 因其对脂溶性强、蛋白结合率高、分子量大的毒物清除能力,是目前最常用的中毒抢救措施。

● 中毒患者进行血液灌流后,需要监测血液成分变化。

③血浆置换

● 主要清除蛋白结合率高、分布容积小的大分子物质。

● 对生物毒(如蛇毒、毒蕈等)及砷化氢等溶血性毒物疗效最佳。

● 可清除肝衰竭产生的大量内源性毒物,补充血中的有益成分,如有活性的胆碱酯酶等。

(5)特殊解毒药的应用

● 急性中毒诊断明确后,应及时针对不同中毒毒物使用特效解毒剂治疗。常用特效解毒剂见表 5-1-2。

表 5-1-2 常用特效解毒剂

适应证	特效解毒剂
阿片类麻醉性镇痛剂中毒	纳洛酮
有机磷化合物中毒	氯解磷定、碘解磷定、双复磷及阿托品、盐酸戊乙奎醚、东莨菪碱

续表

适应证	特效解毒剂
砷、汞、锑等中毒	二巯丁二钠、二巯丙磺钠
铅、铜、镉、钴等中毒	依地酸钙钠、喷替酸钙钠
铊中毒	普鲁士蓝（亚铁氰化铁）
急性铁剂过量中毒	去铁胺
亚硝酸盐、苯胺等中毒	亚甲蓝（美蓝）
抗凝血类杀鼠剂中毒	维生素 K_1
苯二氮䓬类药物中毒	氟马西尼
肼类（含异烟肼中毒）	维生素 B_6
氰化物中毒	亚硝酸钠、亚硝酸异戊酯和硫代硫酸钠
甲醇中毒	乙醇、4-甲基吡唑
茛菪类药物中毒	毒扁豆碱、催醒宁
对乙酰氨基酚中毒	乙酰半胱氨酸
有机氟农药中毒	乙酰胺
一氧化碳中毒	氧、高压氧
地高辛类药物中毒	特异性地高辛抗体
肉毒、蛇毒、蜘蛛毒等中毒	各种抗毒血清

● 特异的解毒药应用后会获得显著效果，宜尽早使用。常用解毒药的种类、作用机制和用法见表 5-1-3。

表 5-1-3 常用解毒药的种类、作用机制和用法

解毒药	拮抗药物	作用机制	用法
亚甲蓝（美蓝）	亚硝酸盐、苯胺、硝基苯	还原高铁血红蛋白	1~2mg/kg 稀释后缓慢静脉注射，必要时 30~60min 后重复
纳洛酮	阿片类	拮抗阿片受体	肌内注射或静脉注射：每次 0.4~0.8mg，根据病情重复
氟马西尼	苯二氮䓬类	拮抗苯二氮䓬类受体	开始静脉注射 0.3mg，60s 内未达到要求可重复，连续总量达 2mg
盐酸戊乙奎醚	有机磷杀虫剂	抗胆碱能作用	见本章第二节

解毒药	拮抗药物	作用机制	用法
阿托品	有机磷杀虫剂、氨基甲酸酯类农药	抗胆碱能作用	见本章第二节
氯解磷定	有机磷杀虫剂	复活胆碱酯酶	见本章第二节
亚硝酸钠	氰化物	形成氰化高铁血红蛋白	3% 溶液 10ml 缓慢静脉注射
硫代硫酸钠	氰化物	形成毒性低的硫氰酸盐	在应用亚硝酸钠后,25% 溶液 50ml 缓慢静脉注射
依地酸钙钠	铅	形成螯合物	1g/d 静脉滴注,3d 为一疗程,休息 3~4d 可重复
二巯丙磺钠	砷、汞、铜、锑	同上	5% 溶液 5ml/d 肌内注射,3d 为一疗程,休息 4d 可重复
二巯丁二钠	铅、砷、汞、铜、锑	同上	1~2g/d 静脉注射或肌内注射,连用 3d 为一疗程,休息 4d 可重复
去铁胺	铁	同上	肌内注射:开始 1g,以后每 4h 1 次,每次 0.5g,注射 2d 后,每 4~12h 一次,日总量 <6g;静脉注射:剂量同肌内注射,速度保持 15mg/(kg·h)

（6）对症支持治疗:急性中毒无论有无特效解毒药物,应及时给予一般内科对症支持治疗,如给氧、输液、维持电解质酸碱平衡、抗感染、抗休克等。

（董雪松）

第二节 急性有机磷农药中毒

（一）概述

急性有机磷杀虫药中毒（organophosphorous insecticides poisoning）在我国是急诊常见的危重症,主要是毒物抑制乙酰胆碱酯酶（acetylcholinesterase,AChE）,引起乙酰胆碱（acetylcholine,ACh）蓄积,使胆碱能神经持续冲动,导致先兴奋后衰竭的一系列毒蕈碱样、烟碱样和中枢神经系统症状,严重者可因昏迷和呼吸衰竭而死亡。

1. 分类 有机磷杀虫药大都呈油状或结晶状,色泽由淡黄至棕色,有蒜味。

常用剂型有乳剂、油剂和粉剂等。根据大鼠急性经口进入体内的半数致死量（LD_{50}），将国产有机磷杀虫药分为四类：

- 剧毒类：$LD_{50} < 10mg/kg$，甲拌磷（3911）、内吸磷（1059）、对硫磷（1065）、丙氟磷（DFP）、苏化203（治螟磷）、特普等。
- 高毒类：LD_{50} 10~100mg/kg，甲基对硫磷、甲胺磷、氧乐果、敌敌畏、马拉氧磷、速灭磷、水胺硫磷、谷硫磷、杀扑磷、稻瘟净（EBP）、保棉丰（驱砜）、磷胺等。
- 中度毒类：LD_{50} 100~1 000mg/kg，乐果、乙硫磷、敌百虫、久效磷、除草磷、除线磷、乙酰甲胺磷、二嗪农、倍硫磷、杀螟松（杀螟硫磷）、稻丰散（甲基乙酯磷）、亚胺硫磷、大亚仙农等。
- 低毒类：LD_{50} 1 000~5 000mg/kg，马拉硫磷（4049）、锌硫磷（肟硫磷）、四硫特普、氯硫磷、独效磷、矮形磷等。

2. 病因

- 生产性中毒：生产过程中，操作者手套破损，衣服和口罩污染，或生产设备密闭不严，化学杀虫药经皮肤或呼吸道进入人体引起中毒。
- 使用性中毒：喷洒杀虫药时，防护措施不当致使药液污染皮肤或吸入空气中的杀虫药而引起中毒。另外，配药浓度过高或用手直接接触杀虫药原液也可引起中毒。
- 生活性中毒：主要由于误服或自服杀虫药，饮用被杀虫药污染的水源或食入污染的食品所致。滥用有机磷杀虫药治疗皮肤病或驱虫也可发生中毒。

3. 院前急救

- 立即脱离中毒现场，脱去污染的衣服，用肥皂水清洗污染的皮肤、毛发和指甲。
- 重要的是保持呼吸道通畅，多采用头低脚高位，防止气道阻塞，避免呕吐误吸。
- 对于意识障碍患者，应给予必要的监护，并应该尽快就近送到有能力救治的医院。

（二）诊断思路

1. 病史

（1）有机磷杀虫剂暴露史，相关中毒症状及体征，特别是出现呼出气大蒜味、瞳孔缩小、多汗、肺水肿、肌纤维颤动和昏迷的患者；急性中毒发病时间和症状与毒物种类、剂量、侵入途径和机体状态（如空腹或进餐）密切相关。口服中毒在10分钟至2小时发病；吸入后约30分钟发病；皮肤吸收后2~6小时发病。

2. 体格检查

（1）急性中毒后，出现急性胆碱能危象（acute cholinergic crisis），表现为：

- 毒蕈碱样症状（muscarinic signs）：又称M样症状。主要是副交感神经末梢过度兴奋,类似毒蕈碱样作用。平滑肌痉挛表现为瞳孔缩小、腹痛、腹泻;括约肌松弛表现为大小便失禁;腺体分泌增加表现为大汗、流泪和流涎;气道分泌物增多表现为咳嗽、气促、呼吸困难、双肺干啰音或湿啰音,严重者发生肺水肿。

- 烟碱样症状(nicotinic signs):又称 N 样症状。在横纹肌神经肌肉接头处乙酰胆碱蓄积过多,出现肌纤维颤动、全身肌强直性痉挛,也可出现肌力减退或瘫痪,呼吸肌麻痹引起呼吸衰竭或停止。交感神经节节后纤维末梢释放儿茶酚胺,表现为血压增高和心律失常。

- 中枢神经系统症状:血乙酰胆碱酯酶(AChE)浓度明显降低而脑 AChE 浓度 >60% 时,通常不出现中毒症状和体征,脑 AChE 浓度 <60% 时,出现头晕、头痛、烦躁不安、谵妄、抽搐和昏迷,有的发生呼吸循环衰竭死亡。

(2)反跳:是指急性有机磷杀虫药中毒,特别是乐果和马拉硫磷口服中毒者,经积极抢救临床症状好转,达稳定期数日至一周后病情突然急剧恶化,再次出现胆碱能危象,甚至发生昏迷、肺水肿或突然死亡。

(3)迟发性多发性神经病(delayed polyneuropathy):少数患者在急性重度中毒症状消失后 2~3 周可发生感觉型和运动型多发性神经病变,主要表现为肢体末端烧灼、疼痛、麻木及下肢无力、瘫痪、四肢肌肉萎缩等异常。

(4)中间型综合征(intermediate syndrome,IMS):是指急性有机磷杀虫药中毒所引起的一组肌无力为突出表现的综合征。

(5)局部损害:过敏性皮炎、皮肤水疱或剥脱性皮炎;眼部接触会出现结膜充血和瞳孔缩小。

3. 辅助检查

- 血胆碱酯酶(ChE)活力测定:不仅是诊断有机磷杀虫药中毒的特异性指标,还能用来判断中毒程度轻重、评估疗效及预后。

- 尿中有机磷杀虫剂代谢物测定:在体内对硫磷和甲基对硫磷氧化分解为对硝基酚,敌百虫代谢为三氯乙醇。尿中测出对硝基酚或三氯乙醇有助于诊断上述毒物中毒。

4. 鉴别诊断　除与中暑、急性胃肠炎、脑炎等疾病鉴别外,还应与其他杀虫药中毒相鉴别。

- 拟除虫菊酯类杀虫药中毒:呼出气和胃液均无特殊臭味,ChE 活力正常。

- 杀虫脒中毒:以嗜睡、发绀、出血性膀胱炎为主要特征,无瞳孔缩小、大汗淋漓、流涎等表现,ChE 活力正常。

(三)病情评估

- 轻度中毒:仅有 M 样症状,ChE 活力 50%~70%。

- 中度中毒:M 样症状加重,出现 N 样症状,ChE 活力 30%~50%。

- 重度中毒:具有 M 样、N 样症状,并伴有肺水肿、抽搐、昏迷、呼吸肌麻痹和脑水肿,ChE 活力 30% 以下。

（四）急诊治疗

1. 迅速清除毒物

● 立即将患者撤离中毒现场。彻底清除未被机体吸收入血的毒物,迅速脱去污染衣服,用肥皂水清洗污染皮肤、毛发和指甲。

● 口服中毒者,用清水 2% 碳酸氢钠溶液(敌百虫中毒者忌用),或 1∶5 000 高锰酸钾溶液(对硫磷中毒者忌用)反复洗胃,即首次洗胃后保留胃管,间隔 3~4 小时重复洗胃,直至洗出液清亮为止。

● 然后用硫酸镁或硫酸钠 20~40g 溶于 20ml 水,口服,观察 30 分钟,无导泻作用时,再口服或经鼻胃管注入水 500ml。

2. 紧急复苏　有机磷杀虫剂中毒常死于肺水肿、呼吸肌麻痹、呼吸中枢衰竭。对上述患者,要紧急采取复苏措施:清除呼吸道分泌物,保持呼吸道通畅,给氧,根据病情应用机械通气。肺水肿应用阿托品,不能应用氨茶碱和吗啡。心脏停搏时,行体外心脏按压复苏等。

3. 解毒药　在清除毒物过程中,同时应用 ChE 复能剂和胆碱受体拮抗药治疗。

（1）用药原则:根据病情,要早期、足量、联合和重复应用解毒药才能取得更好疗效。

（2）ChE 复能剂(cholinesterase reactivator):肟类化合物能使被抑制的 ChE 恢复活性。所用药物如下:

● 氯解磷定(PAM-CI,氯磷定):复能作用强,毒性小,水溶性大,可供静脉或肌内注射,是临床上首选的解毒药。

● 碘解磷定(PAM-I,解磷定):复能作用较差,毒性小,水溶性小,仅能静脉注射,是临床上次选的解毒药。

● 双复磷(obidoxime,DMO4):重活化作用强,毒性较大,水溶性大,能静脉或肌内注射。

ChE 复能剂对甲拌磷、内吸磷、对硫磷、甲胺磷、乙硫磷和辛硫磷等中毒疗效好,对敌敌畏、敌百虫中毒疗效差,对乐果和马拉硫磷中毒疗效不明显。双复磷对敌敌畏及敌百虫中毒疗效较碘解磷定为好。ChE 复能剂对中毒 24~48 小时后已老化的 ChE 无复活作用。对 ChE 复能剂疗效不佳者,加用胆碱受体拮抗剂。ChE 复能剂不良反应有短暂眩晕、视力模糊、复视、血压升高等。用量过大能引起癫痫样发作和抑制 ChE 活力。

（3）抗胆碱药:此类药物可与乙酰胆碱争夺胆碱能受体,从而阻断乙酰胆碱的作用。

● 阿托品(atropine):主要阻断乙酰胆碱对副交感神经毒蕈碱受体(M 受体)

的作用,能有效解除 M 样症状。因其不能阻断烟碱受体(N 受体),故对 N 样症状和呼吸肌麻痹所致的周围性呼吸衰竭无效,对 ChE 复能亦无帮助。阿托品化(atropinization)是指应用阿托品后,患者瞳孔较前扩大,出现口干、皮肤干燥、颜面潮红、心率加快、肺部啰音消失等表现,此时应逐步减少阿托品用量。如患者瞳孔明显扩大,出现神志模糊、烦躁不安、谵妄、惊厥、昏迷及尿潴留等情况,则提示阿托品中毒,此时应立即停用阿托品,酌情给予毛果芸香碱对抗,必要时采取血液净化治疗。阿托品中毒是造成有机磷中毒患者死亡的重要因素之一,临床上很少单独应用阿托品治疗有机磷杀虫药中毒,尤其对于中、重度中毒者,必须将阿托品与 ChE 复能剂联合应用。两药合用时应减少阿托品剂量,以免发生阿托品中毒。

● 盐酸戊乙奎醚(penehyclidine hydrochloride):是一种新型抗胆碱药,能拮抗中枢和外周 M、N 受体,主要选择性作用于脑、腺体、平滑肌等部位 M_1、M_3 型受体,而对心脏和神经元突触前膜 M_2 型受体无明显作用,因此对心率影响小。在抢救急性有机磷杀虫药中毒时,盐酸戊乙奎醚较阿托品具有以下优势:

➤ 拮抗腺体分泌、平滑肌痉挛等 M 样症状的效应更强。

➤ 除拮抗 M 受体外,还有较强的拮抗 N 受体作用,而阿托品对 N 受体几乎无作用。

➤ 具有中枢和外周双重抗胆碱效应,且其中枢作用强于外周。

➤ 不引起心动过速,可避免药物诱发或加重心肌缺血,这一点对合并冠心病和高血压的中毒患者尤为重要。

➤ 半衰期长,无须频繁给药。

➤ 每次所用剂量较小,中毒发生率低。

4. 对症治疗　有机磷杀虫药中毒主要死因为肺水肿、呼吸衰竭、休克、脑水肿、心脏骤停等。因此,对症治疗重在维护心、肺、脑等生命器官功能,包括:

● 保持呼吸道通畅,正确氧疗,必要时应用机械通气。

● 发生肺水肿时应以阿托品治疗为主。

● 休克者给予血管活性药物。

● 脑水肿者应予甘露醇脱水和糖皮质激素。

● 根据心律失常类型选用适当抗心律失常药物。

● 病情危重者可用血液净化治疗。

● 重度中毒者留院观察 3~7 日以防止复发。

(丛云峰)

第三节 急性百草枯中毒

（一）概述

百草枯是速效触灭型除草剂，又名对草快，为联吡啶类除草剂。化学名1,1-二甲基-4,4-联吡啶阳离子盐。百草枯可经胃肠道、皮肤和呼吸道吸收，我国报道中以口服中毒多见。

（二）诊断思路

1. 病因与诱因 百草枯中毒患者绝大多数系口服所致，且常表现为多脏器功能损伤或衰竭，其中肺的损害常见而突出。

2. 临床表现

● 消化系统：口服中毒者有口腔烧灼感，唇、舌、咽及食管、胃黏膜糜烂、溃疡，吞咽困难，恶心、呕吐，腹痛、腹泻，甚至出现呕血、便血、胃肠穿孔。部分患者于中毒后2~3日出现中毒性肝病，表现为肝区疼痛、肝大、黄疸、肝功能异常。

● 呼吸系统：肺损伤是最突出和最严重的改变。大剂量服毒者可在24~48小时出现逐渐加重的呼吸困难、发绀、肺水肿或肺出血，常在1~3日内因急性呼吸窘迫综合征（ARDS）死亡。小剂量中毒者早期可无呼吸系统症状，少数表现为咳嗽、咳痰、胸闷、胸痛、呼吸困难、发绀，双肺可闻及干、湿啰音。经抢救存活者，部分患者经1~2周后可发生肺间质纤维化，肺功能障碍导致顽固性低氧血症，呈进行性呼吸困难，导致呼吸衰竭而死亡。

● 肾脏：中毒后2~3日可出现尿蛋白、管型、血尿、少尿，血肌酐及尿素氮升高，严重者发生急性肾衰竭。

● 中枢神经系统：表现为头晕、头痛、幻觉、昏迷、抽搐。

● 皮肤与黏膜：皮肤接触百草枯后，局部可出现暗红斑、水疱、溃疡等。高浓度百草枯液接触指甲后，可致指甲脱色、断裂，甚至脱落。眼部接触本品后可引起结膜及角膜水肿、灼伤、溃疡等。

● 其他：可有发热、心肌损害、纵隔及皮下气肿、鼻出血、贫血等。

3. 诊断标准 有口服百草枯史，结合临床表现和毒物检测即能明确诊断。尿液现场检测（碱性和硫代硫酸钠）阴性时可于摄入百草枯6小时后再次检测。血清百草枯检测有助于判断病情的严重程度和预后（必须采集摄入百草枯4小时后血样，样本保存在塑料试管内，不能用玻璃管）。

（三）病情评估

● 轻型：摄入百草枯量<20mg/kg，无临床症状或仅有口腔黏膜糜烂、溃疡，可出现呕吐、腹泻。

● 中到重型：摄入百草枯量>20mg/kg，部分患者可存活，但多数患者2~3

周内死于肺衰竭。服后立即呕吐，数小时内出现腹泻、腹痛、口和喉部溃疡，1~4日内出现肾衰竭、肝损害、低血压和心动过速，1~2周内出现咳嗽、咯血、胸腔积液，随着肺纤维化的出现，肺功能恶化。

● 暴发型：摄入百草枯量 >40mg/kg。1~4日内死于多器官衰竭。口服后立即呕吐，数小时到数日内出现腹泻、腹痛、肝肾衰竭、口腔喉部溃疡、胰腺炎、中毒性心肌炎、昏迷、抽搐甚至死亡。

（四）治疗要点

1. 百草枯尚无特效解毒剂，必须在中毒早期控制病情发展，阻止肺纤维化的发生。一经发现，即给予催吐并口服白陶土悬液，或者就地取材用泥浆水100~200ml 口服。

2. 阻止毒物继续吸收　尽快脱去污染的衣物，用肥皂水彻底清洗污染的皮肤、毛发。眼部受污染时立即用流动清水冲洗，时间 >15分钟。用白陶土悬液洗胃后口服吸附剂（活性炭或 15% 的漂白土）以减少毒物的吸收，继之用 20% 甘露醇 250ml 加等量水稀释，或 33% 硫酸镁溶液 100ml 口服导泻。由于百草枯有腐蚀性，洗胃时应避免引起动作过大导致食管或胃穿孔。

3. 加速毒物排泄　除常规输液、使用利尿剂外，最好在患者服后 6~12小时内进行血液灌流或血液透析，血液灌流对毒物的清除率是血液透析的 5~7倍。如果患者血中百草枯浓度超过 30mg/L，预后极差。

4. 防止肺纤维化　早期大剂量应用糖皮质激素，可延缓肺纤维化的发生，降低百草枯中毒的死亡率。根据服毒剂量的多少及病情严重程度，给予地塞米松 1~3mg/（kg·d）静脉滴注，分 2次使用，1周后逐渐减量，20~30日后改为口服；或氢化可的松，初始剂量 1~1.5g/d，分 4次使用，后逐日递减 150~200mg，7日后改为 400~500mg/d，分 2次口服。在中到重度中毒患者可使用环磷酰胺，及早给予自由基清除剂，对百草枯中毒有改善作用。高浓度氧气吸入，可加重肺组织损害，仅在氧分压 <40mmHg 或出现 ARDS 时才能使用 >21% 浓度的氧气吸入，或使用呼吸机治疗。肺损伤早期给予正压机械通气联合使用激素对百草枯中毒引起的难治性低氧血症患者具有重要意义。

5. 对症与支持疗法　应用质子泵抑制剂保护消化道黏膜，除早期有消化道穿孔的患者外。

均应予流质饮食，保护消化道黏膜，防止食管粘连、缩窄。加强对口腔溃疡的护理，保护肝、肾、心功能，防治肺水肿，积极控制感染。出现中毒性肝病、肾衰竭时提示预后差，应积极给予相应的治疗措施。

（丛云峰）

第四节　急性灭鼠药中毒

（一）概述

灭鼠药（rodenticide）是指可以杀灭啮齿类动物（如鼠类）的化合物。国内外已有十余种灭鼠药。目前，灭鼠药广泛用于农村和城市，而绝大多数灭鼠药在摄入后对人畜产生很强的毒力，因此国内群体和散发灭鼠药中毒事件屡有发生。按灭鼠药起效的急缓和灭鼠药毒理作用分类，对有效救治灭鼠药中毒，具有重要参考价值。

灭鼠药根据作用机制、化学结构，分为 7 类。①抗凝血杀鼠剂：使用最广泛，如敌鼠、杀鼠灵（华法灵）、氯鼠酮、溴敌隆等；②痉挛型神经兴奋剂：如氟乙酰胺、氟乙酸钠、毒鼠强等；③硫脲类：如安妥、抗鼠灵等；④有机磷酸酯类：如毒鼠灵、除毒灵等；⑤氨基甲酸酯类：如灭鼠安、灭鼠腈等；⑥无机化合物：如磷化锌、硫酸钡、三氧化二砷等；⑦天然植物：如红海葱、马钱子碱等。

按灭鼠药起效急缓分为两类。①急性灭鼠药：鼠食后 24 小时内致死，包括毒鼠强（tetramine，化学名四亚甲基二砜四胺）和氟乙酰胺（fluouoacetamide）。②慢性灭鼠药：鼠食后数日内致死，包括抗凝血类敌鼠钠盐（diphacinone-Na）和灭鼠灵即华法林（warfarin）等。本节重点介绍溴鼠隆、毒鼠强、氟乙酰胺及磷化锌中毒。

（二）病因和机制

1. 病因　主要包括：

- 误食灭鼠剂制成的毒饵或灭鼠剂污染的动、植物。
- 故意服毒或投毒。
- 生产加工过程中，灭鼠剂经皮肤或呼吸道侵入人体。
- 二次中毒：灭鼠药被动、植物摄取后，以原形存留其体内，当人食用或使用中毒的动物或植物后，造成二次中毒。

2. 发病机制

（1）溴鼠隆（大隆）：溴鼠隆化学结构与双香豆素相似。纯品及其钠盐敌鼠钠均难溶于水，可溶于酒精等有机溶剂，稳定性好，长期保存不变性。属高毒类，本品易经胃肠道、呼吸道（粉末）及皮肤吸收，通过肝微粒体酶羟基化，人体内半衰期为 15~20 日。在体内通过与维生素 K 的竞争作用，取代生物酶中的维生素 K，引起维生素 K 缺乏，使肝脏合成凝血酶原及凝血因子Ⅶ、Ⅸ和 X 前体中谷氨酸转变为 γ-羟基谷氨酸减少，凝血时间及凝血酶原时间延长，并可破坏毛细血管通透性。中毒方式以经口中毒为主。近来有较多因食用路边摊贩烧烤的牛、羊肉等引起中毒的报道，早期有恶心、呕吐、腹痛、头晕、乏力等症状，1~3 日出现出血症状。轻者多在损伤处如创口、刷牙后出现渗血不止；重者呈自发性全身出血症状，可因内脏器官大出血，导致出血性休克，或颅内出血，甚至死亡。尚有少见的肌间隙出血的报道。

（2）毒鼠强（四亚甲基二砜四胺）：对人致死量为一次口服 5~12mg（0.1~0.2mg/kg），对中枢神经系统有强烈的兴奋性，中毒后出现剧烈的惊厥。有研究显示导致惊厥的中毒机制是毒鼠强拮抗中枢神经系统抑制性神经递质 γ-氨基丁酸（GABA）。当 GABA 对中枢神经系统的抑制作用被毒鼠强拮抗后，出现过度兴奋而导致惊厥。由于其剧烈的毒性和化学稳定性，易造成二次中毒，且目前无解毒药。

（3）氟乙酰胺（敌蚜胺）：人口服致死量为 0.1~0.5g，经消化道、呼吸道及皮肤接触进入机体，经脱胺（钠）后形成氟乙酸，氟乙酸与三磷酸腺苷和辅酶结合，在草酰乙酸作用下生成氟柠檬酸。由于氟柠檬酸与柠檬酸虽在化学结构上相似，但不能被乌头酸酶作用，反而拮抗乌头酸酶，使柠檬酸不能代谢产生乌头酸，中断三羧酸循环，称之为"致死代谢合成"。同时，因柠檬酸代谢堆积，丙酮酸代谢受阻，使心、脑、肺、肝和肾脏细胞发生变性、坏死，导致肺、脑水肿。氟乙酰胺也易造成二次中毒。

（4）磷化锌：口服后在胃酸作用下分解产生磷化氢和氯化锌。磷化氢可抑制细胞色素氧化酶阻断电子传递，抑制氧化磷酸化，造成组织缺氧，导致意识障碍并诱发惊厥。氯化锌对胃黏膜有强烈刺激和腐蚀作用，可引起胃黏膜溃疡、出血。

（三）病情评估

人中毒情况与人所服灭鼠药种类、数量、中毒时间、中毒方式（误服、误吸、误用与皮肤接触及职业密切接触史）有关，还和患者的自身身体状况，如心肺肾功能有直接关系。

（四）治疗要点

不同的灭鼠药有不同的临床特点，有不同的救治方法。

1. 毒鼠强

（1）主要临床特点：经呼吸道或消化道黏膜迅速吸收后导致严重阵挛性惊厥和脑干刺激的癫痫大发作。

（2）诊断要点

● 薄层层析法和气相色谱分析，检出血、尿及胃内容物中毒物成分。

● 中毒性心肌炎致心律失常和 ST 段改变。

● 心肌酶谱增高和肺功能损害。

（3）综合疗法

● 迅速洗胃：越早疗效越好。

● 清水洗胃后，胃管内注入：①活性炭 50~100g 吸附毒物；② 20%~30% 硫酸镁导泻。

- 保护心肌:静脉滴注极化液,1,6二磷酸果糖。
- 大剂量维生素 B_6。
- 禁用阿片类药物。

(4)特效疗法

1)抗惊厥:推荐苯巴比妥和地西泮联用。

- 地西泮:每次 10~20mg 静脉注射或 50~100mg 加入 10% 葡萄糖液 250ml 静脉滴注,总量 200mg。
- 苯巴比妥钠:0.1g,每 6~12 小时肌内注射,用 1~3 日。
- γ-羟基丁酸钠:60~80mg/(kg·h)静脉滴注。
- 异丙酚:2~12mg/(kg·h)静脉滴注。
- 硫喷妥钠:3mg/(kg·h)间断静脉注射,直至抽搐停止。
- 二巯基丙磺酸钠:0.125~0.25g,每 8 小时一次,肌内注射,第 1~2 日;0.125g,每 12 小时一次,肌内注射,第 3~4 日;0.125g,每日 1 次,肌内注射,第 5~7 日。

2)血液净化(血液灌流、血液透析、血浆置换):加速毒鼠强排出体外。

2. 氟乙酰胺

(1)主要临床特点:潜伏期短,起病迅速。临床分三型:

- 轻型:头痛、头晕、视力模糊、乏力、四肢麻木、抽动、口渴、呕吐、上腹痛。
- 中型:除上述症状,尚有分泌物多、烦躁、呼吸困难、肢体痉挛、心肌损害、血压下降。
- 重型:昏迷、惊厥、严重心律失常、瞳孔缩小、肠麻痹、大小便失禁、心肺衰竭。

(2)诊断要点

- 巯靛反应法在中毒患者检测标本中查出氟乙酰胺或氟乙酸钠代谢产物氟乙酸。
- 气相色谱法检出氟乙酸。
- 血与尿中柠檬酸含量增高、血酮增高、血钙降低。
- 肌酸激酶明显增高。
- 心肌损伤心电图表现:QT 间期延长,ST-T 改变。

(3)综合疗法

- 迅速洗胃:越早越好。
- 1:5 000 高锰酸钾溶液或 0.15% 石灰水洗胃,使其氧化或转化为不易溶解的氟乙酰(酸)钙而减低毒性。
- 活性炭:尽早应用活性炭。
- 支持治疗:保护心肌、纠正心律失常;惊厥患者在控制抽搐同时应气管插管保护气道;昏迷患者考虑应用高压氧疗法。

（4）特效疗法

- 特效解毒剂:乙酰胺（acetamide,解氟灵）,每次 2.5~5.0g,肌内注射,3 次/d;或按 0.1~0.3g/（kg·d）计算总量,分 3 次肌内注射。重症患者,首次肌内注射剂量为全日量的 1/2 即 10g,每疗程连用 5~7 日。
- 血液净化（血液灌流、血液透析）:考虑用于重度中毒患者。

3. 溴鼠隆

（1）主要临床特点

- 早期:恶心、呕吐、腹痛、低热、食欲不佳、情绪不好。
- 中晚期:皮下广泛出血、血尿、鼻和牙龈出血、咯血、呕血、便血、心、脑、肺出血、休克。

（2）诊断要点

- 出血时间延长,凝血时间和凝血酶原时间延长。
- Ⅱ、Ⅶ、Ⅸ、Ⅹ凝血因子减少或活动度下降。
- 血、尿和胃内容物中检出毒物成分。

（3）综合疗法

- 立即清水洗胃,催吐,导泻。
- 胃管内注入活性炭 50~100g 吸附毒物。
- 胃管内注入 20%~30% 硫酸镁导泻。

（4）特效疗法

1）特效对抗剂:根据疗效反应调整剂量

- 凝血酶原时间显著延长者:维生素 K_1,5~10mg 肌内注射（成人或 >12 岁儿童）;1~5mg 肌内注射（<12 岁儿童）。
- 出血患者:初始剂量维生素 K_1,10~20mg（成人或 >12 岁儿童）,稀释后缓慢静脉注射,根据治疗反应重复剂量,或静脉滴注维持。

2）严重出血患者同时输新鲜冰冻血浆 300~400ml。

4. 磷化锌

（1）主要临床特点

- 轻者表现:胸闷、咳嗽、口咽/鼻咽发干和灼痛、呕吐、腹痛。
- 重者表现:惊厥、抽搐、肌肉抽动、口腔黏膜糜烂、呕吐物有大蒜味。
- 严重者表现:肺水肿、脑水肿、心律失常、昏迷、休克。

（2）诊断要点

- 检测标本中检出毒物成分。
- 血磷增高。
- 心、肝和肾功能异常。

（3）综合疗法

1）皮肤接触中毒：应更换衣服,清洗皮肤。

2）吸入中毒：应立即转移患者,置于空气新鲜处。

3）口服中毒：应考虑洗胃、导泻。

● 洗胃前：应考虑控制抽搐和气道保护。

● 洗胃：反复洗至无磷臭味、澄清液止。不常规推荐用 0.2% 硫酸铜溶液或 1∶5 000 高锰酸钾溶液洗胃。

● 导泻：洗胃毕后立即导泻,用硫酸钠 20~30g 或石蜡油 100ml 口服导泻。禁用硫酸镁、蓖麻油及其他油类。

4）对症支持治疗。

（丛云峰）

第五节　镇静催眠药中毒

（一）概述

镇静催眠药是中枢神经系统抑制药,具有镇静、催眠作用,过大剂量可麻醉全身,包括延髓。一次大剂量服用可引起急性镇静催眠药中毒（acute sedative-hypnotic poisoning）。长期滥用催眠药可引起耐药性和依赖性而导致慢性中毒,突然停药或减量可引起戒断综合征。

（二）诊断思路

1. 药物分类　1950 年前常用的镇静催眠药是巴比妥类,随后由苯二氮䓬类药物取代。当前镇静催眠药主要分为：

（1）苯二氮䓬类

● 长效类（半衰期 >30 小时）：氯氮䓬（chlordiazepoxide）、地西泮（diazepam）、氟西泮（flurazepam）。

● 中效类（半衰期 6~30 小时）：阿普唑仑、奥沙西泮（oxazepam）、替马西泮。

● 短效类（半衰期 <6 小时）：三唑仑（triazolam）。

（2）巴比妥类

● 长效类（作用时间 6~8 小时）：巴比妥和苯巴比妥（鲁米那）。

● 中效类（作用时间 3~6 小时）：戊巴比妥、异戊巴比妥、布他比妥。

● 短效类（作用时间 2~3 小时）：司可巴比妥、硫喷妥钠。

（3）非巴妥非苯二氮䓬类（中效 - 短效）：水合氯醛、格鲁米特（glutethimide,导眠能）、甲喹酮（methaqualone,安眠酮）、甲丙氨酯（me-probamate,眠尔通）。

（4）吩噻嗪类（抗精神病药）：抗精神病药（antipsychotics）是指能治疗各类

精神病及各种精神症状的药物,又称强安定剂或神经阻滞剂。按药物侧链结构不同可分为三类:

- 脂肪族:如氯丙嗪(chlorpromazine)。
- 哌啶类:如硫利达嗪(甲硫达嗪)。
- 哌嗪类:如奋乃静、氟奋乃静和三氟拉嗪。

2. 药代动力学　镇静催眠药均具有脂溶性,其吸收、分布、蛋白结合、代谢、排出及起效时间和作用时间,都与药物的脂溶性有关。脂溶性强的药物易通过血-脑屏障,作用于中枢神经系统,起效快,作用时间短,称为短效药。

3. 中毒机制

(1)苯二氮䓬类:中枢神经抑制作用与增强 GABA 能神经的功能有关。在神经突触后膜表面有由苯二氮䓬类受体、GABA 受体和氯离子通道组成的大分子与受体结合后,可加强 GABA 与 GABA 受体结合的亲和力,使与 GABA 受体偶联的氯离子通道开放而增强 GABA 对突触后的抑制功能。

(2)巴比妥类:对 GABA 能神经有与苯二氮䓬类相似的作用,但由于两者在中枢神经系分布有所不同,作用也有所不同。苯二氮䓬类主要选择性作用于边缘系统,影响情绪和记忆力。巴比妥类分布广泛,但主要作用于网状结构上行激活系统而引起意识障碍。巴比妥类对中枢神系统的抑制有剂量—效应关系,随着剂量的增加,由镇静、催眠到麻醉,以至延髓麻痹。

(3)非巴比妥非苯二氮䓬类:该类镇静催眠药物对中枢神经系统作用与巴比妥类相似。

(4)吩噻嗪类:主要作用于网状结构,能减轻焦虑紧张、幻觉妄想和病理性思维等精神症状。这类作用是药物抑制中枢神经系统多巴胺受体,减少邻苯二酚氨生成所致。该类药物又能抑制脑干血管运动和呕吐反射,阻断 α 肾上腺素能受体,抗组胺及抗胆碱能等作用。吩噻嗪类药物临床用途较广,其中氯丙嗪使用最广泛。本组药物口服后肠道吸收很不稳定,有抑制肠蠕动作用,在肠内常可滞留很长时间,吸收后分布于全身组织,以脑及肺组织中量最多,主要经肝代谢,大部分以葡萄糖醛酸盐或硫氧化合物形式排泄。药物排泄时间较长,半衰期达 10~20 小时,作用持续数日。

4. 临床表现

(1)急性中毒

1)巴比妥类药物中毒:一次服大剂量巴比妥类,引起中枢神经系统抑制,症状严重程度与剂量有关。

- 轻度中毒:嗜睡、情绪不稳定、注意力不集中、记忆力减退、共济失调、发音含糊不清、步态不稳和眼球震颤。
- 重度中毒:进行性中枢神经系统抑制,由嗜睡到深昏迷。呼吸抑制由呼吸浅而慢到呼。可出现低血压或休克、肌张力下降、腱反射消失、大疱样皮损等表现。长期昏迷患者可并发肺炎、肺水肿、脑水肿和肾衰竭。

2）苯二氮䓬类药物中毒：中枢神经系统抑制较轻，主要症状是嗜睡、头晕、言语含糊不清、意识模糊和共济失调。很少出现严重的症状如长时间深度昏迷和呼吸抑制等。如果出现，应考虑同时服用了其他镇静催眠药或酒等因素。

3）非巴比妥非苯二氮䓬类中毒：其症状虽与巴比妥类中毒相似，但有其自身特点。

- 水合氯醛中毒：可有心律失常和肝、肾功能损害。
- 格鲁米特中毒：意识障碍有周期性波动。有抗胆碱能神经症状，如瞳孔散大等。
- 甲喹酮中毒：可有明显的呼吸抑制，出现锥体束征（如肌张力增强、腱反射亢进和抽搐等）。
- 甲丙氨酯中毒：常有血压下降。

4）吩噻嗪类中毒：最常见的为锥体外系反应。临床表现有以下三类：①震颤麻痹综合征；②静坐不能（akathisia）；③急性肌张力障碍反应，例如斜颈、吞咽困难和牙关紧闭等。对氯丙嗪过敏的患者，即使治疗剂量也有引起剥脱性皮炎、粒细胞缺乏症及胆汁淤积性肝炎而死亡者。一般认为当一次剂量达 2~4g 时，可有急性中毒反应。由于这类药物有明显抗胆碱能作用，患者常有心动过速、高温及肠蠕动减少；对 α 肾上腺素能阻滞作用导致血管扩张及血压降低。由于药物具有奎尼丁样膜稳定及心肌抑制作用，中毒患者有心律失常、心电图 PR 及 QT 间期延长、ST 段和 T 波变化。一次过量也可有锥体外系症状，中毒后有昏迷和呼吸抑制；全身抽搐。

（2）慢性中毒长期滥用大量催眠药的患者可发生慢性中毒，除有轻度中毒症状外，常伴有精神症状，主要有以下三点：

- 意识障碍和轻躁狂状态：出现一时性躁动不安或意识朦胧状态。言语兴奋、欣快、易疲乏，伴有震颤、咬字不清和步态不稳等。
- 智能障碍：记忆力、计算力和理解力均有明显下降，工作学习能力减退。
- 人格变化：患者丧失进取心，对家庭和社会失去责任感。

（3）戒断综合征：长期服用大剂量镇静催眠药患者，突然停药或迅速减少药量时，可发生戒断综合征。主要表现为自主神经兴奋性增高和轻重度神经和精神异常。

- 轻症：最后一次服药后 1 日内或数日内出现焦虑、易激动、失眠、头痛、厌食、无力和震颤。2~3 日后达到高峰，可有恶心、呕吐和肌肉痉挛。
- 重症：突然停药后 1~2 日出现痫性发作（部分患者也可在停药后 7~8 日出现），有时出现幻觉、妄想、定向力丧失、高热和谵妄，数日至 3 周内恢复，患者用药量多为治疗量 5 倍以上,时间超过 1 个月。用药量大、时间长而骤然停药者症状严重。滥用巴比妥类者停药后发病较多、较早,且症状较重,出现癫痫样发作及轻躁狂状态者较多。滥用苯二氮䓬类者停药后发病较晚,原因可能与中间代谢产物排出较慢有关,症状较轻,以焦虑和失眠为主。

（三）病情评估

1. 急性中毒　有服用大量镇静催眠药史,出现意识障碍和呼吸抑制及血压下降。胃液、血液、尿液中检出镇静催眠药或其代谢产物。体格检查发现瞳孔缩小。

2. 慢性中毒　长期滥用大量催眠药,出现轻度共济失调和精神症状。

3. 戒断综合征　长期滥用催眠药突然停药或急速减量后出现焦虑、失眠、谵妄和癫痫样发作。

（四）治疗要点

1. 急性中毒的治疗

（1）维持昏迷患者重要器官功能

● 保持气道通畅:深昏迷患者应予气管插管保护气道,并保证吸入足够的氧和排出二氧化碳。

● 维持血压:急性中毒出现低血压多由于血管扩张所致,应输液补充血容量,如无效,可考虑给予适量多巴胺[10~20μg/(kg·min)作为参考剂量]。

● 心脏监护:心电图监护,如出现心律失常,酌情给予抗心律失常药物。

● 促进意识恢复:病因未明的急性意识障碍患者,可考虑给予葡萄糖、维生素 B 和纳洛酮。

（2）清除毒物

● 洗胃。

● 活性炭:对吸附各种镇静催眠药有效。碱化尿液与利尿:用呋塞米和碱化尿液治疗,只对长效巴比妥类中毒有效,对吩噻嗪类中毒无效。

● 血液净化:血液透析、血液灌流可促进苯巴比妥和吩噻嗪类药物清除,危重患者可考虑应用,尤其是合并心力衰竭和肾衰竭、酸碱平衡和电解质异常、病情进行性恶化患者。苯巴比妥类药物蛋白结合率高,推荐选择血液灌流。血液净化治疗对苯二氮䓬类中毒作用有限。

（3）特效解毒疗法:巴比妥类和吩噻嗪类药物中毒无特效解毒药。氟马西尼(flumazenil)是苯二氮䓬类拮抗剂,能通过竞争抑制苯二氮䓬类受体而阻断苯二氮䓬类药物的中枢神经系统作用。用法:0.2mg 静脉注射 30 秒,如无反应,再给 0.1mg,如仍然无反应,则每隔 1 分钟给予 0.1mg,最大剂量 2mg。此药禁用于已合用可致癫痫发作的药物,特别是三环类抗抑郁药的患者;不用于对苯二氮䓬类已有躯体性依赖和为控制癫痫而用苯二氮䓬类药物的患者,亦不用于颅内压升高者。

（4）对症治疗:多数镇静催眠类药物中毒以对症支持治疗为主,特别是吩噻嗪类药物中毒。吩噻嗪类药物中毒出现低血压时,应积极补充血容量,以维持血压。拟交感神经药物很少用,必要时可考虑去甲肾上腺素或盐酸去氧肾上腺素(新福林)等 α 受体激动剂。具有 β 受体激动作用的升压药物如肾上腺素、异丙基肾上腺素及多巴胺,即使小剂量,也应避免使用,否则可加重低血压(因周围 β 受体激动有血管扩张作用)。

(5)专科会诊:应请精神科专科医师会诊。

2. 慢性中毒的治疗原则

* 逐步缓慢减少药量,最终停用镇静催眠药。
* 请精神科专科医师会诊,进行心理治疗。

3. 戒断综合征治疗原则　足量镇静催眠药控制戒断症状,稳定后,逐渐减少药量以至停药。具体方法是将原用短效药换成长效药如地西泮或苯巴比妥。可用同类药,也可调换成另一类药物。地西泮 10~20mg 或苯巴比妥 1.7mg/kg,每小时一次,肌内注射,直至戒断症状消失。然后以其总量为一份量,将这一份量再分为 3~4 次口服,待情况稳定 2 日后,逐渐减少剂量。在减药时,每次给药前观察患者病情,如不出现眼球震颤、共济失调、言语含糊不清,即可减少5%~10%。一般在 10~15 日内可减完,停药。如有谵妄,可静脉注射地西泮使患者安静。

轻度中毒无须治疗即可恢复。中度中毒经精心护理和适当治疗,在 24~48 小时内可恢复。重度中毒患者可能需要 3~5 日才能恢复意识。其病死率低于 5%。

(丛云峰)

第六节　对乙酰氨基酚中毒

(一)概述

对乙酰氨基酚(paracetamol,又称醋氨酚、扑热息痛、百服宁、必理痛、泰诺林、止痛片)是非那西丁的活性代谢物,具有良好的解热镇痛作用,作为较常用的解热镇痛药之一,同时它又是目前许多抗感冒药的复方制剂(如白加黑、帕尔克、泰诺感冒片、速效伤风胶囊等)中主要成分。本药口服后 1 小时达血药峰值浓度,大量摄入后可延迟至 4 小时,90% 经肝脏代谢,<5% 以原形由尿排出。血浆半衰期 1~3 小时,过量后则延长。>4 小时提示已发生肝损害,>12 小时提示有肝性脑病之可能。

小鼠口服半数致死量(LD_{50})0.338~0.64g/kg;大鼠口服 LD_{50} 3.7g/kg。

本药常用量口服每次 0.3~0.6g,2~3 次 /d。成人经口中毒量 7.5g,致死量为 5~20g,中毒血浓度值为 15mg/dl,致死血浓度值 150mg/dl。儿童中毒量为

150mg/kg。主要损害肝脏,可有肾脏及血液系统改变,偶有过敏反应。

（二）诊断要点

1. 本药品治疗剂量引起不良反应较少,可有恶心、呕吐、出汗、腹痛及苍白等,偶见血小板减少、白细胞减少、溶血性贫血等,以及过敏反应,偶见皮疹、荨麻疹、皮炎、支气管痉挛等。

2. 急性中毒表现　误用过量可引起以肝脏损害为主的急性中毒表现。

● 肝脏损害:表现为食欲不振、恶心、呕吐、右上腹部触痛、黄疸,血胆红素、转氨酶升高,凝血酶原时间延长,严重者出现肝功能明显异常,可发生肝性脑病,有精神错乱、激动、注意力不集中等精神症状。

● 肾脏损害:可有蛋白尿、管型尿、血尿、少尿、无尿等。

3. 实验室检查

● 检测血浆中对乙酰氨基酚浓度,有助于确定诊断及判断预后。

● 检测肝功能(丙氨酸转氨酶、天冬氨酸转氨酶、胆红素等)及凝血酶原时间等。

（三）急诊治疗

● 误服本药过量应立即进行催吐,并应用 0.45% 盐水洗胃,然后给予硫酸钠导泻,以尽快排出毒物。

● 应用解毒剂:乙酰半胱氨酸(acetylcysteine)140mg/kg,溶于 5% 葡萄糖溶液 300ml 中静脉滴注,以后每 4 小时用 70mg/kg,至 72 小时为止。也可将乙酰半胱氨酸的 20% 溶液用水稀释成 5% 溶液按 70~140mg/kg 剂量,口服或由胃管注入,根据病情可减量或停用。一般在急性中毒后 10~12 小时内应给予乙酰半胱氨酸,最迟不超过 24 小时。

● 早期、短程、足量应用糖皮质激素,如氢化可的松、地塞米松等。

● 根据肝、肾损害严重程度,可采取血液透析(肾损害)、血液灌流(肝损害)及换血等方法,清除毒物,促使恢复肝、肾功能。

● 对症及支持疗法:如有出血倾向时,给予维生素 K 等;如出现过敏者给予氯苯那敏、阿司咪唑等抗过敏药物。

（丛云峰）

第七节　抗精神病药物中毒

本节抗精神失常药主要介绍以下几类:

● 吩噻嗪类,包括氯丙嗪、氟奋乃静、奋乃静、三氟拉嗪、硫利达嗪等。

● 硫杂蒽类,包括氯普噻吨、氟哌噻吨、珠氯噻醇。

- 丁酰苯类,包括氟哌啶醇、五氟利多。
- 其他精神病药类,包括舒必利、氯氮平。
- 抗躁狂类,包括碳酸锂。

一、吩噻嗪类

氯丙嗪(chlorpromazine,冬眠灵,氯普马嗪,可乐静)口服吸收好,血浆蛋白结合率 >95%,血浆半衰期 16~30 小时。本品可透过血 - 脑脊液屏障,脑内浓度高于血浓度,主要毒性在心血管系统和中枢神经系统。

氟奋乃静口服吸收,血浆蛋白结合率 90%,半衰期 14.7~15.3 小时。

奋乃静(perphenazine,fentazin,trilafon,羟哌氯丙嗪)与氯丙嗪相似,但安定和止吐作用比氯丙嗪强,镇静作用较弱。口服吸收,血浆蛋白结合率 90%~93%,半衰期 8.4~12.3 小时。

三氟拉嗪(trmuoperazine,stelazine,terfluzine,甲哌氟丙嗪,三氟比拉嗪,)治疗作用与氯丙嗪相似,抗精神病作用比氯丙嗪强 20 倍,镇静作用弱。口服吸收,血浆蛋白结合率 99%,半衰期 4.5~12 小时。

硫利达嗪(thioridazine,甲硫达嗪,mellaril)为吩噻嗪类含哌啶侧链的化合物,本品口服吸收良好,血浆蛋白结合率 99%,半衰期 16~36 小时,分布容积 10L/kg,体内代谢产物有抗精神病作用。

(一)诊断要点

- 治疗应用时,患者初起有嗜睡、乏力、直立性低血压。
- 个别患者在服药过程中突然因心脏意外、低血压、休克或肺栓塞而死亡。锥体外系反应(震颤麻痹综合征表现):静坐不能、运动不能、语言不清、吞咽困难、扭转性痉挛、流涎等表现。本药可引起抑郁状态、意识障碍、兴奋躁动和幻觉妄想等药源性精神异常。
- 过敏反应:常在用药后 6~12 周出现白细胞减少,少数发生再生障碍性贫血、溶血性贫血、血小板减少;出现发热、皮疹、哮喘、紫癜、中毒性肝炎、黄疸等。

(二)处理原则

- 过量服用时,立即给予吞服活性炭,不宜引吐。
- 氯丙嗪中毒无特效解毒药,以对症支持治疗为主。
- 发生过敏表现时,应立即停药,并予以抗过敏治疗。
- 血液透析和血液灌流不能有效地去除体内的氯氮平。

二、硫杂蒽类

氯普噻吨(chlorprothixene,泰尔登,氯丙硫蒽)口服吸收,血浆蛋白结合率 >99%,半衰期 8~11.8 小时。

氟哌噻吨（flupentixol,fluanxol,氟噻吨）为硫杂蒽类衍生物,口服吸收,3~6小时血药浓度达峰,血浆蛋白结合率 >95%,半衰期 35 小时。

珠氯噻醇（clopenthixol,clopixol,氯噻吨）为硫杂蒽类衍生物,口服吸收快,血浓度达峰时间 4 小时,半衰期 20 小时。有效血浓度为 20mg/L。

中毒后处理以对症治疗为主。

三、丁酰苯类

氟哌啶醇（haloperidol,氟哌丁苯,氟哌醇,卤吡醇）口服吸收良好。2~6 小时血浓度达峰值,血浆蛋白结合率 92%,半衰期 13~40 小时;肌内注射后 10~20 分钟血浓度达峰。

五氟利多（penfluridol,semap）化学结构近似氟哌啶醇,其特点是进出脑组织均较缓慢。口服吸收后,主要分布在脂肪组织内,达峰时间 12~24 小时,半衰期长达 65~70 小时。

处理原则:

- 大量摄入后,立即给予活性炭吞服,并反复应用。如不能及时给予活性炭,则可洗胃。
- 无特效解毒药,以对症支持治疗为主。
- 血液透析和血液灌流不能有效地清除体内药物。

四、其他抗精神病药

舒必利（sulpiride,硫苯酰胺,舒宁,止吐灵,消呕宁）为苯胺酰类抗精神病药。本品口服吸收良好,血浆蛋白结合率 <40%,半衰期 6~9 小时。

氯氮平（clozapine,氯扎平,leponex）属二氮䓬类抗精神病药,具有强大的镇静催眠作用,也具有毒蕈碱样作用。

（一）诊断要点

- 用药早期出现兴奋、睡眠障碍、口渴,偶见胃肠道反应。
- 可发生皮疹、瘙痒等过敏反应。

（二）处理原则

- 过量摄入本品后,立即予以洗胃、吞服活性炭。
- 过量摄入引起的中毒症状无特效解毒药,予以对症支持治疗。
- 血液透析和血液灌流不能有效地去除体内的氯氮平。

五、抗躁狂类

碳酸锂（lithium carbonate）口服易吸收,不与血浆蛋白结合,半衰期 14~33 小时。体内的排泄速度个体差异很大,剂量应个体化。

（一）诊断要点

● 治疗中患者可有厌食、腹痛、腹泻、头昏、乏力、口干、多尿、手细小震颤、体重增加、暂时性记忆力减退等发生。可发生肾性尿崩症,有导致脱水和高钠血症的危险。

● 治疗期间偶有发生肾病综合征的报道。治疗中可能发生心电图变化:T波改变、阵发性束支传导阻滞、房室传导阻滞、窦房结功能紊乱或心律失常。

● 中毒早期症状为恶心、呕吐、腹泻、厌食等。轻到中度中毒引起嗜睡、肌肉无力、讲话含糊不清、运动失调和肌痉挛性抽搐,强直和锥体外系症状可能看到。严重中毒可见谵妄、昏迷、惊厥、癫痫样发作或木僵、高热、肌张力增强,并可有非对称性腱反射亢进。

（二）处理原则

● 急性摄入在摄入后数分钟内用催吐治疗是有效的。洗胃和灌肠可促使碳酸锂排出。活性炭不能吸附锂。

● 碳酸锂中毒无特效解毒药,以对症支持治疗为主。

● 血液透析能有效地去除体内的锂,血液透析的指征,血清锂 >2.5~3.5mmol/L。

● 出现慢性中毒的症状时,应立即停用碳酸锂。可用碳酸氢钠促进体内锂的排泄。

（丛云峰）

第八节　抗抑郁药物中毒

本节所讲抗抑郁药物包括丙米嗪、阿米替林、麦普替林、多塞平、氟西汀和舍曲林。

一、丙米嗪

（一）概述

丙米嗪（imipramine,米帕明）口服吸收,血浆蛋白结合率 70%~90%,半衰期11~15 小时,分布容积 15L/kg。

（二）诊断要点

1. 治疗中的一般不良反应有头晕、失眠、乏力、多汗、皮疹和胃肠不适等,偶见有粒细胞减少发生。

2. 中毒的表现

● 抗胆碱能表现:口干、便秘、瞳孔扩大、眼压升高、视力模糊、尿潴留。

- 心血管反应：小剂量使心率加快，血压升高；大剂量则心肌收缩力减弱，减少心输出量，降低血压；在老年人可致低血压、心律失常、诱发冠心病发作。
- 神经系统：患者出现震颤、反射亢进、共济失调，诱发癫痫和引起躁狂症状。

3. 长期使用后停药可出现不适、寒战、肌痛和鼻炎等症状。

（三）处理原则

- 大量摄入后，可洗胃，吞服活性炭。催吐可能诱发癫痫突然发作。
- 血液净化治疗不能有效地去除体内的丙米嗪。丙米嗪中毒无特效解毒药，以对症支持治疗为主。
- 处理癫痫，用地西泮。如果常用的抗惊厥药不能立即控制癫痫，可用神经肌肉阻滞剂麻痹患者，如泮库溴铵以预防高热，此时心电图监护是必须的。
- 出现轻度心血管反应时，应停药并对症处理。发生室性心动过速者，不宜用普鲁卡因胺类药物，因可加重心脏毒性；缓慢心律失常或高度房室传导阻滞者，考虑应用心脏起搏。有 QRS 间期延长或低血压的患者，给予碳酸氢钠 l~2mEq/kg 静脉输注，重复直至动脉血 pH 维持在 7.45~7.55。
- 抗胆碱能的表现在继续用药中多数能自行减轻或消失，无须特殊处理。必要时可用毒扁豆碱来对抗。

二、阿米替林

（一）概述

阿米替林（amitriptyline，依拉维）口服吸收，血浆蛋白结合率 95%，半衰期 9~25 小时，分布容积 8/kg。

（二）诊断要点

- 治疗不良反应有口干、嗜睡、便秘、视物模糊、排尿困难、心悸。
- 偶见心律失常、传导阻滞、直立性低血压、眩晕、运动失调、迟发性运动障碍、癫痫样发作和肝脏损伤。

（三）处理原则

对症支持治疗。

三、麦普替林

（一）概述

麦普替林（maprotiline，马普替林，路滴美）口服吸收，血浆蛋白结合率 90%，半衰期 21~50 小时。

（二）诊断要点

- 治疗量应用中，以胆碱能阻断症状最为常见，患者可见口干、便秘、眩晕、心悸、头痛等。少数患者有暂时性血压下降、心动过速,大剂量时可发生 T 波倒置和传导阻滞。也偶有发生过敏性皮炎的报道。

● 过量(750~3 200mg)时,患者出现意识抑制、抽搐、精神错乱、定向力障碍和幻视。中毒量摄入后,患者发生惊厥,偶见意识模糊,狂躁、癫痫大发作等。

（三）处理原则

● 大量摄入后,可予洗胃,吞服活性炭。即使服药后 12 小时来诊,仍有必要洗胃。催吐可能诱发癫痫突然发作。

● 血液净化治疗不能有效地去除体内的麦普替林。

● 麦普替林中毒无特效解毒药,以对症支持治疗为主。如治疗癫痫,用地西泮。如果需要,则维持一个开放的气道,辅助呼吸和供氧。

四、多塞平

（一）概述

多塞平(doxepin,多虑平)口服吸收,血浆蛋白结合率 80%,半衰期 6~15 小时,分布容积 9~20L/kg。

（二）诊断要点

多塞平过量可致有危及生命的心律失常发生,也可产生显著呼吸抑制。

（三）处理原则

对症支持治疗。

五、氟西汀

（一）概述

氟西汀(fluoxetine,prozac,百忧解)口服吸收,血浆蛋白结合率 94%,半衰期 1~3 日,体内代谢产物去甲氟西汀的半衰期长达 7~15 日。

（二）诊断要点

● 不良反应:恶心、头痛、口干、出汗、视物模糊等。治疗初期,可能出现性功能障碍和毛发脱落。皮疹发生率约 3%。长期治疗中,个别患者出现认知功能障碍,停药后可恢复。

● 大剂量应用(40~80mg)时,可出现精神症状和诱发癫痫。长期用药个别患者出现认知功能障碍。

（三）处理原则

● 过量中毒时,无特效治疗,以对症支持治疗为主。

● 血液透析和血液灌流不能去除体内的氟西汀。

六、舍曲林

（一）概述

舍曲林（sertraline，lustral）口服吸收，血浆蛋白结合率98%。

（二）诊断要点

- 常见不良反应有恶心、腹泻、头痛、头晕、口干、失眠、震颤、疲劳和激动。
- 使用中可能引起男性性功能障碍，如射精延迟等。

（三）处理原则

- 过量服用时，及时洗胃和灌服活性炭。
- 对症支持治疗。

（丛云峰）

第九节　急性毒品中毒

（一）概述

毒品（narcotics）：指国家规定管制，能使人成瘾的麻醉（镇痛）药和精神药物，具有药物依赖性、危害性和非法性，包括麻醉（镇痛）药类、精神药类。

1. 麻醉（镇痛）药类

- 阿片类：包括吗啡、哌替啶、可待因、蒂巴因、芬太尼和罂粟碱。
- 可卡因类：包括可卡因、古柯叶、古柯膏。
- 大麻类：大麻叶、大麻树脂和大麻油。

2. 精神药类

- 中枢抑制药：包括镇静催眠药和抗焦虑药（请参考其他章节相关介绍）。
- 中枢兴奋药：苯丙胺（AA），甲基苯丙胺（MA，俗称"冰毒"），3，4亚甲二氧基苯丙胺（MDA），3，4亚甲二氧基甲基苯丙胺（MDMA，俗称"摇头丸"）。
- 致幻药：麦角二乙胺，氯胺酮（俗称"K粉"）。

短时间内滥用、误用或故意使用大量毒品超过人体耐受量产生相应临床表现称为急性毒品中毒。

毒品中毒的常见死亡原因呼吸循环衰竭，偶尔因意外死亡。

（二）诊断思路

1. 病史

（1）滥用毒品好发于年轻人，平素有吸毒史。非法滥用毒品的患者来院就诊时往往家属会隐瞒病史，必须仔细询问。

- 口服：自服或误服。

- 吸入：鼻吸、烟吸或烫吸。
- 注射：肌内、皮下、静脉或动脉。
- 黏膜吸收：口腔、鼻腔或直肠。

（2）医源性过量：治疗用药过量或频繁用药超过人体耐受，由于年龄大、体质衰弱，且有严重的肝肾功能障碍，在镇痛治疗过程中出现毒品中毒。如癌症晚期患者过量应用镇痛药。

2. 症状及体格检查

（1）一般状态：包括血压、脉搏、呼吸、心率和心律、意识状态。

（2）瞳孔

1）麻醉（镇痛药）

- 阿片类：大部分阿片类中毒引起瞳孔针尖样缩小，但哌替啶可致瞳孔扩大。美沙酮可引起失明。
- 可卡因类：可使瞳孔变小。
- 大麻类：瞳孔缩小。

2）精神类药

- 中枢兴奋药：中枢兴奋药如苯丙胺可致瞳孔扩大。
- 致幻药：瞳孔缩小。

（3）皮肤及黏膜

- 见皮肤多处注射痕迹，重者见静脉炎。
- 口鼻烫吸者见鼻黏膜充血，鼻中隔溃疡或穿孔。
- 可卡因中毒时皮肤奇痒难忍。

（4）神经系统

1）麻醉（镇痛药）

- 阿片类：轻度中毒者兴奋或抑郁，头晕、头痛，恶心、呕吐，幻想，失去时间和空间感觉后可致患者坠楼死亡。重者出现中毒典型"三联征"表现，即昏迷、呼吸抑制和瞳孔缩小；哌替啶中毒时谵妄、抽搐、惊厥甚至昏迷；芬太尼中毒胸壁肌肉强直；美沙酮中毒时下肢瘫痪。
- 可卡因类：反射亢进，肢体震颤，肌肉抽搐，癫痫发作。
- 大麻类：精神行为异常、谵妄、惊恐、躁动不安、意识障碍甚至昏迷，有些出现抑郁状态，悲观绝望，有自杀想法。

2）精神类药

- 中枢兴奋药：轻度中毒可出现头痛、精神兴奋、躁动、震颤、反射亢进等。中度中毒出现神志错乱、谵妄、幻视、幻听和被害妄想等精神症状。重度中毒出现抽搐、惊厥、昏迷，甚至脑出血死亡。
- 致幻药：精神错乱、幻觉或精神分裂状态、兴奋、尖叫、烦躁不安、谵妄、定向障碍、认知障碍、易激惹、肌张力增高、颤抖和木僵。

（5）呼吸系统

1）麻醉（镇痛药）

- 阿片类：呼吸抑制，呼吸浅慢，12小时内死于呼吸衰竭。
- 可卡因类：呼吸急促。
- 大麻类：中毒时呼吸浅慢甚至呼吸停止。

2）精神类药

- 中枢兴奋药：呼吸急促，呼吸困难，重者呼吸衰竭。
- 致幻药：呼吸抑制，呼吸暂停，喉痉挛，支气管痉挛，哮喘。

（6）循环系统

1）麻醉（镇痛药）

- 阿片类：吗啡可使血压下降，海洛因中毒可出现严重的心律失常，非心源性肺水肿；哌替啶中毒时除低血压外还表现出心动过速。
- 可卡因类：心率加快，血压升高，心律失常，循环衰竭死亡。
- 大麻类：心率增快，血压增高。

2）精神类药

- 中枢兴奋药：胸痛，血压升高，心率增快或室性心律失常，并可导致循环衰竭。另外，苯丙胺中毒可引起肺动脉高压、心肌梗死、心肌病等。
- 致幻药：患者血压升高，心率加快，重者导致心力衰竭，严重高血压或伴发脑出血。

（7）消化系统：呕吐，流涎，腹胀，便秘。重者可出现急性胃扩张及消化道出血等。

（8）其他：阿片类中毒昏迷者可出现横纹肌溶解，导致急性肾衰竭；苯丙胺中毒可出现高热、弥散性血管内凝血（DIC）；吗啡中毒可出现尿潴留、血糖升高；氯胺酮中毒可出现荨麻疹、眼结膜水肿、喉头水肿、过敏性休克；重症毒品中毒均可出现电解质及酸碱平衡失调。

3. 辅助检查

（1）毒物检测：口服者留取血液、尿液及呕吐物进行毒物定性测定。有条件者行定量测定。

（2）尿液检测：怀疑海洛因中毒时，可在4小时内留取尿标本定量检测。尿液检出氯胺酮及其代谢产物也可协助诊断。

（3）血液检测

- 吗啡中毒血药浓度0.1~1.0mg/L，致死血药浓度大于4.0mg/L。
- 美沙酮中毒血药浓度2.0mg/L，致死血药浓度大于4.0mg/L。
- 苯丙胺中毒血药浓度0.5mg/L，致死血药浓度大于2.0mg/L。

4. 鉴别诊断

- 镇静催眠药物:瞳孔缩小,呼吸抑制,意识状态的改变,结合病史有无毒物接触史,毒物定性及定量测定,可排除诊断。
- 脑血管疾病:精神神经异常改变,一般为中老年发病,既往有高血压、冠心病、糖尿病病史,发病时临床定位体征符合影像学改变,可鉴别。

（三）病情评估

出现下列情况预示病情危重:

- 血药浓度测定大于实验室标准者。
- 患者出现高热惊厥、意识障碍、昏迷。
- 患者出现呼吸循环衰竭者。

（四）急诊治疗

1. 支持治疗

（1）呼吸支持

- 吸氧,缺氧伴有二氧化碳潴留时采取持续低浓度 <35%,低流量 1~2L/min 吸氧,分泌物多时,注意及时清理呼吸道。
- 保持呼吸道通畅,有气道梗阻危险时,给予及时气管插管,机械通气,应用呼气末正压（PEEP）能有效救治海洛因或美沙酮中毒导致的非心源性肺水肿。
- 呼吸兴奋剂的应用:尼可刹米 0.375~0.75g 或洛贝林 3~15mg 肌内注射或静脉推注。

（2）循环支持

- 血压低者,采取头低脚高位,补液,必要时血管活性药物盐酸多巴胺 5~20μg/（kg·min）标准化输液,血压低于 70/40mmHg 时,可给予去甲肾上腺素 1~2mg 加入 500ml 5% 葡萄糖或 50% 葡萄糖氢化钠中静脉滴注。
- 心律失常者给予营养心肌及抗心律失常药物治疗。
- 血压高者,控制血压在正常的范围。

2. 清除毒物

- 催吐:清水催吐,阿片吗啡禁止催吐。
- 洗胃:摄入致命剂量毒品时,1 小时内用 0.02%~0.05% 高锰酸钾溶液洗胃后胃管内注入 50~100g 活性炭悬浮液,并用 50% 硫酸镁 50ml 导泻。
- 活性炭吸附:可以用碳肾或树脂肾吸附血液中尚未吸收的毒品。
- 单重血浆置换:重症毒品中毒可采用此方法。按照每公斤体重置换 40~60ml 血浆置换治疗。根据病情选择治疗次数。

3. 特效解毒剂

- 纳洛酮:阿片中毒者,静脉注射 2mg,阿片依赖中毒者 3~10 分钟重复,非依赖性中毒者 2~3 分钟重复,总剂量 15~20mg,仍无效者提示可能合并非阿片类毒品中毒。

- 纳美芬:治疗吗啡中毒优于纳洛酮,静脉注射 0.1~0.5mg,2~3 分钟逐渐增加剂量,最大剂量每次 1.6mg。
- 烯丙吗啡:用于吗啡及其衍生物或其他镇痛药物中毒的治疗,5~10mg 肌内注射或静脉注射,必要时每 20 分钟重复,总量不超过 40mg。
- 左洛啡烷:阿片拮抗剂,首次 1~2mg 静脉注射,5~15 分钟后注射 0.5mg,连续 1~2 次。
- 纳曲酮:较纳洛酮作用强,口服吸收迅速,半衰期 4~10 小时,持续时间 24 小时,由肾脏代谢,推荐用量 50mg/d。

4. 对症支持

- 高热:物理降温,如酒精擦浴,冰袋或冰帽。
- 惊厥:10% 水合氯醛灌肠 20~30ml,每 6 小时一次,维持 1~2 日,最大剂量 2g。地西泮 10mg,静脉注射。咪达唑仑 0.05~0.075mg/kg 泵入。丙泊酚 0.3~0.4mg/(kg·h)泵入,注意呼吸,防止呼吸抑制。胸壁肌肉强直可给予肌肉松弛药氯琥珀胆碱 1~1.5mg/kg,同时给予呼吸机支持治疗。
- 严重营养不良:给予营养支持,以肠内营养为主,如出现腹胀,胃潴留时可给予静脉营养。

推荐阅读资料 •

［1］刘娜 . 急性毒品中毒的诊治分析与急救探讨 . 中国医药指南,2017,15(27):132-133.

［2］傅萱,张文武 . 新型毒品中毒的诊断与治疗 . 临床急诊杂志,2017,18(11):801-804.

（李艳美）

第十节 急性酒精中毒

（一）概述

急性酒精中毒（acute alcohol poisoning）:一次饮入过量酒精或酒类饮料引起中枢神经系统先兴奋继而抑制的状态,称为急性酒精中毒。酒精又称乙醇,化学性质:

- 无色,易燃,易挥发的液体,具有醇香气味。
- 与水和大多数有机溶剂混溶。

（二）诊断思路

1. 病史

- 生活中自服大量酒精，一般中毒剂量为 75~80g，致死量 250~500g。
- 生活中自服大量含酒饮料，闻到患者有浓重酒精特有醇香气味。
- 长时间吸入大量酒精蒸汽。

2. 症状及体格检查

（1）一般状态：包括血压、脉搏、呼吸、心率、意识状态。

（2）皮肤颜色：皮肤潮红，大量饮酒可致皮肤苍白。

（3）呼吸系统：呼吸浅慢而有鼾音，大量饮酒可出现呼吸暂停，潮式呼吸，因呕吐误吸可致吸入性肺炎。

（4）循环系统：早期心率增快，大量饮酒出现休克、心律失常、心跳停止、猝死。

（5）神经系统：早期头痛，兴奋，重度出现抽搐、惊厥，昏迷。临床分为三期：

- 兴奋期：欣快感，健谈，饶舌，情绪不稳定，自负，易激怒，可有粗鲁行为或攻击行为，也有沉默、孤僻者。
- 共济失调期：肌肉运动不协调，行动笨拙，言语不清，眼球震颤，视力模糊，复视，步态不稳。
- 昏迷期：昏睡，瞳孔散大，甚至昏迷状态。

（6）消化系统：恶心呕吐，应激性消化道溃疡出血。

（7）其他：水、电解质、酸碱平衡失调，低血糖等。

3. 辅助检查

- 血清乙醇浓度：兴奋期酒精浓度达到 11mmol/L，酒精浓度达到 22mmol/L 易发生车祸。超过 33mmol/L 即可出现共济失调，超过 54mmol/L 可进入昏迷期，超过 87mmol/L 可进入深昏迷期，可出现呼吸循环衰竭而死亡。
- 动脉血气分析：代谢性酸中毒。
- 血清电解质浓度：低血钾、低血镁和低血钙。
- 血糖浓度：低血糖。
- 生化检查：重者肝功能及心肌酶异常。
- 心电图：心律失常，心肌损害，各导联 ST-T 改变。
- 胸部 X 检查：重者见双肺下野斑片状高密度影。

4. 鉴别诊断

- 镇静催眠药中毒：口服剂量大者呼吸抑制，呼吸间停及鼾音，双侧瞳孔针尖样缩小，无酒精气味可鉴别。
- 脑血管病：昏迷，意识不清，双侧瞳孔可正常或缩小，一般会出现神经系统定位体征，血清酒精浓度及磁共振检测均可鉴别。

（三）病情评估

1. 出现下列情况预示病情危重
- 频繁低血糖者。
- 出现呼吸停止,严重吸入性肺炎者。
- 深度昏迷长达 10 小时以上者。
- 血中酒精浓度大于 54mmol/L。

2. 出现下列情况提示酒精戒断
- 单纯性戒断反应:减少饮酒 6~24 小时后发生。失眠、兴奋、焦虑不安及肢体颤动。出汗、心率快及血压升高。厌食、恶心、干呕等。多在 2~5 日内缓解。
- 酒精性幻觉反应:突然停止饮酒或减少饮酒产生,患者定向力、反应正常,记忆力完好,但有幻视、错觉及视物变形。有的患者可有幻听。且对幻视幻听产生相应的反应,多为被害妄想,一般持续 3~4 周后可缓解。
- 戒断性惊厥反应:大部分发生在停止饮酒 7~48 小时后,发生癫痫大发作,可表现为一次性发作,也可数日内多次发作,每次发作持续数分钟。
- 震颤惊厥反应:在停酒 24~72 小时后,也可在 7~10 小时后发生,是最为严重的、可导致死亡的酒精性疾病状态。患者精神错乱,全身肌肉出现粗大震颤,谵妄,多呈自限性病程,也有不能完全恢复者,常死于高热、肺炎或心力衰竭等,或突然死亡不能确定原因。

（四）急诊治疗

清除毒物:酒精吸收快,洗胃意义不大,2 小时内的重度中毒患者,可考虑温水洗胃。

（1）轻者无须治疗,兴奋躁动者必要时给予适当约束。

（2）共济失调者应适当休息,保暖,做好防护。

（3）昏迷者维持脏器功能。
- 维持气道通畅:必要时气管插管,保证供氧。
- 维持循环功能:监测血压,给予糖盐水补液。
- 心电监测:防治恶性心律失常的发生。
- 保暖:维持体温正常。
- 维持酸碱平衡失调及电解质稳定。

（4）酗酒者应接受精神科医生治疗。

（5）严重急性中毒者可行血液透析排除酒精,指征为:血酒精含量大于 108mmol/L,伴酸中毒或可疑甲醇中毒。如重症酒精中毒且血流动力学不稳时可行连续肾脏替代治疗（CRRT）,采取 CVVHDF 模式既可清除体内酒精又可以维持离子及酸碱平衡。

（6）急性意识障碍者可考虑静脉注射 50% 葡萄糖 100ml,肌内注射维生素

B_1、维生素 B_6 各 100mg 加速体内酒精氧化。纳洛酮 0.4~2.0mg 加入 5%~10% 葡萄糖中静脉推注,或静脉滴注,最大剂量 8~10mg。

(7)对症治疗:保温,烦躁或过度兴奋者给予地西泮 10mg 肌内注射,保肝,营养心肌及给予 B 族维生素等。

(8)急性酒精中毒是被广泛关注的社会问题,解决的关键是进行广泛宣传,避免短期大量饮酒,防止酒精依赖的产生。对急性酒精中毒患者的抢救治疗,应采取综合治疗方法,有利于患者的康复和减少并发症的发生。

推荐阅读资料

[1]曲红梅.急性酒精中毒内科急诊治疗疗效分析.中国现代药物应用,2018,12(03):113-114.

[2]程亚光.急性酒精中毒内科急诊治疗效果分析.当代医学,2013,19(30):109.

(李艳美)

第十一节　植物中毒

一、毒蕈中毒

(一)概述

毒蕈(noxious mushroom)即野生毒蘑菇,种类繁多,我国有 100 余种,品种不同,毒性也有很大差异,主要为以下几种:

- 毒蕈碱:毒理作用与乙酰胆碱类似。
- 类阿托品样毒素:表现与阿托品中毒类似。
- 溶血毒素:凝血系统异常。
- 肝毒素:肝损害大。
- 神经毒素:主要侵害神经系统。

(二)诊断思路

1. 病史　生活中,误食毒蕈史。

2. 症状及体格检查

(1)一般状态:包括血压,脉搏,呼吸,心率和心律,意识状态。

(2)消化系统

- 胃肠炎型:潜伏期 0.5~1.0 小时,首发症状为消化道刺激症状,恶心,呕吐,腹痛,腹泻。

- 中毒性肝炎型:

①潜伏期:6~72 小时,一般 24 小时发病。②胃肠炎期:突发腹部剧烈疼痛,随之出现胃肠炎型症状,1~2 日后缓解。③假愈期:胃肠炎症状缓解,患者无明显症状。轻型者,进入恢复期,重者进入肝脏损害期。④内脏损害期:中毒后 1~5 日,出现脏器损伤,肝脏损伤最为严重,患者黄疸,肝大,甚至出现急性或亚急性重型肝炎,肝性脑病,肝衰竭。⑤精神症状期:烦躁,意识模糊,出现肝性脑病表现。⑥恢复期:2~3 周后,肝功能好转,症状减轻,4~6 周痊愈。

(3)神经系统:主要为神经精神型毒素作用,潜伏期 1~6 小时,患者除胃肠型表现外,多汗,流涎,流泪,瞳孔缩小,出现头晕,幻觉,谵妄,甚至被迫妄想,并有杀人或自杀行为,少数患者抽搐,昏迷。

(4)血液系统:主要为溶血型毒素作用,潜伏期 6~12 小时,患者除胃肠型及神经精神型毒素作用表现外,由于溶血导致贫血,肝脾大,黄疸。

(5)泌尿系统:血红蛋白尿,大量溶血,可导致急性肾衰竭。

(6)呼吸系统:呼吸抑制。

(7)循环系统:可有休克,心律失常。

(8)其他:可出现电解质、酸碱平衡失调,DIC,动脉血氧分压下降等。

3. 辅助检查

- 毒物检测:胃内容物可做毒物鉴定。

- 血常规、生化检查、血气分析等。

- 心电图:重者各导联 ST-T 改变。

4. 鉴别诊断

- 急性胃肠炎:患者可出现恶心,呕吐伴发热,腹痛及腹泻症状,一般有不洁饮食史,若患者有明确的食用毒蕈史可鉴别。

- 脑血管疾病:患者可出现昏迷,抽搐,意识不清,肢体运动障碍,头部 CT 检查可见与临床体征相对应的影像学改变,毒蕈中毒无明确的定位体征可资鉴别。

(三)病情评估

出现下列情况预示病情危重:

- 肝衰竭及 DIC 者。

- 休克及昏迷者。

- 中毒性心肌病及中毒性脑病者。

(四)急诊治疗

- 清除毒物:早期催吐,洗胃,导泻,给予 1:5 000 高锰酸钾溶液或清水洗胃,洗胃时间不受 6 小时胃排空限制,中毒时间大于 8 小时者,温盐水高位结肠灌洗,每次 200~300ml,连续 2~3 次,如患者呕吐,腹泻严重,则不必催吐和导泻。

- 血液净化治疗:重症毒蕈中毒可采取单重血浆置换及血液灌流治疗,合并多器官功能障碍综合征(MODS)者行 CRRT。
- 抗胆碱能药物:阿托品,起始剂量 1mg,静脉注射,根据病情每 15 分钟~6 小时重复给药,也可根据病情加大剂量,直至达到阿托品化后,可逐渐减量。对疗效不满意者,应用抗毒蕈血清 40ml 肌内注射。
- 巯基解毒药:主要治疗肝损害型中毒患者。① 5% 二巯丙磺钠注射液:5ml 肌内注射,或加入 5% 葡萄糖注射液 20ml,静脉注射,每日两次,疗程 5~7 日;②二巯丁二钠:成人首剂 1~2g,注射用水 10ml 稀释,此后每小时 1g,可用 4~5 次。
- 肾上腺皮质激素:主要应用于溶血毒素中毒和重症中毒患者。氢化可的松 200~300mg/d 或者地塞米松 10~20mg/d,一般连用 3~5 日,病情好转给予口服泼尼松,病情重者可以输注新鲜血浆。
- 防治脑水肿,及时应用解痉药物控制抽搐。
- 对症治疗,及时补液,纠正电解质紊乱,能量失衡及酸碱平衡失调等。

推荐阅读资料

卢中秋,洪广亮,等.中国蘑菇中毒诊治临床专家共识.临床急诊杂志,2019,20(8):583-598.

二、菜豆角中毒

(一)概述

菜豆角(kidney bean):其豆荚内含有皂素,对消化系统有刺激作用。

- 豆荚内皂素加热 100℃,30 分钟以上才可以破坏。
- 豆粒中含有豆素,为毒蛋白,具有细胞凝集作用,破坏红细胞,有凝血作用。

(二)诊断思路

1. 病史　生活中,进食未煮熟的菜豆角。

2. 症状及体格检查

- 一般状态:包括血压,脉搏,呼吸,心率和心律,意识状态。
- 皮肤颜色:可见口唇苍白。
- 消化系统:进食数分钟发病,恶心呕吐,腹痛,腹胀及腹泻等症状,且胃部有烧灼感。
- 神经系统:头晕,头痛,四肢麻木等症状。
- 呼吸系统:胸闷,呼吸困难。
- 循环系统:心悸,休克,心律失常。

- 其他:出冷汗,畏寒,电解质、酸碱平衡失调等,少数重者可出现呕血及溶血性贫血。

3. 辅助检查

- 血常规、生化检查。
- 心电图:轻者无变化,重者各导联 ST-T 改变。

4. 鉴别诊断

- 急性胃肠炎:患者可出现恶心,呕吐伴发热,腹痛及腹泻症状,一般有不洁饮食史,若患者有明确的食用未煮熟豆角病史可鉴别。
- 急性胰腺炎:患者可出现腹痛,腹泻,恶心及呕吐症状,血尿淀粉酶增高,胰腺 CT 可见胰腺周围水肿,渗出,可资鉴别。

（三）病情评估

出现下列情况预示病情危重:

- 大呕血。
- 溶血性贫血。

（四）急诊治疗

- 促进毒物排泄:催吐洗胃或导泻。
- 腹痛腹泻严重者给予阿托品,山莨菪碱肌内注射。
- 及时补液,给予糖盐水,纠正水电解质紊乱。
- 呕血者应用止血药物,必要时输血。
- 溶血者给予糖皮质激素,必要时输血治疗。

三、发芽马铃薯中毒

（一）概述

马铃薯(germinative potato):俗称土豆,含有龙葵素,为龆苷生物碱,成熟的马铃薯含龙葵素低,发芽的马铃薯含龙葵素极高,食用后易发生中毒。

- 龙葵素是一种有毒生物碱。
- 可溶于水,遇醋酸极易分解,高热可破坏其毒性。
- 龙葵素具有腐蚀性和溶血性。
- 每 100g 马铃薯含龙葵素 5~10mg。
- 未成熟、青紫皮或发芽马铃薯含龙葵素 25~60mg。
- 龙葵素的中毒剂量:0.2~0.4g。

（二）诊断思路

1. 病史　生活中,进食发芽马铃薯。

2. 症状及体格检查

- 一般状态:包括血压,脉搏,呼吸,心率和心律,意识状态。

- 皮肤颜色:重者可见口唇及四肢末端呈黑色。
- 消化系统:进食发芽马铃薯 0.5~2 小时后发病,咽喉部及口腔烧灼感,胃烧灼感,恶心呕吐,腹痛及腹泻症状。
- 神经系统:耳鸣,畏光,头痛,头晕,四肢麻木,瞳孔散大等症状,严重者可有抽搐,昏迷。
- 呼吸系统:胸闷,呼吸困难,重者因呼吸中枢麻痹而死亡。
- 循环系统:休克,心律失常。
- 其他:可出现电解质、酸碱平衡失调等,少数重者可出现肠源性发绀。

3. 辅助检查

- 血常规、生化检查。
- 心电图:轻者无变化,重者各导联 ST-T 改变。

4. 鉴别诊断

- 急性胃肠炎:患者可出现恶心,呕吐伴发热,腹痛及腹泻症状,一般有不洁饮食史,若患者有明确的食用发芽马铃薯可鉴别。
- 急性胰腺炎:患者可出现腹痛,腹泻,恶心及呕吐症状,血尿淀粉酶增高,胰腺 CT 可见胰腺周围水肿,渗出可资鉴别。

（三）病情评估

出现下列情况预示病情危重:

- 惊厥昏迷者。
- 出现肠源性发绀者。

（四）急诊治疗

- 催吐洗胃或导泻。口服硫酸钠导泻,口服生鸡蛋清 5~7 个,保护胃黏膜。
- 补液,口服或静脉补充葡萄糖盐水注射液,促进毒物排泄,纠正低血容量性休克。
- 剧烈呕吐腹痛可用阿托品肌内注射。
- 出现肠源性发绀给予亚甲蓝,稀释后静脉注射,或静脉滴注。以及大量维生素 C 治疗。
- 呼吸困难者吸氧。
- 抽搐者给予镇静剂,呼吸中枢麻痹者气管插管,呼吸机辅助呼吸。

四、白果中毒

（一）概述

白果（ginkgo biloba）:又叫银杏,含有银杏酸,银杏酚及氰苷等毒性物质,以绿色胚芽芯含毒量高,种仁含毒量低。

- 白果内含有机毒素,溶于水,毒性剧烈。

- 毒素遇热后毒性减低。
- 婴儿食用 10 枚即可致死,成人过量食用也可引起严重的中毒症状。

（二）诊断思路

1. 病史 生活中,进食生白果,婴幼儿发病率、致死率高。

2. 症状及体格检查

- 一般状态:包括血压,脉搏,呼吸,心率和心律,意识状态。
- 皮肤颜色:可见口唇苍白。
- 消化系统:潜伏期 1~12 小时,食欲不振,恶心,呕吐,腹痛及腹泻症状。
- 神经系统:头晕,乏力,精神呆滞,反应迟钝,头痛,极度恐惧,惊叫等症状,轻微声音及刺激即可引起抽搐,重者意识丧失,昏迷,瞳孔散大,部分患者可有下肢弛缓性瘫痪,腱反射减弱。
- 呼吸系统:胸闷,呼吸困难,重者可出现呼吸衰竭 1~2 日内死亡。
- 循环系统:休克,心律失常。
- 其他:可出现电解质、酸碱平衡失调等。

3. 辅助检查

- 腰椎穿刺:脑脊液蛋白增加,细胞数增多,轻者无变化。
- 血常规、生化检查。
- 心电图:轻者无变化,重者各导联 ST-T 改变。

4. 鉴别诊断

- 脑炎:患者可出现恶心,呕吐,头痛症状,重者可有抽搐,昏迷,一般发病前一周有感冒史,脑脊液可见蛋白增高,若患者有明确的食用白果史可鉴别。
- 重症胰腺炎:患者可出现腹痛,腹泻,恶心及呕吐症状,严重者可出现呼吸困难,ARDS 的发生,血尿淀粉酶增高,胰腺 CT 可见胰腺周围水肿,渗出可排除诊断。

（三）病情评估

出现下列情况预示病情危重:

- 抽搐昏迷。
- 呼吸循环衰竭。

（四）急诊治疗

- 催吐洗胃或导泻。口服硫酸钠导泻,口服生鸡蛋清 5~7 个,保护胃黏膜。
- 补液,口服或静脉补充葡萄糖盐水注射液,促进毒物排泄。
- 避免各种刺激诱发抽搐。
- 呼吸困难者吸氧。
- 抽搐者给予镇静剂,呼吸中枢麻痹者气管插管,呼吸机辅助呼吸。
- 合并 MODS 者给予 CRRT。

五、木薯中毒

（一）概述

木薯（manihot utilissima）：其表皮、内皮、薯肉、薯心均含有不同量的氰苷类物质,内皮含量最多。

- 木薯含有亚麻苷,经亚麻苷酶水解后析出游离出有毒氢氰酸。
- 亚麻苷酶水解亚麻苷速度慢,一般木薯中毒多为进食 5~6 小时后发病。
- 生食木薯的致死量 230~581g。

（二）诊断思路

1. 病史　生活中,进食木薯。

2. 症状及体格检查

- 一般状态:包括血压,脉搏,呼吸,心率和心律,意识状态。
- 皮肤颜色:面色苍白,因缺氧可见青紫。
- 消化系统:潜伏期 2~12 小时,恶心呕吐,腹痛及腹泻症状。
- 神经系统:头晕,头痛,乏力,嗜睡,烦躁不安,腱反射亢进,阵发痉挛,全身抽搐,意识障碍甚至昏迷等症状。
- 呼吸系统:先快后慢而深,呼吸困难,重者呼吸中枢麻痹而死亡。
- 循环系统:血压下降,休克,心律失常。
- 其他:可出现发热,电解质、酸碱平衡失调等。

3. 辅助检查　木薯残渣具有核桃气味,氰化物可做毒物鉴定。

- 尿中硫氰酸盐升高。
- 血常规、生化检查。
- 心电图:轻者无变化,重者各导联 ST-T 改变。

4. 鉴别诊断

- 急性胃肠炎:患者可出现恶心,呕吐伴发热,腹痛及腹泻症状,一般有不洁饮食史,若患者有明确的食用木薯可鉴别。
- 急性胰腺炎:患者可出现腹痛,腹泻,恶心及呕吐症状,血尿淀粉酶增高,胰腺 CT 可见胰腺周围水肿,渗出,可资鉴别。

（三）病情评估

出现下列情况预示病情危重:

- 抽搐,昏迷。
- 呼吸循环衰竭。

（四）急诊治疗

- 催吐洗胃或导泻。口服硫酸钠导泻,口服生鸡蛋清 5~7 个,保护胃黏膜。
- 补液,口服或静脉补充葡萄糖盐水注射液,促进毒物排泄。

- 呼吸困难者吸氧。
- 抽搐者给予镇静剂,呼吸中枢麻痹者气管插管,呼吸机辅助呼吸。
- 氰化物解毒疗法(参阅本章第十三节)。

(李艳美)

第十二节 动物毒中毒

一、毒蛇咬伤

(一)概述

毒蛇咬伤(venomous snake bite):被毒蛇咬伤后,毒蛇毒腺中的毒液通过排毒导管输送到毒牙注入咬伤的伤口内,引起局部的和全身中毒症状。

1. 毒蛇毒素种类多作用机理复杂,主要包括三类:

- 神经毒素:主要存在于眼镜蛇科和海蛇科的毒液中,是毒性最强的一类毒素,可使被咬伤的机体出现弛缓性麻痹和呼吸衰竭。
- 血循毒素:主要存在于五步蛇和蝰蛇、竹叶青、烙铁头蛇的毒液中,眼镜蛇和蝮蛇中也含有此毒素,主要损伤心血管系统、血液系统,导致凝血功能障碍,出现弥散性血管内凝血(DIC)。
- 肌肉毒素:主要包括肌肉毒素(膜毒素),响尾蛇胺及其类似物、蛋白水解酶和磷脂酶 A_2 作用于骨骼肌而非平滑肌,引起局部组织坏死。

2. 我国已知毒蛇 50 余种。常见有蝮蛇、蝰蛇、眼镜蛇、金环蛇、银环蛇、五步蛇、竹叶青、烙铁头及眼镜王蛇。

3. 蛇毒是黏稠的半透明液体,有特殊腥味,呈中性或弱酸性,颜色有乳白色(五步蛇毒)、淡黄色(眼镜蛇毒)、灰白色(银环蛇毒)、金黄色(金环蛇毒)或黄绿色(竹叶青蛇毒)。

4. 高温、强酸、强碱、还原剂、氧化剂、酚类、乙醇及重金属离子等均能将蛇毒破坏。

(二)诊断思路

1. 病史

- 在工作或生活中遇见毒蛇并被咬伤。咬伤部位以手、臂、足和下肢常见。季节以夏、秋两季多见。
- 蛇产业人员取蛇毒时被毒蛇咬伤。
- 蛇毒喷洒到皮肤上且皮肤破溃,毒素吸收入血导致中毒。

2. 症状及体格检查

（1）一般状态：包括血压，脉搏，呼吸，心率和心律，意识状态。

（2）皮肤颜色

● 神经毒为主的毒蛇咬伤：包括银环蛇、金环蛇、海蛇。伤口肿痛不明显，仅有微痒，麻木感。金环蛇咬伤伤口轻微肿痛。

● 血循毒为主的毒蛇咬伤：包括蝰蛇、烙铁头蛇、竹叶青蛇、五步蛇。伤口变黑，局部红肿，疼痛，严重者水疱、血疱，组织坏死、溃烂。

● 肌肉毒为主的毒蛇咬伤：可引起局部组织破溃，组织坏死。

● 混合毒为主的毒蛇咬伤：眼镜蛇和眼镜王蛇，局部伤口变黑，红肿，疼痛，且有水疱、血疱和组织坏死。蝮蛇咬伤伤口肿胀，剧痛，见皮下出血性紫癜。

（3）神经系统

● 神经毒为主的毒蛇咬伤：头晕，步态不稳，全身酸痛，声音嘶哑，吐字不清，眼睑下垂，流涎，肌肉抽搐，全身肌肉弛缓性瘫痪，重者呼吸肌麻痹窒息死亡。

● 血循毒为主的毒蛇咬伤：头晕，头痛，眼花，视物模糊，复视，意识朦胧。

● 肌肉毒为主的毒蛇咬伤：腱反射消失，上睑下垂，牙关紧闭，进行性肌无力。

● 混合毒为主的毒蛇咬伤：病情发展迅速，嗜睡，视物模糊，呼吸麻痹死亡。

（4）呼吸系统

● 神经毒为主的毒蛇咬伤：轻者无明显呼吸系统症状，重者可出现呼吸困难，呼吸衰竭。

● 血循毒为主的毒蛇咬伤：患者呼吸困难，重者呼吸衰竭。

● 肌肉毒为主的毒蛇咬伤：呼吸困难。

● 混合毒为主的毒蛇咬伤：病情重，迅速出现呼吸困难，肺水肿，急性呼吸窘迫综合征（ARDS），呼吸衰竭死亡。

（5）循环系统

● 神经毒为主的毒蛇咬伤：胸闷，心悸。

● 血循毒为主的毒蛇咬伤：心脏受累呈中毒性心肌病，表现血压下降，心律失常（传导阻滞及 QT 间期延长等），心电图表现为心肌缺血，最终心力衰竭死亡。

● 肌肉毒为主的毒蛇咬伤：因横纹肌溶解出现高钾血症，导致心律失常。

● 混合毒为主的毒蛇咬伤：胸闷，后期出现休克，急性循环衰竭，多在伤后48 小时内死亡。

（6）血液系统

● 神经毒为主的毒蛇咬伤：伤口渗血，内脏出血不明显。

● 血循毒为主的毒蛇咬伤：出血快，来势凶猛，出血广泛，溶血，黄疸，出现酱油色尿,或肌红蛋白尿,重者可出现出血性休克。

● 肌肉毒为主的毒蛇咬伤:重者可出现DIC。

● 混合毒为主的毒蛇咬伤:脏器出血或溶血,如呕血,便血,血尿甚至颅内出血等。

(7)其他:全身中毒表现,如恶心,口干,出汗,少数患者有发热,少尿,无尿,急性肾衰竭。

3. 辅助检查

● 血常规:白细胞计数升高,出血严重者可见贫血。

● 尿常规:血尿、蛋白尿、血红蛋白尿、肌红蛋白尿,以及管型等。

● 大便常规:隐血阳性。

● 生化检查:血清丙氨酸转氨酶、天冬氨酸转氨酶、乳酸脱氢酶、肌酸激酶升高,如急性肾衰竭者,尿素氮、肌酐异常升高。合并心肌损伤时心肌酶学升高。

● 凝血功能:出血和凝血时间延长,3P试验阳性。

● 血气分析等:呼吸衰竭见呼吸性酸中毒,pH值下降,PaO_2下降。

● 心电图:各导联ST-T改变。心律失常,窦性心动过速、期前收缩及传导阻滞等。

● 特殊检查:乳胶抑制试验——用蛇毒抗原抗体反应,检测阳性者判断毒蛇咬伤;乳凝试验——检测患者血清中抗体,阳性者判断毒蛇咬伤。

4. 鉴别诊断(表5-12-1)

表5-12-1　有毒蛇和无毒蛇咬伤的鉴别

鉴别点	毒蛇	非毒蛇
牙痕	2个针尖大牙痕	2行或4行锯齿状浅小牙痕
局部伤口	水肿,渗血,坏死	无
全身症状	神经毒	无
	心脏毒和凝血障碍	无
	出血	无
	肌肉毒	无

(三)病情评估

出现下列情况预示病情危重:

● 毒蛇咬伤后昏迷、呼吸停止。

● 毒蛇咬伤后出现严重心律失常,循环衰竭。

● 急性肾衰竭。

● 严重贫血,DIC。

● 肠道衰竭者。

（四）急诊治疗

1. 局部处理

● 绑扎：被毒蛇咬伤后 2~5 分钟内进行，于肢体伤口近心端 5cm 处用宽的软布带（2~4cm 宽）或就地取材加压绑扎（避开关节），15~20 分钟后放松 1~2 分钟。眼镜蛇咬伤时不主张绑扎，易造成局部组织坏死。

● 伤口清创：对绑扎后的伤口进行消毒，并将伤口中的毒牙剔除。

● 挤压、负压吸引排毒：用手由伤口四周向中心挤压，或用负压吸引器排除含毒污血。

● 伤口冲洗：按照毒蛇牙痕方向以十字形切开 0.5cm，深达真皮，用生理盐水、1 : 5 000 高锰酸钾溶液、3% 过氧化氢溶液、5% 依地酸二钠冲洗伤口。注意：血循毒为主的毒蛇咬伤谨慎扩大创伤口，以防止出血。

2. 全身抗毒治疗

● 早期足量应用特效解毒剂：我国抗蛇毒血清有 4 种，均为单价血清。抗眼镜蛇毒血清 1 000U/ 支；抗银环蛇毒血清 10 000U/ 支；抗蝮蛇毒血清 6 000U/ 支；抗五步蛇毒血清 2 000U/ 支。另有冻干多价抗蛇毒血清。

● 应用方式：开放两条静脉通路，抗过敏和抗蛇毒血清同时进行，如眼镜王蛇咬伤且病情危重者可给予 250ml 葡萄糖注射液加入 1~2 支抗蛇毒血清，30ml/h 静脉滴注，30 分钟后无过敏反应，其余 2 小时输注完毕。另一条通路治疗：氢化可的松 200~400mg 甲泼尼松龙 125~250mg 或地塞米松 10~20mg 静脉注射，连续 3~4 日，防止过敏反应，同时肌内注射苯海拉明 20mg。

● 应用抗蛇毒素血清的注意事项：蛇毒血清应做皮试，根据不同类型的毒蛇咬伤选择不同抗蛇毒血清，如无特异性抗毒血清的毒蛇咬伤，可选择相同亚科的抗毒血清，对蛇种不明者选择多价冻干抗蛇毒血清。

● 剂量：根据被蛇咬伤时间及临床表现决定。抗蛇毒血清只能中和未与靶器官结合的游离蛇毒，故越早应用效果越佳。

3. 其他治疗措施

● 卧床休息，注意多饮水。

● 新斯的明肌内注射，剂量 0.5~1.0mg，拮抗肌麻痹作用。

● 抗生素防治继发感染，破伤风抗毒素 1 500U 常规应用。

● 防治 DIC，纠正心律失常，抗休克，防治心力衰竭及肾衰竭，营养支持，维持水、电解质酸碱平衡。

● 呼吸机支持治疗。

● 急性危重者行血液净化治疗，如血浆置换，血液灌流等，合并 MODS 时给予 CRRT。

4. 抢救过程中忌用药物

- 中枢抑制药：吗啡、氯丙嗪、巴比妥类。
- 肾上腺素：血循环毒蛇毒忌用。出现过敏抢救时可照常使用。
- 肌松药：氯琥珀胆碱、箭毒。
- 抗凝血药物：肝素、枸橼酸钠。

二、毒虫咬伤

（一）概述

毒虫咬伤（poisonous insect bite）：被毒虫类叮咬而引起中毒性疾病。常见毒虫有马蜂、大黄蜂、毒蝎、毒蜘蛛、蜈蚣及松毛虫等。对人体可造成局部伤害，被咬处伤口为小孔，周围红肿、水疱、风团、疼痛或麻木。马蜂、毒蝎或大黄蜂蜇伤时，蜂尾部的毒刺刺入体内，毒汁进入体内引起严重的全身中毒反应，甚至可导致多器官功能障碍综合征（MODS）。

（二）诊断思路

1. 病史　有毒虫叮咬及接触史。常见于夏秋季，好发于颜面及四肢暴露部位。

2. 症状及体格检查

（1）一般状态：包括血压，脉搏，呼吸，心率和心律，意识状态。

（2）皮肤颜色

- 马蜂和大黄蜂蜇伤：蜇伤局部红肿、疼痛、瘙痒，甚至可有水疱形成，淤血和坏死。
- 毒蝎咬伤：小蝎蜇伤局部灼痛、红肿。大蝎蜇伤出现大片红肿，中心见点状蝎刺痕，局部麻木、出血、剧痛或水疱。
- 毒蜘蛛咬伤：咬伤处红肿疼痛，伤口苍白或有荨麻疹样皮疹。
- 蜈蚣咬伤：中小型蜈蚣咬伤局部疼痛，呈白色圆形隆起，其后红肿。大型蜈蚣咬伤，局部灼痛、红肿，重者形成水疱或坏死。
- 松毛虫咬伤：局部疼痛，刺痒，30分钟后出现丘疹、斑疹或风团，数小时后见结节红斑、水疱、皮下小结节或皮下血肿，1~2周内部分病例关节肿胀，表现为游走或复发性关节炎。

（3）呼吸系统

- 马蜂和大黄蜂蜇伤：蜇伤后过敏，喉头水肿，呼吸困难，哮喘。
- 毒蝎咬伤：呼吸肌及呼吸中枢麻痹，呼吸衰竭。
- 毒蜘蛛咬伤：胸背部肌肉僵硬，呼吸困难，重者发生急性呼吸窘迫综合征。
- 蜈蚣咬伤：出现过敏反应，喉头水肿，窒息。

- 松毛虫咬伤:无呼吸系统临床表现。

（4）循环系统

- 马蜂和大黄蜂蜇伤:可见过敏性休克。
- 毒蝎咬伤:血压先升高后降低,心动过缓,甚至急性心力衰竭,肺水肿。
- 毒蜘蛛咬伤:血压先升后降,甚至休克。
- 蜈蚣咬伤:偶见过敏性休克。
- 松毛虫咬伤:偶有心慌。

（5）神经系统

- 马蜂和大黄蜂蜇伤:头晕,头痛,晕厥,周围神经炎,肌麻痹,意识障碍,抽搐,昏迷。
- 毒蝎咬伤:头晕,头痛,视觉,视野障碍,眼球活动异常,抽搐,昏迷。
- 毒蜘蛛咬伤:头昏,头痛,流涎,反射迟钝,极度烦躁不安,最终出现意识障碍,昏迷。
- 蜈蚣咬伤:头晕,头痛,眩晕,谵妄,抽搐,重者昏迷。
- 松毛虫咬伤:头晕,头痛,乏力,周身不适,精神不振。

（6）消化系统

- 马蜂和大黄蜂蜇伤:恶心,呕吐,重者黄疸。
- 毒蝎咬伤:恶心,呕吐,重者消化道出血。
- 毒蜘蛛咬伤:恶心,乏力,腹部肌肉僵硬。
- 蜈蚣咬伤:恶心,呕吐。
- 松毛虫咬伤:食欲减退。

（7）其他:畏寒,发热,四肢无力,关节肿胀,大汗及流涎等,毒蜘蛛咬伤可导致急性肾衰竭及弥散性血管内凝血（DIC）。

3. 辅助检查

- 血常规、生化检查、血气分析等。
- 心电图:无特异性改变,重者可见广泛性 ST-T 改变。

4. 鉴别诊断

- 毒蛇咬伤:毒蛇咬伤可出现红斑,肿胀,且伤口内见毒牙,伴有轻重不等的疼痛,麻木,瘙痒,严重时出现头晕,胸闷,甚至休克,死亡等。毒虫咬伤相对症状轻,咬伤部位可见毒刺。
- 荨麻疹:可出现局限性液体渗出所形成的皮肤隆起,呈斑状或片状,白色或粉红色,周围可见红晕,大小不一,有痒感,无咬痕及毒刺。

（三）病情评估

出现下列情况预示病情危重:

- 出现谵妄,昏迷。

- 出现多脏器衰竭。
- 患者出现急性肺水肿,严重窒息,休克。

（四）急诊治疗

1. 局部处理

- 马蜂和大黄蜂蜇伤:将刺入皮肤的毒刺拔出,伤口局部用5%碳酸氢钠注射液,3%氨水冲洗,黄蜂蜇伤可用食醋洗涤,同时可以冷敷。
- 毒蝎咬伤:轻者拔除毒刺,局部用2%碳酸氢钠,3%氨水,肥皂水冲洗及冷敷,较重者在肢体近心端结扎止血带,在伤口上以十字形切开0.5cm,用生理盐水,1∶5 000高锰酸钾溶液、5%碳酸氢钠溶液冲洗伤口,伤口周围可用0.25%~0.5%普鲁卡因做环形封闭。
- 毒蜘蛛咬伤:在四肢伤口近端用止血带结扎,每隔15分钟放松一次,在伤口上以十字形切开并做负压吸引,用过氧化氢或1∶5 000高锰酸钾冲洗,涂抹2%碘酊或石炭酸烧灼,局部0.25%~0.5%普鲁卡因做环形封闭。
- 蜈蚣咬伤:可以用碱性液体清洗或涂擦,忌用碘酒,其余参考蜂类蜇伤治疗。
- 松毛虫咬伤:松毛虫咬伤可涂擦1%薄荷炉甘石洗剂,反复用胶布粘贴患处拔除毒毛。

2. 全身治疗

- 马蜂和大黄蜂蜇伤:全身过敏者,可用1∶1 000肾上腺素0.5ml肌内注射,静脉注射氢化可的松200~300mg,肌肉痉挛者可给予10%葡萄糖酸钙注射液10ml静脉推注,可以口服抗组织胺作用药物,全身中毒症状明显者按照毒蛇咬伤处理。
- 毒蝎咬伤:可以口服蛇药,有条件者可注射抗蝎毒血清,肌肉痉挛者可给10%葡萄糖酸钙注射液10ml静脉推注,静脉注射地西泮,可以口服抗组织胺作用药物。
- 毒蜘蛛咬伤:肌肉痉挛者可给予10%葡萄糖酸钙注射液10ml静脉推注,肾上腺皮质激素氢化可的松200~300mg,地塞米松10~20mg减轻全身症状和局部反应,必要时抗生素预防感染,预防肾衰竭及DIC,也可肌内注射特异性抗毒素血清。
- 蜈蚣咬伤:抗炎,抗过敏治疗等,并可参考蜂类蜇伤治疗。
- 松毛虫咬伤:抗过敏可控制症状,口服苯海拉明,异丙嗪等,也可静脉注射葡萄糖酸钙,停药后易反复,故需要较长时间用药,关节病变者可用吲哚美辛或布洛芬口服,继发感染者可用抗生素。

3. 预防并发症及合并症　休克者补液,合并喉头水肿者,必要时气管切开,合并多脏器衰竭者注意保护各脏器功能。

三、河鲀毒素中毒

(一)概述

河鲀毒素(tetrodotoxin):是小分子非蛋白质的神经毒素,河鲀毒素因其品种不同其毒性不同,毒素入血后迅速产生对末梢神经及中枢神经的麻痹作用。

- 河鲀毒素中毒(fugu poisoning):是指进食带有河鲀毒素的河鲀而引起的中毒。

- 河鲀毒素:一般煮沸不能将其破坏,致死量约 $7\mu g/kg$。潜伏期短,最短15分钟,一般为 0.5~4 小时发病,潜伏期越短,症状越重,预后越差。河鲀毒素主要存在于河鲀睾丸、卵巢、卵、肝、肠等组织及血液中。一般认为鱼肉无毒,但海水中的条纹东方鲀及双斑东方鲀肌肉也含有剧毒。

(二)诊断思路

1. 病史 生活中食用河鲀后,同时出现类似症状。

2. 症状及体格检查

- 一般状态:包括血压,脉搏,呼吸,心率和心律,意识状态。
- 皮肤颜色:四肢发绀,皮肤末梢凉。
- 神经系统:口唇四肢麻木,针刺样感觉为首发症状,头晕,站立不稳,上睑下垂,张口困难,言语困难,吞咽困难,四肢无力,肌肉瘫软,共济失调。瞳孔先缩小后扩大,重度可出现抽搐,惊厥,昏迷。
- 消化系统:进食后短时间内迅速发病,恶心,呕吐,腹痛及腹泻症状,可出现便血症状。
- 循环系统:脉搏细数,心律失常以房室传导阻滞为主,血压下降。
- 呼吸系统:呼吸困难,声带麻痹,呼吸浅快不规则,重者呼吸机麻痹而死亡。

3. 辅助检查

- 血常规、生化检查、血气分析等。
- 心电图:心律失常,房室传导阻滞最为常见。

4. 鉴别诊断

- 急性肠炎:患者有进食不洁食物史,发热伴恶心,呕吐,腹痛及腹泻,大便呈稀水样,临床症状相对轻,大多无神经系统损害症状。
- 脑炎:可出现头痛,恶心,呕吐,发病前一周多有感冒发热病史,重者可有神经系统症状,脑电图检查异常改变,结合病史可鉴别。

(三)病情评估

出现下列情况预示病情危重:

- 出现中枢性呼吸循环衰竭。

- 患者出现急性肺水肿,严重窒息。
- 抽搐,昏迷。

（四）急诊治疗

- 清除毒物减少毒物吸收:催吐洗胃及导泻。
- 清除血液中已吸收的毒物:给予血液灌流,重者给予血浆置换。
- 促进毒物排泄:补液,维持水、电解质及酸碱平衡。
- 肌肉麻痹:士的宁 2mg 肌内或皮下注射,同时给予维生素 B_1、维生素 B_6 各 100mg 肌内注射。
- 抗胆碱能治疗:阿托品 2mg 或山莨菪碱(654-2)注射液 10mg 肌内注射或静脉推注,必要时重复直至达到阿托品化。
- 呼吸肌麻痹者:吸氧,呼吸兴奋剂的应用,尼可刹米 0.375g 和 / 或洛贝林 3mg 肌内注射或静脉推注,必要时气管插管,呼吸机辅助呼吸。
- 维持循环系统功能,抗心律失常,抗休克治疗。
- 重者出现多脏器损害者可以行 CRRT,危重者可行单纯血浆置换治疗。

四、鱼胆中毒

（一）概述

鱼胆(fish bile):为鲤科动物鱼之胆囊,主要含胆酸、鹅去氧胆酸等,另含有组织胺类物质。

鱼胆中毒(fish bile poisoning):是指进食鱼胆而引起的中毒。鱼胆进入胃肠道后经肝肾代谢,故以肝肾损害为主。鱼胆对胃肠黏膜刺激作用强烈。鱼胆含有组织胺类物质,可引起过敏反应。鱼胆中具有极强毒性的蛋白质分解产物,胆汁毒素,不易被乙醚和热破坏。潜伏期多为 15 分钟~14 小时。

（二）诊断思路

1. 病史　生活中,民间有口服鱼胆治疗肝胆疾病的说法,故老百姓常自食鱼胆导致中毒。

2. 症状及体格检查

- 一般状态:包括血压,脉搏,呼吸,心率和心律,意识状态。
- 皮肤颜色:可见周身黄染。
- 消化系统:进食后短时间内出现恶心呕吐,腹痛及腹泻症状,严重者可呕吐咖啡物,大便呈酱油样,腹水,急性肝衰竭,肝性脑病。
- 神经系统:头晕,头痛,口唇四肢麻木,嗜睡,个别患者可出现失语,下肢瘫痪,重度可出现抽搐,惊厥,昏迷。
- 循环系统:中毒性心肌损害,心动过速,心音低钝,心律失常,血压下降,甚至出现心力衰竭。

- 呼吸系统:呼吸困难,端坐呼吸,双肺干湿啰音,甚至出现急性肺水肿。
- 泌尿系统:腰痛,少尿,无尿,蛋白尿,血尿,多在中毒发生 1~4 日发生急性肾衰竭。
- 其他:电解质、酸碱平衡失调等。

3. 辅助检查

- 血常规、血气分析。
- 肝功能:丙氨酸转氨酶、天冬氨酸转氨酶升高,胆红素升高,尿素氮、肌酐升高。
- 尿常规:可见镜下血尿,蛋白尿,颗粒管型。
- 心电图:心律失常,各导联 ST-T 改变。
- 肾脏彩超及肾脏 CT:双肾增大。

4. 鉴别诊断

- 肾综合征出血热;一般有老鼠及其排泄物接触史,发热、头痛及腰痛,少尿,蛋白尿,出血热抗体阳性。鱼胆中毒的患者有自服鱼胆病史故可鉴别。
- 急性肝衰竭:患者可出现发热,黄疸,转氨酶增高,平素多有病毒性肝炎病史或药物口服史,结合病史可排除诊断。

（三）病情评估

出现下列情况预示病情危重:

- 肝衰竭及肝性脑病。
- 急性肺水肿,呼吸循环衰竭。
- 急性肾衰竭及 DIC。

（四）急诊治疗

- 清除毒物,可用清水或 5% 碳酸氢钠注射液洗胃,催吐,50~100g 活性炭注入导泻。
- 保护胃黏膜,6 个鸡蛋蛋清加水至 200ml 口服,硫糖铝凝胶 60ml,再服植物油 100~200ml。
- 保护肝脏:注射用还原型谷胱甘肽或异甘草静脉滴注,达到护肝降黄作用。
- 保护肾脏:早期可以给予肾上腺皮质激素,以及碱化尿液治疗,少尿期可以透析,合并多脏器损害时行 CRRT,对于重症鱼胆中毒的患者早期也可给予血浆置换治疗。
- 呼吸循环衰竭:给予吸氧,改善循环功能,维持血压,必要时气管插管,呼吸机辅助呼吸。
- 对症治疗:补液,纠正离子,酸碱失衡,脱水,补充足够能量等。

推荐阅读资料 •————————————————————————

冯哲,文浩.生物毒素肾损伤的防治策略.解放军医学杂志,2019,44(7):550-554.

(李艳美)

第十三节 工业毒物中毒

一、甲醇中毒

(一)概述

甲醇(methyl alcohol)又叫木醇或木酒精,是无色透明,易挥发,具有酒精气味的液体。能与水、乙醇、乙醚、苯、酮、卤代烃和许多有机溶剂混溶。遇热、明火或氧化剂易燃或易爆。

(二)诊断思路

1. 病史

- 工业生产中,职业中毒主要见于甲醇的生产、运输过程中,或吸入甲醇蒸汽。
- 生活中,主要是饮用含有甲醇的假酒或劣质酒。

2. 症状及体格检查

- 一般状态:包括血压,脉搏,呼吸,心率和心律,意识状态。
- 皮肤颜色:皮肤充血或苍白。
- 眼部损害:眼部红肿、充血、瞳孔扩大,眼前可有跳动性黑影、飞雪、闪光感,视物模糊,眼球疼痛,幻视,重者视力急剧下降,甚至失明,眼底检查早期可见视乳头充血和视网膜水肿,严重者1~2个月后可出现视神经萎缩。
- 呼吸系统:急促且呼吸深大,吸入中毒者可见呼吸道黏膜刺激症状,重者中枢性呼吸衰竭死亡。
- 循环系统:休克,心律失常,心跳停止,猝死。
- 神经系统:头痛,眩晕,乏力,谵妄和意识障碍,重度可出现癫痫样抽搐,惊厥,昏迷。
- 消化系统:口服中毒者可出现恶心,呕吐,腹痛,腹胀,并发急性胰腺炎的可能性大,可伴有肝损害。
- 其他:电解质失衡,代谢性酸中毒,动脉血氧分压下降等。

3. 辅助检查

- 血液及尿中甲醇和甲酸浓度增高。

- 血常规、生化检查。
- 血气分析测定可出现代谢性酸中毒等。
- 心电图:心律失常,各导联 ST-T 改变。
- 胸部 X 检查:轻者表现肺纹理增多、增粗,边缘不清,以下肺野明显。
- 头部 CT 检查:重度中毒者表现为白质和基底节、豆状核密度降低病灶。

4. 鉴别诊断

- 乙醇中毒:大量饮酒史,可闻到浓重酒精味,出现抽搐,昏迷,中枢神经系统症状,代谢性酸中毒的临床表现,一般无眼底改变,无视神经损害,血中乙醇含量超标。
- 脑炎:患者抽搐,头痛,头晕,一般发病前有上呼吸道感染病史,结合脑脊液检查及血液中甲醇浓度测定可鉴别。

（三）病情评估

出现下列情况预示病情危重:

- 患者癫痫大发作及昏迷。
- 眼底改变,视物不清。
- 患者出现急性肺水肿;严重窒息;休克及昏迷。

（四）急诊治疗

- 口服中毒者,给予催吐洗胃,吸入中毒者脱离现场,去除污染的衣物,清洁皮肤。
- 重度中毒者给予血液透析及腹膜透析。
- 酸中毒者可给予 5% 碳酸氢钠溶液 100~150ml 纠正酸中毒,合并 MODS 时给予血液净化治疗。
- 口服乙醇,使血液中乙醇浓度维持在 21.7~32.6mmol/L,严重中毒者可连用数日。

➤ 方法一:医用 95% 乙醇按照 1ml/kg 稀释于 5% 葡萄糖或生理盐水中,配制成 10% 的乙醇溶液,30 分钟内静脉滴注完毕,此后给予 0.166ml/kg 稀释后维持静脉滴注。

➤ 方法二:用 50% 乙醇按照 1.5ml/kg 稀释至小于 5% 浓度,首次口服或胃管注入,然后 0.5~1ml/kg 口服,每小时一次维持。

➤ 方法三:可口服白酒 30ml,以后每 4 小时口服 15ml,甲醇浓度降至 0.5g/L 以下,直至停止使用后不再发生酸中毒,一般疗程 4~7 日。

- 甲基吡唑:15mg/kg 口服 1 次,12 小时后 5mg/kg 口服,再 12 小时给 10mg/kg 口服,直至血中监测不出甲醇为止。
- 高压氧治疗:重度中毒和双目失明者,尽早高压氧治疗。
- 肾上腺皮质激素:地塞米松 10~20mg,氢化可的松 200~500mg,静脉滴注,每日一次,减轻脑水肿和视神经损害。

● 眼部治疗:急性期应避免光线刺激,双眼纱布覆盖,可应用维生素 B_1、维生素 B_{12},防止视神经发生永久病变。

● 对症支持治疗:给予高蛋白,高碳水化合物饮食,合并 MODS 或严重的代谢性酸中毒时给予 CRRT。

推荐阅读资料

陈隆望,卢中秋.急性中毒诊治热点与关注.中华重症医学电子杂志(网络版),2019,5(2):104-108.

二、强碱中毒

(一)概述

强碱(strong base)类物质溶于水,包括氢氧化钠、氢氧化钾、氧化钠、氧化钾等。强碱遇水相溶,吸热致组织热损伤。与组织蛋白结合,蛋白变性。与脂肪组织有皂化作用。具有腐蚀力,穿透力和弥散作用。

(二)诊断思路

1. 病史

● 工业生产中,接触强碱类物质。

● 生活中,误服或自服强碱。

● 呼吸道吸入苛性碱的雾粒或粉尘。

2. 症状及体格检查

● 一般状态:包括血压,脉搏,呼吸,心率和心律,意识状态。

● 皮肤颜色:局部灼痛,充血,水肿,糜烂或形成先白色后红棕色的痂,脱落形成溃疡。

● 眼部损害:结膜炎,角膜炎,角膜溃疡。

● 呼吸系统:呼吸道刺激症状,吸入者可出现喉头痉挛,肺水肿,少数患者因反射性声门痉挛出现呼吸骤停。

● 循环系统:严重灼伤者可有休克。

● 神经系统:重度可出现抽搐,惊厥,昏迷。

● 消化系统:口腔黏膜呈红色或棕色,破溃,食管和胃部有强烈的烧灼痛,腹绞痛,呕吐物有咖啡样物质,腹泻,血性大便,重者食管、胃穿孔。

● 其他:可出现电解质、酸碱平衡失调,动脉血氧分压下降等。

3. 辅助检查

● 血常规、生化检查、血气分析等。

- 心电图：重者各种心律失常、ST-T 改变。
- 择期消化内镜检查。

4. 鉴别诊断

- 各种皮肤病：可有皮肤破溃、结痂等，注意有无强碱接触史。
- 剥脱性皮炎：常见患者应用药物后出现过敏反应，导致大片状皮肤剥脱，注意与本病鉴别。

（三）病情评估

出现下列情况预示病情危重：

- 受损皮肤面积大，昏迷。
- 喉头水肿，痉挛，窒息，急性肺水肿。
- 消化道穿孔出现泛发性腹膜炎。

（四）急诊治疗

- 皮肤接触：大量流动水冲洗 20 分钟，然后 1% 醋酸中和，其间用试纸测定中和情况，直至碱性逐渐减弱后停止冲洗。
- 眼睛受损者：立即用大量清水或生理盐水彻底冲洗 10~15 分钟。
- 经口中毒：禁止洗胃和催吐，可口服弱酸性溶液中和，食醋，1% 醋酸等。继续口服鸡蛋清或橄榄油。立即 5% 葡萄糖盐水注射液补液，稀释碱中毒。预防食管狭窄尽早考虑扩张术。
- 吸入性中毒：有喉头水肿，窒息者，尽早气管切开术。
- 对症治疗：早期给予 1~2 周的糖皮质激素减少食管瘢痕狭窄的发生。

三、强酸中毒

（一）概述

强酸（strong acids）性物质溶于水，有挥发性，具有强烈的刺激性，腐蚀性强，主要指硫酸、硝酸、盐酸等。具有强烈脱水作用，使接触部位皮肤和黏膜形成干性坏死。对组织蛋白具有凝固作用，造成组织充血，水肿，溃疡，甚至腔管脏器穿孔，以后形成瘢痕、狭窄和变形。与水接触时释放大量的热，使组织受到热伤害。口服最小致死量：浓硫酸约 4ml，浓硝酸约 8ml，浓盐酸约 15ml。

（二）诊断思路

1. 病史

- 工业生产中，接触强酸类物质。
- 生活中，误服或自服强酸。
- 呼吸道吸入大量酸雾。

2. 症状及体格检查

- 一般状态：包括血压，脉搏，呼吸，心率和心律，意识状态。

● 皮肤颜色:接触者可见灼伤,腐蚀,坏死和溃疡形成,硫酸灼伤呈黑色或棕色,盐酸为灰棕色,硝酸为黄色。

● 呼吸系统:吸入者可出现呛咳,胸闷,呼吸困难,分泌物增多,泡沫样痰或咯血,双肺闻及广泛的干湿啰音,重者出现喉头水肿,窒息而死亡。

● 眼部:强酸刺激发生急性结膜炎,角膜炎,全眼炎,甚至失明。

● 消化系统:口腔黏膜糜烂,食管及胃黏膜腐蚀,严重时穿孔,继发弥漫性腹膜炎,消化道梗阻。

● 全身中毒:疼痛性休克,电解质、酸碱平衡失调,重者出现意识障碍,呼吸中枢麻痹而死亡。

3. 辅助检查

● 血常规、生化检查、血气分析等。

● 心电图:重者各导联 ST-T 改变。

● 择期消化内镜检查。

4. 鉴别诊断

● 各种皮肤病:可有皮肤破溃、结痂等,注意有无强酸接触史。

● 剥脱性皮炎:常见患者应用药物后出现过敏反应,导致大片状皮肤剥脱,注意与本病鉴别。

(三)病情评估

出现下列情况预示病情危重:

● 受损皮肤面积大,昏迷。

● 喉头水肿,痉挛,窒息,急性肺水肿。

● 消化道穿孔出现泛发性腹膜炎。

(四)急诊治疗

● 皮肤接触者:大量流动水冲洗至少 10 分钟,然后 2%~5% 碳酸氢钠中和,继续清水冲洗。

● 眼睛受损者:立即用大量清水或生理盐水彻底冲洗至少 30 分钟,给予可的松及抗生素眼药水交替滴眼。

● 经口中毒者:禁止洗胃和催吐,鸡蛋清 60ml,或牛奶 200ml,再服植物油 100~200ml。也可口服氢氧化铝凝胶 60ml。立即补液 5% 葡萄糖盐水注射液,5% 碳酸氢钠注射液 250~500ml 以拮抗酸中毒。预防食管狭窄尽早考虑扩张术。

● 吸入性中毒者:喉头水肿、窒息者,尽早气管切开术;间断经气管导管滴入异丙基肾上腺素、肾上腺皮质激素、麻黄素、普鲁卡因(需要试敏),可以松弛支气管平滑肌。

● 对症支持治疗:镇静止痛,补液,纠正酸中毒,使用抗生素预防感染及并发症治疗。

四、氰化物中毒

(一) 概述

氰化物(cyanide):凡是分子结构中含有氰集团(CN-)的化合物。主要有氢氰酸、氰酸盐、腈类(丙腈、丙烯腈、乙腈)等。

- 有苦杏仁味,极易扩散且溶于水。
- 多有剧毒。
- 氰化钾的致死量1~2mg/kg,苦杏仁成人一次口服中毒及致死量40~60粒。
- 未经处理的木薯致死量230~581g。

(二) 诊断思路

1. 病史

- 工业生产中,通过呼吸道吸入或皮肤吸收引起,在电镀、浇注、橡胶等生产中违规操作。
- 生活中,自服或误服桃子、李子、杏的果仁达到中毒剂量。

2. 症状及体格检查

- 一般状态:包括血压,脉搏,呼吸,心率和心律,意识状态。
- 皮肤颜色:口唇、皮肤呈樱桃红色。
- 瞳孔:先缩小后扩大,视力减退。
- 呼吸系统:吸入者眼、咽喉不适,呼出气体有苦杏仁味,胸部紧缩感,呼吸急促,后变慢,严重者出现呼吸衰竭。
- 循环系统:心慌,血压升高病情加重后血压下降,心律失常,心跳停止,猝死。
- 神经系统:头晕、头痛,乏力,耳鸣,有恐怖感,意识模糊至昏迷,出现强制性和阵发性惊厥,随着病情加重抽搐停止,全身肌肉松弛。
- 消化系统:恶心,呕吐,有便意。
- 吸入高浓度氰化物气体2~3分钟后可发生猝死,也称为闪击样中毒。

3. 辅助检查　动脉血气分析:动脉氧分压正常,静脉氧分压明显升高,动静脉氧分压差<1%(正常为4%~5%)。

4. 鉴别诊断

- 急性一氧化碳中毒:患者可以出现口唇呈樱桃红色,昏迷状态,有碳不完全燃烧接触史,碳氧血红蛋白血症明显高于正常。
- 有机磷农药中毒:患者可出现昏迷,抽搐,瞳孔针尖样缩小,有明确的有机磷农药口服史,胆碱酯酶活性低于正常。

(三) 病情评估

出现下列情况预示病情危重:

- 患者出现昏迷,持续抽搐,癫痫大发作。
- 出现呼吸衰竭者。

（四）急诊治疗

- 经口摄入者,立即用 5% 硫代硫酸钠溶液洗胃。
- 吸入中毒者,立即移至通风处,吸氧,高压氧治疗。
- 皮肤或眼污染时,用大量清水冲洗,也可用 0.01% 高锰酸钾溶液冲洗。
- 用亚硝酸异戊酯 1~2 支（0.2~0.4ml）击碎后倒入手帕,放入口鼻前吸入,每 2 分钟吸一次,连用 5~6 次。
- 解毒剂应用:3% 亚硝酸钠 6mg/kg 缓慢静脉注射,然后同一针头静脉注射硫代硫酸钠 12.5~25g,必要时 1 小时后再重复半量。注意观察患者的血压。
- 新型解毒剂:10% 4- 二甲基氨苯酚（4-DMAP）2ml 肌内注射,轻症者 20 分钟可缓解,对于重症患者可以并用 25%~50% 硫代硫酸钠溶液 20ml 静脉注射,速度 2.5~5ml/min。轻者也可口服 4-DMAP 180mg 及氨基苯丙酮 90mg,一般 20 分钟后缓解。
- 对症支持治疗:重者应用足量肾上腺皮质激素,脏器支持,维持水电解质,酸碱平衡,防治吸入性肺炎。

推荐阅读资料

左晨艳,杨波波,等．氰化物中毒及解毒的研究进展．毒理学杂志,2019,30（4）:311-316.

五、亚硝酸盐中毒

（一）概述

亚硝酸盐（nitrite）:白色结晶粉末,味微咸略苦,与食用盐相似,易溶于水。

亚硝酸盐中毒（nitrite poisoning）:进食含有大量亚硝酸盐食物后引起肠源性发绀并导致中毒,且多为群体性中毒。

亚硝酸盐用于食品加工防腐。亚硝酸钠是急性氰化物中毒解毒剂。用于医疗器械消毒。由于与食用盐相似,常错将其当成盐而导致中毒。中毒剂量 0.2~0.5g,致死量 1.0~5.0g。

（二）诊断思路

1. 病史

- 工业生产中,很少发生亚硝酸盐中毒。
- 生活中,将亚硝酸盐当作食用盐烹调,引起食用者集体中毒;腌制咸菜过久含有较多的硝酸盐,进食后经肠道细菌还原转化为亚硝酸盐导致中毒;误饮含有亚硝酸盐的饮用水;罕见将医用消毒液(亚硝酸盐配制)误当成糖水导致中毒;偶有投毒。

2. 症状及体格检查

- 一般状态:包括血压,脉搏,呼吸,心率和心律,意识状态。
- 皮肤颜色,周身紫黑色,蓝灰或蓝褐色,尤其口唇,四肢末梢为著。
- 呼吸系统:呼吸急促,胸部有压迫感,双肺听诊可闻及弥漫性湿啰音,严重者出现 ARDS。
- 循环系统:重者血压下降,休克,心律失常,心跳停止,猝死。
- 神经系统:轻者头昏、头痛、耳鸣,乏力,烦躁,嗜睡。重者出现抽搐,惊厥,昏迷。
- 消化系统:口服中毒者可出现恶心、呕吐、腹痛腹泻等。

3. 辅助检查

- 血常规、生化、动脉血气分析。
- 血中高铁血红蛋白测定可诊断。正常值 0.1~0.4g/dl。
- 心电图可见窦性心动过速,伴有心肌损害可见 ST-T 改变。

4. 鉴别诊断

- 先天性高铁血红蛋白血症:为先天性遗传性疾病,生后不久或青春期发病,发绀随季节及饮食而变化,进行 NADH- 细胞色素 b5 还原酶(b5R)活性测定或基因诊断可明确此病。
- 严重血管内溶血:由于某些药物或输血等引起的红细胞某些结构改变致使在血管内发生溶血反应。主要表现为高热,腰背及四肢酸痛,重者可出现急性循环衰竭和急性肾衰竭。

(三)病情评估

出现下列情况预示病情危重:

- 患者昏迷、呼吸困难、血压下降及周身发绀。
- 胸部 X 线表现肺纹理增多、增粗,两下肺见大片状渗出性改变。
- 患者出现急性肺水肿,严重窒息,休克及抽搐。

(四)急诊治疗

治疗原则为高流量吸氧,建立静脉通路,洗胃催吐导泻,使用解毒剂,吸痰扩容,对症支持,注意保暖,监测生命体征。

- 氧气吸入:氧流量 4~6L/min,必要时高压氧治疗。
- 中毒 2 小时内给予催吐、洗胃及导泻治疗。
- 1% 亚甲蓝按 1~2mg/kg 加入 25%~50% 葡萄糖 20~40ml,于 10~15 分钟内缓慢静脉推注,必要时于 0.5~1 小时后再次同剂量重复使用 1 次,直至高铁血红蛋白血症消失。口服中毒者剂量加倍,3~5mg/kg,4 小时重复 1 次。同时应避免剂量过大对人体造成损害。

- 大剂量维生素 C 静脉滴注加强亚甲蓝的药效。
- 重者给予血液透析、血液滤过及器官支持治疗。
- 病情危重经上述治疗发绀仍明显者可输新鲜血 300~500ml 或行换血疗法。

推荐阅读资料

李润萍,罗清华,等.一起误食亚硝酸盐引起食物中毒的调查分析.应用预防医学,2018,24(6):468-469.

（李艳美）

第十四节 气体中毒

一、急性一氧化碳中毒

（一）概述

急性一氧化碳中毒(acute carbon monoxide poisoning,ACOP),俗称煤气中毒。在生产和生活中,含碳物质燃烧不完全产生一氧化碳(CO),通过呼吸道进入人体引起中毒。

CO 与人体血红蛋白结合形成碳氧血红蛋白(COHb),使血红蛋白丧失携氧能力,导致机体各组织尤其脑组织缺氧。CO 气体的特点:无色、无味、无臭、无刺激性,但有毒,比重 0.967。当空气中 CO 浓度达到 12.5% 时,有爆炸危险。一般人常在无意中发生中毒,一旦中毒太深,病情重,可能无法挽救,故应予以重视。

病因:
- 在炼钢、炼焦和烧窑等生产过程中,如果气体泄漏或煤矿瓦斯爆炸,都会产生大量 CO,导致急性 CO 中毒。
- 失火现场空气中 CO 浓度高达 10% 时,也可引起现场人员中毒。
- 生活中,煤炉产生的气体 CO 含量高达 6%~30%,应用不当可发生 CO 中毒,另外连续大量吸烟也可致急性 CO 中毒。

（二）诊断思路

1. 病史 询问 CO 接触史。
- 有燃煤取暖史,且可闻及浓重的煤烟味。

- 家中用燃气热水器,洗澡时突然昏迷。
- 文火炖肉时间长,出现头痛、恶心、呕吐伴有精神症状者。
- 汽车修理工,长时间修理处于发动状态的汽车,且周围环境密闭,出现抽搐昏迷者。
- 朋友聚餐吃炭火锅均出现头痛、呕吐、心慌等症状。
- 询问工作环境中是否存在 CO 泄漏可能,是否出现群体发病情况。

2. 症状及体格检查

(1)一般状态:包括血压,脉搏,呼吸,心率和心律,意识状态。

(2)皮肤颜色及面色:口唇呈樱桃红色,躯干及四肢有无红肿、水疱及压疮。

(3)呼吸系统:呼吸急促,重者口鼻处可见呕吐物,白色或粉红色泡沫状物质,双肺听诊可见大水泡音。

(4)循环系统:休克,心律失常。

(5)神经系统:轻度无神经系统阳性体征。中重度患者头晕,头痛,恶心,呕吐,视物不清,判断力下降,运动失调,意识模糊,抽搐,昏迷甚至死亡。此外,急性 CO 中毒患者在意识障碍恢复后,经过 2~60 日的"假愈期"后如果出现下列临床表现之一者,称为急性 CO 中毒迟发性脑病。表现为:

- 精神意识障碍:痴呆木僵,谵妄状态或去皮质状态。
- 锥体外系神经障碍:表情淡漠,四肢肌力增强,静止性震颤,前冲步态。
- 锥体系神经损害:偏瘫,病理反射阳性或小便失禁。
- 大脑皮质局灶性功能障碍:失语,失明,不能站立及继发性癫痫。
- 脑神经及周围神经损害:视神经萎缩,听神经损害及周围神经病变。

(6)泌尿系统:因呕吐、入量不足,可出现肾前性氮质血症,并发横纹肌溶解综合征可引起急性肾衰竭。

3. 辅助检查

- 血液碳氧血红蛋白(COHb)测定

定性法:简单易行,假阳性率、假阴性率高,目前已经弃用。

定量法:①脉冲血氧定量法,临床不常用;②血气分析法,检测结果快速,准确,应在发病后 8 小时内检测血中 COHb 浓度,不仅能明确诊断,而且有助于分型和估计预后。轻度:COHb 浓度为 10%~20%,中度:COHb 浓度为 30%~40%,重度:COHb 浓度为 40%~60%。脱离中毒环境 8 小时后出现 COHb 解离,其测量值仅供参考。

- 血清酶学检查:磷酸肌酸激酶(CPK),乳酸脱氢酶(LDH),天冬氨酸转氨酶(AST),丙氨酸转氨酶(ALT),急性 CO 中毒时可达到正常值的 10~1 000 倍。
- 脑电图检查:中度及重度异常,可见弥漫性低波幅慢波。
- 头部 CT 检查:轻中度患者可无或有改变,重度急性 CO 中毒患者可发现颅内对称性密度减低区。

- 头部 MRI：双侧对称性皮层、基底节区、皮层下及脑室旁白质、放射冠和半卵圆区等脑组织区域融合性病变，在 T_2 和 Flair 像常表现为高信号。

4. 鉴别诊断

- 脑血管疾病：好发于老年人，多有高血压、糖尿病及冠心病病史等危险因素，体格检查除意识障碍外，有偏瘫、偏身感觉异常等锥体束征阳性定位体征，头部 CT 及 MRI 可见到病灶与定位体征一致的影像学改变，无明显的血清酶学增高，COHb 定性及定量检测，头部 CT 及 MRI 检查可以帮助鉴别。

- 糖尿病酮症酸中毒昏迷：既往糖尿病病史，一般有严重的感染，高热，呕吐等诱因，呼吸有烂苹果味，血糖，尿糖显著升高，尿酮体阳性，血气分析可见代谢性酸中毒，血浆渗透压显著升高，结合 COHb 定量检查可以帮助鉴别。

- 糖尿病高渗昏迷：患者可出现昏迷，血糖及尿糖显著增高，血酮体及尿酮体可正常，大多有口服噻嗪类利尿剂、糖皮质激素、苯妥英钠病史，或者有腹膜透析及血液透析等诱因，渐进性出现昏迷，并有失水及代谢性酸中毒等，结合病史及辅助检查可以帮助诊断。

- 药物中毒：患者昏迷，抽搐，呕吐，发病前有药物过量口服史，结合病史及血药浓度监测可以帮助鉴别。

（三）病情评估

- 患者出现神经系统体征，如谵妄，一过性意识障碍，抽搐，昏迷，提示预后可能差。

- 高龄，中毒时间长，发生迟发性脑病概率大。

- 急性 CO 中毒患者在意识恢复后，其预后有以下几种情况：

①痊愈：大部分患者于 1~3 日内意识逐渐恢复，智力迅速改善，肢体活动恢复。可于 1~2 周内恢复工作，不留后遗症。②遗留后遗症：部分重症患者经过抢救治疗，在数日或十数日内恢复神志，但遗留偏瘫、失语、脑神经损伤相关症状体征，以及症状性癫痫、精神症状等神经精神后遗症。

（四）急诊治疗

1. 院前急救

- 迅速将患者移离中毒现场至通风处，松开衣领，注意保暖，密切观察意识状态，保持呼吸道通畅。

- 现场急救与治疗：轻度中毒者，可给予氧气吸入及对症治疗。中度及重度中毒者应积极给予常压面罩吸氧治疗。现场氧疗的原则是高流量、高浓度，有条件时应立即行高压氧治疗。

2. 院内治疗　高压氧舱治疗：适合中重度患者，COHb 浓度大于 25% 的患者，可采用 3 日 7 次疗法，发病当时一次，前三日每日 2 次，4 日以后，每日一次，

10 日一疗程,休息 2~3 日后行第二疗程,重症患者可达 3~6 月。高压氧舱压力 2.5Mpa,吸入高压氧时间 30 分钟,停止 10 分钟,再次吸入 30 分钟。高压氧治疗能增加血液中物理溶解氧,提高总体氧含量,促进氧释放和加速 CO 排出,迅速纠正组织缺氧,缩短昏迷时间和疗程,预防 CO 中毒引发的迟发性脑病。

3. 生命脏器功能支持 CO 中毒患者推荐 100% 氧疗,直至症状消失及 COHb 浓度降至 10% 以下。降至 5% 可停止吸氧,有心肺基础疾病患者,建议氧疗至 COHb 浓度降至 2% 以下。

4. 防治脑水肿 重症 CO 中毒患者,脑水肿发生在 24~48 小时,给予 20% 甘露醇 250ml 静脉快速滴注。待 2~3 日后颅内压增高现象好转,可减量,肾功能不全者可减量。频繁抽搐者首选地西泮,10~20mg 静脉注射。激素:地塞米松 10~20mg/d,疗程 3~5 日,目前疗效不确切。

5. 其他药物 促进脑细胞恢复药物,神经节苷脂,ATP,辅酶 A,细胞色素 C,维生素 C;抗自由基药物,依达拉奉;非特异性阿片类受体拮抗剂,纳洛酮;吡咯烷酮类、奥拉西坦等在临床治疗中有一定疗效,未获得循证医学证据,不推荐常规应用,对于重症患者急性期可以应用。

6. 亚低温治疗 选择性脑部亚低温:通过颅脑降温进行脑部的选择性降温,使脑温迅速下降并维持在亚低温水平(33~35℃),肛温在 37.5℃左右。推荐意见:对昏迷患者可早期应用亚低温疗法,昏迷未清醒的患者亚低温持续 3~5 日。特别注意复温过程,复温不宜过快,复温时间至少 12 小时。

(五)预后

● 轻度急性 CO 中毒患者迅速脱离中毒现场,呼吸新鲜空气或氧气,对症处理,症状可消失,不留后遗症。

● 中度急性 CO 中毒患者迅速脱离中毒现场,经过氧疗和及时抢救治疗,大部分患者于数日内痊愈,个别患者于症状消失后遗留神经官能症和周围神经损伤,还有个别患者出现迟发性脑病。

● 重度急性 CO 中毒患者来到医院时大多昏迷合并脑水肿、肺水肿、休克、上消化道应激性溃疡出血等,其预后受 CO 暴露时间、抢救治疗是否及时、是否有基础病等因素影响,预后结果不等。

推荐阅读资料

[1] 杨建伟,周盛,等. 血清降钙素原在急性一氧化碳中毒中的临床应用. 临床急诊杂志,2019,20(10):811-813.

[2] 郑全乐,付娜,等. 急性一氧化碳中毒迟发性脑病的诊疗进展. 中华神经创伤外科电子杂志,2017,3(1):48-50.

二、氯气中毒

(一)概述

氯气(chlorine):为一种具有特殊刺激性气味的黄绿色气体,有窒息性臭味,有剧毒。密度 $2.49g/m^3$,比空气重,具有强氧化性,一般工作场所空气中含氯气不得超过 0.002mg/L。含量达 3mg/L 时,可出现呼吸中枢麻痹或心脏骤停而突然死亡。

- 高压下呈液态,易溶于水、乙醇和醚等溶剂。
- 遇水生成次氯酸和盐酸。本品不燃,可助燃。
- 与易燃气体混合时易发生爆炸。

(二)诊断思路

1. 病史

- 工业生产中,多为意外事故所致,且为群体中毒,常发生在印染、纺织、制药、橡胶、塑料等化工生产的氯化工序过程中。
- 生活中,如将洁厕灵和漂白粉混合用于物体表面消毒时,释放氯气,导致中毒。

2. 症状及体格检查

- 一般状态:包括血压,脉搏,呼吸,心率和心律,意识状态。
- 皮肤黏膜颜色:口唇发绀,重者全身皮肤花斑。
- 眼部:眼痛且流泪。
- 呼吸系统:咽部疼痛,鼻部烧灼感,继之出现呛咳、胸闷、气短、呼吸急促、咯痰等表现。轻度,双肺散在湿啰音及哮鸣音。中度:双肺听诊湿啰音及弥漫性哮鸣音。重度:明显发绀,咳大量白色或粉红色泡沫样痰,双肺听诊可闻及弥漫性湿啰音,出现气胸,纵隔气肿,严重者出现 ARDS。
- 循环系统:休克,心律失常,心跳停止,猝死。
- 神经系统:头晕,头痛,烦躁不安。重者抽搐,惊厥,昏迷。
- 消化系统:腹痛,腹胀,消化道出血。
- 其他:电解质、酸碱平衡失调,动脉血氧分压下降等。

3. 辅助检查

- 血常规、生化检查、血气分析等。
- 心电图:各导联 ST-T 改变,重者酷似急性心肌梗死的波形改变。
- 胸部 X 检查:轻者表现肺纹理增多、增粗,边缘不清,以下肺野明显;中度中毒的患者表现肺纹理增多、增粗,两下肺见不规则斑片状模糊影或散在网状影;重者胸部 X 检查表现大片状均匀密度影,或大小密度不一边缘模糊不清的片状影。

- 肺 CT 表现:大片状渗出性改变,磨玻璃样改变,胸腔积液,纵隔气肿等。

4. 鉴别诊断

- 急性左心衰竭:好发于老年人。平素高血压、冠心病等心脏病病史。劳累后出现极度呼吸困难,端坐位,周身大汗,咯白色或粉红色泡沫样痰,双肺可闻及湿啰音及哮鸣音,心脏听诊可闻及奔马律。
- 慢性阻塞性肺疾病急性加重期:患者可出现咳嗽、咳痰、喘憋症状,双肺可闻及干湿啰音,既往慢性阻塞性肺疾病病史,每年气候变化时发病,近期感冒或天气变化后症状加重,无刺激性气体接触史,可排除氯气中毒。

（三）病情评估

出现下列情况预示病情危重:

- 精神高度紧张或恐惧,过度呼吸。
- 胸部 X 线表现肺纹理增多、增粗,两下肺见大片状渗出性改变。
- 急性肺水肿,严重窒息,休克及昏迷。

（四）急诊治疗

- 迅速将患者转移至新鲜空气处,注意保暖,卧床休息,避免活动,眼部或皮肤污染时,用清水或生理盐水清洗,也可用可的松眼药水或抗生素眼药水滴眼。
- 立即给予氧气吸入。
- 有喉头水肿者给予甲泼尼龙琥珀酸钠 40~80mg 静脉滴注,或者布地奈德气雾剂吸入。
- 肺水肿患者给予:①吸氧,雾化。②早期、足量、短程给予肾上腺皮质激素降低肺毛细血管通透性。轻度中毒:地塞米松 10mg 或者氢化可的松 200mg 静脉滴注。中度中毒:地塞米松 20mg 或者氢化可的松 400mg 静脉滴注。重度中毒:地塞米松 30mg 或者氢化可的松 600mg 静脉滴注。以后根据病情变化酌情减量,应用时间为 2~5 日。③扩张血管:5% 葡萄糖 500ml,硝普钠 25mg 静脉滴注,酚妥拉明 0.17~0.4mg/min 静脉滴注。山莨菪碱 10mg,肌内注射。④缓解支气管痉挛:5% 葡萄糖注射液 100ml,氨茶碱 0.25mg,静脉滴注。
- 继发肺内感染可早期,足量,联合应用抗生素治疗。
- 呼吸衰竭者给予呼吸机治疗。
- 休克患者,补液,必要时血管活性药物多巴胺,去甲肾上腺素治疗。

三、氨气中毒

（一）概述

氨气(ammonia)是无色具有强烈刺激性气味的碱性气体,味臭。易溶于水,0℃时,100ml 水可溶解 90g 氨气。氨气与空气混合时具有爆炸性。氨在常温加压下可出现液氨。人对氨气的嗅觉阈值是 0.5~1mg/m³。氨气浓度 67.2mg/m³ 吸入 45 分钟,表现为眼部烧灼感且流泪,鼻及咽部疼痛。氨气浓度 100mg/m³ 以上时,产生呼吸道刺激症状,浓度越大,刺激症状越重,气道损伤越重。

（二）诊断思路

1. 病史

- 工业生产中,多见于化肥工业,在储存运输或使用中发生事故。
- 生活中发生中毒的少见。

2. 症状及体格检查

- 一般状态:包括血压,脉搏,呼吸,心率和心律,意识状态。
- 皮肤颜色:流泪,角膜溃疡,晶状体浑浊。重者角膜穿孔,失明。口鼻辛辣感,咽部充血,肿胀。高浓度氨气污染皮肤时可表现皮肤充血、水肿和糜烂,发绀。
- 呼吸系统:剧烈咳嗽,痰中带血,或咯大量粉红色泡沫样痰,合并喉头水肿可出现喉痉挛,声音嘶哑,呼吸急促,双肺布满干湿啰音,胸部 X 线片可见两肺野有边缘模糊的云片状或斑片状影,互相融合呈大片状蝶状影,或出现"白肺征"。有些患者可并发气胸,纵隔气肿等。
- 循环系统:胸闷,心悸,休克,心律失常。
- 神经系统:抽搐,惊厥,昏迷。
- 其他:电解质、酸碱平衡失调,动脉血氧分压下降等。

3. 辅助检查

- 血常规、生化检查、血气分析等。
- 心电图:各导联 ST-T 改变。
- 胸部 X 检查:轻者表现符合支气管炎和支气管周围炎的表现。中度中毒的表现符合肺炎或间质性肺炎的表现。重者胸部 X 线检查符合重症肺炎和肺水肿的表现。

4. 鉴别诊断

- 氯气中毒:患者可出现皮肤局部损害,眼部刺激症状,咳嗽,咯痰,呼吸困难,肺水肿,休克及心律失常症状均可发生,患者病史询问是否有氨气及相关物质接触史,可以确定该诊断。
- 非心源性肺水肿:可出现呼吸困难,咯粉红色泡沫样痰,双肺布满干湿啰音,心室率快,如有机磷中毒,结合患者病史,发病过程,临床表现综合判定可以排除。

（三）病情评估

出现下列情况预示病情危重:

- 患者眼部灼伤重时,可出现球结膜穿孔,导致失明。
- 皮肤受伤时,可出现皮肤水疱渗出,溃疡,坏死合并脓毒症休克。

- 喉头水肿,可出现窒息。肺部损伤,可导致呼吸衰竭。
- 氨水中毒时不宜洗胃和催吐。

（四）急诊治疗

- 迅速将患者转移至新鲜空气处,注意保暖,眼部或皮肤污染时,用清水或生理盐水清洗,0.5%可的松眼药水滴眼或氧氟沙星滴眼液滴眼,必要时眼部行球结膜放射状切开,结膜下冲洗,并于结膜下注射 2ml 维生素 C 中和。
- 立即给予氧气吸入及对症治疗。有喉头水肿者给予甲泼尼龙琥珀酸钠40~80mg 静脉滴注,或者布地奈德气雾剂吸入,必要时环甲膜穿刺,或气管切开。
- 肺水肿患者给予吸氧,扩张血管,5% 葡萄糖 500ml 硝普钠 25mg 静脉滴注,酚妥拉明,静脉注射 2~5mg,山莨菪碱 10mg,肌内注射,解痉治疗。
- 继发肺内感染可早期、足量、联合应用抗生素治疗。
- 呼吸衰竭者给予呼吸机治疗。
- 休克患者,补液,必要时血管活性药物多巴胺,去甲肾上腺素治疗。

（李艳美）

第六章

创伤

第一节　基本创伤生命支持和高级创伤生命支持

（一）概述

创伤是由于与环境间的能量交换超过了机体的耐受力而导致细胞破坏，进而引起组织器官的损伤甚至发生全身反应。创伤是人群中第三大常见的死因，也是导致青壮年死亡的首位原因。创伤后死亡有三个高峰：第一高峰为伤后即刻，即伤后数秒至数分钟内，主要为重要器官的破坏，如颅脑、高位脊髓、心脏主动脉或其他大血管的损伤所致，往往很难抢救；第二高峰在伤后数小时内，主要为脑、胸、腹内血管或实质性脏器破裂、严重多发伤、严重骨折等引起的大量失血所致，创伤生命支持重点在此阶段，这一阶段死亡率与抢救措施有直接关系；第三高峰常在伤后 1~4 周内，死亡原因多为并发器官衰竭或多脏器衰竭。

- 基本创伤生命支持（basic trauma life support, BTLS）是针对创伤患者的现场急救或初期复苏处理，是专业或非专业人员进行的徒手抢救，包括各种非侵入性干预，如通气、止血、包扎、固定、搬运及徒手心肺复苏等。

- 高级创伤生命支持（advanced trauma life support, ATLS）由受过专门训练的人员提供，在 BTLS 基础上，针对严重创伤患者，通过应用辅助设备、特殊技术和药物，进一步提供更有效的呼吸、循环支持，如气管插管、静脉输液、药物应用、胸腔穿刺引流等侵入性操作。ATLS 培训是美国外科医师学会（American College of Surgeons, ACS）创伤委员会（Committee on Trauma, COT）根据循证医学的原则制定的，为了快速拯救创伤患者的指南。它提供了一个处理创伤患者的标准结构路径，强调"黄金时间"概念，即必须是及时地、按优先次序对创伤患者进行干预治疗以避免死亡。ATLS 培训使医师能独立有效地在短时间内对创伤患者作出正确的评估、诊断、鉴别诊断，识别并及时处理威胁生命的首要损伤，并能在有限的条件下使患者维持平稳的生命体征，为后续转运治疗提供条件。

（二）诊断思路

1. 病史　详细的创伤史对了解损伤机制和估计伤情发展有重要意义和价

值。若患者因昏迷等原因不能自述,应在救治的同时向现场目击者、护送人员和/或家属了解,并详细记录。主要应了解受伤的经过、症状及既往疾病情况等。

(1)受伤情况:首先是了解致病原因,可明确创伤类型、性质和程度。如刺伤,虽伤口较小,但可伤及深部血管、神经或内脏器官;坠落伤不仅可造成软组织伤,还可导致一处或多处骨折甚至内脏损伤。应了解受伤的时间和地点,如坠落高度和地面硬度等情况。对暴力作用致伤,还应了解暴力的大小、着力部位、作用方式(直接或间接)及作用持续时间等。受伤时的体位对诊断也有帮助,如坠落时的首先着地部位。枪弹伤时,受伤时的体位对判断伤道走行具有重要的参考意义。

(2)伤前情况:注意患者是否饮酒、服药,这对判断意识变化有重要意义。了解有无其他相关疾病,如有高血压病史者,应根据原有血压水平评估伤后的血压变化。若患者原有糖尿病、肝硬化、慢性尿毒症、血液病等,或长期使用皮质激素类、细胞毒类药物等,伤后就较易并发感染或延迟愈合,应作为诊治时的参考。对药物过敏史也应了解。

(3)伤后表现及其演变过程:不同部位创伤后表现不尽相同。如神经系统损伤,应了解是否有意识丧失、喷射性呕吐、持续时间及肢体瘫痪情况等。胸部损伤是否有呼吸困难、咳嗽及咯血等。对腹部创伤应了解最先疼痛的部位、程度、性质及疼痛扩大范围等。疼痛部位有指示受伤部位或继发损伤的诊断意义。对开放性损伤失血较多者,应询问大致的失血量、失血速度及口渴情况。此外,还应了解伤后的处理情况,包括现场急救、所用药物及采取的措施等,如使用止血带者应计算使用时间。

2. 体格检查　首先应从整体上观察患者状态,判断患者的一般情况,区分伤情轻重。对生命体征平稳者可做进一步仔细检查,伤情较重者可先着手急救,在抢救中逐步检查。

(1)初步检查(初次评估):一般在现场急救或急诊室中进行,目的是快速判断是否存在威胁患者生命和肢体安全的状态,一般可按照"ABCDEF"的顺序进行检查。

• "A"(airway):是指判断气道是否通畅,一般用"听、看、检"法进行检查。其中,"听"是指通过听判断是否有异常呼吸音(如听到鼾声则提示有舌后坠);"看"是指查看头、面、颈部是否有可见开放伤;"检"是指检查患者是否有呼吸困难、急促和烦躁不安等。

• "B"(breathing):是指评估呼吸是否正常,是否有张力性气胸和开放性气胸。

• "C"(circulation):是指判断有无致命性大出血和失血性休克等。

• "D"(disability):是指评估中枢神经系统有无障碍。

● "E"（exposure/environment）：是指暴露患者身体，以利于全面充分估计病情并评估现场救治环境是否安全。

● "F"（fracture）：是指评估有无骨折。

（2）详细检查（二次评估）：可按"CRASH PLAN"的检诊程序，即心脏、呼吸、腹部、脊柱、头部、骨盆、肢体、动脉和神经的顺序检查。

● 头部伤需检查头皮、颅骨、瞳孔、耳道、鼻腔、神经反射、肢体运动和肌张力等。

● 腹部伤需检查触痛、腹肌紧张、反跳痛、移动性浊音、肝区浊音和肠鸣音等。

● 胸部伤需注意肋骨叩痛、双侧呼吸音是否对称等。

● 四肢伤需检查肿胀、畸形或异常活动、骨擦音或骨导音、肢端脉搏、感觉及运动等。

（3）伤口检查：对于开放性损伤，必须仔细检查伤口或创面。注意伤口形状、大小、边缘、深度及污染情况、出血的性状、外露组织、异物存留及伤道位置等。但对伤情较重者，伤口的详细检查应在手术室进行，以保障患者安全。对投射物（如枪弹、弹片）所致的损伤，应注意寻找入口和出口，有时伤道复杂，出口和入口不在一条线上，应注意内脏多处损伤的可能。

3. 辅助检查　对某些部位创伤有重要的诊断价值，应根据患者的全身情况选择必需的项目，以免增加患者的痛苦和浪费时间、人力、物力。

● 血常规、尿常规、凝血功能、血电解质、肾功能等。

● 影像学检查：X线检查、CT检查、超声检查。

● 穿刺和导管检查：一般胸腔穿刺可明确血胸和气胸；心包穿刺可证实心包积液和积血；腹腔穿刺或灌洗可证实内脏破裂、出血；放置导管或灌洗可诊断尿道或膀胱的损伤，留置导尿管可观察每小时尿量，以做补充液体、观察休克变化的参考；监测中心静脉压可辅助判断血容量和心功能。

4. 鉴别诊断

● 头部及面部：包括头皮、眼、耳、鼻、口、面颌骨和颅内结构等部位损伤的检查。视诊和触诊可明确头皮裂伤及其深度、是否存在闭合或开放性骨折。脑脊液耳漏、鼻漏、"熊猫眼"征和耳后乳突区瘀斑提示存在颅底骨折。清醒患者应询问咬合是否正常，异常的咬合关系常提示面颅骨错位和颌骨骨折。视诊和触诊可明确鼻骨骨折，若伴随大量鼻出血，有阻塞气道的危险，应及时填塞控制出血或建立确定性气道。口腔检查包括明确有无开放性骨折、牙齿松动或折断、舌下血肿等。单侧瞳孔散大、对光反射消失、自发或疼痛刺激后不对称的肢体活动，或单侧巴宾斯基征阳性提示颅内血肿或重要结构损害。

● 颈部：所有严重钝性伤患者都应考虑可能存在颈椎损伤，尤其是锁骨以上损伤者。颈部血管创伤常因严重出血而致命,颈静脉伤尚有发生空气栓塞的可能。

- 胸部:胸部钝性伤常累及胸壁、胸椎、心脏、肺、胸主动脉和其他大血管,而食管较少。如前所述,气道梗阻、张力性气胸、开放性气胸、大量血胸和连枷胸等致命伤,常可通过体格检查和影像学检查明确诊断。
- 腹部:在临床表现、影像学检查、腹腔穿刺和诊断性腹腔灌洗,不能明确排除腹腔内脏器损伤时,应行剖腹(或腹腔镜)探查术。
- 骨盆和四肢:钝性伤可致伴有大出血的复杂骨盆骨折,骨盆 X 线和 CT 检查可确诊。骨盆骨折碎片可损伤膀胱、尿道、阴道、直肠壁等盆腔内结构。肢体的钝性或穿透伤,应评价骨折、韧带、血管及神经损伤情况。

（三）病情评估

创伤评分是以计分的形式来评估创伤严重程度,即应用量化和权重处理的患者生理指标或诊断名称作为参数,经数学计算以显示患者伤情严重程度的诸多方案,总和为创伤评分。根据用途可分为:

- 院前评分:指导现场抢救、检伤与急救治疗。
- 院内评分:指导治疗,预测结局和评估救治质量。

1. 院前评分方法

- 创伤指数(trauma index,TI)以解剖部位,创伤患者生理变化为主,加上伤类型估计测算的分数。分数越多伤情越重。9 分以下门诊治疗即可,为轻伤;10~16 分为中度伤;17 分以上为重伤,应收住院治疗(表 6-1-1)。

表 6-1-1 创伤指数(TI)

项目	1分	3分	5分	6分
部位	四肢	躯干背部	胸腹部	头、颈部
创伤类型	撕裂伤	刺伤	钝挫伤	弹道伤
循环	正常	血压 <13.6kPa(102mmHg)脉搏 >100 次 /min	血压 <10.6kPa(80mmHg)脉搏 >140 次 /min	血压、脉搏测不到
呼吸	胸痛	呼吸困难	发绀	无呼吸
意识	倦息	嗜睡	浅昏迷	深昏迷

- CRAMS 评分以生理变化及解剖部位评分,包括循环、呼吸、运动、语言四项生理变化加解剖部位,是一种简易快速评估、初步判断伤情的方法(表 6-1-2)。CRAMS 每项正常记 2 分,轻度异常记 1 分,严重异常记 0 分,总分 ≤8 分。总分越小伤情越重,总分 <8 分应收入院治疗。

表 6-1-2　CRAMS 记分

指标	分值 / 分		
	2	1	0
循环（C）	毛细血管充盈正常 收缩压 >100mmHg	毛细血管充盈迟缓 收缩压 85~99mmHg	无毛细血管充盈 收缩压 <85mmHg
呼吸（R）	正常	费力,浅或 >35 次 /min	无自主呼吸
胸腹（A）	无压痛	有压痛	连枷胸、板状腹或有穿刺伤
运动（M）	正常	只对疼痛刺激有反应	无反应
语言（S）	正常	言语错乱,语无伦次	说话听不懂或不能发声

2. 院内评分方法

● 简明创伤分度（abbreviated injury scale,AIS）由美国机动车发展学会于1971 年首先制定,到 1985 年又扩大了损伤类型和严重度的范围,特别是对胸、腹伤,使损伤编码更为确切（AIS-90）。早期的 AIS 主要适用于车祸伤,近期 AIS 已应用于临床医学领域的研究。

● 损伤严重评分（injury severity score,ISS）可弥补 AIS 的不足,更适合于多发伤。ISS 评分将人体分为 6 个解剖学区域:体表、头颈部、面部、胸部、腹部、四肢和骨盆。损伤程度分为 6 个等级:即 0 级,无损伤;1 级,轻度损伤,记 1 分;2 级,中度损伤,记 2 分;3 级,重度损伤,记 3 分;4 级,重度损伤,危及生命,记 4 分;5 级,危重损伤,不能肯定存活,记 5 分。在多发伤患者每一部位损伤的平方相加之和即可得出总分。总分越高损伤越重,预后越差,死亡率越高。总分 >10 分即应入院治疗。一般取三个部位最重伤情计算。

（四）急诊治疗

1. 急救　急救目的是挽救生命和稳定伤情。处理复杂伤情时,应优先解除危及患者生命的情况,然后再进行后续处理以稳定伤情,为转送和后续确定性治疗创造条件。必须优先抢救的急症主要包括心跳、呼吸骤停,窒息,大出血,张力性气胸和休克等。常用的急救技术主要有复苏、通气、止血、包扎、固定和搬运等。

● 复苏:心跳、呼吸骤停时,应立即行体外心脏按压及口对口人工呼吸;有条件时用呼吸面罩及手法加压给氧或气管插管接呼吸机支持呼吸;在心电监测下电除颤,紧急时可开胸心脏按压并兼脑复苏。

● 通气:呼吸道发生阻塞可在很短时间内使患者窒息死亡,故抢救时必须争分夺秒地解除各种阻塞原因,维持呼吸道的通畅。

- 止血：大出血可使患者迅速陷入休克甚至致死，应立即止血。常用的止血方法有指压法、加压包扎法、填塞法和止血带法等。
- 包扎：其目的是保护伤口，减少污染，压迫止血，固定骨折、关节和敷料并止痛。最常用的材料是绷带、三角巾和四头带。
- 固定：骨关节损伤及较重的软组织损伤须固定制动，以减轻疼痛，避免骨折端损伤血管和神经，并有利于防治休克和搬运转送。
- 搬运：患者经过初步处理后，需从现场送到医院进一步检查和治疗。正确的搬运可减少患者痛苦，避免继发损伤。

2. 进一步救治　患者经现场急救被送到一定的救治机构后，即应对其伤情进行判断、分类，然后采取针对性的措施进行救治。

- 判断伤情：根据创伤评估方法及指标进行伤情判断和分类，把需紧急手术和心肺监护的患者与一般患者进行区分。可分为三类：第一类致命性创伤，如危及生命的大出血、窒息、开放性或张力性气胸。对此类患者做紧急心肺复苏后立即手术治疗。第二类生命体征尚属平稳的患者，如伤情不危及生命可观察或复苏1~2小时，争取时间做好交叉配血及必要的检查，并同时做好手术准备。第三类潜在性创伤，性质尚未明确，有可能需要手术治疗，应继续密切观察并做进一步检查。
- 呼吸支持：维持呼吸道通畅，必要时行气管插管或气管切开。张力性气胸穿刺排气或闭式引流；开放性气胸封闭伤口后行闭式引流。
- 循环支持：主要是积极抗休克。对循环不稳定或休克患者应建立一条以上静脉输液通道，尽快恢复有效循环血容量，维持循环稳定，必要时做锁骨下静脉或颈内静脉穿刺置管。
- 镇静止痛和心理治疗：剧烈疼痛可诱发或加重休克，在不影响病情观察的情况下可应用药物镇静、止痛。无昏迷和瘫痪的患者可肌内注射哌替啶75~100mg或盐酸吗啡5~10mg止痛。患者伴有恐慌、焦虑等情绪，可配合心理治疗有利于康复。
- 防治感染：遵循无菌术操作原则，使用抗菌药物。开放性创伤需加用破伤风抗毒素。抗菌药在伤后2~6小时内使用可起预防作用。
- 密切观察：严密观察伤情变化，特别是对严重创伤怀疑有潜在性损伤的患者，必要时进行生命体征的监测和进一步的检查，发现病情变化应及时处理。
- 支持治疗：主要是维持水、电解质和酸碱平衡，保护重要脏器功能并给予营养支持。

3. 闭合性创伤的治疗

- 软组织挫伤、扭伤：常用物理疗法，如伤后初期局部可冷敷，12小时后改用热敷或红外线治疗或包扎制动，还可服用云南白药等。

- 闭合性骨折和脱位：先予以复位，然后根据情况选用各种外固定或内固定的方法制动。

4. 开放性创伤的治疗

- 开放性创伤：早期为污染伤口，行清创术后直接缝合或延期缝合。开放性创伤患者应注射破伤风抗毒素治疗，在伤后 12 小时内应用可起到预防作用。
- 感染伤口：先行引流，然后再做其他处理。较深入体内的创伤，在手术中必须仔细探查和修复。根据伤情和感染程度考虑使用抗菌药。

5. 损伤控制外科策略　对于损伤严重处于生理极限的患者需要采用损伤控制外科（damage control surgery，DCS）的策略，其是针对严重创伤患者处于生理极限时，采用的早期简化手术、复苏，等待患者生理紊乱得到适当纠正、全身情况改善后再行确定性手术的救治策略。目前一般认为需要实施损伤控制外科策略的指征包括：

- 已严重脏器损伤，伴大血管损伤。
- 严重多发伤。
- 大量失血。
- 出现低体温、酸中毒和凝血功能障碍。
- 在上述指标处于临界值，而预计手术时间 >90 分钟。

（五）注意事项

及时准确的创伤诊断对后续治疗具有重要的意义，但创伤病情危重者，诊断和救治的程序上有时会出现矛盾，此时应注意以下事项：

- 发现危重情况，如窒息、大出血、心搏骤停等，必须立即抢救，不能单纯为了检查而耽误抢救时机。
- 检查步骤尽量简洁，询问病史和体格检查可同时进行。检查动作必须谨慎轻巧，切勿因检查而加重损伤。
- 重视症状明显的部位，同时应仔细寻找比较隐蔽的损伤。例如左下胸部伤有可能发生肋骨骨折和脾破裂，肋骨骨折疼痛显著而脾破裂早期症状可能被掩盖，但其后果更加严重。
- 接收批量患者时，不可忽视异常安静的患者，因为有窒息、深度休克或昏迷者已不可能呼唤呻吟。
- 短期内难以诊断清楚的损伤，应在对症处理过程中密切观察，争取尽早确诊。
- 严重创伤患者，当患者生命体征相对平稳时再进行 CT 等影像学检查，以防止患者在检查时发生危险。

（六）诊疗流程

1. 一般原则　在创伤的急救过程中遵循一定的程序，可提高工作效率，防

止漏诊。其基本原则是先救命后治伤,可分五个步骤进行(图6-1-1):

- 评估呼吸、血压、心率、意识和瞳孔等生命体征,检查伤部迅速评估伤情。
- 对生命体征的重要改变迅速作出反应,如心肺复苏、抗休克及外出血的紧急止血等。
- 重点询问受伤史,分析受伤情况,仔细进行体格检查。
- 实施各种诊断性穿刺或安排必要的辅助检查。
- 进行确定性治疗,如各种手术等。

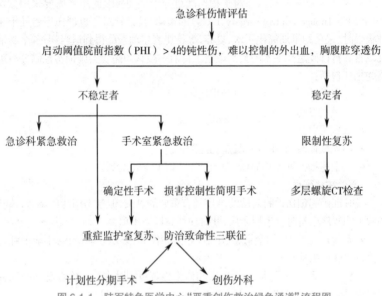

图 6-1-1 陆军特色医学中心"严重创伤救治绿色通道"流程图

2. 批量患者的救治原则 平时的自然灾害(如地震、滑坡、泥石流等)和重大交通事故可发生成批量患者,医务人员现场急救时需要进行检伤分类,批量患者处理的优先顺序一般分为四类:

- 危重患者(第一优先):有危及生命的严重创伤,但经及时治疗能够获救,应给予红色标记,优先给予护理及转运。现场先简单处理致命伤、控制大出血、支持呼吸等,并尽快送院。如气道阻塞、活动性大出血及休克、开放性胸、腹部创伤、进行性昏迷、颈椎损伤、超过50%的Ⅱ~Ⅲ度烧烫伤等。
- 重症患者(第二优先):有严重损伤但经急诊处理后生命体征或伤情暂时稳定,可在现场短暂等候而不危及生命不会导致肢体残缺。给予黄色标记,给予次优先转运。如不伴意识障碍的头部创伤、不伴呼吸衰竭的胸部外伤、除颈椎外的脊柱损伤等。

● 轻症患者(第三优先):可自行行走无严重损伤。其损伤可适当延迟转运和治疗。给予绿色标记,将患者先引导到轻伤接收站。如软组织挫伤、轻度烧伤等。

● 死亡或濒死者(第四优先):已死亡或无法挽救的致命性创伤造成的濒死状态。如呼吸、心跳已停止且超过12分钟,未给予心肺复苏救治,或因头、胸、腹严重外伤而无法实施心肺复苏救治者,给予黑色标记,停放在特定区域,等待相应后续处理。

(李 洋)

第二节 各系统创伤

一、颅脑创伤

(一)概述

颅脑创伤(craniocerebral trauma)在平时和战时均常见,发生率仅次于四肢伤。主要由交通事故、坠落、跌倒、火器等所致。死亡率和致残率居全身各部位损伤之首。

颅脑创伤方式:

● 直接损伤:加速性损伤、减速性损伤、挤压性损伤。

● 间接损伤:双下肢或臀部着地经脊柱传导所致、外力作用躯干由于惯性原因致颅颈交界处损伤、胸部挤压后血液经上腔静脉逆行引起创伤性窒息。

分类:国际上把格拉斯哥昏迷量表(Glasgow coma scale,GCS)广泛应用于颅脑创伤后评估意识水平的方法,具有可重复性及操作简单的特点(表6-2-1)。并根据GCS评分将脑外伤分成三种类型:

● 轻型13~15分,伤后昏迷时间<20分钟。

● 中型9~12分,伤后昏迷20分钟至6小时。

● 重型3~8分,伤后昏迷>6小时,或在伤后24小时内意识恶化并昏迷>6小时。

表6-2-1 格拉斯哥昏迷量表(GCS)

运动反应	计分/分	言语反应	计分/分	睁眼反应	计分/分
按吩咐动作	6	正确	5	自动睁眼	4
定位反应	5	不正确	4	呼唤睁眼	3
屈曲反应	4	错乱	3	刺痛睁眼	2

续表

运动反应	计分/分	言语反应	计分/分	睁眼反应	计分/分
过屈反应(去皮层)	3	难辨	2	不睁眼	1
伸展反应(去大脑)	2	不语	1		
无反应	1				

脑疝的类型：最常见的类型有钩回疝、大脑镰下疝和小脑扁桃体疝3种。

● 钩回疝：是由于颞叶内侧部(钩回)通过小脑幕的边缘，压迫第3对脑神经和大脑脚部，典型表现为 GCS 评分下降、瞳孔扩大和对侧偏瘫。

● 大脑镰下疝：是指同侧大脑半球的扣带回在大脑镰的下缘向对侧疝出。

● 小脑扁桃体疝：是指小脑扁桃体通过枕骨大孔。

（二）诊断思路

1. 病因

● 原发性脑损伤是撞击发生时由机械性破坏作用导致不可逆性的脑细胞损害。

● 继发性脑损伤常由低血压、缺氧、颅内压升高和癫痫等引发。

2. 临床表现

● 意识障碍、生命体征改变、瞳孔和眼球运动变化、神经定位体征。

● 中间清醒期：部分急性硬膜血肿伤后意识障碍可表现为"昏迷—清醒—再昏迷"过程。伤后由于原发性脑损伤出现昏迷，意识恢复后，由于硬膜外血肿逐渐增大，颅内压增高，压迫脑干，再次出现昏迷。时间通常为数小时，但如果是脑膜中动脉主干破裂出血，则可能在 10~20 分钟内，患者即再次昏迷。

● 典型的硬膜外血肿是由于直接暴力作用于血肿部位而引起，常出现于撞击的对侧部位(对冲伤)。而且通常造成颅骨骨折而撕裂脑膜动脉(脑膜中动脉较为常见)。

● 在大多数情况下，大脑和脑膜之间的桥静脉由于脑组织反弹而被撕裂，导致在硬膜下部位形成血肿。

3. 影像学检查

● 所有怀疑颅脑创伤的患者均可行 CT 检查。

● 意识水平较低的患者(GCS<15 分)必须行 CT 扫描，包括严重醉酒的患者。

● 其他影像学检查包括(MRI、头颅 X 线片、脑血管造影)。

（三）病情评估

● 首先是评估气道、呼吸和循环功能。

● 神经系统重点评估意识水平、瞳孔对光反射、下脑干反射。

- 应触诊头部、轻柔探查每一处裂伤处,以明确有无颅骨骨折和异物。
- 应检查所有颅骨骨折的体征,包括鼓膜出血、脑脊液耳漏、乳突后瘀斑(Battle 征)或眶周瘀斑(熊猫眼)及颈抵抗。
- 首次评估应保护颈、胸椎,并在 5~10 分钟内完成。

（四）急诊治疗

1. 院前急救措施

- 危重昏迷患者需及时就地抢救并迅速转运至有条件的创伤或脑外科中心。
- 如果有头皮外伤出血,需先止血包扎再转送。
- 危重昏迷患者,转运中需随时监测心跳、呼吸、血氧等指标。
- 车祸伤、坠落伤等怀疑合并有颈部损伤者,搬运时要小心并佩戴颈托,否则可能造成或加重颈椎损伤致后期患者截瘫,后果严重,需尽量避免。

2. 院内处理　颅脑创伤急救目的是为原发性损伤提供恢复的条件,避免或减轻继发性损伤。仅有 15% 的颅内创伤患者需要手术治疗。

（1）颅脑创伤的非手术治疗:包括病情观察、监测及药物治疗。颅内压升高患者降低颅内压的措施包括:

- 控制气道防止低氧血症。
- 维持 PCO_2 在 30~35mmHg。
- 镇静。
- 焦虑烦躁和异常体位者给予神经 - 肌肉阻断药。
- 甘露醇通过渗透作用降低颅内压和增加脑灌注压,但不适用于低血压患者。
- 预防性使用苯妥英钠。
- 容量复苏和防止低血压。

（2）颅脑创伤的手术治疗:是救治的关键,手术原则是救治患者生命,纠正或保存神经系统重要功能,降低死亡率和致残率。

- 外科治疗适用于所有存在继续扩大的颅内血肿的患者,因为血肿会导致质量效应和大脑移位。
- 有明显的占位效应和颅内压升高证据的急性硬膜外、硬膜下和颅内血肿都要及时清除。
- 基本手术方式包括钻孔探查、骨窗开颅和骨瓣开颅等。

（3）颅脑创伤急诊手术指征

- 紧急手术,伤后持续昏迷或再昏迷,GCS 评分 3~5 分,脑疝形成、生命体征严重紊乱,CT 发现颅内血肿等。
- 准备手术,昏迷数小时或再昏迷,GCS 评分 6~8 分,生命体征改变提示有颅内压升高,存在形成颅内血肿基础(如颅骨骨折、脑挫裂伤),CT 扫描未发现占位性颅内血肿,应严密观察,随时准备手术。

（五）注意事项

● 颅骨容积有限,仅能容纳少量的出血,除婴儿外,单纯颅内损伤常不足以引起低血压。

● 颅脑损伤后瞳孔扩大伴昏迷常提示脑疝。

● 神经系统检查通常不能反映颅内病理变化,颅脑 CT 扫描是颅脑创伤患者精准评估的首选方法。急性期并不需要进行 MRI 检查,MRI 对于判断血肿的发生帮助并不大。

● 颅底骨折通常伴有脑脊液漏并可能发展为脑膜炎。

● 类固醇在治疗颅脑损伤患者中无作用,还会引发迟发型免疫反应、隐藏感染、胃肠道出血、影响伤口愈合和高糖血症等并发症。

（六）诊疗流程图（图 6-2-1）

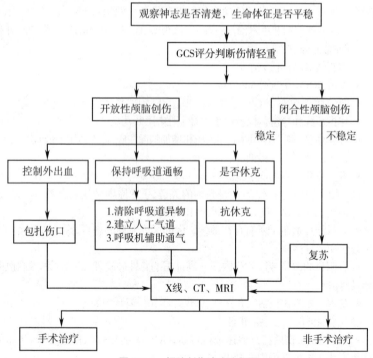

图 6-2-1　颅脑创伤诊疗流程图

GCS. 格拉斯哥昏迷量表。

（张春阳）

二、颌面部损伤

（一）概述

口腔颌面部是人体的暴露部分，易受损伤，是口腔颌面部常见病。由于该部位的解剖生理特点，又是人体重要感觉器官集中的区域，该部位的损伤不仅可以引起机体组织器官不同程度的反应和功能障碍，而且常造成面型的缺陷甚至毁损，产生严重的心理创伤。颌面部损伤的原因很多，平时多为交通事故伤和工伤，还有日常生活和社会交往的意外跌打损伤等，战时则以火器伤为主。

颌面部损伤的特点：

1. 口腔颌面部血运丰富，组织再生修复和抗感染的能力很强。只要没有明显的化脓性感染，在清创后，仍可做初期缝合。组织肿胀、血肿、分泌物等阻塞而影响呼吸道通畅，甚至窒息。

2. 口腔颌面部腔、窦多，腔窦内常存在一定数量的病原菌。故在清创时，应尽早关闭创口，以减少感染机会。

3. 颌骨上有牙，颌骨骨折发生骨折段移位时，则引起咬合关系错乱，导致咀嚼功能障碍。

4. 损伤后常妨碍正常进食，故需维持伤员的营养。进食后应清洗口腔，注意保持口腔卫生，预防伤口感染。

5. 损伤后最易发生机械性阻塞，应保持呼吸道通畅，预防窒息和误吸。

6. 处理颌面部伤口时，尽量保留有可能存活的组织，进行精确的对位缝合时是非常重要的。

7. 颌面部有腮腺、面神经和三叉神经等组织。如腮腺受伤可并发涎腺瘘；面神经损伤出现面瘫；三叉神经损伤出现麻木。

8. 颌面部紧邻颅脑，严重的颌面部损伤常合并颅脑伤。

（二）诊断思路

1. 临床表现

● 窒息表现为烦躁不安、出汗、鼻翼扇动、吸气长于呼气，或喉鸣音，严重时出现发绀、三凹体征（吸气时胸骨上窝、锁骨上窝、肋间隙深陷），呼吸急促而表浅，继之出现脉弱、脉快、血压下降、瞳孔散大。如不及时抢救，可致昏迷、呼吸心跳骤停而死亡。

● 软组织损伤可出现表皮破损、创缘不整齐、疼痛、瘀斑、血肿等。

● 颌骨骨折出现骨折段移位和咬合错乱、眶区淤血、出血与血肿、功能障碍。

● 颧骨、颧弓骨折出现骨折移位、开口受限、复视、出血和淤血、神经症状。

2. 诊断　根据病史、临床表现和检查诊断不困难。

3. 影像学检查 X 线及 CT 可明确情况。

（三）病情评估

- 颌面部损伤的病情评估仍需遵循 ABCDE 流程，严重颌面部损伤会出现气道梗阻、呼吸不规律、循环不稳定情况，需优先处理，气管插管及纠正休克。
- GCS 评分和创伤评分仍是判断病情严重程度的重要指标。

（四）急诊治疗

1. 总体原则 颌面部创伤的正确救治十分重要，其追求的效果不仅是抢救生命，而且要将伤员的功能和外形尽可能恢复伤前水平。

2. 院前处理 制止活动性出血，保持呼吸道通畅，尽快地将伤员安全运送到附近医院。

3. 急救处理

- 解除窒息。
- 止血：指压止血、包扎止血、填塞止血、结扎止血、药物止血。
- 伤口的包扎。
- 伤员的运送。
- 防止感染。

4. 一般治疗

- 应注意防止窒息，早发现早处理。彻底清除口腔内的异物，保证呼吸道通畅。
- 在充分止血和全身状态稳定情况下进行清创缝合。注意保留尚有活力的组织，尽量恢复颌面部的正常形态。
- 颌面部损伤主要是出血性或创伤性休克。应尽快补充血容量纠正休克。
- 合并颅脑损伤，应卧床休息，严密观察神志、脉搏、呼吸、血压及瞳孔情况。
- 如并发颌骨骨折，尽可能在保持正常咬合关系的状态下复位、固定，以恢复正常的咬合关系和面型的对称和匀称，并注意防止可能发生的并发症和继发畸形。
- 颌面部损伤的创面常被污染，因此及时而有效地防止感染至关重要。
- 如并发颧骨、颧弓骨折，凡有开口受限、影响功能的伤员，均应进行复位；对塌陷畸形严重者，尽管没有功能障碍，也应复位。无开口受限或者畸形不明显者，可做保守治疗。

（五）注意事项

- 颌面部损伤的处理需要多学科参与。
- 基于标准的 ATLS 方法有序处理创伤对取得理想的结果是最关键的。
- 在确定和稳定了威胁生命的损伤后，再着手评估和诊断潜在的面部损伤。

- 为恢复功能和获得良好外形,相关损伤的处理由相关各科外科进行。

（六）诊疗流程图（图 6-2-2）

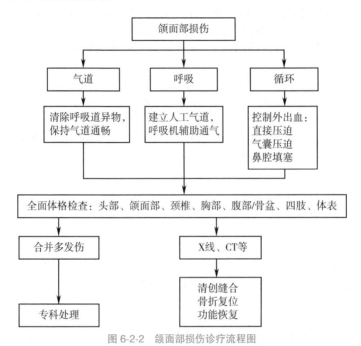

图 6-2-2 颌面部损伤诊疗流程图

（张春阳）

三、胸部创伤

（一）概述

胸腔内有肺、心脏、大血管等重要脏器,胸部创伤后造成血气胸、心脏压塞等,严重者危及生命。胸部创伤严重性不仅取决于骨性胸廓和胸内脏器的损伤范围与程度,还取决于损伤所导致的呼吸和循环功能的紊乱程度。

1. 根据暴力性质不同和是否造成胸膜腔与外界沟通,胸部创伤（chest trauma or thoracic trauma）可分为钝性伤（blunt injury）和穿透伤（penetrating injury）:

- 钝性胸部创伤多由减速性、挤压性、撞击性或冲击性暴力所致。伤员多有肋骨或胸骨骨折,并且常合并其他部位损伤;器官组织损伤以钝挫伤与裂伤为多见,继发于心肺组织广泛钝挫伤的组织水肿常导致急性肺损伤、心力衰竭和心律失常;伤后早期临床表现隐匿,容易误诊或漏诊,大多数钝性伤患者不需要开胸手术治疗。

- 穿透性胸部创伤多由火器或锐器暴力致伤,损伤机制较清楚,损伤范围直接与伤道有关,早期诊断较容易,器官组织裂伤所致的进行性出血是伤情进展快、患者死亡的主要原因,相当部分穿透性胸部创伤患者需要开胸手术治疗。

2. 依据危及生命的严重程度和可能发生的时限,胸部外伤可分为:

- 快速致命性胸部外伤,多数导致伤员在现场死亡,包括主动脉破裂、心脏破裂、心搏骤停、气道梗阻。

- 早发致命性胸部外伤,可能在伤后短时间(1~2 小时内)危及伤员生命,包括张力性气胸、开放性气胸、进行性或大量血胸、心脏压塞、主动脉挫伤或夹层形成等。

- 潜在迟发致命性胸部外伤,包括连枷胸、食管破裂、膈肌破裂、肺挫伤、心脏钝挫伤等。

（二）诊断思路

1. 临床表现

- 胸痛:常位于受伤处,并有压痛,呼吸时加剧,尤以伴有肋骨骨折者为甚。其次是呼吸困难,疼痛可使胸廓活动受限,呼吸浅快。

- 张力性气胸:表现为呼吸窘迫、恐慌、心动过速、低血压、颈静脉怒张,患侧呼吸音消失,叩诊过清音,气管偏向对侧。

- 血胸:表现为少量血胸(低于 500ml)者多数无症状,出血量多的中、大量血胸和 / 或出血速度快者,可出现面色苍白、脉搏快而弱、呼吸急促、血压下降等低血容量性休克症状,以及胸膜腔大量积血压迫肺和纵隔引起的呼吸困难和缺氧等表现。

- 心脏压塞:表现为烦躁、意识不清的患者存在休克、心动过速、外周动脉搏动微弱,90% 的患者出现贝克三联症(低血压、颈静脉怒张、心音低钝),每个伴有休克的胸部贯通伤患者都应该怀疑心脏损伤,除非明确排除。

- 连枷胸:指三个以上连续肋骨、每根至少有两次骨折。常合并胸壁结构破坏,出现反常呼吸,吸气时受累胸壁内陷。

- 高位肋骨骨折(第一、第二肋)可能合并有主动脉破裂。低位肋骨骨折常合并脾脏、肝脏损伤。

2. 诊断

- 详细了解病史:暴力程度、性质、受伤时间及部位。

- 根据症状体征:生命体征、胸部检查、心脏情况。

- 实验室检查:血尿常规、血生化、血气分析、心肌酶谱。
- 影像学检查:X 线片、CT 检查、超声检查。
- 胸腔镜检查:既可诊断又可微创治疗。

（三）病情评估

1. 胸部创伤由于致伤不同,受损脏器也不同,因而损伤严重程度也不同。

2. 创伤评分与量化对胸部创伤、治疗决策具有重要的意义。

- 生理评分:以伤后各种重要生理参数的紊乱作为评分依据,如修订创伤评分(RTS),伤势越重分值越低,主要用于现场评估与分类拣送。
- 解剖评分:对各组织器官解剖结构的损伤进行评定,简明创伤分度(AIS),损伤越重评分越高。
- 综合评分:结合生理、解剖和年龄因素评估创伤程度,如创伤和损伤严重度评级(TRISS)。

（四）急诊治疗

1. 院前处理

- 保持呼吸道通畅,给氧,控制外出血,补充血容量,镇痛,固定长骨骨折,保护脊柱并迅速转运。
- 开放性气胸立即包扎和封闭胸部伤口,安放胸腔穿刺针或胸腔闭式引流管。
- 多根多处肋骨骨折有明显胸壁反常呼吸运动时,用厚敷料压在伤口处,外加胶布绷带固定。
- 有呼吸困难时予以人工辅助呼吸。

2. 院内处理

（1）多数胸部创伤可采用非手术治疗治愈,包括临床观察、胸腔穿刺或引流、呼吸支持、止痛和介入治疗等。

（2）仅有 10%~15% 的胸部钝性伤或穿透伤患者需立即、紧急和后期中的某一个时期进行手术干预。

（3）胸腔闭式引流是胸部创伤救治的最常用方法,指征包括:

- 中量以上血气胸。
- 任何气胸行插管机械通气前都应安置胸腔闭式引流,以避免机械通气正压呼吸后导致张力性气胸。为避免损伤膈肌,胸腔闭式引流管插管位置为乳头水平与腋中线的交点(避免损伤隔膜),向后向上插入引流管。

（4）急诊科剖胸术(emergency room thoracotomy,ERT)适用于胸腔内大出血或急性心脏压塞导致伤员重度休克(动脉收缩压低于 80mmHg)或处于濒死状态(意识丧失、叹息呼吸、脉搏及血压消失或细弱、尚有心电活动)的情况。

（5）肋骨骨折治疗的基本原则：镇痛、清除呼吸道分泌物、固定胸廓、预防和处理并发症。

（6）肺损伤患者气管插管机械通气的指征

- 吸入气氧浓度（FiO_2）50%时，氧分压（PaO_2）<60mmHg，或 PaO_2/FiO_2（氧合指数）<200 mmHg。
- 自主通气潮气量 <5ml/kg、肺活量 <5ml/kg 或者二氧化碳分压（$PaCO_2$）>50mmHg。
- 经充分镇痛治疗后，患者仍咳痰困难，呼吸道分泌物不能有效排出者。

（五）注意事项

1. 成人小量血胸指胸腔出血 <500ml，中量血胸为 500~1 500ml，大量血胸为 >1 500ml。小量气胸为肺压缩 <30%，中量气胸为肺压缩 <50%，大量气胸为肺压缩 >50%。

2. 常见的威胁生命的胸部创伤有 6 种，应在初次判断时立即处理，包括气道梗阻、张力性气胸、开放性气胸、大量气胸、心脏压塞和连枷胸。

3. 钝性胸部创伤应高度警惕以下错误：

- 纵隔增宽时漏诊主动脉损伤之外的原因，如胸椎骨折。
- 依据 X 线片低估肺挫伤的严重程度。
- 对高能量受伤机制的患者忽视了主动脉损伤的可能性。
- 在未见明显出血的血流动力学不稳定的患者，没有意识到心肌挫伤。
- 对连枷胸或多发肋骨骨折患者，没有给予充分的镇痛和早期辅助呼吸支持。

4. 胸腔闭式引流术后的拔管指征　一般肺小裂口多可在 3~7 日内闭合。待漏气停止 24 小时后，行胸部 X 线片检查证实肺已膨胀，方可拔除插管。

5. 肺损伤呼吸机治疗主要的并发症　呼吸机相关性肺炎；肺栓塞。

6. 机械通气拔除气管插管的指征

- 神志清晰、反应良好，有咳嗽反射。
- 肺部炎症控制良好，无痰或少痰。
- 血流动力学稳定。
- 潮气量 >5ml/kg，呼吸频率 <24 次 /min，PaO_2 正常。
- FiO_2 21% 时，PaO_2>60mmHg，或者 PaO_2/FiO_2<300 mmHg。

（六）诊疗流程图（图 6-2-3）

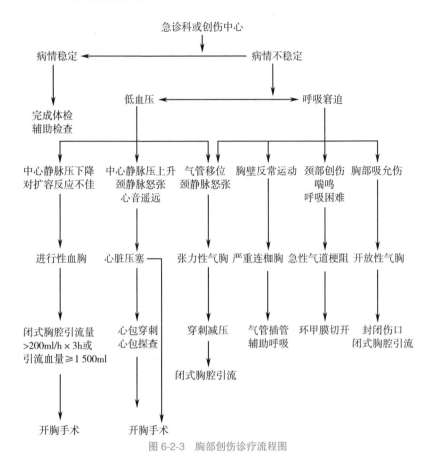

图 6-2-3 胸部创伤诊疗流程图

（张春阳）

四、腹部创伤

（一）概述

腹部创伤（abdominal trauma）在平时和战时均常见,其发生率在平时占人体各种损伤的 0.4%~1.8%。腹腔内大量出血和严重感染是致死的主要原因。开放性损伤中常见的受损内脏依次是肝脏、小肠、胃、结肠、大血管等。闭合性损伤中依次是脾脏、肾脏、小肠、肝脏、肠系膜等。胰腺、十二指肠、膈、直肠等由于解剖位置较深,损伤发生率较低。

1. 分类 根据损伤是否穿透腹壁及腹腔是否与外界相通,可分为开放性和闭合性两大类。

- 开放性损伤即使涉及内脏,其诊断也通常较明确。
- 闭合性损伤体表无伤口,要确定有无内脏损伤,有时很困难,故其临床意义更为重要。
- 穿刺、内镜、灌肠、刮宫、腹部手术等各种诊疗措施导致的腹部损伤称医源性损伤。

2. 病因

- 开放性损伤:常由刀刃、枪弹、弹片等利器所引起。
- 闭合性损伤:常系坠落、碰撞、冲击、挤压、拳打脚踢、棍棒等钝性暴力所致。

3. 常见内脏损伤的特征

(1)脾损伤(splenic injury):腹腔脏器中最容易受损的器官之一。发生率在腹部创伤中可高达 40%~50%;在腹部闭合性损伤中占 20%~40%,在腹部开放性损伤中约占 10%。按病理解剖,脾破裂可分为中央型破裂(破裂位于脾实质深部)、被膜下破裂(破裂位于脾实质周边部分)和真性破裂(破裂累及被膜)三种。临床上约 85% 为真性破裂。破裂部位较多见于脾上极及膈面,有时在裂口对应部位有肋骨骨折。

(2)肝损伤(liver injury):在腹部伤中占 20%~30%,右半肝破裂较左半肝为多见。主要危险是失血性休克、胆汁性腹膜炎和继发性感染。肝被膜下破裂也有转为真性破裂的可能。中央型肝破裂形成的血肿,可以被吸收,但有继发感染形成肝脓肿的可能。

(3)胰腺损伤(pancreatic injury):占腹部损伤的 1%~2%。多因上腹部外力冲击,强力挤压胰腺于脊柱所致。损伤多发生在胰的颈、体部。胰腺损伤后发生胰漏或胰瘘,胰液腐蚀性强,又影响消化功能,故胰腺损伤的病情较重,死亡率高达 20% 左右。

(4)胃和十二指肠损伤:腹部闭合性损伤时胃很少受累,约占腹部损伤的3.16%,只在饱腹时偶可发生。上腹或下胸部的穿透伤则常导致胃损伤(gastric injury),且多半有肝、脾、横膈及胰腺等损伤。十二指肠的大部分位于腹膜后,损伤发生率约占腹部创伤的 1.16%,损伤较多见于十二指肠的二、三部(50% 以上)。十二指肠损伤(duodenal injury)的诊断和处理存在不少困难,死亡率和并发症发生率都相当高。

(5)小肠损伤(small intestine injury):早期即出现明显的腹膜炎,故诊断一般并不困难。小肠穿孔仅少数患者有气腹,所以如无气腹表现不能否定小肠穿孔的诊断。

（6）结肠损伤（colon injury）：腹膜炎出现较晚，但较严重。一部分结肠位于腹膜后，受伤后容易漏诊，常常导致严重的腹膜后感染。

（7）直肠损伤（rectal injury）：损伤在腹膜返折之上，其临床表现与结肠破裂基本相同。如发生在返折之下，则将引起严重的周围间隙感染，无腹膜炎症状，容易延误诊断。直肠损伤后直肠指检可发现直肠内有出血，有时还摸到直肠破裂口。怀疑直肠损伤而指诊阴性者，必要时行结肠镜检查。

（8）外伤性腹膜后血肿（retroperitoneal hematoma）：多系高处坠落、挤压、车祸等所致腹膜后脏器（胰、肾、十二指肠）损伤，或骨盆或下段脊柱骨折和腹膜后血管损伤所引起。出血后，血液可在腹膜后间隙广泛扩散形成巨大血肿，还可渗入肠系膜间。腹膜后血肿因出血程度与范围各异，临床表现并不恒定，并常因有合并损伤而被掩盖。一般来说，除部分伤者可有髂腰部瘀斑（格雷·特纳征）外，突出的表现是内出血征象，腰背痛和肠麻痹；偶伴有血尿和里急后重感。

（二）诊断思路

1. 临床表现

（1）一般单纯腹壁损伤：症状和体征较轻，可表现为受伤部位疼痛，局限性腹壁肿胀和压痛。有时可见皮下瘀斑。

（2）实质性脏器如肝、脾、胰、肾等或大血管损伤：

● 表现为腹腔内或腹膜后出血，严重者可发生休克。

● 腹痛呈持续性，一般并不很剧烈，腹膜刺激征也不明显。

● 肩部反射痛提示膈肌受刺激，多为肝或脾的损伤。

● 肝、脾包膜下破裂或肠系膜、网膜内出血可表现为腹部肿块。

● 移动性浊音虽然是腹腔内出血的有力证据，但出血量较大时才会出现，对早期诊断帮助不大。肾脏损伤时可出现血尿。

（3）空腔性脏器如胃肠道、胆道、膀胱等破裂：

● 表现为局限性或弥漫性腹膜炎，最为突出的是腹膜刺激征，通常胃液、胆汁、胰液的刺激最强，肠液次之，血液较轻。

● 腹膜后十二指肠破裂的患者有时可出现睾丸疼痛，阴囊血肿和阴茎异常勃起等症状和体征。

2. 诊断

● 详细询问外伤史和细致的体格检查，是诊断腹部损伤的主要依据。

● 开放性损伤的诊断要慎重考虑是否为穿透伤。

● 闭合性损伤诊断中需要仔细判断是否有内脏损伤，如不能及时确诊，可能贻误手术时机而导致严重后果。

3. 辅助检查

● 诊断性腹腔穿刺术和腹腔灌洗术：阳性率可达 90% 以上，对于判断腹腔内脏有无损伤和哪类脏器损伤有很大帮助。

● X 线检查：最常用的是胸部 X 线片及平卧位腹部 X 线片，必要时可拍骨盆片。

● 超声检查：主要用于诊断肝、脾、胰、肾等实质性脏器的损伤，能根据脏器的形态和包膜连续性，以及周围积液情况，提示损伤的有无、部位和程度。

● CT 检查：适用于伤情稳定而又需明确诊断者。

● 诊断性腹腔镜检查：可应用于一般状况良好而不能明确有无或何种腹内脏器伤的患者。

● 其他检查：选择性血管造影、MRI 及磁共振胆胰管成像（MRCP）。

（三）病情评估

腹部损伤的严重程度，是否有内脏伤，以及涉及哪些内脏等情况，在很大程度上取决于暴力的强度、速度、着力部位和作用方向等因素，还受解剖特点和内脏原有病理情况和功能状态等内在因素的影响。

（四）急诊治疗

1. 处理原则

● 穿透性开放性损伤和闭合性腹内损伤多需手术。

● 对于已确诊或高度怀疑腹内脏器损伤者，处理原则是做好紧急术前准备，力争尽早手术。

● 已发生休克的内出血伤者要积极抢救，力争在收缩压回升至 90mmHg 以上后进行手术。但若在积极的抗休克治疗下，仍未能纠正，提示腹内有进行性大出血，则应当机立断，在抗休克的同时，迅速剖腹探查止血。

● 腹腔内实质性脏器损伤常可发生威胁生命的大出血，故比空腔脏器损伤更为紧急，因腹膜炎一般不致在短时间内导致伤者死亡。

2. 剖腹探查的指征

● 腹痛和腹膜刺激征有进行性加重或范围扩大者。

● 肠蠕动音逐渐减弱，消失或出现明显腹胀者。

● 全身情况有恶化趋势，出现口渴、烦躁、脉率增快或体温及白细胞计数上升者。

● 红细胞计数进行性下降者。

● 血压由稳定转为不稳定甚至下降者。

● 胃肠出血者。

● 积极救治休克而情况不见好转或继续恶化者。

3. 常见内脏损伤的处理

- 脾破裂:处理原则是"抢救生命第一,保脾第二"。国外报道,脾切除术的患者,主要是婴幼儿,对感染的抵抗力减弱,甚至可发生以肺炎球菌为主要病原菌的脾切除术后凶险性感染(overwhelming post-splenectomy infection, OPSI),严重者可导致死亡。因此,如有条件允许应尽量保留脾或脾组织。

- 肝损伤:手术治疗的基本要求是确切止血,彻底清创,清除胆汁溢漏,建立通畅的引流。轻度肝实质裂伤,血流动力学指标稳定,或经补充血容量后保持稳定的伤员,可在严密观察下进行非手术治疗。

- 胰腺损伤:上腹部创伤,高度怀疑或诊断为胰腺损伤,特别是有明显腹膜刺激征者,应立即手术探查胰腺。手术原则是彻底止血,控制胰液外漏和充分引流。充分而有效的腹腔及胰周引流是保证手术效果和预防术后并发症(腹腔积液、继发出血、感染和胰瘘)的重要措施。

- 胃和十二指肠损伤:空腹时发生小的胃损伤,腹腔污染程度轻,无明显腹膜炎表现者,可以采取非手术处理。胃损伤较重者,应立即手术探查。十二指肠损伤关键是抗休克和及时恰当的手术处理。十二指肠腹腔内部分的损伤常易于在术中发现。手术方法主要有:单纯修补术、带蒂肠片修补术、十二指肠空肠 Roux-en-Y 吻合术、十二指肠憩室化手术、浆膜切开血肿清除术、胰十二指肠切除、95% 十二指肠切除。

- 小肠损伤:一经诊断,除非条件限制,均需手术治疗。手术方式以简单修补为主,一般采用间断横向缝合以防修补后肠腔发生狭窄。

- 结肠损伤:除少数裂口小,腹腔污染轻,全身情况良好的患者,可以考虑一期修补或一期切除吻合(尤其是右半结肠)外,大部分患者先采用肠造口术或肠外置术处理,待 3~4 周后患者情况好转时,再行关闭瘘口。

- 直肠损伤:处理原则是早期彻底清创,修补直肠破损,行转流性结肠造瘘和直肠周围间隙彻底引流。

- 腹膜后血肿:除积极地防治休克和感染外,多数需行剖腹探查,因腹膜后血肿常伴大血管或内脏损伤。感染是腹膜后血肿最重要的并发症。

(五)注意事项

1. 腹部创伤的预后相关因素

- 受伤脏器的数目,受累脏器越多,死亡率越高。

- 受伤脏器种类,如大血管、胰、十二指肠、肝、结直肠损伤后果严重,小肠、膀胱等处的损伤危险性较小。

- 脏器损伤程度。

- 受伤与确定性手术的间隔时间及治疗方法。

2. 肝损伤手术后并发症 感染;胆瘘;术后出血;胆道出血。

3. 胰腺损伤手术后并发症 胰瘘;腹腔出血;腹腔脓肿;胰腺假性囊肿;急性胰腺炎;胰腺功能障碍。

（六）诊疗流程图（图 6-2-4）

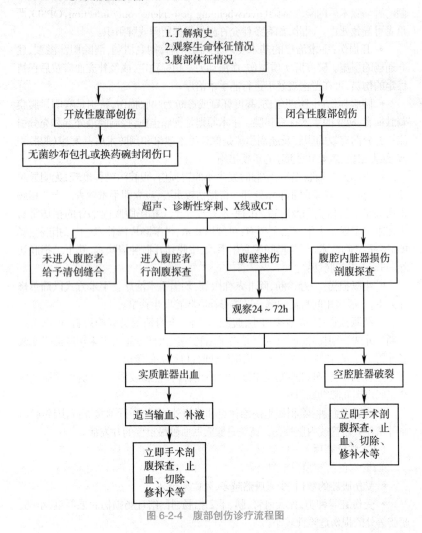

图 6-2-4 腹部创伤诊疗流程图

（张春阳）

五、泌尿系统损伤

(一)概述

泌尿系统损伤是指在外部力量的作用下造成泌尿系统脏器解剖结构被破坏,继而引发一系列的临床表现。以男性尿道损伤最常见,肾、膀胱、输尿管次之。泌尿系统损伤大多是胸、腹、腰部或骨盆严重损伤的合并伤。

1. 尿道损伤(urethral injury) 分为开放性和闭合性损伤。多见于男性,尿道球部和膜部损伤多见。早期处理不当会产生尿道狭窄、尿瘘等并发症。

2. 肾损伤(renal injury) 常是严重多发伤的一部分。分为开放性损伤和闭合性损伤,临床上以闭合性损伤多见。根据损伤程度可分为以下病理类型:

- 肾挫伤:肾包膜及肾盂黏膜完整。
- 肾部分裂伤:伴有肾包膜破裂。
- 肾全层裂伤:累及肾包膜和肾盂肾盏。
- 肾蒂损伤:血管损伤可引起大出血及休克。

3. 输尿管损伤 位于腹膜后间隙。受到周围组织的保护。且有相当的活动范围。多为医源性损伤。

4. 膀胱损伤 除贯通伤或骨盆骨折外,很少为外界暴力损伤。膀胱充盈时易遭受损伤。膀胱破裂分为腹膜外型和腹膜内型。

(二)诊断思路

1. 临床表现 主要表现为出血和尿外渗。

- 肾损伤的主要症状:休克、血尿、疼痛、腰腹部包块、发热。
- 输尿管损伤主要症状:血尿、尿外渗、尿瘘、梗阻症状。
- 膀胱损伤主要症状:休克、腹痛、排尿困难和血尿、局部症状。
- 尿道损伤:尿道出血、疼痛、局部肿胀、排尿困难、尿外渗。

2. 诊断 根据外伤病史、典型症状体征、必要的辅助检查,可确定诊断。

3. 辅助检查

(1)肾损伤

- 超声:能提示肾损伤的部位和程度,有无包膜下和肾周血肿、尿外渗。
- CT:平扫及增强可清晰地显示肾实质裂伤程度、尿外渗和血肿范围,以及肾组织有无活力。CT尿路成像(CTU):评价肾外伤的范围和程度。CT血管成像(CTA)可显示肾动脉和肾实质外伤的情况。
- MRI:对血肿的显示比CT更具特征性。

(2)输尿管损伤

- 静脉注射靛胭脂检查:如有裂口可见蓝色尿液从外伤处流出。
- 静脉尿路造影:可显示输尿管外伤处的尿外渗、尿漏或有无梗阻。

● 逆行肾盂造影：输尿管插管至外伤部位有受阻感，注射造影剂可显示梗阻或造影剂外溢。

● 超声：可发现尿外渗和梗阻所致的肾积水。

● 放射性核素肾显像：可显示伤侧上尿路有无梗阻。

● CT：可显示外伤区域的变化，如尿液囊肿、输尿管周围脓肿、肾积水和尿瘘。

（3）膀胱损伤

● 导尿试验：导尿管插入膀胱后，引流出 300ml 以上的清亮尿液，基本上可排除膀胱破裂；如无尿液导出或仅导出少量血尿，则膀胱破裂的可能性大。

● X 线检查：膀胱造影后，如膀胱破裂可发现造影剂漏至膀胱外。

（4）尿道损伤

● 诊断性导尿：可了解尿道的完整性和连续性。

● 逆行性尿道造影：可显示尿道外伤部位和程度。

（三）病情评估

泌尿系统损伤的主要临床表现为出血和尿外渗。出血可以引起血肿，血尿甚至休克。尿外渗可继发感染，严重时导致脓毒症、周围脓肿、尿瘘或尿道狭窄。尽早确定诊断，正确及时的早期处理对泌尿系统损伤的预后极为重要。

（四）急诊治疗

1. 急诊处理　有大出血、休克的患者需迅速给予抢救措施，观察生命体征，进行输血、补液等抗休克治疗，同时明确有无合并其他器官外伤，做好手术探查的准备。

2. 常见泌尿系统损伤的处理

（1）肾损伤：肾外伤的处理与外伤程度直接相关，轻微肾挫伤一般症状轻微，经短期休息可以康复，大多数患者属于此类外伤，多数肾部分裂伤可行保守治疗或者介入栓塞治疗，仅少数需手术治疗。

（2）输尿管损伤：早期输尿管损伤应尽早修复，以利尿液通畅，保护肾功能。尿外渗应彻底引流，避免继发感染。晚期会出现输尿管狭窄、尿瘘、输尿管完全梗阻、肾功能重度损害或丧失，治疗行相应处理。

（3）膀胱损伤处理原则

● 闭合膀胱壁伤口。

● 保持通畅的尿液引流，或完全的尿流改道。

● 充分引流膀胱周围及其他部位的尿外渗。

（4）尿道损伤早期处理

● 插导尿管。

● 膀胱造瘘。

- 尿道会师复位术。

（五）注意事项

- 确诊泌尿系统损伤要注意有无合并其他脏器损伤。

- 血肿和尿外渗可继发感染,严重时导致脓毒血症、周围脓肿、尿瘘或尿道狭窄。

- 肾损伤血尿与损伤程度不成比例,严重的肾裂伤可能只有轻微血尿或无血尿,部分血尿延续时间较长与继发感染有关。

- 泌尿系统各器官血液供应丰富,一旦损伤易引起大出血甚至休克。

（六）诊疗流程图（图 6-2-5）

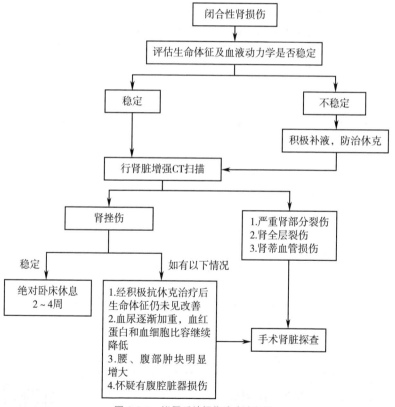

图 6-2-5　泌尿系统损伤诊疗流程图

（张春阳）

六、脊柱和脊髓创伤

【脊柱骨折】

（一）概述

脊柱骨折（spinal fracture）包括颈椎、胸椎、胸腰段和腰椎的骨折，占全身骨折的 5%~6%，其中胸腰段骨折多见。脊柱骨折可以并发脊髓或马尾神经损伤，特别是颈椎骨折-脱位合并颈脊髓损伤可高达 70%，可严重致残甚至危及生命。脊柱由 33 块椎骨（颈椎 7 块，胸椎 12 块，腰椎 5 块，骶骨、尾骨共 9 块）借韧带、关节突关节及椎间盘连接而成。

1. 颈椎骨折分类

- 屈曲型损伤（压缩性骨折、骨折-脱位）。
- 垂直压缩型损伤（Jefferson 骨折、爆裂型骨折）。
- 过伸损伤（无骨折-脱位的过伸损伤、枢椎椎弓根骨折）。
- 齿状突骨折。

2. 胸腰椎骨折分类

- 依据骨折稳定性分类：稳定性骨折、不稳定性骨折。
- 依据骨折形态分类：压缩骨折、爆裂骨折、Chance 骨折、骨折-脱位。

（二）诊断思路

1. 临床表现

- 局部疼痛。
- 站立及翻身困难。
- 腹膜后血肿刺激腹膜神经丛，使肠蠕动减慢，常出现腹痛、腹胀，甚至肠麻痹症状。
- 如有瘫痪，则表现为四肢或双下肢感觉、运动障碍。

2. 影像学检查　X 线片、CT、MRI、其他（超声检查腹膜后血肿，电生理检查四肢神经情况）。

3. 诊断　根据外伤史、体格检查和影像学检查一般均能作出诊断。但应包括病因诊断（外伤性或病理性骨折）、骨折部位和骨折类型。

（三）急诊治疗

1. 院前处理　脊椎骨折者从受伤现场运送至医院内的急救搬运方式至关重要。正确的方法是采用担架、木板或门板运送。注意保持伤员颈部的稳定性，以免加重脊髓损伤。

2. 院内处理　尽可能地制动及固定患者，防止不稳定性脊柱骨折时对神经功能的二次损害。包括采用颈托、颈部两侧的沙袋、背部脊柱固定板。

颈椎损伤固定
搬运（视频）

（1）颈椎损伤：根据损伤部位不同决定手术及非手术治疗。

（2）胸腰椎损伤：Vaccaro等提出了胸腰椎骨折分型和严重度评分，即TLICS评分系统（表6-2-2）。

- ≥5分者建议手术治疗。
- ≤3分者建议非手术治疗。
- 等于4分者既可手术，也可非手术治疗。

此外，高龄骨质疏松患者轻微外伤引起的骨质疏松性压缩性骨折，临床上多选择微创手术治疗，如经皮椎体成形术（PVP）或经皮椎体后凸成形术（PKP）。

表 6-2-2　TLICS 评分系统

骨折特点	分数 / 分
1. 损伤形态	
压缩（爆裂）	1（+1）
平移 / 旋转	3
分离	4
2. 后方韧带复合体完整性	
无损伤	0
可疑 / 不确定	2
损伤	3
3. 神经损伤情况	
无损伤	0
神经根损伤	2
脊髓 / 圆锥损伤，完全性	2
脊髓 / 圆锥损伤，不完全性	3
马尾神经损伤	3

【脊髓损伤】

（一）概述

脊髓损伤（spinal cord injury）是脊柱骨折的严重并发症，由于椎体的移位或碎骨片突入于椎管内，使脊髓或马尾神经产生不同程度的损伤。

- 胸腰段损伤使下肢的感觉与运动产生障碍，称为截瘫。
- 颈段脊髓损伤后，双上肢也有神经功能障碍，为四肢瘫痪。

病理生理：

- 脊髓震荡：脊髓功能处于生理停滞状态，脊髓神经细胞结构正常，无形态学改变。
- 不完全性脊髓损伤：伤后 3 小时灰质内出血较少，白质无改变；伤后 6~10 小时，出血灶扩大，神经组织水肿，24~48 小时以后逐渐消退。
- 完全性脊髓损伤：脊髓内的病变呈进行性加重，从中心出血至全脊髓出血水肿，从中心坏死到大范围脊髓坏死。晚期脊髓为胶质组织代替，也可为脊髓完全断裂。

（二）诊断思路

1. 临床表现

（1）脊髓损伤：损伤平面以下感觉、运动及反射完全消失或大部分消失。一般经过数小时至数天，感觉和运动开始恢复，不留任何神经系统后遗症。

（2）不完全性脊髓损伤：损伤平面以下保留某些感觉和运动功能，为不完全性脊髓损伤。包括以下四种类型：

- 前脊髓综合征。
- 后脊髓综合征。
- 脊髓中央管周围综合征。
- 脊髓半切综合征。

（3）完全性脊髓损伤：脊髓实质完全性横贯性损害，损伤平面以下的最低位骶段感觉、运动功能完全丧失，包括肛门周围的感觉和肛门括约肌的收缩运动丧失，称为脊髓休克期。

- 胸段脊髓损伤表现为截瘫。
- 颈段脊髓损伤则表现为四肢瘫。
- 上颈椎损伤的四肢瘫均为痉挛性瘫痪。
- 下颈椎损伤的四肢瘫，上肢表现为弛缓性瘫痪，下肢仍为痉挛性瘫痪。

（4）脊髓圆锥损伤：第 12 胸椎和第 1 腰椎骨折可发生脊髓圆锥损伤，表现为会阴部（鞍区）皮肤感觉缺失，括约肌功能丧失致大小便不能控制和性功能障碍，双下肢的感觉和运动仍保持正常。

（5）马尾神经损伤：马尾神经损伤很少为完全性的。表现为损伤平面以下弛缓性瘫痪，有感觉、运动功能、性功能障碍及括约肌功能丧失，肌张力降低，腱反射消失，没有病理性锥体束征。

（6）除了运动及感觉丧失外，典型表现：

- 远端动脉扩张造成的低血压。
- 迷走神经刺激引起的心动过缓。
- 血管功能障碍所致肢端低体温。
- 膀胱功能障碍引起的尿潴留。

- 严重脊髓损伤可见阴茎异常勃起。

2. 影像学检查

- X线片和CT检查为脊髓损伤最常见的影像学检查手段,可发现损伤部位的脊柱骨折或脱位。
- MRI检查可能观察到脊髓损害变化。不仅可了解脊髓受压程度,还可观察脊髓信号强度、脊髓信号改变的范围和脊髓萎缩情况等。
- 电生理检查:体感诱发电位检查(somatosensory evoked potential,SEP)和运动诱发电位检查(motor evoked potential,MEP)可了解脊髓的功能状况。

3. 诊断　结合病史、临床表现、体格检查和辅助检查不难诊断。

(三)病情评估

脊髓损伤严重度分级可作为脊髓损伤的自然转归和治疗前后对照的观察指标。依据脊髓损伤的临床表现进行分级,目前较常用的是美国脊髓损伤学会的ASIA分级(表6-2-3)。

表6-2-3　ASIA功能分级

级别	损伤程度	功能
A	完全损伤	损伤平面以下无任何感觉、运动功能保留
B	不完全性损伤	损伤平面以下,包括腰骶段感觉存在,但无运动功能
C	不完全性损伤	损伤平面以下有运动功能,一半以上关键肌肉肌力小于3级
D	不完全性损伤	损伤平面以下有运动功能,一半以上关键肌肉肌力大于或等于3级
E	正常	感觉和运动功能正常

(四)急诊治疗

1. 院前处理　怀疑脊髓损伤时,运送过程中保持脊柱的相对稳定性,采用平托法或滚动法,以免脊髓遭受损伤。

2. 院内处理　控制气道和固定颈椎,维持呼吸循环稳定,防止继发性脊髓损伤。

- 不完全脊髓损伤,且椎管内有占位(骨、椎间盘、异物)者需立即手术减压及固定。
- 患者有椎间盘突出或骨折压缩所致的神经根损伤需要立即减压。
- 脊髓完全横断者,减压术虽无效,但对不稳定骨折脱位可因内固定后获得早期翻身活动的机会。
- 对脊髓休克,以非手术疗法为主。
- 对脊髓伤者应注意保持呼吸道通畅,必要时可行气管切开。
- 损伤早期应予脱水疗法。

- 积极预防呼吸道和尿道感染、压疮及静脉血栓形成等各种并发症。
- 全身支持治疗,对高位脊髓伤者尤为重要。
- 对四肢的功能活动与功能重建应采取积极态度及有效的措施。

（五）注意事项

并发症:

- 呼吸衰竭与呼吸道感染:颈脊髓损伤的严重并发症。一般在一周内便可发生呼吸道感染,其结果是伤员因呼吸道感染难以控制或痰液堵塞气管因窒息而死亡。一般认为下列患者应做气管切开:上颈椎损伤、出现呼吸衰竭者、呼吸道感染痰液不易咳出者、已有窒息者。
- 泌尿生殖道的感染和结石:由于括约肌功能丧失,伤员因尿潴留而需要长期留置导尿,容易发生泌尿道的感染与结石。
- 压疮:截瘫患者长期卧床,皮肤知觉丧失,骨隆突部位的皮肤长时间受压于床褥与骨隆突之间而发生神经营养性改变,皮肤出现坏死,称为压疮。最常见的部位为骶部、股骨大转子、髂嵴和足跟等处。
- 体温失调:颈脊髓损伤后,自主神经系统功能紊乱,受伤平面以下皮肤不能出汗,对气温的变化丧失了调节和适应能力,常易发生高热,可达40℃以上。

（六）诊疗流程图（图 6-2-6、图 6-2-7）

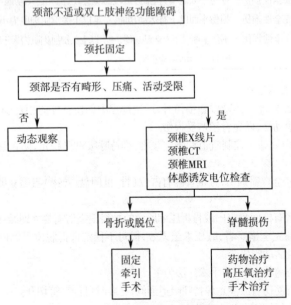

图 6-2-6　颈椎损伤诊疗流程图

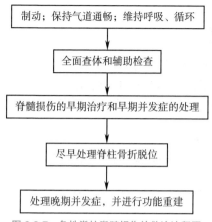

图 6-2-7 急性脊柱脊髓损伤的救治流程图

推荐阅读资料 •───────────────────────────────────

李建军,杨明亮,杨德刚,等."创伤脊柱脊髓损伤评估、治疗与康复"专家共识.中国康复理论与实践,2017,23(3):274-287.

(张春阳)

七、骨盆骨折

(一)概述

骨盆为环形结构,是由两侧的髂、耻、坐骨经 Y 形软骨融合而成的两块髋骨和一块骶尾骨,经前方耻骨联合和后方的骶髂关节构成的坚固骨环。骨盆骨折(pelvic fracture)时往往先折断副弓;主弓断裂时,往往副弓已先期折断。骨盆保护着盆腔内脏器,骨盆骨折时,可能损伤盆腔内脏器及血管神经。交通事故是骨盆骨折最常见的致伤机制,其他原因包括坠落伤、挤压伤和爆炸伤。老年人的骨质疏松症患者轻微的跌伤也可导致骨盆骨折。

分类:

● 按骨折部位分类:骨盆边缘撕脱性骨折、髂骨翼骨折、骶尾骨骨折、骨盆环骨折。

● 按骨盆环的稳定性分类:将其分为三型。A 型:稳定型(后环完整);B 型:部分稳定型;C 型:旋转、垂直均不稳定。

● 按暴力的方向分类:侧方挤压损伤、前后挤压损伤、垂直剪切损伤、混合暴力损伤。

（二）诊断思路

1. 临床表现

（1）创伤后患者骨盆区域疼痛、不能负重，局部严重畸形，挫伤、血肿。

（2）骨盆骨折伴随内脏和软组织损伤，包括肌肉损伤、泌尿系统损伤（尿道、膀胱破裂）、生殖器官（男性尿道、女性生殖道）损伤、肠道（直肠、乙状结肠和小肠）损伤。

（3）骨盆骨折体征

- 骨盆分离试验与挤压试验阳性。
- 肢体长度不对称。
- 会阴部瘀斑是耻骨和坐骨骨折的特有体征。

2. 诊断

- 外伤史和症状、体征。
- X 线检查可显示骨折类型及骨折块移位情况。
- CT 扫描是重要诊断方法，CT 三维重建可以更加立体直观地显示骨折类型和移位的方向。

（三）病情评估

严重的出血导致出血性休克，是骨盆骨折死亡的重要原因，出血来源有：

- 骨盆骨折断端
- 盆腔内静脉丛
- 近骨盆壁动脉
- 骨盆壁及其邻近软组织
- 盆腔内脏器

（四）急诊治疗

1. 救治原则

- 防治大量出血和尽早处理合并伤。
- 创伤后数小时内，迅速得到伤情评估和复苏并获得确定性治疗，是救治成功的关键。
- 尽早固定不稳定骨盆骨折，多学科协同救治，手术复位和固定是主要措施。

2. 院前处理　若考虑不稳定性骨盆骨折时应及早固定骨盆，可用床单等布料捆扎，或用抗休克裤，或骨盆外固定器，均有固定骨盆、控制出血的效用。

3. 急救处理

- 监测血压和脉搏。
- 快速建立输血补液通道。

- 视病情情况尽早完成 X 线和 CT 检查,并检查有无其他合并损伤。
- 嘱患者排尿,观察有无泌尿道损伤。
- 诊断性腹腔穿刺。
- 超声检查。

4. 治疗措施

(1)根据全身情况决定治疗步骤,与相关科室协同处理,在进行腹腔手术时切勿打开腹膜后血肿。

(2)重度骨盆骨折送入外科监护室治疗:积极抗休克治疗;骨盆兜、床单或外固定架固定;有条件的医院可作急诊介入治疗,髂内动脉栓塞,无条件可直接进行骨盆填塞以抢救生命。

(3)骨盆骨折本身的处理

- 骨盆边缘性骨折:无移位者不必做特殊处理。只有极少数骨折片翻转移位明显者才需要手术处理。
- 骶尾骨骨折:骶骨有明显移位者需手术治疗,无移位者可采用非手术治疗,以卧床休息为主。
- 单纯性耻骨联合分离且较轻者,可用骨盆兜悬吊固定。对于耻骨联合分离 >2.5cm 者,目前大都主张手术治疗,可采用钢板螺钉内固定。
- 骨盆环双处骨折伴骨盆环断裂:Tile B 型、C 型采用手术复位及钢板螺钉内固定,必要时辅以外支架固定。骶髂关节脱位及骶骨骨折采用 X 线监视下经皮骶髂螺钉固定。

(4)骨盆骨折脱位微创手术是骨盆损伤治疗的发展趋势,能明显减少手术并发症的发生,并降低死亡率。

(五)注意事项

骨盆骨折常伴有严重合并症,而且常较骨折本身更为严重,常见的有:

- 腹膜后血肿
- 盆腔内脏器损伤(膀胱、后尿道与直肠损伤)
- 神经损伤(主要是腰骶神经丛与坐骨神经损伤)
- 脂肪栓塞与静脉栓塞

（六）诊疗流程图（图 6-2-8）

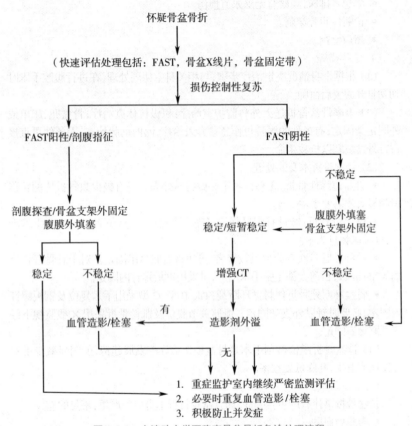

图 6-2-8 血流动力学不稳定骨盆骨折急诊处理流程

FAST 为创伤重点超声评估（focused assessment sonography in trauma），

重点观察腹腔、盆腔是否有游离液体，>250ml 考虑为阳性。

（张春阳）

八、四肢骨折及关节损伤

（一）概述

四肢骨折及关节损伤在急诊患者中是常见、多发病，病情的轻重程度差别很大。间接致命性损伤包括开放性骨折伴大血管损伤所致的创伤失血性休克、肺栓塞。排除是否合并直接致命性重要解剖部位损伤：颅脑、胸部、腹部及骨盆。所有四肢骨折和关节损伤的患者都应查心电图、血常规、血型、术前八项、凝血四项、D- 二聚体、X 线、CT 等。

1. 分类 根据周围软组织病理分为闭合性和开放性两类。

- 骨折端不和外界相通者称为闭合性骨折。
- 无其他软组织伤者为单纯性闭合性骨折。
- 合并神经、重要血管、肌腱损伤时称为复杂闭合性骨折。
- 开放性骨折是骨折附近皮肤和软组织破裂，断端与外界相通。

2. 救治原则

- 治疗威胁生命的创伤。
- 利用放射学技术确认有意义的创伤。
- 对创伤后患者状况的变化进行确认与及时反应。
- 启动早期创伤的处理。

3. 骨折处理

- 稳定性骨折，如无移位或嵌插时，仅需简单外固定。有移位的可采用手法整复，夹板或石膏外固定。
- 不稳定性骨折为一般骨干的斜面、螺旋、多段、粉碎或缺损骨折。单纯开放性骨折必须在 6~8 小时内争取清创，转为闭合性骨折，然后根据稳定程度在骨折整复后，施行内固定或外固定。

（二）常见的四肢骨折与关节损伤

1. 锁骨骨折

（1）病因与分类

- 锁骨骨折（fracture of clavicle）多发生在儿童及青壮年，多为间接暴力引起。发生率占全身骨折的 5%~10%。占肩关节损伤的 44%，其中男女比例约为 2∶1。
- 常见的受伤机制是侧方摔倒，肩部着地，力传导至锁骨，发生斜形骨折。
- 儿童锁骨骨折多为青枝骨折，而成人多为斜形、粉碎性骨折。

1967 年，Allman 等将锁骨骨折分为三型。

- Ⅰ型为中 1/3 骨折，约占全部锁骨骨折的 80%。
- Ⅱ型为外 1/3 骨折，约占 15%。
- Ⅲ型为内 1/3 骨折，仅占 5%。

（2）临床表现和诊断

- 局部肿胀、瘀斑、肩关节活动时疼痛加剧。
- 检查时，可扪及骨折端，有局限性压痛，骨摩擦感。
- 根据物理检查和症状，可对锁骨骨折作出正确诊断。
- 上胸部正位 X 线片是不可缺少的检查方法。

（3）治疗

1）儿童的青枝骨折及成人的无移位骨折可不做特殊治疗。仅用三角巾悬吊患肢 3~6 周即可开始活动。

2）一般认为 80%~90% 锁骨中段骨折可采取非手术治疗的方法进行治疗，即手法复位，横形"8"字绷带固定。

3）在以下情况时，可考虑行切开复位内固定：

● 患者不能忍受"8"字绷带固定的痛苦。

● 复位后再移位，影响外观。

● 合并神经、血管损伤。

● 开放性骨折。

● 陈旧性骨折不愈合。

● 锁骨外端骨折，合并喙锁韧带断裂。

4）锁骨骨折的并发症包括：

● 不愈合。

● 畸形愈合。

● 血管神经损伤。

● 创伤性关节炎。

● 手术治疗的并发症。

2. 肩关节脱位

（1）病因与分类

● 创伤时肩关节脱位（dislocation of shoulder joint）的主要原因，多为间接暴力引起。

● 根据肱骨头脱位的方向可分为前脱位、后脱位、上脱位及下脱位四型，以前脱位最常见。

（2）临床表现和诊断

● 有上肢外展外旋或后伸着地受伤历史。

● 肩部疼痛、肿胀、肩关节活动障碍。

● 患者有以健手托住患侧前臂、头向患侧倾斜的特殊姿势即应考虑有肩关节脱位的可能。

● 检查可发现患肩呈方肩畸形，肩胛盂处有空虚感，上肢有弹性固定。

● Dugas 征阳性。

● X 线检查可确定类型、移位方向及有无撕脱骨折。

● 目前临床常规行 CT 扫描。

（3）治疗：肩关节前脱位应首选手法复位加外固定治疗；肩关节后脱位往往不能顺利手法复位，可行切开复位加外固定方法治疗。

3. 肘关节脱位

（1）病因及分类

- 外伤是导致肘关节脱位（dislocation of elbow）的主要原因。
- 在肩、肘、髋、膝四大关节中发生脱位的概率位列第二。
- 可分为肘关节前脱位及后脱位。
- 肘关节脱位常会引起内外侧副韧带断裂，导致肘关节不稳定。

（2）临床表现和诊断

- 上肢外伤后，肘部疼痛、肿胀、活动障碍。
- 肘后突畸形。
- 前臂处于半屈位，并有弹性固定。
- 肘后出现空虚感，可扣到凹陷。
- 肘后三角关系发生改变。
- X 线检查可发现移位情况。

（3）治疗

- 保守治疗：手法复位；固定。
- 手术治疗：肘关节在功能锻炼时，如屈曲位超过 30°，有明显肘关节不稳定或脱位趋势时，应手术重建肘关节韧带。

4. 桡骨头半脱位

（1）病因与分类

- 桡骨头半脱位（subluxation of radial head）多发生在 5 岁以下的儿童。
- 绝大多数情况下，桡骨头发生向桡侧的半脱位，完全脱位很少发生，向前方脱位更为少见。

（2）临床表现和诊断

- 儿童的手、腕有被动向上牵拉受伤的病史。
- 病儿感肘部疼痛，活动受限，前臂处于半屈曲位及旋前位。
- 检查肘部外侧有压痛，即应诊断为桡骨头半脱位。
- X 线片常不能发现桡骨头脱位。

（3）治疗

- 不用麻醉即可进行手法复位。
- 复位成功的标志是有轻微的弹响声，肘关节旋转、屈伸活动正常。

5. 肱骨近端骨折　肱骨近端包括肱骨大结节、小结节和肱骨外科颈三个重要的解剖部位。肱骨外科颈是松质骨和密质骨的交接处，易发生骨折。

（1）病因：肱骨近端骨折以中、老年人为多。骨折多因间接暴力引起。

（2）分类：临床较为常用的肱骨近端骨折分型为 Neer 分型，根据肱骨四个解剖部位（肱骨头、大结节、小结节和肱骨干）及相互之间的移位程度（以移位大

于 1cm 或成角畸形大于 45° 为移位标准)分为:

- 一部分骨折
- 两部分骨折
- 三部分骨折
- 四部分骨折

（3）诊断:根据病史、X 线和 CT 检查,可作出明确诊断。

（4）治疗:肱骨近端骨折可根据骨折类型,移位程度等采用保守治疗和切开复位固定等手术治疗。

- 保守治疗:对于无移位的肱骨近端骨折,可用上肢三角巾悬吊 3~4 周。
- 多数移位的肱骨近端骨折的特点是两部分以上的骨折,应及时行切开复位钢板内固定进行治疗。

6. 肱骨干骨折　肱骨外科颈下 1~2cm 至肱骨髁上 2cm 段内的骨折称为肱骨干骨折（fracture of shaft of humerus）。在肱骨干中下段后外侧有桡神经沟,有由臂丛神经后束发出的桡神经自内后方紧贴骨面斜向外前方进入前臂,此处骨折容易发生桡神经损伤。

（1）病因与分类

- 可由直接暴力或间接暴力引起。
- 直接暴力常由外侧打击肱骨干中段,致横形或粉碎性骨折。
- 间接暴力常由于手部着地或肘部着地,暴力向上传导,加上身体倾倒所产生的剪切应力,导致中下 1/3 骨折。
- 骨折端的移位取决于外力作用的大小、方向、骨折的部位和肌肉牵拉方向等。

（2）临床表现和诊断

- 受伤后,上臂出现疼痛、肿胀、畸形、皮下瘀斑和上肢活动障碍。
- 检查可发现假关节活动,骨擦感、骨传导音减弱或消失。
- X 线片可确定骨折的类型、移位方向。
- 若合并桡神经损伤,可出现垂腕,各手指掌指关节不能背伸,拇指不能伸,前臂旋后障碍,手背桡侧皮肤感觉减退或消失。

（3）治疗:肱骨干横形或短斜形骨折可采用非手术和手术方法治疗。

- 手法复位,外固定。
- 切开复位,内固定。
- 康复治疗。

7. 肱骨髁上骨折　肱骨髁上骨折是指肱骨干与肱骨髁的交界处发生的骨折。肱骨干轴线与肱骨髁轴线之间有 30°~50° 的前倾角,这是容易发生肱骨髁上骨折的解剖因素。在肱骨髁内、前方,有肱动脉、正中神经经过。在肱骨髁的内侧有尺神经,外侧有桡神经,均可因肱骨髁上骨折的侧方移位而受到损伤。肱骨髁上骨折多发生于 10 岁以下儿童。根据暴力和骨折移位方向的不同,可分为屈曲型和伸直型;其中伸直型骨折占 97%。

（1）伸直型肱骨髁上骨折

1）病因

- 多为间接暴力引起。
- 通常是近折端向前下移位,远折端向上移位。
- 如果在跌倒时,同时遭受侧方暴力,可发生尺侧或桡侧移位。

2）临床表现和诊断

- 儿童有手着地受伤史。
- 肘部出现疼痛、肿胀、皮下瘀斑、肘部向后突出并处于半屈位,应考虑肱骨髁上骨折可能。
- 检查局部明显压痛,有骨擦音及假关节活动,肘前方可扪到骨折断端,肘后三角关系正常。
- 在诊断中注意有无神经血管损伤。
- 必须拍摄肘部正侧位 X 线片,不仅能确定骨折的存在,更主要的是准确判断骨折移位情况,为选择治疗方法提供依据。

3）治疗

- 手法复位外固定:受伤时间短,局部肿胀轻,没有血液循环障碍者,可进行手法复位外固定。复位后用后侧石膏托屈肘位固定 4~5 周,X 线片证实骨折愈合良好,即可拆除石膏,开始功能锻炼。
- 手术治疗:①手法复位失败;②小的开放伤口,污染不重;③有神经血管损伤。
- 康复治疗:无论手法复位外固定,还是切开复位内固定,术后应严密观察肢体血液循环及手的感觉、运动功能。抬高患肢,早期进行手指及腕关节屈伸活动,有利于减轻水肿,4~6 周后可进行肘关节屈伸活动。对于手术切开复位,内固定稳定的患者,术后 2 周即可开始肘关节活动。

（2）屈曲型肱骨髁上骨折

1）病因

- 多为间接暴力引起。
- 跌倒时,肘关节处于屈曲位,肘后方着地,暴力传导至肱骨下端导致骨折。

2）临床表现和诊断

- 受伤后,局部肿胀、疼痛、肘后凸起,皮下瘀斑。
- 检查可发现上方压痛,后方可扪及骨折端。

- X线片可发现骨折存在及典型的骨折移位,即近折端向后下移位,远折端向前移位,骨折线呈由前上斜向后下的斜形骨折。
- 较少合并神经血管损伤。

3)治疗:基本原则与伸直型肱骨髁上骨折相同,但手法复位的方向相反。肘关节屈曲40°左右行外固定,4~6周后开始主动练习肘关节屈伸活动。

8. 前臂双骨折

(1)病因与分类:尺、桡骨干骨折(fracture of radius and ulna)可由直接暴力、间接暴力、扭转暴力引起,有时导致骨折的暴力因素复杂,难以分析其确切的暴力因素。

(2)临床表现和诊断

- 受伤后,前臂出现疼痛、肿胀、畸形和功能障碍。
- 检查发现骨摩擦音及假关节活动。
- 尺骨上1/3骨干骨折可合并桡骨小头脱位,称为孟氏(Monteggia)骨折。
- 桡骨干下1/3骨折合并尺骨小头脱位,称为盖氏(Galeazzi)骨折。

(3)治疗

1)手法复位外固定:治疗的目的除了良好的对位、对线以外,特别注意防止畸形和旋转。

2)切开复位内固定

- 手法复位失败。
- 受伤时间较短、伤口污染不重的开放性骨折。
- 合并神经、血管、肌腱损伤。
- 同侧肢体有多发性损伤。
- 陈旧骨折畸形愈合。

3)康复治疗

- 术后抬高患肢,观察肢体肿胀程度、感觉、运动功能及血液循环情况,警惕骨筋膜隔室综合征的发生。
- 术后2周即开始练习手指屈伸活动和腕关节活动,4周以后开始练习肘、肩关节活动。8~10周后X线检查证实骨折已愈合,才可进行前臂旋转活动。

9. 桡骨远端骨折　桡骨远端骨折(fracture of distal radius)是指距桡骨远端关节面3cm以内的骨折。多为间接暴力引起。跌倒时,手部着地,暴力向上传导,发生桡骨远端骨折。根据受伤的机制不同,可发生伸直型骨折、屈曲型骨折、关节面骨折伴腕关节脱位。

(1)伸直型骨折

- 伸直型骨折(Colles骨折)多为腕关节处于背伸位、手掌着地、前臂旋前时受伤。

- 伤后局部疼痛、肿胀、可出现典型畸形姿势,即侧面看呈"银叉"畸形,正面看呈"刺刀样"畸形。局部压痛明显,腕关节活动障碍。X 线检查可见骨折远端向桡、背侧移位,近端向掌侧移位。

- 以手法复位外固定治疗为主,部分需要手术治疗。

（2）屈曲型骨折

- 屈曲型骨折（Smith 骨折）常由于跌倒时,腕关节屈曲、手背着地受伤引起。

- 受伤后,腕部下垂、局部肿胀、腕背侧皮下瘀斑,腕部活动受限。X 线检查可发现典型移位,近折端向背侧移位,远折端向掌侧、桡侧移位。

- 主要采用手法复位,夹板或石膏固定。

（3）桡骨远端关节面骨折伴腕关节脱位

- 桡骨远端骨折的一种特殊类型。在腕背伸、前臂旋前位跌倒,手掌着地,暴力通过腕骨传导,撞击桡骨关节背侧发生骨折,腕关节也随之而向背侧移位。

- 临床上表现为与 Colles 骨折相似的"银叉"畸形及相应的体征。X 线检查可发现典型的移位。临床上常漏诊或错误诊断为腕关节脱位。

- 治疗上首先采用手法复位,夹板或石膏外固定方法治疗。复位后很不稳定者,可切开复位、钢针内固定。

10. 髋关节脱位　髋关节脱位（dislocation of hip joint）常见于车祸伤,暴力往往是高速和高能量的,因此多为多发性创伤。按股骨头脱位后的方向可分为前、后和中心脱位,以后脱位最为常见,占 85%~90%。

（1）髋关节后脱位:大部分发生于交通事故。临床上多采用 Epstein 分类法,共分为五型。

1）临床表现与诊断

- 明显外伤史,通常暴力很大。

- 有明显的疼痛,髋关节不能主动活动。

- 患肢短缩,髋关节呈屈曲、内收、内旋畸形。

- 可以在臀部摸到脱出的股骨头,大转子上移明显。

- 髋关节后脱位可合并坐骨神经损伤,其发生率约为 10%。

- 影像学检查:X 线及 CT 了解脱位、移位情况及有无骨折。

2）治疗

- Ⅰ 型损伤的治疗:复位、固定及功能锻炼。

- Ⅱ~Ⅴ 型损伤的治疗:主张早期切开复位与内固定。

（2）髋关节前脱位:少见,多发生于交通事故和高处坠落伤,髋关节处于外展、外旋位时受到轴向直接暴力。

1）临床表现与诊断

- 有强大暴力所致外伤史。

- 患肢呈外展、外旋和屈曲畸形，腹股沟处肿胀，可摸到股骨头。

- X线检查可了解脱位方向。

2）治疗

- 复位。

- 固定和功能锻炼。

（3）髋关节中心脱位

1）临床表现与诊断

- 一般为高能量损伤。多为交通事故，或自高空坠落。

- 后腹膜间隙内往往出血很多，可出现出血性休克。

- 髋部肿胀、疼痛、活动障碍；大腿上段外侧方往往有大血肿；肢体短缩情况取决于股骨头内陷的程度。

- 合并腹部内脏损伤的并不少见。

- X线检查可明确伤情，CT三维成像可立体再现髋臼骨折情况。

2）治疗：髋关节中心脱位可出现低血容量性休克及合并有腹部内脏损伤，必须及时处理。

11. 股骨近端骨折

（1）股骨颈骨折

- 股骨颈骨折（fracture of femoral neck）占成人骨折的3.6%，多数发生在中、老年人，与骨质疏松导致的骨量下降有关，遭受轻微扭转暴力则可发生骨折。

- 多数情况下是在走路跌倒时，身体发生扭转倒地，间接暴力传导致股骨颈发生骨折。

1）分类

- 按骨折线部位分类：股骨头下骨折；经股骨颈骨折；股骨颈基底骨折。

- 按骨折线方向分类：内收骨折；外展骨折。

- 按移位程度分类：Garden分型包括4型。Ⅰ型：不完全骨折，骨的完整性部分中断；Ⅱ型：完全骨折但不移位或嵌插移位；Ⅲ型：完全骨折，部分移位且股骨头与股骨颈有接触；Ⅳ型：完全移位的骨折。

2）临床表现与诊断

- 中、老年人有跌倒受伤史。

- 伤后感髋部疼痛，下肢活动受限，不能站立和行走，应怀疑股骨颈骨折。

- 检查时可发现患肢出现外旋畸形，一般在45°~60°。

- 肢体测量可发现患肢短缩。

- X线检查可明确骨折部位、类型及移位情况。

3）治疗：年龄过大，全身情况差，合并有严重心、肺、肾、肝等功能障碍不能耐受手术者，要尽早预防和治疗全身并发症，全身情况允许后尽早尽快手术治疗。

（2）股骨转子间骨折

1）病因与分类

- 股骨转子间骨折好发于中老年人骨质疏松患者，占成人骨折的 3.4%。多为间接外力引起。

- 参照 Tronzo-Evans 的分类方法，可将转子间骨折分为五型。Ⅰ型：顺转子间骨折；Ⅱ型：小转子骨折轻微；Ⅲ型：小转子粉碎性骨折；Ⅳ型：不稳定性骨折；Ⅴ型：逆转子间骨折。

2）临床表现和诊断

- 受伤后，转子区出现疼痛、肿胀、瘀斑和下肢不能活动。

- 转子间压痛，下肢外旋畸形明显，可达 90%，有轴向叩击痛。

- 测量可发现下肢短缩。

- X线检查可明确骨折的类型和移位情况。

3）治疗

- 非手术治疗：对有手术禁忌证者，但并发症多，死亡率高。

- 手术治疗：尽可能达到解剖复位，恢复股骨矩的连续性，矫正髋内翻畸形，坚强内固定，早期活动，避免并发症。

12. 股骨干骨折

（1）病因与分类

- 股骨干骨折（fracture of shaft of femur）可由直接和间接暴力引起。

- 股骨干骨折可分为上 1/3 骨折、中 1/3 骨折和下 1/3 骨折。

（2）临床表现与诊断

- 根据受伤后出现的骨折特有表现，即可作出临床诊断。

- X线检查可明确部位、类型和移位情况。

（3）治疗

- 非手术治疗：3 岁以下儿童采用垂直悬吊皮肤牵引。成人和 3 岁以上儿童多采用手术内固定治疗。

- 手术治疗：成人多采用钢板、带锁髓内钉固定。儿童多采用弹性钉内固定。

13. 股骨远端骨折

（1）病因与分类

- 股骨远端骨折包括股骨髁上骨折、股骨髁间骨折和累及股骨远端关节面的股骨髁骨折,其发生率占全身骨折的 0.92%。

- 股骨髁上骨折大多数病例为高能量损伤及由高处坠落所致。
- 股骨髁间骨折常称为 T 形或 Y 形骨折。

(2)临床表现与诊断

- 膝关节和股骨远端部位有肿胀、畸形和压痛。
- 骨折端有异常活动和骨擦感。
- 常规拍摄股骨远端正侧位 X 线片。

(3)治疗

- 非手术治疗:包括闭合复位、骨牵引、管形石膏固定等,现已较少采用。
- 手术治疗:治疗目的是解剖复位、坚强内固定和早期进行康复锻炼。

14. 髌骨骨折

(1)病因与分类

- 暴力直接作用于髌骨,如跌倒时跪地,髌骨直接撞击地面,发生骨折。
- 直接暴力常致髌骨粉碎骨折。
- 肌肉牵拉常致髌骨横形骨折。
- 髌骨骨折(fracture of patella)占成人骨折的 2.6%。

(2)临床表现与诊断

- 伤后膝前肿胀,有时可扪及骨折分离出现的凹陷。
- 膝关节的正侧位 X 线检查可明确骨折的部位、类型和移位程度,是选择治疗方法的重要依据。

(3)治疗:无移位的髌骨骨折采用非手术方法治疗。如果移位超过 0.5cm 应手术治疗,采用切开复位,克氏针钢丝张力带固定或钢丝捆扎固定。

15. 膝关节韧带损伤

(1)损伤机制

- 内侧副韧带损伤:为膝外翻暴力所致。
- 外侧副韧带损伤:主要为膝内翻暴力所致。
- 前交叉韧带损伤:膝关节伸直位内翻损伤和膝关节屈曲位外翻损伤都可以使前交叉韧带损伤。
- 后交叉韧带损伤:无论膝关节处于屈曲位或伸直位,来自前方的使胫骨上端后移的暴力都可以使后交叉韧带损伤。

(2)临床表现与诊断

- 有外伤病史。
- 以青少年多见,男性多于女性;以运动员最为多见。
- 受伤时可听到韧带断裂的响声,膝关节处出现肿胀、压痛与积血,膝部肌痉挛,膝关节处于强迫体位,或伸直,或屈曲。

- 特殊试验：①侧方应力试验；②抽屉试验；③Lachman 试验；④轴移试验。
- 影像学检查与关节镜检查：普通 X 线片只能显示撕脱的骨折块。MRI 检查可以清晰地显示出前、后交叉韧带的情况。关节镜检查对诊断交叉韧带损伤十分重要。

（3）治疗

- 内侧副韧带损伤：内侧副韧带扭伤或部分性断裂可以保守治疗，完全性断裂者应及早修补。
- 外侧副韧带损伤：外侧副韧带断裂者应立即手术修补。
- 前交叉韧带损伤：完全断裂者目前主张在关节镜下行韧带重建手术。
- 后交叉韧带损伤：目前的意见偏向于在关节镜下早期修复重建。

16. 膝关节半月板损伤　半月板是一种月牙状纤维软骨，充填在股骨与胫骨关节间隙内，每个膝关节有两个板：内侧半月板与外侧半月板。内侧半月板比较大，近似"C"形。外侧半月板较小，形状似"O"形。

（1）损伤机制：研磨力量是产生半月板破裂的主要原因。产生半月板损伤必须有四个因素：膝半屈、内收或外展、重力挤压和旋转力量。

（2）临床表现

- 只有部分急性损伤病例有外伤病史，慢性损伤病例无明确外伤病史。
- 多见于运动员与体力劳动者，男性多于女性。
- 受伤后膝关节剧痛，不能伸直，并迅速出现肿胀，有时有关节内积血。
- 急性期过后转入慢性阶段。
- 慢性阶段的体征有关节间隙压痛、弹跳、膝关节屈曲挛缩与股内侧肌的萎缩。
- 几种特殊试验：过伸试验、过屈试验、半月板旋转挤压试验、研磨试验、蹲走试验。
- 影像学检查与关节镜检查：MRI、关节镜。

（3）治疗

- 急性半月板损伤时可用长腿石膏托固定 4 周。
- 如果确有半月板损伤，目前主张在关节镜下进行手术。

17. 胫骨平台骨折

（1）病因：胫骨平台骨折由间接暴力或直接暴力引起，占成人骨折的 1.7%。

（2）临床表现

- 出现膝部疼痛、肿胀和下肢不能负重等症状。
- 膝关节主动、被动活动受限，胫骨近端和膝关节局部触痛。
- 检查时应注意骨折部位软组织覆盖情况和神经、血管情况。
- 尽早发现腘动脉的合并损伤极为重要。

- 影像学检查:X 线、CT、MRI、血管造影。

（3）治疗

- 胫骨平台骨折的治疗以恢复关节面的平整,平台宽度,韧带的完整性及膝关节活动范围为目的。
- 无移位可采用下肢石膏托固定 4~6 周,即可进行功能锻炼。
- 移位的胫骨平台骨折为不稳定的关节内骨折,必须坚持解剖复位、坚强固定,有骨缺损时,应植骨填充,早锻炼晚负重的原则。

18. 胫腓骨干骨折

（1）病因与分类:由于胫腓骨表浅,又是负重的主要骨骼,易遭受直接暴力损伤。胫腓骨干骨折占全身骨折的 4%。不同损伤因素可引起不同形态的胫腓骨骨折。胫腓骨干骨折（fracture of tibia and fibula）分为三种类型:胫腓骨干双骨折、单纯胫骨干骨折、单纯腓骨干骨折。临床上以胫腓骨干双骨折为多见。

（2）治疗

- 胫腓骨干骨折的治疗目的是矫正成角、旋转畸形,恢复胫骨上、下关节面的平行关系,恢复肢体长度。
- 无移位的胫腓骨干骨折采用石膏固定。
- 有移位的横形或短斜形骨折采用手法复位,石膏固定。
- 不稳定的胫腓骨干双骨折采用微创或切开复位,可选择钢板螺钉或髓内针固定。

19. 踝部骨折

（1）病因与分类

- 踝部骨折（fracture of ankle）多由间接暴力引起。
- 大多数在踝跖屈时扭伤所致。
- 踝部骨折占成人骨折的 7.6%。
- 从临床应用的角度,将 Danis-Weber 和 Lange-Hanson 分类法结合的分类方法更为实用: Ⅰ 型内翻内收型; Ⅱ 型分为两个亚型（外翻外展型、内翻外旋型）; Ⅲ 型外翻外旋型; 垂直压缩型（Pilon 骨折）。

（2）临床表现和诊断

- 踝部肿胀明显,瘀斑,内翻或外翻畸形,活动障碍。
- 检查可在骨折处扪及局限性压痛。
- 踝关节正侧位 X 线片可明确骨折的部位、类型、移位方向。

（3）治疗:踝关节结构复杂,暴力作用的机制及骨折类型也较多样,按一般的原则,先手法复位外固定,失败后则采用切开复位内固定。

（三）诊疗流程图（图 6-2-9）

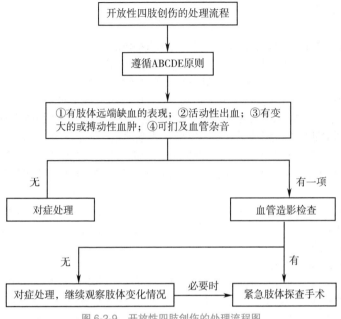

图 6-2-9 开放性四肢创伤的处理流程图

（张春阳）

第三节 特殊创伤急救

一、多发伤

（一）概述

多发伤（multiple injuries）是指机体在单一机械致伤因素作用下，两个或两个以上解剖部位同时或相继遭受损伤，其中至少一处损伤即使单独存在也可危及肢体或生命。多发伤有较高的死亡率，对患者生命构成威胁，需要急诊处理。多发伤的特点：

● 伤情重、变化快：多发伤具有加重效应，总伤情重于各脏器伤相加。伤情发展迅速、变化快，需及时准确地判断与处理。

- 生理紊乱严重：由于多发伤常累及多个重要脏器，可直接造成组织器官功能损害。同时由于急性血容量减少，组织低灌注状态与缺氧等病理生理变化，进而引起一系列全身应激反应，如休克、低氧血症、代谢性酸中毒、颅内压增高等。

- 诊断困难、易漏诊误诊：因多发伤患者损伤部位多、伤情复杂、伤势重、病史收集困难，增加诊断的难度，很容易造成漏诊与误诊。

- 处理顺序与原则的矛盾：由于创伤的严重程度、部位和累及脏器不同，故对危及生命的创伤处理重点和先后次序不一样。有时，几个部位的创伤都很严重，多个损伤需要处理，其先后顺序可能发生矛盾。不同性质的损伤处理原则不同，如颅脑伤合并内脏大出血，休克治疗与脱水治疗的矛盾；腹部创伤大出血合并休克，既要迅速扩容，恢复有效循环血量和组织灌注，又要立即手术控制出血，而且在手术控制大出血以前不能输血过快，以防止加重出血和引起凝血功能障碍。

- 并发症多：多发伤造成组织器官广泛损伤、破坏、失血量大，全身生理紊乱严重，容易发生各种并发症。因机体免疫、防御系统功能下降，容易导致严重感染和脓毒症。

（二）诊断思路

1. 病史 应详细询问致伤原因、时间、部位及伤后表现，根据致伤机制判断可能损伤部位和累及脏器。面对一个多发伤患者，应根据致伤机制考虑可能存在的最严重伤情，直至检查排除。接触任何患者，不应因明显的伤处而忽视隐蔽的伤情，要始终遵循 ABC 系统来评价和处理患者。

- 伴有意识丧失、喷射性呕吐、肢体活动障碍等症状应考虑神经系统损伤，如脑挫裂伤、颅内出血、脑疝等。

- 伴有呼吸困难、咳嗽及咯血等情况考虑胸部损伤，如气胸、肺挫伤、肋骨骨折等。

- 伴有腹部疼痛时，应根据最先疼痛的部位、程度、性质及疼痛扩大范围等判断腹腔脏器受损情况。

- 对开放性损伤失血较多者，应询问大致的失血量、失血速度及口渴情况。

2. 体格检查 一般多发伤应按心脏及循环系统、胸部及呼吸系统、腹部、脊柱、头部、骨盆、肢体、动脉、神经 9 大系统的简略体格检查。检查要有系统性，实际应用时可根据伤情调整检查顺序。

3. 辅助检查 现代影像学检查为多发伤患者提供了准确评估伤情的策略和技术，为多发伤救治奠定了坚实的基础。恰当地运用 X 线、超声及 CT 等影像学技术，能从根本上降低延迟诊断和漏诊的风险。多层螺旋 CT 更是多发伤伤情评估的革命性进步,其能在极短时间内应用单一检查方法,采取单一检体格检查位,完成多部位、多系统检查。影像直观准确,显著提高了颅脑、腹腔和胸腔内脏器、骨关节等损伤的诊断水平。

4. 鉴别诊断

- 复合伤:指两种或两种以上的致伤因子同时或相继作用于机体所造成的损伤。解剖部位可以是单一的,也可以是多部位或多脏器,如大面积烧伤合并骨折。

- 多部位伤:在同一解剖部位或脏器有两处以上的损伤。如腹部撞击伤导致的小肠多处穿孔。

- 多处伤:同一致伤因素引起同一解剖部位两处以上脏器损伤。如投射物造成的肠穿孔和肝破裂。

- 联合伤:属描述性词语,指两个相邻解剖部位均发生的损伤,多特指胸腹联合伤。

(三)病情评估

多发伤是一种变幻莫测的动态损伤。某些隐蔽的深部损伤初期未能表现出来,而发生继发性损伤及并发症。因此初期全身检查得出的结论是不全面的,必须进行动态观察。再评估的重点包括腹膜后脏器损伤如十二指肠破裂,胰腺损伤,隐性大出血,继发颅内、胸内、腹内出血等。

(四)急诊治疗

1. 生命支持

- 呼吸道管理:颅脑损伤后昏迷,舌根可下坠堵住喉的入口;颈部、面颊部伤,血凝块和移位肿胀的软组织可堵塞气道;喉或气管的软骨骨折可引起气道狭窄;痰、呕吐物、泥土、义齿可阻塞气道。以上情况均可导致窒息,如不及时解除会导致死亡。因此,急救时应迅速除去堵塞气道的各种因素,保持气道通畅。昏迷患者可放置口咽通气管,紧急情况下可先行环甲膜穿刺术,然后行气管切开术。在急诊科建立人工气道最可靠的方法是气管插管,可以完全控制气道、防止误吸、保证供氧及便于给药。

- 心肺脑复苏:详见心肺复苏章节。对多发伤患者如伴有胸骨骨折、多发肋骨骨折、血气胸、心脏压塞、心肌破裂等出现的心搏骤停可开胸行胸内心脏按压。

- 抗休克治疗:多发伤患者到急诊科时大多伴有低血容量性休克。应根据血压、脉搏、皮温、面色判断休克程度,并控制外出血。迅速建立两条以上静脉通路,可行深静脉穿刺置管术便于输液和监测。立即用乳酸林格液或 5% 葡萄糖生理盐液 1 000~2 000ml,在 15~20 分钟内输完。小剂量高张溶液(7.5% 氯化钠

200ml)能迅速扩张血浆容量直接扩张血管,改善心血管功能,在休克早期有较好的复苏效果。输全血是抗休克最好的胶体液,可提供红细胞、白细胞、白蛋白及其他血浆蛋白和抗体。其他胶体液如血浆、白蛋白、右旋糖酐等均可使用。晶胶比例一般为 2∶1,严重大出血时可为 1∶1。当血容量基本补足后,可使用血管活性药扩张小动、静脉,降低外周阻力。可用小剂量多巴胺 <10μg/(kg·min)或酚妥拉明等。如休克时间较长,可使用小剂量碱性药物如 5% $NaHCO_3$。

2. 急救 多发伤治疗与诊断应同时进行,不可等诊断结束后才开始治疗。严重多发伤威胁患者生命的主要原因是失血和颅脑损伤。以颅脑损伤为主的患者,则应首先输入甘露醇溶液以降低颅内压,然后再进行各项检查;以失血为主的患者,如实质性脏器破裂、血管损伤、骨盆或长骨骨折等,要立即快速输液。将各部位的创伤视为一个整体,根据伤情的需要从全局的观点制订抢救措施、手术顺序及器官功能的监测与支持,切不可将各部位的损伤孤立地隔离开来。

3. 进一步处理 多发伤患者在得到初步的复苏和生命支持后,生命体征相对趋于平稳,可进行进一步的检查,并根据检查结果进行相应的处理。但需注意的是有小部分多发伤患者创伤特别严重,即使在快速输液、输血的前提下,生命体征仍持续恶化。或快速输液、输血时血压可相对稳定,但输液速度放慢,血压便不能维持。此时应立即进行手术探查止血,以争取时间尽可能挽救患者生命。

4. 多发伤的手术处理顺序及一期手术治疗 多发伤抢救手术的原则是在充分复苏的前提下,用最简单的手术方式、最快的速度修补损伤的脏器,减轻患者的负担,降低手术危险性,挽救患者生命。

• 颅脑伴有其他脏器损伤。①双重型:分组同时进行,以免延误抢救时机;②颅脑伤重、合并伤轻:先颅脑伤,合并伤简单处理;③合并伤重、颅脑伤轻:先治疗合并伤,颅脑伤暂保守治疗。

• 胸腹联合伤:可同台分组进行剖胸及剖腹探查术。多数情况下,胸腔内虽无大出血,但有肺组织损伤及漏气,可先做胸腔闭式引流,再行剖腹探查术。

• 腹部伤伴其他脏器损伤:腹腔内实质性脏器及大血管伤,优先抗休克同时进行剖腹手术,但有躯干其他部位损伤,只要这些损伤不危及生命,应先处理腹部伤。

• 四肢开放性骨折:需急诊手术处理,但须在剖腹、剖胸术结束时进行。闭合性骨折可择期处理。

• 头、胸、腹内脏损伤伴四肢骨折:在对头、胸、腹危及生命的损伤优先处理的原则下,当前认为越是严重的多发伤,越应争取时间尽早实施骨折复位及内固定术。

5. 损伤控制外科 损伤控制外科的合理应用已经有效地降低严重创伤患者的病死率。损伤控制外科(DCS)理论的形成与临床应用是创伤外科发展过程中的一个飞跃。早期行简单控制手术,随后行重症监护室复苏与有计划地再次确定性手术是其核心内容。成功 DCS 的实施是整体化治疗的关键。

6. 营养支持 创伤后机体处于高代谢状态,能量消耗增加,大量蛋白质分解,负氮平衡,如不能及时纠正患者易发生感染和多器官功能衰竭。因此创伤后的营养支持是一个非常重要的问题。一般来说,消化道功能正常患者以口服为主;昏迷患者或不愿进食的患者,可用鼻饲或造瘘;不能从消化道进食的患者可采用短期全胃肠外营养。

7. 防治感染 多发伤感染的渠道是多方面的,既可以源于开放性的创口,也可以来自各种导管消毒不当造成的院内感染,还来自肠道的细菌移位及长期使用广谱抗生素发生二重感染。因此,感染的防治是降低多发伤死亡率的一个重要环节。

- 彻底清创:对于开放性创口,关键在于早期彻底清创,这是任何抗生素都无法替代的。清创时应彻底去除异物、坏死组织,逐层缝合,消灭无效腔,较深的创口应留置引流管。

- 预防院内感染:多发伤患者留置的导管比较多,如导尿管、引流管、深静脉置管、气管插管等,护理时应注意定期消毒、无菌操作,完善消毒隔离制度,增强医务人员的无菌观念。

- 合理应用抗菌药物:目前抗生素滥用的情况比较普遍,尤其在重症监护室内,二重感染、耐药菌感染、真菌感染的情况比较严重,合理使用抗生素的重要性日益突出,要根据血培养结果及药敏情况,合理选择针对性的抗生素。

8. 并发症的治疗 多发伤患者由于休克和感染易发生多器官功能衰竭,多器官功能衰竭一旦发生死亡率极高。关键在于预防,早期进行抗休克及防止感染,可预防多器官功能衰竭的发生。发生后应积极支持已衰竭的器官,阻断炎症介质,尽量减少衰竭器官的数量。

二、复合伤

(一)概述

复合伤指两种或两种以上的致伤因子同时或相继作用于机体所造成的损伤。解剖部位可以是单一的也可以是多部位或多脏器。

复合伤的特点:

- 致伤因素多、伤情复杂:复合伤是由两种或两种以上致伤因素作用于人体造成的损伤。复合伤涉及多个部位和多个脏器,因此损伤范围广,伤后引起的全身和局部性的创伤反应也较强烈、持久。由于创伤广泛失血和体液丢失也相应增多,休克发生率高。多个脏器损伤引起的病理生理学和血流动力学可以相互影响和叠加,因此机体变化更为复杂。伤后早期死亡的主要原因是窒息、严重脑干伤和大出血休克等,后期多因严重感染、急性呼吸窘迫综合征(ARDS)及多器官功能衰竭(MOF)等。

- 并发症多、死亡率高:严重的复合伤患者常死于致伤现场,即使部分患者能渡过早期的休克等难关,往往后期又死于严重的并发症,包括严重感染与MOF等。目前尚缺乏有关复合伤死亡率的详细报告。根据研究,导致复合伤并发症多、死亡率高的原因有以下几方面:一是休克加重,当机体机械性创伤复合烧伤时,体液丧失比单纯烧伤或创伤要增加1~2倍,这样会进一步加重机体的休克程度。二是感染途径多样化,开放性创伤复合烧伤,感染不仅来自体表创面,而且也可以来自肠道。肠源性感染造成的脏器功能损伤与衰竭,不仅死亡率高,诊断也十分困难。三是局部与全身抵抗力更为低下。

- 判断困难、易漏诊误诊:复合伤由于致伤因素复杂与多样,给临床诊断特别是创伤早期的确诊带来许多困难。与单一因素致伤不同,复合伤是多种致伤因素同时或相机作用于人体后所造成综合效应的结果,因此常表现出伤情的多样性与变化的复杂性。特别在烧冲复合伤或机械性创伤复合冲击伤时,热力因素造成的体表烧伤或机械力所造成的组织损伤(如骨折、大出血等)显而易见,但同时发生的机体冲击伤则往往被人们所忽略,极易造成漏诊与误诊。原因可能有:①病史收集困难,大多数患者病情危重,主诉收集较难也不易得到完整的病史资料。②最易误诊和漏诊的是早期缺乏典型临床症状的空腔脏器伤,专科医师会诊时仅注意和重视了本专科的体征和情况,而缺乏全面和整体观念。③缺乏对复合伤、火器伤的创伤弹道学知识,对远离伤道和远离部位损伤的组织缺乏认识等。④临床表现复杂受累脏器多。在初诊时详细询问致伤现场情况十分必要,如由爆炸事故致伤应特别注意爆炸物的种类、患者离爆心的大致距离及伤后的自觉症状等。再加上详细的体格检查与观察,这样可以减少漏诊、误诊。

- 救治困难与矛盾:复合伤治疗中最大的困难是难以处理好由于不同致伤因素带来的救治困难和矛盾。就烧冲复合伤而言,烧伤的病理生理特点是无论烧伤部位的深浅和创面大小,伤后迅速发生的变化是液体渗出而造成体液损失,当烧伤面积较大时(成人烧伤面积在15%以上)造成有效循环血容量下降,进而引起血流动力学改变而发生休克。因此在烧伤的早期,迅速补液是防止休克的重要原则与措施之一。但在冲击伤特别是胸部冲击伤,主要的靶器官为肺。冲击性肺损伤的主要改变为肺泡破裂、肺泡内出血、肺水肿以及肺气肿等。治疗原则上输液要特别慎重,因此如何处理好治疗烧伤的迅速输液与治疗肺冲击伤慎重输液的矛盾是治疗烧冲复合伤的关键。根据经验,一般的原则是首先抓住主要矛盾,即区别复合伤是以烧伤为主还是以冲击伤为主。在治疗主要致伤因子所致损伤的同时,采用综合疗法治疗复合伤。即使在严重的烧冲复合伤除抢救生命外,输液原则上应少输液、慢输液,补充的液体最好和丢失的液体成分相似,尽量避免输入大量电解质。在有放射损伤的复合伤时,原则上一切手术治疗应在放射病极期来临之前实施,放射损伤极期不但抗感染能力大为降低,而且愈合也受到阻碍。

（二）诊断思路

1. 病史　对于复合伤患者,应根据不同致伤机制考虑可能存在的各种伤情,直至逐一检查排除。

2. 体格检查　复合伤应根据伤情的轻重程度逐步进行检查。

3. 辅助检查　恰当地运用 X 线、超声及 CT 等影像学技术,从根本上降低误诊和漏诊的风险。

4. 鉴别诊断　应注意与多发伤、多部位伤、多处伤和联合伤进行鉴别。

（三）病情评估

复合伤伤情复杂变化快、涉及科室面广,有时需要多科室共同抢救。在会诊、检查、抢救过程中必须严密监测患者面色、意识、瞳孔、血压、脉搏、呼吸、尿量等变化及肢体活动情况。不能顾此失彼,尤其不能只重视表面伤情,而忽视实质性病情的存在。

（四）急诊治疗

1. 应快速初步评定伤情,确定分类　重症患者入院后应快速初步评定伤情,确定分类,组织专科抢救,首先保证生命安全,考虑减少伤残并注意防治并发症。

2. 迅速抗休克及纠正脑疝　早期积极的抗休克及纠正脑疝治疗是抢救成功的关键。

● 抗休克的重要措施为立即开辟通畅的输液通道,迅速建立两条以上静脉通道进行扩容、输血及足够的氧气吸入。复合伤患者伤后,早期失血性休克的主要原因为腹腔实质脏器破裂或腹腔内大出血,因此应在积极抗休克的同时果断手术,剖腹或剖胸探查以紧急控制来势凶猛的部位伤。

● 早期降颅内压纠正脑疝的主要措施仍为 20% 甘露醇快速静脉滴注,可同时加用利尿剂。早期大剂量的地塞米松及人体白蛋白应用可减轻脑水肿,但仍需积极术前准备尽快手术清除颅内血肿。处理挫裂伤灶或实施各种减压手术才是抢救重型颅脑损伤、脑疝的根本措施。

● 在颅脑损伤合并出血性休克时，就会出现治疗上的矛盾。应遵循先抗休克治疗后用脱水剂；早期避免大量晶体输入，使用全血、血浆、低分子右旋糖酐等胶体溶液，既可以扩容纠正休克，又不至于加重脑水肿。

3. 判断要迅速准确全面 复合伤患者病情危重，首先要给予有效的生命支持。应迅速、全面地询问病史及查体，通常是边抢救、边检查和问病史，然后再抢救再检查以减少漏诊。诊断有疑问者，在病情平稳时可借助一定的辅助检查（超声、X线、CT等）获得全面诊断。但复合伤患者由于伤情复杂、症状相互掩盖而容易漏诊，以致延误了抢救患者的最佳时机。

要注意以下几点：

● 重型颅脑损伤患者是否合并休克、颈椎损伤。

● 严重腹部挤压伤是合并膈肌破裂。

● 骨盆骨折注意有无盆腔或腹腔内脏器损伤。

● 严重胸部外伤是否合并心脏损伤。

● 下胸部损伤注意有无肝脾破裂。

● 特别在烧伤复合伤或机械性创伤复合冲击伤时，热力因素造成的体表烧伤或机械力所造成的组织损伤，如骨折、大出血等显而易见但同时发生的机体冲击伤则往往被人们忽略，应引起重视。

● 复合伤的诊断不但应明确累及部位，还应确定部位的损伤是否直接危及患者的生命，需优先处理，并从全局观点制订抢救措施和手术顺序。其救治顺序应为心胸部外伤—腹部外伤—颅脑损伤—四肢、脊柱损伤等。

4. 复合伤的手术治疗 复合伤患者需要手术治疗时，由于病情危重复杂，因此应严格选择手术适应证，合理安排手术的先后顺序。应遵循首先控制对生命威胁最大的创伤原则，来决定手术的先后顺序。一般是按照紧急手术（心脏及大血管破裂）、急性手术（腹内脏器破裂、腹膜外血肿、开放性骨折）和择期手术（四肢闭合骨折）的顺序。但如果同时都属急性手术时，应先是颅脑手术然后是胸、腹、盆腔脏器手术，最后为四肢脊柱手术等。

5. ARDS 及 MOF 防治 ARDS 及 MOF 是复合伤患者创伤后期死亡的主要原因，严重创伤后 ARDS 的发生与创伤严重程度、损伤脏器多少及机体病理改变密切相关。另外一些脏器损伤会增加 ARDS 的发生率，尤其是肺损伤和脑损伤，其次为肝脾损伤、骨盆骨折和长骨骨折等。大多数医学家认为 ARDS 是引起 MOF 的主要原因。注意早期保护重要器官功能、给予有效器官功能支持是防护 MOF 发生的重要措施。因此对 ARDS 和 MOF 的早期防治应注意以下几点：

● 迅速有效的抗休克治疗改善组织低灌注状态，注意扩容中的晶胶比例，快速输液时注意肺功能检测,复合伤患者伴肺挫裂伤者尤为重要,应尽快输入新鲜血液。

- 早期进行呼吸机机械通气改善氧供给,防止肺部感染。采取呼气末正压(PEEP)是治疗 ARDS 的有效方法。
- 注意尿量监测、保护肾脏功能,慎用对肾功能有损害的药物。
- 注意胃肠功能监测,早期行胃肠内营养。
- 及时手术治疗,手术力求简捷有效,既要减少遗漏又要减少手术创伤。
- 早期大量激素及合理应用抗生素。
- 增强人民群众的急救意识,广泛普及心肺复苏现场抢救技术,以便提高全社会人民自救、互救的知识和能力。

三、挤压伤

(一)概述

挤压伤(crush injury)是指肌组织丰富的部位受到外部重物(如坍塌的房屋)数小时的挤压或固定体位的自压(如全麻手术患者)而造成的肌组织创伤。挤压解除后引起机体一系列病理生理改变,严重者可出现低血容量性休克、肌组织崩解及大量的细胞崩解产物(如血红蛋白、肌红蛋白等)被吸收后引起急性肾衰竭,称为挤压综合征。

(二)诊断思路

1. 病史

- 明确外伤史,询问患者是否有肢体或躯干被重物挤压情况。
- 因地震、矿难、交通事故等原因收治的患者存在挤压伤可能性大。
- 昏迷的患者由于自体压迫肢体也可能导致挤压伤。

2. 体格检查

- 观察受压部位肿胀程度,是否有水疱、红斑、暗褐色区,甚至皮肤脱落情况。受累肢体可有感觉减退或麻木,被动伸展动作可引起疼痛,但周围脉搏仍可扪及。
- 患者一般状态,注意生命体征,特别是血压、脉搏,广泛组织破坏导致血容量丢失会引起休克。
- 尿量及颜色,24 小时内出现褐色尿或血尿,应考虑肌红蛋白尿,这是诊断挤压综合征的一个重要条件。发生急性肾衰竭时,可出现少尿或无尿。
- 神志不清、呼吸深大要考虑代谢性酸中毒。

3. 辅助检查

- 血常规、尿常规、凝血功能、生化系列、血气分析等。
- 受伤部位 X 线或 CT 检查。

- 血管超声有助于发现动静脉血栓。

4. 鉴别诊断

- 筋膜间隔区内综合征：是指肢体筋膜室间隔内压力增高所引起的局部受累处神经、肌肉的缺血表现。
- 挤压综合征：是指因前述病变所致肌肉坏死而出现的全身表现，包括酸中毒、高血钾、肌红蛋白尿、休克和急性肾衰竭。

（三）病情评估

患者出现下列情况者提示病情危重：

- 挤压时间长，由于小血管微血栓形成可导致组织坏疽。
- 肌肉坏死对全身影响极大，横纹肌分解造成酸中毒和高血钾，从而导致心律失常。
- 短时间内大量失血可导致休克。
- 横纹肌分解释出肌红蛋白进入血流，经肾排泄，但在酸性尿中沉淀为酸性正铁血红素，引起急性肾衰竭。

（四）急诊治疗

急救的重点是尽快解除重物压迫，预防挤压综合征的发生，处理原则如下：

1. 现场急救

- 迅速解除压迫，伤肢制动。如致压物难以移除，现场建立静脉通道给予补液，预防休克。
- 暴露伤肢，冷敷降温。禁止抬高伤肢、热敷、按摩。
- 开放性伤口简单包扎，不可加压包扎及应用止血带（大血管破裂出血除外）。
- 适量给予止痛、镇静药物，颅脑伤或呼吸功能不良者慎用。

2. 重症处理 怀疑挤压综合征的患者，应做到早期诊断、及时抢救，处理原则如下：

- 诊断明确的患者尽快做筋膜切开减压术。如在发病后 12 小时以上再行手术者康复机会小。上肢仅做前臂筋膜切开，下肢作小腿部筋膜切开，坏死组织应予以清除，待伤口肉芽组织健康清洁，二期缝合。
- 肢体已明显坏死才考虑截肢。
- 早期可行高压氧疗治疗
- 急性肾衰竭的防治是关键。发现肌红蛋白尿时，及时给碳酸氢钠、呋塞米和甘露醇静脉滴注以碱化尿液和利尿，使尿中酸性正铁血红素的溶解度增加而有助于排出。
- 出现无尿和高钾血症，应透析治疗，可选择血滤或腹膜透析。

推荐阅读资料

中国医师协会急诊分会,中国人民解放军急救医学专业委员会,中国人民解放军重症医学专业委员会,等.创伤失血性休克诊治中国急诊专家共识.中华急诊医学杂志,2017,26(12):1358-1365.

（李　洋）

第 七 章

环境及理化因素损伤

第一节 淹溺

（一）概述

淹溺常称之为溺水，是一种淹没或沉浸在液性介质中并导致呼吸损伤的过程，由于罹患者无法呼吸空气，引起机体缺氧和二氧化碳潴留，因窒息导致死亡。

- 通常将淹溺死亡称为溺亡，用以下两种术语来对比描述淹溺导致窒息的机制：液体吸入肺所致称为湿性淹溺；因喉痉挛所致无（或很少）液体吸入肺，称为干性淹溺。发生淹溺的液性介质以海水和淡水常见。
- 浸没后暂时性窒息，尚有大动脉搏动，经处理后至少存活 24 小时或浸没后经紧急心肺复苏存活者称近乎淹溺。
- 淹溺后短暂恢复数分钟到数日，最终死于淹溺并发症者为继发性淹溺。
- 突然浸没至少低于体温 5℃水后出现的心脏骤停或猝死称为淹没综合征。淹没后综合征是急性呼吸窘迫综合征（ARDS）的一种类型，继发于肺泡毛细血管内皮损伤和渗漏致肺部炎症反应，引起肺泡表面活性物质减少或灭活，见于 72 小时内近乎淹溺患者。

院前急救：

- 现场急救：尽快将溺水者从水中救出；采取头低俯卧位行体位引流；迅速清除口鼻腔中污水、污物、分泌物及其他异物；拍打背部促使气道液体排出，保持气道通畅。
- 心肺复苏：对于心搏呼吸停止者，应立即现场施行心肺复苏。不应因排水而延误心肺复苏，复苏期间常会发生呕吐，注意防止呕吐物误吸。有条件时，进行气管内插管和吸氧。在患者转送过程中，也不应停止心肺复苏。

（二）诊断思路

1. 病史

（1）有明确的溺水史。

（2）要注意溺水的时间长短、水的性质。

（3）淹溺患者出现神志丧失、呼吸停止或大动脉搏动消失，处于临床死亡状态。近乎淹溺患者临床表现个体差异较大，与溺水持续时间长短、吸入水量多少、吸入介质的性质和器官损伤严重程度有关。可有头痛或视觉障碍、剧烈咳嗽、胸痛、呼吸困难和咯粉红色泡沫样痰。溺入海水者，口渴感明显，最初数小时可有寒战和发热。

2. 体格检查

- 淹溺者口腔和鼻腔内充满泡沫或泥污、皮肤发绀、颜面肿胀、球结膜充血和肌张力增加。
- 精神和神志状态改变包括头痛、烦躁不安、抽搐、昏睡和昏迷。
- 剧烈呛咳、胸痛、呼吸表浅、急促或停止，肺部可闻及干、湿啰音。
- 心律失常、心音微弱或心搏停止、血压不稳。
- 腹部膨隆，四肢厥冷，可出现少尿或无尿。
- 跳水或潜水发生淹溺者可伴有头部或颈椎损伤。

3. 辅助检查

- 血和尿液检查
- 心电图检查
- 动脉血气检查
- X 线检查

4. 鉴别诊断　继发于其他疾病的淹溺，要通过详细了解既往史和检查资料作出判断。

（三）病情评估

- 评估淹溺持续时间及开始施救时间。
- 观察意识、呼吸、脉搏、心率及节律、皮肤色泽，评估缺氧、窒息的严重程度。
- 及时判断心脏停搏，并观察复苏效果。
- 判断是否存在低体温。

（四）急诊治疗

经院前处理的患者进入医院后，给予进一步生命支持。

- 供氧：吸入高浓度氧或高压氧治疗，根据病情可采用机械通气。原则是尽可能维持合适氧供及尽可能低的气道压力。
- 补充血容量：维持水、电解质和酸碱平衡，淡水淹溺时，因血液稀释，应适当限制入水量，并适当补充氯化钠溶液、血浆和白蛋白；海水淹溺时，由于大量体液渗入肺组织，血容量偏低，需及时补充液体，可用葡萄糖溶液、血浆，严格控制氯化钠溶液；注意纠正高钾血症及酸中毒。
- 防治肺损伤：早期、短程、足量应用糖皮质激素可防治淹溺后发生的炎性反应、急性肺损伤及急性呼吸窘迫综合征。

- 复温：体温过低者，可采用体外或体内复温措施。
- 脑复苏：有颅内压升高者，应用呼吸机增加通气，使 $PaCO_2$ 保持在 25~30mmHg。同时，静脉输注甘露醇、甘油果糖及呋塞米降低颅内压，缓解脑水肿。
- 处理并发症：对合并惊厥、低血压、心律失常、应激性溃疡伴出血、电解质和酸碱平衡失常者进行相应处理。

（五）注意事项

- 淹溺引发的心脏呼吸骤停救治非常重要。救援者只要将溺水者移出水面，就应尽快进行胸外按压等心肺复苏急救。
- 复苏时限应适当延长。
- 搬运时谨防脊髓损伤。

（宁文龙）

第二节 中暑

（一）概述

中暑是人体在高温环境下，由于水电解质丢失过多、散热功能障碍，而引起的以中枢神经系统和／或心血管系统功能障碍为主要表现的急性热损伤性疾病。

中暑可分为先兆中暑、轻症中暑、重症中暑。重症中暑又分为热痉挛、热衰竭和热射病三型，也可出现混合型。

- 热痉挛：高温环境下强体力劳动或运动，出汗后水和盐分大量丢失，仅补充水分或低张液体而盐补充不足，造成低钠低氯血症，导致骨骼肌痉挛伴疼痛。
- 热衰竭：在热应激情况时因机体对热环境不适应引起脱水、电解质紊乱、外周血管扩张周围循环不足而发生休克。病情轻而短暂者也称为热晕厥。
- 热射病：又称中暑高热，属于高温综合征。在高温高湿或强烈的太阳照射环境中作业或运动数小时（劳力性），或年老、体弱、有慢性病患者在高温和通风不良环境中维持数日（非劳力性），热应激机制失代偿，使中心体温骤升，导致中枢神经系统和循环功能障碍。热射病是最严重的中暑类型。

1. 病因

- 高温环境作业，或在室温 >32℃、湿度 >60%、通风不良的环境中长时间或强体力劳动。
- 老年、体弱、产妇、肥胖、甲状腺功能亢进、应用某些药物、汗腺功能障碍等容易发生中暑。

2. 院前急救

- 立即脱离环境,转移到阴凉通风环境。
- 对于有循环功能紊乱者可静脉补充 5% 葡萄糖盐水或生理盐水,尽快送到医院。

（二）诊断思路

1. 病史

- 在高温环境中。
- 剧烈运动或重体力劳动之后。
- 年老、体弱、有慢性病等情况者。

2. 临床表现

（1）先兆中暑:患者在高温环境工作或生活一定时间后,出现口渴、乏力、多汗、头晕、目眩、耳鸣、头痛、恶心、胸闷、心悸、注意力不集中、体温正常或偏高,不超过 38℃。

（2）轻症中暑:先兆中暑加重,出现早期循环功能紊乱,面色潮红或苍白、烦躁不安或表情淡漠、恶心呕吐、大汗淋漓、皮肤湿冷、脉搏细数、血压偏低、心率明显加快、体温轻度升高。

（3）重症中暑:先兆和轻症中暑进一步加重,出现高热、痉挛、惊厥、休克、昏迷等症状。

- 热痉挛:活动较多的四肢肌肉、腹部背部肌肉的肌痉挛和收缩疼痛。
- 热衰竭:头晕、眩晕、头痛、恶心、呕吐、面色苍白、皮肤湿冷、大汗淋漓、呼吸增快、脉搏细速、心律失常、晕厥、肌痉挛、血压下降甚至休克。中枢神经系统损害不明显。
- 热射病:全身乏力、出汗、头晕、头痛、恶心等早期症状的基础上,出现高热、无汗、神志障碍,体温可高达 40~42℃甚至更高。可有皮肤干燥、灼热、谵妄、昏迷、抽搐、呼吸急促、心动过速、瞳孔缩小、脑膜刺激征等表现,严重者出现休克、心力衰竭、脑水肿、肺水肿、急性呼吸窘迫综合征、急性肾衰竭、急性重型肝炎、弥散性血管内凝血（DIC）、多脏器功能衰竭。

3. 辅助检查

- 血常规、尿常规、肝肾功能、电解质及凝血功能检查、血气分析等。
- 胸部 X 线及头部 CT 检查。
- 心电图。

4. 鉴别诊断　与流行性乙型脑炎、细菌性脑膜炎、脑型疟疾、脑血管意外、脓毒症、甲状腺危象、伤寒、中毒性细菌性痢疾、抗胆碱能药物中毒等原因引起的高温综合征相鉴别。

（三）病情评估

- 评估中暑的原因、损伤持续时间及开始救治时间。
- 评估中暑的程度，体温、水、电解质紊乱和酸碱失调。
- 严密观察意识、脉搏、呼吸、血压、肌张力、尿量变化。

（四）急诊治疗

1. 先兆及轻症中暑

- 患者立即转运到阴凉、通风环境休息，口服淡盐水或含盐清凉饮料。
- 轻症中暑有循环功能紊乱者，除上述处理外建立静脉通道，静脉补充 5% 葡萄糖或生理盐水，但滴速不能太快。

2. 重症中暑

（1）热痉挛：补充氯化钠，静脉滴注 5% 葡萄糖盐水或生理盐水 1 000~2 000ml。

（2）热衰竭：及时补充血容量，防止血压下降。补充盐水同时可以适当补充血浆，必要时监测中心静脉压指导输液。

（3）热射病

- 将患者转运到通风良好的低温环境，使用电风扇、空调。按摩患者四肢及躯干，促进循环散热，监测体温、心电、血压、凝血功能。
- 吸氧、保持呼吸道通畅，昏迷或呼吸衰竭者可气管插管、呼吸机辅助通气。
- 降温：降温速度与预后直接相关，1 小时内使直肠温度降至 37.8~38.9℃；体外降温包括冰帽、冰毯、冰浴，或用装满冰块的塑料袋紧贴两侧颈动脉处及双侧腹股沟区；体内降温包括冰盐水 200ml 进行胃或直肠灌洗，也可冰的 5% 葡萄糖盐水 1 000~2 000ml 静脉滴注，开始时滴速控制在 30~40 滴 /min，或用 10℃低温透析液进行血液透析。
- 补钠和补液，维持水电解质平衡，纠正酸中毒。低血压时应首先及时输液补充血容量，必要时应用升压药。
- 防治脑水肿和抽搐：应用甘露醇；糖皮质激素有一定的降温、改善机体的反应性、降低颅内压作用，可用地塞米松；可酌情应用白蛋白；有抽搐发作者，可静脉注射地西泮。
- 综合对症治疗。

（五）注意事项

- 夏季，在运动或行走中昏倒，首先要考虑是中暑，应立即进行现场救护。
- 让患者躺下，脱去衣服。运送时，不可让患者勉强步行。
- 可泼水、扇风或擦酒精，以降体温。肛温降至 38℃时，降温措施应暂停。
- 昏迷或持续呕吐时，以取侧卧位为宜。持续抽搐时，也要取侧卧位，以防窒息。

- 即使一时苏醒过来,也不能掉以轻心。应予以住院,进行充分给氧,检查心、肝、肾及脑电图等。

(宁文龙)

第三节　冻伤

（一）概述

冻伤,即冷损伤,是低温作用于人体的局部或全身引起的损伤。低温强度和作用时间、空气湿度和风速与冻伤的轻重程度密切相关。

中心体温的测量:临床上常以接近中心体温的部位测量。肺动脉测温最准确,直肠、膀胱、鼓膜、食管测温较常用,口腔测温可作为初筛监测。

冻伤按损伤范围分为全身性冻伤(冻僵)和局部性冻伤(局部冻伤、冻疮、战壕足、浸泡足)。冻伤按损伤性质可分为非冻结性冻伤和冻结性冻伤。

- 非冻结性冻伤是患者长时间暴露于0~10℃的低温、潮湿环境造成的局部损伤,而不发生冻结性病理改变,包括冻疮、战壕足、浸泡足。
- 冻结性冻伤是身体局部或全部短时间暴露于极低体温,或较长时间暴露于冰点以下低温造成的组织损伤。
- 局部冻伤常发生在鼻、耳、颜面、手、足等暴露部位,患处皮温低、皮肤苍白、麻木、刺痛。可分为反应前期(前驱期)、反应期(炎症期)、反应后期(恢复期)。

冻伤依据病理损害程度分为四度,以Ⅰ、Ⅱ、Ⅲ、Ⅳ表示。

1. 病因
- 接触低温环境。
- 老年、体弱、慢性疾病、营养不良、神志不清、醉酒、休克和创伤等容易发生冻伤。

2. 院前急救
- 立即脱离环境,转移到温暖环境,除去湿冷衣物并隔绝冷热风吹以防进一步丢失热量。
- 尽快送到医院,搬动时应保持水平体位、避免动作粗暴。

（二）诊断思路

1. 病史
- 了解受冻、受湿冷史、保暖情况。
- 是否有诱因如醉酒、创伤、年老、体弱、有慢性病。

2. 临床表现

（1）非冻结性冻伤:表现为局部红肿,可出现水疱,去除水疱上的表皮可见创面发红,有渗液。并发感染可形成糜烂或溃疡。受冻局部可渐次出现皮肤发红、苍白、发凉,皮肤或肢端刺痛,皮肤僵硬、麻木、感觉丧失。冻疮常发生于手、足或者耳郭,易复发。

（2）冻结性冻伤

1）局部冻伤

● 反应前期（前驱期）：冻伤后到复温融化前的阶段。主要表现有受冻部位冰凉,苍白、坚硬、感觉麻木或缺失,由于局部处于冻结状态,其损伤范围和程度难以判断。

● 反应期（炎症期）：为复温融化和复温融化后的阶段。冻伤损伤范围、程度随复温后逐渐明显,临床表现见表7-3-1。

表 7-3-1　临床分度、病理损害和临床表现鉴别

临床分度	病理损害	临床表现	预后
Ⅰ度冻伤	红斑性冻伤,损害在表层	稍有麻木、痛痒	1周后脱屑愈合
Ⅱ度冻伤	水疱性冻伤,损害在真皮层	知觉迟钝,水肿	2~3周后,如无感染,可痂下愈合,少有瘢痕
Ⅲ度冻伤	坏死性冻伤,损害在全层及皮下	由苍白转为黑褐色出现血性水疱,知觉消失	4~6周后,坏死组织脱落形成肉芽创面,愈合缓慢,留有瘢痕
Ⅳ度冻伤	深层坏死,损害侵及肌肉、骨髓	可为干性坏死,感染后则变成湿性坏死,中毒症状严重	治愈后多留有功能障碍或残疾

反应后期（恢复期）：Ⅰ、Ⅱ度冻伤愈合后,和Ⅲ度冻伤坏死组织脱落后,肉芽创面形成的阶段,表现为冻伤局部发凉,感觉减退或敏感;对冷敏感,寒冷季节皮肤出现苍白或青紫;痛觉敏感,肢体不能持重等,这些表现由交感神经或周围神经损伤后功能紊乱引起。

2）冻僵

● 神经系统：体温在34℃时可出现健忘症,低于32℃时触觉,痛觉丧失,而后意识丧失,瞳孔扩大或缩小。

● 循环系统：体温下降后,血液内水分由血管内移至组织间隙,血液浓缩,黏度增加,20℃时半数以上的外围小血管血流停止,肺循环及外周阻力增大;19℃时冠状动脉血流量为正常的25%,心输出量减少,心率减慢,出现传导阻滞,可发生心室颤动。

● 呼吸系统：呼吸中枢受抑制,呼吸变浅、变慢,29℃时呼吸比正常次数减

少50%,呼吸抑制后进一步加重缺氧、酸中毒及循环衰竭。

- 肾脏功能:由于肾血管痉挛,肾血流量减少,肾小球滤过率下降。体温27℃时,肾血流量减少一半以上,肾小球滤过率减少1/3。如果持续时间过久,导致代谢性酸中毒、氮质血症及急性肾衰竭。

3. 辅助检查

- 血常规、尿常规、肝肾功能、电解质及凝血功能检查、血气分析等。
- 胸部X线片及头部CT。
- 心电图。

4. 鉴别诊断　主要与深度烫伤、火烧伤相鉴别。相关病史可予以鉴别。

(三)病情评估

- 评估冻伤原因、冻伤类型、冻伤持续时间、开始施救时间。
- 评估低体温程度,复温效果。
- 评估意识、脉搏、呼吸、血压,及时判断心脏骤停,并观察复苏效果。

(四)急诊治疗

1. 冻僵

- 迅速恢复冻伤者中心体温,防止并发症。
- 迅速将冻伤者移入温暖环境,脱掉衣服、鞋袜,采取全身保暖措施。盖棉被或毛毯,用热水袋、水壶加热(注意不要直接放在皮肤上,用垫子、衣服或毯子隔开,以防烫伤)放腋下及腹股沟,有条件用电热毯包裹躯体,红外线和短波透热等,也可用温水,将冻伤者浸入40~42℃温浴盆中,水温自34~35℃开始,5~10分钟后提高水温到42℃,待肛温升到34℃,有了规则的呼吸和心跳时,停止加温。如患者意识存在,可给予温热饮料或少量酒,静脉滴注加温10%葡萄糖,有助于改善循环。
- 除体表复温外,也可采用中心复温法,尤其是那些严重冻僵的伤员。可采用体外循环血液加温和腹膜透析,腹膜透析在一般医院都能进行,可用加温到49~54℃的透析液悬挂在1~1.2m高度,通过在43℃水浴中保温的导管,灌入腹腔内,进行腹膜透析,每次20~30分钟,可连续透析5~6次。每小时可使肛温升高2.9~3.6℃,有助于改善心、肾功能。
- 采用对器官功能监护和支持等综合措施,注意处理低血容量、低血糖、应激性溃疡、胰腺坏死、心肌梗死、脑血管意外、深部静脉血栓形成、肺不张、肺水肿、肺炎等并发症。

2. 局部冻伤

(1)治疗原则

- 迅速脱离寒冷环境,防止继续受冻。
- 抓紧时间尽早快速复温。

- 局部涂敷冻伤膏。
- 改善局部微循环。
- 抗休克、抗感染和保暖。
- 应用内服活血化瘀等类药物。
- Ⅱ、Ⅲ度冻伤未能分清者按Ⅲ度冻伤治疗。
- 冻伤的手术处理,应尽量减少伤残,最大限度地保留尚有存活能力的肢体功能。

（2）快速复温:伤员脱离寒冷环境后,如有条件,应立即进行温水快速复温,复温后在充分保暖的条件下后送。如无快速复温条件,应尽早后送,后送途中应注意保暖,防止外伤。到达医疗单位后应立即进行温水快速复温,特别对救治仍处于冻结状态的Ⅱ、Ⅲ度冻伤,复温是效果显著的关键措施。

复温方法:将冻肢浸泡在42℃温水中,至冻区皮肤转红,尤其是指/趾甲床潮红,组织变软为止,时间不宜过长。对于颜面冻伤,可用42℃的温水浸湿毛巾,进行局部热敷。在无温水的条件下,可将冻肢置于自身或救护者的温暖体部,如腋下、腹部或胸部,以达到复温的目的。

救治时严禁火烤、雪搓、冷水浸泡或猛力捶打冻伤部。

（3）改善局部微循环:Ⅲ度冻伤初期可应用低分子右旋糖酐、静脉滴注,逐日给药500~1 000ml,维持7~10日,以降低血液黏稠度,改善微循环。必要时也可采用抗凝剂(如肝素)或血管扩张剂(罂粟碱、酚妥拉明)。

（4）局部处理

- 局部用药:复温后局部立即涂敷冻伤外用药膏,可适当涂厚些,指/趾间均需涂敷,并以无菌敷料包扎,每日换药1~2次,面积小的Ⅱ、Ⅲ度冻伤,可不包扎,但注意保暖。
- 水疱处理:应在无菌条件下抽出水疱液。如果水疱较大,也可低位切口引流。
- 感染创面和坏死痂皮处理:感染创面应及时引流,防治痂下积脓,对坏死痂皮应及时蚕食脱痂。
- 及时清除坏死痂皮:肉芽创面新鲜后尽早植皮,消灭创面。早期皮肤坏死形成干痂后,对于深部组织生活能力情况,往往不易判断,有时看来肢端已经坏死,但脱痂后露出肉芽创面(表明深部组织未坏死),经植皮后痊愈。因此,对冻伤后截肢应采取慎重态度,一般任其自行分离脱落,尽量保留有活力的组织,必要时可进行动脉造影,以了解肢端血液循环情况。

（5）预防感染:严重冻伤应口服或注射抗菌素;常规进行破伤风预防注射。

3. 非冻结性冻伤　可在局部涂冻疮膏。局部用药应涂厚,每日数次温敷创面。并根据创面情况每日换药,用无菌纱布包扎。

（五）注意事项

- 禁止把患部直接泡入热水中或用火烤，这样会使冻伤加重。
- 由于按摩能引起感染，最好也不要做按摩。

（宁文龙）

第四节 电击伤

（一）概述

电击伤是一定量的电流通过人体引起的机体损伤和功能障碍。电流能量转化为热量还可造成电烧伤。雷击即闪电是一瞬间的超高压直流电。

- 电击损伤程度与电流强度、电流种类、电压高低、通电时间、人体阻抗、电流途径有关。
- 身体各组织单独对电流的阻力按自小到大顺序排列为血管、神经、肌肉、皮肤、脂肪、肌腱、骨组织。

1. 病因

- 缺乏安全用电知识，安装维修电器、电线不按规程操作，电线上吊挂衣物。
- 意外事故中电线折断落到人体，雷雨时树下躲雨，铁柄伞被雷电击中。

2. 院前急救

- 立即脱离电源，首先强调确保现场救助者自身的安全。
- 对心脏骤停者立即施行心肺复苏，不能轻易终止复苏。

（二）诊断思路

1. 病史　雷击或触电史。关键了解有无从高处坠落或被电击抛开的情况。

2. 临床表现

（1）全身表现：触电后轻者仅出现痛性肌肉收缩、惊恐、面色苍白、头痛、头晕、心悸等。重症可出现意识丧失、休克、心跳呼吸骤停。电击后常出现严重室性心律失常、肺水肿、胃肠道出血、凝血功能障碍、急性肾衰竭。有些严重电击患者当时症状虽然不重，1小时后却可突然恶化，应特别重视伤者有多重损伤可能，包括强直性肌肉损伤、内脏器官损伤和体外烧伤。幸存者可能有心脏和神经后遗症。

（2）局部表现：高压电击的严重烧伤常见于电流进出部位，皮肤入口灼伤比出口重，进口与出口可能均为多个，烧伤部位组织焦化或炭化。触电的肢体因屈肌收缩关节而处于屈曲状态，在肘关节、腋窝、腘窝部位及腹股沟部，其相互接触的近关节皮肤可因电流经过产生间断性创面，电击创面的特点为皮肤的创面很小,而皮下的深度组织损伤却很广泛。

血管病变为多发性栓塞、坏死,胸壁的电击伤可深达肋骨及肋间肌并导致气胸,腹壁损伤可致内脏坏死或中空脏器穿孔、坏死,触电时肌群强力收缩可致骨折或关节脱位。

肌肉组织损伤及水肿坏死,使肢体肌肉筋膜下组织压力增加,出现神经、血管受压体征,脉搏减弱,感觉及痛觉消失,发生间隙综合征。肢体严重损伤可表现为肢体水肿,触之紧张发硬,被动伸展手指或足部时疼痛,肢体固定收缩,触不到脉搏,远端发绀,毛细血管再充盈差。

闪电损伤时皮肤出现的微红的树枝样或细条状条纹,是由于电流沿着或穿过皮肤所致的 I 度或 II 度烧伤。伤者佩戴指环、手表、项链或腰带处可以出现较深的烧伤。大约半数电击者有单侧或双侧鼓膜破裂、视力障碍、单侧或双侧白内障。

(3)并发症和后遗症:大量组织的损伤和溶血可引起高钾血症,低血压、液体及电解质紊乱和严重的肌球蛋白尿可引起急性肾衰竭,肌肉剧烈收缩和抽搐可使四肢关节脱位和骨折,脊柱旁肌肉强烈收缩甚至引起脊柱压缩骨折。

神经系统后遗症有失明、耳聋、周围神经病变、上升性或横断性脊髓病变和侧索硬化症,亦可发生肢体瘫或偏瘫。

少数受高压损伤者可发生胃肠道功能紊乱、肠穿孔、胆囊局部坏死、胰腺灶性坏死、肝脏损害伴有凝血机制障碍、白内障和性格改变。

3. 辅助检查
- 血常规、尿常规、肝肾功能、电解质及凝血功能检查、血气分析等。
- X 线检查。
- 心电图。

4. 鉴别诊断　对于其他突然性昏迷的疾病特别是影响心脏呼吸的疾病需要重点鉴别,包括心脑血管意外、糖尿病酮症酸中毒等。

(三)病情评估
- 评估电击原因、部位、电压情况、局部烧伤程度。
- 评估意识、心律失常及恢复情况。
- 对心脏骤停患者,积极评估复苏效果。

(四)急诊治疗

1. 补液　对低容量休克和组织严重电烧伤患者应迅速静脉补液,补液量较同等面积烧伤者要多,输液量应依据患者输液治疗效果来决定,包括每小时尿量、周围循环情况及中心静脉压监测。

2. 对症治疗　监测和防治高钾血症,纠正心力衰竭,防治脑水肿,治疗急性肾功能不全,维持酸碱平衡。

3. 创伤和烧伤处理 清除电击伤创面坏死组织,有助于预防感染和创面污染,并减少继续释放肌红蛋白的来源,深部组织的损伤、坏死,伤口常需开放治疗。对间隙综合征按需进行筋膜切开减压术。继发感染给予抗生素治疗。

（五）注意事项

● 伤员脱离电源最安全的方法是立刻切断电源,如拉下开关或拔掉电器设备的电源插头。如果是高电压线路,任何人在电流未切断之前都不能触及伤员。

● 有些患者触电后,心跳和呼吸极其微弱,甚至暂时停止,处于假死状态,不要轻易放弃抢救。

● 医护人员应检查伤员是否骨折、关节脱位、挫伤和脊椎损伤。如果有广泛的肌肉损伤,肌球蛋白可能损害肾脏,应大量补充液体,防止肾脏受损。

（宁文龙）

第八章

水、电解质与酸碱平衡紊乱

第一节 水、电解质平衡紊乱

一、概述

体液的容量、渗透压和电解质含量、分布是机体代谢和各器官功能正常的基础,多种疾病、创伤均可导致或伴随体内水、电解质平衡紊乱。

- 水、电解质平衡紊乱纠正的原则为解除病因、补充血容量和电解质,但对于严重低钾血症、高钾血症、低钙血症和高钙血症等危及生命的情况,须紧急纠正电解质紊乱。

- 体液分为细胞内液和细胞外液。细胞外液包括血浆和组织间液,细胞外液中主要阳离子是 Na^+,主要阴离子是 Cl^-、HCO_3^- 和蛋白质。细胞内液中主要阳离子是 K^+ 和 Mg^{2+},主要阴离子是 HPO_4^{2-} 和蛋白质。

- 渗透压是指溶液中溶质微粒对水的吸引力。渗透压的稳定对于维持细胞内外液体平衡具有重要的意义,渗透压正常值 $290\sim310mOsm/L$。计算公式如下:

渗透压$(mOsm/L)=2\left[Na^+(mmol/L)+K^+(mmol/L)\right]+$ 尿素氮$(mg/dl)/$ $2.8+$ 葡萄糖$(mg/dl)/18$。

- 体液平衡调节机体主要通过肾脏来维持体液的平衡,维持内环境的稳定。血容量锐减时,机体将以牺牲体液渗透压的维持为代价,优先保持和恢复血容量,使重要生命器官的灌流得到保证,以维持生命。

二、水、钠代谢紊乱

体液中水、钠总是相伴存在,水、钠代谢紊乱也往往并存,根据容量及浓度失调表现为不同临床类型(表 8-1-1),等渗性、低渗性及高渗性脱水的病因及临床表现差异见表 8-1-2。

表 8-1-1 水、钠代谢紊乱分类

分类	细胞外液变化	临床类型
容量失调	细胞外液渗透压不变	细胞外液缺乏——等渗性脱水
		细胞外液过多——水中毒
浓度失调	细胞外液渗透压改变	低钠血症——低渗性脱水
		高钠血症——高渗性脱水

表 8-1-2 等渗性、低渗性、高渗性脱水的临床表现、鉴别及治疗对比

项目	等渗性脱水	低渗性脱水	高渗性脱水
血浆渗透压 /(mOsm·L^{-1})	280~320	<280	>320
病因	消化液、腹水丢失等	消化液丢失等	高热、大汗、烧伤等
失水、钠情况	失水失钠成比例	失钠为主	失水为主
体液丢失	细胞外液等渗,细胞内外液均有丢失	细胞外液低渗,细胞外液丢失为主	细胞外液高渗,细胞内液丢失为主
皮肤弹性降低	明显	不明显	很明显
眼球下陷	可有	明显	很明显
口渴	可有	无	明显
肌痉挛	可有	常见	无
精神、神经症状	轻度	淡漠	烦躁、惊厥、谵妄
尿量	减少	减少或正常	显著减少
尿钠	降低	显著降低	正常
血钠 /(mmol·L^{-1})	130~145	<130~145	>145
血压	正常或降低	明显降低	降低
治疗	以补等渗液为主	补生理盐水或高渗盐水,用 2/3 张含钠液	补低渗盐水,用 1/3 张含钠液

（一）等渗性脱水

1. 病因
- 经消化道丢失：呕吐、腹泻、胃肠引流（减压、造瘘）或肠梗阻。
- 经皮肤丢失：大面积烧伤、剥脱性皮炎等渗出性皮肤病变。
- 组织间液贮积：胸腹腔炎性渗出液的引流，反复大量放胸腔积液、腹腔积液等。

2. 诊断思路 根据病史及临床表现血钠和渗透压检测（表8-1-2）可以确诊。

3. 治疗 处理引起等渗性脱水的原因，减少水和钠继续丧失。
- 如出现脉搏细速和血压下降等常表示细胞外液丢失已达体重的5%，应首先静脉快速滴注平衡盐溶液或等渗盐水约3 000ml（按体重60kg计算）。
- 如无血容量不足的表现时，则补给1 500~2 000ml，或按血细胞比容来计算：补等渗盐水量（L）=（血细胞比容测得值 − 血细胞比容正常值）/ 血细胞比容正常值 × 体重（kg）× 0.25
- 每日生理需要量为2 000ml水和4.5g钠。
- 应在尿量达40ml/h后补充氯化钾，注意防止低血钾。

（二）低渗性脱水

1. 病因
- 由于呕吐、腹泻或肠瘘等引起大量消化液丢失后，只补充水未补盐，或补水过多。
- 肾丢失：使用排钠利尿剂；肾小管中存在不被吸收的溶质过多，抑制钠和水的重吸收；失盐性肾炎、急性肾衰竭多尿期、肾小管性酸中毒、糖尿病酮症酸中毒；肾上腺皮质功能减退。

2. 诊断思路 根据病史及临床表现血钠和渗透压检测（表8-1-2）可以确诊。根据失钠程度分三级：
- 轻度失钠：临床表现为疲乏感、头晕、手足麻木，口渴不明显，尿量减少，血 Na^+ 130~135mmol/L，缺氯化钠0.5g/kg。
- 中度失钠：除上述表现外尚有恶心、呕吐，皮肤弹性差，静脉萎缩，血压不稳或下降，尿少、比重低，血 Na^+ 120~129mmol/L，缺氯化钠0.5~0.75g/kg。
- 重度失钠：除上述表现外，还有表情淡漠，肌肉疼挛抽搐，严重时出现昏迷、休克，血 Na^+ <120mmol/L，缺氯化钠0.75~1.25g/kg。

3. 治疗 除治疗原发病外，采用含盐溶液或高渗盐水静脉输注，以纠正体液低渗状态。
- 一般采用生理盐水补充，出现低血压、神经系统症状时才使用3%~5%氯化钠，输注时至少每2小时监测血钠1次。
- 低渗性脱水的补钠量可按公式计算：

需补钠（mmol）=［142（mmol/L）－血钠测得值（mmol/L）］× 体重（kg）×
0.6（女性 0.5）

- 休克者应首先补足血容量，以改善微循环和组织灌流。
- 尿量达 40ml/h 后应补充氯化钾。

（三）高渗性脱水

1. 病因

- 水摄入不足：昏迷、创伤、拒食、吞咽困难，沙漠迷路、海难、地震等淡水供
应断绝；脑外伤、脑卒中等致渴感中枢迟钝或渗透压感受器不敏感。
- 水丢失过多。①经肾丢失：中枢性尿崩症、肾性尿崩症、非溶质性利尿药；
糖尿病酮症酸中毒、高渗性高血糖状态、高钙血症等大量水分从尿排出；长期鼻
饲高蛋白流食等所致溶质性利尿（鼻饲综合征）；使用高渗葡萄糖溶液、甘露醇、
山梨醇、尿素等脱水药物致溶质性利尿。②肾外丢失：环境高温、剧烈运动、高热
等大量出汗；烧伤开放性治疗丢失大量低渗液；哮喘持续状态、过度换气、气管切
开等使肺呼出水分增多。③水向细胞内转移：剧烈运动或惊厥等使细胞内小分
子物质增多，渗透压增高，水转入细胞内。

2. 诊断思路　根据病史及临床表现血钠和渗透压检测（表8-1-2）可以确诊。
根据失水程度分三级。

- 轻度脱水：一般只有口渴、尿少，失水量占体重 2%~4%。
- 中度脱水：严重口渴、口干、尿少、尿比重高、乏力、皮肤弹性下降，失水量
占体重 4%~6%。
- 重度脱水：除上述症状外，出现躁狂、幻觉、谵妄，甚至昏迷等脑功能障碍
的症状，体温升高（脱水热），血压下降或休克，失水量 > 体重的 6%。

3. 治疗　尽早去除病因，减少失液量。早期补足水分，纠正高渗状态，然后
酌情补充电解质，注意避免补液过快，以免引起等张性脑水肿、惊厥等。

- 喝水可迅速吸收，必要时静脉内输入。
- 先补充 5% 葡萄糖溶液，待脱水基本纠正后给予 0.45% 氯化钠（即生理盐
水与 5% 葡萄糖的 1 : 1 混合液），以防转为低渗性脱水。
- 发热患者体温每升高 1℃，从皮肤丧失低渗液体 3~5ml/kg，可按该标准增
加补给量。
- 中度出汗者，需额外补充液体 500~1 000ml，大量出汗时，补充
1 000~1 500ml。
- 气管切开者，需额外补充液体 1 000ml 左右。
- 根据血钠计算补水量公式：补水量（ml）=［血钠测得值（mmol/L）－
142mmol/L］× 体重（kg）× 4（女 3，婴儿 5）
- 如同时有缺钾需纠正时，应在尿量超过 40ml/h 后补钾，警惕高血钾可能。

（四）水中毒

1. 病因

● 各种原因引起机体入水总量超过排水总量，体内水分潴留过多，细胞外液增加。

● 常见为水摄入过多，或颅脑损伤、大手术、感染、休克、疼痛等刺激抗利尿激素分泌过多引起水潴留，或肾功能障碍致少尿或无尿时。

2. 诊断思路

● 根据病史、低钠血症确诊。

● 临床表现：颅内压升高引起各种精神、神经症状，如头痛、失语、精神错乱、定向力失常、嗜睡、躁动、惊厥、谵妄，甚至昏迷。

3. 治疗

● 积极治疗原发病，注意控制水输注量。

● 立即停止水分摄入。

● 程度较重者，除禁水外，还需应用利尿剂促进水分排出，一般选择渗透性利尿剂，如 20% 甘露醇或 25% 山梨醇 200ml 静脉内快速滴注，也可静脉注射袢利尿剂，如呋塞米等。

三、钾代谢紊乱

体内钾总含量的 98% 存在于细胞内，正常人血清钾浓度为 3.5~5.5mmol/L。机体通过食物摄入钾的含量与排出体外的量互相调节来达到平衡，大多数钾通过肾脏排出体外。

（一）低钾血症

1. 病因

● 钾摄入不足，如禁食或厌食、肠梗阻等不能进食，每日摄入钾 <3g 并持续 2 周以上。

● 肾排钾过多，长期应用排钾利尿剂，急性肾衰竭多尿期及肾上腺皮质激素过多。

● 胃肠或皮肤排钾过多，频繁呕吐、腹泻，长期胃肠减压、肠胆胰瘘，大面积皮肤创伤、烧伤渗液，大量放腹腔积液，大量出汗。

● 钾分布异常，大量输注胰岛素与葡萄糖，呼吸性或代谢性碱中毒，使钾向细胞内转移。

2. 诊断思路

● 根据病史及血清钾测定心电图特异性改变可以确诊，见表 8-1-3。

● 一般情况，血清钾水平可反映缺钾及缺乏程度。

表 8-1-3 低钾血症和高钾血症的鉴别

鉴别点	低钾血症	高钾血症
血 K^+/(mmol·L^{-1})	<3.5	>5.5
病因	钾摄入不足,丢失过多或分布异常	肾脏排钾减少,进入体内(或血液内)的钾增多或 K^+ 从细胞内外移
神经肌肉系统	肌无力,先四肢后躯干;重者弛缓性瘫痪、腱反射减退或消失;抑郁、嗜睡及表情淡漠、谵妄和昏迷	肌无力,甚至瘫痪,通常循下肢、躯干、上肢、呼吸肌发展;轻度神志模糊或淡漠、感觉异常等
消化系统	腹胀、恶心、呕吐,甚至肠麻痹	恶心、呕吐、腹泻
心血管系统	心动过速,可有房性、室性期前收缩,严重者呈低钾性心肌病,心肌坏死、纤维化,心电图:T波低、宽、双相或倒置,QT间期延长,出现U波、ST段下移,更严重者可因心室颤动、心脏骤停而猝死	心肌收缩功能减低,心率缓慢、心音低钝,出现室性期前收缩、房室传导阻滞;心电图 T 波高尖,QRS增宽,PR 间期延长,进一步发展可致心室颤动及心脏骤停
酸碱平衡	碱中毒,反常性酸性尿	酸中毒

3. 治疗

● 严重低钾血症属于急症,应积极纠正。包括治疗原发病如纠正酸中毒、休克等。

● 轻度缺钾以口服为方便、安全,可用 10% 氯化钾 10~20ml 每日 3 次,如有胃肠道刺激,可使用枸橼酸钾。

● 严重低钾血症、胃肠道吸收障碍或出现心律失常、肌无力应静脉补钾,可以 500ml 生理盐水或 5% 葡萄糖溶液中加入 1~1.5g 氯化钾,补液速度 <1g/h。切忌输入过快。禁忌静脉推注氯化钾,慎用泵入氯化钾,当泵速 >40mmol/L,应持续心脏监护、监测血钾。

● 注意见尿补钾,尿量 >40ml/h 时才考虑补钾。

● 对于难治性低钾血症应注意有无合并碱中毒及低镁血症。

● 低钾血症与低钙血症并存时,后者症状可被掩盖,补钾后可出现手足搐搦,应补钙。

● 伴有酸中毒、高氯血症或肝功能损害者,可考虑应用谷氨酸钾。

（二）高钾血症

1. 病因

- 钾过多性高钾血症,肾排钾减少主要见于少尿型急性肾衰竭、慢性肾衰竭。长期使用潴钾利尿剂。钾摄入过多如饮食含钾多、服用含钾丰富药物,输入大量库存血。
- 转移性高钾血症。
- 浓缩性高钾血症。

2. 诊断思路　血清钾 >5.5mmol/L,临床表现仅作为诊断参考,见表 8-1-3。

3. 治疗　急性高钾血症可能导致心脏骤停,应紧急救治,首先停止钾摄入,停用保钾利尿剂、β 受体阻滞剂、非甾体类解热镇痛药或血管紧张素转化酶抑制剂。

- 注射钙剂:对抗钾的心肌毒性作用。10% 葡萄糖酸钙 10~20ml 用 25% 葡萄糖稀释,5~10 分钟内缓慢静脉注射。对洋地黄治疗患者应谨慎补钙。
- 促进钾向细胞内转移:如给予碱性药物、高渗葡萄糖和胰岛素等。
- 加速钾的排泄:呋塞米静脉注射,适用于高钾血症伴有心力衰竭、水肿,而无肾衰竭患者。血钾 >6mmol/L 时可应用低钾或无钾透析液进行血液透析。
- 肠道排钾,口服阳离子交换树脂 10~20g 每日 3 次,同时服用 25% 山梨醇 10~20ml。也可将树脂 40g 置于 25% 山梨醇 200ml 中保留灌肠。

四、钙代谢紊乱

体内钙大部分以磷酸钙和碳酸钙的形式贮存在骨骼中,离子化钙占 45%,起着维持神经肌肉稳定性的作用,55% 为非离子化钙,其中 50% 与血清蛋白相结合,5% 与血浆和组织间液中其他物质相结合。离子化钙与非离子化钙的比率受 pH 影响,pH 上升可使离子化钙减少。血 Ca^{2+} 浓度正常为 2.25~2.75mmol/L,血 Ca^{2+}<2.25mmol/L 为低钙血症,血 Ca^{2+}>2.75mmol/L 为高钙血症。

（一）低钙血症

1. 病因

- 低蛋白血症
- 甲状旁腺功能减退
- 碱中毒
- 急性胰腺炎

2. 诊断思路

- 结合病史及血 Ca^{2+} 浓度测定可以确诊。
- 搐搦是严重低血钙的特征,搐搦早期表现隐匿,以感觉症状为特征,有唇、舌、手、足麻木,血 Ca^{2+}<1.75mmol/L 可引起搐搦、喉痉挛或全身痉挛,如合并

高钾血症、低镁血症时症状更为明显,严重低钙血症患者偶尔可表现心动过速、心律不齐、心脏传导阻滞。心电图可有 QT 间期和 ST 段延长,有时出现 T 波高耸或倒置。与高钙血症鉴别详见表 8-1-4。

表 8-1-4 低钙血症和高钙血症的鉴别

鉴别点	低钙血症	高钙血症
血钙 /(mmol·L^{-1})	<2.25	>2.75
病因	低蛋白血症,甲状旁腺功能减退,碱中毒及急性胰腺炎等	甲状旁腺功能亢进,骨转移性癌及乳碱综合征等
临床表现	兴奋性增强,手足搐搦、肌痉挛、喉鸣、惊厥,疲乏、易激动,记忆力减退、幻觉,癫痫发作	兴奋性降低,肌无力或乏力,血钙 3.0~4.0mmol/L,可有头痛、步态不稳,语言、视觉及听力障碍,定向力减弱,腹痛、麻痹性肠梗阻、消化性溃疡等;严重者呕吐、高热、意识不清、肾衰竭、心律失常甚至心搏骤停

3. 治疗 伴有症状的急性低钙血症需立即治疗,在纠正低钙血症的同时应积极治疗病因。

- 大量输血后,每输入 1 500ml 血后静脉注射 10% 葡萄糖酸钙 10ml。
- 纠正酸中毒后应及时补钙,以防止低钙血症发生。
- 对于慢性低钙血症及症状不明显者可适当口服钙盐。葡萄糖酸钙或乳酸钙 2~3g,每日 3 次。
- 出现搐搦时,10% 葡萄糖酸钙 10~20ml 或 10% 氯化钙 5~10ml,稀释于 25% 葡萄糖 20~40ml 中,缓慢静脉注射(<2ml/min),可持续静脉滴注 10% 葡萄糖酸钙,每 3~4 小时复查血钙。
- 对于应用钙剂未能纠正者每日可给维生素 D 500~5 000U。

(二)高钙血症

1. 病因

- 甲状旁腺功能亢进
- 骨转移性癌
- 乳碱综合征等

2. 诊断思路 结合病史及血钙浓度测定可以确诊。轻度高钙血症可以无症状,血 Ca^{2+}>4.5mmol/L 可导致休克、肾衰竭和死亡,常见症状详见表 8-1-4。

血 Ca^{2+} >3.75mmol/L 称高钙血症危象,常见于严重脱水、感染、应激状态、手术、创伤等,表现为严重呕吐、脱水、高热、嗜睡、意识不清、酸中毒,并迅速出现肾衰竭、心律失常,甚至心脏骤停。血 Ca^{2+} 达 4~5mmol/L 时即有生命危险。

3. 治疗 血 Ca^{2+} <2.88mmol/L 时,只需治疗原发病,出现高钙血症危象时应紧急处理,包括扩充血容量、增加尿钙排泄和减少骨的重吸收,甲状旁腺功能亢进症应进行手术治疗,血液净化治疗适用于肾小球滤过率下降者。

- 补充水分、利尿:肾功能正常者每日补充等渗盐水 4 000~6 000ml,使尿量达 3L/d。利尿时应注意补钾。
- 糖皮质激素:泼尼松 20~80mg/d 或氢化可的松 200~300mg 静脉滴注,持续 3~5 日,起效慢,维持时间短,常与其他降钙药物联合应用。
- 普卡霉素:减少骨重吸收和拮抗甲状旁腺素作用,成人 0.04~0.1mg/kg,小儿 50~100μg/kg,隔日一次静脉滴注,一般 25μg/kg 加入 5% 葡萄糖 500ml 中静脉滴注,持续 3~6 小时,因对肝肾和造血系统有副作用,必要时 5~7 日后重复使用。
- 降钙素:抑制骨的重吸收促进尿钙排泄,4~8U/kg 每 12 小时皮下注射 1 次,与泼尼松联合可控制恶性肿瘤导致的严重高钙血症。
- 二膦酸盐:可减少骨的重吸收,如氯屈膦酸二钠成人 2.4~3.2g/d,分 2~3 次口服;或 3~5mg/(kg·d) 静脉滴注。

(宁文龙)

第二节 酸碱平衡失调

一、酸碱平衡调节及评估指标

(一)酸碱平衡调节
- 血液中的缓冲系统作用:血液中的 HCO_3^-/H_2CO_3 是最重要的一对缓冲物质。
- 肺的呼吸调节作用:肺呼吸排出 CO_2,使血液 CO_2 分压下降。
- 肾的调节作用:是最主要的酸碱平衡调节系统,能排出固定酸和过多的碱性物质,以维持血 HCO_3^- 浓度的稳定。

(二)酸碱平衡的评估指标
常用酸碱平衡指标正常值及临床意义见表 8-2-1。

表 8-2-1　酸碱平衡指标正常值及临床意义

指标	正常值	降低	升高
pH	7. 35~7.45	酸中毒	碱中毒
二氧化碳分压（$PaCO_2$）	35~45mmHg	呼吸性碱中毒或代谢性酸中毒代偿	呼吸性酸中毒或代谢性碱中毒代偿
HCO_3^-	22~27mmol/L	代谢性酸中毒或呼吸性碱中毒代偿	代谢性碱中毒或呼吸性酸中毒代偿
碱剩余（BE）	−3~+3mmol/L	负值代谢性酸中毒	正值代谢性碱中毒

二、常见酸碱平衡失调

体内酸和 / 或碱过多或不足,引起血液氢离子浓度改变,可导致酸碱平衡失调,原发性酸碱平衡失调有代谢性酸中毒、代谢性碱中毒、呼吸性酸中毒、呼吸性碱中毒。同时存在两种或两种以上的原发性酸碱失衡时称混合型酸碱平衡失调。

（一）代谢性酸中毒

1. 常见原因

● 酸生成过多:休克、高热、感染、抽搐、缺氧等因素,引起组织缺氧、缺血等产生大量丙酮酸和乳酸,发生乳酸酸中毒。

● 肾功能不全:由于肾小管功能障碍,不能将内生性 H^+ 排出体外,或 HCO_3^- 吸收减少。

● 碱性物质丧失过多:多见于肠瘘、胆瘘、胰瘘、严重腹泻等,消化液丢失而导致 HCO_3^- 丢失过多。

2. 诊断思路　根据病史及呼吸状态,结合血气分析结果可明确诊断,见表 8-2-2。

3. 治疗　消除引起代谢性酸中毒的原因,维持内环境稳定,尤其是休克态时恢复组织血供,纠正组织缺血缺氧状态,是纠正代谢性酸中毒的主要措施。

● 轻度酸中毒可通过机体代偿机制自行纠正。

● 对于血 HCO_3^- 低于 10mmol/L 患者,应尽早应用液体和碱剂进行治疗,1.25% 碳酸氢钠适用于伴有明显脱水的酸中毒,紧急情况下可采用 5% 碳酸氢钠按 2~4ml/kg 计算,30 分钟左右滴入,可以按如下公式计算碳酸氢钠量:需 HCO_3^- 量(mmol/L)=[24(mmol/L)−HCO_3^- 测 得 值(mmol/L)]× 体 重(kg)×0.4。

- 计算所得量的 1/2 在 2~4 小时内滴入,再复查血气视病情决定剩余部分是否输入。

（二）呼吸性酸中毒

1. 病因

- 呼吸中枢抑制:颅脑损伤、脑血管意外等。
- 胸廓及肺部疾病或损伤:如肺挫裂伤、血气胸、慢性阻塞性肺疾病等。
- 呼吸道吸入性损伤。
- 其他原因如呼吸机使用不当,严重创伤与休克、急性呼吸窘迫综合征、全麻过深。

2. 诊断思路　有呼吸障碍病史,结合血气分析结果可诊断,见表 8-2-2。

表 8-2-2　代谢性和呼吸性酸中毒的鉴别

鉴别点	代谢性酸中毒	呼吸性酸中毒
血 pH	<7.35	<7.35
病因	固定酸生成过多,肾功能不全及碱性物质丢失过多	呼吸中枢抑制,胸廓及肺部疾病,呼吸道损伤,呼吸机使用不当,急性呼吸窘迫综合征,全麻过深
临床表现	呼吸深而快,重者呼吸节律异常或呼吸衰竭;酮症酸中毒时呼吸带有酮味。可有心律不齐、急性肾功能不全和休克	呼吸困难,换气不足和全身乏力;可有气促、发绀、头痛、胸闷。严重时心律失常、血压下降、谵妄或昏迷。脑水肿、脑疝,甚至呼吸骤停
血气分析	代偿期血 pH、HCO_3^-、CO_2 分压均有一定程度降低,碱剩余负值增大;失代偿时血 pH 和 HCO_3^- 明显下降	急性呼吸性酸中毒,pH 明显下降,CO_2 分压升高,HCO_3^- 可正常;慢性呼吸性酸中毒时 pH 下降不明显,CO_2 分压升高,HCO_3^- 增加

3. 治疗　尽快治疗病因,纠正缺氧,排出过多 CO_2,必要时应用呼吸机支持。避免单独使用高浓度氧,以防止抑制呼吸中枢,对于呼吸抑制患者,必要时给予呼吸兴奋剂如尼可刹米 0.25~0.5g/h;或多沙普仑 1~2mg/kg 静脉滴注,血 pH<7.2 或伴有代谢性酸中毒、高钾血症时,可酌情补碱。

（三）代谢性碱中毒

1. 病因

- 氢离子丢失过多

- 碱物质输入过多
- 低钾血症
- 长期使用利尿剂

2. 诊断思路　根据病史和症状可以初步诊断,血气分析结果可以确诊及判断严重程度。见表 8-2-3。

表 8-2-3　代谢性和呼吸性碱中毒的鉴别

鉴别点	代谢性碱中毒	呼吸性碱中毒
血 pH	>7.45	>7.45
病因	氢离子丢失过多,碱性物质输入过多,低钾血症,使用利尿剂	缺氧、癔症、疼痛、高热、休克、革兰氏阴性菌感染、脑部外伤或疾病、阻塞性肺疾病、肝衰竭、呼吸机应用不当
临床表现	常无明显症状,或呼吸浅慢;可有烦躁不安、谵妄、精神错乱等	呼吸浅快短促,可叹息样呼吸;头晕、胸闷;四肢及口唇麻木,肌肉震颤,手足抽搐。重者可有眩晕、意识障碍,肌肉强直
血气分析	代偿时血 pH 正常、HCO_3^-、CO_2 分压增高;失代偿时血 pH 和 HCO_3^- 明显升高	血 pH 增高,HCO_3^-、CO_2 分压下降

3. 治疗　应重视原发病的治疗,补充血容量,纠正碱中毒不宜过快,碱中毒几乎都伴有低钾血症,应同时补钾。严重的碱中毒(血 HCO_3^- 45~50mmol/L、pH>7.65),应尽快排除过多。可用盐酸稀释液或盐酸精氨酸溶液,计算补酸量采用如下公式:

需补酸量(mmol/L)=[HCO_3^- 测值(mmol/L)－预计 HCO_3^-(mmol/L)]×体重(kg)×0.4。

第一个 24 小时一般给计算所得的补给量一半。在治疗过程中监测尿氯含量,如尿内有多量的氯,表示补氯量已足够,不需继续补氯。

（四）呼吸性碱中毒

1. 病因　详见表 8-2-3。

2. 诊断思路　根据病史、临床表现结合血气分析可明确诊断。

3. 治疗　积极治疗原发病,呼吸机使用不当导致,调整呼吸机频率、压力等指标,碱中毒即可解除。为提高血 CO_2 分压,用纸袋罩住患者口鼻,增加呼吸道死腔,减少 CO_2 的呼出和丧失,也可给患者吸入含 5% CO_2 的氧气,适当使用镇静剂,对抽搐者使用钙剂,静脉注射 10% 葡萄糖酸钙。

（宁文龙）

第 九 章
多器官功能障碍综合征

第一节 脓毒症

（一）概述

2016 年欧洲危重病学会（ESICM）和美国危重病学会（SCCM）将脓毒症重新定义为：宿主对感染的反应失调所导致的危及生命的器官功能障碍，即感染 + 序贯器官衰竭评分（SOFA）≥2 分。脓毒症休克定义为脓毒症合并严重的循环功能障碍和细胞代谢紊乱。此定义又被称为 Sepsis 3.0。脓毒症是急危重症医学领域面临的严重课题，其病死率高，早期识别是改善预后的关键，积极有效的抗感染治疗、全面的器官功能支持、恰当的液体管理是治疗的主要手段。SOFA 见表 9-1-1。

表 9-1-1 序贯器官衰竭评分（SOFA）

系统	变量	0 分	1 分	2 分	3 分	4 分
呼吸	（PaO_2/FiO_2）/mmHg	>400	≤400	≤300	≤200	≤100
	呼吸机支持				是	是
血液	血小板 /（$10^9 \cdot L^{-1}$）	>150	≤150	≤100	≤50	≤20
肝脏	胆红素 /（$\mu mol \cdot L^{-1}$）	<20.5	≤34.1	≤102.5	≤205.1	>205.2
循环	平均动脉压 /mmHg	≥70	<70			
	多巴胺 /[$\mu g \cdot (kg \cdot min)^{-1}$]			≤5	>5	>15
	多巴酚丁胺 /[$\mu g \cdot (kg \cdot min)^{-1}$]			任何剂量		
	肾上腺素 /[$\mu g \cdot (kg \cdot min)^{-1}$]				≤0.1	>0.1
	去甲肾上腺素 /[$\mu g \cdot (kg \cdot min)^{-1}$]				≤0.1	>0.1
神经	GCS 评分 / 分	15	13~14	10~12	6~9	<6

续表

系统	变量	0分	1分	2分	3分	4分
肾脏	肌酐 /($\mu mol \cdot L^{-1}$)	<106	≤176	≤308	≤442	>442
	尿量 /($ml \cdot d^{-1}$)				≤500	≤200

注:PaO_2,动脉血氧分压;FiO_2,吸入气氧浓度;GCS,格拉斯哥昏迷量表。

1. 每日评估应采取每日最差值。

2. 评分越高,预后越差。

3. 儿茶酚胺给药至少 1 小时。

● 脓毒症诊断标准:任何感染或可疑感染患者出现器官功能障碍,应考虑脓毒症;重症监护室(ICU)人员可根据感染 +SOFA 评分≥2 分明确诊断;非ICU 人员可用快速 SOFA(qSOFA)评分进行初步筛查,见表 9-1-2,若≥2 分,应严密监测生命体征并即刻治疗,并进行 SOFA 评分。

表 9-1-2 快速序贯器官衰竭评分(qSOFA)

指标	标准
呼吸频率	≥22 次 /min
神志改变(GCS 评分)	<13 分
收缩压	<100mmHg

注:GCS,格拉斯哥昏迷量表。

● 脓毒症休克诊断标准:存在可疑的感染部位;符合 qSOFA 其中 2 项或以上;SOFA 评分在基线的基础上增加≥2 分;给予充分液体复苏后仍存在组织低灌注及血乳酸浓度≥2mmol/L,必须用血管活性药物才能使得平均动脉压≥65mmHg。

(二)临床表现

1. 存在导致严重感染的基础疾病 创伤、手术、缺血再灌注、中毒、烧伤、中暑、出血、栓塞、严重营养不良、恶性肿瘤、免疫功能低下、器官功能减退、重症胰腺炎、糖尿病等内分泌异常及传染病等。

2. 意识障碍 休克早期表现为烦躁不安,以后转为抑郁淡漠,晚期嗜睡昏迷。

3. 周围微循环灌注障碍 皮肤、黏膜及甲床微循环功能可反映外周血流灌注情况,休克时可表现为皮肤湿冷,甚至有花斑样改变。脓毒症休克时有条件可监测血液温度、肛门直肠温度和皮肤腋下温度之差,正常情况差 0.5~1.0℃,如大于 2℃则提示外周微血管收缩,皮肤循环血流灌注不足。可根据四肢皮肤冷暖差异分为"暖休克"和"冷休克",见表 9-1-3。

表 9-1-3 冷、暖休克比较

临床表现	暖休克	冷休克
意识	清醒	躁动、淡漠、嗜睡、昏迷
皮肤	潮红、粉红、不湿、不凉	苍白、发绀、花斑、湿凉、出冷汗
脉搏	触知、乏力	过速、细弱或不清
脉压 /mmHg	>30	<30
毛细血管充盈试验	<2s	时间延长
尿量 /(ml·h⁻¹)	>30	0~30
病因	多见于革兰氏阳性球菌感染	多见于革兰氏阴性球菌感染

4. 肾脏功能受损 患者可有少尿或无尿,低比重尿(<1.010)及尿 pH>5.5。

5. 肺功能减退 动脉血氧分压(PaO_2)、动脉血氧饱和度(SaO_2)和呼吸节律改变是脓毒症休克时肺功能减退的可靠指标,主要表现在呼吸急促、PaO_2 和 SaO_2 下降,皮肤和口唇发绀等缺氧表现。

6. 心脏 心肌收缩力减退,心输出量减少,血压下降,脉压变小,冠状动脉供血不足,心肌缺血缺氧等可造成心功能损害,急性心力衰竭和心律失常的发生可进一步加重休克。

7. 胃肠和肝脏 可发生腹胀、肠麻痹、应激性溃疡及胃肠黏膜出血等表现;肝功能损害常表现为转氨酶、胆红素升高,凝血因子合成障碍,低蛋白血症。

8. 血液系统 可出现粒细胞减少、贫血、血小板降低及凝血功能障碍和弥散性血管内凝血(DIC)表现。

(三)实验室辅助检查

1. 病史 应详细询问可能与感染有关的线索,如伴有神经系统病变者是否有呕吐、误吸的可能,呼吸系统感染可能有发热、咽痛、咳嗽、咯痰,腹膜炎患者可能有腹痛、腹胀、呕吐等,化脓性胆管炎可有腹痛、黄疸、高热等,尿路感染可有腰痛、尿频等,脓毒症患者多数可发现原发感染灶。

2. 体格检查 体格检查是初始评估脓毒症患者的重要手段,可为评估患者意识水平(GCS 评分)、毛细血管再充盈时间、皮肤花斑评分提供依据。

3. 辅助检查 完善相关检查以尽可能明确感染灶及致病菌,动态评价各脏器功能。

(1)细菌学检查:应尽早进行病原菌检查并进行抗感染治疗。血培养及药敏试验是所有感染患者都必须进行的检查项目。除非胸部影像学检查完全排除肺部感染，否则呼吸道分泌物的革兰氏染色及培养也是必需的。其他培养包括粪、尿、伤口、导管、植入假体、胸腔积液、腹腔积液、脓肿或窦道的引流液、关节腔积液等细菌学检查均有助于明确感染的病原学诊断。对于有脑膜刺激征、头痛及意识障碍的患者应行腰椎穿刺及脑脊液培养。可使用 1,3-β-D 葡聚糖 / 甘露聚糖和抗甘露聚糖抗体检测鉴别侵袭性真菌感染。

（2）感染相关监测指标

● 血常规：脓毒症或脓毒症休克时白细胞总数多升高，中性粒细胞增加，核左移。但严重的感染、机体免疫力明显下降时，其白细胞总数可降低，严重的感染中毒或并发 DIC 时，血小板进行性下降。

● C 反应蛋白（CRP）：CRP 是在白介素 -6（IL-6）、白介素 -1（IL-1）、肿瘤坏死因子（TNF）等炎性因子刺激下，由肝脏和上皮细胞合成的一种急性期蛋白，是一种非特异性的免疫应答组分，是评估急性期反应的最敏感、最快速的实验指标之一，对判断炎性感染程度、治疗效果及预后有重要作用。参考范围：正常人，CRP<10mg/L。正常或轻度升高（<20mg/L），没有明确的诊断意义；20~30mg/L，主要见于病毒感染；40~99mg/L，明显升高，常见于细菌感染，主要见于革兰氏阳性菌感染和寄生虫感染；>99mg/L，显著升高，主要见于细菌感染，主要为革兰氏阴性菌感染。

● 降钙素原（PCT）：PCT 是一种普遍存在于人体器官和组织中的降钙素前体，半衰期为 25~30 小时。正常情况下，PCT 由甲状腺 C 细胞合成与分泌，在健康人群中水平极低，甚至检测不到。在细菌感染时，肝脏的巨噬细胞和单核细胞、肺及肠道组织的淋巴细胞和内分泌细胞，在内毒素、TNF 及 IL-6 等作用下合成分泌大量的 PCT，且其增高程度与感染的严重程度成正比，常常在细菌感染 4~6 小时后血清可检测到，12~48 小时达到峰值，动态监测 PCT 有助于判断脓毒症患者的预后，24 小时后脓毒症患者血浆中 PCT 水平降低 50% 提示治疗有效，感染消失后恢复正常。PCT 持续升高或居高不下提示预后不良，对严重细菌感染的早期诊断、判断病情严重程度及预后、评价抗感染治疗效果、指导抗菌药物应用等都具有较高的临床价值。PCT 浓度在 0.05~0.5μg/L 时，患者无或仅有轻度全身炎症反应，可能为局部炎症或感染，当浓度在 0.5~2.0μg/L 时，提示中度全身炎症反应，可能存在感染，也可能为严重创伤、大型手术、心源性休克等所致，当浓度在 2~10μg/L 时，很可能为脓毒症或脓毒症休克；当浓度 >10μg/L 时，高度提示为严重细菌性脓毒症或脓毒症休克，死亡风险极高。

● G 试验（1,3-β-D- 葡聚糖）：具有较高的敏感性，阴性结果可较好地排除肺部真菌感染。导致检测结果假阳性的因素有：输注白蛋白或球蛋白、血液透析、输注抗肿瘤的多糖类药物、使用磺胺类药物、外科手术后及标本接触纱布等。

● GM 试验(甘露聚糖):对侵袭性曲霉菌感染的诊断具有重要价值,尤其对于恶性血液疾病及骨髓造血干细胞移植患者。可出现假阳性及假阴性:①假阳性可见于静脉用哌拉西林他唑巴坦、免疫球蛋白、血液制品、高剂量糖皮质激素、透析及化疗导致严重黏膜炎患者、儿童和新生儿等;②假阴性的产生与血中存在高滴度抗体、血液中真菌数量较少和抗原释放少有关。另外,预防性使用抗生素药物可降低 GM 值导致出现阴性结果。

● 内毒素鲎性试验:血浆内毒素含量测定有助于革兰氏阴性菌感染的快速检测,高内毒素血症常提示革兰氏阴性菌感染且病情较重,预后不良,但特异性较差,可供参考。

4. 脏器功能评价　在临床实践中,应根据所在医院的实际情况选择应用器官功能检查项目评估相关脏器功能。

(1)基础和内环境评估:包括全血细胞分析、血细胞比容、血乳酸、乳酸清除率、出血凝血时间、酸碱平衡、电解质等。

(2)心血管系统评估

● 常规检测包括血压、心率、心律、平均动脉压,必要时做有创血压监测。

● 酶学和节律检测:心肌酶谱、心电图、脑利尿钠肽或脑利尿钠肽前体、心房利尿钠肽。

● 循环动力学监测:中心静脉压(CVP)、心脏指数(CI)、胸腔内血容量指数(ITBVI)、血管外肺水指数(EVLWI)、外周血管阻力指数(SVRI)、每搏量指数(SVI)等。有条件时可以做无/有创血流动力学监测技术,如床旁超声、肺动脉导管、脉搏指示连续心输出量监测(PICCO)等,动态评估血流动力学状态。

(3)呼吸系统评估

● 呼吸频率、幅度、节律.

● 血气分析:PaO_2、$PaCO_2$、动脉血 pH。

(4)肝脏评估:血清总胆红素、转氨酶、血白蛋白。

(5)肾脏评估

● 常规检测:尿量、肾小球滤过率、血肌酐、尿素氮。

● 尿液分析:尿比重、渗透压等,有条件时可以分析尿钠浓度及钠排泄分数。

(6)内分泌系统评估:包括血糖、血脂、PCT、前肾上腺髓质素。

(7)神经系统评估

● 脑电图和诱发电位:有助于早期诊断和评估脑功能障碍的严重性及预后。

● CT 和或 MRI:有助于确诊和疾病严重程度分级。

● 腰椎穿刺:有助于排除其他中枢神经系统感染性疾病。

（8）免疫系统评估

- 细胞免疫：T 淋巴细胞亚群（$CD3^+$、$CD4^+$、$CD8^+$、$CD19^+$）、自然杀伤细胞。
- 体液免疫：IgG、IgA、IgM 等。

（9）影像学评估：包括胸腹 X 线片、超声、CT、MRI 等。有助于确定感染病灶，做组织器官的功能评估。

5. 血乳酸水平　乳酸浓度可反映组织血液灌注不足的严重程度，可作为组织缺氧的定量性指标，正常人动脉血乳酸浓度为 0.1~1mmol/L。高乳酸血症是诊断脓毒症休克的标准之一。患者血乳酸水平 >2.5mmol/L 的严重脓毒症或脓毒症休克的病死率为 25.9%。

6. 鉴别诊断　需与缺血性疾病、代谢性疾病、中毒及其他理化损伤相鉴别，如急性心肌梗死合并心源性休克、糖尿病酮症酸中毒、药物中毒、重症中暑等。

（四）综合治疗

重在早期识别及流程化管理，强调救治的时效性及目标导向性管理。

1. 基础监测　包括体温、心率、呼吸、血压、神志、皮肤（甲床微循环、毛细血管再充盈时间）、尿量等。

2. 控制感染

（1）原发感染灶控制：常见感染部位包括呼吸系统、腹腔、泌尿生殖道、皮肤。对于诸如坏死性筋膜炎／腹膜炎、胆管炎、肠梗死之类的感染急症，应及早对可能的感染灶进行解剖学定位或鉴别诊断，并尽可能采取措施控制感染灶（12 小时内），见表 9-1-4。严重感染的感染源控制，应注意采用损伤最小的引流措施，可经皮穿刺引流脓肿，必要时手术。如果怀疑留置导管是脓毒症休克的感染灶，应在建立其他血管通路后迅速拔除。

表 9-1-4　感染灶控制措施

具体措施	适应证
引流	腹腔内脓肿
	脓胸
	化脓性关节炎
	肾盂肾炎
	化脓性胆囊胆道感染
清创	坏死性筋膜炎
	感染性胰腺炎
	肠梗死
	纵隔脓肿

续表

具体措施	适应证
移除装置	感染性静脉置管 尿路置管 定植的气管插管 宫内节育器感染
手术切除	憩室炎:乙状结肠切除术 坏疽性胆囊炎:胆囊切除术 气性坏疽:截肢术

（2）抗病原微生物治疗原则

● 在识别脓毒症或脓毒症休克后,应尽快给予静脉抗感染治疗（1 小时内）。

● 根据感染病灶或可疑感染灶,选择合适的抗感染方案,以期覆盖所有可能的病原体,包括细菌及可能的真菌或病毒。

● 一旦确认病原微生物并获得药敏结果和 / 或临床情况已充分改善,需要缩小经验性抗生素治疗的抗菌谱覆盖范围。

● 对于非感染原因引起的严重炎症状态（如重症急性胰腺炎、烧伤等）,不建议持续的全身预防性抗生素治疗。

● 抗生素的剂量优化策略应基于目前公认的药效学 / 药代动力学原则及药物的特性 / 患者的肝肾功能等情况调整。

（3）常见感染的抗感染治疗策略

1）社区获得性肺炎（CAP）

● 需要住院的 CAP 患者,推荐单用 β- 内酰胺类,或联合多西环素、米诺环素、大环内酯类,或单用呼吸喹诺酮类。与联合用药相比,呼吸喹诺酮类单药治疗不良反应少,且不需要皮试。

● 需要入住 ICU 的无基础疾病青壮年重症 CAP 患者,推荐青霉素类 -β 内酰胺酶抑制剂、三代头孢菌素、厄他培南联合大环内酯类或单用呼吸喹诺酮类静脉治疗,而老年人或有基础病患者推荐联合用药。

● 有误吸风险的 CAP 患者优先选择氨苄西林 - 舒巴坦、阿莫西林 - 克拉维酸、莫西沙星、碳青霉烯类等有抗厌氧菌活性的药物,或联合应用甲硝唑、克林霉素等。

● 年龄≥65 岁或有基础疾病（如充血性心力衰竭、心脑血管疾病、慢性呼吸系统疾病、肾衰竭、糖尿病等）的住院 CAP 患者,要考虑肠杆菌科细菌感染的可能。此类患者应进一步评估产超广谱 β- 内酰胺酶（ESBL）菌感染风险（有产 ESBL 菌定植或感染史、曾使用三代头孢菌素、有反复或长期住院史、留置植入物及肾脏替代治疗等),高风险患者经验性治疗可选择头霉素类、哌拉西林 - 他唑巴坦、头孢哌酮 - 舒巴坦或厄他培南等。

2)院内获得性肺炎 / 呼吸机相关性肺炎(HAP/VAP):用药方案应充分考虑患者是否存在感染多重耐药菌的风险,患者是否合并脓毒症休克及高死亡风险;若革兰氏阳性菌感染,应考虑用具有抗甲氧西林金黄色葡萄球菌(MRSA)活性的药物;若革兰氏阴性菌感染,方案中应包含具有抗假单胞菌活性的药物,推荐方案见表 9-1-5。

表 9-1-5 院内获得性肺炎 / 呼吸机相关性肺炎抗菌药物推荐方案

A. 抗甲氧西林金黄色葡萄球菌活性的革兰氏阳性菌抗菌药	B. 抗假单胞菌活性的革兰氏阴性菌抗菌药:β- 内酰胺类	C. 抗假单胞菌活性的革兰氏阴性菌抗菌药:非 β 内酰胺类
糖肽类 万古霉素	抗假单胞菌青霉素: 哌拉西林 - 他唑巴坦	氟喹诺酮类: 环丙沙星、左氧氟沙星
噁唑烷酮类 利奈唑胺	头孢菌素类: 头孢吡肟、头孢他啶	氨基糖苷类: 阿米卡星、庆大霉素、妥布霉素
	碳青霉烯类: 亚胺培南、美罗培南	多黏菌素类: 多黏菌素 B、多黏菌素 E
	单环 β- 内酰胺酶类: 氨曲南	

注:1. 在无脓毒症休克或高死亡风险且已知药敏结果时,选择单一用药。

2. 存在脓毒症休克或高死亡风险时,建议联用两种(B 类和 C 类各一种)敏感药物。

3. 感染产超广谱 β- 内酰胺酶细菌者,建议合理选择敏感药物,而非经验性治疗。

4. 不动杆菌感染者,若敏感则选择碳青霉烯、头孢哌酮 - 舒巴坦;若对碳青霉烯耐药或仅对多黏菌素 B 敏感,则选择多黏菌素 B。

3)腹腔内感染(IAI):方案中应包含对革兰氏阴性肠杆菌科、革兰氏阳性球菌和参与这些感染的专性厌氧菌感染有活性的抗菌药物。

● 青霉素:β 内酰胺酶抑制剂。

● 哌拉西林 - 他唑巴坦用于成人的经验性治疗,因其广谱抗菌活性,该制剂主要用于高危患者。

● 头孢菌素和头孢菌素 -β 内酰胺酶抑制剂:头孢他啶或头孢吡肟联合甲硝唑可作为成人的经验性治疗,因其广谱抗菌活性,该方案主要用于高危患者;头孢洛扎 - 他唑巴坦联合甲硝唑作为成人的经验治疗方案,主要用于高度怀疑或被证实为耐药铜绿假单胞菌感染,且不适合应用其他药物的高危患者;头孢他啶 - 阿维巴坦联合甲硝唑作为成人经验性治疗,主要用于高度怀疑或被证明感染了肺炎克雷伯菌产碳青霉烯酶（KPC）的肠杆菌科细菌感染的高危患者。

- 碳青霉烯：亚胺培南 - 西司他汀、美罗培南或多利培南用于成人的经验性治疗，由于其广谱抗菌活性，这些药物主要用于高危患者。
- 氨曲南：氨曲南联合甲硝唑联合万古霉素作为成人的经验性治疗，由于其广谱活性，该方案主要用于高危患者，尤其是严重 β- 内酰胺过敏患者。
- 氟喹诺酮类和替加环素：莫西沙星、环丙沙星或左氧氟沙星联合甲硝唑主要用于低风险的成人患者的经验性治疗。大多数情况下不要使用替加环素进行经验性治疗，如果其他药物不合适，可考虑将该制剂用于耐药病原体的治疗，特别是作为联合方案的组成部分。
- 抗厌氧菌治疗：甲硝唑作为首选的抗厌氧菌制剂，采取联合方案进行成人的经验性治疗。除非甲硝唑不耐受，否则不要在联合方案中使用克林霉素作为抗厌氧剂。
- 抗肠球菌和葡萄球菌药物：应用氨苄西林对高危成人肠球菌敏感株进行经验性或病原导向性治疗。万古霉素用于经验性或病原导向性治疗对万古霉素敏感的粪肠球菌或抗甲氧西林金黄色葡萄球菌（MRSA）的高危成人。利奈唑胺或达托霉素主要用于对万古霉素耐药的肠球菌感染进行经验性或病原导向性治疗，并可作为成人和儿童 MRSA 感染存在万古霉素应用禁忌的替代用药。
- 抗真菌药物：推荐使用棘白菌素治疗成人重症念珠菌感染的经验性或病原导向性治疗。

3. 液体治疗　在诊断脓毒症后，应尽快评估患者状态及是否存在全身低灌注的可能，如低血压、心动过速、少尿、毛细血管再充盈时间延长、皮肤花斑或瘀斑、四肢湿冷、意识改变、乳酸升高、混合血氧饱和度下降等，以尽快给予容量复苏治疗稳定生命体征。

（1）容量复苏：首选晶体液作为初始复苏液体，以输注晶体液≥1 000ml（最初 3 小时内至少 30ml/kg），若患者仍需要大量的晶体液复苏，可加用白蛋白，鉴于肾脏毒性及凝血功能障碍等风险，不建议使用羟乙基淀粉进行液体复苏。根据血压、心率、尿量及肢体末梢温度的监测调整补液量。当中心静脉压（CVP）达 8~12cmH$_2$O，但混合静脉血氧饱和度（SvO$_2$）或中心静脉血氧饱和度（ScvO$_2$）仍未达标，应输注浓缩红细胞使血细胞比容 >30%，以尽快达到复苏目标。

（2）常用的容量反应评估方法包括：

- CVP 指导的容量负荷试验：在 10~15 分钟内快速静脉输注 100~250ml，如 CVP升高 <2cmH$_2$O，提示容量不足，可再次补液试验或大量输液；如 CVP 升高 > 5cmH$_2$O，提示容量过多，心脏负荷过重，须限制补液；如 CVP 升高 2~5cmH$_2$O，再次测定 CVP，重新开始容量负荷试验，直至得到容量过多或不足的信息。但对于心力衰竭及老年患者，慎用补液试验。

- 功能性血流动力学参数：包括每搏量变异度（SVV）、脉压变异度（PPV）、收缩压变异（SPV）、腔静脉直径变异度等。
- 被动抬腿试验：将患者抬高至 45° 的半卧位，保持患者处于这一体位 2 分钟以上测基础值，然后将患者置于平卧位，医护人员将患者双腿抬高 45°，保持这一体位 2 分钟以上测量。比较测量前后容量指标的变化，用床旁超声心输出量监测装置无创监测心脏每搏量（SV）、心输出量（CO）、外周血管阻力（SVR）等血流动力学指标，评估患者的容量状态。
- 超声评估：多普勒心脏超声尤其是经食管超声心动图，静态指标包括对心脏内径 - 面积 - 容积和流量测定，监测 SV、CO、SVR 等。
- 肺动脉楔压（PAWP）导向的容量负荷试验：PAWP 升高 <3mmHg 提示容量不足，可再次补液试验或大量输液；PAWP 升高 >7mmHg，提示容量过多，须限制补液；PAWP 升高 3~7mmHg 之间，提示容量可能在允许范围内，也可等待 15 分钟，再次测定 PAWP，重新开始容量负荷试验，增加幅度 <3mmHg，可重复补液试验，增加幅度在 3~7mmHg，可输液，但应减慢输液速度。

（3）血管活性药物选择：应用血管活性药物使平均动脉压保持在 ≥65mmHg，以保证低血压时能维持组织灌注，首选去甲肾上腺素，静脉用 0.25~0.50µg/（kg·min），可以联用血管升压素（最大剂量 0.03U/min）或者肾上腺素以达到目标的平均动脉压，或者加用血管升压素（最大剂量 0.03U/min）以减少去甲肾上腺素的剂量。不建议为保护肾脏功能而联用小剂量多巴胺，但在患者心律失常发生风险较低 / 存在显著的左室收缩功能低下或心率显著减慢时，可考虑使用多巴胺作为去甲肾上腺素的替代。在充分的液体复苏及使用血管活性药物之后，如果仍然存在持续的低灌注，且无致心律失常的风险时，建议使用多巴酚丁胺。

（4）正性肌力药物：心脏充盈压增高和低心输出量提示心力衰竭。循环容量充足、平均动脉压达标但低灌注征象持续存在，可在升压药物基础上加用多巴酚丁胺，但不以此增加心脏指数达超常水平。

4. 器官功能支持

（1）呼吸功能：可首先给予鼻导管给氧或面罩给氧、高流量氧疗、无创呼吸机辅助呼吸，血气分析每小时 1 次。如氧饱和度不稳定时，或存在难以纠正的酸碱平衡紊乱，立即给予经口气管插管接呼吸机辅助通气，维持生命体征，保证全身组织器官的供氧。急性全身感染引发的急性呼吸窘迫综合征（ARDS）患者目标潮气量为 6ml/kg。推荐 ARDS 患者测量平台压，并限制平台压 ≤30cmH$_2$O。推荐使用呼气末正压（PEEP）以避免呼气末的肺泡塌陷，对急性全身感染引发的中度或重度 ARDS 患者，建议使用高水平 PEEP 而非低水平 PEEP 的通气策略。对于严重难治性低氧血症的急性全身感染患者建议使用肺复张疗法。建议对由急性全身感染引发的 ARDS，氧合指数 ≤100mmHg 时，需要变换体位治疗,必要时采用俯卧位通气。推荐急性全身感染患者机械通气时保持床头抬高30°~45°,以降低误吸风险和预防呼吸机相关性肺炎。对于小部分急性全身感染引发的ARDS患者,需仔细评估无创面罩通气的益处并认为超过其风险时,建议使用。

推荐对机械通气的严重感染患者制订撤机方案,常规进行自主呼吸试验评估。当满足下列标准时终止机械通气:可唤醒;血流动力学稳定(未使用血管升压药物);没有新的潜在的严重并发症;对通气和呼气末压力的需求较低;对吸入气氧浓度(FiO_2)的需求较低,能够通过鼻导管满足氧输送等,应考虑拔管。

(2)肝功能:在临床上对肝衰竭尚无特殊治疗手段,只能采取一些支持措施以赢得时间,使受损的肝细胞有恢复和再生的机会。主要措施有:①补充足够的热量,维持正常血容量,纠正低蛋白血症;②控制全身性感染,及时发现和去除感染灶,在抗生素的选择上应避免肝毒性药物;③肝脏支持疗法,有条件的医院可开展人工肝支持、肝移植等技术。

(3)肾功能:充分容量复苏的前提下,患者尿量仍没有增加、内环境不稳定时,应尽早给予肾脏支持。连续性肾脏替代治疗(CRRT)和间断血液透析对严重感染导致的急性肾衰竭患者的治疗效果是相当的,但鉴于CRRT能连续、缓慢、等渗地清除水分及溶质,容量波动小,更适合脓毒症休克血流动力学不稳定的患者,建议使用CRRT辅助管理血流动力学不稳定患者的液体平衡。

碳酸氢盐治疗:对低灌注导致的pH≥7.15的乳酸血症患者,不建议使用碳酸氢钠改善血流动力学或减少血管升压药物的需求。

(4)消化系统功能支持:①预防应激性溃疡。有出血倾向的脓毒症休克患者,可使用H_2受体阻滞剂或质子泵抑制剂预防应激性溃疡,没有危险因素的患者不建议进行预防治疗。②营养支持。经胃肠道途径容量复苏及早期肠道营养支持需要在维持血流动力学稳定、肠道功能较好或恢复的状态下,适量给予、循序渐进。在确诊脓毒症或脓毒症休克的最初48小时内,可以耐受的情况下给予经口进食或肠内营养(如果需要)。在第1周内避免强制给予全热量营养,建议低剂量喂养(如每日最高500kcal),仅在可耐受的情况下加量。建议在确诊脓毒症或脓毒症休克的最初7日内,使用静脉输注葡萄糖和肠内营养,而非单独用全肠外营养或肠外营养联合肠内营养。对于严重感染患者,不建议使用含特殊免疫调节添加剂的营养制剂。对有营养风险的急性感染患者,接受肠内营养3~5日仍不能达到50%目标热量,建议添加补充性肠外营养。

(5)糖皮质激素:对于脓毒症休克,如果充分的液体复苏及血管升压药物治疗能够恢复血流动力学稳定,不建议静脉应用氢化可的松。如果无法达到血流动力学稳定,建议静脉应用氢化可的松,剂量为每日200mg。

(6)血液制品:一旦发现成人组织低灌注难以减轻,如心肌缺血、严重低氧血症、急性出血、发绀型心脏病或乳酸酸中毒,应在血红蛋白下降低于 70g/L 时输注红细胞,使血红蛋白维持在 70~90g/L,不建议使用促红细胞生成素作为脓毒症相关贫血的治疗。在没有出血或有计划的有创性操作时,如果凝血试验正常,不应该用新鲜冷冻血浆。当有凝血因子缺乏(PT、APTT、INR 延长)、活动性出血或外科手术或有创性操作前,可考虑输注新鲜冷冻血浆。当血小板计数 $<10 \times 10^9$/L 时,无论是否有出血,都应输注血小板(1~2U),当血小板计数 $10~20 \times 10^9$/L 时,且有明显出血倾向时,可以考虑输注血小板,而对于活动性出血、外科手术或者有创性操作,血小板计数需要达到 $\geq 50 \times 10^9$/L。对于脓毒症或脓毒症休克患者,不建议静脉使用免疫球蛋白。

(7)血糖控制:对于脓毒症患者,推荐使用基于流程的血糖管理方案,在两次血糖 >180mg/dl(10mmol/L)时,开始胰岛素治疗。目标是控制血糖≤180mg/dl,而不是≤110mg/dl(6.11mmol/L)。在接受胰岛素治疗时,需每 1~2 小时监测一次血糖,直到血糖和胰岛素用量稳定后可每 4 小时监测一次血糖。注意避免低血糖的发生。若床旁检验或毛细血管测得的血糖值与临床不符,建议复查动脉血血糖的床旁检验或静脉血糖检验。

拓展部分:

1. 毛细血管再充盈时间(CRT) 是指施加压力导致远端毛细血管床(即甲床、膝盖)颜色变白后恢复其颜色所需的时间。健康人 CRT 的正常上限为 3.5 秒,危重症患者的正常上限为 5.0 秒,脓毒症患者的 CRT 超过 5.0 秒则为 CRT 延迟,提示存在组织低灌注。

2. 皮肤花斑评分(skin mottling score,SMS) 是根据腿部花斑面积大小来评价的,面积越大评分越高,病死率也随之增加。

皮肤花斑评分标准如下:

0 分　没有皮肤花斑

1 分　膝盖中心位置小面积(硬币大小)的皮肤花斑

2 分　皮肤花斑的面积不超过膝盖的上缘

3 分　花斑面积不超过大腿的中部

4 分　花斑严重,面积未超过腹股沟

5 分　花斑非常严重,其面积超出腹股沟以外

(尹永杰)

第二节　多器官功能障碍综合征

（一）概述

多器官功能障碍综合征（multiple organ dysfunction syndrome，MODS），即当机体在严重感染、严重免疫炎症紊乱（如重症胰腺炎）、创伤、烧伤及各种休克等疾病过程中，发病 24 小时以上，2 个或 2 个以上器官或系统序贯性地发生功能障碍或功能衰竭。

- MODS 是严重感染、创伤和大手术后极其常见的致死原因。
- MODS 是当前重症医学所面临的极大挑战。

1. 分类　根据 MODS 器官功能障碍发生的主要原因及全身性炎症反应综合征（SIRS）在器官功能损伤中的地位，可将 MODS 分为原发性和继发性 MODS。

- 原发性 MODS：指某种明确的损伤直接引起器官功能障碍，即器官功能障碍由损伤本身引起，在损伤早期出现。如严重创伤后，直接肺挫伤导致 ARDS，横纹肌溶解导致肾衰竭，大量出血补液导致凝血功能障碍。在原发性 MODS 的发病和演进过程中，SIRS 在器官功能障碍发生中所占比重较低。
- 继发性 MODS：并非损伤的直接后果，而与 SIRS 引起的自身性破坏关系密切。损伤引起 SIRS，而异常的严重反应导致远隔器官发生功能障碍。所以，继发性 MODS 与原发损伤之间存在一定的间歇期，易合并感染。在继发性 MODS 中，SIRS 是器官功能损害的基础，全身性感染和器官功能障碍是 SIRS 的后继过程。SIRS—全身性感染—MODS 就构成一个循环，继发性 MODS 是该循环造成的严重后果。

2. 预后评估　MODS 是重症患者首要死亡原因，而且 MODS 的病死率与器官衰竭数目具有明显的相关性。尽管衰竭器官数量相同，但衰竭器官不同，MODS 病死率可能不同。MODS 患者病死率高，认识病死危险因素，有助于早期确立 MODS 治疗对策，具体危险因素如下：

- 病危（APACHE Ⅱ>20 分；APACHE Ⅲ>30 分）。
- 严重创伤（急性损伤评分 >25 分）。
- 年龄 >65 岁（>55 岁的创伤患者）。
- 明确有感染或炎症的 ICU 患者。
- 全身性感染。
- 转入 ICU 后低血压超过 24 小时。
- 休克复苏后仍然存在氧债——血乳酸水平持续升高。
- 重大手术。

- 体外循环中主动脉阻断时间 >1.5 小时。
- 具有肝功能不全病史。
- 长期酗酒。

(二) 诊断标准

目前 MODS 的诊断标准仍不统一，其诊断标准是不断修订和完善的。

1. 修订的 Fry-MODS 诊断标准　1980 年 Fry 第一个提出了 MODS 诊断标准，仅涉及四个系统（呼吸、肾脏、肝脏和胃肠）。目前 Fry-MODS 诊断标准仍然是公认的，在 1997 年结合国际常用的评判标准提出了修订的 Fry-MODS 诊断标准（表 9-2-1）。

表 9-2-1　修正的 Fry-MODS 诊断标准

系统或器官	诊断标准
循环系统	收缩压低于 90mmHg，并持续 1h 以上，或需要药物支持才能使循环稳定
呼吸系统	急性起病，氧合指数 ≤200mmHg（无论是否应用 PEEP），胸部正位 X 线片见双侧肺浸润，肺动脉楔压 ≤18mmHg 或不存在左心房压力升高的证据
肾脏	血肌酐 >2mg/dl（176.8 μmol/L）伴有少尿或无尿，或需要血液净化治疗
肝脏	血胆红素 >2mg/dl（176.8 μmol/L），并伴有转氨酶升高，> 正常值 2 倍以上，或已出现肝性脑病
胃肠	上消化道出血，24h 出血量超过 400ml，或胃肠蠕动消失不能耐受食物，或出现消化道坏死或穿孔
血液	血小板 <50×10^9/L 或降低 25%，或出现弥散性血管内凝血
代谢	不能为机体提供所需的能量，糖耐量降低，需要用胰岛素；或出现骨骼肌萎缩、无力等表现
中枢神经系统	GCS 评分 <7 分

注：MODS，多器官功能障碍综合征；PEEP，呼气末正压；GCS，格拉斯哥昏迷量表。

2. 感染相关的器官功能衰竭评分　采用 SOFA 评分，即序贯器官衰竭评分（sequential organ failure assessment），用于描述与感染相关 MODS 的发生、发展、评价发病率，也可以预测预后（方法见本章第一节）。还可以采用 Marshall 评分标准来评价 MODS 的严重程度（表 9-2-2）。

表 9-2-2　MODS 评分（Marshall 评分）

器官或系统	指标	器官评分 / 分				
		0	1	2	3	4
肺	（PaO$_2$/FiO$_2$）/mmHg	>300	226~300	151~225	76~150	≤75
肾	血清肌酐 /（mmol·L^{-1}）	≤100	101~200	201~350	351~500	>500
肝	血清胆红素 /（mmol·L^{-1}）	≤20	21~60	61~120	121~240	>240
心脏	PAR/mmHg	≤10.0	10.1~15.0	15.1~20.0	20.1~30.0	>30.0
血液	血小板 /（10^9·L^{-1}）	>120	81~120	51~80	21~50	≤20
脑	GCS 评分 / 分	15	13~14	10~12	7~9	≤6

注：MODS，多器官功能障碍综合征；PaO$_2$，动脉血氧分压；FiO$_2$，吸入气氧浓度；PAR，压力调整后心率；GCS，格拉斯哥昏迷量表。PAR= 心率 ×［右房压（中心静脉压）/ 平均动脉压］。

MODS 评分与预计病死率的关系见表 9-2-3。

表 9-2-3　MODS 评分与预计病死率

MODS 评分 / 分	预计病死率
0	0%
9~12	25%
13~16	50%
17~20	75%
>20	100%

注：MODS，多器官功能障碍综合征。

（三）临床特征

MODS 涉及面广，临床表现复杂，个体差异较大，一般情况下，MODS 病程 14~21 日，并经历 4 个阶段，包括休克、复苏、高分解代谢状态和器官衰竭阶段（表 9-2-4）。每个阶段都有其典型的临床特征，且发展速度极快，患者可能死于 MODS 的任一阶段。显著特征包括：

● 发生功能障碍的器官往往是直接损伤器官的远隔器官。

● 从原发损伤到发生器官功能障碍在时间上有一定的间隔。

● 高排低阻的高动力状态是循环系统的特征。

- 高氧输送和氧利用障碍及内脏器官缺血缺氧,使氧供需矛盾尖锐。持续高代谢状态和能源利用障碍。

表 9-2-4 MODS 的临床分期和特征

器官或系统	第 1 阶段	第 2 阶段	第 3 阶段	第 4 阶段
一般情况	正常或轻度烦躁	急性病容,烦躁	差	濒死感
循环系统	容量需要增加	高动力状态,容量依赖	休克,心输出量下降,水肿	血管活性药物维持血压,水肿,SvO_2 下降
呼吸系统	轻度呼吸性碱中毒	呼吸急促,呼吸性碱中毒,低氧血症	严重低氧血症,ARDS	高碳酸血症,气压伤
肾脏	少尿,利尿效果差	肌酐清除率下降,轻度氮质血症	氮质血症,有血液透析指征	少尿,血液透析时循环不稳定
胃肠道	胃肠胀气	不能耐受食物	肠梗阻,应激性溃疡	腹泻,缺血性肠炎
肝脏	正常或轻度胆汁淤积	高胆红素血症,PT 延长	黄疸	转氨酶升高,严重黄疸
代谢	高血糖,胰岛素需要量增加	高分解代谢	代谢,高血糖	骨骼肌萎缩,乳酸酸中毒
中枢神经系统	意识模糊	嗜睡	昏迷	昏迷
血液系统	正常或轻度异常	血小板降低,白细胞增多或减少	凝血功能异常	不能纠正的凝血障碍

注:MODS,多器官功能障碍综合征;SvO_2,混合静脉血氧饱和度;ARDS,急性呼吸窘迫综合征;PT,凝血酶原时间。

（四）综合治疗

所有 MODS 患者均应进入 ICU,但 MODS 患者的检测和治疗应由专科医师和 ICU 专职医师共同完成。

1. 控制原发病 控制原发疾病是 MODS 治疗的关键,应重视原发疾病的处理。对于存在严重感染的患者,必须积极地引流感染灶和目标性应用有效抗生素。若为创伤患者,应积极清创,并预防感染的发生。但重症患者出现腹胀、不能进食或无结石胆囊炎时,应采用积极的措施,如导泻、灌肠等,以保持肠道通畅,恢复肠道屏障功能,避免肠道菌群异位。而对于休克患者,则应争分夺秒地进行休克复苏,尽可能地缩短休克时间,避免引起进一步的器官功能衰竭。

2. 改善氧代谢,纠正组织缺氧　氧代谢障碍是 MODS 的特征之一,纠正组织缺氧是 MODS 重要的治疗目标。因此,确保患者的有效氧输送和组织供氧至关重要,不同患者,呼吸支持的策略和选择不同,应根据患者病情的不同,合理选择干预措施,目的在于提高动脉血氧浓度和血氧分压。主要手段包括增加全身氧输送、降低全身氧耗、改善组织细胞利用氧的能力等。

(1) 增加氧输送:氧输送是单位时间内心脏泵出的血液所携带的氧量,由心脏泵功能、动脉氧分压 / 血氧饱和度和血红蛋白的浓度决定。因此,提高氧输送也就通过心脏、血液和肺交换功能 3 个方面来实现。

- 维持动脉氧合:氧疗、呼吸机辅助通气和控制通气是支持动脉氧合的常用手段。对于非 ARDS 或急性呼吸衰竭患者,动脉氧分压维持在 80mmHg 以上或动脉血氧饱和度维持在 94% 以上。对于 ARDS 和急性呼吸衰竭的患者,动脉血氧分压维持在高于 55mmHg 或动脉血氧饱和度高于 90% 以上。

- 维持心输出量:保证适当的前负荷、应用正性肌力药物和降低心脏后负荷是支持心输出量的主要方法。

- 增加血液携氧能力:血红蛋白浓度的目标水平是 80g/L 以上或血细胞比容维持在 30%~35%。

(2) 降低氧耗:氧耗增加也是导致组织缺氧和 MODS 的原因之一,降低氧耗对 MODS 的防治具有重要意义。氧耗增加的因素包括:

- 发热和寒战:体温每增加 1℃,机体氧需增加 7%,氧耗可能增加 25%。可采用解热镇痛药物和物理降温等手段。物理降温时,要特别注意防止患者出现寒战。一旦发生寒战,机体氧耗将增加 100%~400%,对机体的危害很大。

- 疼痛和烦躁:也是导致机体氧耗增加的常见原因,有效地镇痛和镇静,使患者处于较为舒适的安静状态,对防治 MODS 有益。抽搐导致氧耗增加也十分显著,及时止痉是必要的。

- 呼吸困难或呼吸窘迫:正常情况下,呼吸肌的氧耗占全身氧耗的 1%~3%,若患者出现呼吸困难或呼吸窘迫,则呼吸肌的氧耗骤增,呼吸肌的氧需可能增加到全身氧需的 20%~50%。采取积极措施,如机械通气或提高机械通气条件,改善患者的呼吸困难,能明显降低患者呼吸肌氧耗。

3. 营养支持　MODS 使患者处于高度应激状态,导致机体出现以高分解代谢为特征的代谢紊乱。严重情况下,机体蛋白质分解代谢较正常增加 40%~50%,而骨骼肌的分解可增加 70%~110%,分解产生的氨基酸部分经糖异生作用后供能,部分供肝脏合成急性反应蛋白。器官及组织细胞的功能维护和组织修复有赖于细胞得到适当的营养底物,机体高分解代谢和外源性营养利用障碍,可导致或进一步加重器官功能障碍。因此,在 MODS 早期,代谢支持和调理的目标应当是试图减轻营养底物不足,防止细胞代谢紊乱,支持器官、组织的结构功能,参与调控免疫功能,减少器官功能障碍的产生。而在 MODS 的后期,代谢支持和调理的目标是进一步加速组织修复,促进患者康复。

在血流动力学稳定情况下,尽可能早期肠内营养,以恢复胃肠功能,必要时辅以肠外营养。

- 非蛋白能量 <35kcal/(kg·d),一般为 25~30kcal/(kg·d),其中 40%~50% 的能量由脂肪提供,以防止糖代谢紊乱,减少二氧化碳生成,降低肺的负荷。
- 提高氮的供应量:0.25~0.35g/(kg·d),以减少体内蛋白质的分解和供给急性反应蛋白合成的需要。
- 非蛋白能量与氮的比例降低到 100kcal∶1g。

4. 脏器功能替代治疗　密切注意肝脏、肾脏功能,选择合适的脏器功能替代治疗方式,如人工肝治疗,包括血浆置换、双重血浆分子吸附系统(DPMAS)、分子吸附再循环系统(MARS)等;人工肾治疗如血液净化治疗,包括血液灌流、血液滤过、血液透析、血液透析滤过等,在最小花费、最小创伤基础上,个体化治疗。

(尹永杰)

第十章

各系统急症及其急诊处理

第一节　呼吸系统急症

一、急性呼吸窘迫综合征

（一）概述

急性呼吸窘迫综合征（acute respiratory distress syndrome，ARDS）是由心源性以外的各种肺内外致病因素导致的急性进行性呼吸衰竭。

- ARDS 是急重症医学中最具挑战性的临床病症之一。
- 病理改变包括急性弥漫性炎症性肺损伤导致的肺泡毛细血管通透性增加、肺泡水肿、肺泡塌陷、透明膜形成和肺不张等。
- 主要病理生理改变为肺容积减少，肺顺应性降低和严重通气／血流比例失调。
- 临床上表现为急性呼吸窘迫、难治性低氧血症和非心源性肺水肿。
- 肺部影像学表现为双肺渗出性改变。

1. 病因和诱因　可分为肺内因素和肺外因素。其中，重症感染、创伤和吸入性肺炎是 ARDS 的三大常见病因。

（1）肺内因素（直接因素）

- 严重肺感染
- 胃内容物吸入
- 肺挫裂伤
- 吸入刺激性气体
- 淹溺
- 氧中毒
- 放射性肺损伤等

（2）肺外因素（间接因素）

- 严重肺外感染所致的脓毒症

- 严重的非胸部创伤
- 休克
- 大量输血
- 输液
- 重症胰腺炎
- 体外循环
- 弥散性血管内凝血（DIC）
- 中毒等

2. 院前急救

- 吸氧
- 尽快送医院

（二）诊断思路

1. 病史

- 存在引起 ARDS 的危险因素。
- 在原发病的症状和体征基础上，突然出现进行性呼吸困难、发绀，伴有烦躁、焦虑、出汗等。
- 呼吸困难的特点是呼吸深快、费力。
- 患者呼吸窘迫不能用通常的吸氧疗法改善，也不能用其他原发心肺疾病（如气胸、肺气肿、肺不张、肺炎或心力衰竭等）解释。

2. 体格检查

- 早期体征可无异常，或仅在双肺闻及少量细湿啰音。
- 后期多可闻及水泡音，可有管状呼吸音。

3. 辅助检查

- 血气分析：发病早期动脉血气典型改变为动脉血氧分压（PaO_2）降低，动脉血二氧化碳分压（$PaCO_2$）降低，pH 升高；疾病晚期因肺泡通气量的下降，$PaCO_2$ 多升高；出现呼吸性酸中毒提示病情严重。
- 胸部 X 线片：呈快速多变的发展过程，早期可无异常表现或者可见边缘模糊的肺纹理增多，继之很快出现斑片状浸润阴影，大片阴影中可见支气管充气征，后期出现肺间质纤维化改变。

4. 诊断标准

（1）根据 ARDS 柏林定义，满足以下 4 项条件方可诊断本病：

- 有明确诱因，1 周内出现的急性或加重的呼吸系统症状。
- 胸部 X 线片 /CT 显示双肺浸润影，不能完全用胸腔积液、肺叶 / 全肺不张和结节影解释。
- 呼吸衰竭不能完全用心力衰竭或液体负荷过重解释。若无临床危险因素,则需用客观检查(如超声心动图等)排除静水压增高型肺水肿。

● 低氧血症:根据氧合指数(PaO_2/FiO_2)确立 ARDS 诊断,并将其按严重程度分为轻度、中度和重度三种。上述氧合指数中 PaO_2 的监测都是在机械通气参数呼气末正压/持续气道正压通气(PEEP/CPAP)不低于 $5cmH_2O$ 的条件下测得;所在地海拔超过 1 000m 时,需对 PaO_2/FiO_2 进行校正,校正后的 PaO_2/FiO_2=(PaO_2/FiO_2)×(所在地大气压值/760)。

(2)柏林标准病情分级

● 轻度:$200mmHg<PaO_2/FiO_2\leqslant300mmHg$。

● 中度:$100mmHg<PaO_2/FiO_2\leqslant200mmHg$。

● 重度:$PaO_2/FiO_2\leqslant100mmHg$。

(3)1994 年的美欧 ARDS 共识会议(AECC)曾经提出过急性肺损伤(acute lung injury,ALI)和 ARDS 的概念。

● ALI 时 $PaO_2/FiO_2\leqslant300mmHg$。

● ARDS 时 $PaO_2/FiO_2\leqslant200mmHg$。

(4)中华医学会呼吸病学分会 1999 年制定的诊断标准如下:

● 有 ALI/ARDS 的高危因素。

● 急性起病、呼吸频数和/或呼吸窘迫。

● 低氧血症:ALI 时 $PaO_2/FiO_2\leqslant300mmHg$;ARDS 时 $PaO_2/FiO_2\leqslant200mmHg$。

● 胸部 X 线检查显示两肺浸润阴影。

● 肺毛细血管契压(PCWP)$\leqslant18mmHg$,或临床上能除外心源性肺水肿。

同时符合以上 5 项条件者,可以诊断 ALI 或 ARDS。

5. 鉴别诊断

● 建立诊断时必须排除大面积肺不张、心源性肺水肿、弥漫性肺泡出血、急性肺栓塞等。

● ARDS 与心源性肺水肿的鉴别诊断非常重要:后者卧位时呼吸困难加重,咳粉红色泡沫痰,肺湿啰音多在肺底部,对强心、利尿等治疗效果较好;必要时通过测定肺动脉楔压(PAWP)、超声心动图检测心室功能等作出判断并指导治疗。

(三)病情评估

● ARDS 属于临床常见的危急重症,临床病死率很高(目前在 30%~40%)。一经识别,均应积极处理。

● 急诊医生应该对 ARDS 的各种病因给予足够的重视并对是否合并本病保持高度的警惕,从而达到早期诊断、早期治疗,尽可能改善患者预后的目的。

(四)急诊治疗

ARDS 应该在严密的病情监护下进行治疗,目前无特效的治疗措施,主要根据其病理生理改变和临床表现,采取综合性支持治疗措施。

1. 积极治疗原发病和危险因素

2. 尽快纠正缺氧

● 采取有效措施尽快提高 PaO_2，使 $PaO_2 \geqslant 60mmHg$ 或动脉血氧饱和度（SaO_2）$\geqslant 90\%$。

● 当鼻导管或面罩吸氧无效时，应尽早进行机械通气。

3. 机械通气

（1）当患者意识清楚、血流动力学稳定，尤其是预计病情能够短期缓解或者合并免疫功能低下的患者，可以首先尝试无创机械通气。

（2）无创机械通气治疗 1~2 小时，如果低氧血症不能改善或者全身情况恶化，应及时气管插管，改为有创机械通气。

（3）有创机械通气推荐采用肺保护性通气策略，主要措施包括给予合适水平的 PEEP 和小潮气量。

1）PEEP 的条件

● 从低水平开始，先用 $5cmH_2O$，逐渐增加至合适的水平，争取维持 $PaO_2 \geqslant 60mmHg$ 而吸入气氧浓度（FiO_2）$\leqslant 60\%$。一般 PEEP 水平为 $8~18cmH_2O$。

● 对血容量不足的患者，应补充足够的血容量以代偿回心血量的不足，同时不能过量，以免加重肺水肿。

2）小潮气量

● 即 6~8ml/kg，将吸气平台压控制在 $30cmH_2O$ 以下，防止肺泡过度扩张。

● 允许一定程度的 CO_2 潴留和呼吸性酸中毒（pH 7.25~7.30），即允许性高碳酸血症。合并代谢性酸中毒时需适当补碱。

（4）有创机械通气中肺复张手法的应用

● 首先通常采用恒压通气方式实施控制性肺膨胀，即保持吸气相压力 $30~45 cmH_2O$，持续 30~40 秒。

● 充分复张塌陷的肺泡后再应用适当水平的 PEEP，防止呼气末肺泡塌陷并避免肺泡周期性塌陷开放而产生的剪切力。

（5）机械通气模式的选择

● 对于 ARDS 患者，压力控制通气可以保证气道吸气相压力水平不超过预设水平，避免呼吸机相关肺损伤，因而较容量控制通气更常用。

● 其他可选的通气模式包括双相气道正压通气、反比通气、压力释放通气等，并可联用肺复张手法、俯卧位通气等进一步改善氧合。

● 机械通气过程中必须进行密切的呼吸监测包括气道压力、肺顺应性、潮气量、PEEP、持续性氧饱和度监测和呼吸频率等，并根据血气分析结果调整有关参数。

4. 合理的液体平衡

● 合理限制液体量有助于减轻 ARDS 患者的肺水肿。在保证组织器官有效灌注的前提下,主张通过利尿和限制补液,保证液体等平衡或者负平衡。每日摄取液体量应限制在 1 400~1 600ml。

● 在 ARDS 早期,除非有低蛋白血症,否则不宜输注胶体液。存在低蛋白血症的 ARDS 患者,在补充清蛋白后 1 小时,应该使用利尿剂以促使液体排出。

5. 营养支持

● ARDS 时机体处于高代谢状态,应补充足够的营养。

● 全胃肠营养不仅可以避免静脉营养的不足,而且能够保护胃肠黏膜,防止肠道菌群异位。

6. 药物治疗

(1) 肾上腺皮质激素

● 对于过敏原因导致的 ARDS 或者明确肾上腺皮质功能不全的患者,早期应用可能有效。

● 对于发生肺间质纤维化的早期阶段即肺泡炎期,应用激素有一定的疗效。

● 对脂肪栓塞或急性胰腺炎并发 ARDS 患者,可以试用。

● 激素的用量:以氢化可的松计算,一般 24 小时不多于 300mg。

● 其他原因引起的 ARDS 患者,激素治疗价值尚不确定。

(2) 其他药物:包括非甾体抗炎药(布洛芬、吲哚美辛)、氧自由基清除剂、血管扩张剂、肺表面活性物质、抗 TNF-α 单克隆抗体、白介素 -1 受体阻滞剂、LPS 抗体等临床疗效尚不确定。

7. 预防和治疗院内感染

● ARDS 患者常常死于难以控制的感染,感染可以是 ARDS 的发病因素,也可以是 ARDS 治疗过程中的并发症,影响患者的转归。

● 疾病的后期亦常合并细菌或真菌的感染,及时有效地控制感染有助于提高生存率。

● 医护人员接触不同的患者后需要洗手,吸痰过程中注意无菌操作等有助于预防 ARDS 患者发生院内获得性肺炎。

(五) 注意事项

● ARDS 不是一个独立的疾病,而是一个连续发展的、复杂的临床综合征。因此,ARDS 的诊断标准是非特异的。建立诊断时必须排除心源性肺水肿等其他疾病。

● ARDS 的主要死因之一是多器官功能障碍综合征(MODS)。因此,不应把 ARDS 作为急性肺损伤,而应视为 MODS 的一个组成部分。

● 尽可能纠正缺氧、改善氧合是治疗 ARDS 的关键所在。但长期高浓度氧疗会加重肺损伤，气压伤、呼吸机相关性肺炎等机械通气的并发症并不少见。合理的呼吸支持对于改善 ARDS 的预后起重要作用。

（董雪松）

二、急性肺栓塞

(一) 概述

肺栓塞（pulmonary embolism, PE）是由内源性或外源性栓子堵塞肺动脉或其分支引起肺循环和右心功能障碍的一组临床和病理生理综合征，包括肺血栓栓塞、脂肪栓塞综合征、羊水栓塞、空气栓塞、肿瘤栓塞等。肺血栓栓塞是最为常见的类型，临床上 95% 以上的肺栓塞是由肺血栓栓塞所致，临床上所说的肺栓塞通常指的是肺血栓栓塞。

● 肺栓塞可单发或多发，但常发生于右肺和下叶。

● 肺栓塞中 80%~90% 的栓子来源于下肢或骨盆深静脉血栓。

● 肺动脉阻塞时临床上较少发生肺梗死。当栓子堵塞肺动脉，若其支配区的肺组织因血流受阻或中断可发生坏死，多见于存在基础心肺疾病者。

病因：

● 自身因素：血液中一些抗凝物质及纤溶物质先天性缺乏，如蛋白 C 缺乏、蛋白 S 缺乏、抗凝血酶Ⅲ缺乏及凝血因子 V Leiden 突变和凝血酶原 20210A 突变等。40 岁以下的年轻患者、发病呈家族聚集倾向，应检测是否存在遗传缺陷。

● 获得性因素：高龄、长期卧床、长时间旅行、动脉疾病（含颈动脉及冠状动脉病变）、近期手术史、创伤或活动受限如卒中、肥胖、真性红细胞增多症、管状石膏固定患肢、静脉血栓栓塞（venous thromboembolism, VTE）病史、急性感染、抗磷脂抗体综合征、恶性肿瘤、妊娠、口服避孕药或激素替代治疗等。

(二) 诊断思路

1. 症状

● 不明原因的呼吸困难及气促，尤以活动后明显，发生率为 80%~90%。

● 胸痛，发生率为 40%~70%。

● 晕厥，发生率为 11%~20%。

● 咯血，发生率为 10%~30%。

● 烦躁不安、惊恐甚至濒死感。

● 咳嗽、心悸等。

● 临床上所谓"三联征"：呼吸困难、胸痛及咯血，仅见于约 20% 患者。

2. 体征

（1）呼吸系统

- 呼吸频率增加（>20 次 /min）最常见。
- 发绀。
- 肺部可闻及哮鸣音和 / 或细湿啰音。
- 合并肺不张和胸腔积液时出现相应的体征。

（2）循环系统

- 心率加快，主要表现为窦性心动过速，也可发生房性心动过速、心房颤动、心房扑动或室性心律失常。
- 多数血压无明显变化，低血压和休克罕见，一旦发生常提示中央型急性肺栓塞和 / 或血流动力学受损。
- 颈动脉充盈、怒张或搏动增强；肺动脉瓣区第二心音亢进或分裂，三尖瓣可闻及收缩期杂音。

（3）其他：可伴发热，多为低热，提示肺梗死。

3. 深静脉血栓形成（deep venous thrombosis，DVT）的症状与体征

- 下肢 DVT：患肢肿胀、周径增大、疼痛或压痛、皮肤色素沉着，行走后患肢易疲劳或肿胀加重。
- 无自觉症状和明显体征者，需测量双侧下肢周径，双侧相差 >1cm 即考虑有临床意义。测量点：髌骨上缘以上 15cm、髌骨下缘以下 10cm。

4. 辅助检查

- 动脉血气分析有助于对肺栓塞的筛选。
- 血浆 D- 二聚体测定，>500μg/L 对诊断有指导意义。
- 心电图，窦性心动过速最常见，其他包括房性心律失常、电轴右偏或右胸前导联及 Ⅱ、Ⅲ、aVF 导联 T 波倒置等。最典型的心电图表现为 $S_1Q_{III}T_{III}$（Ⅰ 导联 S 波变深，S 波 >1.5mm，Ⅲ 导联有 Q 波和 T 波倒置）。
- 超声心动图在提示诊断、预后评估及除外其他心血管疾患方面有重要价值。
- 胸部 X 线检查。
- CT 肺动脉造影，是目前急诊确诊肺栓塞最主要确诊手段之一，对亚段或以上的肺栓塞的诊断价值较高（图 10-1-1）。
- 放射性核素肺通气灌注扫描，是二线诊断手段，对亚段以下肺动脉血栓栓塞的诊断有特殊意义。
- 肺动脉造影，公认诊断肺栓塞的金标准，属有创性检查，不作为常规检查方法。
- 磁共振肺动脉造影，优势在于可同时评价患者右心功能，亦适用于无法进行造影的碘过敏患者。

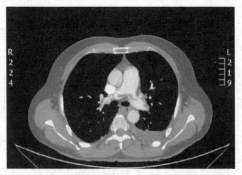

图 10-1-1 肺动脉主干血栓栓塞

- 下肢深静脉检查,可寻找肺栓塞栓子的来源。
- 遗传性易栓症相关检查。

5. 肺栓塞的诊断策略 肺栓塞的临床表现多样,有时隐匿,缺乏特异性,胸部 X 线片、心电图、常规化验和血气分析很难提供确诊的依据,而 CT 肺动脉造影、通气灌注扫描和肺动脉造影也很难在基层推广和应用。因此检出肺栓塞的关键是提高诊断意识,对怀疑肺栓塞的患者采取"三步走"策略。首先进行临床可能性评估,然后进行初始危险分层,最后逐级选择检查手段明确诊断。

(1)临床可能性评估:常用的临床评估标准有加拿大 Wells 评分和修正的 Geneva 评分(表 10-1-1、表 10-1-2)。

表 10-1-1 急性肺栓塞临床可能性评估:Wells 评分标准

项目	原始版评分 / 分	简化版评分 / 分
既往肺栓塞或 DVT 病史	1.5	1
心率≥100 次 /min	1.5	1
过去 4 周内有手术史或制动史	1.5	1
咯血	1	1
肿瘤活动期	1	1
DVT 临床表现	3	1
其他鉴别诊断的可能性低于肺栓塞	3	1

注:临床可能性根据各项得分总和推算。三分类法(简化版不推荐三分类法)中总分 0~1 分为低度可能,2~6 分为中度可能,≥7 分为高度可能。二分类法中,对于原始版评分标准而言,0~4 分为可能性小,≥5 分为可能。对于简化版评分标准而言,0~1 分为可能性小,≥2 分为可能。DVT,深静脉血栓形成。

表 10-1-2 急性肺栓塞临床可能性评估:Geneva 评分标准

项目	原始版评分/分	简化版评分/分
既往肺栓塞或 DVT 病史	3	1
心率		
75~94 次/min	3	1
≥95 次/min	5	2
过去 1 个月内手术史或骨折史	2	1
咯血	2	1
肿瘤活动期	2	1
单侧下肢痛	3	1
下肢深静脉触痛和单侧肿胀	4	1
年龄>65 岁	1	1

注:临床可能性根据各项得分总和推算。三分类法中,对于原始版评分标准而言,总分 0~3 分为低度可能,4~10 分为中度可能,≥11 分为高度可能。对于简化版评分标准而言,0~1 分为低度可能,2~4 分为中度可能,≥5 分为高度可能。二分类法中,对于原始版评分标准而言,0~5 分为可能性小,≥6 分为可能。对于简化版评分标准而言,0~2 分为可能性小,≥3 分为可能。DVT,深静脉血栓形成。

（2）初始危险分层:对可疑急性肺栓塞的严重程度进行初始危险分层以评估其早期死亡风险（住院或 30 日病死率）。主要根据患者当前的临床状态,只要存在休克或持续低血压即为可疑高危急性肺栓塞。如无休克或持续性低血压则为可疑非高危急性肺栓塞。

（3）诊断流程图:见图 10-1-2 和图 10-1-3。

6. 鉴别诊断 由于肺栓塞的症状和体征均缺乏特异性,还可同时见于其他多种疾病,应与下述常见疾病进行鉴别:冠心病、急性冠脉综合征、心肌炎、肺炎、胸膜炎、主动脉夹层、支气管哮喘、肺不张、慢性阻塞性肺气肿、原发性肺动脉高压及 ARDS 等。

（三）急诊治疗

1. 急性肺栓塞的治疗

（1）一般性治疗

● 绝对卧床休息 2~3 周。

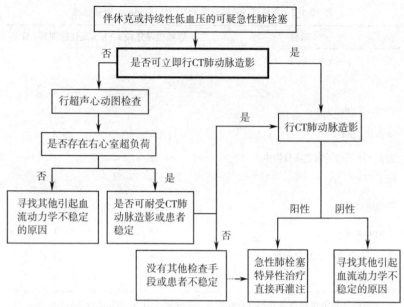

图 10-1-2　可疑高危急性肺栓塞患者的诊断流程图(虚线所示路径证据欠充分)

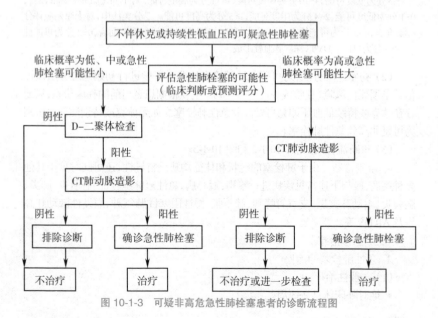

图 10-1-3　可疑非高危急性肺栓塞患者的诊断流程图

- 密切监测患者的生命体征,动态监测心电图、动脉血气分析。
- 对症治疗,如胸痛、烦躁给予吗啡;缺氧予以吸氧;心力衰竭按心力衰竭治疗等。
- 合并下肢深静脉血栓形成者,绝对卧床至抗凝达到一定强度,应用抗生素控制下肢血栓性静脉炎及预防肺部并发感染。

(2)溶栓治疗:溶栓治疗是高危肺栓塞患者的一线治疗方案。对于出现休克或低血压的高危肺栓塞患者,只要不存在溶栓治疗绝对禁忌证,均应给予静脉溶栓治疗;对于非高危患者,不建议常规进行溶栓治疗。对中危患者选择性应用溶栓治疗;对于低危患者,不建议行溶栓治疗。

1)常用溶栓药物及方法

- 重组组织型纤溶酶原激活剂(rt-PA):50~100mg 持续静脉滴注,无须负荷量。
- 尿激酶:20 000U/(kg·2h)静脉滴注。

2)溶栓绝对禁忌证

- 出血性卒中。
- 6 个月内缺血性卒中。
- 中枢神经系统损伤或肿瘤。
- 近 3 周内重大外伤、手术或头部损伤。
- 1 个月内消化道出血。
- 已知的出血高风险患者。

3)相对禁忌证

- 6 个月内短暂性脑缺血发作(TIA)。
- 应用口服抗凝药。
- 妊娠或分娩后 1 周。
- 不能压迫止血部位的血管穿刺。
- 近期曾行心肺复苏。
- 难以控制的高血压(收缩压 >180mmHg)。
- 严重肝功能不全。
- 感染性心内膜炎。
- 活动性溃疡。

4)溶栓时间窗

- 急性肺栓塞发病 48 小时内开始行溶栓治疗,对于有症状的急性肺栓塞患者在 6~14 日内溶栓治疗仍有一定作用。

5)溶栓注意事项

- 溶栓前常规检查。

- 备血。
- 使用尿激酶溶栓期间勿同时使用普通肝素。
- 溶栓开始后每 30 分钟做 1 次心电图,复查动脉血气,严密观察生命体征,溶栓治疗结束后,每 2~4 小时测定活化凝血活酶时间(APTT),水平低于基线值的 2 倍(或 <80 秒)时,开始规范的肝素治疗。

(3)抗凝治疗:抗凝治疗为肺栓塞的基本治疗方法,可有效防止血栓再度形成和复发,同时可启动自身纤溶机制溶解已存在的血栓,有效阻止静脉血栓的进展,预防早期死亡和 VTE 复发。

1)肠道外抗凝
- 普通肝素:首先给予负荷剂量 2 000~5 000U 或 80U/kg 静脉注射,继之以 18U/(kg·h)持续静脉滴注。APTT 维持于正常值的 1.5~2.5 倍,监测血小板计数。
- 低分子量肝素:按体重(kg)给药,一般不需常规监测,妊娠期间 Xa 因子活性目标范围 0.6~1.0U/ml(每日给药 2 次)、1.0~2.0U/ml(每日给药 1 次)。
- 磺达肝癸钠:2.5mg 皮下注射,每日 1 次,无须监测。中度肾功能不全的患者应减量 50%。

2)口服抗凝药
- 维生素 K 拮抗剂(VKA),华法林为国内最常用,初始剂量为 1~3mg。通常与肠道外抗凝联用 5 日以上,国际标准化比值(INR)达到目标范围(2.0~3.0)并持续 2 日以上时,停用肠道外抗凝药。

3)抗凝治疗时程
- 有明确诱发危险因素的急性肺栓塞:诱因已除,推荐口服抗凝治疗 3 个月。
- 无明确诱发危险因素的急性肺栓塞:复发风险较高,应给予口服抗凝治疗至少 3 个月。此后根据复发和出血风险决定抗凝治疗时程。
- 肿瘤合并急性肺栓塞:肿瘤患者发生急性肺栓塞后应接受长期抗凝治疗,给予 3~6 个月的低分子量肝素治疗,建议只要肿瘤处于活动期,即应长期给予低分子量肝素或华法林治疗。

4)长期抗凝治疗的药物选择
- 大部分患者可长期应用华法林。
- 新型口服抗凝剂可替代华法林用于长期抗凝治疗。
- 肿瘤患者应用低分子量肝素更安全有效。
- 标准口服抗凝治疗结束后,可考虑口服阿司匹林。

(4)肺动脉血栓摘除术:由于大块血栓所致肺栓塞急性期死亡率达 32%,其中发病 1 小时内死亡达 11%,死因为猝死、休克及呼吸循环衰竭。肺动脉血栓摘除术是改善呼吸循环功能障碍的有效方法。适应证:

- 急性大面积肺栓塞。
- 血流动力学不稳定,尤其伴循环衰竭或休克者。
- 肺动脉主干、主要分支完全堵塞,且有溶栓治疗禁忌证或溶栓等内科治疗无效的患者。
- 训练有素的介入治疗梯队。

(5)经皮导管介入治疗:经皮导管介入治疗可去除肺动脉及主要分支内的血栓,促进右心室功能恢复,改善症状和存活率,适用于溶栓绝对禁忌证的患者。对无溶栓禁忌证的患者,可同时经导管溶栓或在机械捣栓基础上行药物溶栓。

(邢吉红)

三、气胸

(一)概述

气胸(pneumothorax)是指肺组织及脏胸膜破裂,或胸壁及壁胸膜被穿透,空气通过破损的胸膜、横膈、纵隔进入胸膜腔,形成胸膜腔积气和肺脏萎缩的状态。

1. 病因 气胸可分成自发性、创伤性和医源性三类。

- 自发性气胸:没有创伤或人为因素的情况下,肺组织及脏胸膜自发性破裂,空气进入胸膜腔。又可分为原发自发性气胸、继发自发性气胸。
- 创伤性气胸:胸壁的直接或间接损伤所致,空气进入胸膜腔。
- 医源性气胸:由诊断和治疗性操作所致,常见有经胸腔细针吸引、锁骨下静脉穿刺、胸腔穿刺、机械通气等。

根据胸膜腔压力情况,可以分为闭合性气胸、开放性气胸和张力性气胸三类。

2. 院前急救

- 保持呼吸道通畅,减少活动,有条件给予吸氧。
- 针对张力性气胸,可使用粗针头穿刺胸膜腔减压,外接塑料袋、气球等,避免外界空气进入胸膜腔。

(二)诊断思路

1. 症状

- 典型症状为突发性胸痛,继之有胸闷和呼吸困难,并可有刺激性咳嗽。
- 少量气胸可无明显症状或先有气急后逐渐平稳。
- 大量气胸时,可有胸闷、气短、呼吸困难,不能平卧。
- 开放性气胸及张力性气胸者,常表现为烦躁不安,明显呼吸困难,鼻翼扇动,颈静脉怒张,发绀,意识不清,血压下降等。

2. 体征
- 患侧胸廓饱满、呼吸运动减弱。
- 叩诊呈鼓音,肝肺浊音界消失。
- 听诊患侧呼吸音减弱甚至消失。
- 大量气胸或张力性气胸时纵隔可向健侧移位。

3. 辅助检查
- 血气分析常有 PaO_2 降低,动脉 - 肺泡氧分压差增大。
- 胸部 X 线检查典型表现为外凸弧形的细线条形阴影,线外透亮度增高,无肺纹理,线内为压缩的肺组织(图 10-1-4)。

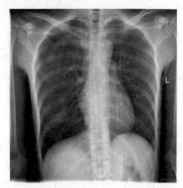

图 10-1-4 气胸胸部 X 线片表现

- 胸部 CT 表现为胸膜腔内出现极低密度的气体影,伴有肺组织不同程度的萎缩改变(图 10-1-5)。

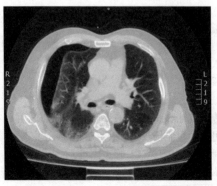

图 10-1-5 气胸肺 CT 表现

- 胸部 MRI 检查:气胸在 MRI 上表现为低信号,压缩的肺组织呈中等信号,伴胸腔积液则呈气液平,积液呈较低信号,伴胸腔积血时在加权图像上呈高信号。
- 胸腔镜为有创检查方法,易于发现气胸病因。

4. 临床分型　为便于临床观察及处理,根据临床表现分为稳定型和不稳定型。符合以下所有表现者为稳定型:

- 呼吸频率 <24 次 /min。
- 心率 60~120 次 /min。
- 血压正常。
- 呼吸室内空气时 SaO$_2$>90%。
- 两次呼吸间说话成句。

5. 鉴别诊断

- 与急性心肌梗死相鉴别,急性心肌梗死者既往常有高血压病、冠心病病史,心电图、X 线、肌钙蛋白 I 及血清酶学检查等可有助于鉴别诊断。
- 与肺大疱相鉴别,尤其是肺周边的肺大疱,误对肺大疱抽气测压,容易引起气胸。
- 与支气管哮喘和慢性阻塞性肺疾病相鉴别,支气管哮喘患者常有多年反复发作史,慢性阻塞性肺疾病患者病情表现为长期缓慢加重,胸部 X 线、CT 检查可作出诊断。
- 与肺血栓栓塞相鉴别,肺血栓栓塞患者常有咯血、低热、易致静脉血栓形成的高危病因,根据 D- 二聚体、CT 肺动脉造影检查有助于鉴别。

（三）急诊治疗

1. 治疗目的　促进肺复张,消除病因及减少复发。

2. 基本治疗原则　一般治疗、排气疗法、防止复发措施、手术疗法及并发症防治。

3. 具体措施　保守治疗、胸腔减压、经胸腔镜手术或开胸手术等。

- 保守治疗:适用于稳定型小量气胸、首次发生的症状较轻的闭合性气胸。严格卧床休息,酌情镇痛、镇静。
- 排气疗法:可采取胸膜腔穿刺抽气法及胸腔闭式引流术。前者适用于小量气胸,呼吸困难较轻,心肺功能尚好的闭合性气胸患者。后者适用于不稳定性气胸,呼吸困难明显,肺压缩程度较重,交通性和张力性气胸,反复发生的气胸患者。穿刺部位通常选择在患侧胸部锁骨中线第 2 肋间或腋前线第 4、5 肋间。局限性气胸则需经 X 线检查定位后选择最佳插管部位。对于合并胸腔积液较多的气胸,插管部位应选择在气液交界面,以利于排气同时排液。
- 胸膜粘连术:是将无菌的刺激性物质注入胸膜腔,诱发化学性胸膜炎,使脏胸膜、壁胸膜粘连,瘘孔闭合,消失胸膜腔间隙,使空气无处积存。常用化学粘连剂有滑石粉 2~8g 加入 100ml 生理盐水,四环素 1g 或多西环素 0.5~1.0g 加入生理盐水 100ml 等。

- 手术治疗:主要适用于长期气胸、血气胸、双侧气胸、复发性气胸、张力性气胸引流失败者、胸膜增厚致肺膨胀不全或影像学有多发性肺大疱者。主要有电视胸腔镜、开胸手术方法。

(四)并发症

1. 皮下气肿和纵隔气肿

- 肺泡破裂逸出的气体进入肺间质,形成间质性肺气肿。肺间质内气体沿血管鞘进入纵隔,甚至进入颈部、脸部、胸部及腹部皮下组织,导致皮下气肿。
- 张力性气胸或胸腔闭式引流置管后,气体可沿着针孔或切开漏出,出现皮下气肿。常可自行吸收,纵隔气肿张力过高时可作锁骨上窝切开或穿刺排气治疗。

2. 复张后肺水肿

- 排气或抽气后出现持续性咳嗽、胸闷,咳大量白色泡沫痰或泡沫血痰,听诊双肺可闻及较多的湿啰音,PaO_2 下降,胸部 X 线片显示肺水肿。
- 处理方法包括半卧位或坐位,吸氧,应用利尿剂治疗,控制静脉补液量。

3. 血气胸

- 自发性气胸常由胸膜粘连带内血管破裂导致。
- 处置上应尽快胸腔置管以观察出血量。短期内胸膜腔引流血性液体量 >1L/d,或每小时引流血性液体量 >100ml,或补足血容量后休克仍难以纠正者,处理原则是应开胸或经胸腔镜下结扎止血。

(邢吉红)

四、支气管哮喘急性发作

(一)概述

支气管哮喘急性发作是指喘息、气促、咳嗽、胸闷等症状突然发生或原有症状急性加剧,常有呼吸困难,以呼气流量降低为其特征,常因接触变应原、刺激物或呼吸道感染诱发。其程度轻重不一,病情加重可在数小时或数日内出现,偶尔可在数分钟内即危及生命,故应对病情作出正确评估。病因如下:

- 呼吸道感染。
- 抗原或刺激性物质持续存在或突然大量暴露。
- 长期应用糖皮质激素时早减量或停用。
- 长期单独使用短效 β_2 受体激动剂使 β_2 受体功能下调。

- 阿司匹林或其他非甾体抗炎药的使用。

（二）诊断思路

1. 临床表现

- 反复发作性喘息,大多数有季节性,日轻夜重,常与吸入外源性变应原有关。
- 急性发作时,两肺闻及弥漫性哮鸣音,以呼气相为主。
- 上述症状和体征可经治疗缓解或自行缓解,缓解期患者可无任何哮喘症状。

2. 辅助检查

- 血常规、血气分析等。
- 呼吸功能检查。
- 变应原检查。
- 胸部 X 线检查:早期在哮喘发作时可见两肺透亮度增加,呈过度充气状态;在缓解期多无明显异常。

3. 诊断标准

（1）反复发作喘息、气急、胸闷或咳嗽,多与接触变应原、冷空气、物理、化学性刺激及病毒性上呼吸道感染、运动等有关。

（2）发作时在双肺可闻及散在或弥漫性、以呼气相为主的哮鸣音,呼气相延长。

（3）上述症状和体征可经治疗缓解或自行缓解。

（4）除外其他疾病所引起的喘息、气急、胸闷和咳嗽。

（5）临床表现不典型者(如无明显喘息或体征),应至少具备以下一项:①支气管激发试验或运动激发试验阳性;②支气管舒张试验阳性;③最高呼气流量平均每日昼夜变异率 >10% 或周变异率≥20%。

符合（1）~（4）或（4）、（5）者,可以诊断为支气管哮喘。

4. 支气管哮喘发作严重程度的分级（表 10-1-3）

表 10-1-3　哮喘急性发作严重程度的分级

临床特点	轻度	中度	重度	危重
气短	步行时	稍事活动	休息时	
体位	可平卧	喜坐位	端坐呼吸	
谈话方式	成句	字段	单字	不能讲话
精神状态	尚安静	稍烦躁	焦虑、烦躁	嗜睡、意识模糊
出汗	无	有	大汗淋漓	

临床特点	轻度	中度	重度	危重
呼吸频率	轻度增加	增加	>30 次 /min	
辅助肌活动及三四征	常无	有	常有	胸腹矛盾运动
哮鸣音	呼气末	较响亮	响亮	减低或无
脉率	<100 次 /min	100~120 次 /min	>120 次 /min	变慢或不规则
肺性奇脉	无	有,10~25mmHg	常有,> 25mmHg	若无,提示呼吸肌疲劳
最初应用支气管扩张剂呼气流量峰值（PEF）占预计值	>80%	60%~80%	<60% 或 100L/min 或作用持续时间 <2h	
PaO$_2$(吸空气时)	正常	≥60mmHg	<60mmHg	<60mmHg
PaCO$_2$/mmHg	<45	≤45	>45	>45
SaO$_2$/%	>95	91~95	≤90	≤90
pH	降低	降低	降低	降低

5. 鉴别诊断
- 心源性哮喘
- 喘息型慢性支气管炎
- 支气管肺癌
- 嗜酸性粒细胞肺浸润症

（三）急诊治疗

1. 轻度或部分中度急性发作　可以在家中或社区治疗。

治疗措施:重复吸入速效 β$_2$ 受体激动剂,在第一小时每 20 分钟吸入 2~4 喷。随后根据治疗反应,轻度急性发作可调整为每 3~4 小时吸入 2~4 喷,中度急性发作每 1~2 小时吸入 6~10 喷。如果对吸入性 β$_2$ 受体激动剂反应良好,通常不需要使用其他的药物。如果治疗反应不完全,尤其是在控制性治疗的基础上发生急性发作,应尽早口服激素,必要时到医院就诊。

2. 氧疗与辅助通气

- 鼻导管、面罩或鼻罩给氧，使 $PaO_2>60mmHg$，出现 CO_2 潴留时需限制吸氧浓度。
- 如果患者全身情况进行性恶化，神志改变，意识模糊，$PaO_2<60mmHg$，$PaCO_2>50mmHg$，应及时行气管插管或气管切开，行机械辅助通气。

3. 药物治疗

（1）$β_2$ 受体激动剂

- 轻度至中度哮喘：应用手控定量气雾剂（MDI）辅以储雾罐装置，在 1 小时内每 20 分钟吸入 2~4 喷。
- 中度至重度哮喘：应用沙丁胺醇溶液以氧气或压缩空气为动力持续雾化吸入，或者皮下或静脉注射 $β_2$ 受体激动剂。

（2）氨茶碱：以每小时 0.6~0.8mg/kg 的速率静脉滴注，可以维持有效血药浓度。

（3）抗胆碱药：溴化异丙托品气雾剂每次 4 喷，每日 4 次吸入。与 $β_2$ 受体激动剂气雾剂同时应用具有相加作用。

（4）糖皮质激素

- 住院患者的初始治疗：布地奈德溶液经射流装置持续雾化吸入。
- 中度哮喘发作：口服泼尼松，30~50mg/d，分 1~2 次口服。
- 重度哮喘发作：甲泼尼龙静脉滴注 40~160mg/d。

4. 重度哮喘的其他治疗

- 补液：每日补液量一般为 2 500~3 000ml。
- 纠正酸中毒：若呼吸性酸中毒时 pH<7.2，或因缺氧、补液量不足等并发代谢性酸中毒即为补碱指征，可用 5% 碳酸氢钠静脉滴注或缓慢静脉注射。
- 抗生素：酌情选用广谱抗生素静脉滴注。
- 纠正电解质紊乱。
- 并发症的处理：当患者出现张力性气胸、痰栓阻塞或呼吸肌衰竭时应及时诊断、及时处理。

（邢吉红）

五、慢性阻塞性肺疾病

（一）概述

1. 定义　慢性阻塞性肺疾病（chronic obstructive pulmonary disease，COPD）是一种常见的以持续性呼吸道症状和气流受限为特征的可以预防和治疗的疾病，呼吸症状和气流受限是由于气道和／或肺泡异常导致的，气道和／或肺泡异常的原因通常是明显的有毒颗粒和气体暴露。

● 慢性支气管炎与肺气肿是导致 COPD 最常见的疾病。

● 突出特征是进行性发展的不完全可逆的气流受限。

● 肺功能检查对于确定气流受限有重要意义。

● 在吸入支气管舒张剂后肺功能第一秒用力呼气容积占用力肺活量百分比（FEV_1/FVC）<70%。

2. 病因

（1）外因（环境因素）

● 吸烟：是目前公认的 COPD 最重要危险因素。

● 吸入性职业粉尘：煤矿工人、水泥厂工人因吸入矿物粉尘促进 COPD 的发病。

● 空气污染：空气污染严重的城市的居民患 COPD 风险增加。

● 生物燃料：在发展中国家，室内中等程度生物量暴露和烹饪过程中传统燃料的使用大大增加了女性患 COPD 的风险。

● 呼吸道感染：对于已患 COPD 者，呼吸道感染是导致疾病急性发作的重要危险因素。

● 社会经济地位：贫穷与气流受限密切相关，低社会经济状态与 COPD 风险增加密切相关。

（2）内因（个体易患因素）

● 遗传：先天性 α_1- 抗蛋白酶缺乏增加 COPD 发病风险。

● 气道高反应性：气道反应性增高者增加 COPD 发病风险。

● 肺脏发育、生长不良：在孕期、婴幼儿期肺脏发育及生长发育不良者成年后更易患 COPD。

● 免疫缺陷：相比 HIV 阴性人群，HIV 患者发生 COPD 的风险显著增高。

（二）诊断思路

1. 临床表现

（1）症状：起病缓慢、病程较长。主要症状：

● 慢性咳嗽：随病程发展可终身不愈。常晨间咳嗽明显，夜间有阵咳或排痰。

● 咳痰：一般为白色黏液或浆液性泡沫性痰，偶可带血丝，清晨排痰较多。急性发作期痰量增多，可有脓性痰。

● 气短或呼吸困难：早期在劳力时出现，后逐渐加重，以致在日常活动甚至休息时也感到气短，是 COPD 的标志性症状。

● 喘息和胸闷：部分患者特别是重度患者或急性加重时出现喘息。

● 其他：晚期患者有体重下降，食欲减退等。

（2）体征：早期体征可无异常，随疾病进展出现以下体征。

- 视诊：胸廓前后径增大，肋间隙增宽，剑突下胸骨下角增宽，称为桶状胸。部分患者呼吸变浅，频率增快，严重者可有缩唇呼吸等。
- 触诊：双侧语颤减弱。
- 叩诊：肺部过清音，心浊音界缩小，肺下界和肝浊音界下降。
- 听诊：两肺呼吸音减弱，呼气延长，部分患者可闻及湿啰音和／或干啰音。

2. 辅助检查

（1）肺功能检查：是判断气流受限的主要客观指标，对 COPD 诊断、严重程度评价、疾病进展、预后及治疗反应等有重要意义。

- 第一秒用力呼气容积占用力肺活量百分比（FEV_1/FVC）是评价气流受限的一项敏感指标；第一秒用力呼气容积占预计值百分比（FEV_1% 预计值）是评估 COPD 严重程度的良好指标，其变异性小，易于操作；吸入支气管舒张药后 $FEV_1/FVC<70\%$ 及 $FEV_1<80\%$ 预计值者，可确定为不能完全可逆的气流受限。
- 肺总量（TLC）、功能残气量（FRC）和残气量（RV）增高，肺活量（VC）减低，表明肺过度充气，有参考价值。由于 TLC 增加不及 RV 增高程度明显，故 RV/TLC 增高。
- 一氧化碳弥散量（DL_{CO}）及 DL_{CO} 与肺泡通气量（VA）比值（DL_{CO}/VA）下降，该项指标对诊断有参考价值。

（2）胸部 X 线检查：COPD 早期胸部 X 线片可无变化，以后可出现肺纹理增粗、紊乱等非特异性改变，也可出现肺气肿改变。胸部 X 线片改变对 COPD 诊断特异度不高，主要作为确定肺部并发症及与其他肺疾病鉴别之用。

（3）胸部 CT 检查：CT 检查不应作为 COPD 的常规检查。高分辨率 CT 对有疑问病例的鉴别诊断有一定意义。

（4）动脉血气：对确定发生低氧血症、高碳酸血症、酸碱平衡失调及判断呼吸衰竭的类型有重要价值。

（5）其他：COPD 合并细菌感染时，外周血白细胞增高，核左移。痰培养可能查出病原菌；常见病原菌为肺炎链球菌、流感嗜血杆菌、卡他莫拉菌、肺炎克雷伯菌等。

3. 诊断与严重程度分级

（1）诊断：主要根据吸烟等高危因素史、临床症状、体征及肺功能检查等综合分析确定。

- 不完全可逆的气流受限是 COPD 诊断的必备条件。
- 吸入支气管舒张药后 $FEV_1/FVC<70\%$ 及 $FEV_1<80\%$ 预计值可确定为不完全可逆性气流受限。
- 有少数患者并无咳嗽、咳痰症状，仅在肺功能检查时 $FEV_1/FVC<70\%$，而

$FEV_1 \geqslant 80\%$ 预计值,在除外其他疾病后,亦可诊断为 COPD。

（2）严重程度分级:根据 FEV_1/FVC、$FEV_1\%$ 预计值和症状可对 COPD 的严重程度作出分级（表 10-1-4）。

表 10-1-4　COPD 患者气流受限严重程度

肺功能分级	患者肺功能 FEV_1 占预计值的百分比（$FEV_1\%pred$）
GOLD 1 级:轻度	$FEV_1\%pred \geqslant 80\%$
GOLD 2 级:中度	$50\% \leqslant FEV_1\%pred < 80\%$
GOLD 3 级:重度	$30\% \leqslant FEV_1\%pred < 50\%$
GOLD 4 级:极重度	$FEV_1\%pred < 30\%$

注:COPD,慢性阻塞性肺疾病;FEV_1,第一秒用力呼气容积。

（3）COPD 病程分期

- 急性加重期（COPD 急性加重）指在疾病过程中,短期内咳嗽、咳痰、气短和/或喘息加重,痰量增多,呈脓性或黏液脓性,可伴发热等症状。
- 稳定期则指患者咳嗽、咳痰、气短等症状稳定或症状较轻。

4. 鉴别诊断

（1）支气管哮喘

- 多在儿童或青少年期起病,常有家族或个人过敏史。
- 以发作性喘息为特征,发作时两肺布满哮鸣音。
- 症状经治疗后可缓解或自行缓解。
- 哮喘的气流受限多为可逆性,其支气管舒张试验阳性。某些患者可能存在慢性支气管炎合并支气管哮喘,在这种情况下,表现为气流受限不完全可逆,从而使两种疾病难以区分。

（2）支气管扩张

- 有反复发作咳嗽、咳痰特点,常反复咯血;合并感染时咯大量脓性痰。
- 体格检查常有肺部固定性湿啰音。
- 部分胸部 X 线片显示肺纹理粗乱或呈卷发状,高分辨率 CT 可见支气管扩张改变。

（3）肺结核

- 可有午后低热、乏力、盗汗等结核中毒症状。
- 痰检可发现抗酸杆菌。
- 胸部 X 线片检查可发现病灶。

（4）弥漫性泛细支气管炎

- 大多数为男性非吸烟者,几乎所有患者均有慢性鼻窦炎。

- 胸部 X 线片和高分辨率 CT 显示弥漫性小叶中央结节影和过度充气征。
- 红霉素治疗有效。

（5）支气管肺癌

- 刺激性咳嗽、咳痰，可有痰中带血，或原有慢性咳嗽，咳嗽性质发生改变。
- 胸部 X 线片及 CT 可发现占位病变、阻塞性肺不张或阻塞性肺炎。
- 痰细胞学检查、纤维支气管镜检查以及肺活检，可有助于明确诊断。

（6）其他原因所致呼吸气腔扩大：肺气肿是一病理诊断名词。呼吸气腔均匀规则扩大而不伴有肺泡壁的破坏时，虽不符合肺气肿的严格定义，但临床上也常习惯称为肺气肿，如代偿性肺气肿、老年性肺气肿、Down 综合征中的先天性肺气肿等。临床表现可以出现劳力性呼吸困难和肺气肿体征，但肺功能测定没有气流受限的改变，即 $FEV_1/FVC \geqslant 70\%$，与 COPD 不同。

5. 并发症

- 慢性呼吸衰竭：常在 COPD 急性加重时发生，其症状明显加重，发生低氧血症和 / 或高碳酸血症，可具有缺氧和二氧化碳潴留的临床表现。
- 自发性气胸：如有突然加重的呼吸困难，并伴有明显的发绀，患侧肺部叩诊为鼓音，听诊呼吸音减弱或消失，应考虑并发自发性气胸，通过 X 线检查可以确诊。
- 慢性肺源性心脏病：由于 COPD 肺病变引起肺血管床减少及缺氧致肺动脉痉挛、血管重塑，导致肺动脉高压、右心室肥厚扩大，最终发生右心衰竭。

（三）COPD 急性加重期治疗

急性加重是指咳嗽、咳痰、呼吸困难比平时加重或痰量增多或成黄痰或者是需要改变用药方案。

1. 确定急性加重期的原因及病情严重程度，最多见的急性加重原因是细菌或病毒感染。

2. 根据病情严重程度决定门诊或住院治疗。

3. 支气管舒张药　药物同稳定期。有严重喘息症状者可给予较大剂量雾化吸入治疗，如应用沙丁胺醇 500μg 或异丙托溴铵 500μg，或沙丁胺醇 1 000μg 加异丙托溴铵 250~500μg，通过小型雾化器给患者吸入治疗以缓解症状。

4. 低流量吸氧　发生低氧血症者可鼻导管吸氧，或通过文丘里（Venturi）面罩吸氧。鼻导管给氧时，吸入的氧浓度与给氧流量有关，估算公式为吸入氧浓度（%）=21+4× 氧流量（L/min）。一般吸入氧浓度为 28%~30%，应避免吸入氧浓度过高引起二氧化碳潴留。

5. 抗生素　当患者呼吸困难加重，咳嗽伴痰量增加、有脓性痰时，应根据患者所在地常见病原菌类型及药物敏感情况积极选用抗生素治疗。如给予 β 内酰胺类 /β 内酰胺酶抑制剂；第二代头孢菌素、大环内酯类或喹诺酮类。如门诊可

用阿莫西林 / 克拉维酸、头孢唑肟 0.25g 每日 3 次，头孢呋辛 0.5g 每日 2 次，左氧氟沙星 0.4g 每日 1 次，莫西沙星或加替沙星 0.4g 每日一次；较重者可应用第三代头孢菌素如头孢曲松钠 2.0g 加于生理盐水中静脉滴注，每日 1 次。住院患者当根据疾病严重程度和预计的病原菌更积极地给予抗生素，一般多静脉滴注给药。如果找到确切的病原菌，根据药敏结果选用抗生素。

6. **糖皮质激素**　对需住院治疗的急性加重期患者可考虑口服泼尼松龙 30~40mg/d，也可静脉给予甲泼尼龙 40~80mg 每日一次。连续 5~7 日。

7. **祛痰剂**　溴己新 8~16mg，每日 3 次；盐酸氨溴索 30mg，每日 3 次酌情选用。

如患者有呼吸衰竭、肺源性心脏病、心力衰竭，具体治疗方法可参阅有关章节治疗内容。

（邢吉红）

六、急性上呼吸道感染

（一）概述

急性上呼吸道感染（acute upper respiratory tract infection）简称上感，为外鼻孔至环状软骨下缘包括鼻腔、咽或喉部急性炎症的概称。大多数由病毒引起，少数为细菌所致。病因为：

- 70%~80% 由病毒引起。
- 20%~30% 由细菌引起，可直接感染或继发于病毒感染之后，以口腔定植菌溶血性链球菌为最常见。

（二）诊断思路

1. **临床表现**　根据病因不同，临床表现可有不同的类型。

（1）普通感冒（common cold）：病毒感染引起，俗称"伤风"、急性鼻炎。

- 症状：喷嚏、鼻塞、流清水样鼻涕、咳嗽、咽干、咽痒或灼热感，可伴咽痛、头痛、流泪、味觉减退、呼吸不畅、声嘶等。
- 体格检查：鼻腔黏膜充血、水肿、有分泌物，咽部轻度充血。

（2）急性病毒性咽炎和喉炎

1）急性病毒性咽炎

- 症状：咽部发痒、灼热感。
- 体格检查：咽部明显充血和水肿，颌下淋巴结肿大且触痛。

2）急性病毒性喉炎

- 症状：声嘶、讲话困难、咳嗽时疼痛，常有发热、咽痛或咳嗽。
- 体格检查：喉部水肿、充血，局部淋巴结轻度肿大和触痛，可闻及喉部的喘息声。

（3）急性疱疹性咽峡炎

- 症状：咽痛、发热。
- 体格检查：咽充血，软腭、腭垂、咽及扁桃体表面有灰白色疱疹、浅表溃疡，周围有红晕，以后形成疱疹。

（4）急性咽结膜炎

- 症状：发热、咽痛、畏光、流泪。
- 体格检查：咽及结膜明显充血。

（5）急性扁桃体炎

- 症状：咽痛、畏寒、发热。
- 体格检查：咽部明显充血，扁桃体肿大、充血，表面有黄色脓性分泌物，颌下淋巴结肿大、压痛。

2. 辅助检查

- 血常规
- 病原学检查

3. 鉴别诊断

- 过敏性鼻炎
- 流行性感冒
- 急性气管 - 支气管炎
- 急性传染病

（三）急诊治疗

- 对症治疗：休息、忌烟、多饮水、保持空气流通、适当使用解热镇痛药。
- 抗菌药物治疗：细菌感染时选用青霉素、第一代头孢菌素、大环内酯类或喹诺酮类。
- 抗病毒药物治疗：无发热，免疫功能正常，病程超过 2 日一般无须应用。免疫缺陷患者，可早期常规使用。
- 中医中药治疗：可选用具有清热解毒和抗病毒作用的中药。

（邢吉红）

七、社区获得性肺炎

（一）概述

社区获得性肺炎（community acquired pneumonia，CAP）是指在社区环境中受微生物感染而发生的肺炎，包括在社区感染，尚在潜伏期，因其他原因住院后而发病的肺炎，并排除在医院内感染而于出院后发病的肺炎。

社区获得性肺炎是急诊内科常见感染性疾病。

多有发热和寒战，伴有咳嗽、咳痰，可有呼吸困难、胸痛、乏力、出汗等。

常见并发症为炎性胸腔积液、呼吸衰竭、脓毒症休克、多器官衰竭，故应积极治疗。

与发病直接相关的因素：年龄、近 1 个月内上呼吸道感染、先前肺炎史（X 线片确认）、支气管哮喘、慢性支气管炎或 COPD 急性发作、类固醇和支气管舒张剂治疗、免疫抑制剂治疗、心脏病、酒精中毒、体重超重、职业性尘埃暴露、单身状态、失业、吸烟。

与病死率显著相关的因素：男性、胸膜性胸痛、呼吸频率≥30 次 /min、收缩压 <100mmHg、低体温（<37℃）、白细胞减少（<1.0×10⁹/L）、多肺叶浸润、菌血症、糖尿病、肿瘤、神经系统疾病。

（二）诊断思路

1. 临床诊断标准见图 10-1-6

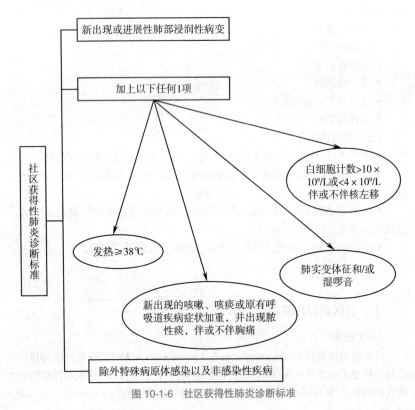

图 10-1-6　社区获得性肺炎诊断标准

2. 病原学诊断

（1）住院患者应做血培养（2次）、痰涂片与培养。

（2）经验性抗菌治疗无效者、免疫低下者、怀疑特殊感染而咳痰标本无法获得或缺少特异性者、需要鉴别诊断者，可选择性通过纤维支气管镜下呼吸道防污染样本毛刷采样或支气管肺泡灌洗（BAL）采样做细菌或其他病原体检测。

（3）重症CAP应做军团菌有关检测。

（4）细菌、病毒、支原体、衣原体、真菌和寄生虫均可引起CAP，总体以细菌最为常见，肺炎链球菌居多（表10-1-5）。

表 10-1-5　增加特定细菌感染风险的危险因素

特定细菌	危险因素
耐药肺炎链球菌	年龄 >65 岁；近 3 个月内应用过 β- 内酰胺类抗生素治疗；酗酒；多种临床合并症；免疫抑制性疾病（包括应用糖皮质激素治疗）；接触日托中心的儿童
军团菌属	吸烟；细胞免疫缺陷（如器官移植患者）；肾衰竭或肝衰竭；糖尿病；恶性肿瘤
肠道革兰氏阴性杆菌	居住在养老院；心、肺基础疾病；多种临床合并症；近期应用过抗生素治疗
铜绿假单胞菌	结构性肺疾病（如支气管扩张、肺囊肿、弥漫性泛细支气管炎等）；应用糖皮质激素（泼尼松 >10mg/d）；过去 1 个月中广谱抗生素应用 >7d；营养不良；外周血中性粒细胞计数 $<1 \times 10^9/L$

（三）病情评估

1. 住院治疗标准　满足下列标准之一，尤其是≥2种时，建议住院治疗。

（1）年龄≥65岁。

（2）存在以下基础疾病或相关因素之一：COPD；糖尿病；慢性心、肾功能不全；恶性实体肿瘤或血液病；获得性免疫缺陷综合征（AIDS）；吸入性肺炎或存在容易发生误吸的因素；近1年曾因CAP住院；精神状态异常；脾切除术后；器官移植术后；慢性酗酒或营养不良；长期应用免疫抑制剂。

（3）存在以下异常体征之一：呼吸频率≥30次/min；脉搏≥120次/min；动脉收缩压 <90mmHg；体温≥40℃或 <35℃；意识障碍；存在肺外感染病灶，如败血症、脑膜炎。

（4）存在以下实验室和影像学异常之一：白细胞计数 $>20 \times 10^9/L$ 或 $<4 \times 10^9/L$；呼吸空气时 $PaO_2<60mmHg$，$PaO_2/FiO_2<300$ mmHg，或 $PaCO_2>50mmHg$；血肌酐 >106μmol/L 或血尿素氮 >7.1mmol/L；血红蛋白 <90g/L 或血细胞比容 <30%；

血浆白蛋白 <25g/L;有败血症或弥散性血管内凝血(DIC)的证据,如血培养阳性、代谢性酸中毒、凝血酶原时间(PT)和活化部分凝血活酶时间(APTT)延长、血小板计数减少;胸部 X 线检查显示病变累及 >1 个肺叶、出现空洞、病灶迅速扩散或出现胸腔积液。

2. 重症肺炎诊断标准(必须符合 1 项主要标准或 3 项次要标准)

(1)主要标准:有创机械通气;脓毒症休克,需要血管活性药物。

(2)次要标准:呼吸频率≥30 次/min;$PaO_2/FiO_2 \leqslant 250mmHg$;多肺叶浸润;意识模糊、定向力障碍;高尿素血症(尿素氮≥7mmol/L,即 20mg/dl)感染致白细胞减少(周围血白细胞计数 <4×10^9/L);血小板减少(血小板计数 <100×10^9/L);低体温(肛温 <36℃);低血压需要积极的液体复苏。

(四)急诊治疗

1. 抗感染治疗 急救的要点是尽快(距就诊不超过 4 小时)开始经验性抗菌治疗。

(1)不同人群 CAP 的初始经验性抗感染治疗建议:我国幅员辽阔,各地自然环境及社会经济发展存在很大差异,CAP 病原体流行病学分布和抗生素耐药率并不一致,原则性建议见表 10-1-6。

表 10-1-6 不同人群社区获得性肺炎的初始经验性抗感染治疗建议

不同患者群	常见病原体	初始经验性治疗的抗菌药物选择
青壮年、无基础疾病的患者	肺炎链球菌、肺炎支原体、流感嗜血杆菌、肺炎衣原体等	①青霉素类(青霉素、阿莫西林等);②多西环素(强力霉素);③大环内酯类;④第一代或第二代头孢菌素;⑤呼吸喹诺酮类(如左氧氟沙星、莫西沙星)
老年人或有基础疾病的患者	肺炎链球菌、流感嗜血杆菌、需氧革兰氏阴性杆菌、金黄色葡萄球菌、卡他莫拉菌等	①第二代头孢菌素(头孢呋辛、头孢丙烯、头孢克洛等)单用或联合大环内酯类;②β-内酰胺类/β-内酰胺酶抑制剂(如阿莫西林/克拉维酸、氨苄西林/舒巴坦)单用或联合大环内酯类;③呼吸喹诺酮类
需入住重症监护室的重症患者		
A 组:无铜绿假单胞菌感染危险因素	肺炎链球菌、需氧革兰氏阴性杆菌、嗜肺军团菌、肺炎支原体、流感嗜血杆菌、金黄色葡萄球菌等	①头孢曲松或头孢噻肟联合静脉注射大环内酯类;②静脉注射喹诺酮类联合氨基糖苷类;③静脉注射 β-内酰胺类/β-内酰胺酶抑制剂(如阿莫西林/克拉维酸、氨苄西林/舒巴坦)联合静脉注射大环内酯类;④厄他培南联合静脉注射大环内酯类

不同患者群	常见病原体	初始经验性治疗的抗菌药物选择
B组：有铜绿假单胞菌感染危险因素	A组常见病原体＋铜绿假单胞菌	①具有抗假单胞菌活性的β-内酰胺类抗生素（如头孢他啶、头孢吡肟、哌拉西林／他唑巴坦、头孢哌酮／舒巴坦、亚胺培南、美罗培南等）联合静脉注射大环内酯类，必要时还可同时联用氨基糖苷类；②具有抗假单胞菌活性的β-内酰胺类抗生素联合静脉注射喹诺酮类；③静脉注射环丙沙星或左氧氟沙星联合氨基糖苷类

（2）注意事项

1）对于既往健康的轻症且胃肠道功能正常的患者应尽量推荐用生物利用度良好的口服抗感染药物治疗。

2）我国成人CAP致病肺炎链球菌对青霉素的不敏感率（包括中介与耐药）在20%左右，青霉素中介水平耐药肺炎链球菌肺炎仍可选择青霉素，但需提高剂量，如青霉素G 240万U静脉滴注，4~6小时一次。高水平耐药或存在耐药高危险因素时应选择头孢曲松、头孢噻肟、厄他培南、呼吸喹诺酮类或万古霉素。

3）我国肺炎链球菌对大环内酯类耐药率高，故不宜单独应用大环内酯类，但大环内酯类对非典型致病原仍有良好疗效。

4）支气管扩张并发肺炎，铜绿假单胞菌是常见病原体，经验性治疗药物应兼顾及此。

5）疑有吸入因素时，应优先选择氨苄西林／舒巴坦钠、阿莫西林／克拉维酸等有抗厌氧菌作用的药物，或联合应用甲硝唑、克林霉素等，也可选用莫西沙星等对厌氧菌有效的呼吸喹诺酮类药物。

6）对怀疑感染流感病毒的患者一般不推荐联合应用经验性抗病毒治疗，只对有典型流感症状（发热、肌痛、全身不适和呼吸道症状）、发病时间<2日的高危患者且处于流感流行期时，才考虑联合应用抗病毒治疗。

7）对于危及生命的重症肺炎，建议早期采用广谱强效的抗菌药物治疗，待病情稳定后可根据病原学进行针对性治疗，或降阶梯治疗。抗生素治疗要尽早开始（就诊后4小时内使用）。

8）抗感染治疗一般可于退热和主要呼吸道症状明显改善后3~5日停药，但疗程视不同病原体、病情严重程度而异，不宜将肺部阴影完全吸收作为停用抗菌药物的指征。对于普通病原体感染，如肺炎链球菌，用药至患者热退后72小时即可；对于金黄色葡萄球菌、铜绿假单胞菌、克雷伯菌属或厌氧菌等容易导致肺组织坏死的致病菌所致的感染，建议抗菌药物疗程≥2周。非典型病原体，疗程应略长,如肺炎支原体、肺炎衣原体感染的建议疗程为 10~14 日,军团菌属感染的疗程建议为 10~21 日。

9)重症肺炎除有效抗感染治疗外,营养支持治疗和呼吸道分泌物引流也十分重要。

(3) CAP 初始治疗后评价与处理(图 10-1-7)

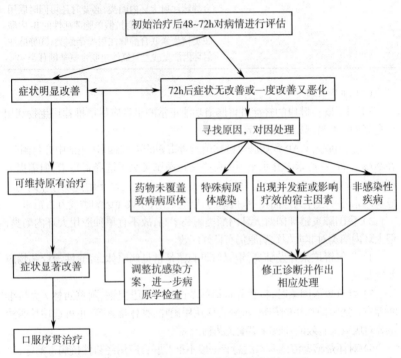

图 10-1-7　社区获得性肺炎治疗后评价与处理

2. 一般治疗　降温、化痰、对症支持治疗。

3. 并发症的治疗

(1) 类肺炎性胸腔积液:指肺炎、肺脓肿和支气管扩张等感染引起的胸腔积液。影响类肺炎性胸腔积液预后的因素包括脓胸、细菌涂片和培养阳性、脓液葡萄糖 <2.2mmol/L(40mg/dl)、脓液 pH<7.0、胸液乳酸脱氢酶(LDH)> 血清 LDH 正常上限、胸液局限化。临床处理在于早期发现,如果游离积液且宽度(经侧卧位 X 线片评估)>10mm 和 / 或革兰氏染色和培养阳性,无局限化,即使外观呈非明显脓性,也需要胸腔置管引流。

（2）呼吸衰竭、脓毒症休克、多器官衰竭。约5%的重症肺炎可发展为ARDS，病死率达到70%，具体治疗参照相关疾病急救、治疗意见。

（五）CAP诊治流程图（图10-1-8）

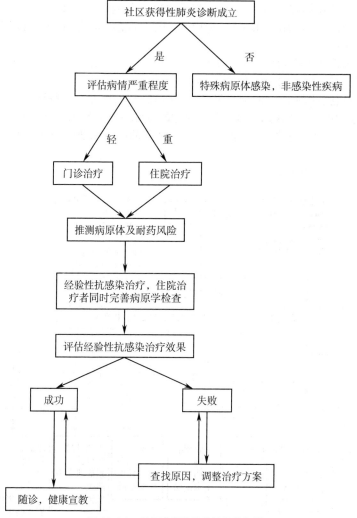

图 10-1-8　社区获得性肺炎诊治流程图

（李　岩）

八、呼吸衰竭

(一)概述

呼吸衰竭指呼吸功能严重障碍,以致不能进行有效的气体交换,导致缺氧伴或不伴二氧化碳潴留而引起一系列生理功能和代谢障碍的临床综合征。

急性呼吸衰竭在数秒或数小时内迅速发生,病情危重,需及时抢救才能挽救患者生命。

慢性呼吸衰竭是在数日或更长的时间内缓慢发展,机体可产生一系列代偿反应,主要是血浆 HCO_3^- 代偿性升高。

任何引起肺通气和 / 或肺换气功能障碍的因素,均可导致呼吸衰竭。呼吸衰竭是功能失常的病理生理过程,非独立的疾病,为临床常见危重症,必须早期诊断,采取及时有效的救治措施,才能为原发病的诊治争取时间和创造条件,降低病死率。

(二)诊断思路(图 10-1-9)

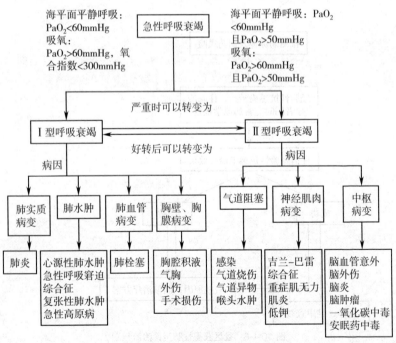

图 10-1-9　急性呼吸衰竭诊断思路

1. 呼吸功能紊乱　呼吸费力,呼吸中枢受抑制时可出现呼吸节律紊乱,表现为潮式呼吸、叹息样呼吸等。

2. 发绀　舌发绀较口唇、甲床显现得更早一些、更明显。发绀主要取决于缺氧的程度,也受血红蛋白量、皮肤色素及心功能状态的影响。

3. 神经精神症状　轻度缺氧可有注意力不集中、定向障碍;严重缺氧者特别是伴有二氧化碳潴留时,可出现头痛、兴奋、抑制、嗜睡、抽搐、意识丧失甚至昏迷等。

4. 心血管功能障碍　严重的二氧化碳潴留和缺氧可引起心悸、球结膜充血水肿、心律失常、肺动脉高压、右心衰竭、低血压等。

5. 消化系统症状　①溃疡病症状;②上消化道出血;③肝功能异常。上述变化与二氧化碳潴留、严重低氧有关。

6. 肾脏并发症　可出现肾功能不全。

7. 酸碱失衡和电解质紊乱　呼吸衰竭时因缺氧和/或二氧化碳潴留,以及临床上应用糖皮质激素、利尿剂和食欲减退等因素存在,可并发酸碱失衡和电解质紊乱。常见的酸碱失衡类型是:呼吸性酸中毒;呼吸性酸中毒并代谢性碱中毒;呼吸性酸中毒并代谢性酸中毒;呼吸性碱中毒;呼吸性碱中毒并代谢性碱中毒;三重酸碱失衡。

8. COPD　早期可表现为 I 型呼吸衰竭,随着病情逐渐加重,可表现为 II 型呼吸衰竭。慢性呼吸衰竭稳定期,虽 PaO_2 降低和 $PaCO_2$ 升高,但患者通过代偿和治疗,可稳定在一定范围内,患者仍能从事一般的工作或日常生活活动。一旦由于呼吸道感染加重或其他诱因,可表现为 PaO_2 明显下降,$PaCO_2$ 显著升高,此时可称为慢性呼吸衰竭的急性加剧,需要积极干预。

（三）病情评估

呼吸衰竭的危害程度不仅取决于缺氧和二氧化碳潴留的程度,更取决于缺氧和二氧化碳潴留发生的速度和持续时间。因此急性呼吸衰竭和慢性呼吸衰竭急性加剧时,缺氧和二氧化碳潴留急剧发生,临床表现严重。具体严重程度应结合 $PaCO_2$、PaO_2、PaO_2/FiO_2 等临床指标及患者一般状态、生命体征等。

（四）急诊治疗

呼吸衰竭的治疗原则:治疗病因、去除诱因、保持呼吸道通畅、纠正缺氧、解除二氧化碳潴留、防治并发症。

1. 积极治疗原发病和危险因素　急性呼吸衰竭多突然发生,应在现场及时采取抢救措施,其原则是保持呼吸道通畅、吸氧并维持适宜的肺泡通气量,积极防治支气管-肺部感染是成功地治疗慢性呼吸衰竭的关键。

2. 氧气治疗（简称氧疗）

（1）呼吸衰竭患者 $PaO_2<60mmHg$ 是氧疗的绝对适应证。氧疗目的是要使 $PaO_2>60mmHg$。

（2）氧疗的方法：临床上最常用、简便的方法是应用鼻导管吸氧，氧流量 1~3L/min，其吸入气氧浓度（FiO_2）=21%+4%×（1~3）=25%~33%。有条件者也可用面罩吸氧和经鼻高流量氧疗。

（3）吸氧浓度：对于慢性呼吸衰竭应采用控制性氧疗，其吸入气氧浓度通常为 25%~33%，宜从低吸氧浓度开始，逐渐加大吸氧浓度，其最终目标是 $PaO_2>60mmHg$，而对升高的 $PaCO_2$ 没有明显加重趋势。对于 I 型呼吸衰竭患者吸氧浓度可适当提高，尽快使 $PaO_2>60mmHg$，但一般也不超过 40%。

3. 机械通气

（1）适应证：临床医师对呼吸衰竭应用机械通气的标准掌握不一，以下标准可供临床参考。① $PaCO_2$ 进行性升高，或较缓解期明显升高且绝对值超过 70~80mmHg；②严重的低氧血症，合理氧疗后，$PaO_2<40mmHg$；③呼吸频率超过 35 次/min，或出现呼吸抑制；④并发肺性脑病。

（2）人工气道选择

口、鼻面罩：属于无创伤性人工气道，可以反复应用，特别适用 COPD 引起的呼吸衰竭患者，但对于病情较重、合并其他脏器功能障碍者要慎用。

经口或鼻导管插管：当无创通气出现下列问题时应改用经口或鼻导管插管：意识由清醒到昏迷，或间断昏迷到持续昏迷；严重肺部感染又存在痰液阻塞风险；吸气相压力需要 >2.94kPa 以上；严重胃肠胀气，高反流风险；配合不佳；腹水等影响膈肌活动；消化道大出血；大咯血；面部压迫损伤；出现休克或呼吸衰竭治疗不佳。对慢性呼吸衰竭患者来说，经鼻导管插管较经口导管插管为好，应该是最理想的途径，一般保留 7~10 日。

气管切开：适合应用于机械通气治疗的时间太长，已经成为呼吸机依赖者，或痰液引流不畅、气道大出血者，为便于气道护理和患者耐受而行气管切开。

（3）气管插管拔管指征：呼吸衰竭解除、有咳痰能力、低反流风险、低气道梗阻风险。

（4）正确使用呼吸机：选择合适的呼吸模式和功能，一般开始时用间歇正压通气或辅助控制通气模式，撤机时采用同步间歇指令通气或压力支持通气模式即可；设置合适参数是合理应用呼吸机的重要环节；注意机械通气与自主呼吸协调。

4. 对症治疗

（1）支气管舒张剂：最好选用吸入方式给药，例如 0.5% 沙丁胺醇溶液 l~5mg 或特布他林 2.5~10mg 雾化吸入治疗；茶碱类药物最好使用静脉用药，常用多索茶碱或氨茶碱针（0.25~0.5g）+ 生理盐水（250~500ml）静脉滴注。

（2）呼吸道的湿化和雾化治疗：常用湿化及雾化的药物有祛痰药如盐酸氨溴索等；支气管舒张剂（沙丁胺醇、特布他林）和抗胆碱类药物（异丙托溴铵、噻托溴铵);糖皮质激素等。

5. 酸碱失衡及电解质紊乱的治疗

(1)酸碱失衡的治疗:强调尽快地通畅气道,解除二氧化碳潴留,随着气道通畅及二氧化碳潴留解除,呼吸性酸中毒及低氧血症随之纠正。因此原则上不需要补碱性药物。但是当 pH<7.20 时,为了减轻酸血症对机体的损害,可以适当补 5% 碳酸氢钠,一次量为 40~60ml,以后再根据动脉血气分析结果酌情补充。只要将 pH 升至 7.20 以上即可。当呼吸性酸中毒并代谢性酸中毒时,补碱量可适当加大,在 pH<7.20 时,一次补 5% 碳酸氢钠量可控制在 80~100ml,以后再根据动脉血气分析结果酌情处理。而对于伴有严重低氧血症的呼吸性碱中毒,只要治疗肺部感染,通畅气道,吸氧纠正低氧血症即可,随着上述治疗后并好转,呼吸性碱中毒随之好转。慢性呼吸衰竭患者的碱中毒可见于呼吸性酸中毒并代谢性碱中毒、呼吸性碱中毒、呼吸性碱中毒并代谢性碱中毒、二氧化碳排出后碱中毒和呼吸性碱中毒型三重酸碱失衡。其中并发的代谢性碱中毒大部分是医源性引起的,临床上应注意预防,只要患者尿量 500ml/d 以上,常规补氧化钾 3.0~4.5g/d,牢记"见尿补钾,多尿多补,少尿少补,无尿不补"的原则。应注意二氧化碳不要排出过快,特别是机械通气治疗时,避免二氧化碳排出后碱中毒的发生。

(2)水电解质紊乱的纠正:慢性呼吸衰竭患者酸碱失衡常同时存在严重水和电解质紊乱。注意针对不同情况,进行相应的预防及治疗。

6. 呼吸中枢兴奋剂应用

(1)适应证:缺氧伴有二氧化碳潴留患者若出现神经精神症状时,可以使用呼吸中枢兴奋剂。Ⅱ型呼吸衰竭患者当 $PaCO_2$>75mmHg 时,即使无意识障碍也可酌情使用呼吸中枢兴奋剂。

(2)使用方法及注意事项:对于慢性呼吸衰竭患者需要用呼吸中枢兴奋剂治疗时,剂量不宜偏大,常用为 5% 葡萄糖液或生理盐水 500ml+ 尼可刹米 1.125g。使用时应注意保持呼吸道通畅,必要时可增加吸氧浓度。

7. 合理使用利尿剂和强心剂　当呼吸衰竭伴心力衰竭时,可适当使用利尿剂和强心剂。其原则为小剂量,联合使用排钾和保钾利尿剂,疗程宜短,间歇用药。慢性呼吸衰竭患者有缺氧,对洋地黄敏感性增高,易中毒如心律失常,甚至猝死。因此,即使慢性呼吸衰竭合并心力衰竭时,使用洋地黄也应持慎重态度。其原则为选用小剂量(常规剂量的 1/3~1/2)、作用快、排泄快的强心剂,常用毛花苷丙 0.2~0.4mg 或毒毛花苷 K 0.125~0.5mg 加入葡萄糖 20ml 内缓慢静脉注射,应注意纠正低氧和低钾血症,不宜依据心率快慢作为观察疗效的指标,因为低氧和低钾血症均可引起心率增快。

8. 糖皮质激素的应用　对于呼吸衰竭患者,临床上常用糖皮质激素治疗,其目的是减轻气道炎症、通畅气道和提高患者的应激能力、减轻脑水肿,但不宜长期使用。

9. 消化道出血的防治　预防性应用制酸剂,如氢氧化铝凝胶、H_2 受体拮抗剂、西咪替丁或雷尼替丁,以控制胃液酸度,减少出血机会;对有消化道出血先兆者,及早安置胃管,先抽尽胃内容物,胃内注入去甲肾上腺素或用凝血酶;如无 DIC 并存,消化道出血时可用酚磺乙胺、6- 氨基己酸等;如合并 DIC,应用抗凝剂肝素及低分子右旋糖酐等;出血明显,发生严重贫血者,应补充血容量,纠正贫血。

10. 营养支持　慢性呼吸衰竭患者因能量代谢增高,蛋白分解加速、摄入不足,会降低机体的免疫功能,故应注意对患者的营养支持。

(李　岩)

九、胸腔积液

(一)概述

胸膜腔内液体渗出增多和 / 或再吸收减少,出现胸膜腔内液体增多时称为胸腔积液。

(二)诊断思路(图 10-1-10)

(三)病情评估

大量胸腔积液压迫心肺,导致心肺功能不全及多器官功能障碍,如合并高龄、心源性肺水肿、ARDS、脓毒症休克、重症贫血等病情危重。

根据 X 线表现估计胸腔积液量:当胸腔积液量达 300~500ml 时,胸部 X 线检查显示肋膈角变钝。

胸腔积液在第 4 前肋间以下称为少量胸腔积液;第 4 前肋与第 2 前肋之间属于中等量胸腔积液;积液位于第 2 前肋以上为大量胸腔积液。

(四)急诊治疗

1. 急救的要点　减轻或解除胸腔积液对心肺的压迫症状,保持呼吸道通畅和纠正缺氧,处理原则如下:

(1)维持患者的生命体征。

(2)大量胸腔积液压迫心肺的应酌情给予利尿、抗炎、抗感染、强心等治疗,保持呼吸道通畅,吸氧,必要时给予机械通气。

(3)积极纠正酸碱平衡紊乱及电解质紊乱、低蛋白血症等。

(4)积极治疗原发病。

(5)非外伤性血性胸腔积液者,如存在高血压、突发胸痛者应警惕主动脉夹层、动脉瘤等可能。

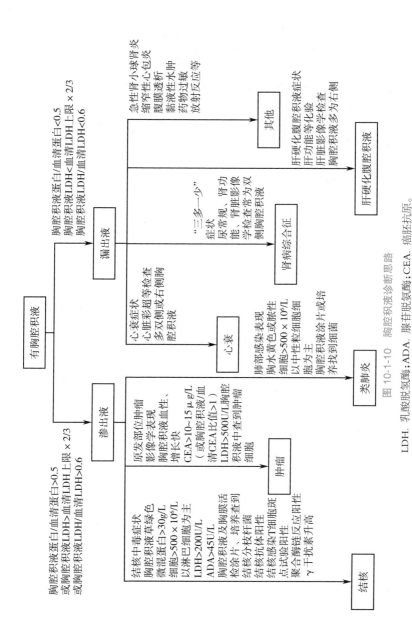

图 10-1-10 胸腔积液诊断思路

LDH. 乳酸脱氢酶；ADA. 腺苷脱氢酶；CEA. 癌胚抗原。

2. 一般性治疗

（1）坐位,病情不稳定时行心电、血压和经皮血氧饱和度监测。

（2）建立静脉通道,静脉应用利尿剂、强心剂、抗炎、抗感染等,适当控制液体量。

（3）保持呼吸道通畅,吸氧,必要时给予呼吸机辅助治疗。

（4）胸腔穿刺引流。

中等量以上的胸腔积液可行胸腔穿刺排液,第一次穿刺排液量应控制在600ml 内,最多不超过 1 000ml。

大量的胸腔积液可适当胸腔穿刺引流,引流量每次不宜超过 1 000ml,随后每隔 2 小时可引流 1 000ml,引流过程不宜过快,以免胸腔压力骤降引起休克及复张后肺水肿。

穿刺引流过程中患者出现头晕、面色苍白、出汗、心悸、四肢发凉,则考虑"胸膜反应",应立即停止操作,使患者平卧,必要时皮下注射 0.1% 肾上腺素0.5ml,密切观察病情、血压变化。

精神安慰,解除恐惧和紧张心理。

3. 药物治疗

（1）利尿:呋塞米 20~40mg 或托拉塞米 10~20mg,布美他尼 0.5~1mg 静脉注射,根据反应调整剂量。

不良反应:最常见的有低钾、低镁、低氯性碱中毒,可导致严重心律失常,过度利尿导致血容量不足引起低血压,产生肾毒性及加重肾衰竭。

（2）强心:合并急性左心衰竭的给予毛花苷丙。成年人常用量:首剂 0.4mg,用 5% 葡萄糖注射液稀释后缓慢注射,以后每 2~4 小时可再给 0.2~0.4mg,总量1~1.2mg。

禁忌证:洋地黄类的中毒。注意事项:急性心肌梗死(尤其发病 24 小时内)、急性心肌炎、低钾血症、房室传导阻滞(二度以下者),甲状腺功能减退患者也应禁用。

（3）抗感染:考虑合并细菌感染性因素时,可给予抗生素治疗。如有脓胸,尽早应用强有力的抗感染治疗(全身和局部胸腔治疗)。可用 2% 碳酸氢钠液或生理盐水反复冲洗胸腔,然后注入适量抗生素和链激酶,使脓液变稀利于引流。对于支气管胸膜瘘者不宜行胸腔冲洗,以免引起窒息和细菌播散。结核性胸腔积液的抗结核治疗药物与方案与肺结核相同。

（李　岩）

第二节　心血管系统急症

一、急性冠脉综合征

急性冠脉综合征（acute coronary syndrome，ACS）是冠状动脉粥样硬化斑块破裂或侵蚀后，血小板黏附并聚集在破溃斑块表面，与纤维蛋白原相互结合产生纤维蛋白，进而激活凝血系统，继发完全或不完全闭塞性血栓形成，而导致心肌缺血和／或局部坏死的临床心血管事件。

急性冠脉综合征包括：

- 不稳定型心绞痛（unstable angina，UA）
- 急性非 ST 段抬高心肌梗死（non-ST segment elevation myocardial infarction，NSTEMI）
- 急性 ST 段抬高心肌梗死（ST segment elevation myocardial infarction，STEMI）

（一）不稳定型心绞痛和急性非 ST 段抬高心肌梗死

1. 概述　UA 是初发型心绞痛、变异型心绞痛、恶化型心绞痛、静息型心绞痛等多种分类的统称。UA/NSTEMI 是由于动脉粥样斑块破裂或糜烂，伴有不同程度的表面血栓形成、血管痉挛及远端血管栓塞所导致的一组临床症状，合称为非 ST 段抬高急性冠脉综合征（non-ST segment elevation acute coronary syndrome，NSTEACS）。UA/NSTEMI 的病因和临床表现相似，但缺血严重程度和心肌损害程度不同。

易患因素：

- 老年、男性和绝经后女性、吸烟、肥胖、高血脂、高血压、糖尿病、冠心病家族史。
- 新发现的易患因素：高同型半胱氨酸血症、胰岛素抵抗增强、血中纤维蛋白原及一些凝血因子增高、病毒感染、衣原体感染等。

2. 诊断思路

（1）症状：胸骨后压榨样疼痛，向左肩背、手指或颈咽部放散，劳累、激动、饱餐等易诱发，UA 持续时间可达数十分钟，一般不超过二十分钟。例如：原为稳定型心绞痛，在 1 个月内发作频率增加、程度加重、时限延长、诱发因素变化、原缓解方法无效；或 1 个月之内新发生的心绞痛，较轻的负荷可诱发；或休息状态下发作心绞痛或较轻微活动即可诱发。

（2）体征：常无明显体征，心绞痛发作时可有心率增快、血压升高。

（3）辅助检查

● 心电图、连续心电监护（Holter）：胸痛发作时可有一过性的 ST 段抬高或压低、T 波低平或倒置。ST-T 有动态改变提示有严重冠脉狭窄病变。ST-T 改变持续 12 小时以上提示 NSTEMI 可能。心电监测可以发现无症状心绞痛发作时的 ST-T 改变。

● 实验室检查：检测血液中心肌损伤标记物如未超过正常范围诊断 UA；超过正常范围诊断 NSTEMI。肌红蛋白（MYO）发病后 2 小时开始升高，是最早升高的酶，但特异性不高。肌钙蛋白（cTn）3~4 小时开始升高，灵敏度、特异度更高，持续时间最长达 10~14 日。尤其 cTn 的动态升高更有意义。近年来，高敏肌钙蛋白（hs-cTn）的检测提高了 NSTEMI 早期诊断的准确性。见表 10-2-1。

表 10-2-1 心肌损伤标志物变化特点

心肌损伤标志物	开始升高时间 /h	达峰值时间 /h	持续时间 /d
肌酸激酶同工酶	4	16~24	3~4
肌钙蛋白 T	3~4	24~48	10~14
肌钙蛋白 I	3~4	11~24	7~10
肌红蛋白	2	12	1~2

● 超声心动图：排除其他疾病引起的心绞痛。

● 冠脉 CT 血管成像和冠脉造影：可用于判断冠状动脉管腔狭窄程度和管壁钙化情况。冠脉 CT 血管成像属于无创性检查可作为初筛，用于评估冠状动脉管腔狭窄程度和管壁钙化情况。冠脉造影属于有创检查，更为直观，是目前诊断冠脉病变的"金标准"。

● 其他侵入检查：冠脉内超声显像（intravenous ultrasound，IVUS）、冠脉内光学相干断层显像（optical coherence tomography，OCT）、冠脉血流储备分数测定（fractional flow reserve，FFR）是在导管基础上发展出的诊断方法，可以进一步地识别冠脉易损斑块、评价支架植入效果、评估冠脉供血能力等。

（4）鉴别诊断

● 其他疾病引起的心绞痛：感染、甲亢、心律失常等增加心肌耗氧量的情况；低血压、低氧血症、贫血等减少冠脉血流和血液携氧能力下降等情况诱发的心绞痛；肥厚型心肌病、主动脉瓣狭窄或关闭不全、风湿性冠脉炎、主动脉炎，如梅毒性主动脉炎引起冠脉口狭窄等疾病。

- 肋间神经痛和肋软骨炎。
- 带状疱疹早期。
- 心脏神经症。
- 食管疾病、膈疝、消化性溃疡、肠道疾病、颈椎病等。

3. 病情评估

（1）危险分层：不同程度的 UA/NSTEMI 患者的处理方案及预后有很大不同，早期识别并进行危险分层尤为重要。见表 10-2-2。

表 10-2-2　非 ST 段抬高急性冠脉综合征（NSTEACS）的危险分层与介入策略

分组	症状	治疗策略
极高危险组	①血流动力学不稳定；②心源性休克；③药物治疗后仍反复性 / 顽固性胸痛；④威胁生命的心律失常；⑤心肌梗死机械并发症；⑥ NSTEACS 相关的急性心力衰竭；⑦ 6 个导联 ST 压低 >1mm 合并 aVR 和 / 或 V_1 导联 ST 段抬高或再发 ST-T 动态演变，尤其间歇 ST 段抬高	立即介入（<2h）
高危组	①诊断急性非 ST 段抬高心肌梗死（NSTEMI）成立；②新的连续的 ST 或 T 动态演变伴或不伴临床症状；③无 ST 段抬高或心源性休克的心脏骤停复苏；④ GRACE 评分 >140 分	早期介入（<24h）
低危组	无极高危与高危的特点	适当行缺血试验或冠脉 CT 血管成像后，选择性介入

（2）NSTEACS 风险评估的临床评分：已有许多预测模型来估计未来全因死亡风险或全因死亡与 NSTEACS 的综合风险，预测模型已被制定成临床风险评分。在这些评分中，GRACE 评分对缺血风险的预测能力最佳。CRUSADE 评分对 NSTEACS 治疗中出血风险评估的预测价值最高。临床治疗中要综合考虑缺血和出血风险。

- GRACE 评分：包括年龄、Killip 分级、收缩压、ST 段变化、就诊时心脏骤停、血清肌酐、心肌坏死标志物阳性、心肌梗死病史或经皮冠脉介入术（PCI）史、心率。因评分相对复杂，不易记忆，除人工计算还可以采用网络版，可以提供患者院内和出院 6 个月的死亡风险预测。见表 10-2-3。
- CRUSADE 风险评分（表 10-2-4）。

表 10-2-3 GRACE 评分表

GRACE 院内评分表:入院 24 小时内完成

年龄/岁	得分	心率/ (次·min⁻¹)	得分	收缩压/ mmHg	得分	肌酐/ (mg·dl⁻¹)	得分	Killip 分级	得分	危险因素	得分
<30	0	<50	0	<80	58	0~0.39	1	I	0	入院时心脏骤停	39
30~39	8	50~69	3	80~99	53	0.40~0.79	4	II	20	心电图 ST 段改变	28
40~49	25	70~89	9	100~119	43	0.80~1.19	7	III	39	心肌坏死标志物升高	14
50~59	41	90~109	15	120~139	34	1.20~1.59	10	IV	59		
60~69	58	110~149	24	140~159	24	1.60~1.99	13				
70~79	75	150~199	38	160~199	10	2.00~3.99	21				
80~89	91	≥200	46	≥200	0	≥4.00	28				
得分		得分		得分		得分		得分		得分	

患者合计得分:

危险级别	GRACE 评分	院内死亡风险/%	患者分级(√)
低危	≤108	<1	
中危	109~140	1~3	
高危	>140	>3	

注:本表适用于非 ST 段抬高急性冠脉综合征(NSTEACS)患者即不稳定性心绞痛/急性非 ST 段抬高心肌梗死(UA/NSTEMI)患者的危险评估评级。

GRACE 出院评分表：出院前 1 周内进行

年龄/岁	得分	心率/（次·min⁻¹）	得分	收缩压/mmHg	得分	肌酐/（mg·dl⁻¹）	得分	危险因素	得分
<30	0	<50	0	<80	24	0~0.39	1	充血性心力衰竭病史	24
30~39	0	50~69	3	80~99	22	0.40~0.79	3	住院期间未行经皮冠脉介入术（PCI）	14
40~49	18	70~89	9	100~119	18	0.80~1.19	5	心肌梗死既往史	12
50~59	36	90~109	14	120~139	14	1.20~1.59	7	ST 段压低	11
60~69	55	110~149	23	140~159	10	1.60~1.99	9	心肌损伤标志物升高	15
70~79	73	150~199	35	160~199	4	2.00~3.99	15		
80~89	91	≥200	43	≥200	0	≥4.00	20		
≥90	100								
得分		得分		得分		得分		得分	

患者合计得分：

危险级别	GRACE 评分	出院后6个月死亡风险 /%	患者分级（√）
低危	≤88	<3	
中危	89~118	3~8	
高危	>118	>8	

表 10-2-4 CRUSADE 评分表

预测因子	评分	预测因子	评分
红细胞压积 /%		性别	
<31.0	9	男性	0
31.0~33.9	7	女性	8
34.0~36.9	3	充血性心力衰竭的体征	
37.0~39.9	2	否	0
≥40.0	0	是	7
肌酐清除率[①] /(ml·min^{-1})		既往血管系统疾病史[②]	
≤15	39	否	0
>15~30	35	是	6
>30~60	28	糖尿病	
>60~90	17	否	0
>90~120	7	是	6
>120	0	收缩压 /mmHg	
心率 /(次·min^{-1})		≤90	10
≤70	0	91~100	8
71~80	1	101~120	5
81~90	3	121~180	1
91~100	6	181~200	3
101~110	8	≥201	5
111~120	10		
≥121	11		

注:①肌酐清除率按 Cockcroft-Gault 公式推算:Ccr=(140- 年龄)× 体重 /72×Scr。女性按计算结果 ×0.85;Ccr,肌酐清除率(ml/min);Scr,血清肌酐(mg/dl);体重以千克(kg)为单位。

②既往血管系统疾病史定义为外周动脉疾病史或卒中史。

风险分级	评分
极高危	>50
高危	41~50
中危	31~40
低危	21~30
极低危	≤20

4. 急诊处理

（1）一般措施

- 接诊后 10 分钟内完成心电图，15~30 分钟可复查。
- 20 分钟内完成心肌坏死标志物检测，可在 4~6 小时复查。指南推荐可采用欧洲心脏病学会（ESC）0/1 小时或 0/3 小时方案，观察 hs-cTn 动态变化。
- 30 分钟内超声心动图或其他影像资料作为诊断和鉴别资料。
- 卧床休息、心电监测、吸氧（SpO_2<90%）、建立静脉通道，监测心肌坏死标记物动态变化。

（2）药物治疗

- 抗血小板治疗：阿司匹林负荷量 300mg，75~100mg/d；替格瑞洛首剂 180mg，90mg 两次/d 或氯吡格雷首剂 300~600mg，75mg/d。对阿司匹林过敏或不耐受可考虑使用吲哚布芬，负荷量 200mg，100mg 每日两次，或西洛他唑 50~100mg，每日两次。
- 抗凝治疗：肝素（包括低分子量肝素）是 UA/NSTEMI 治疗中的重要措施，可防止血栓形成，阻止病情向心肌梗死方向进展。预行 PCI 治疗的患者，首选肝素，负荷量 5 000U（60~80U/kg），12~15U/（kg·h）维持，APTT 50~70 秒，为正常对照的 1.5~2 倍。静脉应用肝素 2~5 日为宜，后可改为皮下注射低分子量肝素，首选依诺肝素 5 000~7 500U，每日两次，1~2 日，肾功能不全者减量或慎用。肝素诱导的血小板减少性紫癜患者首选磺达肝癸钠 2.5mg/d，出血风险低。高出血风险患者介入中可用比伐卢定，先静脉推注 0.75mg/kg，继以 1.75mg/（kg·h）维持 3~4 小时。对 PCI 中高血栓负荷患者可使用血小板糖蛋白（GP）Ⅱb/Ⅲa 受体拮抗剂。
- 硝酸酯类：心绞痛发作时，可舌下含服硝酸甘油，每次 0.5mg，必要时间隔 3~5 分钟一次，共用 3 次，无效用硝酸甘油或硝酸异山梨酯持续静脉滴注或泵输注，以 5~10μg/min 开始，每 5~10 分钟增加 10μg/min，直至症状缓解或出现血压下降。
- β 受体阻滞剂：如艾司洛尔、美托洛尔等，无低血压等禁忌证者，应及早开始使用。
- 钙通道阻滞剂如地尔硫䓬，冠脉痉挛性心绞痛首选。
- 他汀类调脂药物：指南建议 24 小时内尽早应用。临床常见瑞舒伐他汀、阿托伐他汀、匹伐他汀、辛伐他汀、洛伐他汀等。降脂新药还有依折麦布、PCSKP 抑制剂。

（3）冠脉介入治疗

- 对 UA/NSTEMI 伴有血流动力学改变，与缺血相关的心力衰竭和恶性心律失常，PCI 或冠状动脉搭桥术（CABG）术后再发心肌缺血，一般处理及药物治疗均效果不佳,缺血相关的胸痛频繁发作、病情进展快、程度重的极高危患者,应尽早行冠脉造影,根据病情选择 PCI 或 CABG 治疗。

- 对 UA/NSTEMI 进行危险分层,极高危组需要 2 小时内,高危险组需要 24 小时内,低危险组可行适当的缺血试验或冠脉 CT 血管成像后选择性介入(行冠脉造影或冠脉支架)(表 10-2-2)。
- 如无介入治疗条件,应尽快转往上级医院完成。

5. 院前急救及注意事项 宣教使患者认识症状,能够早期呼叫。院前发病,休息,停止活动,含服硝酸甘油,3~5 分钟可重复;呼叫 120,尽快转运到有胸痛中心的医院。转运车备有心电图、除颤仪、信息化对接系统。

(二)急性心肌梗死

1. 概述 急性心肌梗死(acute myocardial infarction,AMI)是心肌血流量突然下降或中断而导致心肌缺血及局部坏死的结果。冠状动脉粥样硬化斑块病变血栓形成致血管闭塞是急性心肌梗死发生的主要原因。也可见于冠状动脉发生严重痉挛导致血流中断,而无严重血管病变。

(1) AMI 包括急性 ST 段抬高心肌梗死(ST segment elevation myocardial infarction,STEMI)和急性非 ST 段抬高心肌梗死(non-ST segment elevation myocardial infarction,NSTEMI)。

(2) AMI 通用新定义:是指有与心肌缺血相一致的临床症状。肌钙蛋白优选高敏肌钙蛋白(hs-cTn)T 或 I 升高至少一次超过 99% 参考上线,并且满足以下至少一个标准:存在心肌缺血的症状;或心电图上存在新发的缺血性改变;或心电图上出现病理性 Q 波;或影像学检查提示出现与缺血性病因相一致的存活心肌缺失或新出现的室壁运动异常;或造影检查或尸体解剖明确的冠脉血栓形成。

(3) AMI 的类型:分 5 型,常见前两种类型。

- 1 型:自发性心肌梗死,由原发的冠状动脉事件如斑块破裂等引起的心肌缺血或坏死。
- 2 型:心肌梗死继发于心肌的供氧和耗氧不平衡所导致的心肌缺血或坏死,如冠状动脉痉挛、冠状动脉微循环功能障碍、贫血、冠状动脉栓塞、心律失常或低血压等。
- 3 型:心源性猝死,有心肌缺血的症状和新出现的 ST 段抬高或新的左束支传导阻滞,但未及采集血样之前就死亡。
- 4 型:与因缺血性冠脉事件而进行的 PCI 相关的心肌梗死;又分 4a 和 4b 两个亚型,4a 型为 PCI 操作相关的心肌梗死,4b 型为尸检或冠脉造影证实与支架血栓相关的心肌梗死。
- 5 型:与因缺血性冠脉事件而进行的 CABG 相关的心肌梗死。

（4）易患因素

● 老年、男性和绝经后女性、吸烟、肥胖、高血脂、高血压、糖尿病、冠心病家族史。

● 新发现的易患因素：血中同型半胱氨酸增高、胰岛素抵抗增强、血中纤维蛋白原及一些凝血因子增高、病毒、衣原体感染等。

2. 诊断思路

（1）症状

● 胸痛：主要表现为胸痛或胸部不适，有胸部压迫感、紧缩感或烧灼感等，持续超过 20 分钟，含服硝酸甘油不能缓解。部分患者以呼吸困难、腹痛、咽颈部、下颌部痛、右肩臂疼痛、晕厥等为首发表现。高龄、糖尿病等患者对疼痛不敏感可以呼吸困难、休克、心力衰竭就诊，需仔细筛查。

● 胃肠道症状：恶心呕吐，上腹部疼痛。

● 全身症状：发热、心悸等。

● 心律失常：见于 75%~95% 患者，常在 24 小时内发生，也是突发心肌梗死猝死的主要原因。室性期前收缩、室性心动过速、心室颤动等室性心律失常多见前壁心肌梗死，窦性心动过缓、窦性停搏、房室传导阻滞等缓慢心律失常多见下壁心肌梗死。室上性心律失常、新发房颤多见于心肌梗死后心力衰竭者。前壁心肌梗死如果出现房室传导阻滞说明梗死范围广泛，病情严重。

● 低血压或休克：疼痛、心输出量下降引起低血压，甚至休克。

● 心力衰竭：大面积心肌梗死常引起泵衰竭和心源性休克。

（2）体征：观察生命体征、神志变化、皮肤及黏膜灌注情况、呼吸音、啰音（Killip 分级评估，表 10-2-5），是否存在颈静脉怒张，有无心音变化及杂音出现（急性心力衰竭的 Forrest 分类，表 10-2-6）。

● 血压：几乎所有患者有低血压，除早期可有血压升高。

● 心脏体征：可有心脏浊音界轻度或中度扩大；心率多增快，下壁心肌梗死可减慢；心尖部 S_1 减弱，可出现 S_4、S_3 或奔马律；心包摩擦音可在心肌梗死后 2~3 日出现。出现心前区粗糙的收缩期杂音或伴有收缩中晚期咯喇音为二尖瓣乳头肌功能失调或断裂所致，室间隔穿孔可在胸骨左缘 3~4 肋间闻及粗糙的收缩期杂音伴震颤。

● 其他：可有心律失常、休克或心力衰竭相关的体征。

表 10-2-5　Killip 分级评估

分级	临床表现
Ⅰ级	尚无明显心力衰竭

分级	临床表现
Ⅱ级	有左心衰竭,肺部啰音 <50% 肺野
Ⅲ级	有急性肺水肿,全肺大、小、干、湿啰音
Ⅳ级	有心源性休克等不同程度或阶段的血流动力学变化

表 10-2-6　急性心力衰竭的 Forrest 分类

分类	血流动力学	临床表现
Ⅰ类	PCWP 正常,CI 正常	无肺淤血,无周围组织灌注不足
Ⅱ类	PCWP 增高,>18mmHg CI 正常,>2.2L/(min·m²)	有肺淤血,无周围组织灌注不足
Ⅲ类	PCWP 正常,<18mmHg CI 降低,<2.2L/(min·m²)	无肺淤血,有血容量不足或心动过缓
Ⅳ类	PCWP 增高,>18mmHg CI 降低,<2.2L/(min·m²)	有肺淤血,有周围组织灌注不足

注:PCWP,肺毛细血管楔压,CI,心脏指数。

　　(3) 18 导联心电图:心电图是判断梗死部位、决定是否静脉溶栓或介入治疗及早期预估病情程度等的重要检查手段。指南要求首份心电图在就诊 10 分钟内完成,如无明显异常,30 分钟内可重复,观察动态改变。

　　● 典型 STEMI 心电图特征:ST 段弓背向上抬高,在面向坏死区周围心肌损伤区的导联上出现;病理性 Q 波,在面向透壁心肌坏死区的导联上出现;T 波倒置,在面向损伤区周围心肌缺血区的导联上出现。在背向心肌梗死区的导联则出现相反的改变,即 R 波增高、ST 段压低和 T 波直立增高。

　　● NSTEMI 患者心电图特征:无病理性 Q 波,有普遍性 ST 段压低≥0.1mV,但 aVR 导联(有时还有 V₁ 导联)ST 段抬高,或对称性 T 波倒置;无病理性 Q 波,也无 ST 段变化,仅有 T 波倒置。

　　(4) 其他辅助检查

　　● 心肌坏死标记物:指南要求就诊后 20 分钟内完成。无异常可 1~3 小时再次复查,增高 >20% 有意义。两次均不高,临床疑似急性冠脉综合征 4~6 小时后复查。指南推荐采用 ESC 0/1 小时或 0/3 小时方案观察 hs-cTn 动态变化。

● 超声心动图:可提供节段性室壁运动异常、心功能下降、瓣膜关闭不全、乳头肌断裂、心包积液、心肌穿孔等重要信息,指南要求就诊后 30 分钟内完成。

● 冠脉造影:冠脉造影仍是诊断冠脉病变的最直观的"金标准",提供闭塞或狭窄的血管病变情况,指导治疗并评价预后。

● 心肌核素显像:PET 可观察心肌代谢变化,判断存活心肌情况。

(5)并发症

● 乳头肌功能失调或断裂:乳头肌断裂少见,可发生在二尖瓣后乳头肌,见于下壁心肌梗死,可迅速发生肺水肿死亡。

● 心脏破裂:少见,可在 1 周内出现。心室游离壁破裂引起心脏压塞导致猝死;室间隔破裂穿孔可引起心力衰竭、心源性休克,死亡率非常高。

● 栓塞:1~2 周内出现,左心室附壁血栓脱落所致脑、肾、脾、四肢动脉栓塞。下肢静脉血栓部分脱落可导致肺栓塞。

● 心室壁瘤:主要发生在左心室,可使心室扩大,室壁瘤内可形成附壁血栓,可引起心力衰竭、栓塞、室性心律失常。

● 心肌梗死后综合征:数周或数月发生,可有发热、胸痛,表现为心包炎、胸膜炎或肺炎。

(6)鉴别诊断

● 心绞痛

● 主动脉夹层

● 急性肺动脉栓塞

● 急性心包炎

● 急腹症

3. 急诊处理 STEMI 管理(包括诊断和治疗)从首次医疗接触的时间(first medical contact,FMC)开始。采取最有效的再灌注治疗。指南要求溶栓:D to N(患者进入医院大门到开始溶栓时间)30 分钟;急诊 PCI:D to W(患者进入医院大门到 PCI 介入手术导丝通过的时间,新指南 FMC-to-B)90 分钟,PCI 中心医院要求 60 分钟。

(1)院内一般处理:胸痛患者到达医院后,立即进行心电、血压、呼吸、氧饱和度(SpO_2)监测,建立静脉通路,时刻做好电除颤和心肺复苏的准备。来诊后应开通绿色通道,快速完善 18 导联心电图、实验室检查、心脏彩超等明确诊断。

(2)再灌注治疗:应尽快实施。包括静脉溶栓、介入治疗,甚至急诊外科冠状动脉旁路移植手术。溶栓后 2~24 小时行冠脉造影,评估血管开通情况选择是否 PCI。

1) 溶栓治疗

①条件

- 就诊时间 <3 小时,不能行介入治疗。

- 无法提供介入治疗。

- 血管条件受限,无法行 PCI。

- 介入治疗有延误,如手术台占用或基层转院延迟,预计直接 PCI 时间 >120 分钟等。

②溶栓适应证

- 无溶栓禁忌证。

- 患者 <75 岁,胸痛症状出现后 12 小时内,至少 2 个相邻导联 ST 段抬高(胸导联 ≥0.2mV,肢体导联 ≥0.1mV),或有新发左束支传导阻滞。

- 症状出现后 12~24 小时内仍有持续缺血症状,并有相应导联 ST 段抬高。

- 患者年龄 >75 岁,ST 段显著抬高,疼痛无明显缓解者,经慎重权衡可考虑溶栓治疗。

③溶栓禁忌证

- 既往发生过出血性脑卒中,6 个月内发生过缺血性脑卒中或脑血管事件;颅内肿瘤或畸形。

- 近期(2~4 周)有活动性内脏出血。

- 未排除主动脉夹层。

- 入院时严重且未控制的高血压(>180/110mmHg)或慢性严重高血压病史。

- 目前正在使用治疗剂量的抗凝药或已知有出血倾向。

- 近期(2~4 周)创伤史,包括头部外伤、创伤性心肺复苏或较长时间(>10 分钟)的心肺复苏。

- 近期(<3 周)外科大手术。

- 近期(<2 周)曾有在不能压迫部位的大血管行穿刺术。

④最常用溶栓药物:指南要求首次医疗接触(FMC)至开始溶栓时间 <30 分钟,推荐首选特异性纤溶酶原激活剂。

- 阿替普酶(rt-PA):特异性纤溶酶原激活剂,选择性激活血栓中与纤维蛋白结合的纤溶酶原,对全身性纤溶活性影响较小,开通率高,出血风险大大降低。无抗原性,但半衰期短(4~5 分钟),需要持续静脉给药。常用 100mg 在 90 分钟内给予:15mg,静脉推注,随后 50mg,30 分钟内静脉滴注,其后 35mg 在 60 分钟内再滴完。国内也有使用半量 50mg,首先 8mg 静脉推注,随后 42mg 90 分钟内静脉滴注。溶栓前后均需要给予肝素或低分子量肝素。

- 重组人尿激酶原:与纤溶酶原具有很强的亲和力,通过纤溶酶原间接获得纤维蛋白特异性,大大降低了严重出血的副作用。无抗原性,无过敏反应。20mg+10ml 生理盐水,3 分钟推注,30mg+90ml 生理盐水,30 分钟内静脉滴完。溶栓前后均需要给予肝素或低分子量肝素。

- 瑞替普酶和替奈普酶(TNK-tPA):纤维蛋白的选择性更强,血浆半衰期延长,适合弹丸式静脉推注。瑞替普酶:半衰期 15~18 分钟,国产瑞通立 18mg+18mg 两次静脉注射,每次推注 2 分钟以上,间隔 30 分钟。替奈普酶:半衰期为 11~20 分钟。注射用重组人 TNK 组织型纤溶酶原激活剂 16mg 溶于 3ml 注射用水中,5~10 秒内静脉推注。用药方便,推荐用于院前溶栓。溶栓前后也需要给予肝素或低分子量肝素。

- 抗凝治疗:溶栓前先用肝素 60~80U/kg,最大 5 000U,用药后 12~15U/(kg·h),或 700~1 000U/h 持续静脉滴注共 48 小时,维持 APTT 于 50~70 秒;随后 4 000~7 500U 每 12 小时一次,连续 3~5 日;rt-PA 溶栓也可与低分子量肝素合用,如依诺肝素溶栓时 30mg 静脉推注,15 分钟后 1mg/kg 皮下注射,随后每 12 小时一次,1mg/kg 皮下注射,3~5 日;≥75 岁者,不用负荷量,直接 0.75mg/kg 皮下注射,每 12 小时一次,3~5 日;无论年龄,肌酐清除率 <30ml/min 者,给予 1mg/kg 皮下注射,每日一次;或磺达肝癸钠溶栓时 2.5mg 静脉推注,2.5mg 皮下注射,每日一次,3~5 日。临床上也有溶栓前使用肝素,溶栓后使用低分子量肝素的情况。对准备行 PCI 患者,首选肝素。

- 尿激酶(UK):150 万~200 万 U,30 分钟内静脉滴注。溶栓前不用肝素或低分子量肝素。

- 链激酶(SK):150 万~200 万 U,30 分钟内静脉滴注,因属于异种蛋白,具有抗原性,存在过敏反应,用药前需用抗过敏药物,且 6 个月内不能重复使用,目前临床已少用。

⑤溶栓疗效判定:a. 心电图抬高的 ST 段于 2 小时内回降 >50%;b. 胸痛 2 小时内基本消失;c.2 小时内出现再灌注性心律失常;d. 血清肌酸激酶同工酶峰值提前出现(14 小时内)。任两项除 b、c 可间接判断溶栓治疗成功。

2)介入治疗

①条件

- 可提供专业 PCI 导管室,并有手术能力。

- 就诊至导丝通过时间 <90 分钟,有 PCI 能力医院力争 60 分钟。

- STEMI 患者并发心源性休克,Killip 分级 ≥Ⅲ级。

- 有溶栓禁忌证(出血危险性增加和颅内出血)。

- 就诊延迟,如下情况可行直接 PCI:症状发作 >3 小时,PCI 优于溶栓;发病 12 小时内,有持续新发的 ST 段抬高,包括正后壁心肌梗死或伴有新出现的左束支传导阻滞;发病 12~24 小时内,存在持续心肌缺血、心力衰竭或致命性心律失常的症状或体征;发病后 12~48 小时,具有临床或心电图缺血证据。

②分类

- 直接 PCI。
- 补救性 PCI:溶栓治疗后失败,应尽快施行补救性 PCI。
- 溶栓治疗再通者的 PCI:溶栓治疗成功的患者,新指南也建议在 2~24 小时内行冠状动脉造影,如有严重的狭窄病变适宜于 PCI 可行 PCI 治疗,常规只干预罪犯血管。

3) 外科手术:急诊主动脉 - 冠状动脉旁路移植手术。介入治疗失败或溶栓治疗无效有手术指征者,宜争取 6~8 小时内施行主动脉 – 冠状动脉旁路移植术。

(3)抗血小板:抗血小板用阿司匹林 300mg,100mg/d;替格瑞洛 180mg,90mg、每日两次;或氯吡格雷 300~600mg,75mg/d。替格瑞洛 0.5 小时起效,但有类腺苷样副作用。阿司匹林过敏或不能耐受者可选用吲哚布芬、西洛他唑。

(4)其他药物治疗

- 镇痛:静脉注射吗啡 2~4mg,如效果不佳,可以重复使用。
- 硝酸甘油:应控制滴速在 10~20μg/min, 监测调整,每 5~10 分钟增加 5~10μg,使临床症状得到控制,血压正常者平均动脉压下降 10%,高血压者平均动脉压下降 30%。收缩压 <90mmHg 时,应减慢滴速或暂停使用。
- β 受体阻滞剂:无禁忌证者,应及早在 24 小时内开始使用。口服或静脉,如艾司洛尔、美托洛尔、阿替洛尔、比索洛尔等。
- 尽早使用他汀类药物:瑞舒伐他汀、阿托伐他汀、匹伐他汀、辛伐他汀等。降血脂新药依折麦布、PCSKP 抑制剂。

(5)并发症治疗

1) 心律失常

- 室性期前收缩或室性心动过速:利多卡因 50~100mg 静脉注射,每 5~10 分钟重复 1 次,至期前收缩消失或总量已达 300mg,随后以 1~3mg/min 的速度静脉滴注维持(100mg 加入 5% 葡萄糖液 100ml,滴注 1~3ml/min)。如室性心律失常反复可使用胺碘酮 300mg 静脉负荷,以 5% 葡萄糖稀释,于 10 分钟注射完,如需要可 10~15 分钟后再给 150mg,初始 6 小时内以 1mg/min 速度给药,随后 18 小时内以 0.5mg/min 速度给药,在第一个 24 小时内用药总量控制在 2 000mg 以内。第二个 24 小时及以后的维持量一般推荐 720mg/24h。
- 心室颤动或持续多形性室性心动过速:尽快采用非同步或同步直流电复律。单形性室性心动过速药物疗效不满意时也应及早用同步直流电复律。心肌缺血及其他诱因已纠正,仍反复发作心肌梗死可行埋藏式心脏复律除颤起搏器(ICD)治疗。

- 缓慢性心律失常：可用阿托品 0.5~1mg 肌内或静脉注射。房室传导阻滞发展到二度或三度，伴有血流动力学障碍者宜植入心脏临时起搏器。

视频10-2-1

- 室上性快速心律失常：选用维拉帕米、地尔硫䓬、美托洛尔或胺碘酮等，药物治疗不能控制时，可考虑用同步直流电复律治疗。

经静脉临时心内
膜起搏（视频）

2）休克

- 可补充血容量（如有血容量不足），应用升压药物首选去甲肾上腺素 2~8μg/min，多巴胺 3~5μg/（kg·min），亦可用多巴酚丁胺 3~10μg/（kg·min）。
- 监测 PCWP、CI，可同时选用血管活性药物，硝酸甘油 10~20μg/min 开始，硝普钠 15μg/min 开始，根据监测血流动力学指标调整剂量。
- 抗休克同时注意纠正酸中毒，避免脑缺血，保护肾功能。
- 有条件医院可考虑使用主动脉内球囊反搏（IABP）或左室辅助装置。

3）心力衰竭

- 急性左心衰竭：吗啡和利尿剂为主。也可选用血管活性药物减轻左室负荷。24 小时内避免使用洋地黄制剂。因早期出现的心力衰竭是由于坏死心肌间质充血、水肿引起顺应性下降所致，而左室舒张末容量尚不增大。洋地黄制剂还可能引起室性心动过速。新型血管活性药物：重组人脑利钠肽、ARNI、SGLF2 等早期应用可以获益。
- 顽固泵衰竭：有条件医院可考虑超滤脱水，甚至应用 IABP 或心脏机械辅助循环装置，体外膜氧合（ECMO）等治疗。

4）出血

- 颅内出血（ICH）：一旦患者在治疗后 24 小时内出现神经系统状态变化，应怀疑颅内出血，并应积极采取措施：停止溶栓、抗血小板和抗凝治疗；立即进行影像学检查排除 ICH；请神经内科和／或神经外科和血液学专家会诊。
- 急性消化道出血：停用抗凝药物，静脉应用质子泵抑制剂（PPI）。评估获益与风险决定是否停用抗血小板药物。

4. 院前急救及注意事项

（1）院前急救：宣教使患者认识症状，及早呼叫。启动紧急救援系统（EMS），尽早识别疑似急性心肌梗死患者，10 分钟内完成 18 导联心电图，转运途中做好心电监测，除颤准备。吸氧（SpO$_2$<90%），建立静脉通路，嚼服阿司匹林 300mg、替格瑞洛 180mg 或氯吡格雷 300~600mg。同时联系具备再灌注治疗的最近医疗单位，开通绿色通道，为抵达后再灌注治疗（溶栓或急诊 PCI）做好准备。有条件的急救单元可在院前救护车上进行溶栓。急救车备有抢救设备及有资质的医护人员。

（2）加强胸痛中心建设，基层医院与能进行急诊 PCI 的中心医院建立区域协同救治网络。

指南要求在无条件行急诊 PCI 基层医院,有溶栓禁忌证患者 30 分钟内转出,120 分钟内到达能够进行急诊 PCI 的中心医院,绿色通道直达导管室保证尽早开通冠脉血管。

(陈凤英)

二、主动脉夹层

(一)概述

主动脉夹层(aortic dissection,AD)指主动脉腔内血液从主动脉内膜撕裂处进入主动脉中膜,使中膜分离,沿主动脉长轴方向扩展形成主动脉壁的真假两腔分离状态而形成的血肿,并非主动脉壁的扩张,有别于主动脉瘤,过去此种情况被称为主动脉夹层动脉瘤,现改称为主动脉夹层血肿,简称主动脉夹层。

1. 病因

● 高血压与主动脉夹层的发生密切相关,80% 以上的主动脉夹层患者有高血压病史。

● 其他病因包括动脉粥样硬化因素、炎症机制、先天性主动脉缩窄所继发的高血压、结缔组织遗传缺陷性疾病(马方综合征、Ehlers-Danlos 综合征、Loeys-Dietz 综合征等)、严重外伤引起的主动脉峡部撕裂、医源性损伤等。

2. 分型分期

分型:De Bakey 分型和 Stanford 分型(图 10-2-1)。

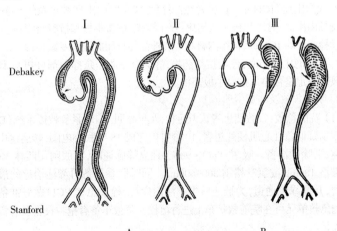

图 10-2-1　主动脉夹层的分型

- De Bakey 分型:Ⅰ型,胸主动脉夹层起源于升主动脉并累及腹主动脉;Ⅱ型,胸主动脉夹层局限于升主动脉;Ⅲ型,胸主动脉夹层起源于胸降主动脉,向下未累及腹主动脉者称为ⅢA,累及腹主动脉者称为ⅢB。
- Stanford 分型:A、B 两型。不管夹层起源部位,只要累及升主动脉者称为A型,相当于 Debakey Ⅰ型和Ⅱ型;夹层起源于胸降主动脉且未累及升主动脉者称为 B 型,相当于 De Bakey Ⅲ型。

按临床发病时间分期:急性小于 14 日;亚急性 15~90 日;慢性大于 90 日。

（二）诊断思路

1. 临床表现

（1）疼痛:"撕裂样"或"刀割样"或持续性难以忍受的锐痛,是主动脉夹层患者最为普遍的主诉。Stanford A 型夹层常表现为前胸痛或背痛,Stanford B 型夹层常表现为背痛或腹痛。

（2）血压变化:95% 合并高血压,两上肢或上下肢血压相差较大,如有心脏压塞、血胸或心肌梗死可出现低血压,破入胸腹腔可引起休克。

（3）心血管系统:心脏是 Stanford A 型最常累及的器官。

- 主动脉瓣关闭不全和心力衰竭:夹层导致主动脉根部扩张、主动脉瓣对合不良等可引起,重者可出现心源性休克。
- 急性心肌梗死:夹层累及冠状动脉开口导致,多见于下壁心肌梗死,严禁溶栓和抗凝。
- 心包积液或心脏压塞:夹层假腔渗漏或夹层破入心包可引起。

（4）其他脏器灌注不良表现

- 中枢神经系统症状:夹层累及无名动脉或左颈总动脉可导致,3%~6% 的患者发生脑血管意外,患者表现为晕厥或意识障碍;夹层影响脊髓动脉灌注时,脊髓局部缺血或坏死可导致下肢轻瘫或截瘫。
- 内脏缺血:夹层累及一侧或双侧肾动脉可有血尿、无尿、严重高血压甚至肾衰竭。夹层累及腹腔干、肠系膜上及肠系膜下动脉时可引起胃肠道缺血表现,如急腹症和肠坏死,部分患者表现为黑便或血便;有时腹腔动脉受累引起肝脏或脾脏梗死。
- 四肢缺血:夹层累及下肢动脉时可出现急性下肢缺血症状,如疼痛、无脉甚至下肢缺血坏死等。

（5）主动脉夹层破裂:心脏压塞、胸腹腔积液。也可破入气道、食管引起咯血、呕血。

2. 辅助检查

- 常规检查:如血常规、尿常规、D- 二聚体、心肌酶、肌红蛋白、肝肾功能、血糖、血脂、血气分析等。有助于鉴别诊断及评估脏器功能及手术风险。患者 D-

二聚体快速升高时,拟诊为主动脉夹层的可能性增大。

- 心电图:可做鉴别诊断。
- 胸部 X 线片:无特异性,可有主动脉增宽。心脏压塞时心影扩大。
- 超声心动图和大血管超声:床旁可完成。可发现主动脉瓣关闭不全,主动脉的内膜裂口和内膜漂浮,真腔和假腔。经食管超声(TEE)更有优势。对 Stanford A 型特异度和灵敏度较高。
- CT 血管成像和血管造影:100% 的灵敏度及 98%~99% 的特异度,广泛应用于临床,可作为可疑主动脉夹层患者的首选检查手段。
- 磁共振成像(MRI):对于碘过敏、肾功能损害、妊娠及甲状腺功能亢进或其他 CTA 检查相对或绝对禁忌的患者,MRI 可作为首选的替代手段。但 MRI 扫描时间较长,对于循环不稳定的患者难以配合和耐受。另外,对于体内植入生命辅助装置和金属物的患者是禁忌。
- 数字减影血管造影(DSA):作为一种侵入性有创操作,并不优于 CTA,因此,不作为常规手段,仅作为 Stanford B 型主动脉夹层患者行覆膜支架植入手术中的辅助检查。

3. 鉴别诊断

- 急性心肌梗死。
- 急性肺栓塞。
- 其他,如主动脉瓣关闭不全、急性左心衰竭、脑血管意外、急腹症、肾绞痛、肾功能不全、下肢动脉闭塞等鉴别。

(三)病情评估

主动脉夹层是心血管疾病的灾难性危重急症,如果未及时诊断治疗,病死率极高。3/4 的死亡是由于剥离的夹层破入心包形成心脏压塞或纵隔、胸腔大出血。其他患者是并发急性心肌梗死、急性心力衰竭、远端器官灌注不良、急性脑卒中、急性肾衰竭、肠坏死及肢体坏死而死亡。所以病情程度取决于主动脉夹层累及的部位、范围和程度,主动脉分支受累的情况,有无主动脉瓣关闭不全和向外破溃等并发症。要迅速评估生命体征、疼痛程度、四肢血压变化、心血管系统受累和脏器或肢体缺血等情况。

(四)急诊处理

1. 紧急处理 胸痛绿色通道及时完善检查和治疗。

(1)一般治疗:监测生命体征、建立静脉通路、绝对卧床。

(2)药物治疗

- 强效镇静镇痛。
- 迅速降压:收缩压降至 100~120mmHg 或更低。首选硝普钠。
- β 受体阻滞剂:减慢心率至 60~70 次 /min,降低左心室张力和收缩力,防止夹层进一步扩张。可静脉用药如艾司洛尔。

2. **介入治疗**　Stanford B 型可行覆膜支架植入手术。

3. **急诊手术**　Stanford A 型可行外科主动脉弓部或主动脉瓣膜置换术,或杂交手术。

（五）院前急救及注意事项

胸痛的鉴别,监测生命体征,注意四肢血压的测量,听诊有无心脏及沿大血管走行的杂音有助于诊断。高度疑似主动脉夹层,给予镇静镇痛,降压,与医院胸痛中心衔接绿色通道进行及时检查救治。

（陈凤英）

三、心律失常

（一）概述

心律失常发作可导致心输出量骤减甚至出现循环中断,相继发生重要器官缺血缺氧,临床表现为心源性休克、心绞痛、晕厥,甚至心脏猝死,称之为严重心律失常或恶性心律失常。

● 85%~90% 的严重心律失常见于器质性心脏病,10%~15% 见于原发性心电异常,如先天性长 QT 间期综合征、Brugada 综合征等。此类心律失常常危及生命,需及时判断及处理。

● 心律失常是引起心悸的常见原因,心悸症状常与心律失常发生及持续时间有关,如阵发性心动过速的症状往往比较明显,突发突止;而慢性心律失常（如心房颤动等）可因逐渐适应而无明显症状。

● 临床判断常将其分为快速性心律失常及缓慢性心律失常。

病因:

● 快速性心律失常:窦性心动过速、房性心动过速、阵发性室上性心动过速、室性心动过速。

● 缓慢性心律失常:窦性心动过缓、病态窦房结综合征、高度房室传导阻滞。

● 其他心律失常:窦性心律不齐、各类期前收缩。

（二）快速性心律失常

1. **室性心动过速**（ventricular tachycardia,VT）　简称室速,是起源于希氏束分叉以下束支、浦肯野纤维、心室肌,连续 3 个或 3 个以上宽大畸形 QRS 波组成的快速性心律失常。临床上较为凶险的心律失常,常导致严重的血流动力学障碍。根据心室率不同,患者临床表现差异较大,轻者仅有心悸,重者伴血压下降、阿 - 斯综合征,甚至猝死。常见于冠心病、扩张型心肌病、肥厚型心肌病等。

（1）临床表现：轻者仅有心悸，重者出现发绀、气促、晕厥、低血压、休克、急性心力衰竭、心绞痛，甚至演变为心室颤动。

（2）心电图：3个及3个以上室性期前收缩连续出现，QRS波群宽大畸形，QRS波时限超过0.12秒，T波方向与QRS主波方向相反，频率常在100~250次/min，很少超过300次/min，心律规则，亦可不规则，常呈现房室分离。通常突然发作。见图10-2-2。

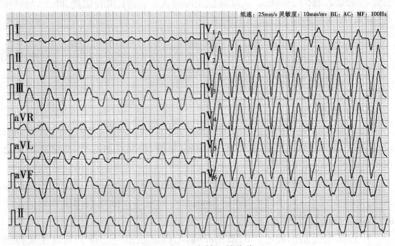

图10-2-2　室性心律失常

（3）急诊处理

1）血流动力学不稳定：若宽QRS心动过速伴有明显的血流动力学障碍，则不应耗时去做鉴别诊断，若能排除洋地黄中毒，应立即直流同步电复律。首次电击能量超过200J，必要时重复。对于血流动力学尚稳定但持续时间超过24小时或药物治疗无效的室性心动过速也可选择电复律。

2）血流动力学稳定：对难以鉴别且血流动力学稳定的宽QRS心动过速，可首先按室性心动过速处理。

3）药物治疗：

● 胺碘酮：伴有心力衰竭的室性心动过速患者首选使用。用法：参见室上性心动过速。注意静脉注射过快导致低血压，忌用于严重心动过缓、高度房室传导阻滞等患者。

● 普鲁卡因胺：为Ⅰ类抗心律失常药，具有抑制室性心律失常，改善电治疗的效果。最适用于急性心肌梗死患者。用法：20mg/min静脉滴注至心律失常消失,总量达 17mg/kg。注意:容易造成中毒、低血压,禁用于 QT 间期延长及尖端扭转型室性心动过速、心力衰竭患者。

● 利多卡因:最佳适应证同普鲁卡因胺。用法:50~100mg 静脉注射(1~2 分钟),必要时每隔 5~10 分钟重复 50mg,直至心律转复或总量达 300mg 为止。注意:高度房室传导阻滞、严重心力衰竭、休克、肝功能严重受损、利多卡因过敏等禁用。

● β 受体阻滞剂:主要用于急性冠脉综合征、甲状腺功能亢进、梗阻性心肌病等,可减少急性冠脉综合征远期并发症,包括猝死。禁忌证包括缓慢性心律失常、传导阻滞、低血压、严重充血性心力衰竭、伴有支气管痉挛的肺疾病等。

● 钙通道阻滞剂:维拉帕米可用于特殊类型的室性心动过速,但不能用于心功能受损患者。用法:2.5~5.0mg,静脉注射。15~30 分钟后可重复 5~10mg,最大剂量为 20mg。

● 镁剂:曾用于恶性心律失常的辅助治疗,但已不推荐急性心肌梗死后常规预防性应用。适用于低血镁和扭转型室性心动过速。用法:1~2g 硫酸镁用 50~100ml 液体稀释后,5~60 分钟内静脉滴注,维持量 0.5~1.0g/h。

4)射频消融术:采用射频消融已使室性心动过速的治愈率大为提高。

5)埋藏式心脏复律除颤起搏器(ICD):适用于猝死高危患者及药物治疗无效有严重症状的室性心动过速患者,可显著降低猝死率,疗效优于抗心律失常药物。

2. 心室扑动 / 心室颤动　发作时心室肌呈快而微弱地无效收缩或不规则颤动,其结果等于心室停搏。

(1)临床表现:典型表现为阿 - 斯综合征,突发意识丧失,抽搐,随后呼吸逐渐停止。心音和脉搏消失,血压测不到,瞳孔散大,发生猝死。

(2)心室扑动心电图:连续而规则宽大畸形的 QRS 波,频率在 150~250 次 /min,QRS 波的时限常在 0.12 秒以上,QRS 波呈向上向下的波幅似正弦样曲线,与 T 波无法分开,QRS 波间无等电线,P 波消失。

(3)心室颤动心电图:P 波、QRS 波、T 波均消失,代以形状不同、大小各异、极不匀齐的波群,频率为 250~500 次 /min。见图 10-2-3。

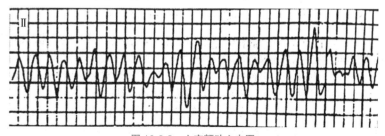

图 10-2-3　心室颤动心电图

（4）急诊处理：即刻非同步电复律 200~400J 电能。

（5）心室颤动和无脉性电活动处理流程见图 10-2-4。

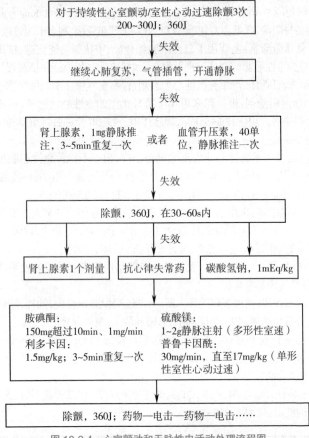

图 10-2-4　心室颤动和无脉性电活动处理流程图

3. 室上性心动过速（supraventricular tachycardia, SVT）　简称室上速，系指发作和维持需要心房、房室结或二者共同参与的快速性心律失常，包括附加束参与的心动过速。主要包括房性心动过速、心房扑动、折返性室上性心动过速等。多数情况因心率过快，P 波无法辨认，故统称为室上性心动过速。

（1）临床表现：特征性症状为突然发作，突然停止，发作时心率每分钟160~250 次，持续数秒、数分钟或数小时甚至数日。发作时症状与心动过速所致血流动力学障碍程度密切相关，受患者年龄、有无心脏基础疾病及重要脏器基础血供等情况影响。频率 >200 次 /min，可导致血压下降、头晕、黑蒙、心绞痛、心力衰竭等。

（2）心电图：QRS 波群正常，心律规整，频率大多在 160~250 次 /min，P'波形态异常，P'-R>0.12 秒者为房性；有逆行的 P'波或 P'-R<0.12 秒者为房室交界性。多数情况下 P'波与 T 波融合，无法辨认。ST 段压低和 T 波倒置常见。当伴有预激综合征、心室内差异传导或束支传导阻滞时，则 QRS 波群呈宽大畸形。见图 10-2-5。

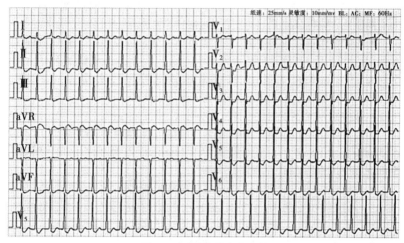

图 10-2-5 室上性心动过速

（3）急诊处理

1）血流动力学不稳定：对伴有严重血流动力学障碍（低血压、肺水肿、脑灌注不足）的室上性心动过速，不要过分强调心律失常的诊断，需紧急行直流电同步电复律。首次电转复能量单相波通常为 50~100J 已足够，如不成功，可逐渐增加能量。也可用胺碘酮 150~300mg 静脉注射。

2）血流动力学稳定：对于血流动力学稳定的患者，可先完善辅助检查，评估病情，纠正重要诱发因素如低钾、缺氧、感染等，进一步明确诊断。可先用简单的迷走神经刺激法，对于无效或效果不良者可采用药物治疗。

①机械刺激迷走神经：通过做 Valsalva 动作（即深呼吸后屏气用力呼气），刺激咽反射，颈动脉窦按摩，压迫眼眶，冷水面部浸浴等方法兴奋迷走神经，约 50% 的患者可终止折返性室上性心动过速发作。

②药物治疗

● 腺苷：作为一种迷走神经兴奋剂，其对窦房结、房室结具有明显的抑制作用,可消除折返环路终止室上性心动过速。该药起效快,平均复律时间30秒,半衰期10秒,转复成功率高达90%以上,是室上性心动过速的首选药物。用法:6~12mg直接快速静脉注射(5~10秒),3~5分钟后未复律者可加倍剂量重复1次。注意:对于合并心绞痛、支气管哮喘、室性心律失常、病态窦房结综合征(SSS)、年龄>60岁者等应该慎用或禁用。

• 普罗帕酮:具有抗心律失常谱广,疗效高,起效快(平均复律时间8分钟),半衰期短等优点,曾是阵发性室上性心动过速的首选药物。用法:70mg稀释后静脉注射(5分钟),10~20分钟后无效可重复1次。注意:对心力衰竭患者禁用,对有器质性心脏病、低血压、休克、心动过缓等慎用。

• 维拉帕米:钙通道阻滞剂,对正常QRS波群的阵发性室上性心动过速疗效好。静脉注射后1~5分钟起效,持续15分钟以上。用法:5mg稀释后静脉注射(5分钟),发作中止即停止注射,15分钟后未能转复者可重复1次。注意:心动过缓、低血压、心力衰竭、房室传导阻滞、SSS患者慎用或禁用。

• 胺碘酮:对各种快速性心律失常均有效。用法:

a. 负荷滴注:150mg溶于100ml 5%葡萄糖溶液,滴注10分钟;随后6小时用360mg溶于500ml 5%葡萄糖溶液,滴速1mg/min。b. 维持滴注:18小时给药540mg,滴速0.5mg/min。

• 毛花苷丙:起效缓慢,一般复律时间需要30分钟以上,但作用温和。是室上性心动过速伴有心力衰竭者的首选用药。用法:0.4mg稀释后缓慢静脉注射,2小时后无效可再给0.2~0.4mg。注意:不能排除预激综合征者禁用。

• β受体阻滞剂:伴有高血压或心绞痛的室上性心动过速患者首选。用法:普萘洛尔2~5mg静脉注射,必要时20~30分钟后重复1次。也可用艾司洛尔、美托洛尔等静脉注射。注意:有SSS、支气管哮喘病史患者禁用。

③经食管心房调搏复律:适用于对药物无效或存在药物应用禁忌者(如孕妇等)。应用比心动过速频率快20~30次/min的触发刺激可有效终止室上性心动过速,有效率达90%。

④射频导管消融术:此法是治疗室上性心动过速的有效手段,成功率达95%。

4. 预激综合征 简称预激或WPW综合征:只发生于心房冲动激动部分或全部心室,并早于通过正常传导系统传导的冲动。这是由于心肌纤维组成的肌肉连接存在于正常传导系统之外,且绕过房室结的传导延迟,连接心房和心室。所谓的房室旁道或连接是最常见的预激综合征类型。左侧游离壁旁道最常见,然后依次为后间隔、右侧游离壁和前间隔。

预激综合征的发生率主要取决于所研究的人群,健康人中发生率为0.1‰~0.3‰,平均1.5‰。在任何年龄中均可见,包括胎儿、新生儿及老年人,也可见于双胞胎。男性的发病率高于女性,发病率随年龄增长而降低,即随年龄增长预激综合征会消失。

(1) 心电图

● 窦性心律时 PR 间期小于 0.12 秒。

● QRS 波群时限大于 0.12 秒伴有某些导联的 QRS 波群起始升支顿挫(δ波)而 QRS 终末部正常。

● 继发性 ST-T 改变,ST-T 常与 δ 波和 QRS 主波相反。

● 预激综合征最常见的心动过速是以正常 QRS 波群、规则的节律、心室率 150~250 次 /min、突发突止为特征。见图 10-2-6。

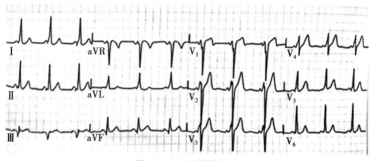

图 10-2-6　预激综合征

(2) 急诊处理

● 预激综合征本身不需特殊治疗。

● 并发室上性心动过速时,治疗同一般室上性心动过速。

● 并发心房颤动或心房扑动时,如心室率快且伴循环障碍者,宜尽快采用同步直流电复律。利多卡因、普鲁卡因胺、普罗帕酮与胺碘酮减慢旁路的传导,可使心室率减慢或使心房颤动和心房扑动转复为窦性心律。

● 如室上性心动过速或心房颤动、心房扑动发作频繁,宜应用上述抗心律失常药物长期口服预防发作。药物不能控制,电生理检查确定旁路不应期短或旁路不应期于快速心房调搏时间缩短,或心房颤动发作时心室率达 200 次 /min 左右者,有定位后用电、射频、激光或冷冻消融,或手术切断旁路,预防发作的适应证。

5. Brugada 综合征　是一种编码离子通道基因异常所致的家族性原发心电疾病。患者的心脏结构多正常,具有明显的遗传异质性。心电图具有特征性的"三联征":右束支阻滞、右胸导联(V_1~V_3) ST 呈下斜形或马鞍形抬高、T 波倒置,临床常因心室颤动或多形性室性心动过速引起反复晕厥,甚至猝死。

Brugada 综合征多见于男性，男女之比约为 8∶1，发病年龄多数在 30~40 岁。主要分布于亚洲，尤以东南亚国家发病率较高。

（1）临床表现：患者常有晕厥或心脏猝死家族史，多发生在夜间睡眠状态，发作前无先兆症状。发作间期可无任何症状。有时心脏病突发或晕厥，发作时心电监测几乎均为心室颤动。常规检查多无异常，病理检查可发现大多患者有轻度左室肥厚。心脏电生理检查大部分可诱发多形性室性心动过速或心室颤动。

（2）心电图特征并将其分为三型

- Ⅰ型：以突出的"穹窿型"ST 段抬高为特征，表现为 J 波或抬高的 ST 段顶点≥2mm，伴随 T 波倒置，ST 段与 T 波之间很少或无等电位线分离。

- Ⅱ型：J 波幅度（≥2mm）引起 ST 段下斜型抬高（在基线上方并≥1mm），紧随正向或双向 T 波，形成"马鞍型"ST 段图形。

- Ⅲ型：右胸前导联 ST 段抬高 <1mm，可以表现为"马鞍型"或"穹窿型"，或两者兼有。

- Brugada 综合征心电图的 ST 段改变是动态的，不同的心电图图形可以在同一个患者身上先后观察到，三种类型心电图之间可以自发或通过药物试验而发生改变。Brugada 综合征心电图的 ST 段改变具有隐匿性、间歇性和多变性。见图 10-2-7。

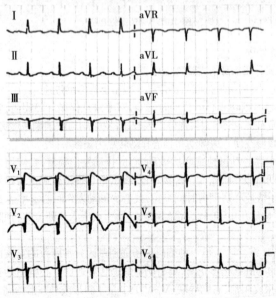

图 10-2-7 Brugada 综合征

（3）急诊处理

1）埋藏式心脏复律除颤起搏器（ICD）是目前唯一已证实对 Brugada 综合征治疗有效的方法。

● 对于有症状性患者，应接受 ICD 治疗。

● 无症状患者应进行电生理检查进行危险分层：对伴有自发 I 型心电图表现的无症状患者，如电生理检查诱发出室性心动过速或心室颤动者，应接受 ICD 治疗；应用钠通道阻滞剂后出现 I 型心电图表现的无症状患者，如该患者有猝死家族史，且电生理检查诱发出室性心动过速或心室颤动者，应植入 ICD。

● 无症状且无猝死家族史，应严密随访。

2）药物治疗：对有症状的儿童患者，如果伴有恶性心律失常，奎尼丁也被推荐为 ICD 的一个有效替代治疗方式。其他 I 类抗心律失常药物能够抑制钠离子内流，使 Ito 电流相对性增加，诱发心室颤动，因此对 Brugada 综合征患者禁用。III 类药物（胺碘酮）和 β 受体阻滞剂，对猝死无预防效果。

6. 尖端扭转型室性心动过速（torsades de pointes，TDP） 简称尖端扭转型室速，尖端扭转是多形性室性心动过速的一个特殊类型，因发作时 QRS 波的振幅与波峰呈周期性改变，宛如围绕等电位线连续扭转得名。频率 200~250 次 /min。其他特征包括 QT 间期通常超过 0.5 秒，U 波显著。

（1）心电图

● 基础心律时 QT 延长、T 波宽大、U 波明显、侧融合。

● 室性心动过速常由长间歇后舒张早期室性期前收缩（R on T）诱发。

● 室性心动过速发作时心室率多在 200 次 /min，宽大畸形、振幅不一的 QRS 波群围绕基线不断扭转其主波的正负方向，每连续出现 3~10 个同类的波之后就会发生扭转，反向对侧。见图 10-2-8。

（2）急诊处理

1）对属于先天性病因者（肾上腺素能依赖性 TDP）

● β 受体阻滞剂为首选药物，常用美托洛尔 25~50mg，每日 2~3 次口服或普萘洛尔 10~30mg，每日 3 次口服。β 受体阻滞剂可使心率减慢，QT 间期因此延长，但 QTc 可能缩短。治疗效果以长期随访不再有晕厥发作来衡量，而 QT 间期可能并不明显缩短。

● 对上述药物治疗无效的持续性发作者可采用直流电复律或安装永久性起搏器。

● 患者应避免剧烈体力活动及精神刺激，禁用延长心室复极和儿茶酚胺类药物。

2）对属于获得性病因者（间歇依赖性 TDP）

● 静脉补钾和补镁：低钾可使细胞膜对钾的通透性降低，使复极延迟，根据

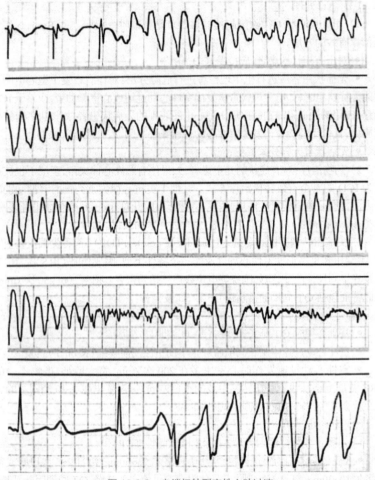

图 10-2-8　尖端扭转型室性心动过速

缺钾程度通常用氯化钾静脉滴注方式给予；镁可激活细胞膜上 ATP 酶而使复极均匀化及改善心肌代谢等，给予 1~2g 硫酸镁稀释后缓慢静脉注射，继以 1~8mg/min 持续静脉滴注，即使血镁正常亦无妨。

　　● 异丙肾上腺素：1~4μg/min 静脉滴注，随时调节剂量，使心室率维持在 90~110 次 /min 之间。应用异丙肾上腺素可缩短 QT 间期及提高基础心率，使心室复极差异缩小，有利于控制 TDP 的发作。

　　● TDP 发作时，可试用 Ⅰ b 类抗心律失常药物如利多卡因、苯妥英钠，但禁用 I a、I c 和Ⅲ类抗心律失常药。

● TDP 持续发作时,应按心搏骤停原则救治,有心室颤动倾向者,可用低能量电复律。

● 对顽固发作伴严重心动过缓、严重传导阻滞者,药物应用有矛盾,宜安装永久起搏器。

7. 长 QT 间期综合征　QT 间期延长是指 QTc 间期超过 PP 百分位点。女性 QTc>480 毫秒,男性 QTc>470 毫秒;无论性别,QTc>500 毫秒为高度异常(根据 2010 年院内获得性 TDP 防治专家共识)。

(1)病因

1)先天性的病因:电生理研究发现室性心律失常的机制可能为折返、触发活性,与之相关的因素为肾上腺素能兴奋、动作电位时间变化、早期或延迟除极、折返环路。

2)自主神经系统功能障碍。

3)心脏内神经变性。

4)先天性心肌缺乏某种酶而引起代谢异常。

5)获得性长 QT 间期综合征的常见原因:可通过心肌的直接电生理作用或引起自主神经紊乱而导致长 QT 间期综合征。

● 抗心律失常药物:如奎尼丁、普鲁卡因胺、丙吡胺、美西律、英卡尼、胺碘酮、比索洛尔、依布利特。

● 非抗心律失常药物:精神心理作用药物,如丙丁醇、吩噻嗪和三环类抗抑郁药物;抗组胺药物,如阿司咪唑;抗微生物类及寄生虫药物,如金刚烷胺、伊曲康唑、红霉素;血管扩张药物,如普尼拉明、利多氟嗪;其他:罂粟碱、免疫抑制剂、有机磷化合物、钾等。

● 电解质紊乱:如低钾、低镁、低钙等。

● 慢性心律失常:如心动过缓、病态窦房结综合征、高度房室传导阻滞。

● 代谢低下:如甲状腺功能减退、低体温等。

● 心脏疾病:如心肌炎、心肌缺血、心肌梗死。

● 中枢神经系统疾病:如脑卒中、颅脑损伤。

(2)临床表现:长 QT 间期综合征最常见的症状是晕厥和猝死,其伴有耳聋者称贾兰综合征;不伴耳聋者又称瓦 - 罗(Ward-Romano)综合征。常在用力、惊恐、疼痛、激动等交感神经张力增高的情况下发病,也可发生于睡眠和从睡眠中唤醒时。症状多由心律失常造成。

多首发于青年,平均年龄为 8 岁,也可早至刚出生的婴儿,晚至中年人才发病,男性发病年龄较女性早,女性发病率高于男性。大约有 1/3 的患者可完全无症状;有些患者在儿童时期出现一两次晕厥,此后再未出现;有些患者 1 年之内出现多次晕厥;无晕厥和猝死的家族史并不意味着不发病。

（3）心电图:QT 间期延长,T 波宽大,可有切迹、双相或倒置。同一患者在不同时间 QT 间期和 T 波形态可有变化。U 波常较大。QT 间期有随年龄增长而短缩的趋向,晕厥发作时心电图呈室性心动过速,多数为尖端扭转型,也可有心室颤动或心室停搏。发作前后可有 T 波电压交替,频发室性期前收缩。但也有在发作时仅有胸痛及 ST-T 变化而无晕厥及室性心律失常者。见图 10-2-9。

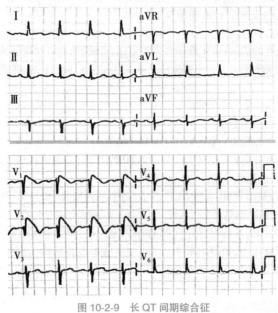

图 10-2-9 长 QT 间期综合征

（4）急诊处理:治疗目的为防治心律失常性晕厥,防治心脏性猝死。

● 药物治疗:禁用延长心室复极有关的抗心律失常药。先天性:β 受体阻滞剂 + 补钾、补镁,积极预防治疗诱发因素;获得性:硫酸镁、异丙肾上腺素、利多卡因、阿托品等。

● 非药物治疗:欧洲心脏病学会推荐的长 QT 间期综合征的心脏性猝死的预防治疗指南是植入心律转复除颤器。永久性双腔起搏器和左侧颈胸交感神经切断术为二类适应证。

8. 房性心动过速　简称房速,是指规律而快速的房性节律,且其起源点可能来自心房的任何部位,无须房室结和房室旁道的参与,节律 110~250 次 /min。根据发生机制与心电图表现的不同,可分为自律性房性心动过速、折返性房性心动过速与混乱性房性心动过速三种。发作呈短暂、间歇或持续性。

（1）常见于心肌梗死、瓣膜病、先天性心脏病等；多源性房性心动过速多见于肺源性心脏病，也可见于洋地黄中毒和低钾血症。

（2）心电图

● 心房率通常为 150~200 次 /min。

● P 波形态与窦性者不同，在 Ⅱ、Ⅲ、aVF 导联通常直立。

● 常出现二度 Ⅰ 型或 Ⅱ 型房室传导阻滞，呈现 2∶1 房室传导者亦属常见，但心动过速不受影响。

● P 波之间的等电线仍存在（与心房扑动时等电线消失不同）。

● 刺激迷走神经不能终止心动过速，仅加重房室传导阻滞。

● 发作开始时心率逐渐加速。见图 10-2-10。

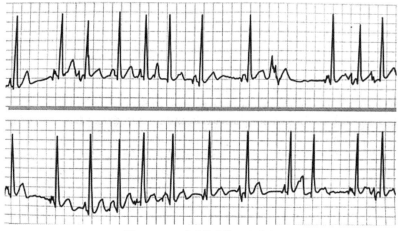

图 10-2-10　紊乱性房性心动过速

（3）急诊处理

1）自律性房性心动过速

● 洋地黄引起者：立即停用洋地黄；如血清钾不高，首选氯化钾口服或静脉滴注氯化钾，同时进行心电图监测，以避免出现高血钾；已有高血钾或不宜应用氯化钾者，可选用普萘洛尔、苯妥英钠、普鲁卡因胺与奎尼丁。心室率不快者，仅需停用洋地黄。

● 非洋地黄引起者：口服或静脉注射洋地黄；如未能转复窦性心律，可应用奎尼丁、丙吡胺、普鲁卡因胺、普罗帕酮或胺碘酮。

2）折返性房性心动过速：治疗参照阵发性室上性心动过速。

3）多源性房性心动过速：治疗针对原发病。维拉帕米和胺碘酮可能有效。补钾补镁可抑制发作。

9. **心房扑动**　简称房扑，是一种起源于心房的异位性心动过速，可转化为心房颤动。房扑时心房内产生 300 次 /min 左右规则的冲动，引起快而协调的心房收缩，心室律多数规则（房室传导比例多为 2~4 : 1），少数不规则（房室传导比例不均），心室率常在 140~160 次 /min，房扑也分为阵发性和持久性两种类型，其发生率较心房颤动少。

（1）可发生于无器质性心脏病者，而持续房扑常见于冠心病、高血压心脏病、心脏瓣膜病及心肌病等。

（2）心电图

● 典型房扑：窦性 P 波消失，代之以振幅、间期较为恒定的房扑波，呈锯齿状，频率为 250~350 次 /min。房扑波常以 2 : 1 的比例传导至心室，心室率多为 150 次 /min；也可为 4 : 1 或不等比例传导到心室，引起心室律不规则；极少房扑波 1 : 1 下传到心室，可引起 300 次 /min 或以上的心室率。房扑引起的 QRS 波群多为正常，当并存功能性束支传导阻滞或心室预激时，QRS 波群可宽大畸形。见图 10-2-11。

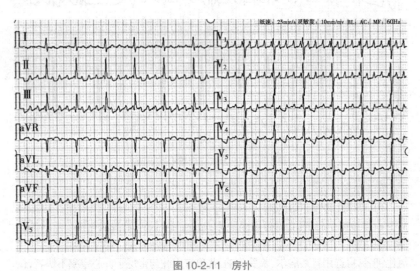

图 10-2-11　房扑

● 非典型房扑：折返环多位于三尖瓣环之外的心房特殊部位，房扑波频率为 250~300 次 /min，形态恒定，但不同于典型房扑。

（3）急诊处理

● 心室率的控制：洋地黄类药物是控制心室率的首选药物，但单独使用常难以达到满意的效果，联合使用 β 受体阻滞剂或钙通道阻滞剂（维拉帕米、地尔硫草）可使心室率达到满意控制。

● 转复窦性心律：病情稳定或房扑心室率得到有效控制的患者，可选择静脉或口服Ⅲ类（胺碘酮最为常用）、Ⅰa 类（奎尼丁）和Ⅰc 类（普罗帕酮）抗心律失常药物来转复窦性心律。

● 射频消融治疗：复发的阵发性房扑和持续性房扑，药物治疗无效或不能耐受药物的毒副作用，可选择射频消融治疗。

● 预防血栓栓塞：可选择口服阿司匹林或华法林预防。

10. 心房颤动　　简称房颤，是临床常见的心律失常，由于心脏结构重塑造成的肌束结构和电信号转导不匹配，引起不协调的心房乱颤，心室仅接受部分通过房室交界区下传的冲动，故心室率 120~180 次 /min，节律不规则。

多见于器质性心脏病患者，以风湿性心脏病、冠心病、高血压心脏病最常见，也见于甲亢性心脏病、缩窄性心包炎等；也可见于无器质性心脏病。

（1）临床表现：临床症状轻重与疾病及心室率快慢有关，轻者仅有心悸、气促、胸闷等，重者可致急性肺水肿、心绞痛、休克甚至晕厥，部分患者可出现血栓栓塞症状，心律绝对不齐，心音强弱不等，脉搏短绌。

（2）心电图：P 波消失，代之以形态、间距及振幅均绝对不规则的 f 波，频率 350~600 次 /min，RR 间期绝对不规则，QRS 波呈室上性，偶见呈室内差异性传导。见图 10-2-12。

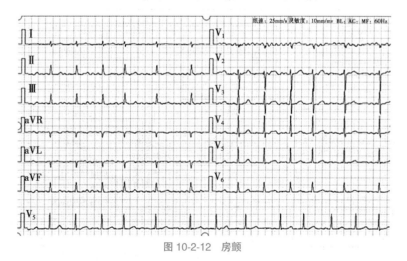

图 10-2-12　房颤

（3）急诊处理：房颤患者治疗主要是心律失常的治疗及血栓的预防。

1）血流动力学稳定——药物控制心室率

● 美托洛尔：2.5~5mg，缓慢静脉注射，每 15 分钟可重复一次，直至总量达 15mg。

● 艾司洛尔：0.5mg/kg 静脉注射，然后 0.05mg/（kg·min）静脉滴注，无效可逐渐增加，最大剂量 0.3mg/（kg·min）。

● 维拉帕米：2.5~5mg 静脉推注，每 15~30 分钟可重复 5~10mg，总量 20mg。

● 地尔硫䓬：0.25mg/kg，可重复给 0.35mg/kg，5~15mg/h 维持。

● 胺碘酮：起始剂量：以 15mg/min 速率在 10 分钟静脉推注；维持剂量：以 1mg/min 持续静脉滴注 6 小时，然后以 0.5mg/min 维持 18 小时。

2）血流动力学不稳定——电转复

● 超过 48 小时或时间不详，转复前抗凝治疗至少 3 周，转复后 4 周（INR 2~3）。

● 48 小时内血流动力学不稳定，直接电复律，不要因抗凝治疗耽误时间。

● 超过 48 小时但血流动力学不稳定需要立即转复，同时给予普通肝素（APTT 1.5~2 倍于正常值），与择期转复一样，至少口服抗凝剂 4 周（INR 2~3）。低分子量肝素皮下注射的支持资料有限。

3）房颤处理流程（图 10-2-13）

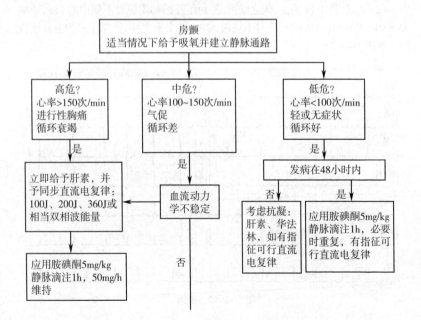

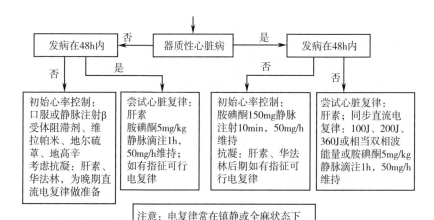

图 10-2-13 房颤处理流程图

11. 快速性心律失常诊疗流程（图 10-2-14）

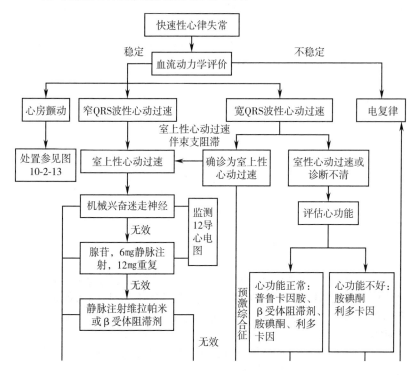

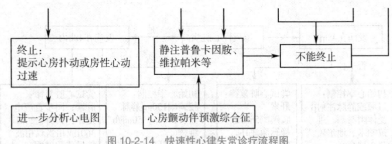

图 10-2-14　快速性心律失常诊疗流程图

（三）缓慢性心律失常

1. **严重窦性停搏及病态窦房结综合征（SSS）**　是心源性晕厥的常见原因，为致命性心律失常。窦性停搏可见于洋地黄、奎尼丁毒性作用及 SSS。SSS 常见于冠心病、心肌炎、心肌病、手术损伤等。

（1）临床表现：临床症状取决于停搏或缓慢心搏造成的血流动力学障碍的程度。如出现 2 秒以上窦性停搏或窦性心律突然减慢 <40 次 /min，患者可出现黑矇；停搏持续 5 秒以上则可发生晕厥，如持续 10 秒以上则会出现阿 - 斯综合征。

（2）心电图

● 窦性停搏心电图：规则的 PP 间期突然显著延长，多 >2 秒，且与正常 PP 间期之间无倍数关系。见图 10-2-15。

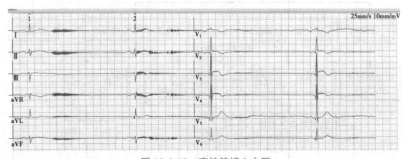

图 10-2-15　窦性停搏心电图

● SSS 心电图：可表现为多种形式，窦性心动过缓最常见，也可表现为频发的窦房传导阻滞，PP 长间歇是窦性周期的倍数；窦性停搏可以是 SSS 的一种表现形式；此外还可以窦房传导阻滞、心房颤动、心房扑动、心动过速 - 心动过缓综合征等。

（3）急诊处理：窦性停搏及 SSS 的治疗主要通过药物或起搏器治疗，以维持正常心率,改善血流动力学,并兼顾病因治疗。

1) 药物治疗

● 阿托品:为抗胆碱能药物,能消除迷走神经对窦房结的抑制,使心率增快,对窦房结本身无作用,因此该药物作用有限,长时间应用副作用大。

● 异丙肾上腺素:为非选择性 β 肾上腺素能受体激动剂,主要作用于心肌 β_1 受体,使心率增加,对窦房结本身亦无作用。作用有限,不宜长时间应用。

● 沙丁胺醇:为 β_2 受体激动剂,能加快心率,缩短 RR 间期,改善头晕、黑矇的症状,临床观察表明沙丁胺醇对 SSS 患者电生理参数改变优于阿托品,作用时间长,无类似阿托品作用。

● 氨茶碱:为腺苷受体拮抗剂,能增快心率,改善症状。

2) 起搏治疗:对于有临床症状(如黑矇、晕厥、呼吸困难等)及无症状,但心率极慢,药物应用受限的 SSS 患者应给予安装起搏器,该方法是治疗 SSS 唯一长期有效的方法。

2. 高度房室传导阻滞　是指房室传导比例超过 2∶1。常见于各种心肌炎(风湿性心肌炎最常见)、冠心病、先天性心脏病、洋地黄、奎尼丁等药物影响及电解质紊乱等。

(1)临床表现:患者在休息时可无症状,或有心悸感。在体力活动时可有心悸、头晕、乏力、胸闷、气短,严重时可发生晕厥、阿-斯综合征等。

(2)心电图:可见散在发生的连续 2 个或数个 P 波因阻滞未下传心室,>2∶1 的房室阻滞。见图 10-2-16。

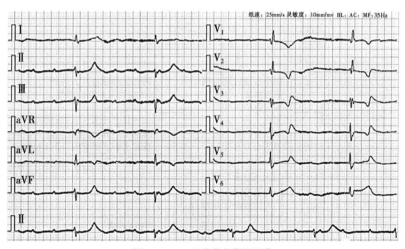

图 10-2-16　三度房室传导阻滞

（3）急诊处理：高度房室传导阻滞处理同三度房室传导阻滞。对于从未发生阿 - 斯综合征者，可选用药物促进传导。

1）药物治疗

● 阿托品：0.3~0.6mg 口服，也可皮下或肌内注射。对于 QRS 波宽大畸形者慎用。

● 麻黄碱：对 α、β 受体均有作用，能加快心率。适用于二度或三度房室传导阻滞症状较轻的患者。可用麻黄碱片 25mg 每 6~8 小时口服 1 次。

● 异丙肾上腺素：可用 10mg 舌下含服，每 4~6 小时 1 次。必要时可用 0.5~1mg 稀释至 5% 葡萄糖溶液 500ml 持续滴注，维持心室率 60~70 次 /min。过量可明显增快心房率而加重房室传导阻滞，而且还能导致严重室性异位心律。

2）起搏器治疗：对高度及以上房室传导阻滞有晕厥及阿 - 斯综合征发作者应植入起搏器。若估计为暂时性严重房室传导阻滞应植入临时起搏器，积极治疗去除原发病因。

3. 严重心动过缓急诊处理流程见图 10-2-17

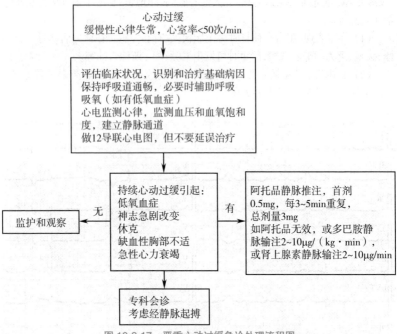

图 10-2-17　严重心动过缓急诊处理流程图

（赵兴胜）

四、急性心包炎

(一) 概述

急性心包炎 (acute pericarditis) 为心包脏层和壁层的急性炎症性疾病。

- 急性纤维素性或干性心包炎是一种有典型的胸痛、病理性心包摩擦音和特殊心电图改变的综合征。
- 可以单独存在,也可以是某种全身疾病累及心包的表现。

病因:

- 特发性。
- 感染性:细菌性(肺炎球菌、链球菌、葡萄球菌、流感嗜血杆菌、革兰氏阴性杆菌、布鲁氏菌、肺炎军团菌、奈瑟淋球菌、莱姆病)、病毒(柯萨奇病毒、艾柯病毒、腺病毒、水痘 - 带状疱疹病毒、流感病毒、巨细胞病毒、HIV、乙肝病毒、腮腺炎、EB 病毒)、分枝杆菌(结核分枝杆菌、鸟结核分枝杆菌)、真菌(组织胞质菌病、球孢子菌、子囊酵母菌、假丝酵母、诺卡氏菌、放线菌)、原虫(弓形虫、棘球绦虫、阿米巴)、艾滋病(AIDS)相关感染性疾病。
- 肿瘤:原发性(间皮瘤、纤维肉瘤)、继发性(乳腺癌、肺癌、淋巴瘤、白血病)。
- 免疫 / 炎性疾病:结缔组织疾病(类风湿关节炎、系统性红斑狼疮、硬皮病、急性风湿热、皮肌炎、混合性结缔组织病、Wegener 肉芽肿)、血管炎(颞动脉炎、结节性多动脉炎、Takayasu 动脉炎)、急性心肌梗死和心肌梗死后(Dressler 综合征)、心脏术后、创伤后。
- 代谢性:肾源性、主动脉夹层、黏液性水肿、淀粉样变。
- 医源性:放射线损伤、操作性损伤(植入除颤器、起搏器、导管)、药物(肼屈嗪、普鲁卡因、柔红霉素、异烟肼、抗凝药物、环孢素、麦角新碱、苯妥英钠)、心肺复苏。
- 创伤:顿挫伤、贯通伤、手术创伤。
- 先天性:心包囊肿、先天性心包缺如、女性化侏儒。

(二) 诊断思路

1. 病史

- 典型症状:胸骨后锐痛并向斜方肌方向放射。
- 疼痛可向下放射到左臂,类似心肌缺血。
- 疼痛亦可局限于胃区,类似急性腹痛。
- 疼痛平卧时加重、坐起时减轻,经常于吸气时加重。
- 疼痛的性质、程度和部位变化非常大。
- 可伴有呼吸困难,偶有咳嗽、吞咽困难和 / 或呃逆。

- 前驱症状有发热、全身不适、肌痛等。

2. 体格检查　标志特征是心包摩擦音。

- 性质:声音高调 - 吱嘎音或刮擦音,像在雪上行走或毛皮刮擦的声音。
- 听诊位置:心前区均可听到,在胸骨左下缘和心尖之间最明显。
- 摩擦音出现时相:出现在心室收缩期,70% 的患者出现于心房收缩期,<70% 的患者出现在心室舒张期,分别形成双相或三相摩擦音。
- 摩擦音听诊增强、减弱因素:身体前倾坐位、深吸气或将听诊器胸件加压时清楚,当积液增多将二层心包分开时减弱。
- 大多数心包摩擦音与呼吸周期无关。

3. 实验室检查　取决于原发病。

- 感染性心包炎:白细胞计数及中性粒细胞增加、血沉等炎性标记物水平升高。
- 自身免疫病:免疫指标阳性。
- 尿毒症:血肌酐明显升高。
- 急性心肌梗死:血清心肌同工酶增高,血清肌钙蛋白 I 增高,后者也可发生于特发性心包炎患者中,需高度重视两者之间的鉴别诊断。

4. 心电图　ST-T 改变是弥漫性的,并有动态演变。

- 早期阶段:典型 ST 段呈弓背向下型抬高(除 aVR 和 V_1 导联以外的导联),不伴有 T 波倒置,PR 段压低(除 aVR 导联),在胸痛发生后几小时出现,持续数小时或数日。
- 第二阶段:ST 段回到基线,T 波正常或平坦。
- 第三阶段:T 波倒置,可以持续很长时间,特别是结核性、尿毒症或肿瘤性心包炎。
- 第四阶段:心电图不同程度恢复正常。
- 典型的急性心包炎患者,心电图的改变约为 2 周;只有约一半的急性心包炎患者有以上四个阶段的心电图表现,变异非常常见。
- 急性心包炎的 ST 段抬高,没有 Q 波,可与急性心肌梗死的心电图改变鉴别。
- 早期复极综合征的心电图没有 PR 段的压低,也缺乏 ST-T 波的演变,可与急性心包炎的心电图改变鉴别。
- 变异性心绞痛急性 ST 段抬高往往是一过性的,同时伴有缺血性疼痛。

5. 胸部 X 线检查

- 无并发症的急性心包炎患者胸部 X 线片可无异常发现。
- 心影增大可能是中量或大量心包积液的证据。
- 可以提供结核、真菌疾病、肺炎及肿瘤的一些证据。

6. 超声

- 单纯的纤维素性急性心包炎超声心动图检查正常。
- 发现心包积液可以确定急性心包炎的临床诊断。
- 可以估计心包积液的量、识别心脏压塞。
- 超声引导下行心包穿刺引流可以增加操作的成功率和安全性。

7. 心脏磁共振显像

- 清晰显示心包积液容量和分布情况,帮助分辨积液的性质,可测量心包厚度。
- 延迟增强扫描可见心包强化,对诊断心包炎较灵敏。
- 有助于判断急性心肌炎、心包炎的心肌受累情况。

8. 心包穿刺

- 主要指征是心脏压塞。
- 通过对积液进行常规、生化、病原学、细胞学等相关检查有助于对心包积液性质和病因的诊断。

9. 鉴别诊断

- 与急性心肌梗死相鉴别,后者呈 ST 段弓背向上抬高,ST-T 改变的演变在数小时内发生,改变导联与梗死血管相对应。
- 需除外夹层动脉瘤破裂,为剧烈撕裂样疼痛,多位于胸骨后或背部,可向下肢放射,破口入心包腔可出现急性心包炎的心电图改变,超声心动图及增强 CT 有助于诊断。
- 与肺栓塞相鉴别,心电图典型表现为 $S_1Q_{III}T_{III}$,也可见 ST-T 改变,D- 二聚体通常升高,确诊需要增强肺动脉 CTA 检查。

(三)急诊治疗

1. 一般性治疗

- 宜卧床休息,并发心包积液、心脏压塞时行心电、血压和经皮血氧饱和度监测。
- 建立静脉通道。
- 止痛对症治疗,非甾体抗炎药如阿司匹林(2~4g/d),效果不佳可给予布洛芬(400~600mg,一日 3 次)或吲哚美辛(25~50mg,一日 3 次)或秋水仙碱(0.6mg,一日 2 次),必要时可使用吗啡类药物。
- 其他药物治疗积液吸收效果不佳时,可给予糖皮质激素治疗(泼尼松40~80mg/d)。

2. 病因治疗

- 心包穿刺放液:有急性心脏压塞时。
- 外科手术干预:顽固性复发性心包炎病程超过 2 年,激素无法控制的患者,或伴严重胸痛的患者,可考虑外科心包切除术治疗。

(四)诊疗流程图(图 10-2-18)

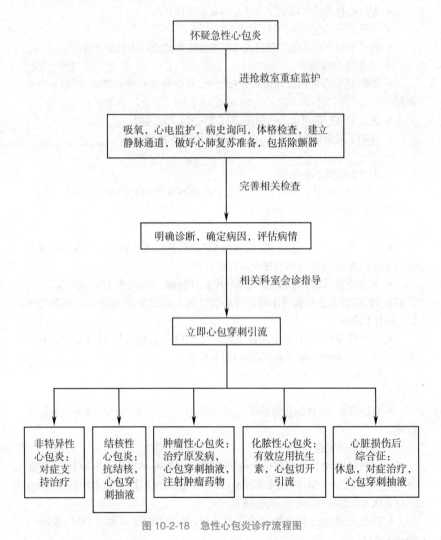

图 10-2-18 急性心包炎诊疗流程图

(赵兴胜)

五、急性心力衰竭

（一）概述

急性心力衰竭（acute heart failure）是指急性发作或加重的左心功能异常所致的心肌收缩力降低、心脏负荷加重，造成急性心输出量骤降、肺循环压力升高、周围循环阻力增加，引起肺循环充血而出现急性肺淤血、肺水肿并可伴组织、器官灌注不足和心源性休克的临床综合征。

- 急性心力衰竭是年龄 >65 岁患者住院的主要原因，其中 15%~20% 为新发心力衰竭，大部分则为原有慢性心力衰竭的急性加重，即急性失代偿性心力衰竭。
- 急性心力衰竭分为急性左心衰竭和急性右心衰竭，前者最常见。
- 急性心力衰竭常危及生命，必须紧急抢救。

病因：

- 新发心力衰竭的常见病因为急性心肌坏死和 / 或损伤（如急性冠脉综合征、重症心肌炎等）和急性血流动力学障碍（如急性瓣膜关闭不全、高血压危象、心脏压塞）。
- 慢性心力衰竭急性失代偿常有一个或多个诱因，如血压显著升高、急性冠脉综合征、心律失常、感染、治疗依从性差、急性肺栓塞、贫血、慢性阻塞性肺疾病（COPD）急性加重、围手术期、肾功能恶化、甲状腺功能异常、药物（如非甾体抗炎药、糖皮质激素、负性肌力药物）等。

（二）诊断思路

1. 病史

（1）大多数患者既往有心血管疾病及心血管疾病危险因素。原心功能正常患者出现原因不明的疲乏或运动耐力明显减低，以及心率增加 15~20 次 /min，可能是左心功能降低的最早期征兆。呼吸困难是最主要的表现，根据病情的严重程度表现为劳力性呼吸困难、夜间阵发性呼吸困难、端坐呼吸等。

（2）急性肺水肿：突发严重呼吸困难、端坐呼吸、烦躁不安，并有恐惧感。

（3）心源性休克：在血容量充足的情况下存在低血压（收缩压 <90 mmHg），伴有组织低灌注的表现 [尿量 <0.5ml/（kg·h）、四肢湿冷、意识状态改变、血乳酸 >2mmol/L、代谢性酸中毒（pH 值 <7.35）]。

2. 体格检查

- 一般体征：活动后呼吸困难，重症者出现发绀、颜部潮红、脉压减小、动脉收缩压下降、脉快。外周血管收缩，表现为四肢末梢苍白、发冷、指 / 趾发绀及窦性心动过速、心律失常等交感神经系统活性增高伴随征象。

- 心脏体征：一般以左心室增大为主。在急性病变，如急性心肌梗死、突发的心动过速、瓣膜或腱索断裂时还未及心脏扩大已发生衰竭；可闻及舒张早期奔马律（S_3奔马律），P_2亢进，左心功能改善后P_2变弱。心尖部可闻及收缩期杂音（左室扩大引起相对性二尖瓣关闭不全），心功能代偿恢复后杂音常减弱或消失；交替脉最常见于左室射血阻力增加引起的心力衰竭，如高血压、主动脉瓣狭窄、动脉粥样硬化及扩张型心肌病。
- 肺部体征：肺底湿啰音是左心衰竭时肺部的主要体征。阵发性呼吸困难者，两肺有较多湿啰音，并可闻及哮鸣音及干啰音。在急性肺水肿时，呼吸频率可达 30~50 次 /min，咳嗽并咯出粉红色泡沫痰，双肺满布湿啰音、哮鸣音。在间质性肺水肿时，肺部无干湿啰音，仅有呼吸音减弱。约1/4 的左心衰竭患者发生胸腔积液。

3. 辅助检查

（1）须急查心电图、胸部 X 线片、血浆脑利尿钠肽（BNP）水平、肌钙蛋白、尿素氮（或尿素）、肌酐、电解质、血糖、全血细胞计数、肝功能检查、促甲状腺激素、D- 二聚体等。
- BNP 有助于急性心力衰竭诊断和鉴别诊断。
- 血清中肌钙蛋白水平可持续升高，为急性心力衰竭的危险分层提供信息，有助于评估其严重程度和预后。

（2）超声心动图和肺部超声：对血流动力学不稳定的急性心力衰竭患者，推荐立即进行超声心动图检查。
- 对心脏结构和功能不明或临床怀疑自既往检查以来可能有变化的患者，推荐在 48 小时内进行超声心动图检查。
- 床旁胸部 X 线检查可发现肺间质水肿的征象。

（3）动脉血气分析：血气分析对于诊断急性心力衰竭并发的呼吸衰竭有重要价值，并提供酸碱平衡失调等关键信息。

4. 鉴别诊断

- 支气管哮喘：心源性哮喘与支气管哮喘均有突然发病、咳嗽、呼吸困难、哮喘等症状，两者处理原则有很大的区别。支气管哮喘为气道阻力反应性增高的可逆性阻塞性肺部疾病，患者常有长期反复哮喘史或过敏史。青年人多见。支气管哮喘咳嗽常无痰或为黏稠白痰，合并感染时咳黄痰，常有肺气肿体征，除非合并肺炎或肺不张，一般无湿啰音，心脏检查常正常。肺功能检查有气道阻力增大，血嗜酸细胞增多（嗜酸细胞计数常 >250/μl）。
- 成人呼吸窘迫综合征（ARDS）：ARDS 也称为休克肺、湿肺、灌注肺、成人肺透明膜病等。发病时有呼吸困难、发绀、肺部湿啰音、哮鸣音等，易与急性左心衰竭混淆。ARDS 一般无肺病史,能直接或间接引起急性肺损伤的疾病过程均可引起该综合征。常见的疾病为肺部外伤、溺水、休克、心肺体外循环、细菌或病毒性肺炎、中毒性胰腺炎等。常在原发病基础上发病,或损伤后 24~48 小时发病,呼吸困难严重,低氧血症呈进行性加重,普通氧疗无效或效果差。虽有哮喘伴肺部湿啰音,心脏检查无奔马律及心脏扩大和心脏器质性杂音等。心源性哮喘治疗措施常无明显效果,漂浮导管示肺毛细血管楔压 <15mmHg(1.99kPa)。呼气末正压辅助治疗有效。ARDS 常合并多器官衰竭。

（三）病情评估

● 院前急救阶段:尽早进行无创监测,包括经皮动脉血氧饱和度（SpO$_2$）、血压、呼吸及连续心电监测。若 SpO$_2$<90%,给予常规氧疗,如鼻导管或面罩吸氧。呼吸窘迫者可给予无创通气。

● 急诊室阶段:到达急诊室时,应及时启动体格检查、检查和治疗。

● 分型:见表 10-2-7。

表 10-2-7 急性心力衰竭分型

分型	外周低灌注	淤血
暖而干型	−	−
暖而湿型	−	+
冷而干型	+	−
冷而湿型	+	+

（四）急诊治疗

1. 急性心力衰竭治疗目标

● 稳定血流动力学状态,纠正低氧,维护脏器灌注和功能。

● 纠正急性心力衰竭的病因和诱因,预防血栓栓塞。

● 改善急性心力衰竭症状。

● 避免急性心力衰竭复发。

● 改善生活质量,改善远期预后。

2. 一般性治疗

● 调整体位:静息时呼吸困难明显者,应端坐位,双腿下垂以减少回心血量,降低心脏前负荷。

● 吸氧:无低氧血症的患者不应常规吸氧。当 SpO$_2$<90% 或动脉血氧分压（PaO$_2$）<60 mmHg 时应给予氧疗,使患者 SpO$_2$≥95%（伴 COPD 者 SpO$_2$>90%）。

- 镇静:阿片类药物如吗啡可缓解焦虑和呼吸困难,急性肺水肿患者可谨慎使用。应密切观察疗效和呼吸抑制的不良反应。伴明显和持续低血压、休克、意识障碍、COPD 等患者禁忌使用。苯二氮䓬类药物是较为安全的抗焦虑和镇静剂。

3. 容量管理 肺淤血、体循环淤血及水肿明显者应严格限制饮水量和静脉输液速度。

- 无明显低血容量因素(如大出血、严重脱水、大汗淋漓等)者,每日摄入液体量一般宜在 1 500ml 以内,不要超过 2 000ml。

- 保持每日出入量负平衡约 500ml,严重肺水肿者水负平衡为 1 000~2 000ml/d,甚至可达 3 000~5 000ml/d,以减少水钠潴留,缓解症状。

- 3~5 日后,如肺淤血、水肿明显消退,应减少水负平衡量,逐渐过渡到出入量大体平衡。

- 在负平衡下应注意防止发生低血容量、低钾血症和低钠血症等。同时限制钠摄入 <2g/d。

4. 药物治疗

(1)利尿剂:应立即选用起效快强利尿药,常用髓袢利尿药,如静脉注射呋塞米(速尿)20~40mg 或布美他尼(丁尿胺)1~2mg,以减少血容量和降低心脏前负荷。

(2)血管扩张药:收缩压是评估患者是否适宜应用此类药物的重要指标。

- 收缩压 >90mmHg 的患者可使用,尤其适用于伴有高血压的急性心力衰竭患者。

- 收缩压 <90mmHg 或症状性低血压患者禁忌使用。

- 常用制剂有硝酸甘油、硝普钠、重组人利尿钠肽等。

- 若应用血管扩张药过程中血压 <90/40mmHg(12/5.3kPa),可加用多巴胺以维持血压,并酌减血管扩张药用量或滴速。见表 10-2-8。

表 10-2-8 常规血管扩张类药物

药物	剂量	剂量调整与疗程
硝酸甘油	初始剂量 5~10μg/min,最大剂量 200μg/min	每 5~10min 增加 5~10μg/min
硝普钠	初始剂量 0.2~0.3μg/(kg·min),最大剂量 5μg/(kg·min)	每 5~10min 增加 5μg/(kg·mm),疗程 ≤72h
重组人利尿钠肽	负荷量 1.5~2μg/kg静脉缓注或不用负荷量,继 0.007 5~0.01μg/(kg·min)维持	依据血压调整剂量

续表

药物	剂量	剂量调整与疗程
乌拉地尔	100~400μg/min,严重高血压者可以缓慢静脉注射 12.5~25mg	依据血压调整剂量

（3）正性肌力药物:适用于低血压(收缩压 <90mmHg)和 / 或组织器官低灌注的患者(表 10-2-9)。

表 10-2-9　正性肌力药物

药物	剂量	剂量调整与疗程
β肾上腺素能受体激动剂		
多巴胺	1~4μg/(kg·min):激动多巴胺受体,扩张肾动脉 5~10μg/(kg·min):激动心脏 $β_1$ 受体,正性肌力作用 10~20μg/(kg·min):激动心脏 $β_1$ 受体、外周血管 α 受体	小剂量起始,根据病情逐渐调节,最大剂量为 20μg/(kg·min),>10μg/(kg·min)外周血管收缩明显,增加脏器缺血风险
多巴酚丁胺	2~20μg/(kg·min)维持	一般持续用药时间不超过 3~7d
磷酸二酯酶抑制剂		
米力农	负荷量 25~75μg/(kg·min)静脉注射(>10min),继以 0.375~0.75μg/(kg·min)静脉滴注维持	一般用药时间 3~5d
钙离子增敏剂		
左西孟旦	负荷量 6~12μg/(kg·min)(>10min),继以 0.05~0.2μg/(kg·min)静脉滴注维持 24h	低血压不推荐负荷剂量

（4）血管收缩药:对外周动脉有显著缩血管作用的药物,如去甲肾上腺素、肾上腺素等,适用于应用正性肌力药物后仍出现心源性休克或合并明显低血压状态的患者,升高血压,维持重要脏器的灌注。

- 去甲肾上腺素:0.2~1.0μg/(kg·min)静脉滴注。
- 肾上腺素:复苏时首先 1mg 静脉注射,效果不佳时可每 3~5 分钟重复静脉注射用药,每次 1~2mg,总剂量通常不超过 10mg。

（5）洋地黄类药物:可轻度增加心输出量、降低左心室充盈压和改善症状。

- 主要适应证是心房颤动伴快速心室率(>110 次/min)的急性心力衰竭患者。
- 使用剂量为毛花苷丙 0.2~0.4mg 缓慢静脉注射,2~4 小时后可再用 0.2mg。急性心肌梗死后 24 小时内应尽量避免使用。

（6）抗凝治疗:抗凝治疗(如低分子量肝素),建议用于深静脉血栓和肺栓塞发生风险较高且无抗凝治疗禁忌证的患者。

5. 非药物治疗

（1）主动脉内球囊反搏(IABP):可有效改善心肌灌注,降低心肌耗氧量,增加心输出量。

（2）机械通气

- 无创呼吸机辅助通气:有呼吸窘迫者(呼吸频率 >25 次/min,SpO_2<90%)应尽快给予无创通气。
- 气道插管和人工机械通气:适用于呼吸衰竭导致低氧血症(PaO_2<60mmHg),$PaCO_2$>50mmHg 和酸中毒(pH 值 <7.35),经无创通气治疗不能改善者。

（3）肾脏替代治疗:高容量负荷如肺水肿或严重外周水肿,且存在利尿剂抵抗的患者可考虑超滤治疗。

（4）机械循环辅助装置:对于药物治疗无效的急性心力衰竭或心源性休克患者,可短期(数日至数周)应用机械循环辅助治疗,包括经皮心室辅助装置、体外生命支持(extracorporeal life support,ECLS)装置和体外膜氧合(extracorporeal membrane oxygenation,ECMO)装置。

6. 急性心力衰竭稳定后的后续处理

- 患者病情稳定后仍需要监测,每日评估心力衰竭相关症状、容量负荷、治疗的不良反应。
- 根据心力衰竭的病因、诱因、合并症,调整治疗方案。
- 应注意避免再次诱发急性心力衰竭,对各种可能的诱因要及早控制。
- 对于伴基础心脏病变的急性心力衰竭患者,应针对原发疾病进行积极有效的预防、治疗和康复。
- 对于慢性心力衰竭失代偿的患者,应恢复或启动慢性心力衰竭的治疗方案,评估有无器械治疗的适应证,制订随访计划。

（五）诊疗流程图（图 10-2-19）

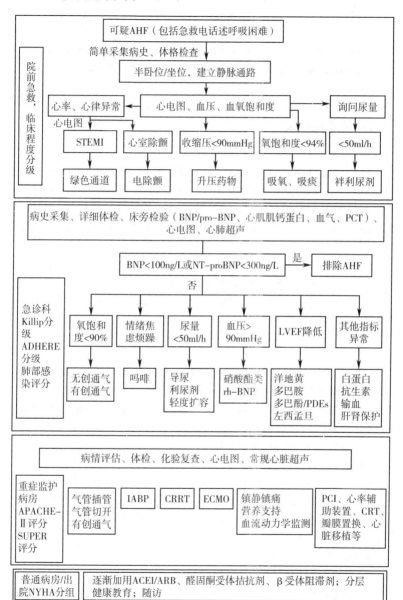

图 10-2-19 急性心力衰竭诊疗流程图

AHF.急性心力衰竭;STEMI.ST段抬高心肌梗死;BNP.脑利尿钠肽;pro-BNP.脑利尿钠肽前体;PCT.降钙素原;NT-proBNP.N末端脑利尿钠肽前体;LVEF.左心室射血分数;rh-BNP.重组脑利尿钠肽;PDEs.磷酸二酯酶抑制剂;IABP.主动脉内球囊反搏;CRRT.连续性肾脏替代治疗;ECMO.体外膜氧合;PCI.经皮冠脉介入术;CRT.心脏再同步化治疗;ACEI.血管紧张素转化酶抑制剂;ARB.血管紧张素Ⅱ受体阻滞剂。

(李晓红)

六、高血压急症

(一)概述

高血压急症(hypertensive emergencies)是指血压短时间内严重升高[通常收缩压(SBP)>180mmHg和/或舒张压(DBP)>120mmHg]并伴发进行性靶器官损害,引起剧烈头痛、恶心、呕吐、心悸、多汗、面色苍白、视力障碍、意识模糊、抽搐、昏迷等。构成高血压急症除血压升高绝对水平和速度外,靶器官受累程度亦极为重要。

- 对于并发急性肺水肿、主动脉夹层动脉瘤(血肿)、心肌梗死或脑血管意外时,即使血压中度升高,也应视为高血压急症。
- 若舒张压高于140~150mmHg和/或收缩压高于220mmHg,无论有无症状亦应视为高血压危象。
- 高血压急症是高血压的常见并发症,也是高血压致死的主要原因。

1. 分类

- 恶性高血压:恶性高血压主要表现为血压明显升高,尤以舒张压增高>130mmHg和眼底改变(视乳头水肿、视网膜出血、渗出和血管痉挛)为突出。多有突发性头痛,剧烈而且为弥漫性,晨起重,频频呕吐,体重下降,乏力,血尿和蛋白尿极常见。
- 高血压危象:高血压患者在短期内血压明显升高,并出现头痛、烦躁、心悸、多汗、恶心、呕吐、面色苍白或潮红、视力模糊等征象。
- 高血压脑病:血压突然升高的24~48小时之内,可出现剧烈头痛、恶心、呕吐、精神异常、进行性嗜睡,甚至昏迷。亦有表现为烦躁、易激动、抽搐、视物不清、复视、偏瘫、失语和病理反射阳性。眼底检查可见视乳头水肿、眼底出血、棉团状渗出。

2. 病理生理机制(图10-2-20)

(二)诊断思路

1. 诊断三要素

- 血压上升的速度和幅度。

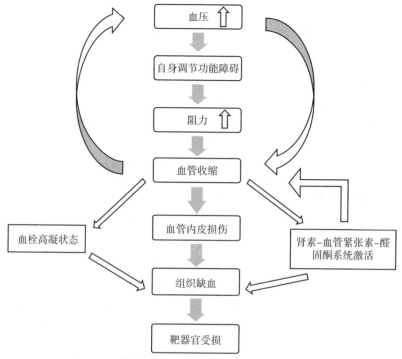

图 10-2-20 高血压病理生理机制图

- 有无急性靶器官损害。
- 降低血压的紧迫性。

2. 病史

（1）早期识别

- 血压明显升高（180~240/120~140mmHg）。
- 头痛、眩晕、烦躁、恶心、呕吐、视物模糊。
- 胸闷、胸痛、心悸。
- 严重呼吸困难。
- 意识改变、癫痫发作。
- 应注意测量双上臂血压，必要时测下肢血压。
- 妊娠、儿童、急性肾小球肾炎。

（2）血压异常升高的常见诱因

- 既往降压治疗停止。

- 急性尿潴留。
- 急慢性疼痛。
- 嗜铬细胞瘤。
- 急性肾功能不全。
- 服用拟交感毒性药物（可卡因、麦角酸二乙酰胺、安非他命）。
- 惊恐发作。
- 服用限制降压治疗效果的药物（非甾体抗炎药、胃黏膜保护剂等）。

（3）靶器官损害的临床表现（表 10-2-10）

表 10-2-10　高血压急症患者靶器官损害临床表现

高血压急症靶器官损害		靶器官损害的临床表现
急性脑卒中	脑梗死	失语、面舌瘫、偏身感觉障碍、肢体偏瘫、意识障碍、癫痫样发作
	脑出血	头痛、喷射性呕吐，可伴有不同程度意识障碍、偏瘫、失语，动态起病，常进行性加重
	蛛网膜下腔出血	剧烈头痛、恶心、呕吐、颈背部疼痛、意识障碍、抽搐、偏瘫、失语、脑膜刺激征（包括颈强直、克尼格征和布鲁津斯基征阳性）
急性心力衰竭		呼吸困难、发绀、咳粉红色泡沫样痰等；体格检查可见肺部啰音、心脏扩大、心率增快、奔马律等
急性冠脉综合征		急性胸痛、胸闷；放射性肩背痛、咽部紧缩感、烦躁、出汗、心悸，心电图有缺血表现；心肌梗死患者可出现心肌损伤标记物阳性
急性主动脉夹层		撕裂样胸痛，波及血管范围不同可有相应的临床表现，如伴有周围脉搏的消失，可出现少尿、无尿
高血压脑病		急性发作剧烈头痛、恶心及呕吐、意识障碍（意识模糊、嗜睡，甚至昏迷），常见进展性视网膜病变
先兆子痫和子痫		孕妇在妊娠 20 周到分娩后第 1 周之间血压升高、蛋白尿或水肿，可伴有头痛、头晕、视物模糊、上腹不适、恶心等症状，子痫患者发生抽搐甚至昏迷

3. 体格检查

● 应测量患者平卧及站立两种姿势下的血压以评估有无血容量不足。

● 测量双侧上臂血压;双上臂血压明显不同应警惕主动脉夹层可能。

● 眼底镜检查对于鉴别高血压急症及高血压亚急症具有重要作用,如果有新发的出血、渗出、视乳头水肿情况存在,则提示高血压急症。

● 心血管方面的检查应侧重于有无心力衰竭的存在,如颈静脉怒张、双肺湿啰音、病理性第三心音或奔马律等。

● 神经系统检查应该注意评估意识状态、脑膜刺激征、视野改变及病理征等。

4. 辅助检查

● 血常规、尿常规、血液生化(肝肾功能、电解质)和心电图应列为常规检查,依病情选择心肌损伤标记物、心肌酶学、血尿钠肽(BNP 或 NTpro-BNP)、血气分析等。

● 胸部 X 线、胸部 CT 和 MRI、超声心动图、头部 CT 和 MRI、肾上腺 CT 和 MRI 等检查。

(三)病情评估

● 影响短期预后的器官受损的表现:肺水肿、胸痛、抽搐及神经系统功能障碍等。

● 基础血压值:通过了解基础血压可以反映血压急性升高的程度,以评估对器官损害存在的风险。

● 急性血压升高的速度和持续时间:血压缓慢升高和 / 或持续时间短的严重性较小,反之则较为严重。

(四)治疗

1. 处理原则

● 重症监护病房:生命体征、尿量监测。

● 治疗目的:逐渐降低血压(使灌注不足的危险降到最低程度),预防靶器官损害。

● 治疗中是否有缺血症状(胸痛加重等),提示血压下降过快。

2. 降压目标

● 初始阶段(数分钟到 1 小时内)使平均动脉压下降幅度不超过治疗前水平 25%。

● 在随后的 2~6 小时内使血压降至安全水平 160/100mmHg 左右。

● 如患者能耐受此血压水平,临床病情稳定,则可进一步在以后的 24~48 小时内将血压降至正常水平。

- 合并靶器官损害者降压目标见表 10-2-11。

表 10-2-11 高血压急症患者合并靶器官损害降压目标

疾病种类		降压目标
主动脉夹层		迅速将收缩压（SBP）降至 100~120 mmHg，心率≤60 次 /min
高血压脑病		160~180/100~110mmHg，给药开始 1h 内将 SBP 降低 20%~25%，不能大于 50%
脑卒中	缺血性脑卒中	准备溶栓的患者，血压应控制在 SBP<180mmHg，舒张压（DBP）<110mmHg。不溶栓患者 24h 内降压需谨慎
	自发性脑出血	SBP 在 150~220mmHg 的自发性脑出血患者且没有急性降压治疗的禁忌证，急性期降低 SBP 到 140mmHg 是安全的
	蛛网膜下腔出血	高于基础血压的 20% 左右，避免低血压。动脉瘤处理前可将 SBP 控制在 140~160mmHg；处理动脉瘤后，应参考患者的基础血压，合理调整目标值，避免低血压造成的脑缺血
急性心力衰竭		早期数小时应迅速降压，降压幅度在 25% 以内，没有明确的降压目标，以减轻心脏负荷、缓解心力衰竭症状为主要目的，SBP<90mmHg 禁用扩血管药
急性冠脉综合征		降压目标为血压 <130/80mmHg，但治疗需个体化，尤其是针对老年人群的降压需综合评估
先兆子痫和子痫		<160/110mmHg，孕妇并发器官功能损伤者应血压 <140/90mmHg，且不低于 130/80mmHg
围手术期高血压		围手术期血压控制目标一般认为，对于年龄≥60 岁的患者，血压控制目标 <150/90mmHg；患者年龄 <60 岁的患者，血压控制目标 <140/90mmHg。糖尿病和慢性肾病患者，血压控制目标 <140/90mmHg。术中血压波动幅度不超过基础血压的 30%
嗜铬细胞瘤		术前 24h 血压 <160/90mmHg，不低于 80/45mmHg
急诊应激高血压		去除诱因，不应急于药物降压，加强动脉血压监测

3. 常用高血压急症静脉治疗药物见表 10-2-12

表 10-2-12 高血压急症静脉治疗药物

疾病种类	常用静脉降压药物
主动脉夹层	首选静脉 β 受体阻滞剂,如血压仍不达标,可联用其他血管扩张剂,如乌拉地尔,拉贝洛尔、硝普钠等,应避免反射性心动过速
急性脑卒中	急性出血性卒中:推荐快速降压静脉药物,如乌拉地尔、拉贝洛尔 急性缺血性卒中:拉贝洛尔、尼卡地平、乌拉地尔
高血压脑病	拉贝洛尔
急性心力衰竭	硝酸甘油、硝普钠、乌拉地尔
急性冠脉综合征	硝酸甘油、β 受体阻滞剂
嗜铬细胞瘤	酚妥拉明、乌拉地尔、硝普钠
围手术期高血压	乌拉地尔、艾司洛尔
先兆子痫、子痫	拉贝洛尔

- 硝普钠:0.5~10U/(kg·min)静脉滴注,即刻起效。禁用于代偿性高血压,如动静脉分流或主动脉缩窄时。高血压脑病、脑出血、蛛网膜下腔出血患者慎用。
- 硝酸甘油:5~100U/(kg·min)静脉滴注,即刻起效。禁用于对硝酸盐过敏、严重贫血、有颅内高压、闭角型青光眼患者。
- 乌拉地尔:12.5~25mg/次静脉注射,2~5 分钟起效。禁用于对本品成分过敏的患者,主动脉峡部狭窄或动静脉分流的患者禁用(肾透析时的分流除外);哺乳期妇女。
- 酚妥拉明:2~8U/(kg·min)静脉滴注,1~2 分钟起效。禁用于严重动脉硬化致肾功能不全者、低血压、冠心病、心肌梗死、肾炎或胃溃疡及对本品过敏者。
- 尼卡地平:0.5~6 U/(kg·min)静脉滴注,5~15 分钟起效。禁用于怀疑有止血不完全的颅内出血患者(出血可能加重);脑卒中急性期颅内压升高的患者(颅内压可能升高);急性心力衰竭伴有重度主动脉狭窄或二尖瓣狭窄、梗阻性肥厚型心肌病、低血压、心源性休克的患者。
- 艾司洛尔:100~300U/(kg·min)静脉滴注,1~2 分钟起效。禁用于支气管哮喘、严重 COPD、窦性心动过缓、Ⅱ~Ⅲ度房室传导阻滞、心源性休克。

4. 高血压急症的后续降压管理 对于高血压急症经静脉降压治疗后血压达到目标值,且靶器官功能平稳后,应考虑逐渐过渡到口服用药。口服用药应依据具体药物起效时间与静脉用药在一定时间内重叠使用,而不应等待静脉用药撤除后才开始应用。静脉用药停止后,可适当保持静脉通道,以防止血压反弹而需再次静脉使用降压药物。降压药物剂型改变过渡期间应严密监测各项生命体征及靶器官功能变化。

5. 注意事项

- 高血压急症的临床病理生理学较复杂,治疗时需要个体化。
- 通常需静脉给药,宜采用半衰期短的药物为主,口服或舌下含服药物除非静脉通路建立困难等特殊情况适用,应注意可能引起不可控的低血压出现。
- 加强一般治疗:吸氧、安静休息、心理护理、监测生命体征,维持水、电解质平衡、防治并发症等。

(五)诊疗流程图(图 10-2-21)

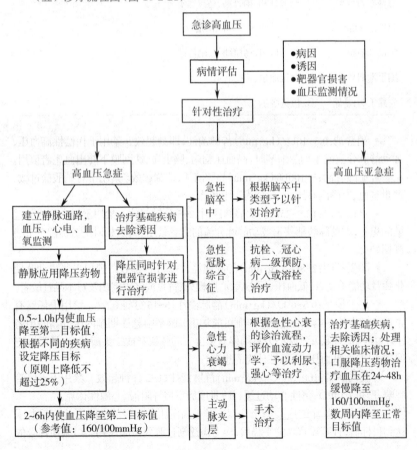

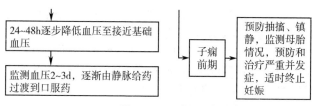

图 10-2-21　高血压急症诊疗流程图

（李晓红）

七、急性心肌炎

（一）概述

急性心肌炎（acute myocarditis）是指由于外来致病因素或内在触发因素导致的心肌炎症，常发生于风湿热活动期或继发于某些感染性疾病，如白喉、败血症、肺炎、猩红热及伤寒等。临床上可以分为急性期、亚急性期和慢性期。急性期一般持续 3~5 日，主要以病毒侵袭、复制对心肌造成损害为主；亚急性期以免疫反应为主要病理生理改变；少数患者进入慢性期，表现为慢性持续性及突发加重的炎症活动、心肌收缩力减弱、心肌纤维化、心脏扩大。

- 临床表现广泛，可以表现为各种综合征，病毒性心肌炎最为常见。
- 诊断和治疗挑战性最大，由于心内膜活检国内无法开展，多为临床疑似诊断。
- 国外活检证实成人 9%~16% 和儿童 45% 的扩张型心肌病实际上是心肌炎。
- 心肌炎和扩张型心肌病两者鉴别困难，事实上两者联系广泛，可以是疾病过程的两个阶段，早期是心肌炎，过渡到心肌病。
- 组织学诊断（根据炎症细胞浸润类型）：淋巴细胞性、嗜酸细胞性、巨细胞性、心脏结节病。

分类：
- 感染性：由细菌、病毒、真菌、寄生虫等感染导致。
- 非感染性：过敏或变态反应造成。

病因：
- 主要病因为感染所致（如病毒感染、细菌感染、寄生虫感染等）。
- 近年来的临床研究发现，急性心肌炎主要的病理基础一方面是病毒感染（柯萨奇病毒、艾柯病毒、肝炎病毒、肾综合征出血热病毒、流感病毒、腺病毒等），另一方面是病毒感染后免疫系统对心肌细胞的破坏。

● 各年龄组均可发病,尤多见于少年儿童。以肠道病毒(柯萨奇病毒 A、柯萨奇病毒 B,艾柯病毒,脊髓灰质炎病毒等)致病为主,尤其柯萨奇病毒最为多见,好发于夏秋季节;流感病毒亦可致病,多见于冬春寒冷季节。感染后,病毒直接侵入心肌或 / 及通过免疫反应等造成心肌损害,最终导致心肌病变或组织坏死,如病灶呈大面积弥漫性,则表现严重的过程。

(二)诊断思路

1. 临床表现

(1)病毒感染史:50%~80% 的患者有过发热、流涕、腹泻等前驱症状,之后 1~3 周或急性期内各种症状(包括心脏受累的症状)逐渐出现。

(2)一般症状:可有轻至中度的发热、头痛、咽痛、咳嗽、腹痛、腹泻及全身不适等,还可有胸痛、心悸、胸闷、气促、乏力等心脏症状。

(3)心力衰竭:可表现为气促、发绀、咳嗽、咳泡沫样血痰、两肺底细湿啰音,以及颈静脉充盈、肝大等,以左心衰竭为主。

(4)严重心律失常:可出现各种心律失常,持续性心动过速和体温不成比例,亦可呈心动过缓,甚至传导阻滞。

(5)心源性休克:可呈休克前状态或休克状态。

(6)猝死:多因心室颤动而突发心搏骤停死亡。

2. 体格检查

(1)生命体征:血压、呼吸、心率等指标异常提示血流动力学不稳定,是暴发性心肌炎最为显著的表现,也是病情严重程度的指征。

● 体温:部分患者可有体温升高。原发的病毒感染一般体温不会太高,但并发肺部或其他部位的细菌感染时,体温可达 39℃以上,极少数患者还可发生体温不升(低于 36℃),是病情危重的表现。

● 血压:暴发性心肌炎患者因严重的心力衰竭及全身毒性反应引起血管活性异常,导致低血压,严重时血压测不出。

● 呼吸:呼吸急促(频率常 >30 次 /min)或呼吸抑制(严重时频率 <10 次 /min),血氧饱和度 <90%,甚至降至 40%~50%。

● 心率:心动过速(常 >120 次 /min)或心动过缓(可 <50 次 /min)。窦性心动过速是暴发性心肌炎患者最为显著的特点,通常 >100 次 /min,可达 160 次 /min。心率增快与体温升高不相称(>10 次 /℃),虽然并不特异,但为急性心肌炎诊断的重要线索,需要高度重视。除窦性心动过速外,还可以出现各种类型心律失常,包括室性或室上性期前收缩、室性或室上性心动过速、心室颤动等,也可由于传导系统损伤而出现心动过缓、窦性停搏和传导阻滞。快速性室性心动过速、心室颤动、窦性停搏及三度房室传导阻滞时可发生阿 - 斯综合征,危及患者生命。

（2）心脏相关体征：心界通常不大。因心肌受累、心肌收缩力减弱导致心尖搏动减弱或消失，听诊心音明显低钝，常可闻及第 3 心音及第 3 心音奔马律。左心衰竭合并肺炎时可出现肺部啰音。罕有右心衰竭表现。

（3）其他表现：休克时可出现全身湿冷、末梢循环差及皮肤花斑样表现等。灌注减低和脑损伤时可出现烦躁、意识障碍，甚至昏迷。肝脏损害时可出现黄疸。凝血功能异常和微循环障碍时可见皮肤瘀斑、瘀点等。观察皮肤颜色，有无贫血、皮肤黏膜出血、皮下结节和杵状指 / 趾，肝、脾及浅表淋巴结大小。

3. 辅助检查

（1）实验室检查

● 可有血沉增快和白细胞计数增高，C 反应蛋白可呈阳性。

● 心肌酶学测定可有不同程度的升高。肌钙蛋白 T 和肌钙蛋白 I 明显增高者，有显著的临床意义。

● 免疫功能测定，如 NK 细胞活力下降，α 干扰素滴度降低，γ 干扰素滴度升高，淋巴细胞转化率降低。

● 抗核抗体、抗心肌抗体和类风湿因子、抗病毒抗体阳性，补体 C3 和 CH50 降低等。

● 另外，亦可行病毒学检查及特异性 IgM 抗体测定等。

（2）心电图

● 窦性心动过速、缓慢心律失常、一度至三度房室传导阻滞、窦房传导阻滞或束支传导阻滞。部分患者起病后迅速出现三度房室传导阻滞，为猝死的原因之一。

● 2 个以上 R 波为主的导联 T 波倒置、平坦或降低 <R 波的 1/10，亦可表现为 T 波深倒。

● 2 个以上导联 ST 段呈水平型或下斜型下移≥0.1mV，或 ST 段异常抬高，或出现异常 Q 波；有的患者可见 R 波幅度减低。合并心包炎者常有 ST 段上升，若单纯表现为 ST 段抬高呈单向曲线，则可能与心包及心包下心肌受累有关。少数患者心电图可酷似急性心肌梗死，表现为 ST 段抬高呈单向曲线、病理性 Q 波。

● 频发房性、房室交界性或室性期前收缩，期前收缩可为单源、多源、成对，多数室性期前收缩无固定的联律间期，提示存在异位兴奋灶。可见自主性房性或交界性心动过速、阵发或非阵发性室性心动过速、心房扑动或心房颤动。心室扑动或心室颤动少见，为猝死的原因之一。

（3）其他

● 胸部 X 线和 CT：若病变呈弥漫性改变或合并心包积液时，心界可明显增大；可有肺水肿征象。

● 超声心动图：可显示有左心室功能障碍，约 10% 有心包积液。

● 冠脉造影：与心肌梗死难以鉴别时，这种情况下建议尽早进行冠状动脉造影检查。

● 心脏 MRI：能够对心脏结构进行扫描、判定心脏功能，还能够直接观察心肌组织的病理改变，提供包括心肌水肿、充血、坏死及纤维化等多种病理图像证据，为一种无创性检查方法，其在心肌炎诊断中的价值近年来受到重视。

● 经皮心内膜心肌活检：不推荐在急性期做心肌活检组织检查，因为急性期患者病情危重，并且病理诊断对临床诊断和治疗的指导作用有限。不过心肌活检目前仍是确诊的客观标准，标本既可提供病理学依据，又可作为分子生物学检测。

● 病原学检测：病毒性心肌炎常由呼吸道或肠道病毒感染所致，常见的为柯萨奇 B 组 RNA 病毒，其 IgM 抗体检测可能有助于早期诊断。采用宏基因组及目标基因测序技术对明确病原体有帮助。

4. 鉴别诊断　由于急性心肌炎可累及多器官和系统，临床表现严重且具有多样性，病情进展迅速，在病程早期常需要使用一些检查以排除其他疾病。包括心血管系统疾病和其他可以引起相应临床表现的疾病（冠心病、病毒性肺炎、脓毒症性心肌炎、应激性心肌病等）。

（三）病情评估

1. 一般情况　婴幼儿的病毒性心肌炎死亡率可高达 50%。成人病毒性心肌炎大多数患者以适当治疗和休息能完全恢复，重症患者预后凶险（约占 4.8%）。少数患者（约 10%）病变可继续进展，转变为迁延性慢性心肌炎，这些患者在整个病程中可反复出现心力衰竭等，亦可无明显症状直至发现心脏扩大。

2. 临床分型

（1）根据其起病症状、临床经过和转归分类

● 暴发型：起病急骤，病势凶猛，预后不良。早期出现严重心律失常，如高度或完全性房室传导阻滞，或室性期前收缩呈成对、连发，反复出现短阵室性心动过速，甚至心室颤动。无论缓慢性或快速性心律失常均可引起晕厥。某些患者早期即出现循环衰竭表现，如血压下降、虚脱、休克；或出现严重的心力衰竭；或有广泛的心肌坏死，心电图上呈现类似急性心肌梗死的表现。死亡率甚高，多在 1~2 周死亡。反复发作，一般措施不能控制。

● 心律失常型：以心律失常为主要表现，可出现各种心律失常，尤以期前收

缩多见。其他临床症状包括心肌受累症状可轻微或缺如。治愈后一部分患者仍可遗留心律失常达数月,甚至数年之久。

- 心脏扩大和心力衰竭型:半数患者可有不同程度的心脏扩大,少数还有心力衰竭的表现,以左心衰竭为主,但发生明显肺水肿的患者很少。
- 猝死型:中青年突发的心脏骤停死亡,应考虑到病毒性心肌炎的可能。心脏骤停的主要原因多为心室颤动。
- 无症状型:尽管无症状,但做心肌酶学检查,尤其肌钙蛋白检测仍可发现存在心肌损伤;分子生物学技术检测也能找到病毒侵袭心肌的证据。这类患者有一部分因治疗不及时,病情迁延,形成迁延性或慢性心肌炎,甚至转变为扩张型心肌病。

（2）按病情轻重程度分类

- 轻型:可有全身感染的表现,包括发热。心音减弱尤其 S_1 低钝,提示心脏收缩力减退;心动过速且与体温不成比例;心脏大小正常,亦无其他心血管并发症,大多在数周后痊愈。
- 中型:可有奔马律和心律失常,也可出现气促和其他充血性心力衰竭表现,经较长时间的休息和治疗(数月以上)可恢复。少数转为慢性。
- 重型:即暴发型。

（3）按心肌炎演变的病程长短分类

- 急性:心肌炎表现为急性。
- 迁延性:病程介于急性和慢性之间。
- 慢性:症状反复发作,延续 1 年以上甚至达数年之久,其主要表现为心脏扩大和充血性心力衰竭。诊断迁延性和慢性心肌炎除临床表现外,应有心肌酶学和分子生物学检测的依据。

（四）急诊治疗

1. 一般性治疗

- 卧床休息:减轻心脏负担,减少氧耗,有利于受损心肌的恢复。卧床休息的时间根据病情轻重、实验室检查和心电图等检查提示的病情变化情况(恢复、稳定还是迁延进展)而决定。病情轻微者也要严格限制活动,有发热、胸痛、心肌酶学升高、严重心律失常者,提示心肌严重受损;有心脏扩大、心力衰竭表现及其他心血管并发症者,提示心功能受损和心肌病变广泛。此类患者应安静卧床至少 3 个月。一般患者卧床 2~4 周。
- 合理给氧。

2. 抗感染治疗

（1）抗病毒治疗:主要用于疾病的早期。

- 三氮唑核苷(利巴韦林):10~15mg/(kg·d),分2次肌内注射或静脉滴注;磷酸奥司他韦胶囊推荐在需要时使用:75mg口服,2次/d;帕拉米韦:推荐300~600 mg静脉滴注,1次/d,连续使用3~5日;更昔洛韦:0.5~0.6g/d静脉滴注。
- 干扰素:1.5万~2.5万U肌内注射,每日1次,5~10日为1个疗程,隔2~3日后可重复1个疗程。

(2)抗菌治疗:应注意治疗或清除细菌感染灶,如慢性扁桃体炎、慢性鼻窦炎、中耳炎等。

(3)中药:黄芪注射液20ml静脉滴注,每日1次,共2周。中草药板蓝根、连翘、大青叶、虎杖、苦参等可能对病毒感染有效。

3. 心血管合并症的治疗

(1)心力衰竭:首选利尿剂和血管扩张剂。因心肌弥漫性受损,对洋地黄类药物耐受性较差,易致中毒反应,如需用亦应慎重。可选用作用快排泄快的制剂,如毛花苷丙(西地兰),从小剂量开始,逐渐增加,通常的剂量应为常规用量的1/3~1/2,首次剂量应小于总量的1/3,症状控制可改口服长期维持,直至心力衰竭症状完全消失,心脏大小恢复正常。合用利尿剂时,为防止出现低血钾,应适当补钾,并监测血钾和血镁浓度。

(2)心源性休克:若循环血量不足应及时补充血容量,如血压仍不稳定可给予各种血管活性药物,如多巴胺200~300mg加于5%葡萄糖注射液250ml内静脉滴注,开始剂量为0.5~1.0μg/(kg·min),可渐增至10μg/(kg·min),最大剂量一般不超过20μg/(kg·min)。多巴酚丁胺100~200mg加于5%葡萄糖注射液100ml内,按5~10μg/(kg·min)静脉滴注。如常规抗心源性休克处理未奏效,应迅速采用机械辅助循环,如主动脉内球囊反搏(IABP)。

(3)严重心律失常:采用24小时心电监测,以了解心电状况的动态变化。根据心律失常的类型给予适当的抗心律失常药物,口服或静脉应用均可。广泛受损的心肌易引起药物中毒和不良反应,甚至诱发新的更严重的心律失常(即发生促心律失常反应),尤其多见于治疗后的数日至1周之内,宜严密观察和监护。

出现持续性室性心动过速、心室扑动或心室颤动,情况紧急时应电击复律,能快速且有效终止。药物治疗首选利多卡因50~100mg缓慢静脉注射,必要时每5~10分钟重复1次,直至室性期前收缩消失或总量达200mg。若无效,不必再用此药;若有效,应改为1~3mg/min静脉滴注,维持12~48小时。在室性心律失常控制后,可持续维持静脉滴注1~3日。如无效可选用胺碘酮,静脉注射负荷量150mg(3~5mg/kg),10分钟静脉注射,10~15分钟后可重复1次,继以1mg/min,静脉滴注6小时,以后依病情逐渐减量,24小时总量一般不超过1.2g。胺碘酮不影响心功能,且有扩张血管作用,可以比较安全地应用于伴心力衰竭的患者。出现高度或完全性房室传导阻滞时可作临时性心脏起搏,由于临时起搏方法简单有效,起搏指征可放宽,不必等出现心率低于 50 次 /min 或发生阿 - 斯综合征时才施行。心肌炎所致的房室传导阻滞绝大多数随病情好转可完全恢复。

4. 免疫调节治疗 临床研究表明,免疫抑制剂治疗并不能进一步改善心肌炎患者的左心室射血分数(LVEF)或降低死亡率,所以不应常规应用免疫抑制剂。主要应用于病毒性心肌炎急性期有充血性心力衰竭、心源性休克、严重心律失常,尤其是高度或完全性房室传导阻滞伴阿 - 斯综合征,严重的全身中毒症状,以及一般治疗无效的暴发型或重症患者。

ER 10-2-2

紧急临时心脏起搏(视频)

● 常用的免疫抑制剂为糖皮质激素,一般主张大剂量短疗程,甲泼尼龙 200mg/d 静脉滴注,连续 3~5 日后依情况减量。在应用过程中应观察病情和注意不良反应。

● 免疫球蛋白(IVIg):建议每日 20~40g,使用 2 日,此后每日 10~20g,持续应用 5~7 日。

5. 生命支持治疗

(1)循环支持

● 主动脉内球囊反搏(IABP):对于血流动力学不稳定的暴发性心肌炎患者推荐尽早使用 IABP 进行治疗。

● 体外膜氧合(ECMO):对于血流动力学不稳定的暴发性心肌炎患者推荐尽早使用 ECMO 进行治疗。在使用 IABP 仍然不能纠正或不足以改善循环时应立即启用 ECMO 或直接启用 ECMO 治疗。

(2)呼吸支持

● 无创呼吸机辅助通气:分为持续气道正压通气和双相间歇气道正压通气 2 种模式。推荐患者呼吸困难或呼吸频率 >20 次 /min,能配合呼吸机通气的患者,如果效果欠佳和不能适应者,应改为气管插管方式。

● 气道插管和人工机械通气:呼吸衰竭,尤其是有明显呼吸性和代谢性酸中毒并影响到意识状态的患者必须使用。

(3)血液净化及连续性肾脏替代治疗(continuous renal replacement therapy, CRRT):所有暴发性心肌炎患者均应尽早给予血液净化治疗。

（五）诊疗流程图（图10-2-22）

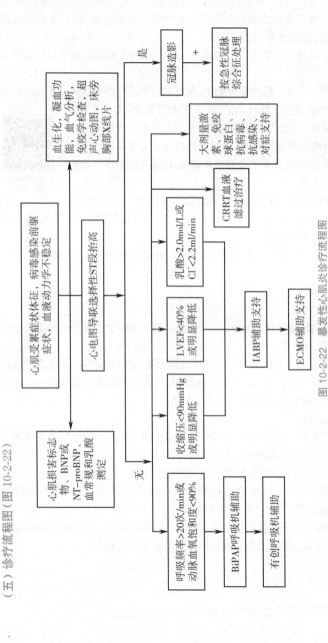

图 10-2-22　暴发性心肌炎诊疗流程图

BNP. 脑利尿钠肽；NT-proBNP. N 末端脑利尿钠肽前体；LVEF. 左心室射血分数；BiPAP. 双水平气道正压通气；IABP. 主动脉内球囊反搏；CRRT. 连续性肾脏替代治疗；ECMO. 体外膜氧合。

（李晓红）

第三节　消化系统急症

一、消化道穿孔

（一）概述

消化道穿孔（gastrointestinal perforation）一般指胃肠道穿孔，即胃肠道管壁破溃达到浆膜层与游离腹腔相通。

- 消化道穿孔是溃疡病变常见的严重并发症之一。
- 消化道穿孔可表现为剧烈腹痛，迅速波及全腹。
- 起病急，发展快，病变后期由于大量液体丢失及细菌毒素吸收，可引起休克，需立即处理。

1. 常见病因分类

- 胃十二指肠溃疡穿孔：腹痛剧烈，腹膜刺激症状明显，患者常有休克表现。
- 病理性穿孔：胃肠道原发病如肿瘤侵袭破坏管壁引起的穿孔。
- 外伤性穿孔。

2. 常见穿孔部位及病因

- 胃：溃疡、肿瘤、化学烧伤、急性胃扩张。
- 十二指肠：溃疡、肿瘤。
- 回盲部：肿瘤、结核、炎症。
- 阑尾：坏疽穿孔。

（二）诊断思路

1. 病史

（1）患者多有消化道溃疡病史或临床表现，如上腹周期性、规律性疼痛，返酸、嗳气、胃烧灼样疼痛等。

（2）部分患者有阿司匹林等非甾体抗炎药或激素类药物服用史。

（3）常见诱因有溃疡症状加重、过度劳累、精神紧张或饱食等。

2. 临床表现

（1）腹痛：患者突发剧烈腹痛，常始于中上腹或右上腹，以穿孔处最重，迅速蔓延至全腹，常呈持续性疼痛。患者剧烈腹痛后自觉疼痛减轻需警惕腹腔渗出液增多及麻痹性肠梗阻可能。

（2）腹胀：常由腹腔感染或麻痹性肠梗阻引起，病情控制后可缓解。

（3）恶心、呕吐：呕吐症状大多出现时间较早。相对而言，上消化道穿孔出现呕吐早且剧烈，下消化道穿孔出现较晚，但均不会减轻腹痛症状。

3. 体格检查

（1）患者痛苦面容,面色苍白,出冷汗,多呈屈曲位。

（2）腹式呼吸减弱,有全腹部压痛、反跳痛、肌紧张,常有板状腹。

（3）肝浊音界减小,肠鸣音减弱或消失,腹腔内渗出增多时可有移动性浊音阳性。

4. 辅助检查

（1）实验室检查:血常规可见白细胞、中性粒细胞计数升高。

（2）影像学检查:立位腹部 X 线片可见膈下新月状游离气体影;渗出较多时腹部超声可见液性暗区;腹部 CT 气腹检出率高达 90%,能够发现 X 线不能显示的组织间游离气体,其在腹腔内可表现为单个或多个气泡,也可表现为新月形,半弧形或不规则形。

（3）根据病情变化可选择诊断性腹腔穿刺。

（4）高度怀疑消化道穿孔但实验室及影像学检查均无法明确者,可尝试腹腔镜探查。

5. 鉴别诊断　见表 10-3-1。

表 10-3-1　消化道穿孔的鉴别诊断

常见疾病	鉴别要点
急性胆囊炎	右上腹绞痛、发热、可有黄疸;墨菲征阳性;超声可鉴别
急性胰腺炎	腹痛由轻而重,常有背部放射痛及强迫体位;血淀粉酶（AMY）、尿淀粉酶升高;CT/ 超声可鉴别
急性阑尾炎	转移性右下腹痛;麦氏点压痛、反跳痛阳性;超声可鉴别
肠系膜上动脉栓塞	腹部绞痛,呕吐血性胃内容物;暗红色血便;心房颤动史
部分妇科疾病	尿常规、人绒毛膜促性腺激素（hCG）等

（三）病情评估

消化道穿孔在原则上应尽快行外科手术治疗,但有以下指征者可先行尝试保守治疗:

● 空腹穿孔,临床表现轻,体征局限,有减轻趋势。

● 身体条件差,不能耐受手术者,或有其他手术禁忌的患者。

在保守治疗过程中,若出现以下症状者,需立即行手术治疗。

● 保守治疗 6 小时以上,腹膜炎症状及体征未见明显缓解反而加重者。

● 腹腔感染加重,有严重肠麻痹或中毒症状。

（四）急诊治疗

1. 一般性治疗

● 无休克情况下应采用半卧位。

- 监测心率、血压,改善呼吸及循环。
- 禁食水及胃肠减压。
- 尽快建立静脉通道,给予对症补液,纠正水、电解质紊乱及酸碱失衡,补充正常需要量及额外丢失量。
- 在诊断明确的情况下,可适当止痛。
- 应用抗生素:溃疡穿孔后胃肠内容物流入腹腔,发生腹腔感染。抗生素的选择要具备广谱同时兼顾厌氧菌。可以选用氨基糖苷类、第二代或第三代头孢菌素,再加用甲硝唑。
- 抑制胃酸分泌:质子泵抑制剂等。

另外,急性消化道穿孔患者,均应行术前准备,包括上述如:胃肠减压,应用抗生素,纠正水、电解质紊乱,备皮、备血等。

2. 手术治疗

- 根据穿孔部位、病因及患者一般状态,决定具体术式。
- 胃、十二指肠溃疡穿孔多选择穿孔修补术或胃大部切除术。
- 迷走神经切断术已很少应用。

(金红旭)

二、急性肠梗阻

(一)概述

肠梗阻(intestinal obstruction)是指任何原因引起的肠内容物通过障碍,是常见的外科急腹症之一。

常见的原因包括:

- 肠外因素,如粘连带压迫、疝嵌顿、肿瘤压迫等。
- 肠壁因素,如肠套叠、炎症性狭窄、肿瘤等。
- 肠腔内因素,如蛔虫梗阻、异物、粪块或胆石堵塞等。
- 腹腔手术后、腹部创伤或弥漫性腹膜炎患者可发生麻痹性肠梗阻。急性肠炎、肠道功能紊乱或慢性铅中毒患者可发生痉挛性肠梗阻。

(二)诊断思路

1. 病史及症状　共同表现:腹痛、腹胀、呕吐及停止自肛门排气排便(痛、胀、吐、闭)。

(1)腹痛

- 机械性肠梗阻:腹痛呈阵发性绞痛,同时伴有高亢的肠鸣音。当肠腔有积气积液时,肠鸣音呈气过水声或高调金属音。
- 绞窄性肠梗阻:腹痛间歇期不断缩短,呈剧烈的持续性腹痛。

- 麻痹性肠梗阻：无阵发性腹痛，只有持续性胀痛或不适，听诊时肠鸣音减弱或消失。

（2）呕吐

- 高位梗阻：呕吐出现较早且频繁，呕吐物主要为胃及十二指肠内容物。
- 低位梗阻：呕吐出现较晚，呕吐物初为胃内容物，后期为积蓄呈粪样的肠内容物。
- 若呕吐物呈棕褐色或血性，提示肠管血运障碍。
- 麻痹性肠梗阻时，呕吐多呈溢出性，晚而轻。

（3）腹胀：发生在腹痛之后，其程度与梗阻部位有关。

- 高位肠梗阻腹胀不明显，但有时可见胃型。
- 低位肠梗阻及麻痹性肠梗阻腹胀显著，遍及全腹。在腹壁较薄的患者，常可见肠管膨胀，出现肠型。

（4）排气排便停止

- 在梗阻的初期，尤其是高位梗阻，仍可以有气体和粪便排出。
- 某些绞窄性肠梗阻，如肠套叠、肠系膜血管栓塞或血栓形成，则可排出血性黏液样粪便。

2. 体格检查

- 腹部视诊：机械性肠梗阻常可见肠型和蠕动波。肠扭转时腹胀多不对称。麻痹性肠梗阻则腹胀均匀。
- 触诊：单纯性肠梗阻因肠管膨胀，可有轻度压痛，但无腹膜刺激征。绞窄性肠梗阻时，可有固定压痛和腹膜刺激征，压痛的肿块常为有绞窄的肠袢。
- 叩诊：绞窄性肠梗阻时，腹腔有渗液，移动性浊音可呈阳性。
- 听诊：肠鸣音亢进，有气过水声或金属音，为机械性肠梗阻表现。麻痹性肠梗阻时，则肠鸣音减弱或消失。

3. 辅助检查

（1）实验室检查

- 白细胞计数、血红蛋白和血细胞比容都可增高。
- 血气分析和血清钾、钠、氯离子，尿素氮及肌酐的变化，可了解酸碱失衡、电解质紊乱和肾功能的状况。
- 尿常规：尿比重也增高。呕吐物和粪便检查，有大量红细胞或隐血阳性，应考虑肠管有血运障碍。

（2）X线检查：一般在肠梗阻发生4~6小时，X线检查即显示出肠腔内气体，X线片可见胀气肠袢和液平面。空肠黏膜的环状皱襞在肠腔充气时呈鱼骨刺状。回肠扩张的肠袢多，可见阶梯状液平面。结肠胀气位于腹部周边，显示结肠袋形。当疑有肠套叠、肠扭转或结肠肿瘤时，可行钡剂灌肠或CT等检查以协助诊断。

4. 诊断

（1）是否肠梗阻

● 根据腹痛、呕吐、腹胀、停止自肛门排气排便四大症状和腹部可见肠型或蠕动波、肠鸣音亢进等，一般可作出诊断。

● 鉴别：急性胃肠炎、急性胰腺炎、输尿管结石等。除病史与详细的腹部检查外，实验室检查与 X 线检查可有助于诊断。

（2）是机械性还是动力性梗阻

● 机械性肠梗阻具有上述典型临床表现，早期腹胀可不显著，肠梗阻胀气限于梗阻以上的部分肠管，即使晚期并发肠绞窄和麻痹，结肠也不会全部胀气。

● 麻痹性肠梗阻无阵发性绞痛等肠蠕动亢进的表现，腹部 X 线片和 CT 检查显示大、小肠全部充气扩张。

（3）是高位还是低位梗阻

● 高位小肠梗阻的呕吐发生早而频繁，腹胀不明显。

● 低位小肠梗阻的腹胀明显，呕吐出现晚而次数少，并可吐粪样物。

● 结肠梗阻与低位小肠梗阻临床表现很相似。低位小肠梗阻，扩张的肠袢在中腹部，呈"阶梯状"排列。结肠梗阻时扩大的肠袢分布在腹部周围，可见结肠袋，胀气的结肠阴影在梗阻部位突然中断，盲肠胀气最显著。

（4）是完全性还是不完全性梗阻

● 完全性梗阻呕吐频繁，如为低位梗阻则腹胀明显，完全停止排便排气。X线检查见梗阻以上的肠袢明显充气扩张，梗阻以下的结肠内无气体。

● 不完全性梗阻症状较轻，X 线片所见肠袢充气扩张都较不明显，结肠内可见气体存在，肛门可有少量排气。

（5）是什么原因引起的梗阻：粘连性肠梗阻（以往有过腹部手术、损伤或炎症史），肿瘤或粪块堵塞（老年人），嵌顿疝或绞窄性腹外疝，肠套叠（2 岁以内的小儿），蛔虫（儿童多见），先天畸形（新生儿）等。

（三）病情评估

判断肠梗阻为单纯性还是绞窄性极为重要，关系到治疗方法的选择和患者的预后。有下列表现者，应考虑绞窄性肠梗阻的可能，必须尽早进行手术治疗。

● 腹痛发作急骤，初始即为持续性剧烈疼痛，或在阵发性加重之间仍有持续性疼痛。有时出现腰背部痛。

● 病情发展迅速，早期出现休克，抗休克治疗后改善不明显。

● 有腹膜炎的表现，体温上升、脉率增快、白细胞计数增高。

● 腹胀不对称，腹部有局部隆起或触及有压痛的肿块（孤立胀大的肠袢）。

● 呕吐出现早而频繁，呕吐物、胃肠减压抽出液、肛门排出物为血性。腹腔穿刺抽出血性液体。

- 腹部 X 线检查见孤立扩大的肠袢。
- 经积极的非手术治疗症状体征无明显改善。

（四）急诊治疗

肠梗阻的治疗原则是解除梗阻及纠正由其引起的全身生理紊乱。治疗方法的选择要根据肠梗阻的原因、性质、部位及全身情况和病情严重程度而定。

1. 非手术治疗

（1）胃肠减压：是治疗肠梗阻的主要措施之一。目的是减少胃肠道稽留的气体、液体，减轻肠腔膨胀及肠壁水肿，有利于肠壁血液循环的恢复。对低位肠梗阻，可应用较长的小肠减压管。

（2）纠正水、电解质紊乱和酸碱失衡：这是肠梗阻最突出的生理紊乱，应及早给予纠正。当血液生化检查结果尚未获得前，要先给予平衡盐液，最初输入液体的速度可稍快，但需监测尿量，必要时行中心静脉压监测。在单纯性肠梗阻的晚期或绞窄性肠梗阻，常有大量血浆和血液渗出至肠腔或腹腔，需要补充血浆和红细胞。

（3）防治感染：肠梗阻后，肠壁血运障碍，肠黏膜屏障受损，肠道细菌移位，产生腹腔感染。同时，膈肌升高，影响肺部气体交换与分泌物排出，易继发肺部感染。

（4）其他治疗：维持患者的生命体征。患者宜吸氧。为减轻胃肠道的膨胀可给予生长抑素。止痛剂的应用应遵循急腹症的治疗原则。

2. 手术治疗　手术目的是解除梗阻、去除病因，可根据患者的全身情况与梗阻的病因、性质、部位等加以选择。

（1）单纯解除梗阻的手术：如粘连松解术，肠切开去除肠石、蛔虫等，肠套叠或肠扭转复位术等。

（2）肠切除肠吻合术：对肠管因肿瘤、炎症所致狭窄，或局部肠袢已失活坏死，应做肠切除肠吻合术。对于绞窄性肠梗阻，应争取在肠坏死以前解除梗阻，恢复肠管血液循环。有下列表现则表明肠管已无生机：①肠壁已呈紫黑色并塌陷；②肠壁已失去张力和蠕动能力；③相应的肠系膜终末小动脉无搏动。小段肠袢当不能肯定有无血运障碍时，以切除为安全。

（3）肠短路吻合术：当梗阻的部位切除有困难，为解除梗阻，可分离梗阻部远近端肠管作短路吻合，旷置梗阻部位。但应注意旷置的肠管尤其是梗阻部的近端肠管不宜过长，以免引起盲袢综合征（blind loop syndrome）。

（4）肠造口或肠外置术：主要适用于低位肠梗阻，如急性结肠梗阻，如已有肠坏死或肠肿瘤，可切除坏死或肿瘤肠段，将两断端外置作造口术，以后再行二期手术重建肠道的连续性。

（金红旭）

三、急性胆囊炎

（一）概述

急性胆囊炎（acute cholecystitis）是由胆囊管梗阻、化学性刺激和细菌感染引起的胆囊急性炎症性病变。

- 约 95% 的患者有胆囊结石，称结石性胆囊炎；约 5% 的患者无胆囊结石，称非结石性胆囊炎。
- 主要病因是胆囊管梗阻和细菌感染。
- 90% 的胆囊管梗阻是由于胆囊结石嵌顿所致。
- 致病菌主要是革兰氏阴性杆菌，以大肠埃希菌最常见，常合并厌氧菌感染。
- 病理分型包括急性单纯性胆囊炎、急性化脓性胆囊炎及坏疽性胆囊炎。
- 并发症主要有胆囊穿孔、胆汁性腹膜炎、胆囊周围脓肿等。
- 多见于中年以上女性；男女之比约为 1∶2。

（二）诊断思路

1. 症状
- 主要表现为饱餐、进油腻食物等诱因后突然发作的右上腹疼痛，并可向右肩部及肩胛下角处放散。
- 常有恶心、呕吐、发热等症状。
- 部分患者可出现轻度黄疸。

2. 体征
- 右上腹胆囊区域压痛，可有肌紧张。
- 墨菲征阳性。
- 部分患者于右侧肋缘下触及肿大胆囊并有触痛。

3. 实验室检查　白细胞计数升高；天冬氨酸转氨酶（AST）及丙氨酸转氨酶（ALT）常升高，部分患者血清胆红素升高。

4. 影像学检查　超声检查最常用，对急性胆囊炎诊断的准确率为 85%~95%。超声可见胆囊增大、胆囊壁增厚（>4mm）、双边征等。胆囊结石显示强回声，后伴声影。必要时可行 CT、磁共振胆胰管成像（MRCP）检查。

5. 诊断依据　有典型的放射性腹痛，右上腹压痛及肌紧张，墨菲征阳性，有时可触及肿大的胆囊，影像学检查可见胆囊增大、壁增厚及胆囊管梗阻，即可诊断为急性胆囊炎。急性胆道感染《东京指南（2018）》提出的诊断标准见表 10-3-2，可供参考。

表 10-3-2　急性胆道感染诊断标准

诊断依据	诊断标准
A. 局部炎症	A-1. 墨菲征 A-2. 右上腹肿块 / 痛 / 压痛
B. 全身炎症	B-1. 发热 B-2.C 反应蛋白升高 B-3. 白细胞计数升高
C. 影像学检查	急性胆囊炎的影像学表现
疑似诊断 : A 中一项 +B 中一项 ; 确定诊断 : A 中一项 +B 中一项 +C	

6. 鉴别诊断　需与消化性溃疡穿孔、急性胰腺炎、高位阑尾炎、肝脓肿、胆囊癌、右下肺炎、胸膜炎、小肠憩室穿孔、结肠肝曲癌、肝炎等疾病鉴别。

（三）病情评估

可参照急性胆道感染《东京指南（2018）》给出的严重程度评估标准，见表 10-3-3。

表 10-3-3　急性胆道感染严重程度评估标准

严重程度	评估标准
重度急性胆囊炎	至少合并以下一个器官或系统功能障碍： 1. 心血管功能障碍 : 低血压需多巴胺 5μg/（kg·min）或使用去甲肾上腺素维持 2. 神经系统功能障碍 : 意识障碍 3. 呼吸功能障碍 : $PaO_2/FiO_2<300mmHg$ 4. 肾功能不全 : 少尿或血清肌酐 >2mg/dl（176.8 μmol/L） 5. 肝功能不全 : PT-INR>1.5 6. 凝血功能障碍（血小板计数 $<100\times10^9/L$）
中度急性胆囊炎	急性胆囊炎合并以下中的任意一条 1. 白细胞计数 $>18\times10^9/L$ 2. 右上腹可触及肿块 3. 发病时间 >72h 4. 明显的局部炎症表现（胆囊坏疽，胆囊周围脓肿，肝脓肿，胆道炎，气肿性胆囊炎）

续表

严重程度	评估标准
轻度胆囊炎	未达到中重度标准,或定义为无器官功能障碍的健康的人发生急性胆囊炎,或胆囊炎症轻微,行胆囊切除是安全的,手术风险极低

注:PaO_2,动脉血氧分压;FiO_2,吸入气氧浓度;PT,凝血酶原时间;INR,国际标准化比值。

(四)急诊治疗

急性胆囊炎最终需手术治疗,原则上应争取择期手术。

1. 非手术治疗 也可作为术前准备,主要包括抗感染、禁食、输液、营养支持、纠正水电解质及酸碱代谢失衡。抗感染可选用对革兰氏阴性细菌及厌氧菌有效的抗生素。经验性用药首选 β- 内酰胺酶抑制剂的复合制剂,第三、第四代头孢菌素。如首选药无效可选择碳青霉烯类抗生素,同时可给予解痉镇痛等治疗。

2. 手术治疗 急性期手术力求安全有效,对年老体弱、合并多个重要脏器疾病者,选择手术应慎重。

(1)急诊手术的适应证

● 发病在 48~72 小时内者。

● 经非手术治疗无效或病情恶化者。

● 有胆囊穿孔、弥漫性腹膜炎、急性化脓性胆管炎、急性重症胰腺炎等并发症者。

(2)对于手术时机的选择,急性胆道感染《东京指南(2018)》推荐,只要患者能耐受手术,不论发病多长时间,均应尽早行手术治疗。

(3)手术方法

● 胆囊切除术:首选腹腔镜胆囊切除,也可应用传统的或小切口的胆囊切除。

● 部分胆囊切除术:若估计分离胆囊床困难或可能出血者,可保留胆囊床部分胆囊壁,用物理或化学方法破坏该处的黏膜,胆囊其余部分切除。

● 胆囊造口术:对高危患者或局部粘连解剖不清者,可先行造口术减压引流,3 个月后再行胆囊切除。

● 超声引导下经皮经肝胆囊穿刺引流术(PTGD):适用于胆囊肿大明显,胆囊局部炎症重或病情危重不能耐受复杂手术者。可减低胆囊内压,急性期过后再择期手术。

（五）诊治流程图（图 10-3-1）

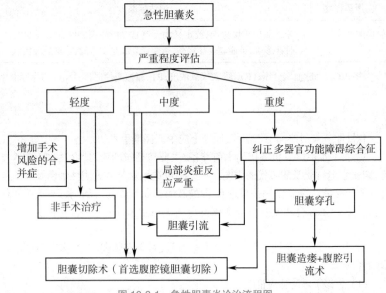

图 10-3-1　急性胆囊炎诊治流程图

（金红旭）

四、急性梗阻性化脓性胆管炎

（一）概述

急性梗阻性化脓性胆管炎（acute obstructive suppurative cholangitis，AOSC）是急性胆管炎的严重阶段，也称急性重症胆管炎（acute cholangitis of severe type，ACST）。

- 起病急、变化快和病死率高，是胆道良性疾病死亡的主要原因。
- 男女发病比例接近，青壮年多见。
- 多数患者有反复胆道感染病史和 / 或胆道手术史。
- 基本的发病因素胆道梗阻：以肝内外胆管结石引起的胆道梗阻最为多见。胆道细菌感染：大多为革兰氏阴性杆菌，常合并厌氧菌感染。

（二）诊断思路

1. 症状　除有急性胆管炎的 Charcot 三联征（右上腹痛、寒战高热、黄疸），若合并休克、中枢神经系统受抑制表现，称为 Reynolds 五联征。

- 肝外梗阻：腹痛、寒战高热、黄疸均较明显。

- 肝内梗阻:主要表现为寒战高热,可有腹痛,黄疸较轻。
- 常有恶心呕吐等消化道症状。

2. 体征

- 一般状况差,急性痛苦病容,呼吸急促,体温升高达 39~40℃,心率增快,血压下降,烦躁不安或表情淡漠,嗜睡,甚至昏迷。
- 腹部体征主要为剑突下或偏右上腹部压痛,可有腹膜刺激征;肝常肿大并有压痛及叩击痛;胆总管梗阻者胆囊可肿大。

3. 实验室检查

- 血常规:白细胞计数明显升高,可超过 $20 \times 10^9/L$,中性粒细胞百分比升高,胞质内可出现中毒颗粒。血小板可降低,C 反应蛋白升高。
- 肝功能:可有不同程度的损害,转氨酶及碱性磷酸酶升高,血清胆红素升高且以直接胆红素升高为主,凝血酶原时间延长。
- 动脉血气分析:酸中毒、低血钾、低血钠等酸碱失衡及电解质紊乱。PaO_2 下降等。
- 细菌培养:约 85% 的患者血培养细菌阳性,70% 患者胆汁细菌培养阳性。

4. 影像学检查 应根据病情选择简单实用、方便的检查方法。

- 超声可在床边进行,能及时了解胆道梗阻部位、肝内外胆管扩张情况及病变性质。
- CT 检查:病情稳定者可行 CT 检查,可显示肝内外胆管扩张及发现含钙量较多的结石。
- 磁共振胆胰管成像(MRCP):可准确显示胆总管梗阻的部位。
- 超声内镜(EUS):可显示肝外胆管扩张。
- 经皮肝穿刺胆管造影术(PTC)或经内镜逆行胰胆管造影术(ERCP)为有创检查,可用于需要同时行经皮经肝胆管引流(PTCD)或经内镜鼻胆管引流(ENBD)减压的患者。

5. 诊断 依据典型的 Charcot 三联征或 Reynolds 五联征表现,既往胆道疾病或胆道手术病史,结合炎症指标及肝功能指标异常及影像学检查中胆管扩张和胆道梗阻的征象,多可确诊。

6. 鉴别诊断 应与急性胆囊炎、消化性溃疡穿孔、急性坏疽性阑尾炎、急性重症胰腺炎、右侧胸膜炎、右下大叶性肺炎、肝脓肿等鉴别。

(三)病情评估

患者合并以下几种情况,提示病情危重:

- 心血管功能障碍:低血压需多巴胺≥5μg/(kg·min)维持或使用去甲肾上腺素。
- 神经系统功能障碍:意识障碍。

- 呼吸功能障碍：$PaO_2/FiO_2 < 300mmHg$。
- 肾功能不全：少尿或血清肌酐 $>2mg/dl$（$176.8\mu mol/L$）。
- 肝功能不全：$PT-INR > 1.5$。
- 凝血功能障碍：血小板计数 $<100 \times 10^9/L$。

（四）急诊治疗

（1）基本治疗原则：立即解除胆道梗阻及胆道引流，有效的抗感染治疗及全身支持治疗。其中，胆道减压引流是本病治疗的关键。

- ERCP：为首选方法，包括经内镜鼻胆管引流（ENBD）和内镜下胆管内支架引流；手术创伤小，能有效减低胆道内压。
- 经皮经肝胆管引流（PTCD）：多应用于 ERCP 引流失败或梗阻部位位于肝门部以上；或由于局部解剖关系无法完成 ERCP 的患者。
- 胆总管切开减压、"T"管引流：有腹腔镜或开腹手术两种方法。

（2）控制感染应先选用针对革兰氏阴性杆菌及厌氧菌的抗生素，可选用β-内酰胺酶抑制剂的复合制剂或碳青霉烯类抗生素，一旦感染源得到控制，抗菌治疗应持续 4~7 日。

（3）并发症的防治积极防治休克和多脏器功能障碍，是治疗成功的重要环节。治疗要点包括：

- 纠正水电解质酸碱平衡紊乱。
- 解痉止痛、输血补液、营养支持等。
- 心肺监护，改善心肺功能，必要时机械通气，强心利尿等。
- 防止血栓形成及 DIC。
- 注意保护肝功能。

（4）后续治疗急诊胆管减压引流一般不能完全去除病因，宜在 1~3 个月后酌情选择病因治疗。

（五）诊治流程（图 10-3-2）

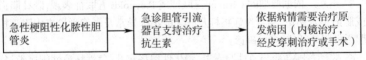

图 10-3-2　急性梗阻性化脓性胆管炎的诊治流程图

（金红旭）

五、嵌顿疝

（一）概述

嵌顿性疝（incarcerated hernia）是指疝囊颈较小而腹腔内压突然增高时，疝内容物强行扩张囊颈而进入疝囊,随后因囊颈弹性回缩将内容物卡住不能回纳。

- 嵌顿性疝是急诊外科常见急症之一。
- 肠管嵌顿如不及时解除,肠壁及其系膜受压不断加重,导致动脉血流阻断,即为绞窄疝。
- 肠梗阻、肠坏死、脓毒症休克是绞窄性疝严重并发症,需积极处理。
- 儿童腹外疝,因疝环组织一般比较柔软,嵌顿后很少发生绞窄。

常见易发生嵌顿疝的类型:

- 腹股沟斜疝:疝囊经过腹股沟管突出,并可进入阴囊。
- 股疝:疝囊经过股管突出的疝。
- 其他少数发生嵌顿的疝类型:脐疝、白线疝、腹壁切口疝。

病因:

- 主要病因为腹壁强度降低和腹内压力增高。
- 疝囊颈较小并腹腔内压急剧增高时易形成嵌顿。

(二)诊断思路

1. 病史

- 疝块突然增大,并伴有明显疼痛。
- 平卧或用手推送不能使疝块回纳。
- 嵌顿内容物如为大网膜,局部疼痛通常较轻微。
- 嵌顿内容物如为肠袢,不但局部疼痛明显,还可伴有腹部绞痛,恶心,呕吐,停止排气、排便,腹胀等机械性肠梗阻表现。
- 伴有发热、寒战、血便及休克表现时应注意合并绞窄性疝。

2. 体格检查

- 肿块紧张发硬,张力大,且有明显触痛。
- 患者的一般状态,特别是需要关注患者意识状态和生命体征。因患者疼痛,可有心动过速,呼吸频率增快。
- 出现腹部压痛、反跳痛及腹肌紧张,提示存在腹膜炎。
- 出现肠鸣音亢进,可闻及气过水声,振水音阳性,提示合并肠梗阻。
- 肠鸣音减弱或消失、移动性浊音阳性,提示腹腔积液,穿刺液为血性提示存在肠坏死。

3. 辅助检查

- 血常规、凝血功能检查及血气分析等。
- 乳酸、血清磷酸肌酸激酶和 D- 二聚体水平可以预测肠绞窄的存在。
- 白细胞总数升高是预测肠梗阻患者发生肠绞窄的变量指标。
- 立位腹部 X 线片、全腹部 CT 对提示合并肠梗阻、腹腔积液及肠穿孔诊断有帮助。

- 腹部超声检查可明确疝内容物性质及血供情况,对绞窄性疝诊断有帮助。

4. 鉴别诊断 重点与绞窄疝类型相鉴别:嵌顿疝和绞窄疝实际上是一个病理过程的两个阶段,临床上很难区分。肠管嵌顿或绞窄时,均可导致急性机械性肠梗阻。绞窄疝梗阻部位存在血运障碍,如不及时解除可导致肠坏死。

（三）病情评估

患者的嵌顿疝如不能及时解除并出现以下情况,提示病情严重合并绞窄疝:

- 腹痛突然加重,呈持续性剧烈绞痛。
- 出现发热、寒战、血便。
- 全腹肌紧张、板状腹,压痛反跳痛(+)。
- 肠鸣音消失,腹腔穿刺液为血性。
- 出现意识淡漠、血压下降、心率加快等休克的表现。
- 白细胞计数持续增高、乳酸、血清磷酸肌酸激酶和 D- 二聚体水平增高。

（四）急诊治疗

1. 嵌顿疝的处理原则

- 嵌顿不久(2~3 小时以内)、确定无坏死的,应立即予以手法还纳。
- 手法复位失败、怀疑存在绞窄可能的,应急诊手术治疗。
- 合并肠绞窄、休克的患者,应积极抗休克治疗,同时急诊剖腹探查。

2. 一般处理 监测血压、心率、血氧饱和度,禁食水,必要时胃肠减压,纠正水、电解质紊乱并试行手法复位。

3. 抗感染 对于没有缺血和无肠坏死的肠嵌顿患者,保守治疗推荐短期预防性应用抗生素,可选择一代、二代头孢菌素。而对于存在肠绞窄和/或并发肠切坏死、合并腹膜炎需急诊手术患者,推荐应用广谱抗生素或联合用药覆盖厌氧菌。

4. 手术治疗

- 无肠坏死:首先要行嵌顿松解,观察肠管血运情况。
- 有肠坏死:行肠切除、肠吻合术,对于腹腔感染较重无法行肠吻合术,可选择肠造瘘术。

（金红旭）

六、急性胰腺炎

（一）概述

急性胰腺炎(acute pancreatitis,AP)是指多种病因引起的胰酶激活,继以胰腺局部炎症反应为主要特征,伴或不伴有其他器官功能改变的疾病。

- 急性胰腺炎是一种常见的急腹症,大多数病程呈自限性,预后良好。

- 20%~30% 患者临床过程凶险,并发腹膜炎、休克、多器官功能衰竭等,病死率高。
- 主要病因为胆石症、乙醇、高甘油三酯血症,其他病因包括十二指肠液反流、手术与创伤、肿瘤、感染、药物、代谢、胰腺血液循环障碍、自身免疫性疾病等。

（二）诊断思路

1. 症状

- 腹痛为本病的主要表现和首发症状。突然起病,程度剧烈,持续性进行性加重,多在中上腹或偏左,向腰背部带状放射。
- 伴恶心呕吐与腹胀。
- 发热源于全身炎症反应综合征,多数为 3~5 日中等以上发热,持续一周以上或逐渐升高怀疑继发感染。

2. 体征

- 胆总管梗阻或胆总管受压可引起黄疸。
- 轻症腹部体征较轻,压痛局限于上腹部;重症腹部压痛明显,可伴有肌紧张和反跳痛,肠鸣音减弱或消失;少数可见 Grey-Turner 征或 Cullen 征。
- 重症患者可有休克、器官功能受损表现。

3. 辅助检查

- 胰酶测定:血淀粉酶和/或脂肪酶超过正常值 3 倍对确诊本病有重要意义,但两者数值高低与病情严重程度无相关性;脂肪酶具有更高特异性,尤其用于淀粉酶下降至正常时或其他原因导致淀粉酶增高时的诊断。
- 其他:白细胞增高、高血糖、肝功能异常、低血钙、C 反应蛋白增高、血气分析异常等。
- 诊断性腹腔穿刺:抽出血性渗出液且化验其淀粉酶值升高对诊断很有帮助。
- 腹部超声:常规检查,初步判断胰腺组织形态学变化及评估有无胆道疾病。但易受胃肠道积气影响,故不能准确判断。
- 腹部(增强)CT:诊断急性胰腺炎的标准影像学检查。
- MRCP:对诊断胆道结石、胆胰管解剖异常有重要作用。

4. 并发症

- 局部并发症:急性胰周液体积聚、胰腺假性囊肿、急性坏死物积聚、包裹性坏死。
- 全身并发症:包括全身炎症反应综合征、脓毒症、多器官功能障碍综合征、腹腔间隔室综合征、胰性脑病。

5. 病情严重度分级

- 轻度急性胰腺炎(MAP):具有急性胰腺炎的临床表现和生物化学改变,

不伴有器官功能衰竭及局部或全身并发症。

● 中度急性胰腺炎(MSAP):MAP 基础上伴有一过性(48 小时内可自行恢复)的器官功能衰竭,或伴有局部或全身并发症而不存在持续的器官功能衰竭。

● 重度急性胰腺炎(SAP):MAP 基础上伴有持续的器官功能衰竭(48 小时以上,改良 Marshall 评分≥2 分)。

6. 临床诊断

(1) 临床上符合以下三项特征中的 2 项,即可诊断:

● 与急性胰腺炎临床表现相符合的腹痛。

● 血清淀粉酶和 / 或脂肪酶活性至少高于正常上限值 3 倍。

● 符合急性胰腺炎的影像学改变。

(2) 完整的急性胰腺炎诊断应包括疾病诊断、病因诊断、分级诊断、并发症诊断,如图 10-3-3 所示。

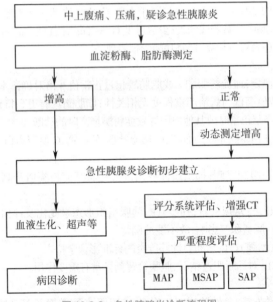

图 10-3-3　急性胰腺炎诊断流程图

MAP. 轻度急性胰腺炎;MSAP. 中度急性胰腺炎;SAP. 重度急性胰腺炎。

7. 鉴别诊断　与其他可引起淀粉酶升高的急腹症鉴别:如急性胆囊炎、胆石症、胃十二指肠穿孔、肠梗阻等,淀粉酶升高一般不超过正常值 2 倍;还需与冠心病、急性心肌梗死尤其是下壁心肌梗死鉴别。

（三）病情评估

急性胰腺炎出现下列情况预示病情危重且预后差：

（1）C反应蛋白水平≥150mg/L。

（2）急性生理和慢性健康评分Ⅱ（APACHE-Ⅱ）≥8分。

（3）器官功能衰竭（改良Marshall评分≥2分）持续≥48小时（充分液体复苏后）。

（4）急性胰腺炎评分

● Ranson标准：≥3分为中重度，见表10-3-4。

表10-3-4　Ranson标准

入院时	入院48h
年龄≥55岁；白细胞计数>16×10⁹/L；血糖>11.2mmol/L；乳酸脱氢酶>350U/L；天冬氨酸转氨酶>250U/L	血细胞比容下降>10%；血尿素氮升高>1.79mmol/L；血清Ca^{2+}<2mmol/L；动脉血氧分压<60mmHg；碱缺乏>4mmol/L；估计体液丢失>6L

● 急性胰腺炎严重程度床边指数（BISAP）：血尿素氮>8.93mmol/L；精神障碍；存在全身炎症反应综合征；胸腔积液；年龄>60岁。≥3分为中重度，准确性与Ranson标准相似。

● SAP伴有器官功能衰竭的改良Marshall评分：≥2分为重度，见表10-3-5。

表10-3-5　重度急性胰腺炎伴有器官功能衰竭的改良Marshall评分

指标	0	1	2	3	4
呼吸：(PaO_2/FiO_2)/mmHg	>400	301~400	201~300	101~200	≤100
肾脏：血肌酐/($\mu mol \cdot L^{-1}$)	≤134	135~169	170~310	311~439	>439
循环：收缩压/mmHg	>90	<90 输液可以纠正	<90 输液不能纠正	<90 pH<7.30	<90 pH<7.20

注：PaO_2，动脉血氧分压；FiO_2，吸入气氧浓度。

● 改良的CT严重指数评分（MCTSI）标准：≥4分为中重度，见表10-3-6。

表 10-3-6 改良的 CT 严重指数评分（MCTSI）标准

胰腺炎症反应		胰腺坏死	
特征	评分	特征	评分
正常胰腺	0	无胰腺坏死	0
胰腺和/或胰周炎症改变	2	坏死范围≤30%	2
单个或多个积液区或胰周脂肪坏死	4	坏死范围 >30%	4
		胰外并发症，包括胸腔积液、腹腔积液、血管或胃肠道受累等	2

注:MCTSI 评分为炎症反应与坏死评分之和。

（四）急诊治疗

1. 主要目标

- 寻找并去除病因。
- 控制炎症。
- 防止器官功能衰竭。

2. 针对病因治疗

（1）胆源性急性胰腺炎:目的是解除梗阻,通畅引流。

- 单纯胆囊结石:轻者在初次住院期间完成胆囊切除,严重者待病情稳定择期手术。
- 合并胆道阻塞或胆管炎:经内镜逆行胰胆管造影术（ERCP）有重要作用,无胆管结石证据的 MAP 推荐 MRCP 或内镜超声（EUS）以除外胆结石;合并胆管炎者应 24 小时内急诊 ERCP;胆管结石合并梗阻者应 72 小时内实施 ERCP,早期内镜下奥迪括约肌切开、取石及鼻胆管引流术;如病情不稳定且ERCP 不安全则行影像引导下经皮肝胆引流术（PTGD）。

（2）高脂血症性急性胰腺炎:短时间内降低甘油三酯水平至 5.65mmol/L以下。

- 限用脂肪乳剂。
- 血脂吸附和血浆置换快速降脂。

3. 非手术治疗

（1）一般治疗

- 禁食,持续胃肠减压,镇痛。
- 蛋白酶抑制剂:乌司他丁,加贝酯。

- 胰酶抑制治疗:生长抑素及其类似物如生长抑素,奥曲肽及质子泵抑制剂或 H_2 受体拮抗剂。

(2)液体复苏及重症监护治疗

- 液体复苏、维持水电解质平衡、加强监护治疗是早期治疗的重点。
- 复苏液首选乳酸林格液,适量选用羧甲淀粉制剂,不推荐羟乙基淀粉(HES)。
- 进行液体管理:中心静脉压(CVP)或肺毛细血管楔压(PWCP)、心率、血压、尿量、血细胞比容、混合静脉血氧饱和度(SaO_2)等作为指导。

(3)器官功能维护治疗

- 呼吸衰竭:鼻导管或面罩吸氧,必要时机械通气,维持血氧饱和度 95% 以上。
- 预防急性肾衰竭:预防主要是稳定血流动力学,治疗主要采用连续性肾脏替代治疗(CRRT)。
- 防治肠道衰竭:尽早恢复饮食或实施肠内营养;及早给予促肠道动力药物,包括大黄、芒硝、硫酸镁、乳果糖等;微生态制剂调节肠道细菌菌群;谷氨酰胺制剂保护肠道黏膜屏障;中药皮硝外敷。
- 其他:肝功能异常予保肝治疗;弥散性血管内凝血予肝素;消化道出血予质子泵抑制剂或 H_2 受体拮抗剂等。

(4)营养支持:肠功能恢复前酌情选用肠外营养,一旦肠功能恢复尽早进行肠内营养,可根据情况采用鼻腔肠管或鼻胃管滴注法。

(5)抗生素应用:不推荐静脉使用抗生素预防感染;有感染证据时可经验性或针对性使用抗生素(针对革兰氏阴性杆菌和厌氧菌);不推荐常规应用抗真菌药预防真菌感染。

(6)中药治疗:大黄、芒硝、清胰汤等。

4. 手术治疗　主要针对胰腺局部并发症继发感染或产生压迫症状,如消化道梗阻、胆道梗阻等,以及胰瘘、消化道瘘、假性动脉瘤破裂出血等其他并发症。

- 指征:急性胰腺炎患者有脓毒血症表现、CT 提示气泡征、穿刺物培养找到细菌或真菌,诊断为感染性坏死,需要考虑手术。
- 原则:延期原则,针对性应用抗生素及超声或 CT 导向下经皮穿刺引流(percutaneous catheter drainage,PCD)可作为手术前的过渡。
- 方式:坏死组织清除加引流术,分为 PCD、内镜、微创、开放手术。

（五）诊治流程（图 10-3-4）

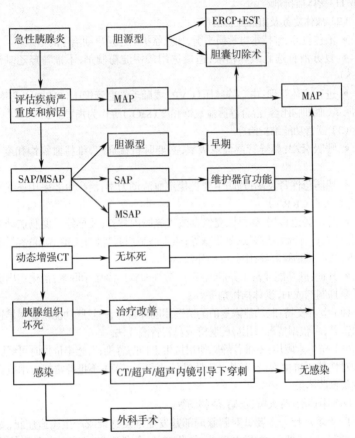

图 10-3-4　急性胰腺炎临床处理流程图

ERCP. 经内镜逆行胰胆管造影术；EST. 在 ERCP 基础上的内镜下乳头括约肌切开术；MAP. 轻度急性胰腺炎；MSAP. 中度急性胰腺炎；SAP. 重度急性胰腺炎。

（金红旭）

七、急性阑尾炎

（一）概述

急性阑尾炎（acute appendicitis）是外科常见病，居各种急腹症的首位。可在各个年龄层发病，以青壮年多见。疾病表现变化多样，在临床诊断中易漏诊、误诊,需引起重视。

- 常见病因:阑尾管腔阻塞(如淋巴滤泡增生、肠石阻塞、异物等);细菌入侵(病菌多为肠道内的革兰氏阴性杆菌和厌氧菌)。
- 并发症:主要为腹腔脓肿、化脓性门静脉炎和内、外瘘形成。

(二)诊断思路

1. 病史

(1)腹痛:典型转移性右下腹疼痛病史,即开始有中上腹或脐周疼痛,数小时后转移并局限在右下腹,少部分患者病情发展较快可一开始即局限在右下腹。

(2)胃肠道反应

- 炎症刺激内脏神经可引起反射性的恶心和呕吐。
- 炎症刺激直肠和膀胱,引起排便里急后重症状,常见于盆腔位阑尾炎。

(3)全身反应

- 一般只有低热,可伴寒战、高热,伴有黄疸提示并发门静脉炎可能。
- 弥漫性腹膜炎时可出现血容量不足或败血症表现,甚至出现其他器官功能障碍。

2. 体征

- 右下腹压痛,常位于麦氏点,压痛点位置一般比较固定。
- 腹膜刺激症状:反跳痛,腹肌紧张,可伴有肠鸣音减弱或消失等,提示阑尾炎症加重。但在小儿、老人、孕妇、肥胖、虚弱及盲肠后位阑尾炎患者中此现象可不明显。
- 右下腹饱满,扪及一压痛性肿块,边界不清,固定,可能为阑尾周围脓肿形成。
- 其他辅助诊断体征:结肠充气试验、腰大肌试验、闭孔内肌试验、直肠内触痛阳性有助于确诊。

3. 实验室检查

(1)血常规

- 90% 的急性阑尾炎患者白细胞增高至 $(10\sim15)\times10^9/L$,甚至可超过 $20\times10^9/L$,同时可伴有中性粒细胞比例增高。
- 若白细胞突然降低常为脓毒血症表现,此危象应予重视。

(2)尿常规:常用于鉴别诊断,主要鉴别泌尿系统疾病。

- 尿中出现少量红细胞,说明炎症阑尾与输尿管或膀胱相靠近。
- 明显血尿说明存在泌尿系统的原发病。

(3)血清淀粉酶和脂肪酶检查有助于除外急性胰腺炎。

(4)血清 β-hCG 检查用于生育期有闭经史的女患者,以排除部分妇科疾病。

4. 影像学检查

● 腹部 X 线片：有时可见肠管扩张和液 - 气平面，偶尔可见钙化的肠石和异物影。

● 超声检查：可发现肿大的阑尾或脓肿，对急性阑尾炎的诊断和鉴别诊断很有帮助。

● CT 检查：有助于特殊位置阑尾炎和阑尾周围脓肿的诊断，对鉴别诊断有很大帮助。

● MRI 检查：特殊情况（如孕妇），酌情选择应用。

5. 腹腔镜检查　可直观观察阑尾炎情况，对于难以鉴别诊断的阑尾炎，具有明显优势。明确诊断后，可行腹腔镜阑尾切除术。

6. 鉴别诊断　有许多急腹症的症状和体征与急性阑尾炎很相似，并且有部分阑尾炎症状不典型，需认真鉴别。要与急性阑尾炎相鉴别的疾病很多，常见的分为外科、内科、妇科三大类疾病（表 10-3-7）。

表 10-3-7　常见疾病的鉴别诊断

外科疾病	内科疾病	妇科疾病
胃十二指肠溃疡穿孔	急性胃肠炎	右侧宫外孕破裂
急性胆囊炎	急性肠系膜淋巴结炎	右侧卵巢囊肿扭转
右侧输尿管结石	Meckel 憩室炎	急性盆腔炎
急性胰腺炎	局限性回肠炎	右侧附件炎
	心胸疾病	

（三）病情评估

急性阑尾炎出现以下情况时往往提示病情加重：

● 出现弥漫性腹膜炎。

● 腹痛突然减轻，以后逐渐出现全腹剧痛和腹膜炎的表现。

● 出现寒战、高热和轻度黄疸。

● 出现血容量不足及败血症表现。

● 合并其他脏器功能障碍。

（四）急诊治疗

绝大多数急性阑尾炎一旦确诊，应尽早完善术前准备，早期行阑尾切除术，此时手术操作较简单，术后并发症少。同时术前应用抗生素，有助于防止术后感染的发生。

1. 非手术治疗

（1）适应证

- 单纯性阑尾炎及急性阑尾炎的早期阶段,内科治疗有效者。
- 患者不能接受手术治疗,全身情况差或客观条件不允许。
- 伴有其他严重器质性疾病有手术禁忌证者。
- 阑尾周围炎症性包块形成,且炎症较局限。

（2）治疗方式

- 主要措施:有效的抗生素和补液。
- 抗生素选择需覆盖肠道需氧和厌氧菌群。

（3）治疗过程中需密切观察病情变化,出现下列情况考虑手术治疗:

- 腹痛症状无减轻趋势,且逐渐加重。
- 局部腹膜炎体征加重,甚至扩散至全腹。
- 持续发热,甚至高热,白细胞计数等感染指标无好转,且加重。

2. 手术治疗

（1）手术适应证

- 急性单纯性阑尾炎。
- 急性化脓性或坏疽性阑尾炎。
- 急性阑尾炎伴发弥漫性腹膜炎。
- 有炎症扩散趋势的阑尾周围脓肿。
- 反复发作的阑尾炎。

（2）手术方式

- 阑尾切除手术常用右下腹麦氏切口,切口一期缝合,也可采用腹腔镜阑尾切除术。
- 穿孔性阑尾炎:宜采用右下腹经腹直肌切口,清除腹腔脓液,根据情况放置腹腔引流,也可采用腹腔镜阑尾切除术。
- 阑尾周围脓肿病情稳定者采用抗生素治疗或同时联合中药治疗促进脓液吸收;超声引导下穿刺抽脓或置管引流;手术切开引流,一般认为如阑尾显露方便,也可切除阑尾,应视术中情况而定。

（3）术后常见并发症:腹腔内出血、切口感染、粘连性肠梗阻、阑尾残株炎、肠瘘、腹腔残余脓肿。

（金红旭）

八、腹膜炎

（一）概述

腹膜炎（peritonitis）是指腹膜的壁层和 / 或脏层因细菌污染、化学性刺激或物理性损伤而发生的炎症反应，是一种常见的外科急腹症。

- 按临床经过可分为急性、亚急性和慢性三类。
- 按病因分为细菌性和非细菌性两类；按发病机制可分为原发性和继发性两类。
- 按炎症波及的范围分为弥漫性和局限性两类。
- 急性腹膜炎中绝大多数为继发性腹膜炎，原发性腹膜炎少见。

（二）诊断思路

1. 病因

- 炎症和感染：急性阑尾炎、憩室炎、坏死性肠炎、急性克罗恩病等；急性胆囊炎、急性胰腺炎、肝脓肿、急性输卵管炎等。
- 消化道急性穿孔：胃、十二指肠溃疡急性穿孔、胃癌结肠癌等恶性肿瘤穿孔、坏疽性胆囊炎。
- 绞窄性肠梗阻。
- 血管闭塞性疾病：急性肠系膜缺血、缺血性结肠炎、脾梗死等。
- 腹腔内出血：自发性脾破裂、脾动脉瘤破裂、肝癌破裂、宫外孕破裂、卵巢滤泡破裂等。
- 外伤：腹壁穿透性损伤、腹部闭合性损伤等。
- 医源性：各种腹部诊断性穿刺后渗漏、内镜检查损伤、胃肠道吻合口漏、胆漏、胰漏、术后早期腹腔内出血、异物存留、人工流产损伤子宫及肠管等。

2. 临床表现

- 腹痛：是最主要的临床表现。疼痛的程度与发病的原因、炎症的轻重、年龄及身体素质等有关。一般都很剧烈，难以忍受，呈持续性。深呼吸、咳嗽、转动身体时疼痛加剧，患者多呈强迫体位，疼痛先从原发病变部位开始，随炎症扩散而延及全腹。
- 消化道症状：恶心呕吐，呕吐物多是胃内容物。肠蠕动减弱，患者多无排气或排便。盆腔腹膜炎或直肠受到刺激时，患者可有下坠感或便意。
- 感染中毒症状：高热、脉速、呼吸浅快、大汗、口干。病情加重，可出现脓毒症休克表现，如血压降低、脉搏细弱、烦躁或淡漠、四肢发凉、体温下降。

3. 腹部体征

- 腹胀，腹式呼吸减弱或消失。
- 腹部压痛、反跳痛和腹肌紧张是腹膜炎的标志性体征，尤以原发病灶所在部位最明显。如溃疡病穿孔时压痛最明显处多为右上腹,阑尾化脓穿孔压痛最突出处为右下腹。与压痛相比,叩击痛常更准确。幼儿、老年人或极度衰弱的患者,腹肌紧张可不明显,易被忽视。

- 早期腹膜炎时可听到肠鸣音,随着炎症加重或扩散后肠鸣音多出现减弱或消失。
- 直肠或阴道(女性)指诊时有触痛或出现盆腔压痛性肿物说明盆腔腹膜受累。

4. 辅助检查

(1)血常规中白细胞多升高并有核左移现象。

(2)腹部 X 线片:膈下游离气体是消化道穿孔的特有表现。包括结肠在内的广泛肠管扩张,提示麻痹性肠梗阻。孤立的扩张肠管,应考虑肠扭转或闭襻性肠梗阻。

(3)腹部超声:超声可提示腹腔有无积液和积液量、有无脓肿形成及部位、还可在超声定位和引导下进行腹腔穿刺。超声可发现胆囊有无增大,胆管有无扩张,胰腺有无水肿和坏死,肝脾等实质脏器有无病变,阑尾有无发炎,腹腔内有无肿物、脓肿等。

(4)腹部 CT:临床检查辅以 CT 检查诊断准确率可达 95%,尤其对实质脏器病变(如急性胰腺炎)诊断帮助较大,同时对评估腹腔内液体量也有一定帮助。

(5)腹腔穿刺:穿刺部位一般在两侧下腹部髂前上棘内下方,可根据抽出液的性质来判断病因。

- 结核性腹膜炎为草绿色透明腹水。
- 胃十二指肠急性穿孔时抽出液呈黄色、浑浊、含胆汁、无臭味;饱食后穿孔抽出液可含有食物残渣。
- 急性重症胰腺炎时抽出液为血性,淀粉酶含量高。
- 急性阑尾炎穿孔时抽出液为稀薄脓性略带臭味。
- 绞窄性肠梗阻时抽出液为血性、臭味重。
- 如抽出液为不凝血,应想到腹腔内出血。
- 如抽出物为全血且放置后凝固,需排除是否刺入血管。

(6)直肠指诊:怀疑直肠或盆腔脏器病变时应做直肠指诊,根据有无压痛、压痛的部位、有无局限性包块及宫颈举痛来判断原发病灶部位和有无妇科疾病。

5. 鉴别诊断

(1)内科疾病:一些全身性疾病,如尿毒症、糖尿病危象、急性白血病等有时可出现急性腹痛,应注意鉴别。有些内科急腹症如腹型紫癜、急性肠系膜淋巴结炎,实际上都有急性腹膜炎存在,但无手术指征,不属于外科治疗范围。

(2)原发性腹膜炎:又称为自发性腹膜炎,即腹腔内无原发病灶。致病菌多为溶血性链球菌、肺炎双球菌或大肠埃希菌。细菌进入腹腔的途径有:

● 血行播散:呼吸道或泌尿道的感染灶通过血行播散至腹膜,婴幼儿原发性腹膜炎多属此类。

● 上行感染:来自女性生殖道的细菌,通过输卵管直接向上扩散至腹腔,如淋菌性腹膜炎。

● 直接扩散:泌尿系感染时,细菌可通过腹膜层直接扩散至腹腔。

● 透壁性感染:肝硬化并发腹水、肾病、猩红热或营养不良等机体抵抗力低下时,肠腔内细菌有可能通过肠壁进入腹腔。

原发性腹膜炎属于内科疾病,虽同样为急性腹膜炎,但无手术指征,应予以鉴别。

(3)腹膜后血肿或感染:脊柱或骨盆骨折、肾创伤等可并发腹膜后血肿。腹膜后感染如肾周围感染、腹膜后阑尾炎及血肿继发感染等均可产生腹痛、腹膜刺激征,应注意鉴别。

(三)病情评估

● 一般来说,急性继发性腹膜炎开始时体温、脉搏正常,以后随炎症加重体温逐渐升高、脉搏逐渐加快。

● 年老体弱的患者体温可不升高,如脉搏快体温反而下降多提示病情恶化。

● 腹膜炎合并休克的患者,应在积极抗休克的同时处理原发病。

(四)急诊治疗

1. 非手术治疗

(1)半卧位。休克患者取平卧位或头、躯干和下肢各抬高约 20° 的体位。

(2)禁食水,胃肠减压。

(3)纠正水、电解质紊乱。病情严重的应输血浆或白蛋白,贫血可输血。监测血压、脉搏、尿量、中心静脉压、血常规、血气分析等指标,以调整输液的成分和速度,维持尿量每小时 30~50ml。急性腹膜炎合并休克时,若积极补液、输血仍未纠正休克,可酌情应用激素及血管活性药物。

(4)抗生素:继发性腹膜炎大多为混合感染,致病菌主要是大肠埃希菌、肠球菌和厌氧菌,因此抗生素的选择应该同时覆盖需氧菌和厌氧菌,推荐三代头孢。如临床怀疑存在厌氧菌感染,可加用甲硝唑。严格地说根据细菌培养及药敏结果选用抗生素是科学合理的。值得强调的是,抗生素治疗不能替代手术治疗。

(5)补充热量及营养支持:急性腹膜炎患者的代谢率约为正常人的 1.4 倍,

每日需要热量可达 12 550~16 740kJ（3 000~4 000kcal）。对于病情较轻,胃肠道功能影响较小或禁食时间较短的患者,依靠其营养储备可维持数周,可暂不予胃肠外营养。

（6）镇静、止痛、吸氧:已经确诊、治疗方案已确定及手术后的患者,可应用止痛药物,通常可给予非阿片类镇痛药。

2. 手术治疗　绝大多数的继发性腹膜炎需要及时手术治疗。

（1）手术适应证

● 经非手术治疗 6~8 小时（一般不超过 12 小时）,腹膜炎症状及体征不缓解反而加重者。

● 腹腔内原发病加重,如胃肠道穿孔或胆囊坏疽、绞窄性肠梗阻、空腔脏器破裂、胃肠道术后吻合口漏所致的腹膜炎。

● 腹腔内炎症较重,大量积液,出现严重的肠麻痹或中毒症状,尤其是有休克表现者。

● 腹膜炎病因不明确,且无局限趋势者。

（2）原发病的处理:手术切口应根据原发病灶所在的部位而定。如不能确定,建议以右侧经腹直肌探查切口为好,开腹后可向上下延长。胃十二指肠溃疡穿孔行修补或胃大部切除术,如穿孔时间较长,腹腔污染严重或患者全身状况不好,则只能行穿孔修补术;化脓坏疽的阑尾或胆囊应及时切除;如胆囊炎症重,解剖层次不清,全身情况不能耐受手术,只宜行胆囊造瘘术和腹腔引流,有条件的医院可行超声引导下胆囊穿刺置管引流术;坏死的肠管应尽早切除;坏死的结肠如不能一期切除吻合,应行结肠造口术。

（3）彻底清洁腹腔:开腹后立即用吸引器吸净腹腔内的脓液及渗出液,清除食物残渣、粪便和异物等。在处理原发灶后,如果是局限性腹膜炎应吸净脓液,不宜冲洗;如果是弥漫性腹膜炎,可用大量等渗盐水冲洗。腹腔感染不严重,原发病灶处理满意时,无须放置引流管。留置引流管的指征:

● 坏死病灶未能彻底清除或有大量坏死组织无法清除。

● 预防胃肠道穿孔修补等术后发生渗漏。

● 手术部位有较多的渗液或渗血。

● 已形成局限性脓肿。

（4）预后:严重的弥漫性腹膜炎病死率高达 20% 以上。疾病早期多死于多脏器功能不全综合征或多脏器功能衰竭,少数患者可因腹腔残余感染,最终死于慢性消耗和衰竭。有些患者因腹膜炎渗出液中的纤维蛋白形成肠管粘连或粘连带,造成急性肠梗阻,也可长期存在慢性不全梗阻,迁延不愈。

（金红旭）

九、消化道出血

(一)概述

消化道出血(gastrointestinal bleeding)是指从食管到肛门之间消化道的出血,是消化道系统常见的病症。轻症可无症状,临床表现多为呕血、黑粪或血便等。重症伴有贫血(血红蛋白下降)及血容量减少,甚至休克,严重危及生命。

消化道出血病因见表 10-3-8。

表 10-3-8 消化道出血病因

出血部位	病因
上消化道	消化性溃疡(最常见的病因),食管 - 胃底静脉曲张(致死率最高),急性糜烂出血性胃炎,胃癌,胃炎,食管黏膜贲门黏膜撕裂伤(Mallory-Weiss tear),食管癌,食管损伤,食管炎等,胃十二指肠恒径动脉破裂,胆道出血,胰腺疾病累及十二指肠,药物(抗凝药、抗血小板药、非甾体抗炎药),血液病(血友病、白血病、恶性组织细胞增多症、再生障碍性贫血)
下消化道	血管畸形,息肉,肿瘤,肛门直肠疾病,炎性肠病,憩室,肠系膜血管病变,手术,感染性腹泻等

(二)诊断思路

1. 症状

(1)呕血与黑便:是上消化道出血的特征性表现。上消化道出血之后,均有黑便。出血部位在幽门以上常伴有呕血。呕血多呈棕褐色呈咖啡渣样。黑便呈柏油样,黏稠而发亮。

(2)血便和暗红色便:多为中或下消化道出血的临床表现,一般不伴呕血。

(3)发热:消化道大量出血后,部分患者在 24 小时内出现低热,持续 3~5 日后降至正常,多考虑循环衰竭影响体温调节中枢。

2. 体征

● 心动过速、脉搏细弱、低血压、缺氧表现、末梢湿冷、意识状态改变。

● 肠鸣音是否活跃,腹部是否有压痛、移动性浊音等。

● 慢性肝病或门静脉高压:肝大、脾大、肝掌、蜘蛛痣、脐周静脉突起呈水母状、外周水肿。

● 直肠指诊:直肠肛周情况及是否有血便或黑便。

3. 辅助检查

（1）血细胞分析

● 急性大量出血后均有失血性贫血,早期:血红蛋白、红细胞与红细胞比容可无明显变化。

● 经 3~4 小时以上才出现贫血,出血后 24~72 小时血液稀释到最大限度。

● 贫血程度除失血量外,还和有无贫血基础、出血后液体平衡等因素有关。

● 急性出血者为正细胞正色素性贫血,慢性失血则呈小细胞低色素性贫血。

● 出血 24 小时内网织红细胞即见增高,出血停止后逐渐降至正常。

● 2~5 小时,白细胞升高达到（10~20）× 10⁹/L,止血后 2~3 日可恢复正常。

● 脾功能亢进的肝硬化患者,白细胞计数可不增高。

（2）肝功能:能够帮助评估患者的病情和预后。

（3）肾功能

● 血尿素氮增高,出血后数小时开始上升,24~48 小时高峰,3~4 日后降正常。

● 若活动性出血已停止,且血容量已基本纠正而尿量仍少,同时伴尿素氮居高不下,则应考虑由于休克时间过长或原有肾脏病基础而发生肾功能障碍的可能。

（4）电解质:电解质检查有助于病情判断。

（5）凝血功能:判断是否存在原发凝血功能障碍或继发因素。

（6）心电图:除外心律失常和急性冠脉综合征的低血压,或由低血红蛋白诱发的急性冠脉综合征。

（7）影像学:腹部超声明确肝、胆、脾等脏器情况;钡剂造影有助于发现肠道憩室及较大的隆起或凹陷性肿瘤。腹部 CT 对于有腹部包块、肠梗阻征象的患者有一定的诊断价值。当内镜未能发现病灶、估计有消化道动脉性出血时,选择性血管造影,若见造影剂外溢,则是消化道出血最可靠的征象,可立即予以经导管栓塞止血。

（8）内镜

● 胃镜和结肠镜:是诊断上、下消化道出血病因、部位和出血情况的首选方法。直视病变、取活检,对于出血病灶可进行及时准确的止血治疗。内镜多主张出血后 24~48 小时内进行。

● 胶囊内镜:该检查在出血活动期或静止期均可进行,对小肠病变诊断阳性率在 60%~70%,是目前小肠出血的一线检查方法。

4. 诊断

- 首先明确是否消化道出血:除外咯血,口 / 鼻 / 咽出血,肛周出血,服用铋剂、铁剂、特殊食物等。
- 出血量多少:根据病史估计常不可靠,参考循环变化和血红蛋白下降程度($10g/L \approx 400ml$)
- 出血部位:呕血 + 黑便(上消化道);便血(下消化道 90%,上消化道 10%);黑便(上消化道 90%,下消化道 10%)。
- 是否仍有活跃出血:持续呕血,黑便,便血,肠鸣音活跃,循环不稳定,血红蛋白下降,尿素氮上升。

5. 临床危险度分级(表 10-3-9)

表 10-3-9 临床危险度分级

低危	中危	高危
年龄 <60 岁	年龄 >60 岁	年龄 >60 岁
血压正常 脉搏正常	血压下降 脉搏 >100 次 /min	收缩压 <80mmHg 脉搏 >120 次 /min
失血 <500ml	失血 500~1 000ml	失血 >1 500ml
无基础疾病[①]	无基础疾病	有基础疾病
血红蛋白正常	70g< 血红蛋白 <100g/L	血红蛋白 <70g/L
头晕	晕厥,口渴,少尿	肢冷,意识障碍

注:①基础疾病包括冠心病、心力衰竭、肝衰竭、肾衰竭、消化道恶性肿瘤、癌肿转移。

(三)病情评估

1. 紧急病情评估

(1)意识判断:首先判断意识状态。意识障碍既是急性失血严重程度重要表现之一,也是患者呕吐误吸、导致窒息死亡和坠积性肺炎的重要原因。

(2)气道评估(airway,A):评估气道是否通畅,如遇任何原因的气道阻塞,采取必要措施,保持其开放。

(3)呼吸评估(breathing,B):评估呼吸频率、节律是否正常,是否有呼吸窘迫的表现(如三凹征),是否有氧合不良(末梢发绀或血氧饱和度下降)等。如患者出现呼吸频速、呼吸窘迫、血氧饱和度显著下降,特别是当使用高流量吸氧仍不能缓解时,及时实施人工通气支持。对于伴有意识障碍的上消化道出血患者,因无创通气增加误吸的危险,不提倡应用。

(4)血流动力学状态(circulation,C):对疑有上消化道出血者及时测量脉搏、血压、毛细血管再充盈时间,估计失血量,判断血流动力学状态是否稳定。出现下述表现提示患者血流动力学状态不稳定,应立即收入抢救室开始液体复苏。

- 心率 >100 次 /min。
- 收缩压 <90mmHg(或在未使用药物降压的情况下收缩压较平时下降 >30mmHg)。
- 四肢末梢冷,出现发作性晕厥或其他休克的表现。
- 持续呕血或黑便。

2. 病情严重程度评估

- 急性上消化道出血患者病情严重程度与失血量呈正相关。
- 休克指数(心率 / 收缩压)是判断失血量的重要指标之一,根据血容量减少导致周围循环的改变来判断失血量。

(四)急诊治疗

1. 紧急处置

(1)对意识障碍或呼吸循环障碍的患者,应常规采取"OMI",即吸氧(oxygen,O)、监护(monitoring,M)和建立静脉通路(intravenous,I)的处理。

- 心电图、血压、血氧饱和度持续监测可以帮助判断患者循环血状况。
- 对严重出血患者,开放两条甚至两条以上通畅静脉通路,必要时采用中心静脉穿刺置管,并积极配血,开始液体复苏。
- 意识障碍、排尿困难及所有休克患者均需留置导尿,记录每小时尿量。
- 所有急性上消化道大出血患者均需绝对卧床,意识障碍的患者要将头偏向一侧,避免呕血误吸。
- 意识清楚、能够配合患者可留置胃管并冲洗,对判断活动性出血有帮助,但对肝硬化、食管 - 胃底静脉曲张破裂(EGVB)及配合度差患者下胃管时应慎重,避免操作加重出血。

(2)容量复苏

- 常用的复苏液体包括生理盐水、平衡液、人工胶体和血液制品。
- 无论是否可以立即得到血液制品或胶体液,通常主张先输入晶体液。
- 合并感染患者应禁用或慎用人工胶体。
- 在没有控制消化道出血情况下,应尽早使用血液制品。

(3)输血:大出血时,患者的血红蛋白大量丢失,血液携氧能力下降导致组织缺氧。单纯补充晶体液或人工胶体液不能代替血液。在病情危重、危急时,输液、输血应当相继或同时进行。多数上消化道出血患者并不需要输入血液制品。

1)输血指征

- 收缩压 <90mmHg 或较基础收缩压下降 >30mmHg。
- 血红蛋白 <70g/L。

- 血细胞比容 <25%
- 心率 >120 次 /min。

2）注意事项

- 输注库存血较多时每输 600ml 应静脉补充葡萄糖酸钙 10ml。
- 对肝硬化或急性胃黏膜损伤的患者，尽可能采用新鲜血液。
- 需要基于全面的临床状况决定是否输血，要有输血过多与输血不足同样有害的意识。
- 对活动性出血和血流动力学稳定的患者不要输注血小板；对活动性出血和血小板计数 <50×10^9/L 的患者输入血小板；纤维蛋白原浓度 <1g/L 或活化部分凝血活酶时间（APTT）、国际标准化比值（INR）>1.5 倍正常值输新鲜冰冻血浆。

（4）限制性液体复苏

- 门静脉高压 EGVB 出血患者，血容量恢复要谨慎，过度输血或输液可导致继续或再出血。
- 液体复苏过程中，避免仅用生理盐水扩容，以免加重或加速腹水或其他血管外液体蓄积。
- 必要时根据患者具体情况补充新鲜冰冻血浆、血小板、冷沉淀（富含凝血因子）等。
- 对高龄、伴心肺肾疾病的患者，应防止输液量过多，引起急性肺水肿。
- 对急性大出血患者，应尽可能实施中心静脉压监测，以指导液体的输入量。

（5）血容量充足的判定及输血目标

- 进行液体复苏及输血治疗需要达到以下目标：收缩压 90~120mmHg；脉搏 <100 次 /min；尿量 >40ml/h；血钠 <140mmol/L；意识清楚或好转；无明显脱水貌。
- 大量失血输血达到血红蛋白 80g/L，血细胞比容 25%~30% 为宜，不可过度，以免诱发再出血。
- 血乳酸盐是反映组织缺氧高度敏感指标之一，血乳酸盐水平与严重休克患者预后及病死率密切相关，不仅可作为判断休克严重程度良好指标，且还用于观察复苏效果，血乳酸恢复正常，是良好复苏终点指标。

（6）血管活性药物的使用：积极补液前提下，如果患者血压仍不能提升到正常水平，为保证重要脏器血液灌注，可适当选用血管活性药物改善重要脏器血液灌注。

2. 急诊临床常规治疗原则

（1）药物治疗仍是急性上消化道出血的首选治疗手段。

（2）对病情危重，特别是初次发病、病因及既往史不详的患者，在生命支持和容量复苏的同时,可以采取"经验性联合用药"。

（3）严重的急性上消化道出血的联合用药方案为:

● 静脉应用生长抑素＋质子泵抑制剂,对于大多数患者这一方案可以迅速控制不同病因引起的上消化道出血,最大限度地降低严重并发症的发生率和病死率。

● 当高度怀疑静脉曲张性出血时,在此基础上联用血管升压素＋抗生素,明确病因后,再根据具体情况调整治疗方案。

3. 常用药物

（1）抑酸药物:临床常用质子泵抑制剂和 H_2 受体拮抗剂抑制胃酸分泌,提高胃内 pH 值。

● 质子泵抑制针剂:大剂量埃索美拉唑被推荐为急性上消化道大出血紧急处理的药物选择之一,使用方法为埃索美拉唑 80mg 静脉注射后,以 8mg/h 速度持续静脉泵入或滴注;常规剂量质子泵抑制剂治疗为埃索美拉唑 40mg 静脉滴注,每 12 小时一次;质子泵抑制针剂还有泮托拉唑、奥美拉唑、兰索拉唑、雷贝拉唑等,都是有效抑酸止血药物。

● H_2 受体拮抗剂:常用的 H_2 受体拮抗剂针剂有法莫替丁、雷尼替丁等;注射用法莫替丁使用方法为 20mg＋生理盐水 20ml 静脉推注,2 次 /d;雷尼替丁使用方法为 50mg/ 次,稀释后缓慢静脉注射,每 6~8 小时给药 1 次。

（2）止凝血治疗

● 对血小板缺乏患者,避免使用阿司匹林联合氯吡格雷强化抗血小板治疗。

● 对血友病患者,首先输注凝血因子,同时应用质子泵抑制剂。

● 对凝血功能障碍患者,目前的治疗观点:输注新鲜冰冻血浆;首先给予氨甲环酸抑制纤维蛋白分解;血栓弹力图监测引导下的成分输血。

● 凝血功能障碍患者止血治疗规范:新型口服抗凝剂增加胃肠道出血的风险,但经治疗纠正后国际标准化比值（INR）在 1.5~2.5 可进行内镜检查治疗。

● 凝血功能障碍者,静脉注射维生素 K,防止继发纤溶,可用氨甲苯酸等抗纤溶药。

● 云南白药等中药也有一定疗效。

● 对插入胃管者灌注硫糖铝混悬液或冰冻去甲肾上腺素溶液（去甲肾上腺素 8mg,加入冰生理盐水 100~200ml）。

● 在肝硬化患者和急性上消化道出血患者预防用抗生素显著减少细菌感染,减少死亡率、细菌感染死亡率、再出血事件和住院事件。

（3）生长抑素及其类似物

● 生长抑素是由多个氨基酸组成的环状活性多肽,能够减少内脏血流,降低门静脉压力,抑制胃酸和胃蛋白酶分泌,抑制胃肠道及胰腺肽类激素分泌等,是肝硬化急性食管-胃底静脉曲张出血的首选药物之一,也被用于急性非静脉曲张出血的治疗。

● 使用生长抑素可显著降低消化性溃疡出血患者的手术率,预防早期再出血的发生。同时,使用此类药物可有效预防内镜治疗后肝静脉压力梯度的升高,从而提高内镜治疗的成功率。

● 生长抑素静脉注射后 1 分钟内起效,15 分钟之内即可达峰浓度,半衰期为 3 分钟左右,有利于早期迅速控制急性上消化道出血。使用方法:首剂量 250μg/h 静脉泵入(或滴注),疗程 5 日。对于高危患者,选择高剂量(500μg/h)生长抑素持续静脉泵入或滴注,在改善内脏血流动力学、控制出血和提高存活率方面优于常规剂量。

4. 食管-胃底静脉曲张出血治疗

● 药物:生长抑素、奥曲肽、特利加压素及垂体加压素,减少门脉血流量,降低门脉压,从而止血。

● 抗生素:肝硬化急性静脉曲张破裂出血者活动性出血时常存在胃黏膜和食管黏膜炎性水肿,预防用抗生素有助于止血,并可减少早期再出血及感染,提高生存率。

● 内镜治疗:出血量中等以下,紧急采用内镜下套扎术(EVL)或内镜直视下注射液态栓塞胶至曲张静脉。

● 经颈静脉肝内-门体分流术(TIPS)。

● 气囊压迫止血:在药物治疗无效的大出血时暂时使用,为后续有效止血起"桥梁"作用。

5. 非曲张静脉出血治疗

● 抑制胃酸分泌:见上文。

● 内镜治疗:消化溃疡出血约 80% 不经特殊处理可自行止血,其余会持续出血或再出血。

● 介入治疗:内镜治疗不成功时,可通过血管介入栓塞胃十二指肠动脉。

● 手术治疗。

6. 中下消化道出血治疗

(1)炎症及免疫性疾病:较常见,如重型溃疡性结肠炎、克罗恩病、过敏紫癜等,应通过抗炎达到止血的目的。

● 糖皮质激素:大出血时,应予琥珀酸氢化可的松 300~400mg/d 或甲泼尼龙 40~60mg/d 静脉滴注,病情缓解后可改口服泼尼松 20~60mg/d。

● 生长抑素或奥曲肽:大出血时使用方法同前。少量慢性出血,可皮下注射奥曲肽 0.1mg，1~3 次 /d。

- 5- 氨基水杨酸类：适用于少量慢性出血。

（2）血管畸形

- 小肠、结肠黏膜下静脉和黏膜毛细血管发育不良出血常自行停止，但再出血率高，可达 50%。

- 内镜下高频电凝或氩离子凝固器烧灼治疗可使黏膜下层小血管残端凝固，是治疗肠血管发育不良所致出血的简便、经济和有效方法，适用于病灶较局限的患者。

- 凝血酶保留灌肠，有时对左半结肠出血有效。

（3）各种病因的动脉性出血

- 急诊结肠镜检查如能发现出血病灶，可在内镜下止血。

- 对内镜不能止血的病灶，可行肠系膜上、下动脉血管介入栓塞治疗。

- 由于中、下消化道栓塞容易导致肠坏死，需用微导管超选至出血灶，选用吸收性明胶海绵颗粒或弹簧圈栓塞。

- 对于弥漫出血、血管造影检查无明显异常征象者或无法超选择性插管的消化道出血患者，可经导管动脉内注入止血药物，使小动脉收缩，血流量减少，达到止血目的。

- 生长抑素或奥曲肽静脉滴注有一定作用，可与各种微创手术联合使用。

（4）不明原因反复大量出血：经内科保守治疗仍出血不止，危及生命，无论出血病变是否确诊，均是紧急手术的指征。

（5）肠息肉及痔疮：前者多在内镜下切除；后者可通过局部药物治疗、注射硬化剂及结扎疗法止血。

（李少波）

十、肝硬化

（一）概述

肝硬化是以肝组织弥漫性纤维化、假小叶和再生结节形成为特征的慢性肝病。临床上有多系统受累，以肝功能损害和门静脉高压为主要表现。好发于青壮年，男性居多。

1. 病因

- 病毒性肝炎为最重要的病因。主要为乙型或丙型肝炎。

- 酒精中毒。

- 胆汁淤积。

- 循环障碍。
- 免疫疾病。
- 血吸虫病。
- 工业毒物或药物。
- 遗传和代谢性疾病:铜、铁代谢障碍(如肝豆状核变性);血色病;α_1抗胰蛋白酶缺乏症。
- 营养障碍。
- 原因不明的隐匿性肝硬化。

2. 发病机制

- 肝细胞变性坏死、肝小叶纤维支架塌陷。
- 残存肝细胞不沿原支架排列再生,形成不规则结节状肝细胞团(再生结节)。
- 汇管区和肝包膜有大量结缔组织增生及纤维化,肝显状细胞导致正常肝小叶结构破坏和假小叶形成。
- 肝内血循环紊乱,导致门静脉高压形成。

3. 病理改变

(1) 大体形态

- 肝脏变形,早期肿大,晚期明显缩小。
- 质地变硬,重量减轻。
- 肝表面有弥漫性大小不等的结节和塌陷区。
- 边缘较薄而硬,肝包膜变厚。

(2) 组织学:正常肝小叶结构消失或破坏,全被假小叶所取代。1974年国际会议制定按结节形态分类。

- 小结节性肝硬化,此型最为常见,结节大小相仿,不超过1cm。
- 大结节性肝硬化,结节粗大不均,多由大片肝坏死引起。
- 大小结节混合性肝硬化。
- 再生结节不明显性肝硬化(不完全分隔性肝硬化),多由血吸虫病引起。

(二) 诊治思路

1. 临床表现

(1) 代偿期

- 非特异性症状:食欲减退、厌油、嗳气、恶心、腹胀、肝区隐痛、腹泻等。
- 体格检查:脾轻、中度肿大,肝质地偏硬,无明显压痛。

(2) 失代偿期

1) 肝功能减退

- 全身情况较差,营养不良,有肝病面容、消瘦乏力、皮肤干枯、面色黝黑等。

- 消化道症状明显,有腹胀、恶心、呕吐,进食脂肪和蛋白质后易引起腹泻,黄疸。
- 有出血倾向和贫血,与肝合成凝血因子减少,脾功能亢进引起血小板减少和毛细血管脆性增加有关。
- 内分泌失调:肝对雌激素及醛固酮灭活作用减弱导致,男性有性欲减退、睾丸萎缩、毛发脱落及乳房发育症;女性有月经失调、闭经、不孕等。可出现蜘蛛痣和肝掌。
- 继发性醛固酮增多和抗利尿激素增多,导致水钠潴留、尿量减少、腹水和水肿。

2）门静脉高压

- 腹水:肝功能减退和门静脉高压共同结果,失代偿最突出临床表现与下列因素有关:门静脉压力增高;低白蛋白血症;肝淋巴液生成过多;继发性醛固酮增多;抗利尿激素分泌增多;有效循环血容量不足。
- 脾大,晚期常伴有脾功能亢进,全血细胞减少。
- 侧支循环的建立和开放,最重要的三支是:食管与胃底静脉曲张;腹壁静脉曲张;痔静脉扩张。
- 肝触诊:肝大小程度不定,晚期可因肝细胞进行性坏死而缩小。

2. 实验室及其他检查

（1）血常规:代偿期多正常,失代偿期有贫血。脾功能亢进时白细胞和血小板计数减少。

（2）尿常规:有黄疸时可出现胆红素,并有尿胆原增加。

（3）肝功能试验

- 代偿期多无明显异常。
- 失代偿期有较全面的损害,转氨酶增高,白蛋白降低,血清蛋白电泳中 γ 球蛋白增高,白球比例倒置凝血酶原时间延长,经注射维生素 K 亦不能纠正。
- 肝储备功能试验如氨基比林,吲哚菁绿（ICG）清除试验异常。

（4）免疫功能异常

- 半数以上患者 T 淋巴细胞数减少,CD_3、CD_4、CD_8 细胞降低。
- 免疫球蛋白 IgG、IgA 高,肝炎肝硬化以 IgG 升高最显著,与 γ 球蛋白升高相平行。
- 部分患者可出现非特异性自身抗体,如抗核抗体、抗平滑肌抗体,原发性胆汁性肝硬化患者抗线粒体抗体阳性且滴度很高。
- 病毒性肝炎引起者,相应的肝炎病毒标记呈阳性反应。

（5）腹水检查

- 一般为漏出液（比重低于 1.016,蛋白低于 25g/L）。

- 并发自发性腹膜炎时腹水 Rivalta 试验阳性、白细胞计数增多。

（6）超声显像

- 可显示肝脏大小、外形改变和脾大。
- 门静脉高压时可见肝门静脉、脾静脉直径增宽，并能查见腹水。

（7）影像学检查

- 食管钡透可见食管静脉曲张的虫蚀样或蚯蚓状充盈缺损及纵行黏膜皱襞增宽；胃底静脉曲张时见菊花样充盈缺损。
- CT 和 MRI 显示早期肝大，晚期肝左右叶比例失调，肝表面不规则及腹水和脾大等。

（8）腹腔镜检：鉴别肝硬化、慢性肝炎和原发性肝癌很有帮助。可直视静脉曲张部位和程度。

（9）肝穿刺活组织检查：若有假小叶形成，可确诊。

3. 诊断

（1）有病毒性肝炎病史。

（2）有肝功能减退和门静脉高压的临床表现（有重要价值）。

（3）肝脏质地坚硬有结节感。

（4）肝功能试验异常。

（5）肝活检见假小叶形成。

（6）有助于诊断的实验室及各种辅助检查还有：

- 免疫功能改变。
- 超声显现肝硬化声像图典型变化及脾大、门静脉扩张、腹水等门静脉高压表现。
- 代偿期肝硬化诊断常较困难，可进行肝穿刺活组织病理检查。
- 失代偿期肝硬化有明显临床表现和肝功能异常，诊断并不困难。

4. 鉴别诊断

- 腹水：结核性腹膜炎，腹腔肿瘤，肾病综合征，缩窄性心包炎，巨大卵巢囊肿。
- 肝大：原发性肝癌，慢性肝炎，血液病，血吸虫病。

（三）病情评估

肝硬化患者出现下列情况往往预示病情危重：

- 上消化道出血：是最常见的并发症。主要由门静脉高压导致的食管-胃底静脉曲张破裂，表现为突然大量呕血和黑便，常引起出血性休克和诱发肝性脑病。
- 肝性脑病：是最严重的并发症及最常见的死亡原因。
- 感染：有各系统感染，特别是自发性腹膜炎。
- 肝肾综合征：见于有大量腹水及有效循环血容量不足的患者，出现自发性少尿或无尿、氮质血症、稀释性低钠血症和低钠尿,但肾脏无重要病理改变。

- 肝肺综合征:是指严重肝病、肺血管扩张和低氧血症组成的三联征。
- 电解质和酸碱平衡紊乱:常见的有低钠血症和低钾低氯血症及代谢性碱中毒。
- 门静脉血栓形成。

（四）急诊治疗

肝硬化无特效治疗,关键在于早期诊断,针对病因和加强一般治疗,以缓解病情和延长代偿期;对失代偿期主要是对症治疗、改善肝功能和防治并发症。

1. 一般治疗

- 休息;去除或减轻病因;慎用损伤肝脏药物;保护肝细胞。
- 调整饮食结构,选择高热量易消化食物。肝功能显著损害或肝性脑病先兆者限制或禁食蛋白质。
- 支持治疗,经静脉能量和维生素等摄入,维持水、电解质酸碱平衡。
- 抗病毒治疗:拉米夫定、阿德福韦酯、干扰素、恩替卡韦。干扰素禁用于肝功能失代偿期。

2. 腹水的治疗　　在卧床休息、增加营养、加强支持治疗的基础上:

- 限制钠、水的摄入,给予无盐或低盐饮食,每日氯化钠摄入量 1.5~2.0g,进水量限于 500~1 000ml/d。
- 增加钠、水的排出,可采用利尿(保钾和排钠利尿剂合用螺内酯联合呋塞米)、导泻、输注鲜血或白蛋白以提高血浆胶体渗透压,必要时抽放腹水和腹水浓缩回输、腹腔-颈静脉引流及经颈静脉肝内-门体分流术(TIPS)等方法。

3. 门静脉高压的手术治疗　　分流术、断流术和脾切除术。

4. 急诊治疗上消化道出血　　见消化道出血章节。

5. 急诊治疗肝性脑病　　见肝性脑病章节。

6. 急诊治疗感染　　对肝硬化并发的感染,给予经验性抗感染治疗。自发细菌腹膜炎、胆道及肠道感染抗生素选择广谱、足量、肝肾毒性小的原则,首选第三代头孢菌素,其他氟喹诺酮、哌拉西林及碳青霉烯,均可根据患者情况使用。一旦培养出致病菌,则根据药敏试验选择窄谱抗生素。

7. 肝肾综合征　　TIPS 有助于减少缓进型转为急进型。肝移植是有效的治疗方法。在等待移植过程中采取以下措施保护肾功能:静脉补充白蛋白、血管升压素、TIPS、血液透析、人工肝支持等。

8. 肝肺综合征　　吸氧及高压氧舱适用于轻型、早期患者。肝移植可逆转肺血管扩张、使氧分压、氧饱和度及肺血管阻力明显改善。

9. 纠正电解质和酸碱平衡紊乱

10. 门静脉血栓形成　　抗凝治疗;溶栓治疗;TIPS 治疗。

11. 肝移植手术　是对晚期肝硬化的最佳治疗,可提高患者存活率。

(李少波)

十一、肝性脑病

(一)概述

肝性脑病是严重肝病引起的、以代谢紊乱为基础的中枢神经系统功能失调的综合病征。

1. 发病机制　脑病的发生可能是多种因素综合作用的结果。

● 氨中毒学说:氨代谢紊乱引起氨中毒,影响氨中毒因素有低钾性碱中毒、摄入过多含氮物质或上消化道出血导致肠内产氨增多、低血容量与缺氧、便秘、感染、低血糖、镇静药、安眠药及手术和麻醉等。

● 假性神经递质学说:脑内 β 羟酪胺、苯乙醇胺形成增多对大脑皮质的异常抑制。

● 色氨酸:正常情况下色氨酸与白蛋白结合不易进入血脑屏障,肝病时白蛋白合成减少,游离色氨酸增多,通过血脑屏障后在大脑中代谢生成 5- 羟色胺及 5- 羟吲哚乙酸,二者都是抑制性神经介质,参与肝性脑病的发生。

● γ 氨基丁酸 / 苯二氮䓬复合体学说和锰毒性作用。

2. 促使肝性脑病发生的诱因

● 上消化道出血

● 大量排钾利尿

● 放腹水

● 高蛋白饮食

● 安眠镇静药

● 麻醉药

● 便秘

● 外科手术及感染

(二)诊治思路

1. 临床表现

(1) 主要临床表现是意识障碍、行为失常和昏迷。

(2) 大部分(占 70%)肝性脑病是由各型肝硬化引起(肝炎肝硬化最多见,以及门体分流手术,小部分肝性脑病见于重症肝炎、急性肝衰竭及原发性肝癌等)。

1) 0 期(潜伏期):轻微肝性脑病。

● 无行为、性格的异常,无神经系统病理征,脑电图正常。

● 只有心理测试或智力测试时有轻微异常。

2）一期（前驱期）

- 轻度性格改变和精神异常。
- 可有扑翼样震颤。
- 脑电图多数正常。

3）二期（昏迷前期）

- 嗜睡、行为异常（如衣冠不整或随地大小便）、言语不清、书写障碍及定向力障碍。
- 明显神经体征，如腱反射亢进、肌张力增高、踝痉挛及巴宾斯基征阳性，扑翼样震颤。
- 脑电图有特征性异常。

4）三期（昏睡期）

- 昏睡，但可唤醒，醒时尚能应答，常有神志不清或幻觉。
- 神经体征持续或加重，扑翼样震颤可引出，腱反射亢进、肌张力增高，锥体束征阳性。
- 脑电图有异常波形。

5）四期（昏迷期）：昏迷，不能唤醒。

- 患者不能合作而无法引出扑翼样震颤。
- 浅昏迷时，腱反射和肌张力仍亢进。
- 深昏迷时，各种反射消失，肌张力降低，脑电图明显异常。

（3）亚临床或隐匿型肝性脑病，没有任何临床表现而被视为健康人，但在驾驶车辆时有发生交通事故的危险，患者脑电图正常，而听觉诱发电位（AEP）可出现异常。

（4）肝功能损害严重时，有明显黄疸、出血倾向和肝臭，易并发感染，肝肾综合征和脑水肿。

2. 实验室及其他检查

- 血氨测定：慢性肝性脑病患者血氨多增高，急性肝衰竭者血氨多正常。
- 血浆氨基酸：正常人血支链氨基酸与芳香氨基酸比值 >3，门体分流性脑病这一比值 <1。
- 脑电图：肝性脑病典型的脑电图改变具有诊断价值和预后意义。
- 诱发电位：可用于轻微肝性脑病的诊断和研究，此方法变化大，缺乏特异性和敏感性。
- 临界视觉闪烁频率：用于检测轻微肝性脑病。
- 心理智能测验：筛选轻微肝性脑病，但受年龄、教育程度的影响。
- 影像学检查：急性肝性脑病患者行头 CT 或 MRI 可发现脑水肿；慢性肝性脑病患者可发现不同程度的脑萎缩。

3. 诊断 主要诊断依据为：
- 有严重肝病和 / 或广泛门体侧支循环，及肝性脑病的诱因。
- 精神紊乱、昏睡或昏迷，可引出扑翼样震颤。
- 肝功能生化指标明显异常和 / 或血氨增高。
- 脑电图异常。
- 心理智能测验、诱发电位及临界视觉闪烁频率异常。
- 头部 CT 或 MRI 排除脑血管意外及颅内肿瘤等疾病。

4. 鉴别诊断
有无肝病病史、肝功能、血氨及脑电图检查有助于鉴别诊断。
- 糖尿病
- 低血糖
- 尿毒症
- 脑卒中等

（三）病情评估
肝性脑病出现下列情况往往预示病情危重：
- 精神紊乱、昏睡或昏迷，可引出扑翼样震颤。
- 肝功能损害严重的肝性脑病常有明显黄疸、出血倾向和肝臭。
- 水、电解质和酸碱平衡紊乱。
- 肝肾综合征。
- 脑水肿。
- 并发各种感染。

（四）急诊治疗

1. 紧急治疗
- 纠正水、电解质和酸碱平衡紊乱，及时纠正缺钾和碱中毒。
- 降低颅内温度，减少能量消耗，保护脑细胞功能。
- 保持呼吸道通畅，深昏迷者气管切开排痰吸氧。
- 防止脑水肿，静脉滴注甘露醇等脱水剂。
- 防治出血和休克，静脉滴注维生素 K_1 或输新鲜血。
- 昏迷患者促醒：氟马西尼 0.5~1mg 静脉注射，或 1mg/h 持续静脉滴注。
- 可用腹膜或血液透析以减轻氮质血症。

2. 急诊一般治疗 肝性脑病目前无特效疗法，应采取综合治疗措施。

（1）消除诱因
- 纠正电解质和酸碱平衡紊乱。
- 止血和清除肠道积血：乳果糖、乳梨醇或 25% 硫酸镁口服导泻，或生理盐水或弱酸清洁灌肠。

- 预防感染:遵循广谱、足量、肝肾毒性小原则,首选第三代头孢菌素。
- 慎用镇静药及损伤肝功能的药物:肝性脑病患者出现烦躁、抽搐时:禁用阿片类、巴比妥类、苯二氮䓬类;可试用异丙嗪、氯苯那敏(扑尔敏)等抗组胺药。
- 保持大便通畅:给予乳果糖,每日排软便 2~3 次。

(2)减少肠内毒物的生成和吸收:短期禁食蛋白质,灌肠或导泻,口服新霉素、甲硝唑或果糖等抑制肠道细菌生长的药物。

(3)促进氨和假神经递质等有毒物质的代谢清除,纠正氨基酸代谢的紊乱。可选用:

- 降氨药物:L-鸟氨酸-L-天冬氨酸、鸟氨酸-α-酮戊二酸、谷氨酸钾、精氨酸等。
- 减少或拮抗假性神经递质:支链氨基酸:亮氨酸、异亮氨酸、缬氨酸。
- GABA/BZ 复合受体拮抗药:氟马西尼 0.5~1mg 静脉注射,或 1mg/h 持续静脉滴注。

3. 基础治疗

- 改善肝功能。
- 阻断肝外门体分流术。
- 人工肝:适用急性肝衰竭,为肝移植做准备。
- 肝移植。

4. 预防 积极防治肝病,避免一切诱发肝性脑病的因素。

(李少波)

十二、肝脓肿

(一)细菌性肝脓肿

1. 概述 细菌性肝脓肿(PLA)占所有肝脓肿的 80%。

(1)感染途径

- 胆道逆行感染:主要途径。胆道蛔虫症、胆管结石等并发化脓性胆管炎时,细菌沿胆管上行,是引起细菌性肝脓肿的主要原因(占 50% 左右)。
- 肝动脉:人体其他部位的化脓性感染发生菌血症时,细菌通过肝动脉侵入肝脏。如化脓性骨髓炎、痈、中耳炎等。
- 门静脉:见坏疽性阑尾炎、菌痢等。
- 肝毗邻感染灶的细菌循淋巴系统侵入,开放性肝损伤的细菌直接经伤口入肝,引起感染而形成脓肿。

(2)致病菌:大多为大肠埃希菌、金黄色葡萄球菌、厌氧链球菌、类杆菌属等。

2. 诊断思路

（1）临床表现

● 临床常见先有某些前驱化脓性感染,如胆道炎症、化脓性阑尾炎。

● 炎症表现:寒战高热、体温升高。

● 消化道症状:恶心、呕吐、食欲不振。

● 局部症状:肝区疼痛、肝大。

● 溃破症状:向上→右侧脓胸;向下→腹膜刺激征;向左→穿入心包;向膈下→膈下脓肿;向肝内→侵犯肝内血管致大量出血。

（2）辅助检查

● 实验室特点:白细胞增多、C反应蛋白和降钙素增高见于大多患者;肝功能检查,丙氨酸转氨酶（ALT）升高,低蛋白等常见。

● X线:右叶肝脓肿可使右侧膈肌升高,右侧反应性胸膜炎或胸腔积液。左叶脓肿,X线钡餐可见胃小弯受压、推移现象。必要时可做CT检查。

● CT:病灶呈片状或分叶状的低密度影,边缘不清,一般增强扫描后边缘明显强化,而内部无强化。可与其他肝脏占位性病变相鉴别。

● 超声:为首选的检查方法,阳性率可达96%。还可在超声引导下行脓肿诊断性穿刺和治疗。

（3）鉴别诊断

● 胆囊和胆道疾患:如胆石症及急性胆囊炎。

● 右膈下脓肿。

● 原发性肝癌。

● 阿米巴性肝脓肿（表10-3-10）。

表 10-3-10　细菌性肝脓肿与阿米巴肝脓肿的鉴别

鉴别点	细菌性肝脓肿	阿米巴肝脓肿
病史	继发于胆道感染或其他化脓性疾病	继发于阿米巴痢疾
症状	急骤严重,全身中毒症状明显	起病慢,病程长
血液化验	细菌培养可阳性	血清阿米巴抗体阳性
粪便检查	无特殊表现	部分患者可找到阿米巴滋养体或包囊
脓液	多为黄白色脓液	多为棕褐色脓液
试验治疗	抗阿米巴治疗无效	抗阿米巴治疗有效
脓肿	较小,常多发	较大,常单发,多见于肝右叶

3. 病情评估　肝脓肿患者出现下列情况往往预示病情危重:

● 多发肝脓肿常重于单发性肝脓肿。

- 高龄、营养不良、合并基础性疾病（如高血压、糖尿病、冠心病、脑梗死后遗症、慢性肾功能不全及肿瘤等）及免疫功能低下。
- 并发脓毒症、脓毒症休克、腹膜炎、膈下脓肿、脓肿穿破肺组织至支气管出现支气管胸膜瘘及多脏器功能衰竭。

4. 急诊治疗

（1）全身支持疗法

- 给予充分营养，纠正水和电解质平衡失调。
- 增强机体抵抗力，必要时多次小量输血和血浆等纠正低蛋白血症。

（2）抗生素治疗：选用较大剂量的敏感抗生素进行治疗，临床上最常用的是三、四代头孢菌素和甲硝唑，其次是碳青霉烯类。

- 肝脓肿致病菌以大肠埃希菌、金黄色葡萄球菌、厌氧菌常见，遂未确定病原菌之前，可首选青霉素、氨苄西林加氨基糖苷类，或头孢菌素类、甲硝唑等。
- 根据《热病：桑福德抗微生物治疗指南 2016》的推荐治疗方案，治疗细菌性肝脓肿的抗生素首选为甲硝唑联合头孢曲松或头孢西丁或哌拉西林 - 他唑巴坦或环丙沙星或左氧氟沙星，备选方案为亚胺培南／美罗培南／多尼培南，临床中多选择三代头孢菌素联合甲硝唑。
- 推荐肠道外抗生素治疗 2~3 周，或直到临床上有良好反应，生化和影像学随访证实脓腔基本消退。
- 根据细菌培养（以原发化脓灶的脓液或血液作培养）和抗生素敏感试验结果选用有效抗生素。

（3）经皮肝穿刺脓肿置管引流术：适用于单个较大脓肿。可在超声引导下进行穿刺。置管引流术的第二或数日起，即可用等渗盐水（或加抗菌药物）缓慢冲洗脓腔和注入抗菌药物。待治疗到冲洗出液体变清澈，超声检查脓腔直径约小于 2cm，可拔管。

- 单发的小脓肿（<3cm）可以考虑单纯抗生素治疗。
- 大脓肿（5~10cm）考虑抗生素联合经皮穿刺抽脓，但脓肿未完全液化，或者多房的脓腔则不宜用经皮穿刺引流治疗。
- 对于巨大脓肿（>10cm）可以持续置管引流。

（4）切开引流：适用于较大脓肿有穿破可能的、已穿破的、胆源性肝脓肿、慢性肝脓肿、左外叶肝脓肿。

（5）手术方式：经腹或腹膜外。

（6）治愈标准及预后预防

- 临床治愈标准：抗生素应用至症状消失、体温恢复正常后一周，超声检查示脓肿腔消失，或脓肿腔壁硬化且无液性暗区，无新的病灶形成。
- 预后与其发病年龄、体质、原发病、脓肿数目、开始治疗早晚、治疗的彻底性及有无并发症等密切相关。多发性肝脓肿死亡率明显高于单发性肝脓肿。

● 细菌性肝脓肿多是一种继发性疾病,如能及早重视治疗控制原发病灶,是可以预防的。即使在肝脏感染的早期,如能及时给予合适的足量抗生素治疗,同时加强全身支持疗法,也有助于防止肝脓肿的形成。

（二）阿米巴性肝脓肿

1. 概述 阿米巴性肝脓肿是指溶组织内阿米巴通过门静脉到达肝脏,引起肝细胞溶化坏死,成为脓肿,又称为肝阿米巴病,为肠道阿米巴感染的并发症,绝大多数是单发的。

2. 诊断思路

（1）临床表现

● 起病较缓慢,病程较长,症状较轻。

● 发病前曾有痢疾或腹泻史。

● 有发热、肝痛、肝大,可有高热,不规则发热,盗汗。

● 抗阿米巴治疗有好转。

（2）辅助检查

● 白细胞计数可增加,血液细菌培养阴性。

● 粪便检查找到阿米巴滋养体。

● 超声示肝内有边界不很清晰的液性占位。

（3）鉴别诊断

● 细菌性肝脓肿

● 肝囊肿

● 肝包虫囊肿

● 原发性肝癌

3. 病情评估 同细菌性肝脓肿。

4. 急诊治疗

（1）首先应考虑非手术治疗,以抗阿米巴药物（甲硝唑、氯喹、依米丁）治疗和必要时反复穿刺吸脓为主,大多患者治疗效果良好。

（2）手术治疗

1）经皮肝穿刺置管闭式引流术。

2）切开引流,适用于:

● 经抗阿米巴治疗及穿刺吸脓,而脓肿未见缩小,高热不退者。

● 继发细菌感染,经综合治疗不能控制者。

● 脓肿已穿破入胸腹腔或邻近器官。切开排脓后采用持续负压闭式引流。

（李少波）

十三、感染性腹泻

（一）概述

1. 定义

（1）广义：指各种病原体肠道感染引起的腹泻。腹泻致排便次数增多（>3次/d），粪便量增加（>200g/d），粪质稀薄（含水量>85%）。病史短于3周为急性腹泻，腹泻超过3~6周或反复发作，即为慢性腹泻。

（2）狭义

- 仅指除霍乱、细菌性和阿米巴疾病、伤寒和副伤寒以外的感染性腹泻。
- 为《中华人民共和国传染病防治法》中规定的丙类传染病。
- 这组疾病可由病毒、细菌、真菌、原虫等多种病原体引起，其流行面广，发病率高，是危害人民身体健康的重要疾病。

2. 病因

- 病毒：轮状病毒、埃可病毒、星状病毒、诺沃克病毒。
- 细菌：志贺氏痢疾杆菌、霍乱和副霍乱弧菌、沙门菌、大肠埃希菌。
- 真菌：白念珠菌等。
- 寄生虫：阿米巴、血吸虫、隐孢子虫等。
- 全身性感染性疾病：属症状性腹泻，其常见的原发病有：麻疹、流行性出血热、艾滋病、伤寒和副伤寒等。

3. 分类　感染性腹泻可分为两大类：炎症性腹泻和分泌性腹泻。

（1）炎症性腹泻：细菌性痢疾、侵袭性大肠埃希菌肠炎、肠出血性大肠埃希菌肠炎、弯曲菌肠炎、小肠结肠炎、耶尔森氏菌肠炎。

- 为病原体侵袭上皮细胞，引起炎症而致的腹泻常伴有发热。
- 粪便多为黏液便或黏液血便。
- 粪便的显微镜检查常有较多的红、白细胞。

（2）分泌性腹泻：霍乱、肠产毒性大肠埃希菌肠炎、轮状病毒肠炎、金黄色葡萄球菌腹泻、隐孢子虫肠炎。

- 为病原体或其产物作用于肠上皮细胞，引起肠液分泌增多和/或吸收障碍而导致的腹泻。
- 多不伴有发热。
- 粪便性状多为稀便或水样便。
- 粪便的显微镜检查多无细胞，或可见少许红细胞、白细胞。

4. 常见感染性腹泻的特点

（1）病毒性肠炎

- 多发于夏秋季节，偶有冬季流行。

- 表现为腹痛、腹泻、黄色水样便。
- 可夹带少量黏液。
- 每日 4~10 次，重者可达 10~20 次。
- 部分患者有发热。
- 病初可有咳嗽、恶心、呕吐。
- 严重者可出现脱水、电解质紊乱、酸中毒、肌痉挛等。

（2）细菌性痢疾
- 由志贺菌属感染所致，又称志贺菌病，粪口传播。
- 多发于夏秋季节，可累及多个年龄组。
- 腹痛、腹泻、黏液脓血便、量少。
- 每日 10~20 次，伴里急后重。
- 可有发热、恶心、呕吐。
- 慢性者可呈腹泻与便秘交替，严重者可出现高热、脱水、血压下降、意识障碍等。
- 大便镜检可见少量红细胞、多量脓细胞。
- 大便培养有助于明确诊断。

（3）霍乱
- 多为无痛性腹泻。
- 大便初为稀便，很快转为黄色或清水样，少数为米泔样。
- 每日十余次甚至几十次，量多。
- 可伴喷射样呕吐。
- 可出现脱水、电解质紊乱、酸中毒、肌痉挛、肾衰竭等。
- 粪便直接涂片及培养可发现致病菌。

（4）细菌性食物中毒：由于食入被细菌或细菌毒素污染了的食物引起的腹泻，常见致病菌包括沙门菌、葡萄球菌、变形杆菌、嗜盐杆菌、肉毒杆菌等。胃肠炎型细菌性食物中毒较为常见，特点是：
- 发病前有进食被细菌污染的食物史。
- 潜伏期短，有共同的感染源，共餐者多集体发病。
- 其严重程度与进食量有关。
- 先有上腹部不适，恶心呕吐。
- 继之腹痛、腹泻，水样便等胃肠炎表现。
- 从可疑的食品中可分离培养到病原体。

（5）致腹泻性大肠埃希菌肠炎
1）致病性大肠埃希菌肠炎（EPEC）：两岁以下婴幼儿多见，成人也可发病。
- 多起病缓慢，有饮食不调或辅食不当的诱因。

- 轻症不发热,以腹泻为主,黄色蛋花样。
- 每日 3~5 次,量较多,重者可达 10~20 次。
- 伴有发热、呕吐、食欲不振。
- 可出现中毒性肠麻痹、可呈黏液血便。
- 成人起病急,脐周隐痛,可为痢疾样便,或伴里急后重。
- 大便镜检可见少量红细胞、白细胞,大量脂肪球。
- 大便培养可获致病菌以明确诊断。

2)产毒素性大肠埃希菌肠炎(ETEC)

- 腹痛、水样便,伴恶心、呕吐、头痛、全身肌痛,很少发热,病程 4~7 日,严重者可出现脱水,酸中毒。
- 成人腹泻较重且持久。
- 大便培养并检测耐热肠毒素(ST)与不耐热肠毒素(LT)有助于确诊。

3)侵袭性大肠埃希菌肠炎(EIEC)

- 不产生肠毒素,主要侵犯结肠形成肠壁溃疡。
- 表现为发热、腹痛、腹泻、脓血便伴里急后重。
- 血清凝集试验阳性,大便培养获得大肠埃希菌。
- 豚鼠角膜试验阳性可确诊。

4)出血性大肠埃希菌肠炎(EHEC)

- 由大肠埃希菌 $O_{157}:H_7$ 引起。
- 腹痛,始为水样便,继之为血便或脓血便,可伴有恶心、呕吐。
- 不发热或仅有低热。
- 确诊依赖大便培养分离到大肠埃希菌 $O_{157}:H_7$。

(6)肠结核

- 多继发于肺结核,青壮年多见。
- 脐周或右下腹痛,糊状或水样便。
- 常不含黏液或脓血。
- 每日 2~4 次,重者可有较多黏液或脓液,有恶臭,有些腹泻与便秘交替。
- 常伴结核中毒症状,结核菌素试验可呈强阳性,血沉增快,粪便浓缩找抗酸杆菌有时可获阳性结果。

(7)阿米巴肠炎

- 多发于夏秋季节。
- 表现为腹痛、腹泻、黏液血便,有腥臭,量多,每日 10 次左右,可伴有里急后重。
- 慢性者反复发作,可腹泻与便秘交替,粪便中找到阿米巴滋养体或包囊有助于诊断。

（8）日本血吸虫病
- 发病于流行区内或有疫水接触史。
- 急性期有发热、荨麻疹、腹痛、稀便或脓血便,肝大,以左叶为主。
- 慢性期以腹痛、腹泻常见,每日 2~3 次,偶有血便。
- 重症者有脓血便伴里急后重,肝脾明显肿大。
- 晚期可出现巨脾、腹水或侏儒。
- 血清免疫学检查:急性期特异性 IgM 抗体阳性,环卵沉淀试验 >5% 为阳性,有助于诊断。

（二）诊断思路

1. 流行病学资料　一年四季均可发病,一般夏秋季多发,有不洁饮食水,或与腹泻患者、腹泻动物、带菌动物接触史。

2. 临床表现
- 腹泻:大便每日≥3 次,粪便性状异常,可为稀便、水样便,亦可为黏液便、脓血便,可伴有恶心、呕吐、食欲不振、发热及全身不适等,重者可有脱水、电解质紊乱甚至休克。
- 已除外霍乱、痢疾、伤寒、副伤寒等。

3. 实验室检查
（1）粪便常规检查:镜检可有多量红、白细胞,也可仅有少量或无细胞。
（2）病原学检查
- 粪便中检出霍乱、痢疾、伤寒、副伤寒以外的致病微生物,如肠致泻性大肠埃希菌、沙门菌、轮状病毒等。
- 或检出特异性抗原、核酸或从血清检出特异性抗体。

4. 超声及 X 线

5. 内镜检查、小肠黏膜活检

6. 鉴别诊断
- 胃源性腹泻:病因是胃酸缺乏,见于萎缩性胃炎、晚期胃癌、胃酸缺乏症、恶性贫血等。
- 胰源性腹泻:常见慢性胰腺炎、晚期胰腺癌肿。
- 肝胆源性腹泻:慢性肝病、重症肝炎、肝硬化并门静脉高压等。
- 心源性腹泻:见严重心脏病伴顽固性心力衰竭。
- 肾源性腹泻:慢性肾功能不全。
- 内分泌代谢性疾病:甲亢、慢性肾上腺皮质功能减退症。
- 神经(反射性)、精神性腹泻。
- 变态反应性疾病:荨麻疹、过敏性紫癜。
- 自身免疫性疾病与结缔组织疾病。

- 肠道肿瘤。
- 急性中毒及药物源性腹泻。

（三）病情评估

感染性腹泻患者存在以下情况预示病情危重：

- 高龄、营养不良、合并基础性疾病（如高血压、糖尿病、冠心病、脑梗死后遗症、慢性肾功能不全及肿瘤等）及免疫功能低下等。
- 短期内出现严重脱水、血容量不足，脓毒症休克及电解质酸碱失衡。
- 合并多器官功能损害，出现脓毒症及 DIC 表现。

（四）急诊治疗

1. 一般及对症治疗　改善中毒症状、补液、纠正电解质紊乱。

- 口服补液：可用 WHO 推荐的口服补液盐，若脱水重时改为静脉补液。
- 静脉补液：适用于中度以上脱水。补液原则：早期、快速、足量、先盐后糖、先快后慢、纠酸补钙、见尿补钾。
- 调整饮食。
- 控制感染：病毒或非侵袭性细菌所致者多不需抗生素治疗。侵袭性细菌感染者应针对不同病原菌选用抗生素。
- 微生态疗法：常用双歧杆菌、嗜酸乳杆菌等。
- 严重的非感染性腹泻可用止泻药：蒙脱石散、氢氧化铝凝胶等。

2. 病原治疗

3. 营养治疗　对弥漫性肠黏膜受损者，可给予谷氨酰胺，加快肠黏膜修复。

（李少波）

第四节　泌尿系统急症

一、急性肾衰竭

（一）概述

急性肾衰竭（acute renal failure，ARF）是指由各种原因引起的肾功能短期内进行性下降，不能维持体液电解质平衡和排泄代谢产物，导致机体内环境发生严重紊乱。出现少尿或无尿、氮质血症、高血钾和代谢性酸中毒等表现。急性肾衰竭一旦形成，死亡率较高。

（二）诊断思路

1. 病史及病因

- 肾前性：血容量减少、有效动脉血容量减少、肾内血流动力学改变。

- 肾性:肾实质损伤,包括肾小管、肾间质、肾血管、肾小球疾病。
- 肾后性:急性尿路梗阻。

2. 体格检查　测量血压,并观察患者是否有脱水、贫血及颈静脉充盈与否。

3. 临床表现

(1)起始期:临床表现以原发病为主,有肾前性氮质血症,尚未发生明显的肾实质损伤,此阶段急性肾衰竭是可以预防的。

(2)维持期又称少尿期:出现急性肾衰竭的典型表现,如水中毒、高血钾、高血镁、低血钠、低血钙、代谢性酸中毒及尿毒症等症状。这些症状随少尿期时间延长而加重。少尿期一般持续7~14日,短者2~3日,长者可达30日。

电解质紊乱:常见有高钾血症、低钠血症、低血钙症和高镁血症。

①高钾血症:血钾增高是第一周内死亡主要原因。一般每日血钾增高0.3~0.5mmol/L。其临床症状可归纳为两类:

- 神经系统症状:口唇及四肢麻木感或感觉异常,全身沉重无力甚至弛缓性瘫痪(由下向上发展)、腱反射消失、呼吸困难、发音不清、烦躁不安、精神恍惚及意识模糊等。
- 循环系统表现:血压降低、心动过缓、心音减弱、心律不齐,传导阻滞,甚至心室颤动或心搏骤停。

②低钠血症:一般血清钠浓度<135mmol/L,甚至<125mmol/L。低血钠可分为稀释性和缺钠性两种类型,临床上应注意区别。

- 体液过多:表现有血压升高、肺水肿和心力衰竭。
- 代谢性酸中毒表现为换气过度、深大呼吸。
- 氮质血症:血尿素氮、肌酐明显增高。出现食欲不振、恶心、呕吐、腹胀、腹泻、黄疸等消化症状是急性肾衰竭最早出现的症状之一。
- 合并感染。

(3)恢复期:少尿型患者开始出现利尿,可有多尿表现。通常持续1~3周,继而恢复正常。

4. 实验室检查

- 血液检查:血浆肌酐和尿素氮进行性上升。
- 尿液检查:尿常规发现尿蛋白。

(三)病情评估

患者出现下列情况往往预示病情危重:

- 消化系统:发生消化道出血。
- 呼吸系统:除感染外,容量负荷过多导致肺水肿,表现呼吸困难、咳嗽、憋气。
- 循环系统:出现高血压及心力衰竭。
- 神经系统:意识障碍、躁动、谵妄、抽搐、昏迷等尿毒症脑病症状。

- 感染：常见而严重的并发症，可合并多脏器衰竭，死亡率很高。
- 水中毒、高血钾、高血镁、低血钠、低血钙等。
- 代谢性酸中毒，表现为换气过度、深大呼吸。

（四）急诊治疗

1. 紧急处置

- 纠正血容量：急性肾缺血多由体液及电解质大量丢失、失血及各种类型休克所致。应当对血容量不足或丢失的程度作出正确判断，并及时补充。
- 感染与创伤的处理：急性肾小管坏死主要由感染与创伤引起。尽早用抗生素及处理创伤。
- 避免使用肾毒性药物：肾毒性物质很多，误服毒物者应立即进行洗胃或导泻，使毒物尽快排泄，并采用有效解毒剂，充分补液促使已吸收的毒物排泄。
- 呋塞米的应用：呋塞米有强大的利尿作用，肾小球滤过率极度降低时大剂量使用，仍有利尿效果。

2. 急诊处理

（1）维持期的治疗：此期威胁生命的主要因素是高血钾、体液过多、继发感染及氮质血症。因此，治疗重点在于维持水和电解质平衡、控制感染及排除毒素。

1）保持电解质平衡

- 高钾血症：在维持期必须将患者的血钾控制到 <6mmol/L，具体措施如下：尽量避免食用含钾较多的食物和药物；禁用库存血；钠型离子交换树脂 15~30g 口服或甘露醇高位灌肠；25%~50% 葡萄糖液加胰岛素（4g：1U）静脉滴注；10% 葡萄糖酸钙 10~20ml 静脉缓慢注射。
- 低钠血症：少尿期低钠血症由血液稀释所致，提示体液过多，限制进水量即可纠正，无须补钠。
- 低血钙和高血磷：可经过食物补充血钙，禁食高磷食物。
- 高血镁：运用钙离子对抗镁离子作用。

2）其他治疗：防治感染，加强营养。

3）透析疗法：急性肾衰竭的透析指征如下。

- 血清钾 >6.5mmol/L。
- 体液过多，有心力衰竭及肺水肿征兆。
- 严重代谢性酸中毒，血 HCO_3^- <12mmol/L。
- 高代谢性急性肾小管坏死。

4）腹膜透析简便而安全，对并发心力衰竭、肺水肿及高血钾者都有明显疗效，可作为首选。高代谢性急性肾小管坏死以血液透析为宜。

（2）多尿期治疗：仍以维持水、电解质和酸碱平衡，控制氮质血症和预防并发症为主。

● 多尿早期不宜立即停止透析。如能进食者尽量以经口进食为宜,不足部分仍采取静脉补充。

● 其他治疗:伴高血压予降压,伴心力衰竭予毛花苷丙静脉注射,贫血严重者予红细胞或新鲜血。

(李少波)

二、泌尿系统结石

(一)概述

泌尿系统结石是指某些因素造成尿中部分结晶物质浓度升高或溶解度降低,并在有机基质参与下呈过饱和状态,析出结晶,并在肾脏、膀胱等部位的异常集聚。

● 泌尿系统结石为最常见的泌尿外科疾病之一。

● 尿路结石分上尿路和下尿路结石:前者包括肾结石和输尿管结石;后者包括膀胱结石和尿道结石。

● 输尿管三个生理狭窄处:肾盂输尿管连接处、输尿管骑跨髂血管处及输尿管膀胱壁段。

(二)诊断思路

1. 病史和体格检查

(1)上尿路结石

● 与活动有关的疼痛和血尿,有助于此病的诊断,尤其是典型的肾绞痛。

● 询问病史中,要问清楚第几次发作,确认疼痛发作及其放射部位,以往有无结石史或家族史,以及既往病史,包括泌尿生殖系统疾病或解剖异常,或结石形成的影响因素等。

● 疼痛发作时常有肾区叩击痛。

(2)下尿路结石

● 排尿突然中断,疼痛放射至远端尿道及阴茎头部,伴排尿困难和膀胱刺激症状。

● 小儿常用手搓拉阴茎,跑跳或改变排尿姿势后,能使疼痛缓解,继续排尿。

● 尿道结石典型症状为排尿困难,点滴状排尿,尿痛,重者可急性尿潴留及会阴部剧痛。

● 除典型症状外,下尿路结石常伴发血尿和感染。

● 憩室内结石可仅表现为尿路感染。

2. 辅助检查

(1)超声:能显示结石的特殊声影。

● 可发现泌尿系统 X 线片不能显示的小结石和 X 线透光结石。

- 对造影剂过敏、孕妇、无尿或肾功能不全者,不能做排泄性尿路造影,而超声可作为诊断方法。
- 对于膀胱结石,超声能发现强光团及声影,还可同时发现膀胱憩室、良性前列腺增生等。

（2）X线检查:确定结石存在、特点及解剖形态,确定是否需要治疗,确定合适治疗方法。

- 泌尿系统X线片能发现95%以上的结石。正侧位摄片可除外腹内其他钙化阴影如胆囊结石、肠系膜淋巴结钙化、静脉石等。结石过小或钙化程度不高,纯尿酸结石及基质结石不显示。
- 排泄性尿路造影可以评价结石所致的肾结构和功能改变,有无引起结石的尿路异常如先天性畸形等。若有充盈缺损,则提示有X线透光的尿酸结石可能。若查明肾盂、肾盂输尿管连接处和输尿管的解剖结构异常有助于确定治疗方案。
- 逆行肾盂造影很少用于初始诊断阶段,往往在其他方法不能确定结石的部位或结石以下尿路系统病情不明时被采用。
- 平扫CT很少作为结石患者首选的诊断方法,但能发现以上检查不能显示的或较小的输尿管中、下段结石,有助于鉴别不透光的结石肿瘤、血凝块等,以及了解有无肾畸形。

（3）放射性核素肾显像:评价治疗前受损的肾功能和治疗后肾功能恢复状况;确定双侧尿路梗阻患者功能较好的一侧肾脏。

3. 鉴别诊断　主要排除其他引起腹痛的疾病。

- 急性阑尾炎
- 异位妊娠
- 卵巢囊肿扭转
- 急性胆囊炎
- 胆石症
- 肾盂肾炎等

（三）病情评估

患者出现下列情况往往预示病情重:

- 当患者因结石梗阻严重而出现肾实质受损。
- 肾功能不全。
- 肾盏积液或积脓时。

（四）急诊治疗

1. 对症支持治疗

- 多饮水,多休息。
- 建立静脉通道。

- 补液促进排尿。
- 予以镇痛对症处理。

2. 控制症状

- 上水路结石处理原则为控制肾绞痛症状（解痉、止痛），处理结石，保护肾脏功能，去除病因，防止复发。
- 在明确诊断为尿路结石后，可暂时给予解痉、止痛等治疗缓解患者症状。

3. 处理结石

- 因尿石症复杂多变，治疗上应根据结石的性质、形态大小、部位不同，必个体差异等因素为患者选择治疗方案。
- 结石 <0.6cm，光滑，无尿路梗阻、无感染，纯尿酸结石及胱氨酸结石，可先使用保守疗法。
- 直径 <0.4cm 光滑的结石，90% 可自行排出。
- 可请泌尿外科专科会诊，决定是否具有体外冲击波碎石、输尿管镜碎石、经皮肾镜碎石或开放取石手术等适应证。

4. 预防结石复发

- 去除发病诱因，如治疗甲状旁腺功能亢进、控制尿路梗阻和感染、治疗痛风等。
- 多饮水是治疗和预防尿路结石简便有效的方法。
- 根据结石形成原因进行不同预防，主要措施包括控制高钙或高草酸、高嘌呤食物摄入，应用噻嗪类利尿剂减少尿钙排出，碱化尿液，口服枸橼酸制剂等。

（李少波）

三、尿路感染

（一）概述

急性尿路感染（acute urinary tract infection，AUTI）是指微生物直接侵入泌尿系统所引起的尿路急性炎症。根据其感染部位，分为急性上尿路感染和下尿路感染。

- 尿路感染多具有尿路系统的特殊症状，最典型的是膀胱刺激征，即尿频、尿急、尿痛、排尿不适等。
- 细菌是导致尿路感染最主要的病原微生物，病毒、真菌、衣原体、支原体较为少见。
- 各种原因（畸形、肿瘤、结石、异物）所致的尿路梗阻是尿路感染最主要的易感因素，其他还包括机体抵抗力低下、泌尿道医疗器械操作等。急性尿路感染95% 以上由病原菌逆行感染引起，其他感染途径包括血行感染、淋巴感染，但均较为少见。

（二）诊断思路

1. 病史及体格检查　尿路感染的诊断不完全依赖于阳性体征，但患者如有肾区叩痛、腰肋角压痛及叩痛、输尿管点压痛、膀胱叩痛等体征对定位尿路感染有较大帮助。

2. 辅助检查　尿常规、血常规、尿沉渣涂片、尿培养、血培养、肾功能、电解质、泌尿系统超声、腹部 CT 等。

3. 鉴别上、下尿路感染

（1）上尿路感染

● 有全身感染表现：出现高热、寒战、肌肉酸痛、血白细胞明显升高等。

● 腰痛明显，肋脊角压痛、肾区叩痛阳性。

● 尿液检查出现白细胞管型和 / 或颗粒管型，抗体包裹细菌阳性，尿 N- 乙酰 -β-D 葡萄糖苷酶（NAG）升高或视黄醇结合蛋白升高，尿 Tamm-Horsfall 蛋白升高和 / 或血 Tamm-Horsfall 蛋白抗体阳性。

● 出现夜尿增多、低渗尿、低比重尿及肾性糖尿等肾小管功能受损表现。

● 影像学检查提示肾盂病变。

（2）下尿路感染

● 典型的膀胱刺激征：尿频、尿急、尿痛、排尿不适等。

● 全身感染症状不重：一般仅低热（不超过 38℃），血白细胞常不增高。

4. 鉴别诊断

● 泌尿系统结核：为结核分枝杆菌引起的特殊尿路感染，常有肾外结核病灶，伴低热、乏力、盗汗等全身中毒症状，膀胱刺激症状明显，尿培养可见结核分枝杆菌，一般抗生素效果不佳。

● 慢性肾小球肾炎：可出现尿蛋白阳性和白细胞增加，合并感染也可发热等表现，尿中白细胞数量不多，主要呈大量蛋白尿和血尿改变。

（三）病情评估

● 上尿路感染未累及膀胱之前或脓液不多时，可无膀胱刺激症状或较轻微，此时可主要表现为发热和 / 或腰痛。

● 部分女性、老年人、留置导尿、尿道器械操作后的尿路感染患者可无临床症状，表现为"无症状性菌尿"或"无症状性感染"。

● 少数患者可以血尿为突出表现就诊。

● 昏迷患者的急性尿路感染可仅表现为发热。

（四）急诊治疗

1. 治疗原则

● 以抗感染治疗为主，结合一般治疗，同时积极纠正和控制易感因素。

- 依据病变性质、部位和细菌学检查实行个体化抗感染治疗。
- 重视预防。

2. 一般治疗

- 嘱卧床休息、多饮水、勤排尿，促进细菌和炎性分泌物排出。
- 完善中段尿细菌定量培养及药敏试验等检查。
- 予以心电监护，建立静脉通道，扩容补液。
- 膀胱刺激症状明显时可予碳酸氢钠 1g，一日 3 次口服碱化尿液，同时还可增加磺胺、氨基糖苷类、青霉素等药物的疗效，但也可使四环素、呋喃妥因等药效下降。

3. 抗感染治疗　抗生素种类、制剂的选择及使用疗程应遵循以下原则：

（1）尽可能获得病原学证据，根据药敏试验结果选用抗生素。合并妊娠首选青霉素类（阿莫西林、氨苄西林等），也可应用头孢菌素，禁用喹诺酮类，分娩前禁用磺胺类。肾功能不全时避免使用具有肾毒性的抗生素。

（2）足疗程，以细菌学治愈为目标。

（3）抗生素具体使用方法依病变性质和部位决定。

- 急性下尿路感染：复方新诺明或阿莫西林或氧氟沙星连续口服治疗 3 日。合并妊娠和糖尿病等应持续抗生素治疗 7 日。
- 急性肾盂肾炎：多采用静脉用药，可选择喹诺酮类、二或三代头孢、氨苄西林、庆大霉素等。全身症状消退、体温正常后可改用喹诺酮类或磺胺口服，总疗程 2 周。疗程结束如症状消失、尿检白细胞和细菌学检查阴性可停药，但应在停药后 2、6 周复查尿培养，若两次均为阴性方考虑临床治愈。

4. 预防措施

- 增强体质，提高机体抵抗力。
- 消除糖尿病、尿路结石等易感因素，控制会阴等部位感染病灶。
- 多饮水，每 2~3 小时排尿一次；尽可能避免泌尿道器械检查和导尿。
- 每年发作 3 次及以上的频发尿路感染患者，可长期予以小剂量抗生素口服预防复发。
- 注意性生活卫生，事后及时排尿、保洁等。

（李少波）

四、睾丸扭转

（一）概述

睾丸扭转（testicular torsion）以幼年、青春期多发，30 岁以后极少发生。约半数患者曾有间断扭转及自然恢复的经历。睾丸扭转不伴有尿频、尿急、尿痛等尿路刺激症状。

（二）诊断思路

1. 病史及体格检查

- 急性阴囊疼痛。
- 体格检查阴囊肿胀明显,单侧睾丸触痛,移动或托起睾丸时疼痛加重。
- 重点检查阴囊有无肿大,睾丸被上提到阴囊上部,患侧睾丸提睾反射消失,健侧正常。

2. 辅助检查　阴囊彩超:

- 特点是评价睾丸内部的血流情况。
- 其特异度和灵敏度均很高。
- 是目前诊断睾丸扭转最有效的方法。

（三）病情评估

- 扭转后 4 小时内睾丸尚有保留的希望。
- 通过观察睾丸的颜色来判断睾丸的血运是否良好,睾丸是否坏死,是否需要切除。

（四）急诊治疗

1. 确诊后,应立即住院行手术治疗,扭转后 4 小时内睾丸尚有保留的希望。

2. 手术时将扭转的睾丸复位并固定于阴囊壁。若有睾丸及附睾坏死则切除。睾丸扭转人工手法复位仅作为争取时间的一种手段,最终仍需手术。

3. 患者在硬膜外麻醉下行睾丸扭转复位加同侧睾丸固定术,通过观察睾丸的颜色来判断睾丸的血运是否良好,切除已坏死的睾丸;经阴囊纵隔固定对侧睾丸。

4. 睾丸扭转手术复位后观察要点

- 阴囊区有无疼痛;疼痛的性质。
- 阴囊有无肿胀、压痛;阴囊皮肤有无发红。
- 血白细胞是否下降。
- 双侧提睾反射是否存在。

5. 出院指征

- 阴囊肿胀消退,血流恢复正常。
- 睾丸复位,症状缓解。
- 无并发症。

（李少波）

第五节　内分泌系统急症

一、糖尿病酮症酸中毒

(一)概述

糖尿病酮症酸中毒(diabetic ketoacidosis,DKA)是指糖尿病患者在各种诱因的作用下,体内胰岛素明显不足,胰岛素反调节激素不适当升高,造成的糖和脂肪代谢紊乱,以高血糖、高酮血症和代谢性酸中毒为主要表现的临床综合征。

- 糖尿病酮症酸中毒是急诊内科常见急症之一。
- 既往有糖尿病的患者发生昏迷、休克、脱水、感染、不可解释的心动过速应考虑此诊断。

病因:

- 胰岛素缺乏:胰岛素用量不够或未应用。
- 感染:肺部感染、尿路感染、腹腔脏器感染等。
- 缺血:心肌梗死、脑血管病、肠缺血。
- 酗酒。
- 医源性因素:应用糖皮质激素、手术应激等。

(二)诊断思路

1. 病史

- 糖尿病患者发生脱水、休克、昏迷。
- 昏迷前常出现多尿、烦渴、恶心、呕吐和腹痛。
- 为了代偿代谢性酸中毒,出现深大呼吸,呼气时有"烂苹果"味道。
- 有常见的诱因,如感染、胰岛素用量不够或未应用、酗酒、近期使用激素类药物等,其中感染是较常见的诱因。
- 机体没有足够产热物质,表现为低体温,合并感染时体温可能升高。

2. 体格检查

- 观察患者的一般状态,特别是血压、脉搏、呼吸、心率和神志。因患者焦虑,可有心动过速,呼吸频率增快。
- 患者可能出现昏迷,心跳加快,休克,深大呼吸及低体温等表现。

3. 辅助检查

- 血糖超过 13.9mmol/L,尿酮体阳性,血酮体超过 3mmol/L,可诊断糖尿病酮症。
- 如果 pH 值 <7.35,同时血 HCO_3^- 降低,可诊断糖尿病酮症酸中毒。
- 血钾正常或升高,由于酸中毒和低血容量造成。

- 白细胞升高:提示感染可能。

4. 鉴别诊断

- 与其他原因造成的意识障碍、休克等疾病进行鉴别。
- 与高渗性高血糖非酮症昏迷综合征,后者多发生在老年患者,半数以上发病前未被诊断糖尿病,一般不合并酸中毒,尿糖强阳性,尿酮体阴性或弱阳性,血钠升高明显,多在 155mmol/L 以上,血浆渗透压超过 330mmol/L。
- 乳酸酸中毒,多见于严重感染、休克或多脏器功能衰竭的患者,血乳酸浓度升高 >5mmol/L,阴离子间隙 >18mmol/L。

(三)病情评估

糖尿病酮症酸中毒患者出现下列情况往往预示病情危重:

- 重度脱水、酸中毒。
- 昏迷。
- 血 pH<7.1,血糖 >33.3mmol/L,血浆渗透压 >330mmol/L。
- 出现电解质紊乱,如血钾过高或过低。
- 血尿素氮持续升高。

(四)急诊治疗

急救的要点是迅速恢复有效血容量,补充胰岛素,纠正酸中毒和电解质紊乱,去除诱因,处理如下:

1. 迅速恢复有效血容量

- 注意输入量和速度,开始 1~2 小时输注 0.9% NaCl 1 000~2 000ml,前 4 小时输入所计算失水量 1/3 的液体。24 小时输液量应包括已失水量和部分继续失水量。
- 开始可使用生理盐水,若血钠 >150mmol/L,可应用 0.45% NaCl。
- 当血糖 <13.9mmol/L 时,换用 5% 葡萄糖 500ml 加胰岛素 6~12U,每 4~6 小时监测血糖。
- 警惕因快速输注大量低张液体而出现脑水肿。

2. 应用小剂量胰岛素静脉滴注治疗

- 持续胰岛素输注 0.1~0.15U/(kg·h)起,每 1~2 小时复查血糖。
- 目标每小时血糖下降 4.2~5.6mmol/L。
- 当血糖 <13.9mmol/L 时,输注 5% 葡萄糖 500ml,按比例加胰岛素 6~12U,并且每 4~6 小时监测血糖。
- 调节输液中胰岛素比例及每 4~6 小时皮下注射短效胰岛素 4~6U,保持血糖稳定。

3. 积极纠正低钾血症及酸碱平衡紊乱

- 补钾:一般在开始滴注胰岛素和患者有尿后开始静脉补钾,每小时不超过 1.5g,24 小时 KCl 总量 6~10g,监测血钾或给予心电监护。

- 补碱:一般不推荐,只有 pH<7.1 时才补 NaHCO$_3$。

4. 消除各种诱因和积极治疗合并症　合并症不仅诱发糖尿病酮症酸中毒,同时常常是导致患者死亡的直接原因。

(康　健)

二、高渗高血糖综合征

(一)概述

高渗高血糖综合征(hyperglycemic hyperosmolar syndrome,HHS),以血糖及血浆渗透压明显升高、严重脱水和意识障碍为特征,约 10% 的患者有昏迷表现,一般无酮症酸中毒表现。

- 是糖尿病的一种急性严重并发症。
- 较糖尿病酮症酸中毒少见,多见于中老年 2 型糖尿病患者。

病因:

- 应激:如脑血管意外、急性心肌梗死、急性胰腺炎、消化道出血、外伤、手术、中暑或低温等应激状态。
- 感染:上呼吸道感染、泌尿系统感染等。
- 摄水不足:老年人口渴中枢敏感性下降;卧床患者、精神失常或昏迷患者及幼儿不能主动摄水等。
- 失水过多和脱水:严重的呕吐、腹泻,大面积烧伤,神经内、外科脱水治疗,透析治疗等。
- 高糖摄入和输入:如大量摄入含糖饮料、高糖食物,诊断不明时或漏诊时静脉输入大量葡萄糖液,完全性静脉高营养,以及使用含糖溶液进行血液透析或腹膜透析等情况。
- 药物:大量使用糖皮质激素、噻嗪类或呋塞米等利尿药、普萘洛尔、苯妥英钠、氯丙嗪、西咪替丁、甘油、硫唑嘌呤及其他免疫抑制剂等。

(二)诊断思路

1. 病史
- 通常以高龄患者居多。
- 2/3 的患者既往无糖尿病病史。
- 发病时间一般较长。
- 常有感染、呕吐、腹泻、利尿剂、激素、烧伤等诱因。

2. 体格检查
- 有相当一部分的患者会出现不同程度的昏迷。

- 有烦渴、多尿、嗜睡、幻觉等症状。

3. 辅助检查

- 血糖显著升高，多高于 33.3mmol/L。
- 血钠常升高，多大于 145.0mmol/L，血钾多正常或降低，少数可升高。
- 血尿素氮（BUN）常显著升高，反映有严重的脱水和肾功能不全。BUN 可达 25mmol/L 以上。
- 血浆渗透压显著升高，一般大于 350mOsm/L。血浆渗透压可直接测定也可根据血糖、血浆电解质水平进行计算。计算公式如下：

血浆渗透压（mOsm/L）=2（$Na^+ + K^+$）（mmol/L）+ 血糖浓度（mmol/L）+BUN（mmol/L），正常值 280~320mOsm/L。动脉血 pH 正常或轻度降低。

- 尿糖多强阳性，酮体多为阴性或弱阳性。

4. 鉴别诊断　糖尿病酮症酸中毒：多有糖尿病病史，主要见于 1 型糖尿病，有感染、胰岛素治疗中断等诱因，年轻人多发，起病快，多有呼吸深快，呼出烂苹果气味，血压下降或正常，昏睡等情况，尿素氮及血糖有所升高，但其升高程度较高渗高血糖综合征轻，尿酮体强阳性，血浆渗透压正常或轻度升高。

（三）急诊治疗

预防高渗性高血糖综合征是最好的治疗，对于有高危因素的人群（如独居老人、手术患者或全肠外营养的患者）严密监测其血糖及渗透压，对已经出现症状的患者，做如下处理：

1. 尽快输液纠正失水及血容量不足

- 最初 1~2 小时，输注生理盐水 1~2L，最初 12 小时内平均输注液体 6~8L。
- 若血钠 >155mmol/L，可先应用 0.45% NaCl，但不宜太多，先输注 1L 后复查血钠情况，酌情决定。
- 当血浆渗透压 <320mOsm/L 时，可改为等渗溶液。
- 警惕因快速输注大量低张液体而出现脑水肿。

2. 应用小剂量胰岛素静脉滴注治疗　当血糖下降至 16.67mmol/L 以下时，改用 5% 葡萄糖溶液，并按每 2~4g 葡萄糖加入 1U 胰岛素。

3. 积极纠正低钾血症及酸碱平衡紊乱

- 补钾：一般治疗 2 小时后开始补钾，应有血钾或心电监护。
- 补碱：一般不推荐，若出现二氧化碳结合力降低情况，可酌情予以 5% 碳酸氢钠滴注。

4. 消除各种诱因和积极治疗合并症

- 选择恰当的抗生素预防和治疗感染。
- 防治心力衰竭和肾衰竭。
- 当二氧化碳结合力 <11.23mmol/L 时，警惕乳酸酸中毒的发生。

● 警惕可能出现的多种并发症,如血管栓塞、脑水肿、横纹肌溶解等。

(康　健)

三、低血糖症

(一)概述

低血糖症(hypoglycemia)指由多种原因引起的血糖浓度过低,并足以引起相应症状和体征的临床综合征。

1. 低血糖　血糖浓度 <2.8mmol/L。

2. 低血糖反应

● 自主神经系统:心悸、震颤、出汗、饥饿感,同时可能伴有心率和血压的升高。

● 中枢神经系统:行为异常、头痛、癫痫、意识障碍。

● β 受体阻滞剂可能掩盖低血糖反应。

● 低血糖症 = 低血糖 + 低血糖反应。

3. 病因

(1)糖尿病:饮食习惯改变、热量摄入不足、降糖治疗过度。

(2)非糖尿病

1)空腹(吸收后)低血糖症

● 葡萄糖利用过多:外源性胰岛素 / 降糖药、胰岛素瘤、自身免疫性低血糖、脓毒症休克、恶性肿瘤。

● 葡萄糖生成减少:甲状腺功能减退、肾上腺功能不全、肝衰竭、肾衰竭、药物性低血糖(酒精、β 受体阻滞剂、水杨酸)。

2)餐后(反应性)低血糖症:又称为反应性低血糖,多见于功能性疾患,如胃部手术后和部分遗传性代谢性疾病等。

4. 院前急救

● 怀疑低血糖昏迷患者,可立即静脉注射葡萄糖溶液。

● 予以吸氧,平卧,监测血压、心率、血氧饱和度。

(二)诊断思路

1. 病史

● 低血糖发生的时间与是否进食、运动等关系,确定是空腹还是餐后发生。

● 患者健康状态,例如近期有无感染、呕吐等可能导致营养不良的情况。

● 既往是否发作过低血糖症。

● 既往基础疾病、是否应用胰岛素、其他用药史。

2. 体格检查

● 自主神经系统:心悸、震颤、出汗、饥饿感,同时可能伴有心率和血压的升高。

- 中枢神经系统:行为异常、头痛、癫痫、意识障碍。

3. 辅助检查 血糖显著降低,血糖 <2.8mmol/L。

4. 鉴别诊断

- 任何可能导致神经系统异常的疾病,如脑梗死、脑出血等,但上述疾病通常伴随局灶体征。

- 与糖尿病酮症酸中毒相鉴别。

（三）急诊治疗

治疗原则:迅速升高血糖,去除病因和预防再发低血糖。

1. 静脉葡萄糖溶液注射

- 疑为低血糖昏迷者,在测定血糖时,立即静脉注射 50% 葡萄糖溶液 40~50ml,多数患者可以迅速逆转低血糖昏迷状态,恢复神志。

- 若由于口服降糖药物过量引起的低血糖昏迷,为防止再次发生低血糖症,可以静脉维持输注 10% 葡萄糖溶液,注意神志的变化。

2. 紧急复苏措施

- 保持呼吸道通畅、吸氧;根据病情予以心肺复苏、心电监护和保温措施等。

- 迅速建立静脉通路,抽取血液标本进行实验室检查。

3. 寻找低血糖病因,药物治疗

- 1 型糖尿病低血糖昏迷患者,应用胰高血糖素 1mg 肌内注射或皮下注射。

- 磺脲类降糖药物或胰岛细胞瘤引起的低血糖昏迷患者,应用生长抑素类奥曲肽治疗。

- 原发病治疗:如肿瘤、肝衰竭、肾上腺皮质功能减退等情况引起的低血糖昏迷,在纠正昏迷后,应积极治疗原发病。

- 在怀疑低血糖昏迷并及时处理后,可请内分泌科医师会诊,协助去除病因预防再发低血糖。

（康　健）

四、内分泌危象

（一）甲亢危象

1. 概述 甲亢危象（thyroid crisis）又称甲状腺危象,是甲状腺毒症急性加重的一个综合征,发生原因可能与循环中的甲状腺激素水平增高有关。多发生于较重甲亢未予治疗或治疗不充分的患者。

- 常见诱因有感染、手术、精神刺激等。

- 临床表现为高热、大汗、心动过速、烦躁、焦虑不安、谵妄、恶心、呕吐、腹泻,严重患者可有心力衰竭、休克和昏迷等。

- 其诊断主要靠临床症状、体征及既往甲亢病史,实验室检查对甲亢危象的诊断学意义有限,不应等待实验室检查结果再予诊断治疗。
- 临床高度疑似本症及有危象前兆者应按本症处理,其病死率在20%以上。

诱因:

(1) 内科性诱因

- 感染:最为常见,部位包括上呼吸道、泌尿系统、胃肠道等。
- 应激:精神紧张、劳累、高温环境、饥饿、药物反应、心力衰竭、分娩等。
- 不恰当停用抗甲状腺药物。
- 其他:放射性碘治疗,甲状腺活组织检查等刺激甲状腺,使甲状腺激素释放入血。

(2) 外科性诱因

- 凡甲状腺患者在手术后4~16小时内发生危象者,要考虑与手术有关。术后16小时出现相关症状的患者则需要寻找其他诱因。
- 甲状腺本身手术或其他急诊手术,如急腹症、剖宫产或拔牙等。

院前急救:

- 予以吸氧,保持呼吸道通畅,补液治疗。
- 让患者保持安静、平卧,若烦躁不安,必要时可予以镇静和抗抽搐治疗。

2. 诊断思路

(1) 病史

- 发病前是否有感染、手术或其他应激性刺激等可能诱发甲亢危象的情况发生。
- 是否规律治疗甲亢,是否停药。

(2) 体格检查

- 全身症状:严重乏力、多汗,危象期出现大汗淋漓、皮肤潮红。
- 发热:危象期体温超过39℃。
- 神经系统:患者烦躁、精神异常、谵妄、昏迷。
- 消化道表现:食欲减退、恶心、呕吐、腹泻。
- 心血管系统:心悸、心率可能上升至140次/min以上,伴有心律失常如心房颤动、室上性心动过速,后期可能有心力衰竭表现。

(3) 辅助检查

- 血常规:白细胞明显升高。
- 血生化:半数患者血钠中度降低,血钾可降低或升高,肝功能异常等。
- 甲状腺功能:$3,5,3'$-三碘甲腺原氨酸(T_3)、甲状腺素(T_4)明显升高。
- 心电图:可表现为窦性心动过速、室上性心动过速、心房颤动或其他类型心律失常。

- 胸部 X 线片：可发现肺部感染，心力衰竭者有心影增大表现。
- 头颅 CT：若出现精神症状，需要排除是否有颅脑其他疾病。

（4）鉴别诊断

- 与恶性高热、严重感染、脓毒症休克、多器官衰竭、高血糖高渗状态等鉴别。
- 根据病史、发病过程、临床表现和测定甲状腺激素水平。

3. 急诊治疗

（1）对症支持治疗，稳定生命体征

- 保护气道通畅。
- 经鼻导管或面罩吸氧，必要时给予机械通气。
- 建立静脉通道，纠正血容量不足及电解质紊乱。
- 营养支持及大量补充 B 族维生素。
- 降温：①物理降温；②冰生理盐水灌肠；③应用肾上腺皮质激素类治疗。

（2）降低血液循环中甲状腺激素浓度

- 抑制甲状腺激素的分泌与合成：①碘化物，抑制甲状腺球蛋白水解，减少甲状腺激素释放。复方碘溶液每次 5 滴（0.25ml 或者 250mg），每 6 小时一次。②硫脲类或咪唑类药物，阻断甲状腺素的合成。可选用丙硫氧嘧啶 500~1 000mg 首次口服或者经胃管注入，以后每次 250mg，每 4 小时口服 1 次，宜与碘化物合用。危象基本控制后（2~10 日），逐步减量至常规剂量。
- 迅速转移血液循环中甲状腺素，清除与血浆蛋白结合的 T_4：①血浆置换；②血液透析。

（3）阻断甲状腺激素对周围组织作用：β 受体阻滞剂，常用普萘洛尔，每次 20~80mg，每 4~6 小时给药，直到心率 <100 次 /min，心力衰竭时慎用。

（4）防止和纠正肾上腺皮质功能减退：糖皮质激素，如氢化可的松 300mg 首次静脉滴注，以后每次 100mg，每 8 小时 1 次。

（5）消除诱因：积极控制感染，对常见的并发症如心力衰竭、呼吸衰竭、脏器功能衰竭等情况，及早加以防治。

（二）垂体功能减退危象

1. 概述　垂体功能减退危象是指垂体前叶功能减退患者，在各种应激因素的侵袭下，病势发生急剧恶化，以致发生昏迷、休克的征象，如诊治不及时常可引起死亡。

- 早期表现为垂体功能减退。
- 垂体危象：由于所缺乏的激素不同，临床表现各不相同。

病因：

- 产后垂体坏死（希恩综合征，Sheehan syndrome）是本症最常见的原因。

分娩中或分娩后发生大出血,引起低血压,使垂体腺小动脉痉挛,垂体前叶发生缺血性坏死。

● 医源性的垂体前叶功能低下也较常见,多为外科手术或放射治疗损伤垂体与下丘脑所致。

● 垂体卒中(垂体内急性出血);垂体肿瘤发生急性出血坏死,压迫下丘脑及周围生命中枢所致。

2. 诊断思路

(1)病史:发病前是否有分娩大出血、垂体手术等可能诱发垂体危象的情况发生。

(2)体格检查

● 低血糖:此型常见,约占垂体危象的1/3。早期可有心慌、出汗、饥饿感、头晕、恶心、面色苍白、全身无力等表现,逐渐发生神志改变,如烦躁或淡漠、反应迟钝或精神失常,重者昏迷。

● 高热:多在感染时发生,由于缺乏肾上腺皮质激素,患者抵抗力低,易并发感染,体温常高达40℃以上,同时也容易出现神志改变,如烦躁不安、意识障碍、反应迟钝,甚至昏迷。心率加快程度与体温升高程度不符。

● 低体温:冬季发生较多,寒冷诱发或使原有昏迷加重,与甲状腺激素缺乏有关,全身代谢低下,产热不足。体温常低至35℃以下,可有皮肤苍白、干冷、脉缓且细弱。

● 水中毒:由于糖皮质激素及甲状腺激素的缺乏,机体对水负荷的利尿反应减退,摄入水过多造成血液稀释,血容量增加,血渗透压低,细胞内水增多,脑细胞水肿。患者可有头痛、恶心、全身无力、精神错乱、嗜睡,甚至昏迷。

● 失钠性昏迷:由于肾上腺皮质激素及甲状腺激素的缺乏,机体潴钠能力低,特别是在胃肠道功能紊乱及感染等应激状态时,可有明显失钠、血容量不足、周围循环衰竭及休克,甚至昏迷。

● 垂体切除后昏迷:患者手术后神志不清,呈昏睡或昏迷状态。血压偏低,大小便失禁,体温可高可低,症状可持续数日至数周。

● 垂体卒中(垂体内急性出血):突然起病,剧烈头痛,迅速出现视力障碍,甚至失明或伴有眼球运动障碍。部分患者可有颈项强直及血性脑脊液,迅速出现意识障碍而陷入昏迷。

● 休克:患者可因轻度感染、小手术、腹泻、呕吐、麻醉等应激引起低钠血症,血容量不足,造成四肢花斑、冰凉,皮肤弹性减低,精神障碍,低血压等休克表现,重者也可导致昏迷。

(3)辅助检查

● 血生长激素(GH)、促醛固酮激素(AGTH)、促黄体素(LH)及卵泡刺激素

（FSH）明显低于正常。血浆皮质醇、甲状腺激素（T$_3$、T$_4$）、尿促性腺激素、17-羟类固醇、17-酮类固醇及雌激素水平显著减低。

- 血红蛋白减低、血糖减低、血钠血氯减低、血胆固醇升高。
- 对怀疑垂体瘤、垂体卒中者摄头颅 X 线片可见蝶鞍扩大。CT、超声波及脑电图有助于诊断，但脑血管造影不宜于危象期进行。

（4）鉴别诊断

- 与恶性高热、严重感染、脓毒症休克、多器官衰竭、高血糖高渗状态等鉴别。
- 根据病史、发病过程、临床表现和测定各激素水平。

3. 急诊治疗

- 保持气道通畅。
- 经鼻导管或面罩吸氧，必要时给予机械通气。
- 低体温患者注意保温。
- 先采血送检皮质醇、TSH 及甲状腺激素，不必等结果回报而进行急诊处理。
- 静脉注射 50% 葡萄糖 40~60ml，继续静脉滴注 10% 葡萄糖及 5% 葡萄糖生理盐水，1~2L/24h，在 10% 葡萄糖液中加入氢化可的松 100mg 缓慢静脉滴注，8 小时滴入，24 小时内可用 200mg 或稍多。
- 遇有神志不清同时伴有体温过低，心动过缓的患者，应怀疑可能继发黏液性水肿昏迷，主张应用甲状腺激素治疗：L-T$_4$ 0.3mg 每日一次静脉注射，而后 L-T$_4$ 50~100μg 每日一次静脉注射，如无静脉制剂，可研碎口服。
- 有发热并感染时，应积极采用有效抗生素治疗。在有感染的情况下激素的用量应适当加大。
- 休克者在充分补液、应用肾上腺皮质激素，或者应用甲状腺素后，可加用升压药。升压药一般不早用，因为早期的血压下降可能是由于血容量不足，对儿茶酚胺类敏感性下降和代谢率降低，当体温回升，血容量恢复后血压亦可随之恢复。

（三）肾上腺功能减退危象

1. 概述　肾上腺功能减退危象又称为肾上腺危象（adrenal crisis），是指由于各种原因导致肾上腺皮质功能衰竭，肾上腺皮质激素分泌不足或缺如，全身多器官、多系统急剧发生的功能衰竭。

- 临床表现为高热（部分病例无高热）、胃肠功能紊乱、精神萎靡或躁动不安、谵妄、惊厥、休克、昏迷等。
- 是危及生命的急症，应立即采取抢救措施，不应等待实验室检查结果再予诊断治疗。

病因：

- 急性肾上腺皮质出血、坏死。
- 因感染、创伤、手术、胃肠紊乱、妊娠、分娩或长期大量肾上腺皮质激素治疗过程中突然停药或减量等导致原有的慢性肾上腺皮质功能减退症加重，诱发本症。
- 长期糖皮质激素治疗过程中，垂体肾上腺皮质因重度抑制而萎缩，若突然停药或减量，可诱发本症。
- 肾上腺切除术后。
- 先天性肾上腺羟化酶缺陷导致皮质激素合成受阻。

2. 诊断思路

（1）病史：多有肾上腺皮质功能减退以及应激病史。

（2）体格检查

- 胃肠道感染表现。
- 神经系统异常表现。
- 部分病例有全身皮肤黏膜色素沉着这一典型体征。

（3）辅助检查

- 三低：低血糖、低血钠、低皮质醇（包括血、尿皮质醇、17-羟类固醇、17-酮类固醇）。
- 三高：高钾血症、高尿素氮、高外周血嗜酸性粒细胞，通常可达 $0.3 \times 10^9/L$。
- CT、MRI 有肾上腺病变表现。

（4）鉴别诊断

- 中暑：可有高热及脱水症状，表现为恶心、呕吐及明显的循环衰竭和精神症状，患者多有高热环境接触史。
- 脓毒症休克：患者可同时伴有休克、多脏器功能衰竭、DIC 等表现，有时在临床上较难区分，但治疗原则相似，结合病史及治疗中的表现予以鉴别。

3. 急诊治疗

- 补充液体：初始 1~2 日，每日补充生理盐水 2 000~3 000ml，补充葡萄糖以避免低血糖。
- 抗休克治疗：血压偏低伴休克症状者经补液及激素治疗后仍不能纠正循环衰竭，可尽早使用血管活性药物。
- 糖皮质激素：氢化可的松 100mg 静脉注射，之后改为 100mg 每 6 小时一次静脉滴注，第 2、3 日改为 300mg 每 8 小时一次静脉滴注，继续减量至每日 200mg，100mg，病情改善改为口服。
- 监测血糖：低血糖予以 50% 葡萄糖 50ml。
- 预防 DIC：监测 DIC 指标，若诊断 DIC 尽早予以肝素治疗。

- 对症治疗：包括吸氧以及相应对症药物治疗。
- 积极抗感染及治疗其他诱因。

(康　健)

第六节　感染与传染病急症

一、人感染高致病性禽流感

(一) 概述

1. 定义　人感染高致病性禽流感是由甲型流感病毒感染禽类亚型中的一些毒株引起的急性呼吸道传染病。其中 H5N1 等亚型引起的高致病性禽流感，病情严重，可出现毒血症、脓毒症休克、多脏器功能衰竭及瑞氏综合征等并发症而致人死亡。

2. 流行病学

- 传染源：主要为患禽流感或携带禽流感病毒的鸡、鸭、鹅等家禽。其他禽类、野禽或猪也有可能成为传染源。患者是否为人感染高致病性禽流感的传染源尚待进一步确定。
- 传播途径：主要通过呼吸道传播，也可通过密切接触感染的禽类及其分泌物、排泄物、病毒污染的水等被感染。目前尚缺乏人与人之间传播的确切证据。
- 人群易感性：人群普遍易感。12 岁以下儿童发病率较高，病情较重。与不明原因病死家禽或感染、疑似感染禽流感家禽密切接触人员为高危人群。

(二) 诊断思路

1. 流行病学资料　在禽流感流行时，发病前一周内曾到过疫点，有明确的病、死禽及其分泌物、排泄物接触史或与人感染高致病性禽流感患者有密切接触者。

2. 临床表现

- 潜伏期一般在 7 日以内，通常为 2~4 日。
- 感染 H9N2 亚型的患者通常仅有轻微的上呼吸道感染症状。感染 H7N7 亚型的患者常表现为结膜炎。重症患者一般均为 H5N1 亚型病毒感染。
- 患者呈急性起病，早期酷似普通型流感，主要表现为发热，体温大多持续在 39℃ 以上，热程 1~7 日，多为 3~4 日。可伴有流涕、鼻塞、咳嗽、咽痛、头痛、肌肉酸痛和全身不适。常在发病 1~5 日后出现呼吸急促及明显的肺炎表现。
- 重症患者病情进展迅速，发病 1 周内出现呼吸窘迫症状和肺部实变体征，随即发展为呼吸衰竭，大多数病例即便接受辅助通气治疗，仍然死亡。还可出现

ARDS、肺出血、胸腔积液、全血细胞减少、肾衰竭、脓毒症休克及瑞氏综合征等并发症。

3. 实验室检查

● 血常规检查：外周血白细胞总数一般正常或降低，重症患者多有白细胞总数及淋巴细胞下降。

● 病毒抗原及基因检测：取患者呼吸道标本（如鼻咽分泌物、口腔含漱液、气管吸出物或呼吸道上皮细胞），采用免疫荧光法或酶联免疫法，检测甲型流感病毒核蛋白抗原及禽流感病毒 H 亚型抗原。还可采用反转录 - 聚合酶链反应（RT-PCR）法，检测相应核酸。

● 病毒分离：从患者呼吸道标本（如鼻咽分泌物、口腔含漱液、气管吸出物或呼吸道上皮细胞）中分离禽流感病毒。

● 血清学检查：采集发病初期和恢复期双份血清，采用血凝抑制试验、补体结合试验或酶联免疫吸附试验，检测禽流感病毒抗体，前后滴度上升≥4 倍，可作为回顾性诊断的参考指标。

4. 影像学检查 胸部 X 线片可见肺内斑片状、弥漫性或多灶性浸润，但缺乏特异性。重症患者肺内病变进展迅速，呈大片毛玻璃状或肺实变影像，少数可伴有胸腔积液。

5. 鉴别诊断 应与普通流感、季节性流感、细菌性肺炎、严重急性呼吸综合征（SARS）、传染性单核细胞增多症、巨细胞病毒感染、衣原体肺炎、支原体肺炎等疾病进行鉴别。

（三）病情评估

● 轻症患者预后良好。

● H5N1 亚型感染重症病例病情发展迅速，常出现重症肺炎、急性呼吸窘迫综合征、肺出血、胸腔积液、全血细胞减少、多脏器功能衰竭、败血症、休克及瑞氏综合征等并发症。

● 感染 H7N9、H5N6 亚型者预后较差，病死率为 30%~80%。患者年龄、基础性疾病、治疗延迟、出现并发症等影响本病预后。

（四）急诊治疗

1. 隔离 对疑似病例、临床诊断病例和确诊病例均应进行隔离治疗。

2. 一般治疗 卧床休息，多饮水，注意营养。密切观察和监测并发症。高热者予解热镇痛药，必要时使用止咳祛痰药物。儿童忌服含阿司匹林成分的药物，避免发生瑞氏综合征。

3. 抗病毒治疗

● 尽早使用，应在发病 48 小时内试用抗流感病毒药物。离子通道阻滞剂：金刚烷胺推荐用量为成人 200mg/d，老年人 160mg/d，小儿每日 4~5mg/kg，分两次口服,疗程 3~4 日。

- 神经氨酸酶抑制剂:目前认为首选和最常用。奥司他韦,应及早服用,推荐口服剂量为成人每日 2 次,每次 75mg,连服 5 日。儿童不足体重 15kg 者推荐剂量 30mg,15~23kg 者为 45mg,24~40kg 者为 60mg,大于 40kg 者可用 75mg,1 岁以下儿童不推荐使用。

4. 重症患者的治疗

- 营养支持。
- 加强血氧监测和呼吸支持。
- 防治继发细菌感染。
- 防治其他并症,如短期给予肾上腺皮质激素改善毒血症状及呼吸窘迫。

二、病毒性肝炎

(一)概述

1. 定义　病毒性肝炎(viral hepatitis)是由多种肝炎病毒引起的,以肝脏损害为主的一组全身性传染病。目前按病原学明确分类的有甲型(HAV)、乙型(HBV)、丙型(HCV)、丁型(HDV)、戊型(HEV)五型肝炎病毒。各型病毒性肝炎临床表现相似,以疲乏、食欲减退、厌油、肝功能异常为主,部分病例出现黄疸。

2. 流行病学

(1)甲型肝炎

- 传染源:急性患者和隐性感染者。
- 传播途径:粪-口途径。
- 易感人群:抗-HAV 阴性者。

(2)乙型肝炎

1)传染源:急、慢性乙型肝炎患者和病毒携带者。

2)传播途径:母婴传播;血液、体液传播;其他传播途径。

3)易感人群:抗-HBs 阴性者。

4)流行特性

- 地区性差异:低度流行区如北美、西欧、澳大利亚等;中度流行区如东欧、地中海、俄罗斯、日本等;高度流行区如热带非洲、东南亚、中国等。
- 性别差异:男女比例 1.4∶1。
- 无明显季节性。
- 散发为主。
- 家庭聚集。
- 婴幼儿多见。

（3）丙型肝炎

- 传染源：急、慢性患者和无症状病毒携带者。
- 传播途径：类似乙型肝炎。
- 人群普遍易感。

（4）丁型肝炎

- 传染源和传播途径：与乙肝相似，多与 HBV 重叠感染。
- 人群普遍易感。

（5）戊型肝炎：传染源和传播途径与甲型肝炎相似，隐性感染多见。

（二）诊断思路

1. 流行病学资料

- 甲型肝炎：病前是否在甲肝流行区，有无进食未煮熟海产，多见于儿童。
- 乙型肝炎：输血、不洁注射史，与 HBV 感染者接触史，家庭成员有无 HBV 感染者，特别是婴儿母亲是否 HBsAg 阳性等。
- 丙型肝炎：有输血及血制品、静脉吸毒、血液透析、多个性伴侣、不洁注射及文身史的肝炎患者应怀疑丙型肝炎。
- 丁型肝炎：流行病学同乙型肝炎。
- 戊型肝炎：流行病学同甲型肝炎。

2. 临床诊断

（1）急性肝炎：包括急性黄疸型肝炎和急性无黄疸型肝炎。各型病毒均可引起，甲、戊型不转为慢性，成年急性乙型肝炎约 10% 转为慢性，丙型超过 50%，丁型约 70% 转为慢性。

1）急性黄疸型肝炎

- 黄疸前期：甲、戊型肝炎起病较急，约 80% 患者有发热伴畏寒；乙、丙、丁型肝炎起病相对较缓，仅少数有发热；主要症状有全身乏力、食欲减退、恶心、呕吐、厌油、腹胀、肝区痛、尿色加深等，肝功能改变主要为 ALT、AST 升高，持续 5~7 日。
- 黄疸期：尿黄加深，巩膜皮肤黄疸，1~3 周内达高峰；部分可有一过性粪色变浅、皮肤瘙痒、心动徐缓等梗阻性黄疸表现；肝大、质软、边缘锐利，有压痛及叩痛，部分病例有轻度脾大；肝功能检查示 ALT 和胆红素升高，尿胆红素阳性，持续 2~6 周。
- 恢复期：症状逐渐消失，黄疸消退，肝、脾回缩，肝功能逐渐恢复正常。持续 1~2 个月。

2）急性无黄疸型肝炎

- 除无黄疸外其他临床表现与黄疸型相似，发病率远高于黄疸型。通常起病较缓，症状较轻。主要表现为全身乏力、食欲下降、恶心、腹胀、肝区痛、肝大、有轻压痛及叩痛等。恢复较快,病程多在 3 个月内。

- 急性丙型肝炎的临床表现一般较轻,多无明显症状,少数病例有低热,血清 ALT 轻、中度升高。无黄疸型占 2/3 以上,即使是急性黄疸型病例,黄疸亦属轻度。

- 急性丁型肝炎可与 HBV 感染同时发生(同时感染)或继发于 HBV 感染者(重叠感染),其临床表现部分取决于 HBV 感染状态。同时感染者临床表现与急性乙型肝炎相似。大多数表现为黄疸型,有时可见双峰型 ALT 升高,分别表示 HBV 和 HDV 感染,预后良好,极少数可发展为重型肝炎。重叠感染者病情常较重。ALT 升高可达数月之久,部分可进展为急性重型肝炎,此种类型大多会向慢性化发展。

- 戊型肝炎与甲型肝炎相似,但黄疸前期较长,平均 10 日,症状较重。自觉症状至黄疸出现后 4~5 日才开始缓解,病程较长。晚期妊娠妇女患戊型肝炎时易发生肝衰竭。HBV 慢性感染者重叠戊型肝炎时病情较重,病死率增高。老年患者通常病情较重。病程较长,病死率较高。

(2)慢性肝炎:急性肝炎病程超过半年,或原有乙、丙、丁型肝炎急性发作再次出现肝炎症状、体征及肝功能异常者。发病日期不明确或虽无肝炎病史,但根据肝组织病理学或根据症状、体征、实验室检查及超声检查综合分析符合慢性肝炎表现者。

1)轻度

- 病情较轻,可反复出现乏力、头晕、食欲减退、厌油、尿黄、肝区不适、睡眠欠佳,肝稍大有轻触痛,可有轻度脾大。

- 部分病例症状、体征缺如。

- 肝功能指标仅 1 或 2 项轻度异常。

2)中度症状、体征、实验室检查居于轻度和重度之间。

3)重度有明显或持续肝炎症状,如乏力、食欲缺乏、腹胀、尿黄、便溏等,伴肝病面容、肝掌、蜘蛛痣、脾大,ALT 和 / 或 AST 反复或持续升高,白蛋白降低、丙种球蛋白明显升高。

(3)重型肝炎(肝衰竭)

- 病因及诱因复杂,包括重叠感染(如乙型肝炎重叠其他肝炎病毒感染)、机体免疫状况、妊娠、HBV 前 C 区突变、过度疲劳、精神刺激、饮酒、应用肝损药物、合并细菌感染、有其他合并症(如甲状腺功能亢进、糖尿病)等。

- 表现为一系列肝衰竭症候群:极度乏力、严重消化道症状,神经、精神症状。有明显出血现象,黄疸进行性加深,胆红素每日上升 ≥17.1μmoL 或大于正常值 10 倍。

- 可出现中毒性鼓肠、肝臭、肝肾综合征等。

- 可见扑翼样震颤及病理反射。
- 肝浊音界进行性缩小，胆酶分离血氨升高等。

3. 病原学诊断

- 甲型肝炎：有急性肝炎临床表现，并具备下列任何一项均可确诊为甲型肝炎：抗 -HAV IgM 阳性；抗 -HAV IgG 急性期阴性，恢复期阳性；粪便中检出 HAV 颗粒或抗原或 HAV RNA。
- 乙型肝炎：血清 HBsAg 和 HBV DNA 阳性，肝组织学检查有肝炎病变可诊断为乙型肝炎。血清 HBsAg 和 HBV DNA 阳性或阴性，HBeAg 和抗 -HBe 阳性或阴性，血清 ALT 和 AST 均在正常范围，肝组织学检查一般无明显异常或轻度异常，排除其他病毒及非病毒因素引起的肝损伤，可诊断为 HBV 携带者。
- 丙型肝炎：抗 -HCV IgM 和 / 或 IgG 阳性，HCV RNA 阳性，可诊断为丙型肝炎。无任何症状和体征，肝功能和肝组织学正常者为无症状 HCV 携带者。
- 丁型肝炎：有现症 HBV 感染，同时血清 HDV Ag 或抗 -HDV IgM 或高滴度抗 -HDV IgG 或 HDV RNA 阳性，或肝内 HDV Ag 或 HDV RNA 阳性，可诊断为丁型肝炎。低滴度抗 -HDV IgG 有可能为过去感染。不具备临床表现，仅血清 HBsAg 和 HDV 血清标记物阳性时，可诊断为无症状 HDV 携带者。
- 戊型肝炎：急性肝炎患者抗 -HEV IgG 高滴度，或由阴性转为阳性，或由低滴度到高滴度，或由高滴度到低滴度甚至阴转，或血 HEV RNA 阳性，或粪便 HEV RNA 阳性或检出 HEV 颗粒，均可诊断为戊型肝炎。抗 -HEV IgM 阳性可作为诊断参考，但须排除假阳性。

4. 并发症

（1）肝性脑病：肝功能不全所引起的神经精神症候群，可发生于重型肝炎和肝硬化。常见诱因有上消化道出血、高蛋白饮食、感染、大量排钾利尿、大量放腹水、使用镇静剂等，其发生可能是多因素综合作用的结果。肝性脑病根据临床症状、体征及脑电波异常程度分为 5 期：

1）0 期（潜伏期）：轻微肝性脑病。

- 无行为、性格的异常，无神经系统病理征，脑电图正常。
- 只有心理测试或智力测试时有轻微异常。

2）一期（前驱期）

- 轻度性格改变和精神异常。
- 可有扑翼样震颤。
- 脑电图多数正常。

3）二期（昏迷前期）

- 嗜睡、行为异常（如衣冠不整或随地大小便）、言语不清、书写障碍及定向力障碍。

- 明显神经体征,如腱反射亢进、肌张力增高、踝痉挛及巴宾斯基征阳性,扑翼样震颤。
- 脑电图有特征性异常。

4) 三期(昏睡期)

- 昏睡,但可唤醒,醒时尚能应答,常有神志不清或幻觉。
- 神经体征持续或加重,扑翼样震颤可引出,腱反射亢进、肌张力增高,锥体束征阳性。
- 脑电图有异常波形。

5) 四期(昏迷期):昏迷,不能唤醒。

- 患者不能合作而无法引出扑翼样震颤。
- 浅昏迷时,腱反射和肌张力仍亢进。
- 深昏迷时,各种反射消失,肌张力降低,脑电图明显异常。

如未达到一期,但有智力下降,反应时间延长,操作能力减退等表现者,称为亚临床型肝性脑病。

(2)上消化道出血:病因如下。

- 凝血因子、血小板减少。
- 胃黏膜广泛糜烂和溃疡。
- 门静脉高压。
- 上消化道出血可诱发肝性脑病、腹水、感染、肝肾综合征等。

(3)肝肾综合征:往往是严重肝病的终末期表现。主要表现为少尿或无尿、氮质血症、电解质平衡失调。

(4)感染:重型肝炎易发生难以控制的感染,以胆道、腹膜、肺多见,细菌主要来源于肠道,且肠道中微生态失衡与内源性感染的出现密切相关。

5. 鉴别诊断

(1)其他原因引起的黄疸

- 溶血性黄疸:常有药物感染等诱因,临床表现为贫血、腰痛、发热、血红蛋白尿、网织红细胞升高,黄疸大多较轻,主要为间接胆红素升高。给予治疗后黄疸消退快。
- 肝外梗阻性黄疸:常见病因有胆囊炎、胆石症、胰头癌、壶腹周围癌、肝癌、胆管癌、阿米巴肝脓肿等。有原发病症状和体征,肝功能损害轻,以直接胆红素升高为主。辅助检查可见肝内外胆管扩张。

(2)其他原因引起的肝炎

- 其他病毒所致的肝炎:见于巨细胞病毒感染、传染性单核细胞增多症等。可根据原发病的临床特点和病原学、血清学检查结果进行鉴别。
- 感染中毒性肝炎:如流行性出血热、恙虫病、伤寒、钩端螺旋体病、阿米巴肝病、急性血吸虫病、华支睾吸虫病等。主要根据原发病的临床特点和实验室检查加以鉴别。

- 药物性肝损害：有使用肝损害药物的历史，停药后肝功能可逐渐恢复，肝炎病毒标志物阴性。
- 酒精性肝病：有长期大量饮酒的历史，肝炎病毒标志物阴性。
- 自身免疫性肝炎：主要有原发性胆汁性肝硬化和自身免疫性肝病，前者主要累及肝内胆管，后者主要破坏肝细胞。诊断主要依靠自身抗体的检测和病理组织检查。
- 脂肪肝及妊娠急性脂肪肝：大多继发于肝炎后或身体肥胖者。血中甘油三酯多增高，超声有较特异的表现。妊娠急性脂肪肝多以急性腹痛起病或并发急性胰腺炎，黄疸深，肝缩小，严重低血糖及低蛋白血症，尿胆红素阴性。
- 肝豆状核变性：血清铜及铜蓝蛋白降低，眼角膜边沿可发现凯 - 弗环（Kayser-Fleischer ring）。

（三）病情评估

1. 分类　根据病理组织学特征和病情发展速度，重型肝炎（肝衰竭）可分为以下四类：

- 急性重型肝炎（急性肝衰竭，ALF）：又称暴发型肝炎。特征是起病急，发病 2 周内出现以二期以上肝性脑病为特征的肝衰竭症候群。多有诱因，病死率高，病程不超过三周。
- 亚急性重型肝炎（亚急性肝衰竭，SALF）：又称亚急性肝坏死。起病较急，15 日 ~26 周内出现肝衰竭症候群。首先出现二期以上肝性脑病者称脑病型；首先出现腹水及其相关症候者称为腹水型。晚期可有难治性并发症，如脑水肿、消化道大出血、严重感染、电解质紊乱及酸碱平衡失调、白细胞升高、血红蛋白下降、低血糖、低胆固醇、低胆碱酯酶。一旦出现肝肾综合征，预后极差。病程较长，常超过 3 周至数月。容易转化为慢性肝炎或肝硬化。
- 慢加急性（亚急性）重型肝炎［慢加急性（亚急性）肝衰竭，ACLF］：是在慢性肝病基础上出现的急性或亚急性肝功能失代偿。
- 慢性重型肝炎（慢性肝衰竭，CLF）：是在肝硬化基础上，肝功能进行性减退导致的以腹水或门静脉高压、凝血功能障碍和肝性脑病等为主要表现的慢性肝功能失代偿。

2. 分期　根据临床表现的严重程度，亚急性重型肝炎（亚急性肝衰竭）和慢加急性（亚三型）重型肝炎［慢加急性（亚急性）肝衰竭］可分为早期、中期和晚期。

（1）早期

- 极度乏力，并有明显厌食、呕吐和腹胀等严重消化道症状。

- 黄疸进行性加深(血清总胆红素≥171μmol/L 或每日上升≥17.1μmol/L)。
- 有出血倾向,凝血酶原活动度(PTA)≤40%。
- 未出现肝性脑病或明显腹水。

(2)中期:肝衰竭早期表现基础上,出现以下两条之一者。

- 出现二期以下肝性脑病和/或明显腹水。
- 出血倾向明显(出血点或瘀斑)。

(3)晚期:在肝衰竭中期表现基础上,出现以下三条之一。

- 有难治性并发症,如肝肾综合征、上消化道大出血、严重感染和难以纠正的电解质紊乱等。
- 三期以上肝性脑病。
- 严重出血倾向(注射部位瘀等)PTA≤20%。

(四)急诊治疗

1. 急性肝炎　有自限性,以一般治疗及对症支持治疗为主,除急性丙型肝炎外一般不采用抗病毒治疗。

2. 重症肝炎(肝衰竭)　因病情发展快、病死率高,应积极抢救。

(1)治疗原则:依据病情发展的不同时期(早、中、晚期)予以支持、对症、抗毒等内科综合治疗为基础,早期免疫控制,中、后期预防并发症及免疫调节为主,辅以人工肝支持系统疗法争取适当时期进行肝移植治疗。

(2)支持和对症治疗

- 患者应卧床休息,实施重症监护,密切观察病情,防止院内感染。饮食方面要避免油腻,宜清淡易消化。
- 由于重症肝炎患者食欲极差,肝脏合成能力低下,热量摄入不足,应给予以碳水化合物为主的营养支持治疗,以减少脂肪和蛋白质的分解。补液量1 500~2 000ml/d,注意出入量的平衡,尿量多时可适当多补。
- 注意维持电解质及酸碱平衡。供给足量的白蛋白尽可能减少饮食中的蛋白质,以控制肠内氨的来源,维持正氮平衡、血容量和胶体渗透压,减少脑水肿和腹水的发生。
- 补充足量维生素 B、维生素 C 及维生素 K。
- 输注新鲜血浆、白蛋白或免疫球蛋白以加强支持治疗。禁用对肝、肾有损害的药物。

(3)促进肝细胞再生

- 肝细胞生长因子(HGF):临床上应用的 HGF 主要来自动物(猪、牛等)的乳肝或胎肝,为小分子多肽类物质。静脉滴注 120~200mg/d,疗程一个月或更长,可能有一定疗效。
- 前列腺素 E_1(PCE$_1$):可保护肝细胞,减少肝细胞坏死、改善肝脏的血液循环,促进肝细胞再生。临床应用后部分患者肝功能有明显改善,阻止重型肝炎病情的发展。静脉滴注 10~20pg/d。

- 肝细胞及肝干细胞或干细胞移植:重症肝炎(肝衰竭)能否存活,主要取决于肝细胞再生,外源性补充肝细胞或干细胞可以帮助机体补充或促进新生肝细胞产生。但有效性和安全性有待进一步证实。

（4）抗病毒治疗

- 重型肝炎(肝衰竭)的抗病毒治疗:乙型重型肝炎(肝衰竭)患者 HBV 复制活跃(HBV DNA≥10 拷贝/ml),应尽早抗病毒治疗。
- 抗病毒治疗药物选择以核苷类药物为主,一般不主张使用干扰素类。
- 抗病毒治疗对患者近期病情改善不明显,但对长期治疗及预后有重要意义。

（5）免疫调节:早期适当使用激素,后期使用免疫增强药物。

（6）并发症防治

- 肝性脑病:口服乳果糖、或弱酸溶液保留灌肠;静脉使用精氨酸、谷氨酸钠、门冬氨酸钾镁;脑水肿患者可使用甘露醇和呋塞米滴注。
- 上消化道出血:预防出血可使用 H_2 受体拮抗剂,有消化道溃疡者可用质子泵抑制剂,补充维生素 K、维生素 C 等,输注凝血因子、血小板、纤维蛋白原等;降低门静脉压力治疗;出血时可口服云南白药、凝血酶、去甲肾上腺素等,静脉应用生长抑素、垂体后叶激素等。
- 继发感染:预防为主,及早应用抗生素。
- 肝肾综合征:避免使用肾损害药物,避免出现血容量降低。可应用前列腺素 E 或多巴胺、利尿剂。

（7）人工肝支持系统。

（8）肝移植。

三、麻疹

（一）概述

1. 定义　麻疹(measles)是由麻疹病毒引起的病毒感染性传染病,在我国法定的传染病中属于乙类传染病。其主要的临床表现有发热、咳嗽、流涕等卡他症状及眼结膜炎,特征性表现为口腔麻疹黏膜斑及皮肤斑丘疹。在我国自从婴幼儿广泛接种麻疹疫苗以来,该病的发展已经基本得到了控制。

2. 流行病学

- 传染源:麻疹患者是唯一的传染源。急性期的患者是最重要的传染源,发病前 2 日至出疹后 5 日内均具有传染。前驱期传染性最强,传染期患者口、鼻、咽眼结合膜分泌物均含有病毒,恢复期不带病毒。

- 传播途径：经呼吸道飞沫传播是主要的传播途径。密切接触者亦可经病毒污染的手传播。
- 人群易感性：人类普遍易感，病后可获得持久免疫力。该病主要在 6 个月至 5 岁小儿间流行。近年在年长儿和成人中也可见一些轻型麻疹病例。

（二）诊断思路

1. 流行病学资料　根据当地有麻疹流行，没有接种过麻疹疫苗且有麻疹患者的接触史，同时出现典型麻疹的临床表现如急起发热、上呼吸道卡他症状、结膜充血畏光、口腔麻疹黏膜斑及典型的皮疹等即可诊断。非典型患者难以确诊者，依赖于实验室检查。潜伏期为 6~21 日，平均为 10 日。接种过麻疹疫苗者可延长至 3~4 周。

2. 临床表现

（1）典型麻疹

- 前驱期：从发热到出疹为前驱期，一般持续 3~4 日。表现为急性起病发热、咳嗽、流涕、流泪、眼结合膜充血、畏光、咽痛、全身乏力等。部分年长儿童可诉头痛，婴幼儿可出现胃肠道症状如呕吐、腹泻等。在病程 2~3 日内，约 90% 以上患者口腔可出现麻疹黏膜斑（科氏斑），是此期的特征性体征，具有诊断价值。
- 出疹期：从病程的第 3~4 日开始持续 1 周左右。患者体温持续升高，同时呼吸道等感染中毒症状明显加重，特征性表现是开始出现皮疹，首先见于耳后、发际，渐及前额面、颈部，自上而下至胸腹、背及四肢，2~3 日遍及全身，最后达手掌与足底。随出疹达高峰，全身毒血症状加重，体温可达 40℃，患者可有嗜睡或烦躁不安，甚至谵妄、抽搐。咳嗽加重、咽红、舌干、结膜红肿、畏光。浅表淋巴结及肝、脾大，肺部可闻及干、湿啰音，可出现心力衰竭。成人麻疹中毒症状常比小儿重，但并发症较少。
- 恢复期：皮疹达高峰后持续 1~2 日后迅速好转，体温开始下降，全身症状明显减轻，皮疹随之按出疹顺序依次消退，可留有浅褐色色素沉着斑，1~2 周后消失。

（2）重型麻疹：多见于全身情况差、免疫力低下或继发严重感染者，病死率高。

- 中毒性麻疹：表现为全身感染中毒症状重，起病即高热，达 40℃ 以上，伴有气促、发绀、心率快，甚至谵妄、抽搐、昏迷，同时皮疹也较严重。
- 休克性麻疹：除具有中毒症状外，出现循环衰竭或心力衰竭，表现为面色苍白、发绀、四肢厥冷、心音弱、心率快、血压下降等。皮疹暗淡稀少或皮疹出现后又突然隐退。
- 出血性麻疹：皮疹为出血性，形成紫斑，压之不褪色，同时可有内脏出血。
- 疱疹性麻疹：皮疹呈疱疹样，融合成大疱。发热高、中毒症状重。

（3）异型麻疹

- 主要发生在接种麻疹灭活疫苗后 4~6 年，再接触麻疹患者时出现。
- 表现为突起高热、头痛、肌痛、腹痛，无麻疹黏膜斑，病后 2~3 日出现皮疹，从四肢远端开始，逐渐扩散到躯干皮疹为多形性，常伴四肢水肿，上呼吸道卡他症状不明显，但肺部可闻啰音。
- 肝、脾均可增大。

3. 实验室检查

（1）血常规：白细胞总数减少，淋巴细胞比例相对增多。

（2）血清学检查：酶联免疫吸附试验测定血清特异性 IgM 和 IgE 抗体，灵敏度和特异度好。

（3）病原学检查

- 取早期患者鼻咽分泌物、血细胞及尿沉渣细胞，用免疫荧光或免疫酶法查麻疹抗原，如阳性可早期诊断。
- 采用 RT-PCR 检测麻疹病毒 RNA 是一种灵敏度和特异度很强的诊断方法。

4. 鉴别诊断

- 风疹：前驱期短，全身症状和呼吸道症状轻，无麻疹黏膜斑，发热 1~2 日出疹，皮疹分布以面、颈、躯干为主。1~2 日皮疹消退，无色素沉着和脱屑，常伴耳后、颈部淋巴结肿大。
- 幼儿急疹：突起高热，持续 3~5 日，上呼吸道症状轻，热骤降后而出现皮疹，皮疹散在呈玫瑰色，多位于躯干，1~3 日皮疹退尽，热退后出疹为其特点。
- 猩红热：前驱期发热，咽痛明显，1~2 日后全身出现针尖大小红色丘疹，疹间皮肤充血，压之褪色，面部无皮疹，口周呈苍白圈，皮疹持续 4~5 日随热降而退，出现大片脱皮。外周血白细胞总数及中性粒细胞显著增高。
- 药物疹：近期服药史，皮疹多有瘙痒，低热或无热，无麻疹黏膜斑及卡他症状，停药后皮疹渐消退。血嗜酸性粒细胞可增多。

5. 并发症

- 喉炎：以 2~3 岁以下小儿多见，继发于细菌感染导致喉部组织水肿，分泌物增多，极易引起喉梗阻。表现为声音嘶哑、犬吠样咳嗽、呼吸困难、发绀等。
- 肺炎：肺炎为最常见的并发症，多见于 5 岁以下患儿，占麻疹患儿死亡的 90% 以上。麻疹病毒本身引起的肺炎多不严重，而继发的肺部感染较为严重，表现为病情突然加重，咳嗽、咳脓痰，可出现鼻翼扇动、口唇发绀，肺部有明显的啰音。
- 心肌炎：2 岁以下婴幼儿易致，表现为气促、烦躁、面色苍白、发绀，听诊心音低钝、心率快。皮疹不能出全或突然隐退。心电图示 T 波和 ST 段改变。

- 脑炎:发病率为 0.1%~0.5%,可发生于出疹后 2~6 日,亦可发生于出疹后 3 周左右。临床表现与其他病毒性脑炎类似,病死率约 15%,多数可恢复正常,部分患者留有智力低下、癫痫、瘫痪等后遗症。
- 亚急性硬化性全脑炎(SSPE):是麻疹的一种远期并发症,属慢性或亚急性进行性脑炎,罕见,发病率(1~4)/100 万。常在原发麻疹后 2~17 年(平均 7 年)发病,患者逐渐出现智力障碍、性格改变、运动不协调、语言和视听障碍、癫痫发作等症状,最后因昏迷、强直性瘫痪而死亡。

（三）病情评估

无并发症的单纯麻疹预后良好,重型麻疹病死率较高。

（四）急诊治疗

1. 一般治疗　患者呼吸道隔离至体温正常或至少出疹后 5 日;卧床休息,住院麻疹患儿应补充维生素 A,降低并发症和病死率。

2. 对症治疗　高热可酌情用小剂量解热药物或物理降温;咳嗽可用祛痰镇咳药;剧咳和烦躁不安可用少量镇静药;体弱病重患儿可早期注射丙种球蛋白;必要时给氧,保证水电解质及酸碱平衡等。

3. 并发症治疗

- 喉炎:蒸汽雾化吸入稀释痰液,使用抗菌药物,对喉部水肿者可试用肾上腺皮质激素。喉梗阻严重时及早行气管切开。
- 肺炎:治疗同一般肺炎,合并细菌感染较为常见,主要为抗菌治疗。
- 心肌炎:出现心力衰竭者应及早静脉注射强心药物,同时应用利尿药,重症者可用肾上腺皮质激素保护心肌。
- 脑炎:处理基本同乙型脑炎。SSPE 目前无特殊治疗。

四、肾综合征出血热

（一）概述

1. 定义　肾综合征出血热(hemorrhagic fever with renal syndrome,HFRS)又称流行性出血热,是由汉坦病毒属各型病毒引起的,以鼠类为主要传染源的一种自然疫源性疾病。

- 广泛流行于亚欧等国,我国为高发区。
- 主要病理变化是全身小血管和毛细血管广泛性损害,临床上以发热、低血压休克、充血出血和肾损害为主要表现。
- 典型病例病程呈五期经过。

2. 流行病学

（1）传染源:主要宿主动物与传染源是鼠,其他包括猫、猪、犬和兔等。

（2）传播途径

● 呼吸道传播：鼠类携带病毒的排泄物污染尘埃后通过呼吸道感染人体。

● 消化道传播：进食被鼠类携带病毒的排泄物所污染的食物可经口腔或胃肠道黏膜感染。

● 接触传播：被鼠咬伤或破损伤口接触带病毒的鼠类排泄物或血液后可导致感染。

● 母婴传播。

● 虫媒传播尚有待进一步证实。

（3）易感性：普遍易感，在流行区隐性感染率可达 3.5%~4.3%。

（4）流行特征

● 我国疫情除青海和新疆外，均有病例报告。目前流行趋势是老疫区病例逐渐减少，新疫区则不断增加。

● 季节性和周期性：姬鼠传播以 11 月至翌年 1 月为高峰，5~7 月为小高峰。家鼠传播以 3~5 月为高峰。林区姬鼠传播者以夏季为高峰。目前非高峰季节发病明显增多，并呈现出老疫区轻患者较多，新疫区重患者较多的特点。

● 人群分布：以男性青壮年、农民和野外工作人员发病较高。

（二）诊断思路

1. 流行病学　发病季节，病前两个月内进入疫区并有与鼠类或其他宿主动物接触史。

2. 临床表现

（1）发热期

● 主要表现为发热、全身中毒症状、毛细血管损伤和肾损害。起病急，畏寒，发热常在 39~40℃之间，弛张热为多，少数呈稽留热或不规则热。热程多为 3~7日，少数 10 日以上。轻患热退后症状缓解，重患热退后反而加重。

● 全身中毒症状表现为全身酸痛、头痛、腰痛和眼眶痛，称为"三痛"。多数出现胃肠中毒症状，如食欲减退、恶心呕吐或腹痛。部分可出现嗜睡、烦躁、谵妄或抽搐等神经精神症状，多数发展为重型。

● 毛细血管损害征主要表现为充血、出血和渗出水肿征。皮肤充血主要见于颜面、颈、胸等部位，黏膜充血见于眼结膜、软腭和咽。皮肤出血多见于腋下及胸背，黏膜出血常见于软腭，少数有鼻出血、咯血、黑便或血尿。如在病程 4~6 日，腰、臀部或注射部位出现大片瘀斑和腔道大出血，可能为 DIC 所致，是重症表现。渗出水肿征主要表现在球结膜水肿，部分出现眼睑和脸部水肿，可出现腹水，渗出水肿越重病情越重。肾损害主要表现在蛋白尿和镜检可发现管型等。

（2）低血压休克期

● 一般发生于第 4~6 病日，迟者 8~9 病日出现。

- 多数在发热末期或热退同时出现，少数在热退后发生。持续时间短者数小时，长达 6 日以上，一般为 1~3 日。

- 血压开始下降时四肢尚温暖。当血容量继续下降则出现脸色苍白、四肢厥冷、脉搏细弱或不能触及，尿量减少等。

- 当大脑供血不足时，可出现烦躁、谵妄、神志恍惚。少数顽固性休克患者由于长期组织血流灌注不良而出现发绀，并可发生 DIC、脑水肿、ARDS 和急性肾衰竭。

（3）少尿期

- 一般发生于第 5~8 病日，持续时间短者 1 日，长者 10 余日，一般为 2~5 日。

- 主要表现为尿毒症、酸中毒和水电解质紊乱，重患可出现高血容量综合征和肺水肿。表现为厌食、恶心、呕吐、腹胀和腹泻等，常有顽固性呃逆，可出现头晕、头痛、烦躁、嗜睡、谵妄，甚至昏迷和抽搐等。

- 一些患者皮肤瘀斑增加、鼻出血、便血、呕吐、咯血、血尿或阴道出血，少数可出现颅内出血或其他内脏出血。酸中毒表现为呼吸增快或库斯莫尔呼吸，水钠潴留，水肿加重，可出现腹水和高血容量综合征，后者表现为体表静脉充盈，收缩压增高，脉压增大而使脉搏洪大，脸部胀满和心率增快。

- 电解质紊乱主要表现为高血钾、低血钠和低血钙，少数亦可发生低血钾和高血镁。

（4）多尿期：一般出现在病程第 9~14 日，持续时间短者 1 日，长者可达数月之久。根据尿量和氮质血症情况可分为以下三期：

- 移行期：每日尿量由 400ml 增至 2 000ml，但血尿素氮和肌酐等反而升高，症状加重，不少患者因并发症而死于此期，应特别注意观察病情。

- 多尿早期：每日尿量超过 2 000ml，氮质血症未见改善，症状仍重。

- 多尿后期：尿量每日超过 3 000ml，并逐日增加，氮质血症逐步下降，精神食欲逐日好转，此期每日尿量可达 4 000~8 000ml，少数可达 1 500ml 以上。此期若水和电解质补充不足或继发感染，可发生继发性休克，亦可发生低血钠、低血钾等症状。

（5）恢复期

- 经多尿期后，尿量恢复为 2 000ml 以下，精神、食欲基本恢复，一般尚需 1~3 个月体力才能完全恢复。

- 少数患者可遗留高血压、肾功能障碍、心肌劳损和垂体功能减退等症状。

3. 实验室检查

- 血红蛋白和红细胞增高、白细胞计数增高、血小板减少。

- 尿蛋白大量出现和尿中带膜状物有助于诊断。

- 血清、血细胞和尿中检出肾综合征出血热病毒抗原，以及血清中检出特异性 IgM 抗体可以明确诊断。

- 特异性 IgG 抗体需双份血清滴度升高 4 倍以上有诊断意义。
- 汉坦病毒 RNA 检测有助于早期和非典型患者的诊断。

4. 鉴别诊断

- 发热期应与上呼吸道感染、败血症、急性胃肠炎和菌痢等鉴别。
- 休克期应与其他脓毒症休克鉴别。
- 少尿期应与急性肾炎及其他原因引起的急性肾衰竭相鉴别。
- 出血明显者与消化性溃疡出血、血小板减少性紫癜和其他原因所致 DIC 鉴别。
- 以 ARDS 为主要表现者应注意与其他原因引起者鉴别。
- 腹痛为主要表现者应与外科急腹症相鉴别。

5. 并发症

（1）腔道出血：以呕血、便血最常见，咯血、腹腔出血、鼻出血和阴道出血等较常见。

（2）中枢神经系统并发症：包括由汉坦病毒侵犯中枢神经而引起的脑炎和脑膜炎，因休克、凝血机制异常、电解质紊乱和高血容量综合征等引起的脑水肿、高血压脑病和颅内出血等，颅脑 CT 检查有助于以上诊断。

（3）肺水肿

- 急性呼吸窘迫综合征（ARDS）：表现为呼吸急促，发绀，肺部可闻及支气管呼吸音和干湿啰音，X 线表现为双侧斑点状或片状阴影，呈毛玻璃样。血气分析动脉氧分压降低至 60mmHg 以下，常见于休克期和少尿期。
- 心源性肺水肿：可由肺毛细血管受损，肺泡内大量渗液所致，亦可由高血容量或心肌受损所引起。

（4）其他包括继发性感染、自发性肾破裂、心肌损害和肝损害等。

（三）病情评估

病死率与临床类型、治疗迟早及措施是否正确相关，近年来病死率由 10% 下降为 3%~5% 甚至更低。

（四）急诊治疗

1. 发热期

- 抗病毒：发热期患者，可应用利巴韦林 1g/d 加入 10% 葡萄糖液 500ml 中静脉滴注，持续 3~5 日。
- 减轻外渗：早期卧床休息，降低血管通透性可给予路丁、维生素 C 等，每日输注平衡盐溶液或葡萄糖盐水 1 000ml 左右。高热、大汗或呕吐、腹泻者可适当增加。

- 改善中毒症状:高热以物理降温为主,忌用强烈发汗退热药,中毒症状重者给予地塞米松 5~10mg 静脉滴注,呕吐频繁者给予甲氧氯普胺 10mg 肌内注射。

- 预防 DIC:适当给予低分子右旋糖酐或丹参注射液静脉滴注,以降低血液黏滞性。中毒症状和渗出征严重者,处于高凝状态时可给予小剂量肝素,用量 0.5~1ml/kg,6~12 小时一次缓慢静脉注射。

2. 低血压休克期

- 补充血容量:宜早期快速和适量,争取 4 小时内血压稳定。液体应晶胶结合,平衡盐为主,忌单纯输入葡萄糖液。胶体溶液常用低分子右旋糖酐、甘露醇、血浆和白蛋白。10% 低分子右旋糖酐每日输入量不宜超过 1 000ml,否则易引起出血。其间应密切观察血压变化,血压正常后输液仍需维持 24 小时以上。

- 纠正酸中毒:用 5% 碳酸氢钠溶液,根据二氧化碳结合力结果分次补充或每次 60~100ml,根据病情每日给予 1~4 次。

- 血管活性药和肾上腺糖皮质激素的应用:经补液、纠酸后,但血压仍不稳定者可用血管活性药物如多巴胺 100~200mg/L 静脉滴注。山莨菪碱可扩张微血管、解除血管痉挛,酌情应用。也可同时用地塞米松 10~20mg 静脉滴注。

3. 少尿期

（1）稳定内环境:由于部分患者少尿期与休克期重叠,因此少尿早期需与休克所致肾前性少尿相鉴别。若尿比重 >1.20,尿钠 <40mmol/L,尿尿素氮与血尿素氮之比 >10：1,应考虑肾前性少尿。可输注电解质溶液 500~100ml,并观察尿量是否增加,亦可用 20% 甘露醇 100~125ml 静脉注射观察 3 小时,若尿量不超过 100ml,则为肾实质损害所致,此时宜严格控制入量。每日补液量为前日尿量和呕吐量再加 500~700ml。纠正酸中毒应根据二氧化碳结合力检测结果,用 5% 碳酸氢钠溶液纠正。减少蛋白分解,控制氮质血症,可给予高碳水化合物、高维生素和低蛋白饮食,不能进食者每日输入葡萄糖 200~300g。必要时可加入适量胰岛素。

（2）促进利尿:初期可用 20% 甘露醇 125ml 静脉注射,效果明显者可重复应用 1 次,效果不明显停用。常用利尿药物为呋塞米,小量开始逐步加大剂量至每次 100~300mg,静脉注射。效果不明显时可适当加大剂量,4~6 小时重复一次。亦可用血管扩张剂如酚妥拉明 10mg 或山莨菪碱 10-20mg 静脉滴注,每日 2~3 次。

（3）透析疗法:透析疗法适应证为少尿持续 4 日以上或无尿 24 小时以上,或出现下列情况者。

- 明显氮质血症,血尿素氮 >28.56mmol/L,有严重尿毒症表现者。
- 高分解状态,每日血尿素氮升高 7.14mmol/L。
- 血钾 >6mmol/L。
- 高血容量综合征。

（4）导泻和放血疗法

- 为预防高血容量综合征和高血钾,可以进行导泻,消化道出血者忌用。常用甘露醇 25g,亦可用 50% 硫酸镁 40ml 或大黄 10~30g 煎水,每日 2~3 次口服。
- 放血疗法只有在严重的高血容量综合征危及生命,如心力衰竭、明显肺水肿,且又缺乏其他措施的情况下应用,一般每次放血 300~400ml。

4. 多尿期 移行期和多尿早期的治疗同少尿期,多尿后期主要是维持水和电解质平衡,防治继发感染。

- 维持水与电解质平衡:给予半流质和含钾食物水分补充以口服为主,不能进食者可静脉注射。
- 防治继发感染:易发生呼吸道和泌尿系感染,若发生感染应及时诊断和治疗,忌用对肾脏有毒性作用的抗生素。

5. 恢复期 补充营养,逐步恢复工作,出院后应休息 1~2 个月,定期复查肾功能、血压和垂体功能,如有异常应及时治疗。

6. 并发症治疗

- 消化道出血:注意病因治疗,如为 DIC 消耗性低凝血期,宜补充凝血因子和血小板。如为 DIC 纤溶亢进期可应用 6- 氨基己酸或对羧基苄氨静脉滴注。肝素类物质增高所致出血则用鱼精蛋白或甲苯胺蓝静脉注射。
- 中枢神经系统并发症:出现抽搐时应用地西泮或戊巴比妥钠静脉注射,脑水肿或颅内出血所致颅内高压应用甘露醇静脉注射。
- ARDS:可应用地塞米松 20~30mg 每 8 小时一次静脉注射,限制入水量和进行高频通气,或用机械通气。
- 心力衰竭肺水肿:应控制输液或停止输液,并用强心、镇静及扩张血管和利尿药物,还可进行导泻或透析治疗。
- 自发性肾破裂:手术缝合。

五、破伤风

（一）概念

1. 定义 破伤风（tetanus）是破伤风杆菌侵入人体伤口后,在厌氧环境下生长繁殖,以产生嗜神经外毒素而引起全身肌肉强直性痉挛为特点的感染病。典型表现为牙关紧闭、强直性痉挛及阵发性痉挛。重型患者可因喉痉挛或继发严重肺部感染而死亡。新生儿破伤风多由脐带感染引起,病死率很高。

2. 流行病学

- 破伤风杆菌广泛存在于人、畜粪便和土壤中,极易通过灰尘或直接污染各类伤口而引起感染发病。
- 人群对破伤风普遍易感,各年龄组均有发病,但以青壮年男性,尤其以农民为多。
- 患本病后无持久免疫力,故可再次感染发病。

(二)诊断思路

1. 流行病学资料

- 绝大多数破伤风患者均有外伤史,伤口多先有或合并化脓性感染。
- 一般伤口较深,常有异物或坏死组织残留。部分患者伤口较小且隐蔽,常被忽视而延误诊断和治疗,甚至因病情恶化而造成严重后果。
- 破伤风的潜伏期平均为 6~10 日,亦有短于 24 小时或长达 20~30 日,甚至数月,或仅在摘除存留体内多年的异物如子弹头或弹片后,才发生破伤风。
- 潜伏期长短与既往是否接受过预防注射、创伤的性质、创伤的部位及伤口的处理等因素有关。
- 潜伏期持续时间愈短病情愈重,病死率越高,短于 7 日者多为重型破伤风。
- 曾用破伤风类毒素主动免疫或受伤后进行预防性破伤风抗毒素注射者,潜伏期一般较长。

2. 诊断

- 破伤风的诊断主要靠外伤史及典型的临床表现。如短期动态观察患者症状发展,亦能早期作出诊断。
- 当患者有确切的外伤史或有感染伤口存在,继之发展为张口困难、全身肌张力增高等症状,诊断应无困难。如再发展阵发性肌痉挛,则可更加肯定诊断。
- 但临床约有20%破伤风患者无明显外伤史,诊断主要靠特征性临床表现,此时,鉴别诊断十分重要。

3. 鉴别诊断　本病应主要与引起肌张力增高和阵发性痉挛的其他疾病相鉴别。

- 口腔及咽部疾患:可引起张口困难,如咽后壁脓肿、牙周关节病等,除局部可见炎症表现和病变外,一般无全身肌张力增高和阵发性肌痉挛。
- 脑膜炎及脑血管意外:特别是蛛网膜下腔出血,虽有"角弓反张"和颈项强直等症状,但无阵发性痉挛。脑血管外偶有癫痫样发作,但与破伤风强直性肌痉挛完全不同,且患者有剧烈头痛高热、喷射性呕吐等,有时神志不清。脑脊液检查有压力增高、白细胞计数增多等。

- 狂犬病：亦可引起咽肌痉挛，表现为吞咽和呼吸困难，但有明确被犬咬伤历史。临床有特征性恐水怕风症状，疾病发展主要是全身肌肉麻痹，而无全身肌张力增高。
- 其他：如颞颌关节炎、子痫、癔症等，可引起颈强直及四肢肌张力增高，但无阵发性肌痉挛和外伤史。

（三）病情评估

临床常根据患者的特点将破伤风分为轻、中、重三型。

- 轻型：潜伏期超过 10 日，全身肌强直程度较轻。可在起病后 4~7 日出现肌肉痉挛性收缩，但持续时间很短，一般数秒钟即停止，无阵发性肌痉挛。
- 中型：潜伏期 7~10 日，初痉期 2~4 日肌肉强直显著，具有典型的牙关紧闭及角弓反张，阵发性痉挛持续时间延长。持续 10 秒以上，且发作频率增加，但尚无呼吸困难和喉痉挛发生。适当应用镇静剂能控制痉挛。
- 重型：潜伏期短于 7 日，初痉期多短于 48 小时。全身肌肉强直明显，频繁发生痉挛性肌肉收缩，持续时间长，不易为镇静剂所控制。常致患者发绀，并易致喉痉挛窒息。患者常有高热及肺部感染，或因频繁抽搐缺氧而发生脑水肿。严重者发生昏迷，最终死于呼吸衰竭和全身衰竭。少数患者表现为局部破伤风。仅有受伤部位肌肉的持续性强直，如仅单一肢体或上半身肌肉受累而下肢肌张力正常。可持续数周至数月，以后逐渐消退。但有时亦可发展为预后较佳的全身性破伤风。
- 极易并发呼吸道感染，严重呼吸道感染为患者死亡的主要原因。

（四）急诊治疗

1. 伤口处理

- 应彻底清除伤口异物和坏死组织，特别是表面已结痂甚至愈合的伤口，应重新切开探查和充分引流。
- 伤口应敞开，最好用 3% 过氧化氢溶液浸泡或反复冲洗以消除厌氧环境。伤口周围可用破伤风抗毒血清做环形浸润阻滞，经伤口处理后仍有痉挛频繁发作和病情进展者，应再次检查伤口有无埋藏的异物，有局部压痛和疑有深部异物时，应切开探查。
- 对于严重的复杂伤口，难以彻底引流，如开放性骨折、严重的子宫腔内感染，在短期观察治疗后病情仍进展明显时，应及时行外科手术切除病灶甚至截肢。此外，亦应注意伤口与病情发展不一致的情况。
- 如未查出明显外伤，或已经完全切除感染病变，而临床仍表现为重型破伤风，经治疗病情无缓解的病例，估计可能与个体对破伤风外毒素极度敏感有关,此时应加强对症状的控制。

2. 破伤风抗毒素(TAT)及人破伤风免疫球蛋白(HTIG)的应用

- TAT 一般用 2 万~10 万 U 静脉滴注或肌内注射。用前应先做皮试,以避免异种血清变态反应。如皮试阳性应进行脱敏注射,以抗血清 1∶20 稀释开始,0.1ml 皮下注射,以后每次注射间隔 20 分钟,血清稀释及注射方法依次为1∶10 稀释 0.1ml 皮下注射,1∶1 稀释 0.1ml 皮下注射及不稀释 0.2ml 肌内注射。0.5ml 肌内注射,最后一次将余量全部注射,共 6 次注射完毕。

- HTIG 治疗剂量为 3 000~6 000U,尽快用完,可多点注射,不推荐静脉注射。

3. 病原治疗　破伤风杆菌繁殖体对青霉素敏感,常用剂量为每日青霉素 G 160 万~240 万 U 分次肌内注射,如对青霉素过敏,或合并肺部感染且伤口感染严重,则应换用或根据细菌培养药敏试验结果选择其他抗菌药物,单用或联合应用均可。

4. 对症治疗

(1)控制肌肉痉挛

- 选择合适镇静剂和肌肉松弛剂抗痉挛治疗。

- 氯丙嗪每次 25~50mg,地西泮每次 10~20mg,每 4~6 小时交替应用。为减少刺激患者,最好加入 250ml 糖水或糖盐水中持续静脉滴注。

- 可根据患者痉挛发作情况调整剂量和输液速度。

- 10% 水合氯醛灌肠适用于新生儿破伤风或需短时加强镇静的患者,如准备做气管切开术前等。

- 重型破伤风频繁发生肌肉痉挛,严重影响患者呼吸,造成缺氧并极易导致脑水肿昏迷和严重肺部感染,甚至呼吸衰竭。

- 可采用 0.25% 硫喷妥钠缓慢静脉推注,但仅能暂时控制严重的频繁痉挛。

- 有条件最好采用筒箭毒碱 10~30mg 肌内注射或静脉滴注,可使全身骨骼肌暂时麻痹而控制痉挛,需同时用间歇正压人工呼吸(PV)以维持患者呼吸。

- 镇静剂及肌松剂随病情改善和稳定可逐渐减量维持,多数病例疗程 3~4 周。

(2)气管切开术:控制阵发性肌痉挛可以预防喉痉挛引起窒息及减轻吸入性肺部感染。但有下列情况的患者应尽早行气管切开:

- 抽搐频繁,解痉疗效不佳者。

- 有窒息性抽搐发作伴有发绀者。

- 合并有老年慢性支气管炎、肺气肿及肺部重度感染者。

- 呼吸道分泌物多,不易清除,有呼吸衰竭征兆者。

- 需用麻醉剂或肌松剂者。

（3）支持和营养：本病患者因吞咽肌痉挛不能顺利进食，因此，除加强静脉补液外，有条件时可给予静脉高营养，补充脂肪乳剂、氨基酸和白蛋白或在患者阵发性肌痉挛基本控制后，尽早鼻饲饮食。由于安放鼻饲管可诱发喉痉挛，对病情较重尚未作气管切开者，宜暂缓安放。鼻饲可给予高热量流质饮食以补充必需营养。

（4）环境及护理：病室环境应安静、避光、避风，减少对患者的刺激。最好设专门病房由专职护士守护，严密观察病情变化，特别注意防止喉痉挛的发生与及时处理。同时做好镇静药物维持与调整、定时翻身、鼻饲饮食及气管切开后护理工作。

六、细菌性痢疾

（一）概述

1. 定义　细菌性痢疾（bacillary dysentery）简称菌痢，是由志贺菌（也称痢疾杆菌）引起的肠道传染病。主要通过消化道传播，终年散发，夏、秋季可引起流行。其主要病理变化为直肠、乙状结肠的炎症与溃疡。主要表现为腹痛、腹泻、排黏液脓血便及里急后重等，可伴有发热及全身毒血症状。严重者可出现脓毒症休克和／或中毒性脑病。由于志贺菌各组及各血清型之间无交叉免疫，且病后免疫力差，故可反复感染。一般为急性，少数迁延成慢性。

2. 流行病学

（1）传染源

- 急慢性菌痢患者和带菌者。
- 非典型患者、慢性菌痢患者及无症状带菌者。

（2）传播途径

- 主要经粪 - 口途径传播。
- 生活接触传播，即接触患者或带菌者的生活用具而感染。

（3）人群易感性

- 人群普遍易感。
- 病后可获得一定的免疫力，但持续时间短，不同菌群及血清型间无交叉保护性免疫，易反复感染。

（4）流行特征

- 我国目前菌痢的发病率仍显著高于发达国家，但总体看发病率有逐年下降的趋势。
- 各地菌生率差异不大，终年散发，有明显的季节性，夏、秋季发病率高。

（二）诊断思路

1. 流行病学资料　通常根据流行病学史，多发于夏、秋季，有不洁饮食或与菌痢患者接触史。

2. 临床表现 根据病程长短和病情轻重可以分为下列各型：

（1）急性菌痢

● 根据毒血症及肠道症状轻重，可以分为四型，见表 10-6-1。

表 10-6-1 急性菌痢根据毒血症肠道症状分型

临床分型	临床表现
普通型（典型）	起病急，有畏寒、发热，体温可达 39℃以上，伴头痛；腹痛腹泻，多先为稀水样便，1~2d 后转为黏液脓血便，每日排便 10 余次至数十次，便量少，有时为脓血便，此时里急后重明显；常伴肠鸣音亢进，左下腹压痛；自然病程为 1~2 周，多数可自行恢复，少数转为慢性
轻型（非典型）	全身毒血症状轻微，可无发热或仅低热；为急性腹泻，每日排便 10 次以内，稀便有黏液但无脓血；有轻微腹痛及左下腹压痛，里急后重较轻或缺如；一周左右可自愈，少数转为慢性
重型	多见于老年、体弱、营养不良患者 急起发热，腹泻每日 30 次以上，为稀水脓血便，偶尔排出片状假膜，甚至大便失禁，腹痛、里急后重明显 后期可出现严重腹胀及中毒性肠麻痹，常伴呕吐，严重失水可引起外周循环衰竭 部分病例以脓毒症休克为突出表现者，则体温不升，常有酸中毒和水、电解质平衡失调，少数患者可出现心、肾功能不全
中毒性菌痢	以 2~7 岁儿童为多见，成人偶有发生。起病急骤，突起畏寒、高热，病势凶险，全身中毒症状严重，可有嗜睡、昏迷及抽搐，迅速发生循环和呼吸衰竭。临床以严重毒血症状、休克和 / 或中毒性脑病为主，而局部肠道症状很轻或缺如 开始时可无腹痛及腹泻症状，但发病 24h 内可出现痢疾样粪便

按临床表现可分为三型，见表 10-6-2。

表 10-6-2 急性菌痢根据临床表现分型

临床分型	临床表现
休克型 （周围循环衰竭型）	以脓毒症休克为主要表现 面色苍白、四肢厥冷、皮肤出现花斑、发绀、心率加快、脉细速甚至不能触及，血压逐渐下降甚至测不出 可出现心、肾功能不全及意识障碍等症状 重型病例不易逆转，可致多脏器功能损伤与衰竭，危及生命

续表

临床分型	临床表现
脑型 （呼吸衰竭型）	中枢神经系统症状为主要临床表现 剧烈头痛、频繁呕吐、烦躁、惊厥、昏迷、瞳孔不等大、对光反射消失等 严重者可出现中枢性呼吸衰竭等临床表现 此型较为严重，病死率高
混合型	兼有上两型的表现，病情最为凶险，病死率很高（90% 以上） 实质上包括循环系统、呼吸系统及中枢神经系统等多脏器功能损害与衰竭

（2）慢性菌痢：菌痢反复发作或迁延不愈达 2 个月以上者，即为慢性菌痢。根据临床表现可以分为 3 型，见表 10-6-3。

表 10-6-3　慢性菌痢根据临床表现分型

临床分型	临床表现
慢性迁延型	急性菌痢发作后，迁延不愈，时轻时重 长期腹泻可导致营养不良、贫血、乏力等
急性发作型	有慢性菌痢史，间隔一段时间又出现急性菌痢的表现 发热等全身毒血症状不明显
慢性隐匿型	有急性菌痢史，无明显临床症状 粪便培养可检出志贺菌

3. 辅助检查

- 结肠镜检可发现黏膜炎症或溃疡等病变。
- 粪便镜检有大量白细胞（≥15 个 / 高倍视野）、脓细胞及红细胞即可诊断。
- 确诊有赖于粪便培养出痢疾杆菌。

4. 鉴别诊断

（1）急性菌痢

- 急性阿米巴痢疾：鉴别要点见表 10-6-4。

表 10-6-4　急性菌痢与急性阿米巴痢疾的区别

鉴别要点	急性菌痢	急性阿米巴痢疾
流行病学	流行性	散发性

鉴别要点	急性菌痢	急性阿米巴痢疾
全身症状	多有发热及毒血症	开始不发热,少有毒血症
腹痛腹泻	较重,每日大便十次或数十次	轻,每日大便数次或十余次
里急后重	显著	轻微或无
粪便肉眼观察	量少,黏液脓血便	量多,暗红色果酱样,有特殊臭味
粪便检查	有大量红、白细胞,可见吞噬细胞,粪便培养志贺菌阳性	白细胞少,红细胞多,有夏科 - 莱登晶体,可找到溶组织阿米巴滋养体
乙状结肠镜检	肠黏膜充血水肿、浅表溃疡	肠黏膜大多正常,散在溃疡,边缘深、周围红晕

- 其他细菌性肠道感染:肠侵袭性大肠埃希菌、空肠弯曲菌及产气单胞菌等细菌引起的肠道感染也可出现痢疾样症状。鉴别有赖于粪便培养检出不同的病原菌。

- 细菌性胃肠型食物中毒:因进食被沙门菌、金黄色葡萄球菌、副溶血病原菌或它们产生的毒素污染的食物引起。进食同一食物集体发病,粪便检查通常白细胞不超过 5 个 / 高倍视野。确诊有赖于从可疑食物及患者呕吐物、粪便中检出同一细菌或毒素。

- 其他:急性菌痢还需与急性肠套叠及急性出血坏死性小肠炎相鉴别。

（2）中毒性菌痢

- 休克型:其他细菌亦可引起脓毒症休克故需与本型鉴别。血及粪便培养检出不同致病菌有助于鉴别。

- 脑型:流行性乙型脑炎(简称乙脑)也多发于夏、秋季,且有高热、惊厥、昏迷等症状。乙脑起病后进展相对较缓,循环衰竭少见,意识障碍及脑膜刺激征明显。脑脊液可有蛋白及白细胞增高,乙脑病毒特异性 IgM 阳性可资鉴别。

（3）慢性菌痢:慢性菌痢需与直肠癌、结肠癌、慢性血吸虫病及非特异性溃疡性结肠炎等疾病相鉴别,确诊依赖于特异性病原学检查、病理和结肠镜检。

（三）病情评估

可出现包括菌血症、溶血性尿毒综合征、关节炎、赖特综合征等。可出现神经系统后遗症,产生耳聋、失语及肢体瘫痪等症状。

（四）急诊治疗

1. 急性菌痢

（1）一般治疗

- 消化道隔离、注意休息。

- 给予易消化饮食,高热、腹泻频繁、腹痛剧烈时给予对症治疗。
- 脱水时采用口服补液,严重脱水者给予先静脉补液然后尽快改为口服补液。

（2）抗菌治疗

- 喹诺酮类药物:首选环丙沙星,其他喹诺酮类也可酌情选用。不能口服者也可静脉滴注。儿童、孕妇及哺乳期妇女如非必要不宜使用。
- 二线用药:匹美西林和头孢曲松可应用于任何年龄组,同时对多重耐药菌株有效。阿奇霉素也可用于成人治疗。二线用药只有在志贺菌菌株对环丙沙星耐药时才考虑应用。
- 小檗碱,每次 0.1~0.3g,每日 3 次,7 日为一疗程。

2. 中毒性菌痢

（1）对症治疗

1）降温止惊:高热应给予物理降温,必要时给予退热药;高热伴烦躁、惊厥者,可采用亚冬眠疗法。

2）休克型

- 迅速扩充血容量纠正酸中毒:快速给予葡萄糖盐水、5% 碳酸氢钠及低分子右旋糖酐等,补液量及成分视脱水情况而定,休克好转后则继续静脉输液维持。
- 改善微循环障碍:可给予山莨菪碱、酚妥拉明、多巴胺等药物,以改善重要器血流灌注。
- 保护重要脏器功能:主要是心、脑、肾等重要脏器的功能。
- 其他:可使用肾上腺皮质激素,有早期 DIC 表现者可给予肝素抗凝等治疗。

3）脑型

- 可给 20% 甘露醇快速静脉滴注,以减轻脑水肿。
- 应用血管活性药物以改善脑部微循环,同时给予肾上腺皮质激素有助于改善病情。
- 防治呼吸衰竭需保持呼吸道通畅、吸氧,如出现呼吸衰竭可使用呼吸兴奋剂,必要时可应用呼吸机。

（2）抗菌药物选择基本同急性菌痢,但应联合使用两种药物静脉给药。病情好转后改为口服,剂量和疗程同急性菌痢。

3. 慢性细菌性痢疾　由于慢性菌痢病因复杂,可采用全身与局部治疗相结合的原则。

- 一般治疗:进食易消化、吸收的食物,忌食生冷、油腻及刺激性食物。
- 病原治疗:根据药敏结果选用有效抗菌药物,通常联用 2 种不同类型药物。

- 治疗肠黏膜病变:中西药物保留灌肠治疗。

4. 预防　采用以切断传播途径为主的综合预防措施,同时做好传染源的管理。

- 管理传染:急、慢性患者和带菌者应隔离或定期进行访视管理,并给予彻底治疗,直至粪便培养阴性。
- 切断传播途径:养成良好的卫生习惯,特别注意饮食和饮水卫生。
- 保护易感人群:目前尚无获准生产的可有效预防志贺菌感染的疫苗。我国主要采用口服活菌苗,同型志贺菌保护率约为 80%,而对其他型别菌痢的流行可能无保护作用。

七、伤寒

(一)概述

1. 定义　伤寒(typhoid fever)是由伤寒沙门菌引起的一种急性肠道传染病。临床特征为持续发热、表情淡漠、相对缓脉、玫瑰疹、肝脾大和白细胞减少等。可出现肠出血、肠穿孔等严重并发症。

2. 流行病学

(1)传染源:带菌者或患者为唯一传染源。带菌者有以下几种情形:

- 潜伏期带菌者即伤寒患者在潜伏期已从粪便排菌。
- 暂时带菌者即恢复期仍然排菌,但在 3 个月内停止者。
- 慢性带菌者即恢复期排菌超过 3 个月者。

(2)传播途径

- 通过粪-口途径传播。
- 水源污染是最重要的传播途径,常可引起暴发流行。
- 食物污染是主要途径,可引起食物型的暴发流行。
- 日常生活密切接触是散发流行的传播途径;苍蝇和蟑螂等媒介可机械性携带病菌引起散发流行。

(3)人群易感性:未患过伤寒和未接种过伤寒菌苗的个体均属易感。发病后可获得较稳固的免疫力。

(4)流行特征:夏秋季多见。以学龄期儿童和青年多见。

(二)诊断思路

1. 流行病学资料　当地伤寒疫情,是否有过伤寒史,最近是否与患者有接触史,以及夏秋发病等。

2. 临床表现

(1)初期:病程第 1 周。起病缓慢,最早出现发热,可伴畏寒,热度阶梯形上升,3~7日后逐步可达39~40℃。可伴有全身疲倦、乏力、头痛、干咳、食欲减退、恶心、呕吐、腹痛、轻度腹泻或便秘等表现。右下腹可有轻压痛,部分患者可扪及增大的肝脏和脾脏。

(2)极期:病程的第2~3周。

● 持续发热:多呈稽留热型。如果未进行有效抗菌治疗,热程可持续2周以上。

● 神经系统中毒症状:表情淡漠、呆滞、反应迟钝、耳鸣、重听或听力下降,严重患者可出现谵妄、颈项强直(虚性脑膜炎的表现)甚至昏迷。儿童可出现抽搐。

● 相对缓脉:成年人常见,并发心肌炎时不明显。

● 玫瑰疹:约一半以上的患者在病程7~14日可出现。主要分布在胸腹及肩背部,一般在2~4日内变暗淡、消失,可分批出现。有时可变成压之不褪色的小出血点。

● 消化系统症状:约半数患者可出现腹部隐痛,位于右下腹或呈弥漫性。便秘多见。有10%左右的患者出现腹泻,多为水样便。右下腹深压痛。

● 肝脾大:大多数患者有轻度的肝脾大。

(3)缓解期:病程第4周。体温逐步下降,神经、消化系统症状减轻。由于本期小肠病理改变仍处于溃疡期,还有可能出现肠出血肠穿孔等并发症。

(4)恢复期:病程的第5周。体温正常,神经消化系统症状消失,肝脾恢复正常。

3. 实验室依据　血和骨髓培养阳性有确诊意义。外周血白细胞数减少、淋巴细胞比例相对增多,嗜酸性粒细胞减少或消失,肥达试验阳性有辅助诊断意义。

4. 并发症

● 肠出血:为常见的严重并发症。多出现在病程第2~3周,发生率为2%~15%。成人多见,常有饮食不当、活动过多,腹泻及排便用力过度等诱因。大出血表现为体温突然下降,头晕、口渴、恶心和烦躁不安等症状;有面色苍白、手足冰冷、呼吸急促、脉搏细速、血压下降等休克体征。

● 肠穿孔:为最严重的并发症。发生率为1%~4%,常发生于病程第2~3周。穿孔部位多发于回肠末段。成人多见。可发生在经过病原治疗、病情明显好转的数日内。可有腹胀、腹泻或肠出血等前兆。临床表现为右下腹突然疼痛,伴恶心、呕吐及四肢冰冷、呼吸急促、脉搏细速、体温和血压下降等休克表现。1~2小时后,腹痛和休克症状可暂时缓解。不久体温迅速上升,腹痛持续存在并加剧,出现腹胀、腹壁紧张、全腹压痛和反跳痛,肠鸣音减弱或消失,移动性浊音阳性等腹膜炎体征;白细胞较原先升高,腹部X线检查可发现膈下有游离气体。

- 中毒性肝炎:常发生在病程第1~3周,发生率为10%~50%。体格检查可发现肝大和压痛,ALT轻至中度升高,仅有部分患者血清胆红素轻度升高,发生肝衰竭少见。
- 中毒性心肌炎:常出现在病程第2~3周。有严重毒血症状,主要表现为脉搏增快、血压下降,第一心音低钝,心律失常,心肌酶谱异常,心电图检查可出现PR间期延长、ST段下降或平坦、T波改变等。
- 其他并发症:支气管炎及肺炎、溶血性尿毒综合征、急性胆囊炎、骨髓炎、肾盂肾炎、脑膜炎和血栓性静脉炎等。

5. 鉴别诊断

- 病毒性上呼吸道感染:患者有高热、头痛、白细胞减少等表现与伤寒相似。可借助起病急、咽痛、鼻塞、咳嗽等呼吸道症状明显,没有表情淡漠、玫瑰疹、肝脾大,病程不超过1~2周等临床特点与伤寒相鉴别。
- 细菌性痢疾:有发热、腹痛、腹泻等表现与伤寒相似。可借助患者腹痛以左下腹为主,伴里急后重、排脓血便,白细胞升高,粪便可培养出痢疾杆菌等临床特点与伤寒相鉴别。
- 疟疾:有发热、肝脾大、白细胞减少与伤寒相似。可借助寒战明显、体温每日波动范围较大,退热时出汗较多,红细胞和血红蛋白降低,外周血或骨髓涂片可找到疟原虫等临床特点与伤寒相鉴别。
- 革兰氏阴性杆菌败血症:高热肝脾大、白细胞减少等表现与伤寒相似。可借助原发性感染灶存在、寒战明显,弛张热多见,常有皮肤瘀点、瘀斑,血培养找到相应的致病菌等临床特点与伤寒相鉴别。
- 血行播散性结核病:有长期发热、白细胞降低与伤寒相似。可借助结核病史或结核患者接触史,发热不规则伴有盗汗,胸部X线片或CT可见粟粒性结核病灶等临床特点与伤寒相鉴别。

(三)病情评估

伤寒的病死率在抗菌药物问世之前大约为12%,使用氯霉素治疗之后下降至4%左右。

(四)急诊治疗

1. 一般治疗

- 消毒和隔离:入院后应按照肠道传染病常规进行消毒隔离。症状消失后,每隔5~7日送粪便进行伤寒沙门菌培养,连续2次阴性可解除隔离。
- 休息:发热期应卧床休息,退热后2~3日可在床上稍坐,退热后1周才由轻度活动逐渐过渡至正常活动量。
- 护理:观察体温、脉搏、血压和粪便性状等变化。注意口腔和皮肤清洁,定期更换体位,预防压疮和肺部感染。

- 饮食:发热期应给予流质或无渣半流饮食,少量多餐。退热后饮食仍应从软质饮食逐渐过渡,退热后 2 周恢复正常饮食。饮食的质量应包括足量的碳水化合物、蛋白质和各种维生素以补充发热期的消耗,促进恢复。过早进食多渣、坚硬或容易产气的食物有诱发肠出血和肠穿孔的危险。

2. 对症治疗

- 降温措施:高热时进行物理降温,慎用发汗退热药。
- 便秘:可使用生理盐水 300~500ml 低压灌肠。无效时可改用 50% 甘油 60ml 或液状石蜡 100ml 灌肠。禁用高压灌肠和泻剂。
- 腹胀:减少容易产气的食物。腹部使用松节油涂擦,促进排气。禁用促进肠蠕动的药物。
- 腹泻:选择低糖低脂肪的食物。酌情给予小檗碱 0.3g,口服,每日 3 次。一般不使用鸦片制剂。以免引起肠蠕动减弱,造成腹中积气。
- 肾上腺皮质激素:仅使用于出现谵妄、昏迷或休克等严重毒血症状的高危患者,在有效足量的抗菌药物配合下使用。可选择地塞米松 5mg 静脉滴注,每日 1 次。或氢化可的松 50~100mg 静脉滴注,每日 1 次。疗程一般 3 日。有可能掩盖肠穿孔的症状和体征,在观察病情变化时应给予重视。

3. 病原治疗　在没有药敏试验的结果前,首选第三代喹诺酮类药物,儿童和孕妇患者首选第三代头孢菌素。之后根据药敏试验进行治疗方案的调整。

(1) 第三代喹诺酮类药物

- 左氧氟沙星每次 0.2~0.4g,口服 2~3 次,疗程 14 日。
- 氧氟沙星每次 0.2g,口服 3 次,疗程 14 日。重型或有并发症的患者,每次 0.2g,静脉滴注,每日 2 次,症状控制后改为口服,疗程 14 日。
- 环丙沙星每次 0.5g,口服 2 次,疗程 14 日。对于重型或有并发症的患者,每次 0.2g,静脉滴注,每日 2 次,症状控制后改为口服,疗程 14 日。

(2) 第三代头孢菌素

- 头孢噻肟:每次 2g,静脉滴注,每日 2 次;儿童,每次 50mg/kg,静脉滴注,每日 2 次,疗程 14 日。
- 头孢哌酮:每次 2g 静脉滴注,每日 2 次;儿童,每次 50mg/kg,静脉滴注,每日 2 次,疗程 14 日。
- 头孢他啶:每次 2g,静脉滴注,每日 2 次;儿童,每次 50mg/kg,静脉滴注,每日 2 次,疗程 14 日。
- 头孢曲松:每次 1~2g 静脉滴注,每日 2 次;儿童,每次 50mg/kg 静脉滴注,每日 2 次,疗程 14 日。

4. 带菌者的治疗　根据药敏试验结果选择治疗药物。

- 氧氟沙星:每次 0.2g,口服,每日 2 次。
- 左氧氟沙星:每次 0.5g,口服,每日 1 次。
- 环丙沙星:每次 0.5g,口服,每日 2 次,疗程 4~6 日。

5. 复发治疗 根据药物敏感试验选择抗菌药物用足剂量和疗程。

6. 并发症的治疗

(1)肠出血

- 绝对卧床休息,密切监测血压和粪便出血量。
- 暂时禁食。
- 如患者烦躁,应给地西泮,每次 10mg,肌内注射,必要时隔 6~8 小时可重复 1 次;或者苯巴比妥每次 0.1g,肌内注射,必要时隔 4~6 小时可重复 1 次。
- 补充血容量,维持水、电解质和酸碱平衡。
- 止血药:维生素 K 每次 10mg,静脉滴注每日 2 次;卡巴克洛每次 10mg,肌内注射每日 2 次;酚磺乙胺 0.5g 静脉滴注,每日 2 次。
- 必要时给予输血。
- 内科止血治疗无效,应考虑手术治疗。

(2)肠穿孔

- 局限性穿孔者应给予禁食,胃肠减压;除了给予有效的抗菌药物治疗之外,应加强控制腹膜炎症,联合氨基糖苷类、第三代头孢菌素或碳青霉烯类等抗菌药物。警惕脓毒症休克的发生。
- 肠穿孔并发腹膜炎的患者,应及时进行手术治疗,同时加用足量有效的抗菌药物控制腹膜炎。

(3)中毒性心肌炎

- 严格卧床休息。
- 保护心肌药物:高渗葡萄糖、维生素 B_1、腺苷三磷酸和 1,6- 二磷酸果糖等。
- 必要时加用肾上腺皮质激素。
- 如出现心力衰竭,应给予洋地黄和利尿剂维持至症状消失。

(4)溶血性尿毒综合征

- 足量有效的抗菌药物控制伤寒沙门菌的原发感染。
- 肾上腺皮质激素,如地塞米松或泼尼松龙。
- 输血,碱化尿液。
- 小剂量肝素和/或低分子右旋糖酐进行抗凝。
- 必要时进行血液透析。

(5)肺炎、中毒性肝炎、胆囊炎和 DIC 采取相应的内科治疗措施进行治疗。

八、狂犬病

（一）概述

1. 定义 狂犬病（rabies）又名恐水症，是由狂犬病毒引起的一种侵犯中枢神经系统为主的急性人兽共患传染病。狂犬病毒通常由病兽通过唾液以咬伤的方式传给人。临床表现为特有的恐水、怕风、恐惧不安、发作性咽肌痉挛及进行性瘫痪等。

2. 流行病学

（1）传染源

- 带狂犬病毒的动物是本病的传染源。

- 一般来说，狂犬病患者不是传染源，不形成人与人之间的传染，因其唾液中所含病毒量较少。一些貌似健康的犬或其他动物的唾液中也可带病毒，也能传播狂犬病。

（2）传播途径：病毒主要通过咬伤传播，也可由带病毒犬的唾液，经各种伤口和抓伤、舔伤的黏膜和皮肤入侵，少数可在宰杀病犬、剥皮、切割等过程中被感染。蝙蝠群居洞穴中的含病毒气溶胶也可经呼吸道传播。器官移植也可传播狂犬病。

（3）易感人群：人群普遍易感，兽医与动物饲养员尤其易感。人被病犬咬伤后发病率为 15%~20%。被病兽咬伤后是否发病与下列因素有关：

- 咬伤部位：头、面、颈、手指处被咬伤后发病机会多。
- 咬伤的严重性：创口深而大者发病率高。
- 局部处理情况：咬伤后迅速彻底清洗者发病机会较少。
- 及时、全程、足量注射狂犬病疫苗和免疫球蛋白者发病率低。
- 被咬伤者免疫功能低下或免疫缺陷者发病机会多。

（二）诊断思路

1. 流行病学资料 依据有被狂犬或病兽咬伤或抓伤史，出现典型症状如恐水、怕风、咽喉痉挛，或怕光、怕声、多汗、流涎和咬伤处出现麻木感觉异常等即可作出临床诊断。确诊有赖于检查病毒抗原，病毒核酸或尸检脑组织中的内氏小体。

2. 临床表现 潜伏期长短不一，大多在 3 个月内发病，潜伏期可长达 10 年以上，潜伏期长短与年龄、伤口部位、伤口深浅、入侵病毒数量和毒力等因素相关。典型临床经过分为以下 3 期：

- 前驱期：常有低热、倦怠、头痛、恶心、全身不适，继而恐惧不安，烦躁失眠，对声、光、风等刺激敏感而有喉头紧缩感。具有诊断意义的早期症状是在愈合的伤口处及其神经支配区有痒、痛、麻及蚁走等异样感觉，发生于 50%~80% 的病例。本期持续 2~4 日。

- 兴奋期:表现为高度兴奋、恐惧不安、恐水、恐风,体温常升高(38~40℃甚至超过 40℃)。恐水为本病的特征,但不一定每例都有。典型患者虽渴极而不敢饮,见水、闻流水声、饮水或仅提及饮水时均可引起咽喉肌严重痉挛。外界多种刺激如风、光、声也可引起咽肌痉挛。常因声带痉挛而声嘶、说话吐词不清,严重发作时可出现全身肌肉阵发性抽搐,因呼吸肌痉挛致呼吸困难和发绀。患者常出现流涎、多汗、心率快、血压增高等交感神经功能亢进表现。因同时有吞咽困难和过度流涎而出现"泡沫嘴"。患者神志多清晰,可出现精神失常、幻视、幻听等。本期 1~3 日。

- 麻痹期:患者肌肉痉挛停止,进入全身弛缓性瘫痪,患者由安静进入昏迷状态,最后因呼吸、循环衰竭死亡。该期持续时间较短,一般 6~18 小时。

本病全程一般不超过 6 日。除上述狂躁型表现外,尚有以脊髓或延髓受损为主的麻痹型(静型)。该型患者无兴奋期和典型的恐水表现,常见高热、头痛、呕吐、腱反射消失、肢体软弱无力、共济失调和大、小便失禁,呈横断性脊髓炎或上行性麻痹等症状,最终因全身弛缓性瘫痪死亡。

3. 实验室检查

(1)血、尿常规及脑脊液

- 外周血白细胞总数轻至中度增多,中性粒细胞一般占 80% 以上。
- 尿常规可发现轻度蛋白尿,偶有透明管型。
- 脑脊液压力稍增高,细胞数轻度增高,一般不超过 $200 \times 10^6/L$,以淋巴细胞为主,蛋白轻度增高,糖及氯化物正常。

(2)病原学检查

- 抗原检查:可取患者的脑脊液或唾液直接涂片、角膜印片或咬伤部位皮肤组织或脑组织通过免疫荧光法检测抗原,阳性率可达 98%。此外,还可使用快速狂犬病酶联免疫吸附试验检测抗原。

- 病毒分离:取患者的唾液、脑脊液、皮肤或脑组织进行细胞培养或用乳小白鼠接种法分离病毒。

- 内氏小体检查:动物或死者的脑组织做切片染色,镜检找内氏小体阳性率为 70%~80%。

- 核酸测定:取新鲜唾液和皮肤活检组织行反转录 - 聚合酶链反应(RT-PCR)法测定病毒 RNA。

(3)抗体检查:存活 1 周以上者,做血清中和试验或补体结合试验检测抗体滴度上升者有诊断意义。此外,中和抗体还是评价疫苗免疫力的指标。国内多采用酶联免疫吸附试验检测血清中特异性抗体,该抗体仅在疾病晚期出现。

4. 鉴别诊断

● 破伤风：有创伤史，早期出现牙关紧闭，之后出现苦笑面容及角弓反张。无恐水。破伤风受累的肌群在痉挛的间歇期仍保持较高的肌张力，而狂犬病受累的肌群在间歇期完全松弛。

● 病毒性脑膜脑炎：引起此病常见的病毒有乙脑病毒、麻疹病毒、腮腺炎病毒、肠道病毒、单纯疱疹病毒。有明显的颅内高压和脑膜刺激征，早期可出现意识障碍，除了狂犬病脑炎外，这些病毒中任何一种脑部感染都不会引起恐水表现。

● 脊髓灰质炎：目前发病已经很少。麻痹型脊髓灰质炎易与麻痹型狂犬病混淆。此病双向热型起病，在双侧肢体出现不对称弛缓性瘫痪，常伴感觉过敏，脑脊液呈细胞蛋白分离现象，其分类以多核粒细胞为主，而狂犬病的整个病程中以淋巴细胞为主。更主要的是脊髓灰质炎病毒可以从脑脊液、咽部和大便中分离出。补体结合抗体阳性，特异性 IgM 抗体阳性均可作出确诊。

（三）病情评估

狂犬病是所有传染病中最凶险的病毒性疾病，一旦发病，病死率达 100%。可并发肺炎、气胸、纵隔气肿、心律失常、心力衰竭、动静脉栓塞、上消化道出血、急性肾衰竭等。

（四）急诊治疗

综合治疗：

● 隔离患者：单室严格隔离患者，防止唾液污染，尽量保持患者安静，减少光、风、声等刺激。

● 对症治疗：对症治疗包括加强监护，镇静解除痉挛，给氧，必要时气管切开。纠正酸中毒，补液，维持水、电解质平衡，纠正心律失常，稳定血压，出现脑水肿时给予脱水剂等。

● 抗病毒治疗：临床曾应用 α- 干扰素阿糖腺苷、大剂量人抗狂犬病免疫球蛋白治疗，均未获成功。还需进一步研究有效的抗病毒治疗药物。

（金武五）

第七节　神经系统急症

一、急性脑卒中

脑卒中（stroke）包括缺血性脑卒中和出血性脑卒中，以突然发病、迅速出现局限性或弥散性脑功能缺损为共同临床特征的一组器质性脑损伤导致的脑血管疾病。

（一）短暂性脑缺血发作

1. 概述　短暂性脑缺血发作（transient ischemic attack, TIA）是由于脑、脊髓或视网膜局灶性缺血所致的、不伴急性脑梗死的短暂性神经功能障碍。症状一般不超过 1 小时，且无责任病灶的证据。影像学检查有神经功能缺损对应的明确病灶者不宜称为 TIA。

病因：动脉粥样硬化、动脉狭窄、心脏病、血液成分改变或血流动力学变化等。

2. 诊断思路

（1）病史

● 好发于中老年人，男性多于女性。

● 常反复发作，不留后遗症状。

● 颈内动脉系统 TIA 可有一过性失明，一侧肢体麻木、无力，言语不清等。

● 椎 - 基底动脉系统 TIA 可有眩晕、恶心呕吐、视物双影、吞咽困难和构音障碍等。

（2）体格检查

● 颈内动脉系统 TIA 可有眼动脉交叉性瘫痪或 Horner 交叉性瘫痪。

● 椎 - 基底动脉系统 TIA 可有眼球震颤、眼肌麻痹、交叉性瘫痪、共济失调或平衡障碍等。

● 发作间歇无任何神经系统体征。

（3）辅助检查

● 血常规、生化和凝血功能等。

● 心电图、超声心动图。

● CT 或 MRI 检查多数正常或有非责任病灶。

● 年轻患者还需筛查易栓状态。

（4）鉴别诊断

● 脑梗死：CT 或 MRI 可显示相应病灶。

● 癫痫的单纯部分性发作：可有脑电图异常，CT 或 MRI 检查可发现脑内局灶性病变。

● 梅尼埃病：发作持续时间 >24 小时，伴耳鸣、耳阻塞感，反复发作后听力减退等。

3. 病情评估

发病 1 周内为卒中的高风险期，具备下列指征者建议住院治疗：

● 进展型 TIA。

● 症状持续时间 >1 小时。

● 栓子可能来源于心脏如心房颤动等。

- 已知高凝状态。
- ABCD^2 评分 >2 分者（表 10-7-1）。

表 10-7-1　ABCD^2 评分

指标	短暂性脑缺血发作的临床特征	得分 / 分
年龄（A）	>60 岁	1
血压（B）	收缩压 >140mmHg 或舒张压 >90mmHg	1
临床症状（C）	单侧无力	2
	不伴无力的言语障碍	1
症状持续时间（D）	>60min	2
	10~59min	1
糖尿病（D）	有	1

4. 急诊治疗　急救要点是 TIA 的短期卒中风险评估；处理原则为控制症状及预防发作。

（1）抗血小板治疗：用于非心源性栓塞性 TIA。

- 发病 24 小时内 ABCD^2 评分 ≥4 分者：阿司匹林 100mg 联合氯吡格雷（首日负荷量 300mg）75mg"双抗"治疗 21 日后改为单药长期口服。
- 发病 30 日内伴有症状性颅内动脉狭窄 70%~99% 者："双抗"治疗 90 日后改为单药长期口服。
- 其他：阿司匹林 100mg，1 次 /d，口服；或氯吡格雷（首日负荷量 300mg）75mg，1 次 /d，口服。

（2）抗凝治疗：用于心源性栓塞性 TIA。

- 短期应用肝素后改为口服华法林治疗，目标为 INR 达到 2~3，用药量根据用药后复查凝血结果调整。
- 新型口服抗凝药如利伐沙班等不需要监测凝血功能。

（3）病因治疗：针对脑卒中危险因素如高血压、糖尿病、血脂异常、心脏疾病等进行治疗。

（4）手术治疗：频发 TIA 的患者，如规范药物治疗无效，颈动脉狭窄程度超过 70%，可行颈动脉内膜切除术或血管成形和支架植入术。

5. 注意事项

- 支气管哮喘、痛风或十二指肠溃疡患者禁用阿司匹林。
- 阿司匹林过敏或禁用者，可用氯吡格雷替代。
- 抗凝治疗宜选用半衰期短、易中和抗凝强度的肝素，一旦 TIA 转变成脑梗死，可迅速纠正凝血功能指标的异常，使之符合静脉溶栓标准。

- 频繁发作的 TIA、椎 - 基底动脉系统 TIA 或抗血小板治疗无效者可考虑抗凝治疗。
- TIA 患者不仅易发生脑梗死,而且也易发生心肌梗死和猝死。
- 微栓塞导致的 TIA 临床表现多变。

6. 诊疗流程图(图 10-7-1)

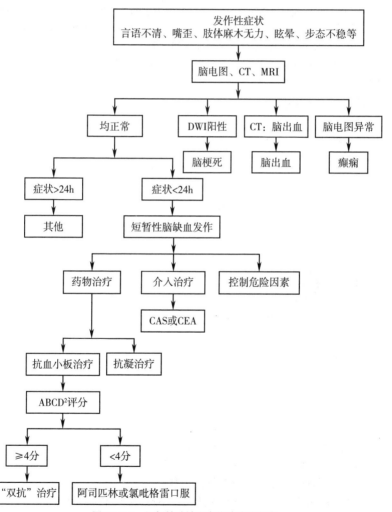

图 10-7-1 短暂性脑缺血发作诊治流程图

DWI. 弥散加权成像;CEA. 颈动脉内膜切除术;CAS. 颈动脉支架植入术。

（二）脑梗死

1. 概述　脑梗死（cerebral infarction）又称缺血性脑卒中，是由于脑血液供应障碍引起缺血、缺氧所致局限性脑组织坏死或软化。

- 包括脑血栓形成、腔隙性梗死和脑栓塞。
- 约占全部脑卒中的 80%。
- 脑血栓形成（cerebral thrombosis）是指由于脑动脉粥样硬化导致的血管腔狭窄、闭塞，或在狭窄基础上形成血栓，造成局部脑组织急性血液供应中断，致缺血缺氧性坏死，出现局灶性神经系统症状和体征。
- 脑栓塞（cerebral embolism）系指血液循环中的固体、液体或气体等各种栓子随血流进入颅内动脉，使管腔急性闭塞，造成供血区脑组织缺血缺氧性坏死而出现急性脑功能障碍。

病因：

- 脑血栓形成的常见病因为脑动脉粥样硬化；少见的有脑动脉炎、真性红细胞增多症、多发性骨髓瘤等。
- 脑栓塞的病因分为心源性、非心源性和来源不明 3 类。

院前急救：

- 保持呼吸道通畅与呼吸、循环功能稳定。
- 监测生命体征。

2. 诊断思路

（1）病史

1）脑血栓形成

- 中老年人多见。
- 常在安静或睡眠中急性发病。
- 多伴有高血压、糖尿病或血脂异常等。
- 约 1/3 的患者病前有 TIA 史。
- 症状体征常在发病后 10 余小时或 1~2 日达到高峰。

2）心源性脑栓塞

- 可发生于任何年龄。
- 风湿性心脏病引起的脑栓塞以中青年为主。
- 非瓣膜性心房颤动、心肌梗死引起者以中老年居多。
- 典型者多在活动中急骤发病，无前驱症状。
- 症状体征在数秒至数分钟即达到高峰。

（2）体格检查：可因病灶的部位及大小不同，表现为多种多样。

1）颈内动脉系统

- 病灶对侧偏瘫、偏身感觉障碍和同向偏盲（"三偏"征），双眼凝视病灶侧。

- 优势半球受累出现失语。

- 大面积脑梗死及丘脑梗死者可有意识障碍,以嗜睡、昏睡者多见,病情危重者可出现脑疝而死亡。

2)椎-基底动脉系统

- Weber 综合征表现为病灶侧动眼神经麻痹,对侧中枢性面舌瘫和偏瘫。

- Millard-Gubler 综合征表现为病灶侧周围性面瘫,对侧中枢性舌瘫和偏瘫。

- 延髓背外侧综合征(Wallenberg syndrome)可出现眩晕、呕吐及眼震,病灶侧小脑性共济失调和 Horner 征,饮水呛咳、吞咽困难、咽反射消失,交叉性感觉障碍。

- 基底动脉尖综合征(top of the basilar syndrome)为突发意识障碍并较快恢复,出现瞳孔改变、动眼神经麻痹、垂直凝视麻痹,无明显运动和感觉障碍,可伴有记忆力丧失、对侧偏盲或皮质盲。

(3)辅助检查

- 血常规、生化和凝血功能、血气分析等。

- 心电图和动态心电图监测可了解有无心律失常、心肌梗死等。

- 超声心动图有助于发现心脏病。

- CT 早期可以排除脑出血和肿瘤,24 小时后可发现梗死灶。

- MRI 可在发病 1 小时后发现新发病灶。

- 颈动脉超声可显示颈动脉等血管情况。

- CT 血管成像、磁共振血管成像和数字减影血管造影能显示血管及血流状况。

- 蛋白 C、蛋白 S、抗凝血酶Ⅲ等用于筛查遗传性高凝状态。

(4)鉴别诊断

- 脑出血:有高血压病史,多在活动状态下突然发病,头痛、恶心呕吐,可有定位体征如偏瘫等,CT 扫描可有高密度灶。

- 低血糖症:常有糖尿病史,伴有饥饿、大汗、乏力等,血糖 <2.8mmol/L,经高浓度葡萄糖治疗后症状迅速好转。

- 颅内占位病变:CT 或 MRI 检查可确诊。

3. 病情评估

- 监测生命体征、瞳孔和意识状态的变化。

- 评估病情危重或有气道受累者的氧饱和度情况。

4. 急诊治疗　急救要点是"时间就是大脑";处理原则为挽救缺血半暗带,尽早实施再灌注治疗,降低死亡率、致残率,保护神经功能。

（1）一般处理

- 昏迷患者应保持呼吸道通畅，吞咽困难者可鼻饲。
- 病情危重或有气道受累者应呼吸支持，以维持氧饱和度 >94%。
- 避免或慎用增加心脏负担的药物。
- 体温 >38℃者应给予退热措施，中枢性发热患者以物理降温为主，必要时予以人工亚冬眠治疗，如存在感染应给予抗生素治疗。
- 血压控制：准备溶栓者，血压应控制在 <180/100mmHg；发病 72 小时内收缩压≥200mmHg 或舒张压≥110mmHg，或伴有急性冠脉综合征、急性心力衰竭、主动脉夹层、先兆子痫／子痫等，可缓慢降压治疗，且在发病最初 24 小时内降压一般不应超过原有血压水平的 15%。可选用拉贝洛尔 100mg 加入 0.9% 氯化钠注射液 250ml，静脉滴注，速度为 1~4mg/min，直至取得较好效果，有效剂量为 50~200mg。

（2）特异性治疗

1）静脉溶栓

- 适应证：①有神经功能缺损症状；②发病 4.5 小时内（rt-PA）或 6 小时内（尿激酶）；③年龄≥80 岁；④患者或其家属签署知情同意书。
- 禁忌证：①既往有颅内出血史。②近 3 个月内有重大脑外伤或卒中史。③可疑蛛网膜下腔出血。④已知颅内肿瘤、动静脉畸形或动脉瘤。⑤近 1 周内有在不易压迫止血部位的动脉穿刺，或近期颅内、椎管内手术史。⑥收缩压≥180mmHg 或舒张压≥100mmHg。⑦活动性内出血。⑧急性出血倾向：血小板计数 <100×10^9/L，48 小时内接受过肝素治疗（APTT 超出范围上限），口服抗凝药且 INR>1.7 或 PT>15 秒。⑨血糖 <2.8mmol/L。⑩ CT 密度影 >1/3 大脑半球。
- 相对禁忌证：①轻型或症状迅速改善的卒中；②妊娠；③痫性发作后出现的神经功能损害症状；④近 2 周内有大型外科手术或严重外伤；⑤近 3 周内有胃肠道或泌尿系出血；⑥近 3 个月内有心肌梗死史。
- 方法：rt-PA 0.9mg/kg（最大剂量 90mg）静脉滴注，其中 10% 在最初 1 分钟内静脉推注，其余持续滴注 1 小时；尿激酶 100 万 ~150 万 U 溶于生理盐水 100~200ml，静脉滴注 30 分钟。

2）血管内介入治疗：包括动脉溶栓、桥接、机械取栓、血管成形和支架植入术等。

3）抗血小板治疗

- 溶栓治疗者应在溶栓 24 小时后开始口服阿司匹林（150~325mg/d），2 周后改为 100mg，1 次 /d，长期口服；未溶栓者应在 48 小时内尽早服用阿司匹林。
- 发病 24 小时内 NIHSS 评分≤3 分的患者，"双抗"治疗 21 日后改为单药长期口服。

4）抗凝治疗：疗效尚不确定，多用于进展型卒中患者。

5）神经保护治疗：发病 2 小时内者可用头部或全身亚低温治疗。此外，还有药物依达拉奉右莰醇。

6）降纤治疗：疗效尚不明确，药物有巴曲酶、降纤酶和安克洛酶。

7）中药治疗：丹参、川芎嗪、银杏叶制剂、葛根素或水蛭素等，通过活血化瘀改善症状，但目前尚缺乏大规模临床试验证据。

（3）脑水肿和颅内压增高的处理

● 床头抬高 20°~45°。

● 避免和处理引起颅内压增高的因素，如头颈部过度扭曲、激动、咳嗽、便秘等。

● 20% 甘露醇 125~250ml 静脉滴注，6~8 小时一次。

● 呋塞米 20~40mg 静脉注射，6~8 小时一次。

● 甘油果糖 250~500ml 静脉滴注，1~2 次 /d。

● 发病 48 小时内、60 岁以下的恶性大脑中动脉梗死伴严重颅内压增高患者，去骨瓣减压术可有效挽救生命。

● 具有占位效应的小脑梗死患者施行去骨瓣减压术可有效防治脑疝和脑干受压。

（4）脑栓塞的治疗：除上述治疗外，还需针对引起脑栓塞的原发病进行治疗。

● 心律失常者，应予以纠正。

● 感染性栓塞应采取足量、有效的抗生素，禁用抗凝及溶栓治疗。

● 非细菌性血栓性心内膜炎，可采用肝素治疗。

● 心房黏液瘤可行手术切除。

● 反常栓塞在卵圆孔未闭和深静脉血栓并存的情况下，可考虑行经导管卵圆孔封堵术。

（5）早期康复和二级预防

5. 注意事项

● 溶栓后 24 小时内不推荐抗血小板或抗凝治疗。

● 溶栓用药期间及用药 24 小时内应严密监护患者，定期进行血压和神经功能检查，根据病情变化情况及时进行 CT 检查。

● 心源性脑栓塞急性期一般不推荐抗凝治疗。

● 合并心房颤动者，可在发病后 4~14 日开始口服抗凝治疗，进行二级预防。

● 60 岁以上患者手术减压可降低死亡和严重残疾，但独立生活能力并未显著改善。

6. 诊疗流程图（图 10-7-2）

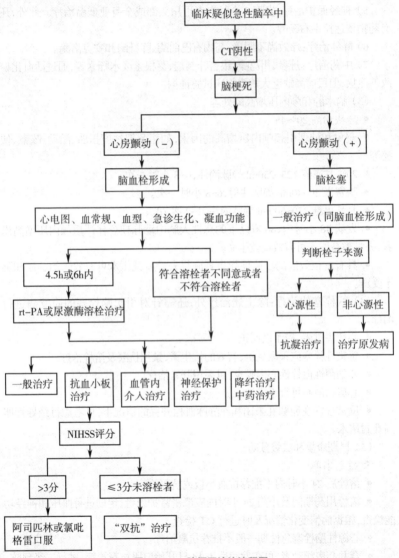

图 10-7-2 脑梗死诊治流程图
rt-PA. 组织型纤溶酶原激活剂。

（三）脑出血

1. 概述　脑出血（intracerebral hemorrhage，ICH）是指由脑部动脉、静脉或毛细血管破裂引起的非外伤性脑实质内和脑室内出血，其中动脉破裂最常见。发病率为（60~80）/10 万，占全部脑卒中的 20%~30%。起病急、病情重、病死率高，脑疝、呼吸衰竭和各种严重并发症为主要死因。

病因：

- 常见病因是高血压合并细小动脉硬化。
- 其他包括动静脉畸形、脑淀粉样血管病变、血液病、抗凝或溶栓治疗等。

院前急救：

- 及时清除口腔和呼吸道分泌物，保持呼吸道通畅。
- 必要时气管插管给予人工通气。
- 血压过高、脑疝危象、抽搐者给予及时处理，尽量减少不必要的搬动。
- 建立静脉通路，监测生命体征。

2. 诊断思路

（1）病史

- 年龄多在 50 岁以上。
- 既往有高血压病史。
- 寒冷或气温骤变时节发病较多。
- 情绪激动、精神紧张、剧烈活动、排便等为诱因。
- 起病突然，多数无前驱症状。
- 常于数分钟至数小时内达到高峰。
- 常有头痛、眩晕、呕吐和肢体无力等。

（2）体格检查

1）壳核出血

- 病灶对侧偏瘫、偏身感觉障碍与偏盲。
- 双眼凝视病灶侧，优势半球受累可有失语。

2）丘脑出血

- 病灶对侧偏身感觉障碍，深感觉障碍更明显。
- 瘫痪较轻，双眼凝视鼻尖。

3）脑叶出血

- 额叶：可有偏瘫、尿便障碍、Broca 失语、摸索和强握反射。
- 颞叶：可有 Wernicke 失语、精神症状、对侧上象限盲、癫痫。
- 枕叶：可有视野缺损。
- 顶叶：可有偏身感觉障碍、轻偏瘫、对侧下象限盲。

4）脑干出血

- 中脑:轻型表现为 Weber 综合征,重者表现为深昏迷、四肢弛缓性瘫痪。
- 脑桥:轻型表现为 Millard-Gubler 综合征,重者迅速昏迷、双侧针尖样瞳孔、四肢瘫痪、眼球浮动、中枢性高热、呼吸不规则。
- 延髓:一经发生很快死亡。

5）小脑出血:眩晕、呕吐,患侧共济失调;重者迅速昏迷,双侧针尖样瞳孔、呼吸不规则。

6）脑室出血:重者可出现深昏迷、脑膜刺激征、针尖样瞳孔、眼球浮动、四肢弛缓性瘫痪及去脑强直发作等。

（3）辅助检查

- 血常规、生化和凝血功能。
- 心电图、超声心动图。
- CT 扫描提示脑实质内高密度影。

（4）鉴别诊断

- 脑梗死:急性发病,有局灶性症状体征,CT 检查正常或低密度灶。
- 蛛网膜下腔出血:头痛剧烈,脑膜刺激征阳性,腰椎穿刺血性脑脊液,CT 可证实。

3. 病情评估

- 迅速出现脑外器官系统功能损伤的表现。
- 是否存在瞳孔的改变、中枢性高热、眼球浮动或去大脑强直发作等。
- 是否出现剧烈头痛、呕吐或者症状逐渐加重。

4. 急诊治疗　急救要点是降低颅内压、减轻脑水肿;处理原则为维持生命体征、止血和防止再出血、减轻和控制脑水肿、防治继续出血和并发症。

（1）内科治疗

1）一般处理

- 卧床休息 2~4 周,保持安静,避免情绪激动和血压升高。
- 有意识障碍、消化道出血者宜禁食 24~48 小时。
- 注意水电解质平衡、预防吸入性肺炎,早期积极控制感染。
- 明显头痛、过度烦躁不安者,可酌情给予地西泮类药物。
- 昏迷患者头部偏向一侧,抬高床头 15°~20°,预防发生呕吐后误吸。
- 保持呼吸道通畅,必要时机械通气。
- 保持功能体位,防止肢体畸形。
- 尿潴留者,留置导尿。
- 昏迷患者要定时翻身拍背,防止压疮和肺部感染。

2）降低颅内压
- 20% 甘露醇 125~250ml,静脉滴注,6~8 小时一次。
- 甘油果糖 250~500ml,静脉滴注,2 次 /d。

3）血压控制:当收缩压 >200mmHg 或平均动脉压 >150mmHg 时,在监测血压的情况下予以降血压药物,使血压维持在略高于发病前水平或 160/100mmHg 左右。

4）止血药物:有出血倾向和消化道出血的患者可适当应用。

5）亚低温治疗:脑出血的辅助治疗,可能有一定效果。

（2）外科治疗

1）适应证
- 壳核出血≥30ml,丘脑出血≥15ml。
- 小脑出血≥10ml 或直径≥3cm,或合并明显脑积水。
- 重症脑室出血（脑室铸型）。

2）方法
- 去骨瓣减压术。
- 小骨窗开颅血肿清除术。
- 立体定向血肿吸引术。
- 微创血肿清除术。
- 脑室穿刺引流术。

（3）康复治疗
- 早期将患肢置于功能位。
- 生命体征平稳、病情允许,宜尽早进行康复治疗。

5. 注意事项
- 脑干、丘脑和大量脑室出血预后较差。
- 预后与出血量、出血部位、意识状态及有无并发症有关。
- 动静脉畸形所致脑出血的复发相对较高,年再发率接近 2%。

6. 诊疗流程图（图 10-7-3）

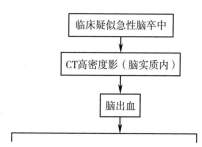

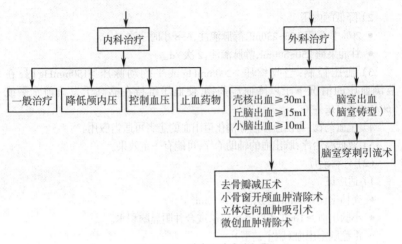

图 10-7-3 脑出血诊治流程图

（四）蛛网膜下腔出血

1. 概述　蛛网膜下腔出血（subarachnoid hemorrhage，SAH）是脑底部或脑表面血管的破裂，血液流入蛛网膜下腔。分为原发性和继发性两种。国内发病率约为 10/10 万。

病因：

● 常见病因为颅内动脉瘤。

● 其次为脑血管畸形和高血压性动脉硬化。

● 其他有动脉炎、脑底异常血管网、血液病、结缔组织病及抗凝治疗并发症等。

院前急救：

● 保持呼吸道通畅，维持呼吸、循环功能稳定。

● 尽量减少不必要的搬动。

● 建立静脉通路，监测生命体征。

2. 诊断思路

（1）病史

● 多有明显诱因如剧烈运动、用力排便、情绪激动等。

● 起病突然，数秒或数分钟内发生。

● 常有剧烈头痛、呕吐等。

● 约 25% 的患者可出现精神症状，如欣快、谵妄和幻觉等。

（2）体格检查

- 脑膜刺激征阳性。

- 4%~20% 患者眼底可见玻璃体下片状出血。

- 常见并发症为再出血、脑血管痉挛、急性或亚急性脑积水。

（3）辅助检查

- 血常规、生化和凝血功能。

- 心电图、超声心动图。

- 腰椎穿刺可见 3 管均匀一致血性脑脊液。

- CT 扫描脑池内高密度影。

- CT 血管成像和数字减影血管造影检查确定有无动脉瘤。

（4）鉴别诊断

- 脑出血:脑室出血、小脑出血和脑叶出血等易与 SAH 混淆,CT 检查可鉴别。

- 脑膜炎:脑脊液呈炎性改变。

- 偏头痛:既往有类似病史,无脑膜刺激征和脑脊液正常。

- 脑肿瘤:根据详细的病史、脑脊液检出瘤和 / 或癌细胞及 CT 可鉴别。

3. 病情评估

- 是否出现脑心综合征、消化道出血、急性肺水肿和局限性神经功能缺损症状等。

- 意识状态和瞳孔大小。

- 局部头痛常可提示破裂动脉瘤的部位。

4. 急诊治疗　急救要点是防治再出血,降低颅内压,治疗原发病和减少并发症;处理原则为遵循分级管理、优化脑灌注和脑保护及预防脑血管痉挛。

（1）一般处理

- 密切监测生命体征和神经系统体征的变化。

- 保持气道通畅,维持稳定的呼吸、循环系统功能。

- 避免用力和情绪波动,保持大便通畅。

- 维持水电解质平衡,给予高纤维、高能量饮食等。

- 降低颅内压,20% 甘露醇 125~250ml,静脉滴注,6~8 小时一次。

（2）预防再出血

- 绝对卧床 4~6 周。

- 调控血压:适当应用降压药,使血压降低 10%~20% 为宜,维持收缩压 130~160mmHg。

- 抗纤溶药物:6- 氨基己酸 24g/d,静脉滴注,连用 7 日后改为 8g,维持 2~3 周或到手术前。

- 外科治疗:动脉瘤夹闭或血管内治疗是预防再出血最有效的方法。

（3）预防脑血管痉挛：尼莫地平 40~60mg，3 次 /d，口服，连续 21 日；或尼莫地平 50mg，1 次 /d，静脉滴注。

（4）脑积水的治疗：脑脊液分流术。

5. 注意事项

- 抗纤溶药物增加了脑梗死的发生率。
- 出现动眼神经受压的表现，常提示后交通动脉瘤。
- 病情稳定后再次发生剧烈头痛、呕吐、痫性发作、昏迷，可能为再出血。
- 20% 动脉瘤患者病后 10~14 日可发生再出血，未经外科治疗者约 20% 死于再出血。

6. 诊疗流程图（图 10-7-4）

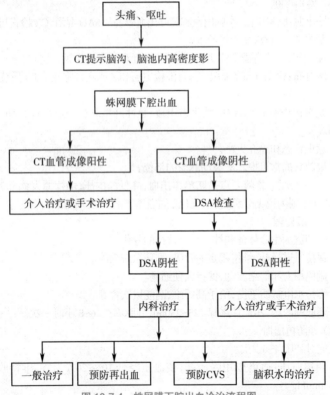

图 10-7-4　蛛网膜下腔出血诊治流程图

DSA. 数字减影血管造影；CVS. 脑血管痉挛。

（闵连秋）

二、颅内高压症

（一）概述

颅内高压症（intracranial hypertension）是神经科常见的临床综合征，颅脑损伤、脑肿瘤、脑卒中、脑积水、颅内炎症等多种病理损害发展至一定阶段，使颅腔内容物体积增加，导致颅内压持续在 200mmH$_2$O 以上，从而引起的相应的综合征。成人正常颅内压为 80~180mmH$_2$O，超过 200mmH$_2$O 为颅内压增高。颅腔与脑组织、脑脊液和血液是颅内压形成的物质基础。是临床上最常见的重要问题，尤其是颅内占位性病变的患者。可引起脑疝致患者因呼吸循环衰竭而死亡。

病因：

- 颅内占位性病变，如颅内血肿、颅内肿瘤、脑出血、脑寄生虫病、脑脓肿等。
- 脑组织体积增大，如脑水肿。
- 脑脊液循环和／或吸收障碍，如脑积水。
- 脑血流过度灌注或静脉回流受阻，见于脑肿胀、静脉窦血栓形成等。
- 先天性畸形使颅腔的容积变小，如狭颅症、颅底凹陷症等。

院前急救：

- 保持呼吸道通畅，吸氧，监测生命体征。
- 建立静脉通道，脱水降颅内压减轻脑水肿。

（二）诊断思路

1. 病史
- 可见于任何年龄。
- 起病隐袭或急性、亚急性起病。
- 不同程度的头痛，头痛剧烈时可伴有恶心呕吐，呕吐呈喷射性。
- 反应迟钝和不同程度的意识障碍。

2. 体格检查
- 视乳头水肿。
- 昏睡、昏迷、瞳孔散大或不等大、对光反射消失，去脑强直等。
- 血压升高、脉搏徐缓、呼吸不规则、体温升高等病危状态甚至呼吸停止。

3. 辅助检查
- 脑脊液检查压力在 200mmH$_2$O 以上，常规化验多正常。
- 头颅 X 线片可发现蝶鞍扩大及鞍背骨质稀疏等。
- CT 是诊断颅内病变首选检查，对大多数病变可作出定位诊断，也有助于定性诊断。
- MRI 对中线部位、颅底及后颅窝的病变具有优势。
- 数字减影血管造影主要用于动脉瘤和脑血管畸形的诊断。

4. 鉴别诊断

- 良性颅内压增高：又称假脑瘤综合征，除颅内压增高的症状体征外，无局灶性体征。
- 偏头痛：多为一侧或两侧颞部反复发作的搏动性头痛，神经影像学检查正常。

（三）病情评估

出现下列情况往往预示病情危重：

- 剧烈头痛、频繁呕吐，颈项强直、强迫头位。
- 生命体征紊乱，患侧瞳孔缩小、对光反射迟钝，意识改变等。

（四）急诊治疗

急救要点是快速降低颅内压；处理原则为保持呼吸道通畅，积极治疗原发病和对症支持治疗。

1. 一般处理

- 密切观察神志、瞳孔、血压、呼吸、脉搏、体温的变化，有条件时可做颅内压监测。
- 频繁呕吐者应暂禁食，以防吸入性肺炎。
- 不能进食者应予补液以维持出入液量的平衡。
- 注意补充电解质并调整酸碱平衡。
- 避免用力排便，禁做高位灌肠，以免颅内压骤然增高。
- 保持呼吸道通畅，防止因呼吸不畅而使颅内压进一步增高。
- 吸氧有助于降低颅内压。
- 尽早查明病因，以明确诊断，尽快施行去除病因的治疗。

2. 病因治疗

- 颅内占位性病变，首先应考虑行病变切除术。
- 位于大脑非功能区的良性病变，应争取行根治性切除术；不能根治的病变可做大部切除、部分切除或减压术。
- 脑积水者，可行脑脊液分流术。
- 颅内压增高引起急性脑疝时，应立即进行紧急抢救或手术处理。

3. 药物治疗

（1）意识清楚，颅内压增高较轻者，先选用口服药物。

- 氢氯噻嗪 25~50mg，3 次 /d。
- 乙酰胺 250mg，3 次 /d。
- 氨苯蝶啶 50mg，3 次 /d。
- 呋塞米 20~40mg，3 次 /d。
- 50% 甘油盐水溶液 60ml，2~4 次 /d。

（2）有意识障碍或颅内压增高症状较重者，则选用静脉注射药物。

- 20% 甘露醇 250ml，快速静脉滴注，4~6 次 /d。
- 甘油果糖 250ml，静脉滴注，1~2 次 /d。
- 呋塞米 20~40mg，静脉注射，2~4 次 /d。

4. 亚低温疗法　可防止脑水肿的发生与发展，对降低颅内压亦起一定作用。

5. 手术治疗　脑室引流术、脑室 - 腹腔分流术等。

6. 对症治疗

- 头痛者可给予镇痛剂，但忌用吗啡或哌替啶等，以防止抑制呼吸中枢。
- 抽搐发作者，给予抗癫痫药物治疗。
- 烦躁患者在排除颅内高压进展、气道梗阻、排便困难等前提下，给予镇静剂。

（五）注意事项

- 腰椎穿刺有诱发脑疝的危险，应慎重进行。
- 巴比妥治疗需在有经验的专家指导下应用，在给药期间应做血药浓度监测；临床研究显示此方法未能改进患者预后。
- 凡有颅内压增高的患者，应留院观察。

（六）诊疗流程图（图 10-7-5）

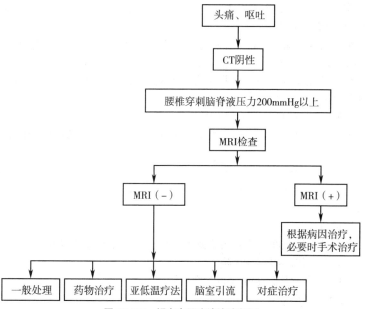

图 10-7-5　颅内高压症诊治流程图

（闵连秋）

三、癫痫

(一)概述

癫痫(epilepsy)是多种原因导致的脑部神经元高度同步化异常放电所致的临床综合征,临床表现具有发作性、短暂性、重复性和刻板性的特点。

癫痫持续状态(status epilepticus,SE)或称癫痫状态,指全面强直-阵挛性发作持续时间超过 5 分钟,或患者在发作后尚未完全恢复意识的情况下再次发作。

癫痫是一组疾病或综合征,表现为感觉、运动、意识、精神、行为、自主神经功能障碍或兼有之。痫性发作(seizure)是指临床上每次发作或每种发作的过程,一个患者可有一种或多种形式的痫性发作。是神经系统常见疾病,发病率为(50~70)/10 万,死亡率为(1.3~3.6)/10 万,患病率约为 5‰。我国目前约有 900 万以上癫痫患者,30% 左右为难治性癫痫。癫痫状态是神经内科的常见急症。任何类型的癫痫均可出现癫痫状态;全面强直-阵挛发作最常见、危害性也最大。

病因:

(1)癫痫的病因

- **症状性癫痫**:由各种明确的中枢神经系统结构损伤或功能异常所致,如脑外伤、脑卒中、脑肿瘤、中枢神经系统感染、寄生虫、遗传代谢性疾病、皮质发育障碍、神经变性性疾病等。
- **特发性癫痫**:病因不明,未发现脑部有足以引起癫痫发作的结构性损伤或功能异常,可能与遗传因素密切相关。
- **隐源性癫痫**:临床表现提示为症状性癫痫,但现有的检查手段不能发现明确的病因。

(2)癫痫持续状态常见的原因

- 不恰当地停用抗癫痫药物、急性脑病、脑卒中、脑炎、外伤、肿瘤和药物中毒等。
- 个别患者原因不明。
- 不规范抗癫痫药物治疗、感染、精神因素、过度疲劳、孕产和饮酒等均可诱发。

院前急救:

- 保持呼吸道通畅,采用头低脚高位,防止气道阻塞,避免误吸。
- 避免外伤,尽快送到医院。
- 吸氧、建立静脉通道,监测生命体征。

(二)诊断思路

1. 病史

- 突然意识丧失、尖叫并跌倒,全身肌肉强直性收缩,同时呼吸暂停、面色青紫,两眼上翻、瞳孔散大;随后出现肌肉节律性强力收缩,持续数分钟后突然停止。

- 发作过程中常伴有牙关紧闭,小便失禁,口鼻喷出白沫或血沫,事后无记忆。
- 频繁的癫痫连续发作,两次发作间歇期意识未恢复;或持续发作超过 5 分钟。

2. 体格检查

- 发作时可见瞳孔散大、光反射消失,呼吸停止,病理征阳性。
- 发作间歇期无阳性体征。

3. 辅助检查

- 血常规及凝血功能检查、血气分析等。
- 脑电图和视频脑电图可发现痫样放电。
- CT 和 MRI 可确定脑结构异常或病变。

4. 鉴别诊断

- 发作性睡病:突然发作的不可抑制的睡眠、睡眠瘫痪、入睡前幻觉及猝倒症四联症。
- 低血糖症:血糖水平 <2.8mmol/L,既往有胰岛 β 细胞瘤或 2 型糖尿病且长期服用降糖药。
- 假性癫痫发作:鉴别要点见表 10-7-2。

表 10-7-2　癫痫发作与假性癫痫发作的鉴别

鉴别点	癫痫发作	假性癫痫发作
发作场合	任何情况下	有精神诱因及有人在场
发作特点	突然刻板发作	发作形式多样,有强烈自我表现,如闭眼、哭叫、手足抽动和过度换气等
眼位	上睑抬起、眼球上窜或向一侧偏转	眼睑紧闭、眼球乱动
面色和黏膜	发绀	苍白或发红
瞳孔	散大、对光反射消失	正常、对光反射存在
对抗被动运动	不能	可以
摔伤、舌咬伤、尿失禁	可有	无
持续时间及终止方式	1~2min,自行停止	可长达数小时,需安慰及暗示
巴宾斯基征	(+)	(-)

（三）病情评估

癫痫状态出现下列情况往往预示病情危重：高热、循环衰竭、电解质紊乱。

（四）急诊治疗

急救要点是迅速控制癫痫发作，同时给予有效的生命支持及对症治疗。处理原则如下：

- 保持稳定的生命体征和进行心肺功能支持。
- 纠正酸碱失衡及电解质紊乱。
- 寻找并尽可能根除病因及诱因。
- 处理并发症。

1. 一般措施

- 保持呼吸道通畅、吸氧，必要时做气管插管或切开。
- 进行心电、血压、呼吸、脑电监测，定时进行血气分析。
- 20% 甘露醇 125~250ml，静脉滴注控制脑水肿，3~4 次 /d。
- 预防性应用抗生素，控制感染。
- 高热可给予物理降温。
- 纠正代谢紊乱如低血糖、低血钠、低血钙、高渗状态及肝性脑病等。
- 纠正酸中毒，并给予营养支持治疗。

2. 药物治疗

- 地西泮：10~20mg 静脉注射，速度 <2mg/min，如有效，将 60~100mg 地西泮溶于 5% 葡萄糖生理盐水中，12 小时内缓慢静脉滴注。儿童首次剂量为 0.25~0.5mg/kg，一般不超过 10mg。
- 地西泮加苯妥英钠：地西泮 10~20mg 静脉注射取得疗效后，再用苯妥英钠 0.3~0.6g 加入生理盐水 500ml 中静脉滴注，速度 <50mg/min。
- 10% 水合氯醛：20~30ml 加等量植物油保留灌肠，8~12 小时 1 次。
- 副醛：8~10ml（儿童 0.3ml/kg）植物油稀释后保留灌肠。
- 异戊巴比妥：是治疗难治性癫痫持续状态的标准疗法，成人 0.25~0.5g/ 次，1~4 岁儿童 0.1g/ 次，4 岁以上儿童 0.2g/ 次，注射用水稀释后缓慢静脉注射，速度 <100mg/min。
- 咪达唑仑：首剂静脉注射 0.15~0.2mg/kg，然后按 0.06~0.6mg/（kg·h）持续静脉滴注；新生儿 0.1~0.4mg/（kg·h）静脉滴注。
- 利多卡因：首次负荷剂量为 1~3mg/kg，以 25~30mg/min 的速度静脉注射，复发时可重复使用。
- 发作控制后应使用长效抗癫痫药维持，常用苯巴比妥钠 0.1~0.2g 肌内注射，2 次 /d，巩固和维持疗效；同时根据发作类型选择鼻饲抗癫痫药，达稳态浓度后逐渐停用苯巴比妥。

● 发作停止后,需积极寻找癫痫状态的原因予以处理。

（五）注意事项

● 地西泮偶尔会抑制呼吸,需停止注射,必要时加用呼吸兴奋剂。

● 苯妥英钠静脉滴注中如出现血压降低或心律不齐时,需减缓静脉滴注速度或停药。

● 呼吸疾病者勿用副醛。

● 异戊巴比妥有呼吸抑制的副作用,在应用中需要机械通气来保证生命体征的稳定。

（六）诊疗流程图（图 10-7-6）

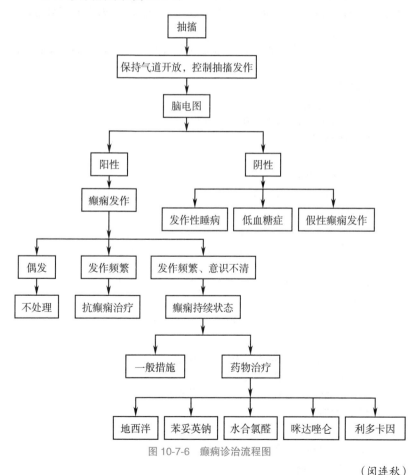

图 10-7-6 癫痫诊治流程图

（闵连秋）

四、重症肌无力

（一）概述

重症肌无力（myasthenia gravis，MG）是一种神经-肌肉接头传递功能障碍的获得性自身免疫性疾病，以肌肉易疲劳、晨轻暮重、休息或胆碱酯酶抑制剂（cholinesterase inhibitors，ChEI）治疗后减轻为特点。常累及眼外肌、咀嚼肌、吞咽肌和呼吸肌。

发病率为（8~20）/10万，患病率为50/10万。我国南方地区发病率较高。约10%的重症肌无力出现危象。ChEI治疗有效。整个病程有波动，缓解与复发交替。晚期患者休息后不能完全恢复。多数病例迁延数年至数十年，药物维持；少数可自然缓解。

病因：自身抗体介导的突触后膜乙酰胆碱受体（acetylcholine receptors，AChR）损害。

院前急救：

- 保持呼吸道通畅，吸氧。
- 建立静脉通道，密切观察生命体征。

（二）诊断思路

1. 病史

- 可见于任何年龄。
- 发病年龄有两个高峰：20~40岁发病者女性多见；40~60岁者以男性多见，多合并胸腺瘤。
- 起病隐袭或亚急性起病，亦有因受凉、劳累后病情突然加重。
- 常见诱因有感染、手术、精神创伤、全身性疾病、过度疲劳、妊娠或分娩等。
- 首发症状常为一侧或双侧眼外肌无力，如上睑下垂和视物双影。
- 连续咀嚼无力、饮水呛咳、吞咽困难，说话鼻音。
- 抬头困难，转颈、耸肩无力，抬臂、梳头、上楼梯困难。

2. 体格检查

- 受累骨骼肌呈"病态疲劳"和"晨轻暮重"。
- 表情淡漠、苦笑面容，构音障碍。
- 眼球运动受限，复视；瞳孔括约肌功能正常。
- 腱反射和感觉正常。

3. 辅助检查

- 疲劳试验（Jolly试验）和新斯的明试验阳性。
- 常规肌电图和神经传导速度正常。

- 重复神经电刺提示波幅递减现象。
- 单纤维肌电图提示颤抖增宽。
- AChR 抗体滴度增高。
- 胸腺 CT 和 MRI 检查可发现胸腺增生和肥大。

4. 鉴别诊断

- Lambent-Eaton 肌无力综合征：鉴别要点见表 10-7-3。

表 10-7-3　重症肌无力与 Lambent-Eaton 肌无力综合征的鉴别

鉴别点	重症肌无力	Lambent-Eaton 肌无力综合征
病变部位	突触后膜乙酰胆碱受体	突触前膜的 Ca^{2+} 通道和乙酰胆碱囊泡释放区
性别	女性居多	多见于男性
伴发疾病	其他自身免疫性疾病	约 2/3 患者伴发癌肿，如肺癌
临床特点	眼外肌、延髓肌受累，全身骨骼肌波动性肌无力，晨轻暮重	四肢近端肌无力，下肢症状重，脑神经支配的肌肉很少受累
疲劳试验	阳性	短暂用力收缩后肌力增强，持续收缩后又呈疲劳状态
新斯的明试验	阳性	可阳性，但不明显
重复神经电刺激	波幅均降低，低频更明显	低频时波幅变化不大，高频时波幅增高可达 200% 以上
血清乙酰胆碱受体抗体	增高	不增高
自主神经症状	无	约 1/2 患者伴有口干、少汗、便秘、阳痿
盐酸胍治疗	无效	有效

- 肉毒杆菌中毒、有机磷农药中毒、蛇咬伤等均可引起的神经-肌肉传递障碍，根据病史和流行病史可鉴别。
- 伴有口咽、肢体肌无力的疾病如肌营养不良症、多发性肌炎、肌萎缩侧索硬化、神经症或甲亢引起的肌无力，其他原因引起的眼肌麻痹，根据病史、神经系统检查、电生理检查和新斯的明试验可鉴别。

（三）病情评估

重症肌无力患者出现下列情况往往预示病情危重:突然出现呼吸困难、咳痰无力,端坐呼吸,口唇和面色发绀等。

（四）急诊治疗

急救要点是迅速鉴别危象的类型并积极干预。处理原则如下:

- 密切观察生命体征。
- 吸氧,确保呼吸道通畅,呼吸支持。
- 去除诱发因素。
- 积极治疗原发病。

1. 药物治疗

- 溴吡斯的明:60~120mg,3~4 次 /d,饭前 30~40 分钟口服。
- 甲泼尼龙:1 000mg 静脉滴注,1 次 /d,连用 3~5 日,随后每日减半量,即 500mg、250mg、125mg,继之改为口服泼尼松 50mg,病情稳定后再逐渐减量至 5~15mg 长期维持,至少 1 年;亦可口服泼尼松 60~80mg/d,症状缓解后再逐渐减量。
- 环磷酰胺:200mg,2~3 次 / 周,静脉滴注,或 50mg/ 次,口服,2~3 次 /d; 儿童口服 3~5mg/（kg·d）。
- 硫唑嘌呤:50mg/ 次,2 次 /d,口服,用于肾上腺皮质激素治疗不佳者。
- 环孢素 A:50mg/ 次,2 次 /d,口服,疗程 12 个月。

2. 胸腺治疗

- 胸腺切除。
- 胸腺深部 ^{60}Co 放射治疗。

3. 血浆置换 每次交换量为 2 000ml 左右,1~3 次 / 周,连用 3~8 次。

4. 免疫球蛋白静脉注射 剂量为 0.4g/（kg·d）,静脉滴注,5 日为一疗程。

5. 危象的处理 危象指重症肌无力患者在某种因素作用下突然发生严重呼吸困难,甚至危及生命,分三种类型。不论何种危象,均须紧急抢救。

1）一般治疗

- 注意确保呼吸道通畅,若早期处理病情无好转时,应立即进行呼吸支持。
- 停用 ChEI 以减少气管内的分泌物。
- 选用有效、足量和对神经 - 肌肉接头无阻滞作用的抗生素积极控制感染。
- 给予静脉药物治疗如甲泼尼龙或丙种球蛋白,必要时血浆置换。

2）病因的治疗

- 肌无力危象:肌电图提示动作电位明显减少、波幅降低。新斯的明 1~2mg 肌内注射或 0.5~1mg 静脉注射,好转后根据病情可 2 小时重复 1 次,日总量 6mg。

● 胆碱能危象:肌电图提示大量密集动作电位。阿托品 0.5~2mg 肌内注射或静脉注射,15~30 分钟重复一次,症状减轻后减量间歇使用,直至恢复。

● 反拗危象:肌电图无明显变化。停用 ChEI,气管插管或切开的患者可采用肾上腺皮质激素冲击治疗,危象解除后重新调整 ChEI 剂量。

(五)注意事项

● 心肌偶可受累,可引起突然死亡。

● 肾上腺皮质激素治疗初期可使病情加重,甚至出现危象。

● 血浆置换起效快,但疗效持续时间短,仅适用于危象和难治性重症肌无力。

● 危象是重症肌无力患者最危急的状态,病死率为 15.4%~50%。

(六)诊疗流程图(图 10-7-7)

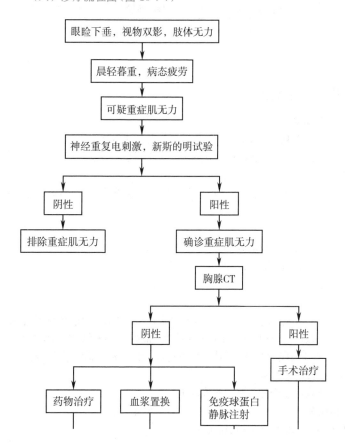

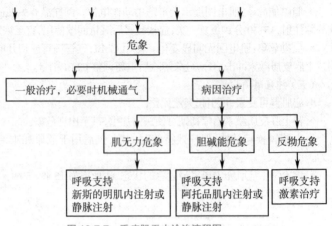

图 10-7-7　重症肌无力诊治流程图

（闵连秋）

五、中枢神经系统感染

（一）病毒性脑炎

1. 概述　病毒性脑炎（viral encephalitis）是指各种病毒感染引起的脑实质的炎症，有时可累及脑膜，称为病毒性脑膜脑炎。一年四季均可发病。无明显性别差异，任何年龄均可发病。死亡率较高。

病因：单纯疱疹病毒、带状疱疹病毒、乙型脑炎病毒、肠道病毒、麻疹病毒、腺病毒等。

院前急救：

- 及时清除口腔和呼吸道分泌物，保持呼吸道通畅。
- 建立静脉通路，监测生命指征。

2. 诊断思路

（1）病史

- 起病类似感冒症状，发热、头痛、咽痛、食欲缺乏、肌肉关节痛、全身不适等。
- 病情常在数日内快速进展，出现精神症状、抽搐、言语不清、肢体无力等。
- 部分患者可表现为注意力涣散、反应迟钝、言语减少、情感淡漠、表情呆滞、呆坐或卧床、行动懒散等。
- 单纯疱疹病毒感染者可有口唇疱疹史。

（2）体格检查

- 意识障碍、失语、共济失调、偏瘫等。

- 部分患者早期即呈去皮质综合征或去大脑强直。
- 脑膜刺激征阳性。

（3）辅助检查

- 脑脊液压力和蛋白增高，细胞数增多、淋巴细胞为主，糖和氯化物正常；可查到病毒抗原或特异性抗体。
- 脑电图常呈弥散性高波幅慢波，颞区更明显。
- MRI 检查可有颞叶、额叶的异常信号改变，或弥漫性改变。
- 所有患者均应进行单纯疱疹病毒 PCR 检测。

（4）鉴别诊断

- 化脓性脑膜炎：冬春季节多见，病情发展较迅速，流脑早期即可见皮肤瘀点，脑脊液检查可协助鉴别。
- 中毒性菌痢：多见于夏秋季，儿童多发，早期即有休克，脑脊液正常，大便可见红细胞、脓细胞及吞噬细胞，培养有痢疾杆菌生长。
- 结核性脑膜炎：病程长，有结核病接触史，结核菌素试验多阳性；脑脊液外观呈毛玻璃样，静置后出现薄膜，细胞数增多、以淋巴细胞为主，糖和氯化物减低，蛋白增加，涂片可找到结核分枝杆菌。

3. **病情评估** 高热、神志不清、心动过速、呼吸节律不齐提示病情危重，随时有生命危险。

4. **急诊治疗** 急救要点是早期诊断和治疗，降低颅内压，减少并发症；处理原则为抗病毒治疗，辅以免疫治疗和对症支持治疗。

（1）抗病毒药物治疗

- 阿昔洛韦 5~10mg/kg，静脉滴注，3 次 /d，疗程 14~21 日。
- 更昔洛韦用于阿昔洛韦耐药者，2.5~5mg/kg，静脉滴注，2 次 /d，疗程 14~21 日。

（2）支持与免疫调节疗法

- α 干扰素 100 万 U，肌内注射，1 次 /d，疗程 3~5 日。
- 转移因子适用于免疫缺陷患者。
- 丙种球蛋白对部分患者有辅助疗效。

（3）肾上腺皮质激素：地塞米松 10~20mg，1 次 /d，静脉滴注，连用 7~14 日。

（4）降低颅内压：20% 甘露醇 125~250ml，静脉滴注，6~8 小时一次。

（5）对症支持治疗

- 注意维持营养及水、电解质的平衡，保持呼吸道通畅。
- 必要时可小量输血或给予静脉高营养。
- 高热者给予物理降温，抗惊厥。
- 加强护理，预防压疮及呼吸道感染等并发症。

- 恢复期可进行康复治疗。

5. 注意事项

- 脑水肿是危及生命的关键环节,应早期发现和及时处理。

- 病情危重、CT 见出血性坏死灶及白细胞和红细胞明显增多者,可酌情应用肾上腺皮质激素。

6. 诊疗流程图(图 10-7-8)

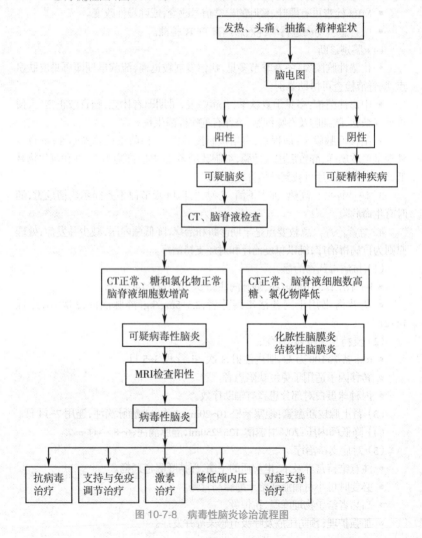

图 10-7-8 病毒性脑炎诊治流程图

（二）化脓性脑膜炎

1. 概述 化脓性脑膜炎（purulent meningitis）是指各种化脓性细菌感染引起的脑脊膜炎症，为一种严重的中枢神经系统常见的感染性疾病。多呈急性或暴发性起病，好发于婴幼儿、儿童和老年人。常合并化脓性脑炎或脑脓肿，其病死率和致残率较高。

病因：

● 最常见的致病菌为肺炎链球菌、脑膜炎双球菌及流感嗜血杆菌。

● 其次为金黄色葡萄球菌、链球菌、大肠埃希菌、变形杆菌、厌氧杆菌、沙门菌及铜绿假单胞菌等。

院前急救：

● 及时清除口腔和呼吸道分泌物，保持呼吸道通畅，吸氧。

● 积极纠正休克，维护循环与呼吸功能。

● 建立静脉通路，监测生命体征。

2. 诊断思路

（1）病史

● 任何年龄均可患病。

● 发热、寒战或上呼吸道感染表现等。

● 剧烈头痛，呕吐，抽搐，精神症状。

（2）体格检查

● 脑膜刺激征阳性。

● 部分患者可有偏瘫，失语，意识障碍等。

● 全身皮肤瘀点和瘀斑。

（3）辅助检查

● 血常规检查白细胞增加，以中性粒细胞为主。

● 脑脊液外观混浊或呈脓性，压力、细胞数和蛋白增高，糖和氯化物降低；涂片革兰氏染色或细菌培养阳性。

● 皮肤瘀点活检。

● MRI 或 CT 检查。

（4）鉴别诊断

● 病毒性脑膜炎：糖和氯化物一般正常或稍低，细菌涂片或细菌培养阴性。

● 结核性脑膜炎：亚急性起病，脑神经损害常见，脑脊液细胞数升高不如化脓性脑膜炎明显，病原学检查有助于鉴别。

● 隐球菌性脑膜炎：隐匿起病，病程迁延，脑神经尤其是视神经受累常见，脑脊液白细胞数 $500 \times 10^6/L$ 以下、以淋巴细胞为主，墨汁染色可见新型隐球菌，乳胶凝集试验可检测出隐球菌抗原。

3. 病情评估　高热、昏迷、抽搐、休克(心率快、低血压等)提示病情危重,随时有生命危险。

4. 急诊治疗　急救要点是早期诊断和早期治疗;处理原则为及早应用抗生素。

(1)抗菌治疗

1)未确定病原菌:选用广谱抗生素如头孢曲松或头孢噻肟。

2)确定病原菌

● 肺炎球菌:青霉素 2 000 万 ~2 400 万 U/d,儿童 40 万 U/(kg·d),分次静脉滴注;青霉素耐药者选用头孢曲松,必要时联合万古霉素治疗。2 周为一疗程,抗生素治疗后 24~36 小时内复查脑脊液以评价疗效。

● 脑膜炎球菌:首选青霉素,耐药者选用头孢噻肟或头孢曲松,可与氨苄西林或氯霉素联用。对青霉素或 β- 内酰胺类抗生素过敏者可用氯霉素。

● 革兰氏阴性杆菌:铜绿假单胞菌引起的脑膜炎应用头孢他啶,其他脑膜炎可用头孢曲松、头孢噻肟或头孢他啶,疗程常为 3 周。

(2)肾上腺皮质激素:地塞米松 10mg,静脉滴注,连用 3~5 日。

(3)对症支持治疗

● 颅内压高者可脱水降低颅内压。

● 高热者使用物理降温或应用退热剂。

● 癫痫发作者给予抗癫痫药物。

5. 注意事项

● 新生儿、老年人或昏迷患者脑膜刺激征常不明显。

● 有局部神经系统体征、视乳头水肿或意识障碍者,应先检查 MRI 或 CT,以防因腰椎穿刺而发生脑疝。

6. 诊疗流程图(图 10-7-9)

(三)结核性脑膜炎

1. 概述　结核性脑膜炎(tuberculous meningitis,TBM)是由结核分枝杆菌引起的脑膜和脊膜的非化脓性炎症性疾病。近年来,国内外结核病的发病率及病死率逐渐增高。TBM 约占全身性结核病的 6%,是最常见的肺外结核病。脑实质及脑血管亦常受累。

病因:结核分枝杆菌。

院前急救:

● 及时清除口腔和呼吸道分泌物,保持呼吸道通畅。

● 建立静脉通路,监测生命体征。

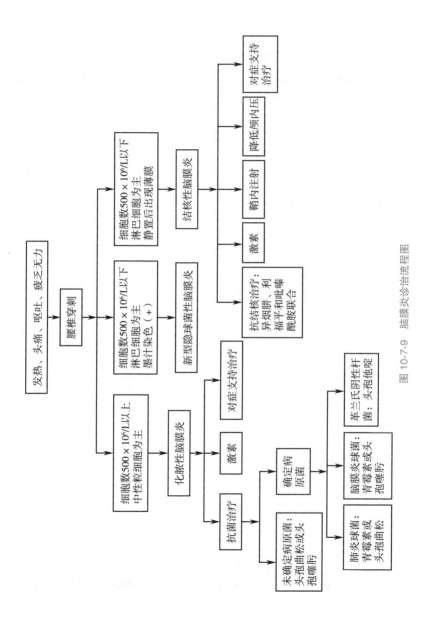

图 10-7-9 脑膜炎诊治流程图

2. 诊断思路

（1）病史

- 多起病隐匿，慢性病程，亦可急性或亚急性起病。
- 可缺乏结核接触史，症状轻重不一。
- 低热、盗汗、食欲减退、消瘦、全身倦怠无力、精神萎靡等结核中毒症状。
- 剧烈头痛、呕吐等颅内高压症早期表现。

（2）体格检查

- 视力减退、复视、面神经麻痹等脑神经受损表现。
- 脑膜刺激征阳性，视乳头水肿。
- 脑实质损害症状如淡漠、意识障碍，偏瘫、交叉瘫，癫痫发作或癫痫持续状态，大小便失禁。
- 严重时出现去脑强直发作或去皮质状态。

（3）辅助检查

- 脑脊液检查外观呈毛玻璃样、静置后出现薄膜，细胞数增多、以淋巴细胞为主，蛋白增高、糖及氯化物降低。
- CT 和 MRI 检查。

（4）鉴别诊断

- 隐球菌脑膜炎：脑脊液墨汁染色或真菌培养，检出隐球菌可鉴别。
- 脑膜癌病：通过全面检查发现颅外癌性病灶可鉴别。

3. 病情评估　发病时昏迷、脑脊液蛋白定量 >3g/L 是预后不良的重要指标。

4. 急诊治疗　急救要点是早期诊断和治疗，降低颅内压，减少并发症。处理原则为早期给药、合理选药、联合用药及系统治疗。

（1）抗结核治疗

1）遵循原则

- 早期、联合、规律、适量、全程用药。
- 选用有杀菌作用且能透过血脑屏障的药物。

2）治疗方案

- 异烟肼、利福平、吡嗪酰胺或乙胺丁醇、链霉素是治疗 TBM 最有效的联合用药方案（表 10-7-4）。

表 10-7-4　主要的一线抗结核药物

药物	儿童日用量	成人日用量	用药途径	用药时间
异烟肼	10~20mg/kg	600mg,1 次 /d	静脉滴注,口服	1~2 年

续表

药物	儿童日用量	成人日用量	用药途径	用药时间
利福平	10~20mg/kg	450~600mg,1 次 /d	口服	6~12 个月
吡嗪酰胺	20~30mg/kg	1 500mg/d,500mg,3 次 /d	口服	2~3 个月
乙胺丁醇	15~20mg/kg	750mg,1 次 /d	口服	2~3 个月

● 异烟肼、利福平和吡嗪酰胺,轻症患者治疗 3 个月后可停用吡嗪酰胺,再继续用异烟肼和利福平 7 个月。

● 耐药菌株可加用第四种药链霉素或乙胺丁醇。

● 利福平敏感菌株总疗程 9 个月,利福平耐药菌株需连续治疗 18~24 个月。

(2)肾上腺皮质激素:泼尼松,每日 60mg 清晨顿服,3~4 周后逐渐减量,2~3 周内停药。

(3)药物鞘内注射:异烟肼 50mg、地塞米松 5~10mg、α- 糜蛋白酶 4 000U、透明质酸酶 1 500U,每隔 2~3 日 1 次,缓慢注射,症状消失后每周 2 次,体征消失后 1~2 周 1 次,直至脑脊液检查正常。

(4)降低颅内压:20% 甘露醇 125~250ml,静脉滴注,6~8 小时一次。

(5)对症支持治疗

● 注意维持营养及水、电解质的平衡,保持呼吸道通畅。

● 必要时可小量输血或给予静脉高营养。

● 高热者给予物理降温,抗惊厥。

● 加强护理,预防压疮及呼吸道感染等。

5. 注意事项

● 老年人 TBM 的特点为头痛、呕吐较轻,约半数患者脑脊液改变不典型。

● 脑脊液压力较高的患者慎用药物鞘内注射。

● 儿童因乙胺丁醇的视神经毒性作用、孕妇因链霉素对听神经的影响而慎用。

6. 诊疗流程图(图 10-7-9)

(闫连秋)

六、吉兰 - 巴雷综合征

(一)概述

吉兰 - 巴雷综合征(Guillain-Barre syndrome,GBS)是一种自身免疫介导的周围神经病,主要损害多数脊神经根和周围神经,常累及脑神经。多呈单时相自限性病程。包括急性炎性脱髓鞘性多发神经根神经病(AIDP)、急性运动轴索型神经病(AMAN)、急性运动感觉轴索型神经病(AMSAN)、纯感觉型、脑神经型、Miller-Fisher 综合征等亚型。以腹泻为前驱症状者空肠弯曲菌感染率高达 85%,常引起 AMAN。

病因:

- 可能与空肠弯曲菌感染有关。
- 还可能与巨细胞病毒、EB 病毒、水痘 - 带状疱疹病毒、肺炎支原体、乙型肝炎病毒、HIV 感染相关。
- 少数病因不明。

(二)诊断思路

1. 病史

- 任何年龄、任何季节均可发病。
- 病前 1~3 周常有呼吸道、胃肠道感染症状或疫苗接种史。
- 急性或亚急性起病,肌无力多于数日至 2 周发展至高峰。
- 首发症状常为四肢远端对称肌无力,很快加重并向近端发展,或自近端开始向远端发展,肢体呈弛缓性瘫痪,可波及躯干和脑神经。
- 同时伴有肢体感觉异常、自主神经功能受损。
- 严重病例可累及肋间肌和膈肌而导致呼吸麻痹。

2. 体格检查

- 脑神经受累以双侧面神经麻痹最常见,其次为舌咽、迷走神经。
- 四肢腱反射常减弱或消失,10% 的患者表现为腱反射正常或活跃。
- 感觉障碍相对轻,呈手套 - 袜套样分布。
- 少数患者可有腓肠肌压痛,偶可出现克尼格征和 Lasegue 征等。
- 部分患者可出现皮肤潮红、出汗增多、心动过速、心律失常、直立性低血压、手足肿胀及营养障碍、尿便障碍等。

3. 辅助检查

- 脑脊液蛋白 - 细胞分离是吉兰 - 巴雷综合征的特征之一,2~4 周内蛋白不同程度升高。
- 肌电图检查早期有 F 波或 H 反射延迟或消失,神经传导速度减慢、远端潜伏期延长,动作电位波幅正常或下降。

4. 鉴别诊断

- 急性横贯性脊髓炎:发病前 1~2 周有发热病史,起病急,1~2 日出现截瘫,受损平面以下运动障碍伴传导束性感觉障碍,早期出现尿便障碍,脑神经不受累。

- 低钾性周期性瘫痪：无感觉障碍，呼吸肌、脑神经一般不受累，脑脊液检查正常，血清钾降低，可有反复发作史；补钾治疗有效。
- 重症肌无力：受累骨骼肌病态疲劳、晨轻暮重，新斯的明试验阳性。

（三）病情评估

出现下列情况提示预后不良：

- 60 岁以上。
- 病情进展迅速。
- 需要辅助呼吸。
- 运动神经波幅降低。

（四）急诊治疗

急救要点是保持呼吸道通畅和纠正缺氧。处理原则如下：

- 密切观察呼吸情况，定时行血气分析。
- 保持呼吸道通畅，加强气道管理。
- 促进神经功能恢复。

1. 一般治疗

- 空肠弯曲菌感染者可用大环内酯类抗生素治疗。
- 密切观察呼吸情况，出现呼吸困难者尽早进行机械通气。
- 定时翻身、拍背，及时清理呼吸道分泌物，保持呼吸道通畅。
- 延髓麻痹者给予鼻饲营养，保证营养，防止电解质紊乱。
- 尿潴留可加压按摩下腹部，无效时导尿；便秘可给予缓泻剂和润肠剂。
- 抗生素预防和控制坠积性肺炎、尿路感染等。

2. 免疫治疗

- 血浆置换：每次交换量 30~50ml/kg，根据病情轻重在 1~2 周内进行 3~5 次。
- 免疫球蛋白静脉注射：0.4g/（kg·d），连用 3~5 日。

3. 神经营养　维生素 B_1、维生素 B_{12}、维生素 B_6 等。

4. 康复治疗　加强肢体功能锻炼。

（五）注意事项

出现以下表现，则一般不支持吉兰-巴雷综合征的诊断：

- 显著而持久的不对称性肢体无力。
- 以膀胱或直肠功能障碍为首发症状或持久的膀胱和直肠功能障碍。
- 脑脊液单核细胞数超过 $50×10^6/L$。
- 脑脊液出现分叶核白细胞。
- 明确的感觉平面。

（六）诊疗流程图（图 10-7-10）

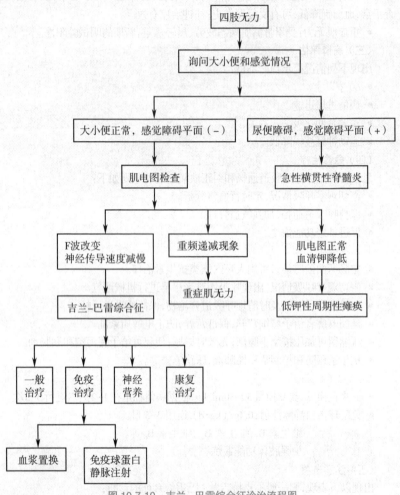

图 10-7-10　吉兰 - 巴雷综合征诊治流程图

（闵连秋）

第八节 其他系统急症

一、血栓性血小板减少性紫癜

(一) 概述

血栓性血小板减少性紫癜(thrombotic thrombocytopenic purpura, TTP)是一种较少见的弥散性微血管血栓-出血综合征。该病临床表现为血小板减少性紫癜、微血管病性溶血、神经精神症状、发热及肾脏损害,并称之为 TTP 五联征,仅有前三大特征的称为三联征。多数 TTP 患者起病急骤,病情凶险,如不治疗死亡率高达 90%。TTP 是急诊内科少见急症之一。TTP 表现可从仅有皮肤、黏膜出血到内脏出血,失血性休克而死亡。内脏出血和失血性休克是 TTP 的严重临床表现,需积极处理。

按病因分类:根据病因可将 TTP 分为原发性 TTP 和继发性 TTP。

● 原发性 TTP 的基本原因为 *ADAMTS13* 基因突变导致酶活性缺乏或降低,常在感染、应激或妊娠等诱发因素作用下发病。

● 继发性 TTP:继发性 TTP 系因感染、药物、肿瘤、自身免疫性疾病、造血干细胞移植等因素引发,发病机制复杂,预后不佳。

院前急救:

● 安静休息,限制活动,有内脏出血者宜卧位。

● 根据患者的生命体征进行基础的对症支持治疗,随后安全护送到医院治疗。

(二) 诊断思路

1. 病史

● 出血:以皮肤、黏膜和视网膜出血为主,严重者可有内脏或颅内出血。

● 微血管病性溶血性贫血:多为轻中度贫血,可伴黄疸,反复发作者可有脾大。

● 神经精神症状:表现为意识紊乱、头痛、失语、惊厥、视力障碍、谵妄、偏瘫及局灶性感觉或运动障碍等,以发作性、多变性为特点。

● 肾脏损害:可出现蛋白尿、血尿、管型尿,血尿素氮及肌酐升高。严重者可发生急性肾衰竭。

● 发热。

● 并非所有患者均具有五联征表现。

2. 体格检查

● 观察皮肤黏膜的颜色,有无贫血样改变、有无皮肤黏膜出血样改变。

- 患者的一般状态,特别是血压、脉搏、呼吸、心率和神志。
- 检查肝脾及浅表淋巴结大小。

3. 辅助检查

(1)实验室检查

- 血象:可见不同程度的贫血,网织红细胞升高,破碎红细胞大于 2%,血小板低于 $50 \times 10^9/L$。
- 血液生化检查:血尿素氮及肌酐不同程度升高。
- 溶血检查:可见结合珠蛋白降低,血清胆红素升高,乳酸脱氢酶升高,血红蛋白尿等血管内溶血表现。
- 出凝血检查:出血时间延长,一般无典型弥散性血管内凝血实验室改变,血管性血友病因子(vWF)多聚体分析可见 vWF 超大分子多聚体(UL-vWF)。
- 血管性血友病因子裂解酶(vWF-cp)活性分析:遗传性 TTP 患者 vWF-cp 活性低于 5%,部分获得性 TTP 患者也可显著降低,同时血浆中可测得该酶的抑制物。

(2)必要的骨髓象检查。

(3)疑有重要脏器的出血,可借助相应脏器的影像学进一步明确。

4. 鉴别诊断

- 溶血性尿毒综合征(hemolytic uremic syndromes,HUS):是一种主要累及肾脏的微血管病,儿童发病率高,常有前驱感染史。该病主要累及肾脏,如少尿、高血压、严重肾损害。精神神经症状少见。
- 妊娠高血压综合征:在妊娠高血压综合征中先兆子痫或子痫患者可出现类似 TTP 的症状,但该病预后相对较好,发病可能与轻度的血管内凝血有关。
- 弥散性血管内凝血(DIC)。
- 活动性系统性红斑狼疮伴免疫性血小板减少和血管炎。
- Evans 综合征。
- 阵发性睡眠性血红蛋白尿症(PNH)。

(三)病情评估

TTP 患者出现下列情况预示病情严重:

- 神经系统改变:包括头痛、精神改变、局部运动或感觉缺陷、视觉模糊甚至昏迷的情况加重时。
- 血小板减少引起的重要脏器的出血,如颅内出血。
- 当出现肾脏损害,重者可发生急性肾衰竭。

(四)急诊治疗

本病病情凶险,病死率高。在诊断明确或高度怀疑本病时,不论轻型或重型

都应尽快开始积极治疗。急救的要点是预防出血,保持生命体征平稳,处理原则如下:

- 根据血常规提示,必要时输入红细胞及血浆治疗。
- 可尽早给予预防出血的药物。
- 积极治疗原发病。

1. 血浆置换和输注血浆制品　血浆置换疗法为首选治疗,采用新鲜血浆、新鲜冰冻血浆(FFP);血浆置换量推荐为每次 2 000ml(或为 40~60ml/kg),每日 1~2 次,直至症状缓解、血小板计数及乳酸脱氢酶恢复正常,以后可逐渐延长置换间隔时间。对暂时无条件行血浆置换治疗或遗传性 TTP 患者,可输注新鲜血浆或新鲜冰冻血浆,推荐剂量为每日 20~40ml/kg,注意液体量平衡。当严重肾衰竭时,可与血液透析联合应用。对继发性 TTP 患者血浆置换疗法常无效。

2. 辅助治疗
- 糖皮质激素:糖皮质激素通常与血浆置换/输注联合应用。
- 免疫抑制剂:硫唑嘌呤和环磷酰胺对于难治性 TTP 可以通过抑制自身抗体产生而达到治疗的目的。
- 脾切除:仅用于血浆置换效果欠佳或者复发的病例。
- 其他:抗 CD20 单抗-利妥昔单抗(美罗华)及静脉输注免疫球蛋白对难治性 TTP 有一定作用。

3. 输血支持治疗
- 小量出血无须特殊处理,仅需休息和对症治疗。
- 大量出血可以输注压积红细胞。
- 寻找病因并针对病因进行治疗。

(五)注意事项
- 除非有危及生命的出血,输注血小板对于 TTP 是禁忌的,因为输注血小板会引起重要脏器的微血栓形成,加重病情。
- 早期判断是否存在内脏出血及脑出血对患者的预后有很大的影响。

(陈　达)

二、弥散性血管内凝血

(一)概述

弥散性血管内凝血(disseminated intravascular coagulation,DIC)是在许多疾病基础上,以微血管体系损伤为病理基础,凝血及纤溶系统被激活,导致全身微血管血栓形成、凝血因子大量消耗并继发纤溶亢进,引起全身出血及微循环衰竭为特征的临床综合征。DIC 临床表现主要为出血倾向、休克或微循环衰竭、微血管栓塞、微血管病性溶血及原发病临床表现。DIC 不是一个独立的疾病,而是众多疾病复杂病理过程中的中间环节。其主要基础疾病或诱因包括严重感染、恶性肿瘤、病理产科、手术及外伤等。除原发疾病临床表现外,尚有 DIC 各期的临床特点,故临床表现复杂且差异很大。

1. 分期
- 高凝状态期:可能无临床症状或轻微症状,也可表现血栓栓塞、休克。
- 消耗性低凝期:广泛的多部位出血为主要临床表现。
- 继发性纤溶亢进期:出血更加广泛且严重,常伴随难以控制的内脏出血。
- 脏器衰竭期:表现为肝肾衰竭,呼吸循环衰竭是导致患者死亡的常见原因。

2. 分型　根据起病缓急与病情可分为 3 型。
- 急性型:数小时至 1~2 日内发病,病情凶险。出血症状较严重,常伴短暂或持久的血压下降。多见于严重感染、羊水栓塞、胎盘早剥、外科大手术后及严重创伤等。
- 亚急性型:多在数天至数周内发生,病情发展稍缓,多以栓塞症状为主。多见于死胎滞留、急性白血病、恶性肿瘤转移等。
- 慢性型:起病缓慢,病程较长,出血不严重,可仅见瘀点和瘀斑,高凝期较长而明显。多见于系统性红斑狼疮、巨大血管瘤、慢性肝病及肿瘤等慢性病。此型多易被忽略。

根据体内内环境的调节功能的紊乱情况可以分为:
- 代偿性 DIC:指体内止凝血系统处于代偿状态,临床上无显性 DIC 表现。
- 失代偿 DIC:指体内止凝血系统处于失代偿状态,临床上呈显性 DIC 表现,又可以分为可控制的显性 DIC 和不可控制的显性 DIC 两种亚型。

3. 病因
(1)严重感染:是诱发 DIC 的主要病因之一。
- 细菌感染:革兰氏阴性菌感染如脑膜炎球菌、大肠埃希菌、铜绿假单胞菌感染等,革兰氏阳性菌感染如金黄色葡萄球菌感染等。
- 病毒感染:流行性出血热、重症肝炎等。
- 立克次体感染:斑疹伤寒等。
- 其他感染:脑型疟疾、钩端螺旋体病、组织胞质菌病等。
(2)恶性肿瘤:是诱发 DIC 的主要病因之一,近年来有上升趋势。常见者如急性早幼粒白血病、淋巴瘤、前列腺癌、胰腺癌及其他实体瘤。
(3)病理产科:见于羊水栓塞、感染性流产、死胎滞留、重度妊娠高血压综合征、子宫破裂、胎盘早剥、前置胎盘等。

（4）手术及创伤：富含组织因子的器官如脑、前列腺、胰腺、子宫及胎盘等，可因手术及创伤等释放组织因子（TF），诱发 DIC。大面积烧伤、严重挤压伤、骨折也易导致 DIC。

（5）其他：如恶性高血压、巨大血管瘤、急性胰腺炎、重症肝炎、溶血性贫血、急进性肾炎、糖尿病酮症酸中毒、系统性红斑狼疮、中暑等。

4. 院前急救

- 安置患者静卧，监测生命体征与重要器官出血倾向。
- 尽快开放多条静脉通道补液，防止休克。
- 尽早安全护送到医院。

（二）诊断思路

1. 病史 存在易致 DIC 的基础疾病：如感染、恶性肿瘤、病理产科、大型手术及创伤。

2. 体格检查

- 出血倾向：特点为自发性、多发性出血，部位可遍及全身，多见于皮肤、皮下黏膜、伤口及穿刺部位；其次为某些内脏出血，严重可发生颅内出血。
- 微循环衰竭或休克：一过性或持续性血压下降，表现为肢体湿冷、少尿、呼吸困难、发绀及甚至神志改变等。休克程度与出血量一般情况下不成正比。
- 微血管栓塞：浅层的微血管栓塞较少出现局部坏死和溃疡。深部器官微血管栓塞导致器官衰竭在临床上更常见，可表现为顽固性的休克、呼吸困难、意识障碍、颅内高压和肾衰竭等。
- 微血管病性溶血：表现为进行性贫血，贫血程度与出血量不成比例，偶见皮肤、巩膜黄染。

3. 辅助检查

- 反映凝血因子消耗的指标：凝血酶原时间（PT）、活化部分凝血活酶时间（APTT）、纤维蛋白原浓度、血小板计数。
- 反映纤溶亢进的指标：纤维蛋白/纤维蛋白原降解产物（FDP）、D- 二聚体、血浆鱼精蛋白副凝固实验（3P 试验）。
- 其他：血常规、优球蛋白溶解时间、血浆优球蛋白副凝试验等。

4. 国内诊断标准

（1）存在易引起 DIC 的基础疾病。

（2）临床表现：有以下两项以上临床表现。

- 多发性出血倾向。
- 不易用原发病解释的微循环衰竭或休克。
- 多发性微血管栓塞的症状、体征，如皮肤、皮下黏膜栓塞性坏死及早期出现的肺、肾、脑等器官衰竭。

- 抗凝治疗有效。

（3）实验室指标：同时有以下三项以上异常。

- 血小板计数 $<100 \times 10^9/L$ 或进行性下降，肝病、白血病患者血小板计数 $<50 \times 10^9/L$；

- 血浆纤维蛋白原 $<1.5g/L$ 或进行性下降，或 $>4g/L$，白血病及其他恶性肿瘤 $<1.8g/L$，肝病 $<1.0g/L$。

- 3P 试验阳性或血浆 FDP$>20mg/L$，肝病、白血病 FDP$>60mg/L$，或 D- 二聚体水平升高或阳性。

- PT 缩短或延长 3 秒以上，肝病、白血病延长 5 秒以上，或 APTT 延长 10 秒以上。

（4）疑难或特殊病例应行下列相关检查，应有下列一项以上异常：

- 纤溶酶原（PLG）含量及活性降低。

- 抗凝血酶（AT）含量、活性及 vWF 水平降低（不适用于肝病）。

- 血浆 F Ⅷ：C$<50\%$（需与严重肝病所致的出血鉴别时有价值）。

- 血浆凝血酶 - 抗凝血酶复合物（TAT）或凝血酶原碎片 1+2（F1+2）水平升高。

- 血浆纤溶酶 - 纤溶酶抑制复合物（PIC）浓度升高。

- 血（尿）纤维蛋白肽 A（FPA）水平增高。

5. 国际血栓和止血协会（ISTH）标准（表 10-8-1）

表 10-8-1　DIC ISTH 诊断评分标准

风险评估	患者是否有已知与明显 DIC 相关的潜在性疾病（如全身感染、外伤、产科急症）? 如有，可进行；如无，则不适合用此规则。进行全部凝血试验检查
检查项目评分	血小板计数；D- 二聚体及 FDP；纤维蛋白原；PT 和 APTT 1. 血小板计数（$>100 \times 10^9/L$ 计 0；$<100 \times 10^9/L$ 计 1；$<50 \times 10^9/L$ 计 2） 2. 纤维蛋白相关标志物（D- 二聚体、可溶性纤维蛋白单体 / 纤维蛋白降解产物）增加（未增加：0；中度增加：2；高度增加：3） 3. 凝血酶原时间延长（$<3s$ 计 0；$>3s$ 而 $<6s$ 计 1；$>6s$ 计 2） 4. 纤维蛋白原水平（$>1.0g/L$ 计 0；$<1.0g/L$ 计 1）
临床意义	如 $\geqslant 5$ 符合明显的 DIC；如 <5 每日重复计分：提示非明显的 DIC（不肯定）；再重复 1~2d

注：DIC，弥散性血管内凝血；ISTH，国际血栓和止血协会；FDP，纤维蛋白原降解产物；PT，凝血酶原时间；APTT，活化部分凝血活酶时间。

6. 鉴别诊断

● 血栓性血小板减少性紫癜(TTP):此病引起休克及呼吸衰竭少见,无凝血及纤溶系统的激活,血浆置换可奏效。鉴别要点见表10-8-2。

表 10-8-2　DIC 与 TTP 的鉴别

鉴别点	DIC	TTP
起病和病程	多数急骤、病程短	可急可缓、病程长
微循环衰竭	多见	少见
黄疸	轻,少见	极常见,较重
F Ⅷ:C	降低	正常
vWF 裂解酶	正常	显著降低
血栓性质	纤维蛋白血栓为主	血小板血栓为主

注:DIC,弥散性血管内凝血;TTP,血栓性血小板减少性紫癜;F Ⅷ:C,凝血因子Ⅷ活性;vWF,血管性血友病因子。

● 原发性纤溶亢进症:不存在血管内凝血,故无血小板活化表现,血小板数量无明显减少,3P 试验阴性。鉴别要点见表10-8-3。

表 10-8-3　DIC 与原发性纤溶亢进症的鉴别要点

鉴别点	DIC	原发性纤溶
病因或基础疾病	种类繁多	多为手术、产科意外
微循环衰竭	多见	少见
微血管栓塞	多见	罕见
微血管病溶血	多见	罕见
血小板计数	降低	正常
血小板活化产物	增高	正常
D- 二聚体	增高或阳性	正常或阴性
红细胞形态	破碎或畸形	正常

注:DIC,弥散性血管内凝血。

● 重症肝炎:多有肝病病史,黄疸、肝功能损害症状较为突出,血小板减少程度轻,纤溶亢进与微血管病性溶血表现少见。鉴别要点见表10-8-4。

表 10-8-4　DIC 与重症肝炎的鉴别

鉴别点	DIC	重症肝炎
微循环衰竭	早,多见	晚,少见
黄疸	轻,少见	重,极常见
肾功能损伤	早,多见	晚,少见
红细胞破坏	多见(50%~90%)	罕见
F Ⅷ:C	降低	正常
D-二聚体	增加	正常或轻度增加

注:DIC,弥散性血管内凝血;F Ⅷ:C,凝血因子Ⅷ活性。

（三）病情评估

DIC 患者出现下列情况预示病情严重:
- 重要脏器的大出血,如消化道大出血、颅内出血可危及生命。
- 顽固性休克是 DIC 病情严重、预后不良的征兆。
- 深部器官微血管栓塞导致呼吸困难、意识障碍、颅内高压和肾衰竭,严重者可导致多器官功能衰竭。

（四）急诊治疗

DIC 急救原则是序贯性、及时性、个体性和动态性,处理原则如下:
- 去除产生 DIC 的基础疾病及消除诱因。
- 阻断血管内病理性凝血过程,使用肝素进行抗凝治疗。
- 恢复血小板和血浆凝血因子水平,纠正消耗性的凝血功能异常。
- 抗纤溶治疗,在有纤溶亢进时使用。
- 必要时可考虑溶栓治疗,但需要慎重决策。
- 对症和脏器功能支持治疗,包括主要脏器功能的支持,避免继发性的缺血/缺氧性损害加重。

1. 治疗基础疾病及消除诱因　如控制感染,治疗肿瘤,病理产科及外伤;纠正缺氧、缺血及酸中毒等,这些措施是终止 DIC 病理过程的最为关键的和根本的治疗措施。

2. 抗凝治疗　抗凝治疗是终止 DIC 病理过程,减轻器官损伤,重建凝血-抗凝平衡的重要措施。一般认为,DIC 的抗凝治疗应在处理基础疾病的前提下,与凝血因子补充同步进行。临床常用的抗凝药物主要包括普通肝素和低分子量肝素。

（1）使用方法

- 普通肝素：急性 DIC 每日 10 000~30 000U/d，一般 12 500U/d 左右，每 6 小时用量不超过 5 000U，静脉滴注，根据病情可连续使用 3~5 日。

- 低分子量肝素：与肝素相比，其抑制 F Xa 作用较强，较少依赖 AT，较少引起血小板减少，出血并发症较少，半衰期较长，生物利用度较高。常用剂量为 75~150A Xa U（活化因子 × 国际单位）/（kg·d），日单次或分两次皮下注射，连用 3~5 日。

（2）适应证：DIC 早期（高凝期）；血小板及凝血因子呈进行性下降，微血管栓塞表现（如器官衰竭）明显的患者；消耗性低凝期但病因短期内不能去除者，在补充凝血因子情况下使用。

（3）禁忌证：手术后或损伤创面未经良好止血者；近期有大咯血或有大量出血的活动性消化性溃疡；蛇毒所致 DIC；DIC 晚期，患者多有凝血因子缺乏及明显纤溶亢进。

（4）监测：普通肝素：血液学监测最常用者为 APTT，肝素治疗使其延长为正常值的 1.5~2.0 倍时即为合适剂量。普通肝素过量可用鱼精蛋白中和，剂量为鱼精蛋白 1mg 可中和肝素 100U。低分子量肝素：常规剂量下无须严格血液学监测。

（5）其他抗凝剂抗血小板药物：可选用低分子葡萄糖苷、抗凝血酶、噻氯匹定等。

3. 替代治疗　适用于有明显血小板或凝血因子减少证据，已进行病因及抗凝治疗，DIC 未能得到良好的控制，有明显的出血表现者。

- 新鲜冷冻血浆等血制品：每次 10~15ml/kg。

- 血小板悬液：未出血的患者血小板计数低于 $20×10^9$/L，或存在活动性出血且血小板计数低于 $50×10^9$/L 的 DIC 患者，需紧急输入血小板悬液。

- 纤维蛋白原：首次剂量 2.0~4.0g，静脉输注。24 小时内给予 8.0~12.0g，可使血浆纤维蛋白原升至 1.0g/L。由于纤维蛋白原在体内半衰期较长，一般每 3 日用药一次。

- 凝血因子Ⅷ及凝血酶原复合物：偶在严重肝病合并 DIC 时考虑应用。

4. 纤溶抑制药物　临床上一般不使用，仅适用于 DIC 的基础病因及诱发因素已经去除或控制，并有明显的纤溶亢进的临床及实验证据，继发性纤溶亢进已成为迟发性出血的主要或唯一原因的患者。应用抗纤溶药物之前，应首先进行血液制品替代性治疗，同时维持肝素持续输注。

（1）适应证

- DIC 伴有原发性纤溶的患者，例如：某些早幼粒白血病、巨大血管瘤、恶性高热、羊水栓塞、某些肝脏疾病和前列腺癌转移者。

- 大量出血患者且对成分输血等替代治疗反应不佳者。
- 凝血块迅速溶解，或优球蛋白溶解时间明显缩短，显示纤溶过度。

（2）常用药物：6-氨基己酸 2~6g/d，氨甲苯酸 200~400mg/d，或氨甲环酸 200~500mg/d，用葡萄糖溶液稀释后缓慢静脉滴注或注射。

5. 溶栓治疗　DIC 主要形成微血管血栓，并多伴有纤溶亢进，因此原则上不适用溶栓剂。主要可用于 DIC 后期、脏器功能衰竭明显及经上述治疗无效者。可试用尿激酶或组织型纤溶酶原激活剂。

6. 其他治疗

- 糖皮质激素不做常规应用，但下列情况可予以考虑：基础疾病需要糖皮质激素治疗者；脓毒症休克并发 DIC 已经有效抗感染治疗者；并发肾上腺皮质功能不全者。
- 山莨菪碱有助于改善微循环及纠正休克，在 DIC 早、中期可以应用。
- 发生肾衰竭患者须进行血液透析治疗。
- 积极抗休克、纠正酸中毒及水电解质紊乱，防治肾衰竭、急性呼吸窘迫综合征、呼吸衰竭、心力衰竭及脑水肿等对症治疗。

（五）疗效标准

- 痊愈：基础疾病及诱因消除或控制；DIC 的症状和体征消失；实验室指标恢复正常。
- 好转：上述标准中有一项未达标准或有两项未能完全达到标准。
- 无效：上述标准均未达到标准或患者因 DIC 死亡。

（六）注意事项

- DIC 的预防应作为重中之重，在发现患者有易患因素时就应采取预防措施。
- DIC 作为一种复杂的全身反应综合征，不同阶段的治疗方案也不相同，所以仔细评估 DIC 的分期极为重要。
- 去除引发 DIC 的基础疾病是延缓或终止 DIC 病理过程最为有效的方法。

（陈　达）

三、过敏性紫癜

（一）概述

过敏性紫癜（allergic purpura）又称 Henoch-Schönlein 综合征，为一种常见的血管变态反应性疾病，因机体对某些致敏物质产生变态反应，导致毛细血管脆性及通透性增加，血液外渗，产生紫癜、黏膜及某些器官出血。

1. 分类

- 皮肤型紫癜：紫癜分批出现在四肢，呈对称分布，皮疹高出皮面，为淡红色或紫色，有轻度痒感或伴荨麻疹样风团。
- 关节型紫癜：伴四肢关节肿痛。
- 腹型紫癜：伴腹痛、呕吐、腹泻，严重者可有消化道出血。
- 肾型紫癜：伴血尿、蛋白尿或管型尿，严重者肾功能异常。
- 混合型紫癜：在皮肤紫癜基础上，其他三型中有两型或两型以上同时存在。
- 少见类型：视网膜出血及水肿、脑膜出血、胸膜炎、肺出血、心肌炎等。

2. 病因

- 细菌、病毒或寄生虫等感染。
- 人体对异性蛋白过敏所致，如：鱼、虾、螃蟹、牛奶、鸡蛋等。
- 口服或静脉应用药物后出现过敏反应。
- 花粉、疫苗、虫咬及寒冷刺激等。

3. 院前急救

- 停止进食可疑过敏食物和药物，避免剧烈运动，可口服氯雷他定片 1 片（10mg）。
- 出现周身大量皮疹、胸闷、气短、心悸及头晕等症状迅速拨打急救电话或者前往附近医院就诊。
- 尽快开放多条静脉通道补液，防止过敏性休克。

（二）诊断思路

1. 病史 发病前 1~3 周有低热、咽痛、全身乏力或上呼吸道感染史；过敏体质者进食牛奶、鸡蛋、鱼肉等；口服或静脉应用药物后出现过敏反应；发生大面积虫咬伤。

2. 症状 典型四肢皮肤紫癜，可伴有腹痛、关节肿痛及血尿。

3. 辅助检查 血小板计数及功能、凝血相关检查正常，毛细血管脆性试验可阳性。

4. 鉴别诊断

- 单纯皮肤型过敏性紫癜与血小板减少性紫癜鉴别：过敏性紫癜是高出皮面，对称分布于四肢伸侧，可伴有痒感，分批出现的紫癜，化验血小板计数，出、凝血时间，血块收缩时间均正常。后者紫癜不高出皮面，不痒，可全身散在分布，化验血小板计数减低或免疫球蛋白增高。
- 关节型过敏性紫癜与风湿病性关节炎鉴别：后者无典型皮肤紫癜出现，而且有抗"O"，类风湿因子（RF）等风湿免疫相关指标异常。
- 肾型过敏性紫癜与肾小球肾炎、肾病综合征、泌尿系统结石鉴别。
- 腹型过敏性紫癜与肠炎、急性阑尾炎、肠梗阻、肠套叠、肿瘤等引起的急性腹痛鉴别。

（三）病情评估

过敏性紫癜患者出现以下情况往往病情危重及预后不佳：

- 消化道大出血，剧烈腹痛。
- 重症混合型过敏性紫癜，累及多脏器。
- 急性肾损伤，肾功能严重受损。
- 出现脑出血、肺出血、心肌炎等。
- 出现休克等生命体征不平稳情况。

（四）急诊治疗

急救的要点是防止重要脏器出血及抗休克。处理原则如下：脱离过敏原，抗过敏，稳定毛细血管通透性及脆性，缓解患者痛苦等对症支持治疗。急性期需要卧床休息，伴有消化道出血时，应禁食，但如腹痛较轻，仅大便潜血阳性者，可流质饮食。严密监测心电、血压、血氧变化，防止重要脏器出血、急腹症、休克及神经系统损害等并发症。

- 消除致病因素：有病毒或细菌或寄生虫感染者，予抗病毒或抗生素或驱虫治疗；因食物药物致敏者停止进食可疑过敏食物和药物。
- 抗组胺药物：苯海拉明分次口服或肌内注射；或异丙嗪分次口服或肌内注射；或左西替利嗪 5mg，每日 1 次口服；或氯雷他定 10mg，每日 1 次口服。
- 糖皮质激素：轻者泼尼松 30~50mg/d，每晨顿服或分服，重者可用地塞米松、氢化可的松静脉滴注。地塞米松 5~15mg/d，或氢化可的松 100~200mg/d，加入 5% 葡萄糖溶液 500ml 中静脉滴注，连用 3~5 日，病情好转后改为泼尼松龙口服，病情平稳时逐渐减量至停用，糖皮质激素疗程一般不超过 30 日，肾型者可酌情延长。注意：使用激素前一定要排除肠套叠、肠梗阻、肠穿孔等急腹症。急性期应用激素可以缓解腹痛和关节痛，有抑制抗原 - 抗体反应、减少炎症渗出、改善血管通透性等作用。
- 解痉止痛：腹痛较重者可给予阿托品 1mg 或山莨菪碱 5~10mg 肌内注射。
- 控制血管性出血药物：卡巴克洛 5mg，每日 3 次口服，同时维生素 C 口服保护毛细血管壁，或云南白药 2 粒每日 3 次口服。如消化道出血量较大时，应禁食水，尖吻蝮蛇血凝酶 2 单位每日 2 次静脉注射，奥美拉唑 40mg 每日 2 次静脉滴注。同时注意补液，监测血压、血常规，必要时输血治疗。
- 利尿剂：呋塞米 20mg 口服或静脉注射，螺内酯 20mg 口服，适用于尿量减少出现水肿的患者；肾功能损害严重者，可血液透析。
- 脱水降颅内压：甘露醇 250ml，5~10ml/min 静脉滴注，适用于神经系统并发症。
- 免疫抑制剂：环磷酰胺 3~6 mg/（kg·d），适用于重症过敏性肾炎。肾脏损害程度直接影响本病预后。少数患者可转为慢性肾炎或肾病综合征。

（五）病程及预后

病程一般2周左右,多数预后良好,少数患者可转为慢性肾炎或肾病综合征。

- 痊愈:症状、体征消失,一年内无复发。
- 有效:症状、体征消失或明显改善,但一年内有一次以上复发。
- 无效:症状、体征无改善。

（六）注意事项

- 首先最主要的就是要寻找到过敏原,并及时避开过敏原。
- 其次,在饮食上要尽量避免进食高蛋白、异种蛋白及刺激性食物。
- 治疗中尽量避免较长时间或短时间内大量应用激素,同时注意激素的副作用。

（陈 达）

四、青光眼

（一）概述

青光眼（glaucoma）是一组具有特征性视神经损害和视野缺损的眼病,也有学者称其为伴有特征性的视神经的结构性损害和视野缺损的视神经病变。

青光眼是全球第二致盲眼病,需要及时正确地处理。病理性眼压升高是其主要危险因素之一,糖尿病、心血管疾病、近视眼等也是青光眼常见的危险因素。青光眼急性发作时常伴有剧烈的头痛、恶心、呕吐,易与其他疾病混淆。

1. 分类

（1）原发性青光眼

- 闭角型青光眼:①急性;②慢性。
- 开角型青光眼:①继发性青光眼;②混合型青光眼;③先天性青光眼。
- 婴幼儿型青光眼:①发育型青光眼;②青光眼合并其他先天异常。

（2）继发性青光眼

2. 病因

（1）原发性青光眼的病因

- 房角关闭引起房水流出障碍,使房水升高,见图10-8-1。
- 房水流出道的病变,使房水排出阻力增加。

（2）继发性青光眼的病因

- 眼前段新生血管形成。
- 葡萄膜炎。

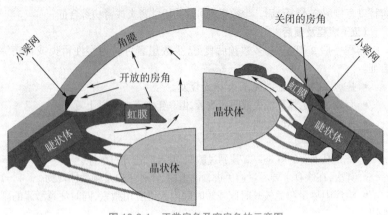

图 10-8-1 正常房角及窄房角的示意图

- 创伤(包括手术,尤其是无晶状体)。
- 使用类固醇药物。
- 其他。

3. 院前急救 因急性起病的患者多为急性闭角型青光眼,所以本部分重点介绍原发性急性闭角型青光眼的急诊急救。

- 远离黑暗环境。
- 按摩眼球。
- 及时到就近的医院进行治疗。

（二）诊断思路

1. 病史

- 发作前多伴有情绪激动等诱因。
- 本次发作是否伴有眼痛、眼胀、头痛、恶心、呕吐、体温升高、脉搏加速、视力下降、虹视、雾视等症状。
- 既往有无类似发作史。
- 是否有青光眼家族史。
- 是否伴有全身系统性疾病,如高血压、糖尿病、心脑血管病等。
- 是否有眼部手术史。
- 眼部及全身的用药史。

2. 体格检查 见图 10-8-2。

- 眼压明显升高。
- 球结膜水肿、充血(睫状充血、混合充血)。

● 角膜雾状水肿混浊,色素性角膜后沉着物(KP)沉着。

● 房水闪辉。

● 瞳孔散大,对光反射消失。

● 虹膜水肿,隐窝消失。

● 晶体前囊下见灰白色粥样斑块附着(青光眼斑)。

● 对侧眼可伴有浅前房、窄房角等。

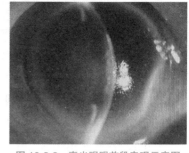

图 10-8-2　青光眼眼前段表现示意图

3. 辅助检查

(1)眼压

● 指测法:无专业设备时可用指测的方法。T-1:类似按压嘴唇,此时眼压低;Tn:类似按压鼻尖,此时眼压正常;T+1:类似按压额头,此时眼压偏高。

● 眼压计测量法:压陷式眼压计;压平式眼压计;非接触式眼压计。

(2)前房深度

● 手电筒侧照法(图 10-8-3):用聚光灯手电筒从颞侧角膜缘平行于虹膜照射,如果虹膜有膨隆,则鼻侧虹膜不能被照亮或部分被照亮。

● 裂隙灯法:Van Herick 提出了一种非显微镜裂隙灯角度分级评分。评价外周前房深度,使用垂直的窄光束评估角膜厚度,该光束设置在 60°,指向角膜缘。周边前房深度用角膜光切面的厚度(corneal thickness,CT)评估前房角宽度。见表 10-8-5。

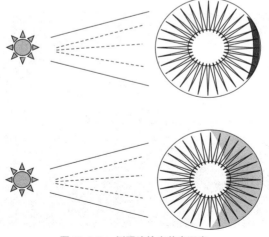

图 10-8-3　侧照法检查前房深度

表 10-8-5　周边前房深度与房角宽度关系表

周边前房深度	Shaffer 房角分级	临床意义
1CT	IV级（35°~45°）	不可能关闭
1/2CT	III级（25°~35°）	不可能关闭
1/4CT	II级（20°）	可能关闭
<1/4CT	I级（10°）	最终将关闭

注:CT,角膜光切面的厚度。

（3）房角镜检查:前房角镜检查房角开放情况,并按照 Scheie 分类法或 Shaffer 分类法进行分级（图 10-8-4,表 10-8-6）

表 10-8-6　Shaffer 和 Scheie 前房角分级

几何夹角	Shaffer 分级	Scheie 分级	可见的最后部房角结构
35°~45°	IV	宽	睫状体带全可见
25°~35°	III	窄$_1$	睫状体带部分可见
20°	II	窄$_2$	巩膜突 / 后部小梁网
10°	I	窄$_3$	前部小梁网 /Schwalbe 线
0°	0（裂隙状）	窄$_4$	Schwalbe 线不可见

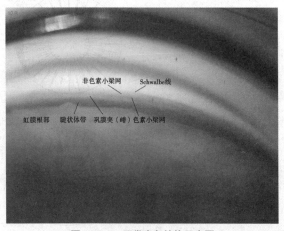

图 10-8-4　正常房角结构示意图

（4）超声生物显微镜（ultrasound biomicroscopy,UBM）:具有生成眼前段结构的高质量图像的能力,后部虹膜色素和睫状上皮不能阻止超声波,从而使睫状体可视化。它不受角膜浑浊的影响,实时、非干扰地得到自然状态下房角的横切面图像,既能够观察到后房睫状体的情况,还可以定量测量。见图 10-8-5。

（5）眼前节光学相关扫描（AS-OCT）:通过使用红外光作为探测源,确保眼组织的高分辨率横截面图像,并能提供定量和定性信息。这种技术不需要非常熟练的操作员,不像前房角镜检查,其结果取决于观察者的经验。此外,AS-OCT 的红外光不会引起瞳孔收缩,与前房角镜检查相比,这是一个显著的优点。AS-OCT 是非接触式检查,无麻醉,只需很少的时间,减轻了患者不适感。

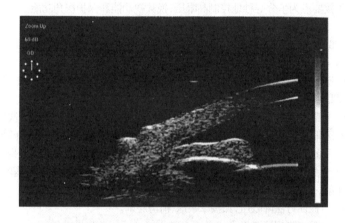

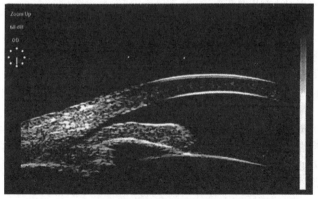

图 10-8-5 超声生物显微镜检查下的房角关闭（上）及房角狭窄（下）

4. 鉴别诊断

● 虹膜睫状体炎：急性闭角型青光眼伴有浅前房、瞳孔散大、眼压升高、角膜内少有角膜后沉着物沉着，而虹膜睫状体炎则前房正常深度、瞳孔缩小并有粘连、眼压正常或偏低或稍高、常伴有灰白色角膜后沉着物。

● 与全身其他系统疾病鉴别：本病常被误诊为脑血管疾病、偏头痛、消化系统疾病，而忽略了眼部的检查，常因此而延误青光眼的急诊治疗，造成严重后果甚至失明；本病有明显的眼压升高、浅前房、眼红，所以临床上用指测眼压、眼部侧照法即可发现上述体征。

（三）急诊治疗

急救要点为争分夺秒地控制高眼压，挽救视功能和保护房角功能。

1. 及时、全面、联合、强效地局部和全身应用降眼压药物治疗。

● β 受体阻滞剂：常用有 0.5% 马来酸噻吗洛尔、2% 卡替洛尔、0.5% 左旋布诺洛尔、0.5% 倍他洛尔等。用法：每日 2 次滴患眼。

● 碳酸酐酶抑制剂，局部用药为 2% 杜塞酰胺、1% 布林佐胺。用法：每日 3 次滴患眼。

● 全身用药为乙酰唑胺，250mg/次。醋甲唑胺，25~50mg/次，每日2次口服。

2. 双眼应用缩瞳剂　发作眼滴 2% 毛果芸香碱液，5~10min/ 次，眼压下降或瞳孔缩小后逐渐减少用药次数，最后维持到 3 次 /d。健侧眼预防性应用，6 小时一次。

3. 全身应用高渗脱水剂，如甘油、山梨醇、甘露醇等。常用 20% 甘露醇溶液静脉注射，1.0~1.5g/（kg·d）。

4. 机械性方法降眼压，如按摩眼球、前房穿刺。

5. 双眼虹膜周边激光术。

6. 全身应用自由基清除剂、抗氧化剂如维生素 E、维生素 C 等，保护视神经组织。

7. 待眼压降低稳定后，行手术治疗。

（四）注意事项

● 应用高渗脱水剂应注意老年患者，尤其是有高血压和心功能、肾功能不全，以及有电解质紊乱的患者的全身状况。

● 大量脱水后，可加重头痛症状，应引起注意。

● 应注意各类降眼压药物的禁忌证。

● 对心率慢、哮喘的患者，一般不应用非选择性 β 受体阻滞剂。

● 恶性青光眼应使用散瞳药，缩瞳药是禁忌。

（张　弘）

五、鼻出血

(一)概述

鼻出血(nose bleeding,epistaxis)是耳鼻咽喉头颈外科最常见的临床症状和急症之一。病因如下:

(1)局部原因

● 外伤:局部血管或黏膜破裂而致;鼻及鼻窦外伤或手术、颅前窝及颅中窝底骨折。

● 炎症:非特异性炎症,如鼻炎;特异性感染,如鼻结核、鼻白喉、鼻梅毒。

● 肿瘤:鼻咽纤维血管瘤、血管瘤;恶性肿瘤。

● 其他:鼻中隔疾病:偏曲、糜烂、溃疡、穿孔;鼻腔异物:常见于儿童,多为一侧鼻腔出血或血涕。

(2)全身原因

● 出血性疾病及血液病:血管壁结构和功能缺陷性疾病,如遗传性出血性毛细血管扩张症等;血小板数量或功能障碍性疾病,如原发性血小板减少性紫癜等;凝血因子障碍性疾病,如各型血友病、维生素K缺乏症等;血液的自身抗凝作用过强,如抗凝剂使用不当等。

● 急性发热性传染病:如流感、出血热等。一般情况下出血量较少,多发生于发热期,且出血部位多位于鼻腔前部。

● 心血管疾病:高血压和动脉硬化;静脉压增高。

● 营养障碍或维生素缺乏:维生素C、维生素K、维生素P或钙缺乏。

● 肝、肾等慢性疾病和风湿热。

● 中毒:磷、汞、砷、苯;水杨酸类药物。

● 内分泌失调:女性多见,青春发育期,月经期,绝经期,妊娠后三个月。

(二)诊断思路

1. 病史

● 可单侧出血,亦可双侧出血。

● 可表现为反复间歇性出血,亦可为持续性出血。

● 出血较轻者仅涕中带血或倒吸血涕,重者可导致贫血,甚至休克。

2. 体格检查

● 鼻腔前部出血:主要来自鼻中隔前下方易出血区。主要见于儿童和青少年。

● 鼻腔上部出血:常来自鼻中隔后上部,多为动脉性。主要见于中年人。

● 鼻腔后部出血:来自下鼻道后端的吴氏静脉丛。常见于老年人。

● 鼻腔黏膜弥漫性出血:多为鼻黏膜广泛部位微血管出血。多发生在有全身性疾病的患者。

3. 辅助检查

- 前鼻镜检查：可以发现鼻腔前部的出血。
- 鼻内镜检查：优势在于寻找鼻腔后部的出血部位。
- 影像学检查：CT、MRI检查，判断出现部位。
- 实验室检查：血常规检查，对于出血量较大及怀疑为血液病的患者必不可少。对应用抗凝药物及怀疑凝血功能异常的患者，需要检查凝血功能。

4. 鉴别诊断

- 咯血：为喉、气管、支气管及肺部出血后，血液经口腔咯出，常见于肺结核、支气管扩张、肺癌、肺脓肿及心脏病导致的肺淤血等。可根据患者既往病史、体征及辅助检查鉴别。
- 呕血：呕血是上消化道出血的主要表现之一，当大量呕血时，血液可从口腔及鼻腔涌出，常常伴有消化道疾病的其他症状，全身体格检查可有阳性体征，可予以鉴别。

（三）病情评估

若出血较剧烈，应立即采取止血措施，并迅速判断是否有出血性休克，根据每次出血情况及发作次数、患者的血压、脉搏、一般情况及实验室检查来综合判断出血量。

- 失血量达500ml时，可出现头昏、口渴、乏力、面色苍白等症状。
- 失血量达500~1 000ml时，可出现出汗、血压下降、脉速而无力。
- 若收缩压低于80mmHg，则提示血容量已损失约1/4。

（四）急诊治疗

急救的原则是应首先维持患者的生命体征，尽可能迅速止血，并对因治疗。

首先对恐惧的患者及家属进行安慰，使之镇静，以免患者因精神因素引起血压升高，使出血加剧，并及时测血压、脉搏，予以补液，维持生命体征平稳。如患者已休克，则应先针对休克进行急救。询问病史时，要询问以下情况：哪一侧鼻腔出血或哪一侧鼻腔先出血，出血的速度和出血量，过去有无反复鼻出血，此次出血有无诱因，有无其他伴随症状等。

1. 出血较剧、渗血面较大或出血部位不明者的救治

（1）一般性治疗

- 患者取坐位或半卧位，嘱患者尽量勿咽下血液，以免刺激胃部引起呕吐。
- 精神安慰，解除恐惧和紧张心理，必要时予以镇静剂。
- 休克者应取平卧头低位，给予快速补液或者输血。

（2）填塞止血

- 可吸收材料填塞：适用于渗血面较大者，可用明胶海绵、纤维蛋白海绵等填塞或医用生物胶黏合。
- 鼻腔纱条填塞：用于出血较剧、出血部位尚不明确或外伤及其他止血方

法无效者。填塞方法包括前鼻孔填塞术和后鼻孔填塞术。

- 鼻腔或鼻咽气囊或水囊压迫。

（3）其他治疗

- 血管结扎、血管栓塞。
- 积极降压治疗,纠正贫血。
- 寻找出血病因,进行病因治疗。

2. 出血不剧者的处理

（1）指压法:患者在家中发生鼻出血可采取此方法。

（2）局部止血药物:此方法简单易行,患者痛苦较小。

（3）寻找出血点

- 从先出血的一侧鼻寻找出血点,仔细检查鼻中隔前下部位。
- 鼻窦内出血,血液常自鼻道或嗅裂流出。
- 鼻腔后段出血往往需用鼻内镜检查才能发现。
- 在止血时应做进一步检查。有时须与有关科室共同会诊,寻找病因。

（五）注意事项

- 休克时,鼻出血可因血压下降而自行停止,不可误认为已经止血。
- 高血压鼻出血患者,可能因出血过多,血压下降,不可误认为血压正常。
- 要重视患者所诉出血量,不能片面依赖实验室检查。
- 鼻腔填塞物应于 24~48 小时内取出或更换,并常规应用抗菌药物以预防感染。

（张　弘）

六、异物

（一）气管支气管异物

1. 概述　气管支气管异物主要指外源性物体经口或鼻误吸入声门,停留于气管、支气管内而致病者。

- 气管支气管异物是耳鼻喉科常见急症之一。
- 多发生于 5 岁以下儿童,偶见于成人。
- 早期可阻塞窒息,顷刻丧命;晚期可引起肺部严重并发症及呼吸、循环功能衰竭。

（1）病因

- 幼儿牙齿发育不全,咀嚼不细,喉的保护性反射功能亦不健全。进食时若嬉笑、哭闹、跌倒易将食物吸入气道,是气管、支气管异物的最常见原因。
- 儿童口含物品玩耍,成人口含物品作业,突然说话哭笑、跌倒时,不慎将异物吸入气管支气管。

- 鼻腔异物钳取不当;咽、喉滴药时注射针头脱落;气管支气管手术中器械滑落也可进入气道内。
- 全麻、昏迷、酒醉或睡眠等状态患者吞咽功能不全,容易误吸。
- 精神病患者或企图自杀者。

（2）院前急救

- Heimlich 急救法:是一种利用儿童肺部残留气体,形成气流冲出异物的急救方法。救护者站在患儿身后,从背后抱住其腹部,双臂环其腰腹部,一手握拳,拳心向内按压于患儿的肚脐和肋骨之间的部位;另一手捂按在拳头之上,双手急速用力向里向上挤压,反复实施,直至阻塞物吐出。
- 推压腹部法:将患儿仰卧于桌子上,抢救者用一只手放在其腹部脐与剑突之间,紧贴腹部向上适当加压;另一只手柔和地放在胸壁上,向上和向胸腔内适当加压,以增加腹腔和胸腔内压力,反复多次,可使异物咳出。
- 拍打背法:立位,抢救者站在儿童侧后方,一手臂置于儿童胸部,围扶儿童,另一手掌根在肩胛间区脊柱上给予连续、急促而有力的拍击,以利异物排出。
- 倒立拍背法:适用于婴幼儿。倒提其两腿,使头向下垂,同时轻拍其背部,通过异物的自身重力和呛咳时胸腔内气体的冲力,迫使异物向外咳出。

2. 诊断思路

（1）病史

- 婴幼儿患者,常常难以自行表述清楚病史,往往家长代述有异物误吸史。
- 误吸前一切正常。
- 误吸后即刻发生剧烈咳嗽,憋喘,伴有明显呼吸困难,提示异物可能停留在气管。
- 误吸后有阵发性咳嗽,提示异物可能停留在支气管。

（2）体格检查

1）吸气性呼吸困难

- 有三凹征。气管异物的特征体征如下。"两音一感":拍击音,异物撞击声门下区产生,于咳嗽或呼气末期可听到,于气管前听诊更为清晰;哮鸣音,气流通过异物阻塞的狭窄气道产生的鸣响声。撞击感:异物撞击气管壁或声带所致,气管前触诊感到。

2）如并发肺气肿、肺不张时可出现:

- 望诊:患侧胸廓扩张受限。
- 触诊:患侧语颤减弱。
- 叩诊:肺气肿时呈高清音,心界向健侧移位,肺不张时呈浊音,心界向患侧移位。

- 听诊:患侧呼吸音减弱或消失并可有变动性为重要体征,肺炎时有湿啰音。

（3）辅助检查

- 血常规及血气分析等。

- 影像学检查:支气管异物胸部 X 线透视检查显示有纵隔摆动,呼气时,心脏纵隔向左侧,吸气时,移向右侧。气管异物 X 线无纵隔摆动,可有肺不张或者肺气肿。

- 气管三维 CT:可以清楚地看见异物停留的位置。

- 支气管镜检查:是确定诊断最可靠的方法,临床高度怀疑气管、支气管异物,经上述检查仍不能确诊时,应行支气管镜检查,以明确诊断,同时可取除异物。

（4）鉴别诊断

- 与食管异物相鉴别。有误咽异物病史,吞咽疼痛伴梗阻感为主诉,一般无呼吸困难,异物特别大压迫气道可出现呼吸困难。影像学检查有食管异物的表现。

- 与支气管肺炎相鉴别。无明显误吸史。病程较长,体格检查可闻及两肺啰音。影像学检查示双肺有阴影。

- 与气管肿瘤相鉴别。儿童气管肿瘤比较少见,一般病程较长,无明显的异物误吸史。有呼吸困难的症状。影像学检查可显示有占位性表现。

3. 病情评估

- 呼吸困难严重,出现三 / 四凹征,持续低氧血症者立即行急诊手术。

- 出现严重并发症,严重肺不张、肺气肿等,先治疗并发症维持生命体征,待状态好转再行手术取出异物。

4. 急诊治疗

- 直接喉镜取异物:是一种简便的手术方法,可迅速取出气管内异物,但成功率很低,对于异物停留在主气道严重呼吸困难的情况可以尝试直接喉镜。

- 硬性支气管镜取异物:取异物的常规方法,插入支气管镜后,视隆嵴为标准,缓慢进入支气管,检查右侧时头偏左,检查左侧时,头偏右。发现异物时,顶住异物,找到异物最大直径与支气管黏膜壁的缝隙。然后将支气管镜稍稍后退,用适配的异物钳环抱夹持,须夹持异物多半,向外钳取。如果异物较硬较大,可将其钳碎裂后,分次取出。

- 气管切开取异物:不是取异物的常规方法,仅用于巨大或特殊性异物或病情危急,内镜设备和技术条件受限的情况下采用。

- 如异物停留时间较长,炎症反应明显者,先行抗炎治疗。

- 有肉芽的可用蘸 0.1% 肾上腺素溶液的小棉球充分止血,再取异物。

- 取出异物后需用足量抗生素和激素,密切观察呼吸注意喉水肿。如有心力衰竭时酌情使用强心药物。有严重气胸、纵隔气肿时,应及时引流。

5. 预防方法

- 避免给 3~5 岁以下小儿吃整个的花生、瓜子及豆类等食物,进食时不要嬉笑、打骂。
- 教育儿童不要将玩物置于口、鼻内,成人应避免口含物品作业。
- 加强对昏迷及全麻患者护理,防止呕吐物吸入下呼吸道,活动的义齿应取下。
- 施行气管、支气管手术时应注意防止器械滑脱。

(二)食管内异物

1. 概述 食管内异物(foreign body in esophagus)是常见急症之一,可发生在任何年龄,以老人居多,幼儿次之。

- 食管异物是耳鼻喉科常见急症之一。
- 因大块异物可暂时停留在咽下部或食管入口部位狭窄处,可堵塞气道引起严重并发症,甚至危及生命,故必须及时处理。

病因:

- 老年人牙齿脱落或使用义齿,咀嚼功能差或存在脑血管疾病者,口内感觉欠敏感。
- 儿童多因口含玩物误吞或在玩耍、哭闹时将异物吞入。
- 成年人多因进食匆忙或注意力不集中,食物未经仔细咀嚼而咽下。
- 睡眠、麻醉、昏迷、酒醉后可将义齿误咽入食管而形成食管异物。
- 食管本身疾病,如食管狭窄或食管癌,食物通过时容易受阻、嵌顿。
- 精神疾病患者或有自杀企图者,常将各种物品强行吞下而成为异物。

2. 诊断思路

(1)病史

- 异物种类:以动物性最常见 70%~75%,如鱼刺、鸡骨、肉块等;其次为金属类 17%,如硬币、针钉等(儿童多见 60%)。还有化学制品及植物类,如义齿、瓶盖、枣核等。
- 异物停留部位:最常见于食管入口,其次为食管中段,下段较少见。
- 主要表现:吞咽困难(主要),异物嵌顿于环后隙及食管入口时,吞咽困难明显。重者滴水难咽,常张口流涎,同时感胸骨后部有物阻塞;吞咽疼痛:位于食管上段,疼痛部位多在颈根部或胸骨上窝处。位于食管中段,多为胸骨后疼痛并可放射到背部。呼吸道症状:压迫气管后壁或压迫喉部发生呼吸困难。

(2)体格检查

- 嘱患者做咽口水动作,面部可立即出现痉挛性的痛苦表情,转头缩颈,手扶痛处。

- 间接喉镜示梨状窝有唾液滞留,或杓状软骨呈水肿隆起,应认为有食管异物可能

(3)辅助检查

- 喉镜检查:对于咽、下咽异物能配合者,可选择电子喉镜检查。

- 食管 X 线检查:对金属不透光异物或大块致密骨质可以确诊。对较小、不显影、非金属异物可用钡剂检查。疑有食管穿孔时应改用碘油。

- 食管镜检查:少数病例,尤其小儿 X 线检查未发现异物,但有明显异物史,而且症状持续存在不能确诊时,应做食管镜检查,食管镜下看到异物可将其取出。

(4)鉴别诊断

- 喉咽腔异物:喉咽腔异物也有疼痛哽咽感,体格检查及间接喉镜检查可见喉咽部异物,常见于舌根、会厌谷或梨状窝。仅需黏膜表面麻醉,在间接喉镜下取出异物。

- 气管异物:有误吸病史,异物一旦进入气管内即刻有剧烈呛咳等气道反应,呼吸不畅,连续或阵发性咳嗽。在儿童由于咳嗽冲击力量较差,异物不易自行排出,必须及早行气管支气管镜下钳取异物。

- 食管肿瘤:一般吞咽障碍为主诉,病史较长,无异物误咽病史。食管钡剂造影提示有食管区占位性改变。胸部 CT 检查多可发现食管肿瘤存在。

3. 急诊治疗

- 一旦确诊,患者状态尚可,应急诊行食管镜下食管异物取出术。

- 若异物存留时间较久,患者就诊时极度衰竭、脱水、食管炎症较重,应先纠正全身情况,抗炎治疗,待情况好转再进行食管镜检并取出异物。

- 对特殊形状、尖锐带钩异物,如义齿等,应先研究、设计取出方案后,再行手术取出,防止强拉硬拉造成食管黏膜损伤、穿孔等并发症。

- 如已有并发症或异物插入主动脉弓压迫食管狭窄部位,危险性大时,请胸外科开胸取出。

- 手术后若有黏膜损伤,应禁食或镜下留鼻饲管,给大量广谱抗生素。有穿孔者请胸外科协助处理。

4. 预防措施

- 进食不宜过于匆忙,尤其吃带有骨刺类的食物时,不宜饭菜同口而咽,要仔细咀嚼将骨刺吐出,以防误咽。

- 老年人佩戴有义齿和牙托的,进食尤其应注意,不宜进黏性强的食物,义齿应在睡眠前取下。全麻或昏迷的患者如有义齿,应及时取出。

- 教育儿童改正口含物品玩耍的不良习惯。

- 异物误吞后，不要强行用吞饭团、馒头、食醋等方法企图将异物推下，应立即就医及时取出。

（张　弘）

七、异位妊娠

（一）概述

异位妊娠（ectopic pregnancy）是指受精卵在子宫体腔以外着床，俗称宫外孕，是妇产科常见的急腹症之一，若不及时诊断及积极治疗可危及生命。造成异位妊娠患者死亡的主要原因是由异位妊娠包块破裂引起的失血性休克。

1. 分类　根据受精卵种植部位不同分为输卵管妊娠、卵巢妊娠、腹腔妊娠、阔韧带妊娠、宫颈妊娠，其中输卵管妊娠占异位妊娠的 95%。输卵管妊娠发病部位以壶腹部为最多，其次为峡部、伞部，间质部最少见。

2. 病因

- 输卵管炎症
- 输卵管手术
- 输卵管发育不良或功能异常
- 受精卵游走
- 辅助生育技术

3. 院前急救

- 卧床休息，静脉输液，维持患者的生命体征。
- 尽快到医院就诊。

（二）诊断思路

1. 病史

- 停经：除输卵管间质部妊娠停经时间较长外，多有 6~8 周停经史。有 20%~30% 患者无明显停经史，或月经仅过期两三日。
- 腹痛：是输卵管妊娠患者的主要症状，当输卵管妊娠流产或破裂时，突发一侧下腹部撕裂样疼痛，常伴有恶心、呕吐。
- 阴道流血：胚胎死亡后，常有不规则阴道出血，色黯红，量少，一般不超过月经量。少数患者阴道流血量较多，类似月经，阴道流血可伴有蜕膜碎片排出。
- 晕厥与休克：由于腹腔急性内出血及剧烈腹痛，轻者出现晕厥，严重者出现失血性休克。出血越多越快，症状出现也越迅速越严重，但与阴道流血量不成正比。

2. 体格检查

- 一般情况：当腹腔出血多时，可出现面色苍白，脉快而细弱，血压下降等休克表现。

- 腹部检查：下腹有明显压痛及反跳痛，以患侧为著，但腹肌紧张轻微。出血较多时叩诊有移动性浊音。有些患者可触及下腹包块。
- 盆腔检查：宫颈举痛为输卵管妊娠的主要体征之一。

3. 辅助检查

- 人绒毛膜促性腺激素（hCG）测定：是目前早期诊断异位妊娠的重要方法。异位妊娠时血清 hCG 水平较同期宫内妊娠低。
- 孕酮测定：异位妊娠的血清孕酮水平偏低，但在孕 5~10 周时相对稳定，单次测定即有较大的诊断价值。血清孕酮水平低于 $10\mu g/L$，常提示异常妊娠，其准确率在 90% 左右。
- 超声诊断：超声检查对异位妊娠的诊断尤为常用，阴道超声检查较腹部超声检查准确性更高。声像特点：宫腔内未探及妊娠囊，若在宫旁探及异常低回声，且见胚芽及原始心管搏动，可确诊异位妊娠。
- 诊断性刮宫：在不能排除异位妊娠时，可行诊断性刮宫术，获取子宫内膜进行病理检查。
- 后穹隆穿刺：后穹隆穿刺辅助诊断异位妊娠被广泛采用，常可抽出暗红色不凝血液。

4. 鉴别诊断

- 早期妊娠先兆流产：先兆流产一般腹痛较轻，子宫大小与妊娠月份基本相符，阴道出血量少，无内出血表现，超声可鉴别。
- 卵巢黄体破裂出血：黄体破裂多发生在月经后半期，但有时难与异位妊娠鉴别，特别是无明显停经史，阴道有不规则出血的患者，常需结合 hCG 进行诊断。
- 卵巢囊肿蒂扭转：患者月经正常，无内出血征象，一般有附件包块病史，囊肿蒂部可有明显压痛。经妇科检查结合超声即可明确诊断。
- 卵巢巧克力囊肿破裂出血：患者有子宫内膜异位症病史，常发生在经前或经期，疼痛比较剧烈，可伴明显的肛门坠胀，经阴道后穹隆穿刺可抽出巧克力样液体可确诊。若破裂处伤及血管，可出现内出血征象。
- 急性盆腔炎：急性或亚急性炎症时，一般无停经史，腹痛常伴发热，血象升高、血沉加快，超声可探及附件包块或盆腔积液，血 hCG 可协助诊断，尤其经抗炎治疗后，腹痛、发热等炎性表现可逐渐减轻或消失。
- 急性阑尾炎：常伴有明显转移性右下腹疼痛，多伴发热、恶心、呕吐，血象升高。

（三）病情评估

异位妊娠患者出现下列情况往往预示病情危重：

- 阴道大量出血，一次超过 400ml。

- 短期内出现失血性休克的表现。
- 超声检查示有妊娠囊破裂,腹腔大量积血。

（四）急诊治疗

1. 异位妊娠破裂出血治疗 异位妊娠破裂合并急性失血性休克的急救要点是抗休克及尽快手术治疗,处理原则如下:

- 尽快开放多条静脉通道补液,防止失血性休克。
- 维持患者的生命体征。
- 积极做好术前准备,尽快手术治疗。

（1）一般性治疗

- 给予心电监护、吸氧,监测心率、呼吸、血压、血氧饱和度的变化。
- 体位:立即将患者安置于抢救室,取休克卧位或头低脚高位。
- 迅速建立2条以上静脉通道:一方面保证输液,达到迅速扩容的目的,可经静脉在45分钟内快速滴注晶体液,如乳酸钠林格液1 000~2 000ml,观察血压、脉搏等检测指标情况,决定是否补充胶体液。另一方面留取血标本,急查血常规、血型、凝血功能及交叉配血,做好输血准备。
- 导尿:留置导尿管,留取尿标本,观察尿量变化。
- 迅速做好一切术前准备:如床旁心电图、超声检查、备皮等。
- 精神安慰,解除恐惧和紧张心理,必要时给予小剂量镇静剂。

（2）手术治疗:分为保守手术和根治手术。保守手术为保留患侧输卵管,根治手术为切除患侧输卵管。

1）手术适应证

- 生命体征不稳定或有腹腔内出血迹象。
- 诊断不明确者。
- 异位妊娠有进展者（如β-hCG≥3 000U/L或持续升高、胎心搏动、附件区包块较大者）。
- 药物治疗禁忌证或无效者。

2）保守手术:适用于有生育要求的年轻妇女,特别是对侧输卵管已切除或有明显病变者。一般根据受精卵着床部位及输卵管病变情况选择术式,若为伞部妊娠可行挤压将妊娠产物挤出;壶腹部妊娠行输卵管切开术,取出胚胎再缝合;峡部妊娠行病变节段切除及断端吻合。

3）根治手术:适用于绝大多数类型异位妊娠,特别是合并内出血并发休克的急症患者。输卵管妊娠手术可经腹或腹腔镜完成,其中腹腔镜手术是治疗异位妊娠的主要方法。除非患者生命体征不稳定,需快速进腹止血并完成手术,其余情况都可经腹腔镜手术。

2. 药物保守治疗 适用于早期输卵管妊娠,要求保存生育能力的年轻患者。

（1）符合下列条件可考虑药物治疗

- 无药物治疗的禁忌证。
- 输卵管妊娠未发生破裂。
- 妊娠囊直径≤4cm。
- 血 β-hCG≤2 000U/L。
- 无明显内出血。

（2）药物治疗：首选甲氨蝶呤（MTX）。治疗方案为：单次给药，剂量为 $50mg/m^2$，肌内注射 1 次；分次给药，MTX 0.4mg/（kg·d），肌内注射，每日 1 次，共 5 次。给药期间首先应严密观察生命体征，并注意有无突发剧烈腹痛，里急后重等输卵管破裂、腹腔内大量出血的迹象，一旦出现，及时处理；其次，动态观察血 β-hCG 和超声了解保守治疗的效果。

（五）注意事项

- 异位妊娠术后应注意休息，术后 1 周可参加重体力活动以外的正常活动。如为保守治疗的患者，应注意卧床休息，避免剧烈活动及增加腹压的活动。
- 异位妊娠手术后应注意 1 月内禁止性生活及盆浴。
- 患者出院后一个月应到门诊进行复查，如有剧烈腹痛或阴道流血应随时就诊。
- 有异位妊娠病史的患者，再次发生异位妊娠的可能性增加，如有异常应及时就诊，对于有生育要求的患者，应在再次妊娠前进行输卵管通畅度检查，妊娠后尽早进行检查排除异位妊娠。

（陈　达）

八、卵巢肿瘤蒂扭转

（一）概述

卵巢肿瘤蒂扭转（torsion of pedicle of the ovarian tumor）：在体位改变或妊娠期、产褥期子宫的大小位置改变时由骨盆漏斗韧带、卵巢固有韧带和输卵管组成的蒂发生扭转，引起一侧下腹突然剧烈疼痛，常伴恶心、呕吐甚至休克。

- 是常见的妇科急腹症，约 10% 卵巢肿瘤可发生蒂扭转。
- 好发于瘤蒂较长、中等大、活动度良好、重心偏于一侧的肿瘤。
- 发生急性扭转后，可发生出血坏死、破裂和继发感染。

1. 病因

- 急剧的体位改变或肠蠕动时诱发扭转，卵巢肿瘤若囊实部位不一，重心和极性改变。
- 妊娠期，肿瘤随增大的子宫升入腹腔，有较大的空间易发生扭转。

- 产后子宫骤然缩小，腹壁松弛易发生扭转。

2. 院前急救

- 卧床休息，静脉输液。
- 保持合适的体位让患者尽可能舒适。

（二）诊断思路

1. 病史

- 有卵巢肿瘤病史。
- 腹痛：剧烈活动或体位改变后突然发生一侧下腹剧烈疼痛，一般无放射痛，当扭转蒂部自然复位时，腹痛可减轻。
- 恶心呕吐：因腹痛、刺激引起反射性恶心呕吐，常与腹痛同时发生。
- 其他症状：可有腹胀、腹泻、月经异常、晕厥甚至休克等，继发感染后可有高热、寒战、腹痛加剧。

2. 体格检查

- 一侧下腹部压痛，腹肌紧张及反跳痛。
- 盆腔检查宫颈有抬举痛和摇摆痛，一侧附件区可以触及包块。肿块边缘清晰，肿物张力高，有压痛，以蒂部最明显。

3. 辅助检查

- 下腹超声：可发现囊性或实质性肿块，边缘清晰，有条索状蒂。多普勒超声检测瘤蒂内动静脉血流信号，可提示肿瘤扭转及坏死程度。
- 常规检查：白细胞计数可增高，血沉增快。

4. 鉴别诊断

- 异位妊娠：妊娠试验（+），可有腹腔内出血。
- 急性输卵管炎：两下腹持续性疼痛，发热，阴道后穹隆穿刺可抽出渗出液或脓液。
- 卵巢黄体破裂：发生于月经后半期，可有月经延迟，尿 hCG（-），有腹腔内出血。
- 子宫内膜异位症破裂：有痛经或子宫内膜异位症病史，腹痛发生于围月经期，腹膜刺激征明显，但生命体征平稳。
- 恶性卵巢肿瘤：肿瘤破裂、出血或继发感染引起腹痛。

（三）病情评估

蒂扭转患者出现下列情况预示病情危重：

- 突发下腹一侧持续性剧痛，血红蛋白进行性下降。
- 多普勒超声监测显示瘤蒂内仅有动脉血流信号，且阻力指数显著增高，常提示有内出血。
- 高热不退，白细胞计数明显增高，提示有肿瘤坏死合并感染。

（四）急诊治疗

1. 急救的要点是最好采用手术方式尽快解除蒂扭转,处理原则如下:

● 尽快手术,争取抢救卵巢功能。

● 保持合适体位使患者尽可能舒适。

● 维持患者的生命体征。

2. 轻度蒂扭转的治疗　可用膝胸卧或震动复位法复位扭转的蒂部,无效者应尽快手术治疗。

3. 重度蒂扭转的治疗

● 手术治疗。

● 必要时即行快速病理切片,以决定子宫及对侧附件的处理。

（五）注意事项

重度蒂扭转不可先复位扭转的蒂部,以防血栓脱落造成重要器官栓塞。

（陈　达）

第十一章

常用急救技术

第一节　人工气道技术

　　人工气道是指将导管直接插入气管或经上呼吸道插入气管所建立的气体通道，为气道的有效引流、通畅、机械通气及治疗肺部疾病提供条件。本节主要介绍紧急气管插管术、环甲膜切开术、环甲膜穿刺术、气管切开术和紧急经皮穿刺气道开放术。

一、紧急气管插管术

　　紧急气管插管术是指将一特制的气管内导管经声门置入气管的技术，是急救工作中常用的重要抢救技术。目前，紧急气管插管技术已成为心肺复苏及伴有呼吸功能障碍的急危重症患者抢救过程中的重要措施，是呼吸道管理中应用最广泛、最有效、最快捷的手段之一。

图11-1-1

气管插管术
（视频）

（一）适应证及禁忌证

1. 适应证

- 自主呼吸停止患者。
- 不能自主清除上呼吸道的分泌物及反流的胃内容物，随时可能出现误吸患者。
- 大咯血，随时可能出现窒息患者。
- 存在上呼吸道损伤、狭窄、阻塞、气管食管瘘等影响正常通气患者。
- 呼吸衰竭（中枢性和周围性）需要机械通气的患者。

2. 禁忌证

- 无绝对禁忌证。
- 相对禁忌证：操作者缺乏经验或喉部损伤、颌面部损伤、咽喉部肿瘤阻塞患者气道等。

（二）紧急气管插管流程

1. 评估插管的难易程度　"LEMON（look-evaluate-Mallampati-obstruction-neck）"法评估插管难度。

（1）观察（look）：患者的外部特征，舌体大、颈部短粗、肥胖等均提示可能困难插管。

（2）评估（evaluate）：遵守3∶3∶2法则，以患者的手指为标准。

- 张口时上下门齿间可容纳三横指以上。
- 下颏至舌骨的距离为三横指（小于或大于三横指均提示困难插管）。
- 甲状软骨到舌骨距离为两横指以上。

（3）Mallampati分级：如果患者可以配合，嘱其站位或坐位，张嘴并伸出舌头，发"啊"的音，根据咽部结构的可见度分为1~4级（图11-1-1）。1~2级插管较容易，3级属中等难度，4级则难度较大。

- Ⅰ级看到悬雍垂、咽峡弓、软腭。
- Ⅱ级只看到部分悬雍垂、软腭。
- Ⅲ级只看到软腭。
- Ⅳ级只看到硬腭。

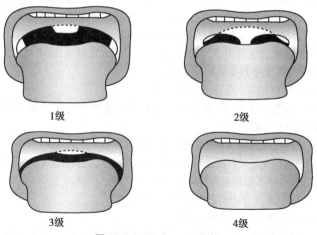

1级　　　　2级

3级　　　　4级

图 11-1-1　Mallampati 分级

（4）气道梗阻（obstruction）：口腔内异物、大量分泌物及软组织肿胀均会导致困难插管。

（5）颈部活动度（neck）：颈部活动受限（包括患者本身颈部活动受限及颈部需要制动）影响气道的充分开放，增加插管难度。

2. 检查吸引和供氧设备

3. 建立静脉通路（快速输注液体用），连接监护仪。

4. 准备物品

（1）喉镜：选择合适长度镜片，检查电源接触及照射亮度。

（2）气管导管：成人需使用带气囊气管导管，男性多用内径 7~8mm 的导管，女性多用 6.5~7.5mm 的导管，使用前需测试导管气囊是否漏气。儿童导管内径为（年龄 /4）+4mm，或者外径同患儿小指指甲的宽度。

（3）辅助用物：清洁手套、吸痰管、球囊 - 活瓣 - 面罩、10ml 注射器、听诊器、导管管芯、牙垫、胶布、润滑凝胶。

（4）诱导药物

- 最常用：咪达唑仑和丙泊酚。
- 血流动力学不稳定的患者：多用依托咪酯和氯胺酮。
- 支气管哮喘或过敏性休克的患者：首选氯胺酮。
- 注意：主动脉夹层、腹主动脉瘤、急性心肌梗死患者禁用氯胺酮。
- 肌肉放松药：琥珀胆碱。

5. 预给氧和预给药

- 吸入（球囊面罩通气）100% 氧气 3~5 分钟，可提高患者体内的氧储备。
- 如果时间允许，插管前 3 分钟，根据情况使用上述诱导药物。同时使用利多卡因、芬太尼、阿托品等预防诱导药物和插管操作引起的不良反应。
- 患者病情危急情况下，没有充分的时间完成预处理，或者患者无意识及心跳呼吸骤停不需要预给氧和预给药。

6. 调整体位和防止误吸，患者仰卧位。

- 将头枕部抬高 10cm，双手托下颌法，尽可能使上气道（口轴、咽轴、喉轴）呈一条直线，便于插管。
- 有或怀疑脑疝和颈椎外伤的患者禁用此体位。
- 如果人员充足可以压迫环状软骨至颈 6 椎体，使食管闭塞，预防胃内容物反流入气管，持续压迫直至导管插入，并充好气囊。

7. 插管步骤，注意患者肌肉松弛满意后插管。

（1）以右手拇指、示指使口张开。

（2）左手持喉镜由右口角放入口腔，将舌推向左侧，然后居中，缓慢推进，见到悬雍垂。

（3）将镜片垂直提起前进，直到看见会厌并显露声门（如采用弯镜片插管则将镜片置于会厌谷，用力向前上方提起；如用直镜片插管，则直接提起会厌）。

（4）如果咽部分泌物多时，可先抽吸、清理气道。

（5）置入气管导管：以右手拇指、示指及中指如执笔式持导管的中、上段，由右口角进入口腔,直到导管已接近喉部再将管端移至喉镜片处,准确将导管尖端送入声门。借助管芯插管时,当导管尖端入声门后,应拔出管芯再将导管插入气管内。

（6）插管完成后,气囊注气。

（7）导管尖端至门齿的距离一般为 20~24cm（女性 20~22cm,男性 22~24cm）,连接简易呼吸器或呼吸机。

（8）确认导管是否进入气管,方法有:

- 直视下导管经过声门。
- 通气时见胸廓起伏,呼气相导管壁可见白雾。
- 可闻及双侧上、下肺呼吸音清晰、对称。
- 监测呼气末 CO_2 分压（$ETCO_2$）,随呼吸有峰谷变化。
- 无腹部膨隆,胃泡区无气过水声。
- 患者氧合改善或维持在较高水平。
- 听诊五区顺序:先听胃上部有无气过水声,再听双侧上、下肺呼吸音。

8. 放置牙垫,胶布固定导管。

（三）气管内插管的并发症

- 牙齿损伤或脱落,口腔、咽喉部的黏膜损伤引起出血,颞下颌关节脱位。
- 插管刺激引起支气管痉挛、心率增快及血压剧烈波动。
- 严重的迷走神经反射可导致心动过缓,甚至心搏骤停。
- 气管导管内径过小,可使呼吸阻力增加。
- 导管内径过大或质地过硬都容易损伤呼吸道黏膜,甚至引起急性喉头水肿。
- 导管过软容易变形,或压迫、扭折而引起呼吸道梗阻。
- 导管插入过深可误入一侧支气管内,可引起通气不足、缺氧或一侧肺不张。
- 导管插入食管,患者通气、氧合不能改善,导致误吸。

（四）注意事项

- 操作者必须经过严格培训,才能独立进行紧急气管插管。
- 必须做好困难插管的准备,包括有经验的同事在场、喉罩等其他人工气道、气管切开包等。

二、环甲膜切开术

甲状软骨与环状软骨间正中线上的柔软处即环甲膜。环甲膜是进行急诊喉切开术的理想部位。

（一）适应证及禁忌证

1. 适应证 紧急环甲膜切开术用于任何情况下，气管插管有禁忌或气管插管失败，需要快速开放气道的患者。

2. 禁忌证
- 3 岁以下婴幼儿在病情允许的情况下尽量选用正规气管切开。
- 喉部或环状软骨严重损伤是环甲膜切开术的禁忌证。

（二）操作流程

1. 准备
- 检查吸引和供氧设备。
- 连接监护仪。
- 开放静脉通路（快速输注液体用）。
- 物品准备：视条件而备，有条件者，可备气管切开全套用品（气管切开包、无菌手套、吸痰管、球囊面罩、10ml 注射器、听诊器、气管切开导管、肾上腺素、利多卡因等），无条件时用无菌小刀、止血钳、橡胶管代替。

2. 环甲膜切开术流程

（1）患者仰卧位，头后仰，保持正中位，充分暴露颈部，病情允许时可将双肩垫高 20~30cm。

（2）颈部皮肤消毒后，术者戴手套，铺无菌巾。紧急时，操作均可从简。

（3）切开过程
- 左手示指摸清位于甲状软骨下缘和环状软骨上缘的环甲间隙。
- 中指和拇指固定甲状软骨翼板。
- 左手示指引导下于环甲间隙中间做 2~3 cm 长的横切口，切开皮肤和皮下组织。
- 左手中指和拇指向上下分压切口，示指摸清环甲间隙，引导右手将环甲膜横行切开至喉腔，切口长度 1 cm。
- 用刀柄或止血钳或剪刀插入环甲膜切口内横行撑开，顺势将气管导管或其他代用品插入气管。
- 止血，固定气管导管。

（三）注意事项
- 进刀时，用力不可过猛，以免损伤气管后壁结构。
- 切忌损伤环状软骨，以免造成喉狭窄、发音困难等严重的喉功能障碍。
- 切口的部位应接近环状软骨的上缘，以免损伤环甲动脉吻合支。
- 环甲膜切开术只是应急的手术，最好在 48 小时内排除梗阻原因并改行常规气管切开术。
- 并发症：皮下气肿、气胸及纵隔气肿、出血、声门下狭窄、食管损伤。

三、环甲膜穿刺术

（一）适应证

环甲膜穿刺术在医院急诊抢救应用较少,主要是用于在院外急救或各种原因引起喉梗阻而发生突然窒息等意外情况时的临时性抢救措施,以紧急缓解气道梗阻为前提,包括如下方面:

环甲膜穿刺术
（视频）

- 各种原因引起的上呼吸道完全或不完全阻塞,需紧急缓解气道梗阻,来不及做气管切开患者。
- 牙关紧闭致经鼻插管失败患者。
- 喉头水肿及颈部或面颌部外伤所致所气道阻塞需立即通气急救者。
- 3 岁以下的婴幼儿不宜做环甲膜切开者。

（二）操作流程

1. 操作前准备

- 与患者及其家属沟通,说明操作的目的和必要性,告知可能的并发症:皮下气肿、气胸、纵隔气肿、气管食管瘘、假道形成、伤口出血等。
- 准备穿刺用物:环甲膜穿刺针、T 型管、注射器、棉签、消毒液、头灯、胶带、2% 利多卡因及其他气管内注射用药物。

2. 操作步骤

（1）使患者平卧或斜坡卧位,头后仰。

（2）麻醉:紧急情况下一般无须麻醉,声门下滴药,可于局部 2% 利多卡因浸润麻醉。

（3）穿刺过程。

- 左手示指和拇指确定甲状软骨和环状软骨的位置。
- 嘱患者在操作全程尽量不吞咽、不咳嗽。
- 左手固定环甲膜处的皮肤,右手持穿刺针垂直刺入环甲膜,有落空感即可停止。
- 回抽注射器有空气抽出(上呼吸道梗阻者,此时可有气体冲出,呼吸困难可即时缓解)。
- 固定:穿刺针固定于垂直位置,避免针头上下滑动。
- 穿刺过程中有落空感时即挤压双侧胸部,如有气体自针头逸出或用空针抽吸时很易抽出气体时,即以 T 型管的上臂一端与针头连接,并通过 T 型管的下臂接氧气瓶而输氧。
- 可以左手固定穿刺针头,以右手示指间隙抵堵塞 T 型管上臂的另一端开口处而行人工呼吸。根据患者的需要而调节间隙正压人工呼吸的频率。

（三）操作注意事项

- 穿刺时进针不可过深，避免损伤喉腔后壁黏膜或穿破食管。
- 若穿刺点皮肤出血，干棉球压迫即可。
- 患者术后咳出带血的分泌物，嘱患者不要紧张，一般在 1~2 日内即消失。
- 若上呼吸道完全阻塞（喉部以上的呼吸道），短时间内难以改善时，需切开置入气管导管或行气管切开术后，立即转送有条件医院。
- 须回抽有空气、确定在喉腔内时才能注射药物。
- 注射药物时速度要快，注射完毕后迅速拔出注射器及针头，以消毒干棉球压迫穿刺点片刻。针头拔出前，应防止喉部上下运动，以免损伤喉部的黏膜。
- 注入药物应以等渗盐水配制，pH 要适宜，以减少对气管黏膜的刺激。
- 环甲膜穿刺通气用的针头及 T 型管应作为急救常规装备而消毒备用。接口必须紧密不漏气。
- 个别情况下，穿刺部位有较明显的出血时应注意止血，以免血液反流进入气管内。

四、气管切开术

气管切开术（tracheotomy）是一种切开颈段气管前壁并插入气管套管，解除喉源性呼吸困难、呼吸功能失常或下呼吸道分泌物潴留所致呼吸困难的常见手术。

气管切开术
（视频）

（一）适应证

- 任何原因引起的严重喉阻塞。
- 下呼吸道分泌物阻塞，如昏迷、颅脑病变、多发神经炎、呼吸道烧伤、胸部外伤等原因致下呼吸道分泌物不能排出。
- 某些手术的前置手术，如颌面部、口腔、咽、喉部手术前。

（二）操作流程

1. 用物准备 气管切开包、肾上腺素、利多卡因、无菌手套、吸痰管、球囊 - 活瓣 - 面罩、10ml 注射器、听诊器、气管切开导管。

2. 气管切开流程

（1）患者仰卧位，去枕、垫肩、头后仰，充分暴露颈部。

（2）自鼻尖经喉结至胸骨保持正中位；若呼吸困难严重不能仰卧时，可取半卧位进行手术。

（3）常规消毒、铺巾，用 1% 利多卡因（可适量加入少许肾上腺素，减少术中出血）行颈前皮下和筋膜下的浸润麻醉。

（4）有纵横两种切口：

- 纵切口上起环状软骨下缘，下至胸骨上切迹上方一横指，于颈前正中线切开皮肤、皮下及颈阔肌。

● 横切口,则在环状软骨下约 3cm 处,沿颈前皮肤横纹做 4~5cm 切口,切开皮肤、皮下及颈阔肌,向上、下分离,充分止血。

(5)用止血钳沿正中肌白线纵行钝性分离,用拉钩将胸骨舌骨肌、胸骨甲状肌以相等力量牵向两侧,并常用示指探触气管环。

(6)分离舌骨下肌群后即能显露甲状腺峡部,钝性分离其下缘和气管;若峡部较宽,可将其切断缝扎。

(7)向上牵拉甲状腺峡部,充分暴露气管前壁,在正中线及第 3~4 气管环处切开气管。

(8)不要切开第 1 气管环,以防损伤环状软骨致喉部狭窄。

(9)切口也不宜低于第 5 气管环,以免损伤无名动、静脉,发生大出血。

(10)操作时,刀刃应向上方反挑,还应避免刀片刺入过深,损伤食管。

(11)用止血钳或气管扩张器撑开气管切口,插入带有管芯的气管套管,迅速拔出管芯。

(12)如有分泌物咳出,证明套管在气管内;若无分泌物咳出,可用少许棉絮置于管口,观察是否随呼吸飘动,如无飘动,则套管不在气管内,应拔出套管,重新插入。

(13)将两侧系带缚于颈部,其松紧应适当,以能插入一横指为宜。若过松,套管易脱出。

(14)丝线缝合切口两侧 1~2 针,用开口纱从上向下骑夹围绕套管,覆盖颈前切口。

(三)注意事项

● 紧急情况下的气管切开,多需先行经口插管以策安全。

● 使用带气囊的气管套管,术前应检查气囊有无漏气。

● 有气管插管的患者,在切开气管后、气管套管置入前才能拔出导管。

● 术后应防止气管套管脱出。

● 在临床中,通常在经喉插管 3 周后考虑行气管切开。

(四)术后并发症

● 皮下气肿。

● 纵隔气肿。

● 气胸。

● 出血。

● 感染。

● 气管黏膜炎症。

● 后期并发症:气管食管瘘、气管狭窄等。

五、紧急经皮穿刺气道开放术

紧急经皮穿刺气道开放术（percutaneous dilation tracheotomy，PDT）指各类经皮穿刺的气管切开术，是紧急情况下的一种开放气道的方法。

优点：操作方便、时间短、出血量少等。

（一）适应证及禁忌证

1. 适应证　与传统气管切开术相似，适用于各类需要紧急开放气道的患者。

2. 禁忌证

- 气管细软的儿童。
- 对于气管移位和气管切开区域内有急性的感染或恶性肿瘤浸润者。

（二）操作流程

1. 准备

- 检查吸引和供氧设备。
- 开放静脉（快速输注液体用）。
- 用物：经皮穿刺气管切开包、肾上腺素、利多卡因、无菌手套、吸痰管、球囊 - 活瓣 - 面罩、10ml 注射器、听诊器。

2. 操作步骤　具体操作方法种类较多，以目前应用较多的导丝扩张钳技术为例。

（1）患者仰卧位，去枕、垫肩、头后仰，充分暴露颈部。

（2）自鼻尖经喉结至胸骨保持正中位。

（3）常规消毒、铺巾，用 1% 利多卡因（可适量加入少许肾上腺素，减少术中出血）行颈前皮下和筋膜下的浸润麻醉。

（4）选择颈中线 2~3 软骨环对应皮肤为穿刺点，做长约 1cm 的横切口。

（5）注射器抽少量盐水接穿刺针，边穿刺边回抽注射器，当注射器内有气泡冒出时表示已穿入气管。

（6）退出穿刺针针芯，经穿刺套管置入导丝 2~2.5cm，拔出穿刺套管。

（7）依次沿导丝应用扩张器、扩张钳扩张皮下组织及气管造口。

（8）扩张满意后，沿导丝送入气管套管。

（9）拔出导丝和套管芯。

（10）固定气管套管。

（三）注意事项

- 术者动作快捷轻柔，扩张隧道的直径稍大于气管切开导管的外径，尽量缩短扩张到气管套管置入的时间。
- 紧急经皮穿刺气道开放术之关键即能否顺利置入导丝，若顺利置入导丝则该手术可望成功。

- 已行经口或鼻气管插管者,经皮气管穿刺时穿刺针可直接刺入气管导管腔内,此时亦能很顺利插入导丝,但扩张器扩张时其顶端阻力大,且退经口或鼻气管插管导管时,会使导丝移位致手术失败或虽勉强置入气管切开套管导丝不能拔出。
- 紧急经皮穿刺气道开放术必须确认扩张钳的顶端刚过气管前壁方能进行扩张,扩张力量应柔和,持续用巧力,否则易造成大出血。
- 若遇颈部组织肥厚,扩张钳的顶端不能一次达气管壁,亦可分 2~3 次完成扩张任务,但此时出血量较大。
- 床旁紧急经皮穿刺气道开放术也应准备普通气管切开包,若失败后迅速改行常规气管切开或环甲膜切开术,确保患者安全。

（四）并发症

- 气管后壁损伤及软骨环骨折。
- 其他并发症:喉狭窄、出血、窒息、皮下气肿等。

（邓　颖）

第二节　球囊面罩通气及机械通气

一、球囊面罩通气

（一）适应证及禁忌证

1. 适应证　无自主呼吸或者呼吸弱且不规则,通气严重不足的患者(尤其在复苏最初的数分钟、不能及时应用高级气道装置或者是应用失败时)。

球囊 - 面罩通气术（视频）

2. 禁忌证

- 气道阻塞(应首先开放气道)。
- 面部软组织损伤严重。

（二）操作流程

1. 监测生命体征、血氧饱和度。

2. 根据患者面部特点,选择合适型号的面罩。若面罩处于未充气状态,先用注射器为面罩充气,充气量应适宜,用手感受面罩的紧张度和是否漏气。

3. 连接简易呼吸器

- 将球体充分展开,暴露进、出气阀。
- 然后将面罩、储气氧袋、氧气导管与简易呼吸器相连接,氧气导管另一端连接氧源。

- 确定单向阀处于开启状态,以免充气时压力过大而损伤气道。

4. 为患者进行通气

- 将患者头部偏向一侧,清理患者口鼻异物,摘除眼镜及活动性义齿。
- 使用托举下颌法先开放气道,然后进行简易呼吸器给气。
- 一手持球体,另一只手持面罩,在保证气道开放的前提下,以"E-C手法"固定面罩,使之不漏气。
- 面罩应放置于鼻梁之上,避免压迫眼球。
- 挤压球体,挤压时间不少于1秒,强度以看到患者胸廓起伏动作为宜。

(三)注意在不同情况下,通气频率的不同

- 心肺复苏时,配合基础生命支持:面罩结合简易呼吸器时,频率为在进行30次胸外按压后,通气2次,即按压与通气比为30:2,通气量成人500~600ml。
- 心肺复苏时,配合气管插管的高级生命支持(球囊气管插管通气时):通气频率为10次/min(每6秒一次通气)。
- 在急救呼吸(有脉搏无呼吸)时,只进行人工通气的复苏操作,每分钟给气10~12次(每5~6秒一次通气)。
- 在使用气管插管之前的预充气时,应使用球囊面罩加压给氧,100%纯氧3~5分钟。

二、有创机械通气

有创机械通气(invasive mechanical ventilation,IMV)是指应用有创的方法通过呼吸机进行人工呼吸的方法。

(一)主要功能与目的

1. 主要功能

- 维持有效的肺泡通气。
- 改善气体交换功能。
- 降低呼吸做功,缓解呼吸肌疲劳。

2. 机械通气目的

- 预防、减轻或纠正各种原因引起的缺氧与二氧化碳潴留。
- 诊疗过程中,若病情需要条件允许应早期进行机械通气,而不是推迟到急诊机械通气时才开始。呼吸衰竭期间,主要收益是改善气体交换和减少呼吸做功。

(二)适应证与禁忌证

1. 适应证

- 任何原因引起的呼吸、心跳停止或减弱。
- 严重呼吸困难伴低氧血症。

- 无创呼吸机难以控制。
- 呼吸衰竭。
- 心脏手术后或胸部外伤引起的反常呼吸。

2. 禁忌证 一般来说呼吸机没有绝对禁忌证,在任何情况下,对危重病患者的抢救和治疗均强调权衡利弊。

- 低血容量性休克未补足前。
- 严重肺大疱和未经引流的气胸。
- 肺组织无功能,严重换气功能障碍。
- 大咯血。
- 支气管胸膜瘘。
- 缺乏呼吸机基础知识或对呼吸机不了解。

(三)常用机械通气模式

机械通气的主要生理学基础是呼吸力学特性,其核心是压力容积(P-V)曲线,必须根据不同疾病的 P-V 曲线特点及疾病所处的不同时期,给予符合患者病理生理的通气条件,做到个体化的机械通气,以提高通气效率,减少并发症。机械通气的模式和参数调节有以下几种,每一种模式都有其优缺点。

1. 间歇正压通气(intermittent positive pressure ventilation,IPPV)

- 为最常用的人工通气法。呼吸肌在吸气时产生正压将气体压入患者肺内,可借胸廓和肺泡弹性回缩将气体排出。
- 用于心肺复苏及中枢呼吸衰竭等。

2. 持续气道正压通气(continuous positive airway pressure,CPAP)

- 自主呼吸的条件下整个呼吸周期内人为地施加一定水平的正压,又称全周期正压通气。
- 适应证:用于改善顽固性低氧血症和低功能残气量患者的氧合,撤机前的准备与过渡。
- 缺点:此模式下潮气量不保证,气道阻力低、肺顺应性好的患者潮气量高。相反潮气量低,影响回心血容量、心脏负荷。

3. 同步间歇指令通气(synchronized intermittent mandatory ventilation,SIMV)

- 呼吸机按照预先设定的呼吸频率、潮气量和吸气流速(或者吸气相压力)和吸气时间来切换患者呼吸的同时,在呼吸间隙患者可自主呼吸(但没有呼吸机辅助)。
- 常用于有正常呼吸驱动但呼吸肌疲劳或肺顺应性下降、呼吸功增加或需要脱机的患者。
- 优点:患者与呼吸机同步性较好,患者较舒适,人机对抗明显减少。
- 缺点:易发生呼吸肌疲劳。适用于脱机训练与过渡,锻炼患者的自主呼吸。

- 常与压力支持通气（PSV）、CPAP 模式联合应用。

4. 容量或压力目标的持续指令通气（continuous mandatory ventilation，CMV）

（1）优点：设定最大每分通气量，保证每一次呼吸的容量或压力，尽可能与患者呼吸同步，可为没有自主呼吸的患者提供完全呼吸支持。

（2）缺点

- 患者触发的呼吸次数过高。
- 气道压增高的相关并发症。
- 若设置流速和敏感度不合理易导致人机不同步。
- 清醒患者可导致内源性呼气末正压（PEEP）增加。
- 肌肉萎缩。

5. 容量或压力目标的同步间歇指令通气

- 优点：与 CMV 相比，可降低 P_{mean}；维持呼吸做功、减少肌肉萎缩；避免过度通气；可用于脱机；不需完全镇静和肌肉松弛。
- 缺点：联合 PSV 可增加 P_{mean}；设置不当可增加自主呼吸功，可导致高碳酸血症和肌肉疲劳。

6. 压力支持（pressure support，PS）送气

- 患者启动呼吸机，以压力限制开始送气。
- 适应证：需要呼吸肌力量锻炼或脱机的有自主呼吸的患者；准备撤机患者；各种原因引起的呼吸肌无力；严重连枷胸所致的反常呼吸。
- 优点：与患者自主呼吸同步，舒适性好，并可降低呼吸做功。
- 缺点：在这种模式下，潮气量取决于患者自主呼吸的力量、压力支持水平肺的顺应性和气道阻力，故变化较大。

7. 辅助/控制通气（control/assist，A/C）

- 呼吸机按照预先设定的呼吸频率、潮气量和吸气流速（或者吸气相压力）和吸气时间来切换患者呼吸的同时，在呼吸间隙可由患者自主触发按照预先设定的潮气量、吸气流速（或者吸气相压力）和吸气时间辅助通气。常规为上机时的首选通气模式。目的是提高呼吸机的工作效率，减少呼吸做功。
- 常应用于有正常呼吸驱动，但呼吸肌疲劳或肺顺应性下降致呼吸功增加的患者。
- 辅助通气适用于存在自主呼吸且较规则，但对呼吸机同步性要求高。
- 控制通气适用于疾病造成的自主呼吸消失或减弱，自主呼吸不规则或频率过快，呼吸机同步性能不好。
- 优点是舒适性优于 CMV。
- 缺点是易造成呼吸肌萎缩和呼吸机依赖。

8. 压力调节容积控制通气(pressure regulated volume control ventilation，PRVCV)

- 压力切换时，预防一定压力值，呼吸机根据容量压力自动调节压力水平，使潮气量保持相对稳定，其压力控制通气的调节交由微电脑完成。
- 目的：既保证容量，又避免过高的压力。
- 优点：适用于肺部疾病较重的患者。

9. 双水平(相)气道正压通气(bi-level positive airway pressure，BiPAP)

- 主要适用于阻塞型睡眠呼吸暂停综合征(OSAHS)。
- 亦用于面罩将患者与 BiPAP 机连接。

(四)机械通气时主要参数的设置原则

1. 吸入气氧浓度(FiO_2)

- 患者最初进行机械通气时，通常将 FiO_2 设定在 100%，但时间尽量控制在 30 分钟内，低氧血症纠正后根据血气分析结果调整到最佳氧浓度。
- 首先分析产生低氧血症的原因，若是通气/血流比例因素，应先考虑施加 PEEP。
- 若是弥散障碍引起的低氧血症，应先调整 FiO_2。
- 若是通气功能障碍引起的低氧血症，应先清理呼吸道分泌物，保持呼吸道通畅，适当增加潮气量。
- $FiO_2>50\%$、$SaO_2<90\%$ 时考虑加用 PEEP。

2. 潮气量(VT)

- 成人一般以 6~12ml/kg 计算。
- 对于心肺复苏、严重哮喘或急性呼吸窘迫综合征(ARDS)的患者，常主张小潮气量(6ml/kg)通气，防止肺过度膨胀。
- 而对于颅内压增高的患者，常主张大潮气量(10ml/kg)通气，以增加通气，降低颅压。
- 对于肺大疱、肺气肿的患者，初始设置在 4~6ml/kg 以下，若通气不足可适当提高呼吸频率。
- 小潮气量常会造成通气不足，大潮气量则会增加气压伤的发生率。

3. 呼吸频率(F)

- 常设定在 10~16 次/min，通常比患者呼吸频率低 2~4 次/min。
- 出现呼吸性酸中毒预示通气不足，先清理呼吸道分泌物，保持导管通畅，后采用增加潮气量、每分通气量及延长呼气时间等方法。
- 呼吸性碱中毒预示过度通气，一般需降低潮气量及缩短呼气时间。

4. 峰流速容量控制通气的参数

- 常设定在 40~60L/min。

- 对于有自主呼吸的患者,同步指令通气时,峰流速应达到或超过患者自主吸气流速,否则呼吸肌做功增加。
- 过高的峰流速又会使气道压增高,尤其是肺顺应性差,气道阻力高时,易造成压力伤。

5. 吸呼比,即吸气时间和呼气时间的比值

- 通常为 $1:1.2\sim1:5$。
- 存在阻塞性通气功能障碍,$1:2\sim1:2.5$。
- 缺氧为主的患者适当调整吸气时间。
- 若以二氧化碳潴留为主的患者可选择呼气时间延长。
- 吸气时间延长则可以增加平均气道压,利于肺泡充分开放,同时减少回心血量,减轻心脏前负荷,降低左室跨壁压,减轻心脏后负荷。

6. 呼气末正压(PEEP)

- PEEP 是在呼气末仍保持一定水平的正压功能。
- 作用:通常增加外源性 PEEP 以减轻呼气末肺泡塌陷,对抗内源性 PEEP(内源性 PEEP 可干扰压力触发,它是在吸气开始于呼气完成之前时产生的呼气末压力),使肺水重新分布,增加功能残气量,改善肺的顺应性和通气/血流比例,降低呼吸功,并能复张萎陷的肺泡。
- 通常设置在 $5cmH_2O$ 开始调整,可设置在 $25cmH_2O$ 以内。每次调整后观察 15~60 分钟。
- PEEP 主要用于通气/血流比例失调的低氧血症,预防和治疗肺膨胀不全。
- 缺点:降低前负荷(减少心输出量)、增加气道平台压(气压伤风险)、损伤脑静脉流出(增加颅内压)。

(五)呼吸机撤离

1. 撤机指征

- 原发病已解除。
- 通气能力与氧合情况:$FiO_2<50\%$,$PEEP<8cmH_2O$,氧合指数 $>150mmHg$ 时仍可满足较好的氧合状况。
- 咳嗽和主动排痰能力:咳嗽反射,意识状况,呼吸肌力量(通过手的握力、腿的蹬力、咳嗽反射强度),气道通畅。

2. 呼吸机撤离指标

- 通气功能:肺活量 $>10ml/kg$,潮气量 $>5ml/kg$,最大吸气相压力 $>-20cmH_2O$
- 氧合功能指标:$FiO_2<40\%$ 时 $PaO_2>60mmhg$,肺血分流(QS/QT)$<15\%$,$SaO_2>85\%$,生理无效腔(VD/VT)<0.6。

- 浅快呼吸指数（F/V_T）<105 为预示撤机成功。和吸气初始 0.1 秒时口腔闭合压 <4cmH_2O。

3. 撤机方法

（1）直接撤机：自主呼吸良好，FiO_2 降低至 <50%，不能耐受插管或出现明显并发症可直接停机。

（2）间断停机

- 一般用于简单呼吸机如 PSV、IMV、SIMV、CPAP、MMV 等通气方式的呼吸机。

- 可采取简短脱机或自主呼吸试验等方法。采取停机时间先白天停机，然后晚上停机。通常每日测试 1~2 次或更多，经 T 型管给氧或低水平压力支持（5~7cmH_2O）或 CPAP（5cmH_2O）实施自主呼吸试验，过程中无焦虑或大汗、无呼吸机辅助呼吸、心率 <120 次/min、无血管活性药物、FiO_2<40%~50%、PaO_2>60mmHg 或 SaO_2>90%~95%。

- 先从数分钟开始，逐渐延长停机时间。间隔时间由长变短，最后完全停止。

- 采用 IMV、SIMV、PSV、CPAP、PRVC、VSV、PAV、MVV、BiPAP 通气方式：这些是目前临床应用较多的方法，可单用一种方式，也可两种联合应用。逐渐减少上述各种参数，最后完全停机。这种方法停机过程中不易发生呼吸机疲劳，更符合生理特点，成功率高。

4. 撤机失败原因

- 未达到撤机条件盲目仓促撤机。
- 呼吸肌萎缩或疲劳。
- 营养不良。
- 感染控制不理想，痰多，自身排痰能力差。
- 心输出量降低导致呼吸机氧供降低，或脏器功能不全。
- 药物作用影响呼吸肌的力量
- 心理障碍。
- 急性呼吸性酸中毒。

（六）并发症

- 气压性损伤。
- 持续的高气道压尤其高 PEEP 可影响回心血量。使心输出量减少，从而使内脏血流量灌注减少。
- 呼吸道感染。
- 气压伤：气胸、皮下气肿。
- 喉损伤：最重要的并发症，插管超过 72 小时即可发生轻度水肿，可静脉滴注或局部雾化吸入糖皮质激素，重者拔管困难时可行气管切开。

- 通气过度或不足。
- 上呼吸道堵塞。
- 气道食管瘘。
- 气管损伤：气囊充气压迫造成损伤。

三、无创正压机械通气（noninvasive positive pressure ventilation，NIPPV）

无创呼吸机
（视频）

（一）适应证及禁忌证

1. 适应证

- 慢性呼吸衰竭急性发作
- 胸廓畸形
- 肺泡通气不足，中等 - 严重的呼吸性酸中毒
- 低氧血症，ARDS，肺炎，哮喘，心力衰竭，阻塞型睡眠呼吸暂停综合征

2. 禁忌证

- 呼吸骤停
- 心脏骤停
- 活动性出血
- 上气道梗阻
- 无法咳痰
- 头面部手术或外伤

3. 相对禁忌证

- 心血管系统不稳定
- 患者不能配合
- 鼻咽部畸形
- 极度肥胖

（二）优缺点

1. 优点

- 避免人工气道的并发症
- 减少镇静剂的应用
- 保留气道防御、吞咽功能
- 减少有创通气监测

2. 缺点

- 会导致腹胀
- 皮肤压疮、面部疼痛

- 鼻腔干燥

- 面罩漏气

（三）常用无创呼吸机通气模式

1. S（spontaneous） 自主呼吸模式。用于自主呼吸良好的患者。

2. T（time） 时间控制模式。患者无自主呼吸或不能自主触发呼吸机送气，呼吸机完全控制患者的呼吸，主要用于无自主呼吸或自主呼吸弱的患者。

3. S/T（spontaneous/time） 自主呼吸/时间控制自动切换模式。此模式中有 S 和 T 两种呼吸方式。患者触发就给 S 模式；患者没有触发，离上口气吸气开始达到一个周期就给 T 模式。使用最普遍，用于各种患者。

4. CPAP（continuous positive airway pressure） 持续气道正压通气模式。患者有较强的自主呼吸，呼吸机在吸气相和呼气相均提供一个相同的压力，帮助患者打开气道。主要用于阻塞型睡眠呼吸暂停综合征；自主呼吸较强、只需呼吸机稍微辅助的患者。

5. AVAPS（average volume assured pressure support） 辅助压力控制模式。主要用于呼吸频率快、潮气量低、低氧血症的患者。

（四）基本操作流程

1. 患者的评估 适应证和禁忌证。

2. 选择治疗场所和监护的强度。

3. 患者的教育 充分做好患者的思想工作，以便配合使用。

4. 患者的体位 常用半卧位（30°~45°）。

5. 选择和试佩戴合适的连接器。

6. 开动呼吸机、参数的初始化和连接患者，最后才可连接呼吸机送气。

7. 逐渐增加辅助通气的压力和潮气量（适应过程），开始时尽可能使用更小的吸气相压力和呼气相压力，然后再逐步升高。

- CPAP 4~5 cmH_2O 开始，经过 5~20 分钟逐渐增加到合适的治疗水平。

- BiPAP 呼吸机，S/T 模式，吸气相压力 6~8cmH_2O、呼气相压力 4cmH_2O 开始；目标吸气相压力 12~25 cmH_2O，呼气相压力 4~8cmH_2O，氧浓度 30%~50%，呼吸频率 16~30 次/min。

- 慢性阻塞性肺疾病患者需要设定高的呼气灵敏度（HIGH）。

- 正常肺力学（顺应性、阻力差异）的患者设定为中等呼气灵敏度（MED）。

- ARDS/ 肺纤维化患者需要较低的呼气灵敏度（LOW）。

8. 密切的监护（漏气、咳痰等）。

9. 观察患者的 NIPPV 治疗效果，如呼吸频率、潮气量、气道压力、意识状态等。

10. 鼓励患者咳痰、饮水。

11. 注意管路内冷凝水的出现。

12. 治疗 1~2 小时后评估疗效。

13. 监控和防治并发症和不良反应。

14. 辅助治疗（湿化、雾化等）。

（五）终止无创通气的标准

- 无创通气 2 小时呼吸困难无缓解，指标无改善。
- 呕吐、严重上消化道出血。
- 气道分泌物增多，排痰困难。
- 低血压、严重心律失常等循环系统异常。

（六）常见不良反应与防治

- 恐惧（幽闭症）：合适的教育和解释通常能减轻或消除恐惧。
- 漏气：会明显影响通气效果和同步性。调整位置和固定带的张力。用鼻罩时使用下颌托。
- 胃胀气：保证疗效的前提下避免吸气相压力 >25cmH$_2$O。
- 误吸：避免饱餐后使用，头高位或半坐卧位。
- 排痰障碍：由于没有人工气道，建议在 NIPPV 治疗期间鼓励患者间歇主动咳嗽排痰，必要时经鼻导管吸痰（清除口咽分泌物和刺激咳嗽）后再进行 NIPPV 治疗。

（邓　颖）

第三节　中心静脉穿刺术

（一）适应证

1. 治疗

- 外周静脉穿刺困难。
- 长期输液治疗。
- 大量、快速扩容通路。
- 胃肠外营养治疗。
- 药物治疗（化疗、高渗、刺激性药物）。
- 血液净化。
- 放置起搏器电极。
- 心导管检查明确诊断。
- 体外膜氧合（ECMO）。

深静脉穿刺术

2. 监测

- 危重患者抢救和大手术期行中心静脉压监测。

- Swan-Ganz 导管监测。

（二）禁忌证

- 凝血功能严重障碍者。
- 局部皮肤感染者应另选穿刺部位。
- 胸廓畸形或有严重肺部疾患如肺气肿、血气胸患者,避免行颈内及锁骨下静脉穿刺。
- 静脉血栓形成。
- 不合作、躁动不安患者。

（三）穿刺前准备

1. 置管前准备　明确适应证,检查患者的凝血功能。对清醒患者,应取得患者配合,并予适当镇静。准备好除颤器及有关的急救药品。

2. 准备穿刺器具　包括消毒物品、深静脉穿刺手术包、穿刺针、引导丝、扩张管、深静脉导管(单腔、双腔或三腔)、缝合针线等,以及肝素生理盐水(生理盐水 100ml+ 肝素 50mg)和局部麻醉药品(1% 利多卡因)。

（四）常用静脉穿刺操作步骤

1. 颈内静脉穿刺置管操作步骤(图 11-3-1)

（1）患者去枕仰卧位,最好头低 15°~30°(Trendelenburg 体位,即头低足高位),以保持静脉充盈及减少空气栓塞的风险,头转向对侧。

（2）颈部皮肤消毒,术者穿无菌手术衣及手套,铺无菌单,显露胸骨上切迹、锁骨、胸锁乳突肌侧缘和下颌骨下缘。检查导管完整性及管腔是否通畅。

（3）确定穿刺点

- 中间径路定位于胸锁乳突肌胸骨头、锁骨头及锁骨形成的三角顶点,环状软骨水平定位,距锁骨上 3~4 横指以上。
- 后侧径路定位于胸锁乳突肌锁骨头后缘、锁骨上 5cm 或颈外浅静脉与胸锁乳突肌交点的上方。

（4）确定穿刺点后局部浸润麻醉颈动脉外侧皮肤及深部组织,用麻醉针试穿刺,确定穿刺方向及深度。

（5）左手轻柔扪及颈动脉,中间径路穿刺时针尖指向胸锁关节下后方,针体与胸锁乳突肌锁骨头内侧缘平行,针轴与额平面呈 45°~60° 角,如能摸清颈动脉搏动,则沿颈动脉平行方向穿刺。后侧径路穿刺时针尖对准胸骨上切迹,紧贴胸锁乳突肌腹面,针轴与矢状面及水平面呈 45° 角,深度不超过 7cm。穿刺针进入皮肤后保持负压,直至回抽出静脉血。

（6）从注射器尾部置入导丝(如用普通注射器则撤去注射器,从针头处插入导丝),将穿刺针沿导丝拔除。可用手术刀片与皮肤平行方向(以免损伤颈动脉)破皮使其表面扩大。

（7）绷紧皮肤，沿引导丝插入扩张鞘管，轻轻旋转扩张管扩张致颈内静脉，固定好引导丝近端将扩张管撤出。

（8）沿引导丝插入导管（成人置管深度一般以 13~15cm 为宜），拔除引导丝，用肝素生理盐水注射器与导管各腔末端连接进行试抽，在抽出回血后，向导管内注入 2~3ml 肝素生理盐水，取下注射器，拧上肝素帽。将导管固定处与皮肤缝合固定，无菌敷料覆盖。

（9）摄胸部 X 线片以明确不透 X 线的导管的位置，并排除气胸。导管尖端正确位置应处于上腔静脉与右房交界处。确定导管尖端没有扭曲及未贴在上腔静脉管壁上。

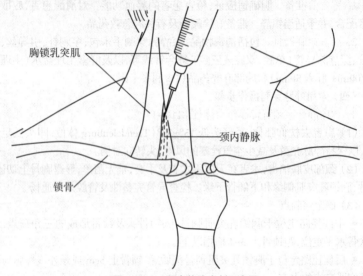

胸锁乳突肌

颈内静脉

锁骨

图 11-3-1 颈内静脉穿刺示意图

2. 锁骨下静脉穿刺置管操作步骤（图 11-3-2）

（1）患者去枕仰卧位，肩后垫高，最好头低 15°~30°（Trendelenburg 体位），以保持静脉充盈和减少空气栓塞的危险性，头转向对侧。

（2）锁骨中下部皮肤消毒，术者穿无菌手术衣及手套，铺无菌单。检查导管完好性，用肝素生理盐水冲洗各腔检查通透性并封闭。

（3）确定穿刺点：常用锁骨下路径。锁骨下径路穿刺点定位于锁骨中、内1/3 端交界处下方 1cm 处。

（4）确定穿刺点后局部浸润麻醉锁骨中下方皮肤及深部组织，可用麻醉针试穿刺，确定穿刺方向及深度。

（5）右手持针,保持穿刺针体与额平面平行,左手示指放在胸骨上凹处定向,穿刺针进入皮肤后保持负压,针尖指向内侧稍上方,确定穿刺针触及锁骨骨膜后,保持穿刺针紧贴在锁骨后,对准胸骨柄上切迹进针,直至回抽出静脉血,一般进针深度为3~5cm。

（6）置管步骤同颈内静脉置管步骤（6）~（9）。

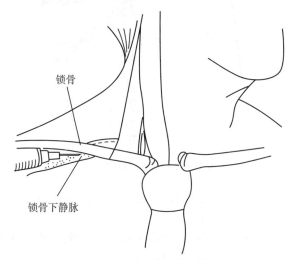

锁骨

锁骨下静脉

图 11-3-2　锁骨下静脉穿刺示意图

3. 股静脉穿刺置管操作步骤（图 11-3-3）

（1）患者下肢轻度外展,膝盖稍弯曲。

（2）腹股沟韧带上、下部位皮肤消毒,术者穿无菌手术衣及手套,铺无菌单。检查导管完好性,注入肝素生理盐水检查各腔通透性并封闭。

（3）确定穿刺点:穿刺点定位在腹股沟韧带中点下方 2~3cm,股动脉搏动的内侧 0.5~1cm。

（4）确定穿刺点后局部浸润麻醉腹股沟下股动脉内侧皮肤及深部组织,可用麻醉针试穿刺,确定穿刺方向及深度。

（5）穿刺针体与皮肤呈 30°~45° 角,针尖对准脐,穿刺方向与股动脉平行,进入皮肤后穿刺针保持负压,直至回抽出静脉血。

（6）置管步骤同颈内静脉置管步骤（6）~（9）。

（五）注意事项

1. 加强与患者的沟通与交流,讲明穿刺利弊及可能发生的风险和意外情况,取得患者及家属的理解和认可。

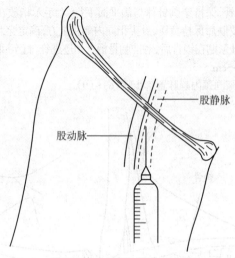

图 11-3-3 股静脉穿刺示意图

2. 放置导管时,扩皮要充分,包括皮肤全层和皮下组织,使深静脉导管通过皮肤及皮下组织时无明显阻力。

3. 低血容量的患者,易将静脉血管壁压瘪。有时穿透静脉也未抽到回血,这时可缓慢退针,边退边抽往往可抽到回血。

4. 应掌握多种进路的穿刺技术,不宜同一部位反复穿刺,凝血功能较差的患者可能造成局部组织的严重创伤和血肿。

5. 穿刺过程中穿刺针要直进直退,如需改变穿刺方向时必须将针尖退至皮下,否则会增加血管的损伤。

6. 穿刺成功后应将导管内的气体抽出注入盐水,以防固定导管时血液在导管内凝固。

7. 固定导管时,缝针的方向一定要与导管的走向平行,且不可横跨导管,以免在皮下穿破导管。

8. 颅内高压和充血性心力衰竭患者不应采取 Trendelenburg 体位。

9. 颈内静脉穿刺进针深度一般为 3.5~4.5cm,以不超过锁骨为度。

10. 锁骨下静脉穿刺进针过程中应保持针尖紧贴于锁骨后缘以避免气胸。

11. 动脉损伤,穿刺过程中需注意回血的颜色及穿刺针内的压力变化。

12. "J"形引导丝的弯曲方向必须与预计的导管走向一致,并保证引导丝置入过程顺畅,否则会出现引导丝打折或导管异位的情况。导丝出现打折时,不可硬行推进扩张鞘及穿刺针,否则易损伤血管及周围组织或是使导丝折断。

13. 置入导管时必须首先将引导丝自导管的尾端拉出,以防引导丝随导管一起被送入血管引起严重后果。若误将导丝送入大血管,可在数字减影血管造影配合下行血管内镜钳套取术取出。

14. 颈内或锁骨下静脉导管置入困难时,可行 Valsalva 手法(将口鼻闭住,关闭声门,强行呼气,以增加胸膜腔内压,从而减少静脉回流)以增大静脉口径。

15. 置管后各导管尾部均要回抽见血以证实开口在血管内。

16. 操作结束检查术中所用物品,并确认导丝已从患者血管内拔出。

(六) 并发症及处理

1. 误穿动脉处理

(1) 立即拔针,加压 5~10 分钟,警惕血肿的发生。

(2) 若伴有胸膜刺破,由于胸膜腔的负压作用,形成血胸、肝素化、凝血功能障碍患者应特别谨慎。

2. 气胸处理胸膜腔穿刺,既可作为诊断,也可用于治疗。

3. 气栓处理

- 左侧头低位,通过导管抽吸空气。
- 经皮行右室穿刺抽气。
- 急诊行体外循环。

4. 心脏压塞处理

- 立即中止经深静脉导管输注。
- 将中心静脉导管输注器的高度降至低于患者心脏水平。
- 若经导管吸出的液体很少,病情又未得到改善,可考虑行心包穿刺减压。

5. 感染确诊后即应拔除导管,取导管尖细菌培养从而指导治疗。

6. 神经淋巴管、损伤处理退出穿刺针,调整后重新穿刺或重选穿刺部位。

（尹永杰）

第四节　动脉穿刺术

(一) 适应证及禁忌证

1. 适应证

- 急危重患者监测:各类严重休克、心肺功能衰竭、心肺复苏术后等血流动力学不稳定或有潜在危险的患者。
- 重大手术监测:如体外循环及其他心血管手术、低温麻醉、控制性降血压、器官移植等。
- 需要反复抽取动脉血标本做血气分析及化验测定等。

动脉穿刺(视频)

急救时需经动脉大量补液、输血者,以提高冠状动脉灌注压及增加有效血容量。

- 某些特殊检查,如选择性动脉造影及左心室造影。
- 无创血压监测不可靠或无法实施者。
- 体外膜氧合(ECMO)。

2. 禁忌证　无绝对禁忌证,下列情况下应谨慎使用:

- 穿刺部位或其附近存在感染。
- 严重凝血功能障碍、使用抗凝剂或进行溶栓治疗的患者,最好选用浅表且处于远端血管,以便于大出血时压迫止血。
- 患有血管疾病,如脉管炎、严重的粥样硬化斑块形成等。
- 手术操作涉及同一部位。
- 若该动脉是某肢体或部位唯一的血液供应来源时,不得在此做长时间的动脉置管。
- 手掌侧支循环不良,Allen 试验阳性者。

(二)穿刺部位选择

常用桡动脉、足背动脉、股动脉,一般不选用肱动脉。

- 由于桡动脉部位表浅,侧支循环丰富,为首选。
- 股动脉较粗大,成功率较高,但进针点必须在腹股沟韧带以下,以免误伤髂动脉引起腹膜后血肿。
- 足背动脉是股前动脉的延续,比较表浅易摸到,成功率也较高。
- 肱动脉在肘窝上方,肱二头肌内侧可触及,但位置深,穿刺时易滑动,成功率低,并且侧支循环少,一旦发生血栓、栓塞,可发生前臂缺血性损伤,一般不作为首选。

(三)导管留置操作方法

1. 桡动脉穿刺置管术

(1)定位:腕部桡动脉在桡侧屈腕肌腱和桡骨下端之间纵沟中,桡骨茎突上下均可摸到搏动。

(2)Allen 试验:桡动脉构成掌深弓,尺动脉构成掌浅弓,两弓之间存在侧支循环。用本法估计来自尺动脉掌浅弓的侧支分流。具体方法为:

- 抬高前臂,术者用双手拇指分别摸到桡、尺动脉搏动。
- 嘱患者做 3 次握拳和松拳动作,压迫阻断桡、尺动脉血流,直至手部变苍白。
- 放平前臂,只解除尺动脉压迫,观察手部转红的时间。正常为 5~7 秒;0~7 秒表示掌弓侧支循环良好;8~15 秒属可疑;>15 秒掌弓侧支循环不良,此种情况下禁忌选用桡动脉穿刺插管。

（3）工具准备

- 套管针,成人常用 20G（小儿 22G）。
- 固定用前臂的短夹板及垫高腕部用的垫子（或纱布卷）。
- 冲洗装置,包括接压力换能器、三通开关、延伸连接管及输液器和加压袋等。用每毫升含肝素 2~4U 的生理盐水冲洗,以便保持测压系统通畅。
- 电子测压系统。

（4）具体操作

- 常选用左手,固定手和前臂,腕下放垫子,背曲或抬高 60°。定位:腕部桡动脉在桡侧屈肌腱和桡骨下端之间纵沟中,桡骨茎突上下均可摸到搏动。
- 术者左手中指膜及桡动脉搏动,示指在其远端轻轻牵拉,穿刺点在搏动最明显处的远端 0.5cm 左右。
- 常规消毒、铺巾,用 1% 利多卡因局部麻醉。
- 套管针与皮肤呈 30° 角,对准中指摸到的桡动脉搏动方向,当针尖接近动脉表面时刺入动脉,直到针尾有血溢出为止。当发现针芯有回血时,再向前推进 1~2mm,固定针芯而向前推送外套管,后撤出针芯,这时套管尾部应向外喷血,说明穿刺成功,此法称为直接穿刺法。
- 如无血流出,将套管压低至 30° 角,将套管缓慢后退,当出现喷血时停止退针,并立即将套管向前推进,送入无阻力并且喷血说明穿刺成功。此法称为穿透法。
- 排尽测压管道通路的空气,边冲边接上连接管,装上压力换能器（调整好零点）和监测仪,加压袋压力保持在 300mmHg。
- 用粘贴敷料固定以防滑出,除去腕下垫子,用肝素盐水冲洗一次,即可测压。保持导管通畅,覆盖敷料。

2. 股动脉穿刺插管术

- 穿刺选择参考股静脉穿刺置管术,进针处为搏动最强处。
- 操作方法同桡动脉穿刺置管术。

（四）注意事项

1. 操作中严格遵守无菌操作技术规范,预防血行感染。

2. 穿刺点宜选择在动脉搏动最明显处。

3. 穿刺时,如无血液流出,可缓慢向外撤针,当有鲜红色动脉血流出时,提示穿刺成功,如穿刺失败时,避免在同一部位反复多次试穿,以免造成局部组织严重创伤血肿。

4. 股动脉插管送入导丝时,若进入动脉,应无阻力,如感觉有阻力时,不可盲目插入,可适当调节导丝进入角度,以免穿透动脉。

5. 穿刺未成功拔出穿刺针后应局部压迫 5 分钟以上,必要时给予加压包扎,以免形成局部血肿。

6. 为保证管道通畅,可持续用肝素液冲洗(滴速 3ml/h,肝素浓度 5U/ml)。

7. 禁忌特殊检查操作过程中或治疗用药时使用强烈血管收缩剂,如去甲肾上腺素等。

（五）并发症及处理

1. 远端肢体缺血　主要原因是血栓形成、血管痉挛、局部长时间包扎过紧、动脉粥样硬化性疾病等。

（1）桡动脉置管前需做 Allen 试验,判断尺动脉是否有足够的血液供应。

（2）穿刺动作轻柔稳准,避免反复穿刺造成血管壁损伤,必要时行直视下桡动脉穿刺置管。

（3）选择适当的穿刺针,切勿太粗及反复使用。

（4）密切观察术侧远端手指的颜色与温度,当发现有缺血征象如肤色苍白、发凉及有疼痛感等异常变化,应及时拔管。

（5）固定置管肢体时,切勿行环形包扎或包扎过紧。

2. 局部出血血肿　穿刺失败及拔管后要有效地压迫止血,尤其对应用抗凝药的人,压迫止血应在 5 分钟以上,并用宽胶布加压覆盖,必要时加压包扎。

3. 感染

（1）所需用物必须经灭菌处理,置管操作应在严格的无菌技术下进行。

（2）置管过程应加强无菌技术管理。

（3）加强临床监测,每日监测体温 4 次,血常规 1 次。如有感染征象,应及时寻找感染源。

（4）置管时间一般不应超过 7 日,一旦发现感染迹象应立即拔除导管。

（尹永杰）

第五节　电复律技术

　　心脏电复律指患者出现严重快速心律失常、影响血流动力学时,将一定强度的直流电流直接或间接作用于心脏,使绝大部分心肌在瞬间除极,然后由心脏自律性最高的起搏点(通常是窦房结)重新主导心脏节律转复为正常窦性节律的治疗过程。快速心律失常的发病机制主要是折返激动、异位起搏点自律性增高和触发活动,其中绝大多数是折返机制。电复律对折返机制的心律失常疗效较好,具有见效快、操作简便及安全性高的特点,因此电复律是药物和射频消融以外的治疗异位快速心律失常的主要方法,已成为救治心室颤动和其他影响血流动力学稳定的

ER 11-5-1

电复律（视频）

快速心律失常的首选治疗方法。

（一）电复律的相关概念

1. 同步与非同步电复律　通常以患者心电图的 R 波作为触发标志，在 R 波后下降支（此时心肌处于绝对不应期，不易诱发及加重恶性心律失常）瞬间高能放电，以终止某些异位快速心律失常，即为同步电复律；当患者出现心室扑动或心室颤动时，心电图无法识别 R 波，此时可即时放电、复律，这种不依赖 R 波触发的复律方式，被称为非同步电复律。非同步电复律多用于心室颤动的治疗，又称为电除颤，是电复律的一种特殊形式。

2. 根据电极板所放位置不同分为体内和体外电复律。体内电复律常用于心脏手术或急症开胸抢救的患者；非手术情况下，大多采用经胸壁电复律，亦即体外电复律。

3. 根据除颤波形的不同分为单向波和双向波电复律。单向波是指半个正弦波，双向波是指完整的正弦波。

4. 根据按心律失常严重程度分为择期、紧急和即刻电复律。择期电复律适宜于有症状且药物无效的心房颤动（房颤）、心房扑动（房扑）患者；紧急电复律适宜于室上性心动过速（室上速）伴心绞痛或血流动力学异常，房颤伴预激前传，药物无效的室性心动过速（室速）；即刻电复律适宜于任何引起意识丧失或重度低血压者，如无脉性室速、心室扑动（室扑）、心室颤动（室颤）。

5. 自动体外除颤仪（automated external defibrillator, AED）是一种由计算机编程与控制的，用于体外电除颤的、自动化程度极高的除颤仪。当电极片连接好之后，一旦患者出现可除颤性心律，AED 便通过语音提示和屏幕显示的方式，建议操作者实施电除颤。一次心动过速中可发放 8 次电击，每次放电能量与延迟时间均可程序设定，除颤电流强度在 5~360J，电击间隔时间在 10~600 秒。

（二）电复律的适应证与禁忌证

1. 房颤

（1）适应证

● 有血流动力学障碍或临床症状严重，药物治疗无效者。

● 预激综合征并发房颤者。

● 慢性房颤 >1 年，心功能 Ⅰ~Ⅱ 级（NYHA），心胸比例小于 0.55，左心房内径不大于 45mm 者。

● 去除基本病因（甲状腺功能亢进、心肌梗死、肺炎、肺栓塞等）后房颤仍持续者。

● 二尖瓣分离术或人工瓣膜置换术 4~6 周后仍有房颤者。

（2）禁忌证

● 洋地黄中毒所致房颤或房颤伴低钾血症。

- 伴有高度或三度房室传导阻滞及病态窦房结综合征。
- 外周动脉栓塞病史或心房内有血栓者，应在抗凝治疗后再行电复律。
- 慢性房颤 >5 年，心室率不需药物控制亦缓慢者；或心胸比例大于 0.55，左心房内径大于 50mm。
- 孤立性房颤，指发生于年龄 <60 岁且未发现明确心肺疾患的患者，复律后应用抗心律失常药物，仍难以维持窦性心律。
- 估计电复律后依靠药物难以维持窦性心律，或不能耐受胺碘酮或其他有关抗心律失常药物者。
- 风湿性心脏瓣膜病房颤伴风湿活动或亚急性细菌性心内膜炎者，中毒性心肌炎急性期伴房颤者。

2. 房扑

（1）适应证

- 药物治疗效果不佳。
- 心室率加快，血流动力学迅速恶化。
- 电复律后房扑复发，可用低能量电击将房扑诱发为房颤，再用药物减慢心室率治疗。

（2）禁忌证：心室率缓慢或伴三度房室阻滞及病态窦房结综合征者，不宜行电复律治疗。

3. 阵发性室上性心动过速

（1）适应证

- 发作持续时间长，影响血流动力学。
- 预激综合征伴发室上速药物治疗无效。

（2）禁忌证

- 洋地黄中毒引起的室上速。
- 发作频繁，药物预防效果不佳，不宜反复电复律治疗。

4. 室速

（1）适应证

- 室速不伴血流动力学障碍，应用药物不能很快终止室速或影响血流动力学。
- 室速伴急性肺水肿、严重血流动力学障碍及频发阿斯综合征者，应紧急同步电复律，对于无法识别 R 波的快速室速者，应进行非同步电击复律。
- 室速 QRS 波宽大畸形，T 波与 QRS 波难以区分，呈心室扑动型室速时，可采用低能量非同步电除颤。

（2）禁忌证：洋地黄中毒的室速不宜行电复律治疗。

5. 心室颤动与扑动　非同步电复律的绝对适应证。室颤患者每延迟 1 分钟电除颤,抢救成功率降低 7%~10%。若室颤波幅细小 <0.5mV,可以静脉注射肾上腺素,使室颤波幅 >0.5mV 变成粗颤,以提高除颤成功率。

(三)电复律前准备及注意事项

1. 平日除颤机处于完好备用状态,导电糊、电极片、治疗皿内放盐水纱布等,气管插管、麻醉机、吸引器、心电监护仪和心脏临时起搏器等设备处于备用状态,肾上腺素、胺碘酮等抢救药物摆放有序。若发现心脏骤停患者,应迅速"盲目除颤",提高转复的成功率。

2. 择期电复律术前,应向患者及其家属解释电复律的利弊及可能出现的并发症,并签署知情同意书。经心脏超声检查发现血栓者,进行严格抗凝治疗后再行电复律。

3. 患者应去除义齿,避免误吸。最后注意清理操作区域,以防医护人员受到电击。

4. 抗凝药物的应用 栓塞常发生于电复律后的前 10 日内。房颤病程不清楚或超过 48 小时者,转复前充分口服华法林 3 周,复律后继续抗凝 4 周。心脏检查无血栓迹象者可以直接电复律。血流动力学不稳定需要立即电复律,复律也需静脉应用肝素,转复后都需继续抗凝 4 周。

5. 抗心律失常药物的应用 电复律前应用抗心律失常药能提高复律成功率,减少所需电能,防止早期复发,并能了解患者对药物的耐受性,以利复律后维持药物的选择。

6. 纠正电解质及酸碱失衡 酸碱失衡、电解质紊乱可影响电复律效果,可能导致电复律失败,甚至引起更严重的心律失常。

7. 能量及同步选择 若初始电量不能转复,可适当加大电量再次电击,每日不宜超过 3 次,但反复发作的室颤、室扑除外。心律失常类型、病种、心肌条件、心脏大小、心功能、病程、体重及重复电击与否等因素可影响电击能量。电复律的能量选择见表 11-5-1。

表 11-5-1 不同心律失常的单向波电复律能量选择

位置	方式	心律失常类型	能量 /J
	非同步	室颤、室扑	200~360
体外	同步	室速	100~200
		室上速	100~150
		房颤	100~200
		房扑	50~100
体内	非同步	室颤、室扑	20~30,<70

8. 电极板的安置(图 11-5-1)

● 前侧位即一个电极板放在心尖部,另一个放在胸骨右缘第 2~3 肋间,该部位操作方便,多用于急诊。

● 前后位即一个电极板放在患者背部左肩胛下区,另一个放在胸骨左缘第 3~4 肋间,此种部位通过心脏的电流较多,电能量需要减少约 1/2,成功率高于前者,并发症亦可减少。

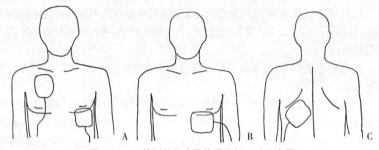

图 11-5-1 前侧位(A)及前后位(B、C)示意图

9. 麻醉前吸氧及麻醉方法 缓慢注射地西泮 10~20mg,个别患者可用至 40mg,以减少电复律带来不适感。麻醉切忌过深,以免引起呼吸抑制。

(四)电复律操作步骤

1. 同步电复律

(1)患者仰卧于硬木板床上,常规测血压,做心电图以留做对照。

(2)持续低流量吸氧,开通静脉输液通道,复苏抢救设备处于备用状态。

(3)连接好电复律器,检查其同步性能是否完好,并充电到所需能量水平。

(4)静脉缓慢注射地西泮 10~20mg,嘱患者报数直至其睫毛反射消失。

(5)放置电极板。择期复律以前后位为宜,电极板应均匀涂以导电糊。前侧位时,两电极板之间至少距离 10cm,操作者应将电极板紧贴皮肤,每只电极板施以 12kg 的压力。

(6)选择同步或非同步。

(7)按下按钮进行电击。

(8)立即听诊心脏并记录心电图,如未能转复可再次进行电击。

(9)如果转复为窦性心律,应立即测血压,听心律,记录心电图与电除颤前对照,观察有无 ST 段抬高及 T 波变化。连续监护 8 小时,观察患者的生命体征及心率、心律情况,直至病情稳定。

2. 非同步电复律

（1）将患者摆放为复苏体位。

（2）迅速擦干患者胸部皮肤，手持电极板时不能面向自己，将手控除颤电极板，涂以专用导电糊，并均匀分布于两块电极板上。

（3）选择除颤能量，单相波除颤器首次电击能量选择 360J，双相波除颤器首次电击能量选择应根据除颤仪的品牌或型号推荐，一般为 150~200J。

电除颤术（视频）

（4）电极板位置安放正确；电极板与皮肤紧密接触。

（5）充电，口述"请旁人离开"。

（6）电极板压力适当；再次观察心电示波（报告仍为室颤）。

（7）环顾患者四周，确定周围人员无直接或间接与患者接触。

（8）双手拇指同时按压放电按钮电除颤（从启用手控除颤电极板至第一次除颤完毕，全过程不超过 20 秒）。

（9）除颤结束，移开电极板。避免胸外按压中断，缩短除颤前后停顿时间可明显增加心脏骤停患者的生存率。重复上述操作至恢复正常心律。

（10）旋钮回位至监护；清洁除颤电极板。

（11）协助患者取舒适卧位，报告：密切观察生命体征变化，继续做好后续治疗；患者病情稳定，遵医嘱停用心电监护。取下电极片，擦净皮肤。

（12）电极板正确回位；关机。

（五）特殊情况下的电复律

1. 心脏起搏器植入术后的患者

● 用最低有效电能量。

● 电极板放置位置应距离起搏器不少于 10cm。

● 尽量用前后位放置电极板。

● 电击后立即测试起搏器功能，重新程控起搏器。

● 体外佩带临时起搏器，应暂时关闭脉冲发生器。

2. 妊娠期间的电复律　电复律时，到达胎儿心脏的电能很小，引起胎儿室颤的概率很低。但实施电复律时仍应检测胎儿心电图，尽量选择低而有效的电量。

3. 洋地黄中毒所致的心律失常　洋地黄中毒时心肌兴奋性增高，对电击的敏感性增加，电击可引起恶性心律失常。因此，应从低电能（5J）开始，无效时逐渐加大电能，必要时可于复律前静脉注射利多卡因，尽量减少或避免严重室性心律失常的发生。

（六）电复律的并发症及处理

1. 心律失常

● 缓慢型心律失常中最常见的是窦性心动过缓、窦性停搏和房室阻滞，多在短时间消失,可静脉注射阿托品或肾上腺素,个别患者需要安装临时起搏器。

● 室性心律失常从偶发室性期前收缩到多源性室性期前收缩,甚至室速和室颤均可发生,发生室颤最常见的原因是操作失误、电能选择不当及在洋地黄中毒的情况下行电复律。

2. 电复律后发生肺水肿者不多,大多为二尖瓣病变或主动脉瓣病变伴左心动能不全的患者,老年患者由于心功能储备差可能更易诱发。

3. 患者电复律后可发生低血压,可静脉滴注升压药物,如多巴胺等。

4. 栓塞多发生于转复后,一旦发生可积极采用抗凝、溶栓等治疗。高危患者可预防性抗凝治疗。

5. 电复律引起心肌损伤少见,反复使用高能量电复律者较易发生,但 ST 段抬高持续时间长,心肌酶升高明显,则提示心肌损伤,应给予及时治疗。

6. 为减少或避免发生心力衰竭,复律前可适当给予血管扩张剂和利尿剂。

7. 电极板所致皮肤烧伤多见于电极板和皮肤接触不良时。轻者不需要处理,重者局部消毒换药即可。

(尹永杰)

第六节　腰椎穿刺术

(一)概述

腰椎穿刺术(lumbar puncture,LP)常用于检查脑脊液的性质,协助诊断,有时也用于测定颅内压力或鞘内注射药物。

(二)适应证及禁忌证

1. 适应证

● 诊断性:怀疑脑膜炎或脑炎、蛛网膜下腔出血、神经系统疾病诊断不明。

● 治疗性穿刺:鞘内注射药物治疗。

● 特殊检查:脊髓造影、气脑造影。

2. 禁忌证

● 颅内高压,如明显视乳头水肿或脑疝表现。

● 穿刺点部位感染。

● 频繁惊厥、抽搐。

● 凝血功能异常。

(三)操作方法

1. 术前准备

● 告知并签署知情同意书。

- 器械及物品准备:腰椎穿刺包、无菌手套、2%利多卡因、碘伏消毒液等。

2. **体位** 去枕,侧卧位,曲颈屈膝,双手抱膝,背部与检查床垂直,需硬板床。

3. **确定穿刺点** 穿刺部位通常选择在第3~4腰椎棘突间隙,一般以髂后上棘连线与后正中线交汇处为最适宜,或其上、下一椎腰椎间隙作为穿刺点。

4. **操作过程**

- 消毒铺巾,局部麻醉。

- 腰椎穿针垂直穿刺椎间隙,稍偏向头侧,缓慢进针,针突破黄韧带及硬脑膜进入蛛网膜下腔,可感受到突破感,拔出针芯看有无脑脊液流出。成人一般进针深度4~6cm,儿童2~4cm。

- 连接测压管测颅内压。

- 留取标本送检。

- 术毕,将针芯插入后一起拔出穿刺针,按压穿刺处1~2分钟,无菌敷料覆盖。

- 去枕平卧6小时。

(四)注意事项

- 拔针芯时不宜过快,防止脑脊液流出过快造成脑疝。

- 穿刺时需密切关注患者生命体征,如出现异常,应立即停止,对症处理。

- 鞘内给药时,应放出等量的脑脊液,然后注入药物。

- 若脑脊液压力低于70mmH₂O为低颅内压,测定初压后停止操作,不应收集脑脊液,按颅内低压症处理。

（康　健）

第七节　胸腔、腹腔穿刺术

一、胸腔穿刺术

(一)概述

胸腔穿刺术(thoracentesis)常用于检查胸腔积液的性质、减轻大量胸腔积液或胸腔气体对肺组织的压迫,也可以用于穿刺给药。

ER11-7-1

超声引导下胸腔
穿刺置管术
（视频）

(二)适应证及禁忌证

1. **适应证**

- 诊断性:确定胸腔积液性质。

- 治疗性:缓解呼吸困难,如创伤性血气胸、张力性气胸、自发性气胸等。

- 胸膜腔内注射药物。

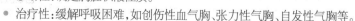

2. 禁忌证 无绝对禁忌,凝血异常、对侧有严重肺部疾患者为相对禁忌。

（三）操作方法

1. 术前准备

- 告知并签署知情同意书。
- 器械及物品准备:胸腔穿刺包、无菌手套、2%利多卡因、碘伏等消毒液等。
- 准备急救药品。

2. 体位

- 患者坐在椅子上,面向椅子背。
- 卧床者可取半坐位,穿刺侧前臂上举抱于枕部,必要时可行血氧监测。

3. 穿刺部位

- 穿刺前可行超声定位,正式穿刺前需再次叩诊确认位置。
- 穿刺点选在叩诊实音最明显的肋间隙,积液较多时常取肩胛线下角线或腋后线7~8肋间,或腋中线6~7肋间或腋前线5肋间穿刺;如气胸应选择患侧第二肋间进行穿刺。
- 穿刺点在下一肋骨上缘,避免损伤神经血管结构。

4. 操作过程

- 消毒铺巾。
- 沿拟穿刺肋间下一肋骨上缘局部麻醉。
- 穿刺、抽液(气):左手固定皮肤,右手穿刺,当有突破感时,连接注射器抽液(气)。
- 拔针:嘱患者屏住呼吸,拔出针后无菌辅料覆盖。

（四）注意事项

- 操作时注意防止气体进入胸腔,始终保持胸腔负压。
- 穿刺时需密切关注患者生命体征,如出现头晕、面色苍白、心悸等胸膜反应,立即停止操作,予以皮下注射0.1%肾上腺素0.3~0.5ml;若出现持续性咳嗽、气短等现象,立即停止操作,对症处理。
- 首次抽液不应超过600ml,之后每次不超过1 000ml,防止复张性肺水肿。
- 抽气速度也不宜过快,第一次抽气不宜超过800~1 000ml。
- 严格无菌操作。

二、腹腔穿刺术

（一）概述

腹腔穿刺术(abdominocentesis)常用于检查腹腔积液的性质、协助明确病因,大量腹水致呼吸困难或腹部胀痛明显时,穿刺放液可以减轻症状,也可以穿刺给药。

ER 11-7-2
超声引导下腹腔
穿刺置管术
（视频）

（二）适应证及禁忌证

1. 适应证

- 诊断性：确定腹腔积液性质。
- 治疗性：缓解腹胀。

2. 禁忌证　粘连性腹膜炎、肝性脑病前期、肠麻痹、中晚期妊娠、巨大卵巢囊肿等。

（三）操作方法

1. 术前准备

- 告知并签署知情同意书。
- 器械及物品准备：腹腔穿刺包、无菌手套、2% 利多卡因、碘伏等消毒液、多头腹带、皮尺等。
- 准备急救药品。
- 嘱患者排空尿液。

2. 体位　平卧或半卧位（45°~60°）。

3. 穿刺部位

- 平卧时通常取左髂前上棘与脐连线中、外 1/3 的交点。
- 侧卧位时取腋前线与脐水平线交界处。
- 包裹性分隔时，需超声定位。

4. 操作过程

- 消毒、铺巾、局部麻醉到腹膜层。
- 穿刺针进入皮下后，"之"字形进针，保持负压回抽至有腹腔液抽出。
- 腹腔放液不超过 3~5L，术后盖无菌纱布，给予多头腹带束腹。

（四）注意事项

- 穿刺不顺利或腹水流出不畅，可将穿刺针稍做移动或变化体位。
- 穿刺时需密切关注患者生命体征，如出现异常反应，立即停止操作，对症处理。
- 穿刺需温和，避免伤及肠管及腹壁血管。
- 肝硬化患者放液频率每周不超过 2 次；如为血性腹水，仅留取标本送检，不宜放液。患者如有低蛋白血症，大量放液后注意补充白蛋白。
- 术后卧床休息 6~12 小时。
- 放液前后测量腹围、脉搏、血压，检查腹部体征。必要时应用腹带。
- 严格无菌操作，防止腹腔感染。术后严密观察有无出血和继发感染情况。

（康　健）

第八节　骨髓穿刺术

（一）概述

骨髓穿刺术（bone marrow puncture）用于采取骨髓液，行血细胞形态学检查，协助诊断、观察疗效、判断预后。

（二）适应证及禁忌证

1. 适应证

● 血液系统疾病（包括不明原因发热疑似血液系统疾病）的诊断与鉴别诊断，观察治疗效果。

● 不明原因红细胞、白细胞、血小板数量增多或减少及形态学异常。

● 不明原因肝、脾、淋巴结肿大。

● 诊断为骨髓转移癌。

2. 禁忌证

● 穿刺部位感染。

● 凝血功能异常，有明显出血倾向。

（三）操作方法

1. 术前准备

● 告知并签署知情同意书。

● 器械及物品准备：骨髓穿刺包、无菌手套、推片、玻片、2% 利多卡因、碘伏消毒液等。

2. 体位

● 胸骨或髂前上棘穿刺时，仰卧位。

● 髂后上棘穿刺时，侧卧位。

● 棘突穿刺时，坐位或侧卧位。

3. 确定穿刺点

● 髂前上棘穿刺点：髂前上棘后 1~2cm。

● 髂后上棘穿刺点：骶椎两侧、臀部上方骨性突出部分。

● 胸骨穿刺点：胸骨柄或胸骨体 1、2 肋间隙的位置。

4. 操作过程

● 消毒铺巾，局部麻醉至骨膜层。

● 将骨髓穿刺针固定在适当的长度上（胸骨 1.0cm，髂骨 1.5cm），左手固定穿刺部位，右手持针垂直骨面进针（胸骨穿刺，保持针体与骨面呈 30°~40° 角），针尖接触骨质后，将穿刺针围绕针体长轴左右旋转，当阻力感消失，表示已进入骨髓腔。

- 拔出针芯,连接 20ml 注射器用力抽吸 0.1~0.2ml 骨髓。
- 将骨髓液推于玻片上,助手快速涂片,同时加送 2~3 张血涂片。
- 如需骨髓培养,再连接注射器,抽吸骨髓液 1~2ml 注入培养液内。
- 如未能抽出骨髓液,则可能是针腔阻塞,此时应重新插上针芯,稍加旋转或再钻入少许,拔出针芯时,若带有血迹,则可再行骨髓液抽吸。
- 抽吸完毕,插入针芯,轻微转动拔出穿刺针,将消毒纱布覆盖,胶布加压固定。

(四)注意事项

- 穿刺针与注射器务必干燥,以免发生溶血。
- 穿刺时不宜用力过猛,针头进入骨质后避免用力过大,以免折断。
- 做细胞形态学时,抽液量不宜过多,影响细胞计数及分类结果。
- 抽取后立即涂片,否则很快会发生凝固,致涂片失败。
- 抽不出骨髓液时,如非技术问题,可能见于骨髓纤维化,恶性骨肿瘤转移等,此时需更换部位穿刺或行骨髓活检。

(康 健)

第九节 三腔两囊管压迫止血术

(一)概述

三腔两囊管(sengstaken-blackmore tube)是由胃气囊、食管气囊和胃吸引管道构成,用于急性食管 - 胃底静脉曲张破裂出血的止血。由于内镜的发展,三腔两囊管的应用有所减少,但仍是重要的止血措施。

(二)适应证及禁忌证

1. 适应证

- 急性食管 - 胃底静脉曲张破裂出血通过常规治疗(药物或经内镜治疗)无效,危及生命。
- 作为内镜或手术治疗前的临时止血措施。

2. 禁忌证

- 食管 - 胃底静脉曲张破裂出血停止或减少。
- 近期有食管胃底处手术史。
- 食管狭窄。
- 急性冠脉综合征、严重高血压、心力衰竭者慎用。

（三）操作方法

1. 术前准备

- 首先与患者沟通取得配合，为防止误吸，可先插入鼻胃管进行胃肠减压，当存在较大误吸及反流风险时，可予以气管插管。
- 检查器械完整，气囊有无漏气。

2. 体位 患者摆合适体位，通过表面麻醉剂麻醉鼻腔和咽后壁，头适当抬起 30°~45°。

3. 操作过程

- 将三腔管涂抹多量液体石蜡后，经鼻腔轻轻置入胃内。管腔前端达咽部时，嘱患者做吞咽动作可防止三腔管发生扭曲，深度至少 50cm。
- 去除胃气囊通道夹子，充气 100ml 后测量压力，如压力明显超过测试压力，提示胃气囊可能在食管内。
- 确认胃气囊置入胃腔后，用注射器先向胃气囊充气 150~200ml，用血管钳夹住其管口，以防气体逸出，用听诊器听诊胃食管负压吸引通道注水的声音，确认三腔两囊管位置。
- 再将三腔管向外牵引，感觉有中等弹性阻力时，表示胃气囊已压于胃底部，导管近端用固定装置固定，以 0.5kg 重沙袋或盐水瓶通过滑轮固定于床角架上，做持续牵引，以达到充分牵引的目的。
- 经观察仍未能压迫止血者，可向食管囊中再注入气 100~120ml，然后钳夹住此管腔口，以直接压迫食管下段的扩张静脉。
- 如果仍有出血，加大牵引重量，最大不超过 1.1kg，再次检查三腔两囊管位置，每 2~3 小时检查气囊压力 1 次。
- 出血控制后，每 3 小时减少压力 5mmHg，直到压力减少到 25mmHg 仍无出血，再保持 12~24 小时。每 6 小时行食管囊放气 5 分钟，以防食管坏死。
- 待出血停止 24 小时后，可取下牵引重物，将食管囊放气，继续留置胃内观察 24 小时。如仍无出血，再将胃气囊放气，嘱患者口服液体石蜡 15~20ml，然后抽尽双囊气体，缓慢将三腔管拔出。

（四）并发症

- 鼻黏膜损伤、出血。
- 反流、误吸、窒息。
- 吸入性肺炎。
- 心律失常甚至可能心搏骤停。
- 食管黏膜损伤和坏死，食管破裂、狭窄。

（五）注意事项

- 操作前检查好导管及气囊，以防影响治疗。

- 放置三腔两囊管前一定要抽光囊内的气体。
- 胃气囊充气不足或牵引过大,可能导致气囊向外滑脱,压迫咽喉;出现呼吸困难甚至窒息时,应立即放气或剪断管道。
- 定期监测气囊压力,确认没有漏气,避免压力过大造成胃和食管黏膜损伤。

（康　健）

第十节　洗胃术

洗胃术即洗胃法,是指将一定成分的液体灌入胃腔内,混合胃内容物后再抽出,如此反复多次。其目的是清除胃内未被吸收的毒物或清洁胃腔,为胃部手术、检查做预备。对于急性中毒如吞服有机磷、无机磷、生物碱、巴比妥类药物等,洗胃是一项极其重要的抢救措施。洗胃术有催吐洗胃术、胃管洗胃术、剖腹胃造口洗胃术3种。这里重点介绍前两种洗胃方法。

图 11-10-1

洗胃（视频）

一、催吐洗胃术

呕吐是人体排除胃内毒物的本能自卫反应。因催吐洗胃术简便易行,对于服毒物不久,且意识清醒的急性中毒患者(除外服腐蚀性毒物、石油制品及食管静脉曲张、上消化道出血等)是一种现场抢救有效的自救、互救措施。

（一）适应证及禁忌证

1. 适应证

- 意识清醒、具有呕吐反射,且能合作配合的急性中毒者,应首先鼓励口服洗胃。
- 口服毒物时间不久,1 小时以内效果最好。
- 在现场自救无胃管时。

2. 禁忌证

- 意识障碍者。
- 抽搐、惊厥未控制之前。
- 患者不合作,拒绝饮水者。
- 服腐蚀性毒物及石油制品等急性中毒者。
- 合并有上消化道出血、主动脉瘤、食管静脉曲张等。
- 孕妇及老年人。

（二）操作方法

- 首先做好患者思想工作,具体说明要求和方法,以取得配合,有利于操作顺利进行。
- 患者取坐位,频繁口服大量洗胃液 400~700ml,至患者感胀饱为度。
- 随即取压舌板或竹筷子（均用纱布包裹）刺激患者咽后壁,即可引起反射性呕吐,排出洗胃液或胃内容物。如此反复多次,直至排出的洗胃液澄清无味为止。

（三）注重事项

- 催吐洗胃后,要立即送往附近大医院,酌情施行插胃管洗胃术。
- 催吐洗胃要当心误吸,因剧烈呕吐可能诱发急性上消化道出血。
- 要注重饮入量与吐出量大致相等。

二、胃管洗胃术

胃管洗胃术就是将胃管从鼻腔或口腔插入经食管到达胃内,先吸出毒物后注入洗胃液,并将胃内容物排出,以达到消除毒物的目的。口服毒物的患者有条件时应尽早插胃管洗胃,不要受时间限制。对服毒物者在 1 小时内洗胃效果最好,但即使超过 1 小时,服用量大或毒性强、抑制胃肠蠕动及活性炭不易吸附的毒物仍可洗胃。

（一）适应证及禁忌证

1. 适应证

- 催吐洗胃法无效或有意识障碍、不合作者。
- 需留取胃液标本送毒物分析者应首选胃管洗胃术。
- 凡口服毒物中毒、无禁忌证者均应采用胃管洗胃术。

2. 禁忌证

- 强酸、强碱及其他对消化道有明显腐蚀作用的毒物中毒。
- 伴有上消化道出血、食管静脉曲张、主动脉瘤、严重心脏疾病等患者。
- 中毒诱发惊厥未控制者。
- 乙醇中毒,因呕吐反射亢进,插胃管时轻易发生误吸,所以慎用胃管洗胃术。

（二）操作方法

1. 器械预备　治疗盘内各有漏斗形洗胃管、镊子、石蜡油、纱布、弯盘、棉签、压舌板、开口器、1% 麻黄碱滴鼻液、听诊器等,量杯内盛有洗胃液。

2. 患者取坐位或半坐位,中毒较重者取左侧卧位。胸前垫以防水布,有活动义齿应取下,盛水桶放于患者头部床下,弯盘放于患者的口角处。

3. 操作过程

● 将消毒的胃管前端涂石蜡油后左手用纱布捏着胃管,右手用纱布裹住胃管 5~6cm 处,自鼻腔或口腔缓缓插入。当胃管插入 10~15cm(咽喉部)时,嘱患者做吞咽动作,轻轻将胃管推进。如患者呈昏迷状态,则应轻轻抬起其头部,使咽喉部弧度增大,轻快地把胃管插入。

● 当插到 45cm 左右时,胃管进入胃内(插入长度以 45~55cm 为宜,约前额发际到剑突的距离)。

● 有意识障碍,则可用开口器撑开上下牙列,渐渐地送入胃管,切不可勉强用力。

● 在插入胃管过程中如遇患者剧烈呛咳、呼吸困难、面色发绀,应立即拔出胃管,休息片刻后再插,避免误入气管。

● 为证实胃管已进入胃内,可采用一边用注射器快速将空气注入胃管,一边用听诊器在胃部听到气泡响声,即可确定胃管已在胃腔内。

● 洗胃时,先将漏斗放置低于胃的位置,挤压橡皮球,抽尽胃内容物,必要时取标本送验。

● 再举漏斗高过头部 30~50cm,每次将洗胃液慢慢倒入漏斗 300~500ml。当漏斗内尚余少量洗胃液时,迅速将漏斗降至低于胃的部位,并倒置于盛水桶,利用虹吸作用排出胃内灌洗液。若引流不畅时,再挤压橡皮球吸引,并再次高举漏斗注入溶液。这样反复灌洗,直至洗出液澄清无味为止。

● 也可使用洗胃机进行洗胃,每次将洗胃液 300~500ml,应注意观察洗胃进出量是否大致相等。

● 洗胃完毕,可根据病情从胃管内注入解毒剂、活性炭、导泻药等,然后返折胃管后迅速拔出,以防管内液体误入气管。

（三）常用的洗胃液

洗胃液的温度一般为 35~38℃,温度过高可使血管扩张,加速血液循环,而促使毒物吸收。用量一般为 2 000~4 000ml。

1. 温水或者生理盐水　对毒物性质不明的急性中毒者,应抽出胃内容物送检验,洗胃液选用温开水或生理盐水,待毒物性质确定后,再采用对抗剂洗胃。

2. 碳酸氢钠溶液

● 一般用 2%~4% 的溶液洗胃,常用于有机磷农药中毒,能对其分解失去毒性。

● 敌百虫中毒时禁用,因敌百虫在碱性环境中能变成毒性更强的敌敌畏。

● 砷(砒霜)中毒也可用碳酸氢钠溶液洗胃。

3. 高锰酸钾溶液

● 为强氧化剂,一般用 1∶2 000~1∶5 000 的浓度,常用于急性巴比妥类药物、阿托品及毒蕈中毒的洗胃液。

● 有机磷农药对硫磷（1605）中毒时，不宜用高锰酸钾，因能使其氧化成毒性更强的对氧磷（1600）。

4. 茶叶水 含有丰富鞣酸，具有沉淀重金属及生物碱等毒物的作用，且来源容易。

（四）注重事项

● 洗胃多是在危急情况下的急救措施，急救人员必须迅速、准确、轻柔、灵敏地完成洗胃的全过程，以尽最大努力来抢救患者生命。

● 在洗胃过程中应随时观察患者生命体征的变化，如患者感觉腹痛、流出血性灌洗液或出现休克现象，应立即停止洗胃。

● 要注重每次灌入量与吸出量的基本平衡。每次灌入量不宜超过 500ml。灌入量过多可引起急性胃扩张，使胃内压上升，增加毒物吸收。

● 凡呼吸停止、心脏停搏者，应先做心肺复苏，再行洗胃术。洗胃前应检查生命体征，如有缺氧或呼吸道分泌物过多，应先吸取痰液、保持呼吸道通畅，必要时行气管插管，呼吸机辅助呼吸，再行胃管洗胃术。

● 口服毒物时间过长（超过 6 小时者），可酌情采用血液灌流或连续血液净化。

（丛云峰）

第十一节　心包穿刺术

（一）目的

● 引流心包腔内积液，解除压迫症状。

● 判断积液性质和查找病原。包括生化测定、涂片鉴定细菌和病理细胞、结核分枝杆菌或其他细菌培养。

超声引导下心包
穿刺置管术
（视频）

● 通过心包穿刺，注射抗生素等药物治疗。

（二）心包穿刺（pericardiocentesis）的适应证与禁忌证

1. 适应证

● 心脏压塞或大量心包积液压迫其他脏器者。

● 检查积液性质或需活检取材者。

● 心包腔注射药物进行治疗者或注射气体行 X 线检查者。

2. 禁忌证

● 心包积液诊断未明确。

● 慢性缩窄性心包炎和风湿性心包炎。

● 抗凝治疗中有出血倾向者或血小板低于 $50 \times 10^9/L$。

（三）操作方法

1. 术前准备

- 询问病史、体格检查。

- 心电图、X 线及心脏超声检查。

- 向患者解释穿刺目的,缓解紧张情绪,告知在穿刺过程中避免咳嗽或深呼吸,必要时给予镇静剂。

- 器械准备:心包穿刺包、换药包、缝合包、量筒、容器、注射器、心电监护仪、心肺复苏器械等。

- 药物准备:局部麻醉药 2% 利多卡因,抢救药阿托品、多巴胺、肾上腺素。

2. 体位选择　坐位或半卧位。

3. 穿刺部位及方法

- 胸骨下穿刺点:取左侧肋弓角作为胸骨下穿刺点,穿刺针与腹壁角度为 30°~45°,针尖过肋骨后压低针尾至与腹壁呈 15°~20°,方向指向左肩,达心包腔底部;边进边抽吸,至吸出液体时停止进针。

- 心前区穿刺点:于左侧第 5 肋间隙,心浊音界左缘向内 1~2cm 处,沿第 6 肋上缘向内向后指向脊柱进针。此部位操作不适用于化脓性心包炎或渗出液较少的心包炎。

（四）穿刺要点与失误防范

- 常规心包穿刺应在超声或 X 线引导下采用 Seldinger 法穿刺置管引流。

- 专用的 18~20 号短吻针 12~18cm 长,后接三通和 50ml 注射器,或有导丝的中心静脉管(双腔或单腔均可)。

- 心电监护,建立静脉通路,可适当镇静。

- 常规消毒铺单。

- 局部麻醉。

- 掌握好穿刺方向及进针深度(图 11-11-1)。

- 进针速度要慢,带负压缓慢进针。当有进入心包腔的感觉后即回抽有无液体,如未见液体,针头亦无心脏搏动感时,可缓缓边进边抽;若针头有心脏搏动感,应立即将针头稍后退,换另一方向抽取,避免损伤心脏及其血管。

- 抽液速度宜缓慢,首次抽液量以 100ml 左右为宜,以后每次抽液 300~500ml。为减轻急性心脏压塞症状,可抽 500~1 000ml;避免抽液过多过快,导致心室急性扩张或回心血量过多而引起肺水肿。应注意防止空气进入心

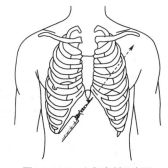

图 11-11-1　心包穿刺示意图

包腔。

- 术中密切观察患者的脉搏、面色、心律及心率变化，如有虚脱等情况，应立即停止穿刺，将患者置于平卧位，并给予对症处理。
- 术后静卧，24 小时内严密观察脉搏、呼吸及引流情况。

（五）常见并发症及处理

1. 气胸 误穿肺组织所致，多为闭合性气胸，突发一侧胸痛、气促、憋气、干咳等症状，多能自行吸收，若肺压缩 30% 以上时，胸腔穿刺排气，治疗同气胸的处理。

2. 血胸 穿刺部位出血或心包积液污染胸腔所致，一般不需处理，出血可自行停止，如损伤动脉，需手术治疗。

3. 心肌或冠状血管损伤 重点在于预防。穿刺时一定要带负压缓慢进针，"见液即停"；穿刺针感到心脏搏动时，特别是手感针尖有"吱吱"声时，说明穿刺针已触及心包膜，应退针调整角度重试。

4. 心包反应 穿过心包时可刺激迷走神经而引起血压降低、出汗、面色苍白等反应，可给予阿托品防治。

5. 心律失常 心包穿刺引流诱发心律失常，概率很小，但在老年患者或行剑突下穿刺时，可引起迷走神经功能亢进，出现缓慢心律失常、低血压。紧急处理方法是立即停止操作，静脉注射阿托品 0.5~1mg，肾上腺素 0.3~1mg。

6. 肝脏或腹部器官损伤 主要发生在剑突下穿刺，特别是导管穿刺引流时易出现。当穿刺针紧贴肋缘时，穿刺角度较小易造成引流管弯折，不利于引流。当穿刺部位较低时，可损伤肝脏或腹部脏器。预防方法是在剑突与左肋弓缘交界处下 1~2cm 处进针，穿刺针与腹壁呈 45° 角向上、向左后刺入，既能避免肝脏及腹部脏器的损伤，又能保障引流管通畅。

7. 伴急性肺水肿的心室膨胀 罕见，多因初次引流速度过快、引流量过多所致，应立即停止引流，按照急性肺水肿处理。

8. 引流管所致的并发症及处理

（1）胸痛：引流管置入心包膜腔内，导管随呼吸、心跳与脏、壁层心包膜发生摩擦，少部分患者可出现胸痛等症状。

- 轻微胸痛无须处理。
- 疼痛明显口服镇痛剂。
- 严重时向心包膜腔内注射利多卡因 200mg 或更换一条柔软的导管。
- 若胸痛仍不缓解则不宜继续保留导管。

（2）导管引流不畅

- 可用穿刺时的导引钢丝或多功能穿刺针芯浸泡消毒后重新插入引流导管内疏通，或调整导管的位置。

- 每次抽液完毕,注射肝素生理盐水,使其充满整个引流导管可预防堵塞。
- 原则上心包置管不超过 24 小时,否则感染机会增加。

(李　洋)

第十二节　骨折固定及搬运术

一、固定术

固定术(fixation)是指骨折后采用夹板、简便器材或健肢做支架,以棉垫、布类垫于患肢与夹板间,再用绷带或布条缠绕固定的方法。

ER11-12-1
四肢骨折夹板
固定(视频)

（一）目的
- 保护伤口、防止骨折断端移位造成血管或神经损伤。
- 制动、止痛、预防疼痛性休克。
- 便于搬运。

（二）适应证
- 怀疑有四肢、脊柱、骨盆等骨折患者。
- 四肢闭合性骨折患者(包括关节内和近关节骨折经手法整复成功患者)。
- 四肢开放性骨折,创面小或经处理创口已闭合患者。

（三）物品准备
- 医用材料:木质夹板、钢丝夹板、充气夹板、塑料夹板、负压气垫、颈围、骨盆固定器等。
- 替代材料:1~3cm 厚木板、竹竿、竹片、树枝、木棍、硬纸板等作为临时应急固定物。

（四）操作步骤

1. 锁骨骨折固定法(图 11-12-1)
- 用毛巾或敷料垫于两腋前上方。
- 将三角巾折叠成带状,两端分别绕两肩呈"8"字形。
- 拉紧三角巾的两头在背后打结,尽量使两肩后张(也可于背部放一"T"形夹板,然后在两肩及腰部各用绷带包扎固定)。如仅一侧锁骨骨折,用三角巾把患侧手臂悬挂在胸前,限制上肢活动即可。

2. 上臂骨折固定法(图 11-12-2)
- 用毛巾或敷料垫于腋下。
- 取长短两块夹板,长夹板放于上臂的后外侧,短夹板放于上臂的前内侧,

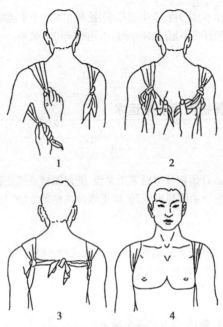

图 11-12-1 锁骨骨折固定法

上端至腋下,两端固定。

- 将肘关节屈曲 90° 用一条三角巾折叠成燕尾式悬吊前臂于胸前,另一条三角巾围绕患肢于健侧腋下打结。

3. 前臂骨折固定法(图 11-12-3)

- 协助患者屈肘 90° 拇指向上。

- 取两块合适的夹板,其长度超过肘关节至腕关节的长度,分别置于前臂的内、外侧用绷带与两端固定。

- 用三角巾将前臂悬吊于胸前,呈功能位。

4. 大腿骨折固定法(图 11-12-4)

- 取一长夹板放在患腿的外侧,长度自足跟至腋窝部。

- 取另一夹板,放置患腿内侧,长度自足跟至大腿根部。

- 用绷带或三角巾分段将夹板固定。

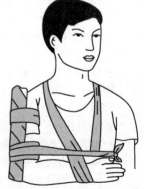

图 11-12-2 上臂骨折固定法

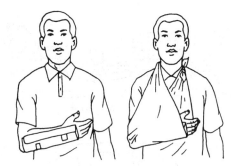

图 11-12-3 前臂骨折固定法

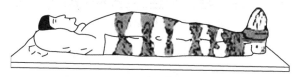

图 11-12-4 大腿骨折固定法

● 无夹板时可用健肢固定法:绷带或三角巾将双下肢绑在一起,在膝关节、踝关节及两腿之间的空隙处加棉垫(图 11-12-5)。

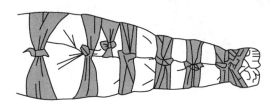

图 11-12-5 健肢固定法

5. 小腿骨折固定法(图 11-12-6)

● 取长短相等的两块夹板(从足跟到大腿中部),分别放置患腿的内、外侧。

● 用绷带或三角巾分段固定。

● 亦可用三角巾或绷带,采取健肢固定法,将患肢固定于健肢上。

6. 脊柱骨折固定法(图 11-12-7)

● 胸椎、腰椎骨折:将患者仰卧位平放在硬质木板上,颈后和头部两侧垫软枕固定,用绷带将患者固定于木板上。

● 颈椎骨折:用颈托固定。安置颈托时应当两人操作,其中一人双手固定住患者的头部,另一人安装颈托。如现场没有颈托可用沙袋、棉布、衣物等折叠后

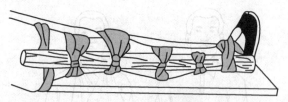

图 11-12-6 小腿骨折固定法

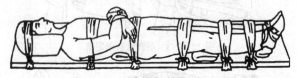

图 11-12-7 胸椎、腰椎骨折固定法

挤垫在患者颈部两侧,防止头颈部左右摆动。再用木板放置患者头至臀下,然后用绷带或布带将额部、肩部、胸部和臀固定于木板上,使之稳固(图 11-12-8)。

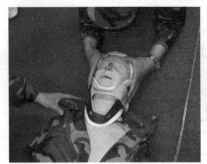 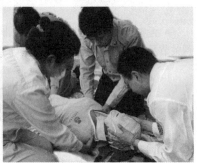

图 11-12-8 颈椎骨折固定法

7. 骨盆骨折固定法　骨盆骨折时患者取仰卧位,双腿伸直用三角巾或被单折叠后环绕固定骨盆。宽带固定双膝,用窄带固定双足。

（五）注意事项

- 有创口患者应先止血、消毒、包扎再固定。
- 固定前应先用布料、棉花、毛巾等软物铺垫在夹板内侧,以免损伤皮肤。
- 用绷带固定夹板时,应先从骨折的肢体远端缠起,以减少患肢充血、水肿。
- 夹板应放在骨折部位的下方或两侧,长度应固定上、下各一个关节。
- 固定松紧适宜,避免影响血液循环。

二、搬运术

搬运术（transportation）是指救护者徒手或利用搬运器材安全移动和转送患者的方法，要根据不同的患者和病情，因地制宜地选择合适的搬运方法和工具。

（一）目的

- 使患者及早脱离危险环境。
- 使患者能尽快送达医疗机构，得到及时的抢救和治疗。
- 防止再次受伤。

（二）适应证

需要脱离危险环境或因病情需要进一步院内救治的患者。

（三）物品准备

担架、三角巾、绷带、清洁碗、薄枕等。

（四）操作步骤

1. 单人搬运法

- 挽扶法：救护者站在患者一侧，一手牵患者手腕，另一手扶其腰部，使患者重心靠向救护者。适用于上肢骨折的患者（图 11-12-9）。
- 背负法：救护者背向患者蹲下，让患者将双臂从救护者肩上伸到胸前并双手交叉，救护者双手托住患者大腿中部，上身略倾斜向前慢慢站起。适用于老幼、体轻、清醒的患者，脊柱骨折患者不能用此法（图 11-12-10）。
- 抱持法：救护者蹲在患者的一侧，面向患者一只手放在患者的大腿下，另一只手绕到患者的背后，然后将其轻轻抱起。适用于年幼患者或伤势不重、体重较轻、没有骨折的患者，是短距离搬运的最佳方法（图 11-12-11）。

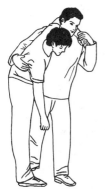
图 11-12-9　挽扶法

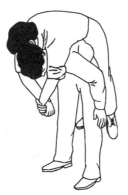
图 11-12-10　背负法

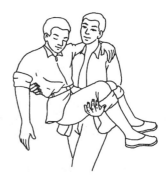
图 11-12-11　抱持法

2. 双人搬运法　适用于头、胸、腹部重伤但脊柱无损伤患者。

● 椅托式：一救护者以左膝、另一救护者以右膝跪地,各用一手伸入患者的大腿下面互相紧握,另一手彼此交替支持患者的背部。适用于清醒的下肢损伤患者(图 11-12-12)。

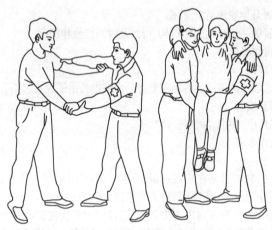

图 11-12-12　椅托式搬运术

● 拉车式：一救护者站在患者的背后将双手从患者腋下插入,把患者两前臂交叉于胸前,再抓住患者的手腕,把患者抱在怀里。另一救护者反身站在患者两腿中间,将患者两腿抬起,两名救护者保持一前一后行走。适用于完全不清醒的患者(图 11-12-13)。

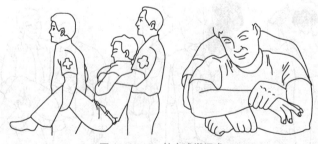

图 11-12-13　拉车式搬运术

● 抬轿式：救护者四只手形成"口"字形。要点是两名救护者的手必须握紧,移动步伐协调一致,且患者的双臂都必须搭在两个救护人员的肩上(图 11-12-14)。

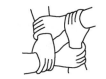

图 11-12-14　抬轿式搬运术

3. 特殊患者搬运术

- 昏迷患者:患者取仰卧或俯卧置于担架上,头偏向一侧搬运。对于脑出血的患者,应稍垫高其头部。

- 开放性气胸患者:患者取坐位或半卧位,可用椅托式或抱持法搬运。

- 腹部内脏脱出患者:将患者双腿屈曲使腹肌放松,防止内脏继续脱出。已脱出的内脏严禁回纳腹腔,应用大小合适的清洁碗扣住内脏,然后用三角巾包扎固定。包扎后取仰卧位,屈曲下肢并注意腹部保温,防止肠管过度胀气。

- 骨盆损伤患者:先将骨盆用三角巾或大块包伤材料做环形包扎后,让患者仰卧于门板或硬质担架上。膝微曲,膝如下加垫(图 11-12-15)。

- 脊柱、脊髓损伤患者:采用四人搬运,一人负责头部的牵引固定,保持头部与躯干成一直线,其余三人蹲在患者的同一侧,分别负责托肩背、腰臀、膝踝部,一起喊口令起立,将患者放在硬质担架上(图 11-12-16)。

脊柱损伤搬运术
(视频)

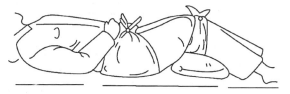

图 11-12-15　骨盆损伤患者搬运术

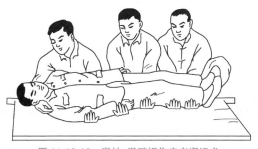

图 11-12-16　脊柱、脊髓损伤患者搬运术

（五）注意事项

- 搬运动作轻柔，要求平稳、舒适、迅速、少震动。
- 昏迷患者搬运时应保持呼吸道通畅，伴有恶心、呕吐者，头偏向一侧防止误吸。
- 伤情严重且路途遥远的患者，要密切观察患者的意识、呼吸、脉搏及伤情的变化。

（李　洋）

第十三节　伤口止血包扎术

一、止血术

止血术（hemostasis）是通过按压、包扎、填塞等各种手段阻止或减缓体表血液流出的方法。当患者的机体组织被切割或撕裂，就会引起血管损伤导致血液外流，这就是出血。一般来说，根据破裂的血管不同，出血可分为动脉出血、静脉出血和毛细血管出血。不同血管出血的特点见表 11-13-1。

表 11-13-1　不同血管出血的特点

血管	特点
动脉	出血往往呈喷射状，高出皮表往外喷射，速度快、颜色鲜红、出血量大、最为凶险，短时间内即可危及生命
静脉	一般为持续的涓涓细流，颜色暗红、出血速度较动脉出血慢，但时间过长也可引起失血性休克
毛细血管	一般为渗出性，量不大、出血速度慢，多可自行凝结，患者一般可在家里自行处理

（一）目的

制止出血或减少出血量，抢救生命。

（二）适应证

各种原因导致的体表出血。

（三）物品准备

无菌敷料（纱布垫）、绷带卷、干净毛巾或衣料、止血带等。禁止使用电线、铁丝等无弹性的材料代替止血带。

（四）操作步骤

现场止血的方法一般有三种，徒手指压法、加压包扎法和止血带结扎法。

1. 徒手指压法

● 直接指压法：直接用手压迫伤口创面，比较简单。适用于静脉和毛细血管出血，但对动脉出血无效。

指压止血法
（视频）

● 间接指压法：指对供应出血部位动脉血管近端的某处进行按压，将比较表浅的血管用力按向骨面直至压闭该血管，从而达到减少出血部位血流，以控制出血的目的。动脉出血常常需要采用这种方法进行止血。间接指压法并非全身出血都能通用，目前已知体表可行指压止血点及控制部位见表 11-13-2。

表 11-13-2　体表主要动脉止血点及止血范围

动脉出血指压点	动脉名称	控制区域
在外耳道前方，颧弓后端	颞浅动脉	颞部和头顶部止血
咬肌前缘下颌骨下缘处	面动脉	眼裂以下面部止血
环状软骨侧方将动脉向后内方压迫于第 6 颈椎横突上	颈总动脉	一侧头部止血
于锁骨上窝中点向下压，将动脉压在第 1 肋上	锁骨下动脉	肩和上肢止血
肱二头肌内侧沟可摸到搏动，把肱动脉压向肱骨	肱动脉	压迫点以下的上肢止血
在腕上方桡侧腕屈肌腱外侧，可摸到搏动	桡动脉	手部止血
在腕横纹两端同时向深部压迫，可压住桡、尺动脉	尺动脉	手部止血
在腹股沟中点稍下方可摸到股动脉搏动，把股动脉压向耻骨上支	股动脉	下肢止血

2. 加压包扎法

● 加压包扎止血法：是指用干净的纱布、棉垫等敷料覆盖住伤口，再用绷带加压包扎起来，其松紧程度以伤口不出血为宜，多适用于静脉出血和毛细血管出血（图 11-13-1）。

加压包扎止血法
（视频）

● 伤口填塞止血法：多用于颈部、臀部、大腿等处的较深大伤口，一般需要先用消毒的纱布、棉垫等敷料填塞在伤口内，再用加压包扎法将伤口表面包扎起来，起到局部压迫止血的目的。

● 加垫屈肢止血法：对于四肢部位的动脉出血，可在肘窝、腋窝、腘窝或腹股沟等关节处加一棉垫卷，然后屈肢加压包扎固定，

填塞法（视频）

达到压迫动脉止血的目的(图 11-13-2)。需要注意的是,可疑骨折脱位的患者不宜使用本法。

ER 11-13-4

加垫屈肢止血法
(视频)

3. 止血带结扎法 只适用于四肢严重出血。当四肢动脉出血凶险,出血量较大,加压包扎不能彻底达到止血目的时,需要在患肢结扎止血带以达到协同止血的效果。

ER 11-13-5

止血带止血法
(视频)

• 结扎止血带的位置:上肢在上臂中上 1/3 交界处,下肢在大腿中部 1/2 处。上臂中、下 1/3 部结扎止血带容易损伤桡神经,应视为禁区。

• 气囊止血带:如血压计袖带,其压迫面积大,对受压迫的组织损伤较小并容易控制压力,放松也方便(图 11-13-3)。使用充气止血带,成人上肢需要维持在 300mmHg,下肢以 500mmHg 为宜。

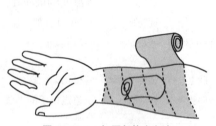

图 11-13-1 加压包扎止血法

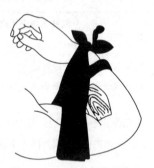

图 11-13-2 加垫屈肢止血法

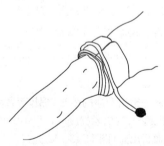

图 11-13-3 气囊止血带止血法

• 橡皮止血带:方法是掌心向上,止血带一端由虎口拿住,一手拉紧,绕肢体 2 圈,中、示两指将止血带的末端夹住,顺着肢体用力拉下,压住"余头",以免滑脱(图 11-13-4)。

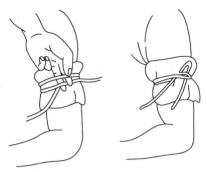

图 11-13-4 橡皮止血带止血法

● 绞紧止血法:把三角巾折成带形,打一个活结。取一根小棒穿在带子外侧绞紧,将绞紧后的小棒插在活结小圈内固定(图 11-13-5)。

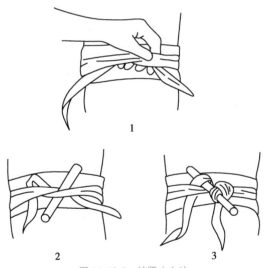

图 11-13-5 绞紧止血法

(五)注意事项

1. 伤口有碎骨、骨折、关节脱位等禁用屈肢加垫止血法。

2. 头颈部出血时,不能同时按压两侧颈总动脉,压迫方向不能对准气管,压迫高度不能超过环状软骨。

3. 四肢(前臂和足部)出血时,先抬高患肢再采用其他止血法。

4. 指压止血法一般用于紧急情况,压迫时间不宜过长。

5. 使用止血带止血的注意事项

- 部位准确:扎在伤口近心端且尽量靠近伤口。
- 压力适当:压力以摸不到远端动脉搏动和伤口出血停止即可。
- 下加衬垫:扎止血带前应先用纱布或毛巾等软物衬垫,不宜直接扎在皮肤上。
- 控制时间:原则上止血带限于 1 小时左右,如为充气式止血带也不宜超过 3 小时。
- 定时放松:每隔 0.5~1 小时放松一次,每次 2~3 分钟。
- 标记:显著标记在手腕或胸前衣服上,标明扎止血带时间、部位等。
- 严密观察:患肢如有剧痛、发紫,说明止血带结扎过紧,应予调整。
- 松解止血带:在输血、输液和采取其他有效的止血方法后,方可解除止血带。解除止血带时应缓慢松开,防止肢体忽然增加血流,影响全身血液的重新分布,致使血压下降。若组织已发生明显广泛坏死时,在截肢之前不宜松解止血带。

二、包扎术

包扎术(bandaging)是以无菌敷料或干净毛巾、布类覆盖伤口,外面用绷带或者布条缚扎的方法。

(一)目的

- 保护伤口,减少污染,压迫止血。
- 固定敷料、药物、骨折位置。
- 托扶患肢,减轻疼痛。

(二)适应证

创伤后出血。

(三)物品准备

无菌敷料、三角巾、绷带、多头带、纱布、纱布垫等。

(四)操作步骤

1. 绷带包扎法

- 绷带螺旋包扎法:适用于四肢非关节部位的包扎。首先用干净敷料覆盖创面,使用医用绷带或选择宽度合适的干净布条作为绷带,从肢体远端向近端方向进行螺旋形缠绕,直至将覆盖创面的敷料完全包扎在内为止,包扎时力量以达到止血目的为准,末端用胶布固定(图 11-13-6)。
- "8"字包扎法:适用于关节部位、手部、肩部等位置的包扎。首先用干净敷料覆盖创面,采用医用绷带或选择宽度合适的干净布条作为绷带,呈"8"字形围绕关节部位包扎缠绕,直至将伤口完全包扎覆盖。包扎时力量以达到止血目的为准,末端用胶布固定(图 11-13-7)。

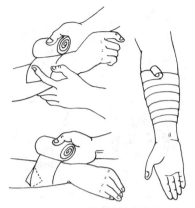

图 11-13-6 绷带螺旋包扎法

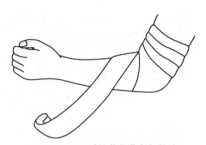

图 11-13-7 肘关节"8"字包扎法

● 回返法:多用于头和断肢端,用绷带多次来回返折。第一圈常从中央开始,接着各圈一左一右,直至将伤口全部包住,呈环形将所返折的各端包扎固定。此法常需要一位助手在回返折时按压一下绷带的返折端(图 11-13-8)。

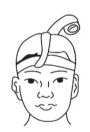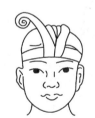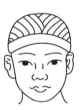

图 11-13-8 头部回返包扎法

2. 三角巾包扎法 三角巾是一种标准的等腰三角形布巾。三角巾顶角外加的一根带子称顶角系带,斜边称底边。为了方便不同部位的包扎,可将三角巾叠成带状,称带状三角巾;或将三角巾在顶角附近与底边中点折叠成燕尾式,称燕尾式三角巾(图 11-13-9)。

(1)头部包扎

● 帽式包扎:适用于头顶部外伤。先在伤口上覆盖无菌纱布,把三角巾底边的正中放在患者眉间上部,顶角经头顶拉到脑后枕部,将底边经耳上向后拉紧压住顶角,然后抓住两个底角在枕部交叉返回到额部中央打结(图 11-13-10)。

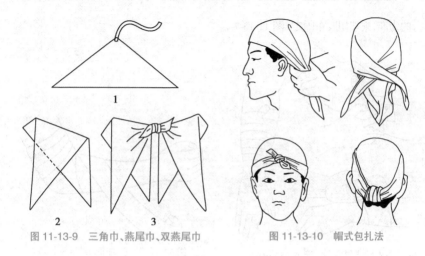

图 11-13-9　三角巾、燕尾巾、双燕尾巾

图 11-13-10　帽式包扎法

- 风帽式包扎:适用于头部外伤。把三角巾顶角和底边中部各打一结,形似风帽,顶角结放在额前,底边结放在枕后,包住全头。两底角向下拉紧,底边向外返折呈带状包绕下颌,拉到枕后打结固定(图 11-13-11)。

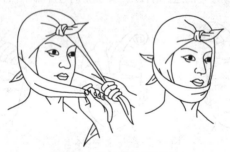

图 11-13-11　风帽式包扎法

- 面具式包扎:适用于颜面部外伤。把三角巾一折二,顶角打结放在下颌正中,两手拉住底角罩住面部,然后双手持两底角拉向枕后交叉,最后在额前打结固定。可以在眼鼻处提起三角巾,用剪刀剪洞开窗(图 11-13-12)。
- 双眼包扎:适用于双眼外伤。将三角巾折成三指宽带状,中段放在头后枕骨上,两旁分别从耳上拉向眼前,在双眼之间交叉,再持两端分别从耳下拉向头后枕下打结固定。即使单眼外伤也应该双眼包扎,因为若仅仅包扎患侧眼球,健侧眼球活动必然会带动患侧眼球活动,不利于稳定伤情(图 11-13-13)。

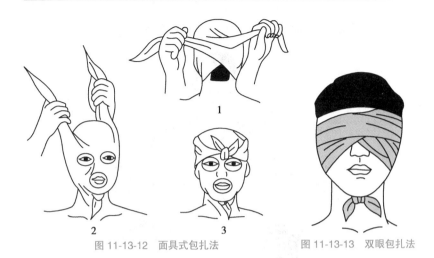

图 11-13-12 面具式包扎法　　　　图 11-13-13 双眼包扎法

● 头部十字包扎:适用于下颌、耳部、前额、颞部小范围伤口。将三角巾叠成三指宽带状放于下颌敷料处,双手持带巾两底角分别经耳部向上提,长的一端绕头顶与短的一端在颞部交叉成十字,然后两端水平环绕头部经额、颞、耳上、枕部与另一端打结固定(图 11-13-14)。

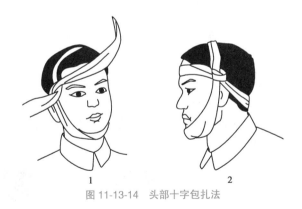

图 11-13-14 头部十字包扎法

(2) 颈部包扎:适用于颈部外伤。嘱患者健侧手臂上举抱住头部,将三角巾折成带状,中段压紧覆盖的纱布,两端在健侧手臂根部打结固定。

(3) 躯干包扎

● 胸部包扎:适用于一侧胸部外伤。将三角巾的顶角放于患侧一边的肩上,使三角巾底边正中位于患部下侧,将底边两端绕下胸部至背后打结,然后将三角巾顶角的系带穿过三角底边与其固定打结(图 11-13-15)。

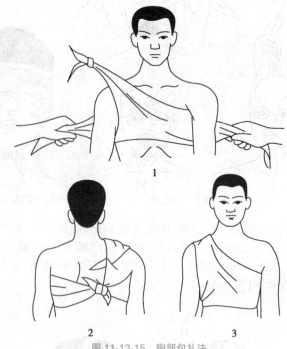

图 11-13-15　胸部包扎法

- 背部包扎:适用于一侧背部外伤。方法与胸部包扎相似,只是前后相反。
- 侧胸部包扎:适用于一侧胸部外伤。将燕尾式三角巾的夹角正对患侧腋窝,双手持燕尾式底边的两端,紧压在伤口的敷料上。利用顶角的系带环绕下胸部与另一端打结,再将两个燕尾斜向上拉到对侧肩部打结。
- 肩部包扎:适用于一侧肩部外伤。将燕尾三角巾的夹角对着患侧颈部,巾体紧压伤口的敷料上,燕尾底部包绕上臂根部打结,然后两燕尾角分别经胸、背拉到对侧腋下打结固定(图 11-13-16)。
- 腋下包扎:适用于一侧

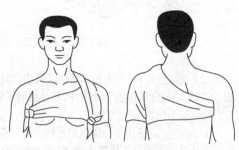

图 11-13-16　单肩包扎法

腋下外伤。将带状三角巾中段紧压腋下伤口敷料上,再将三角巾的两端向上提起,于同侧肩部交叉,最后分别经胸、背斜向对侧腋下打结固定。

● 腹部包扎:适用于腹部外伤。双手持三角巾两底角,将三角巾底边拉直放于胸腹部交界处,顶角置于会阴部,然后两底角绕至患者腰部打结,最后顶角系带穿过会阴与底边打结固定(图11-13-17)。

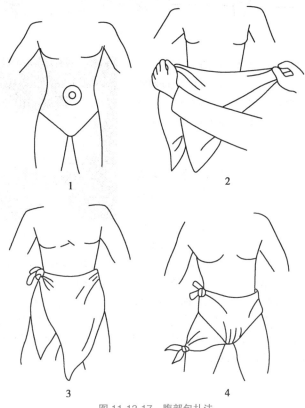

图 11-13-17　腹部包扎法

(4) 骨盆及四肢包扎

● 臀部包扎:适用于臀部外伤。方法与侧胸部外伤包扎相似,只是燕尾式三角巾夹角对着患侧腰部,紧压伤口敷料上。利用顶角系带环绕患侧大腿根部与另一端打结,再将两个燕尾斜向上拉到对侧腰部打结。

● 手部包扎:适用于手部外伤。将带状三角巾中段紧贴手心,将带状在手背交叉,两角在两端绕至手腕交叉,最后在手腕绕一周打结固定(图11-13-18)。

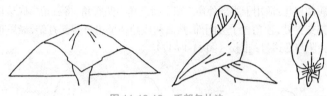

图 11-13-18 手部包扎法

- 脚部包扎:方法与手部包扎相似。

3. 弹力网套包扎 具有弹性的网状材料,呈筒形。可用于四肢弹性包扎。一端封闭用作盲端固定,如头套、断肢端等(图11-13-19)。

(五)注意事项

- 包扎前应伤口清创,覆盖敷料;若为骨折,先行固定;如若出血,则先进行止血;患肢保持功能位。

- 包扎方向:从肢体远心端向近心端,从左到右的顺序缠绕伤口。包扎范围应超

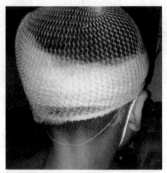

图 11-13-19 头部网套包扎法

出创面边缘 5~10cm,包扎的松紧度以能止住出血又不影响肢体血液循环为宜。打结时必须打活结,严禁在伤口、骨隆突处或易于受压的部位打结。

- 做到"四要五不":"四要"即是动作要快、动作要轻、部位要准、包扎要牢固。"五不"即不摸、不冲、不取、不送、不上药,不用手和脏物触摸伤口、不用水冲洗伤口(化学伤除外)、不轻易取出伤口内异物、不送回脱出体腔的内脏、不在伤口上用消毒剂或消炎粉剂。

(李 洋)

第十四节 清创缝合术

一、清创术

清创术(debridement)是指用外科手术的方法,对开放性污染伤口进行清洗去污、清除血块和异物、切除失去生机的组织、缝合伤口,使之尽量减少污染,甚

至变成清洁伤口,有利于受伤部位功能和形态的恢复。

（一）目的

用手术的方法处理污染的伤口,为伤口的愈合和组织修复创造条件。

（二）适应证

- 伤后 6~8 小时以内者。
- 伤口污染较轻,伤后不超过 12 小时者。
- 头面部伤口,一般在伤后 24~48 小时以内。

（三）物品准备

消毒清创包、肥皂水、无菌生理盐水、3% 过氧化氢、碘伏或 1:5 000 苯扎溴铵、无菌注射器、2% 利多卡因溶液、绷带、胶布、纱布、止血带、无菌手套等。

（四）操作步骤

1. 清洗去污

- 清洗皮肤:在充气止血带下,用无菌纱布盖住伤口,剃除伤口周围皮肤的毛发(图 11-14-1)。如有油腻,先用汽油或乙醚擦去,再用肥皂水充分清洗,用等渗盐水冲洗干净后擦干。术者按常规方法洗手、戴手套,然后换另一只毛刷再清洗一遍,用消毒纱布擦干皮肤。两遍刷洗共约 10 分钟。
- 清洗伤口:去掉覆盖伤口的纱布,用大量等渗盐水冲洗创口,用消毒镊子或小纱布球除去肉眼可见的伤道内异物、血块及脱落的组织碎片等。冲洗伤口可用脉冲式(震荡式)冲洗器(图 11-14-2),冲洗后创伤内细菌数量远较一般方法低。擦干皮肤,伤口内填入无菌纱布。更换手套和器械后,按无菌常规要求再次消毒皮肤。先要换伤道内的消毒纱布,按常规要求消毒和铺巾。

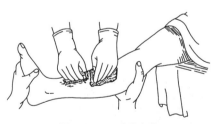

图 11-14-1　清洗皮肤

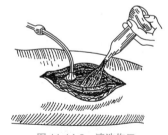

图 11-14-2　清洗伤口

2. 扩大创口　火器伤伤口,皮肤、皮下组织和筋膜的清创均应扩大创口以显露深部组织。伤口延长的方向应根据具体情况而定。四肢伤可沿肢体纵轴方向切开,经过关节的切口应呈"S"形(图 11-14-3),清创应由浅及深次序地进行。所有失去生机的皮下组织和筋膜均应切除,并随时用无菌盐水冲洗。

- 首先将皮肤、皮下组织和筋膜的创缘切除(图 11-14-4),切除范围一般以

0.5~1cm 为宜。但在头面、颈部和手部则应尽量细心，以免因皮肤缺损过多造成功能障碍。浅部贯通伤的出入口较接近者，可将伤道间的组织桥切开，使两个伤口成为一个。如伤道过深，不应从入口处清理深部，而应从侧面切开处清理伤道，伤口如有活动性出血，在清创前可先用止血钳钳夹，或临时结扎止血，待清理伤口后除去污染线头，重新结扎。渗血可用温盐水纱布压迫止血或局部应用凝血酶等止血剂止血。

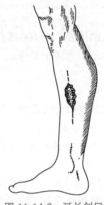

图 11-14-3 延长创口

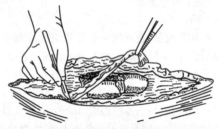

图 11-14-4 切除坏死创缘

● 对深部组织清创时，光源要充足、显露要清楚。将深筋膜做菱形切除，或在深筋膜切口中部做横行切开，使呈"十"字形。或在筋膜切口两端做横切口，使切口呈"工"字形，以预防筋膜间隙综合征的发生（图 11-14-5）。应彻底切除失活的筋膜和肌肉、血块及金属异物，清洗创口后应仔细止血（图 11-14-6、图 11-14-7）。尽量少用粗丝线结扎止血，以免过多的线头存留在伤道内。如是贯通伤，应在入口和出口两处分别进行清创，对较深的非贯通伤有时为引流或清除异物，须从对侧切开。对远离伤道的金属异物，如取出有困难，可暂不取出，以免加重患肢损伤。

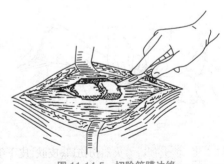

图 11-14-5 切除筋膜边缘

3. 肌肉的清创 应将失活的肌肉彻底切除，有时术中判断肌肉是否坏死比较困难，一般可根据其色泽、张力、有无收缩力和是否出血等进行判断。凡遇到

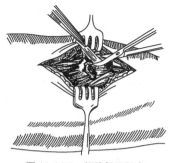

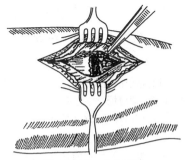

图 11-14-6 切除坏死肌肉 　　　　　图 11-14-7 去除异物

肌肉组织色泽变暗、质地变软无张力、钳夹不收缩或切开后不出血等情况均应考虑切除。

4. 肌腱的处理　肌腱的连续性未中断,清创时应尽量保护,可用皮下组织或周围组织瓣覆盖防外露。若肌腱完全断裂,不适合一期缝合或移植,清创时需将其修剪整齐,断端用附近软组织加以包埋,以备后期重建。

5. 神经的处理　损伤的神经断端除手部与面部争取行初期吻合外,其他部位的神经均不行初期缝合,应将神经断端用正常的肌肉覆盖,待后期处理。

（五）注意事项

● 伤口清洗是清创术的重要步骤,必须反复用大量生理盐水冲洗,务必使伤口清洁后再做清创术。选用局部麻醉者,只能在清洗伤口后麻醉。

● 清创时既要彻底切除已失去活性的组织,又要尽量保留存活的组织,这样才能避免伤口感染、促进愈合、保存功能。

● 清创前应彻底止血,否则清创后易导致血肿、感染。切除失去生机的组织时,要避免过多地切除健康组织,如果是贯通伤,不要来回行呈拉锯状清理伤道,因此法不可能将失活组织及异物清除,反而可能引起深部血管和神经的损伤。

● 肌肉清创时不能过多地切除,否则可能残留较大无效腔影响愈合;清创后伤道要反复用等渗盐水和过氧化氢溶液冲洗,对个别深达肢体主要血管和神经的损伤,清创后应用邻近正常组织覆盖,预防继发性大出血及神经压迫性损伤。

● 火器伤伤口因未能及时得到处理而发生感染时,不宜行彻底清创术,其主要目的在于切开深筋膜以解除深部组织的张力,保证引流通畅,以扩大引流为主,清除明显易于取出的异物、血块或坏死组织,不做组织切除。

● 创口内用纱布疏松地充填引流,最好用长条大纱布,不用小纱布,以免在后送过程中因情况不明而被遗留在创腔深部,造成久治不愈的感染灶。纱布填塞不宜过紧,也不宜使用凡士林油纱布条,以免影响引流。贯通伤入口与出口均应引流,非贯通伤必要时做对口引流。

二、缝合术(suture technique)

(一)目的
目的是借缝合的张力维持伤口边缘相互对合以消灭空隙,有利于组织愈合。

(二)适应证
手术切口和适宜初期缝合的新鲜创伤伤口。

(三)物品准备
不同型号缝合线、缝合针、无齿镊、持针器、无菌手套等。

(四)操作步骤
1. 单纯缝合法 为外科手术中广泛应用的一种缝合法,缝合后切口边缘对合。

(1)单纯间断缝合法:最常用。常用于皮肤、皮下组织、腹膜及胃肠道等(图 11-14-8)

(2)单纯连续缝合法:优点是节省用线和时间,常用于皮肤、皮下组织、腹膜及胃肠道等(图 11-14-9)。

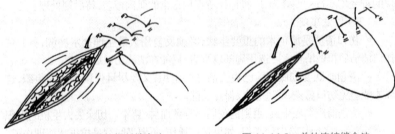

图 11-14-8 单纯间断缝合法   图 11-14-9 单纯连续缝合法

(3)"8"字形缝合法:实际上是两个间断缝合,结扎较牢固且可节省时间。常用于缝合腱膜及结扎止血(图 11-14-10)。

(4)连续扣锁缝合法:又称毯边(锁边)缝合法。闭合及止血效果较好,常用于胃肠道吻合时厚壁全层缝合。

2. 内翻缝合法 缝合后切口内翻,外表光滑,常用于胃肠道吻合。

(1)垂直褥式内翻缝合法:又称 Lembert 缝合法,分间断缝合法与连续缝合法两种。常用为间断缝合法。在胃肠及肠肠吻合时用于缝合浆肌层(图 11-14-11)。

(2)水平褥式内翻缝合法:又分为三种。

• 间断水平褥式内翻缝合法(图 11-14-12):又称 Halsted 缝合法。用以缝合浆肌层或修补胃肠道小穿孔。

● 连续水平褥式内翻缝合法(图 11-14-13):又称 Cushing 缝合法。多用于缝合浆肌层。

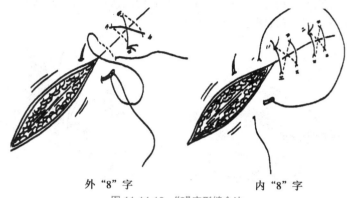

外"8"字　　　　　　　　内"8"字

图 11-14-10　"8"字形缝合法

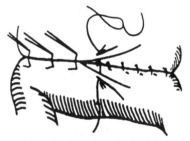

图 11-14-11　垂直褥式内翻缝合法

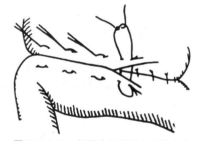

图 11-14-12　间断水平褥式内翻缝合法

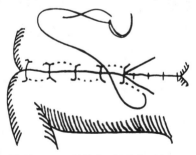

图 11-14-13　连续水平褥式内翻缝合法

● 连续全层水平褥式内翻缝合法:又称 Connell 缝合法(图 11-14-14)。多用于胃肠吻合时缝合前壁全层。

(3)荷包口内翻缝合法(图 11-14-15):用于埋藏阑尾残端,缝合小的肠穿孔或固定胃、肠、膀胱、胆囊造瘘等引流管。

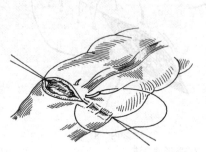
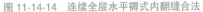
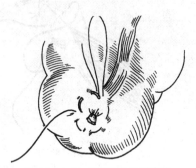

图 11-14-14 连续全层水平褥式内翻缝合法 　　图 11-14-15 荷包口内翻缝合法

3. 外翻缝合法 缝合后切口外翻,内面光滑。常用于血管吻合、腹膜缝合、减张缝合等。有时也用于缝合松弛的皮肤(如老年或经产妇腹部、阴囊皮肤等),防止皮缘内卷影响愈合。

● 间断垂直褥式外翻缝合法(图 11-14-16)
● 间断水平褥式外翻缝合法(图 11-14-17)

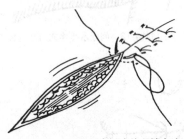
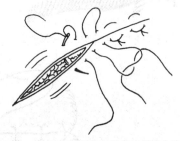

图 11-14-16 间断垂直褥式外翻缝合法 　　图 11-14-17 间断水平褥式外翻缝合法

● 连续外翻缝合法
(五)注意事项

● 无论何种缝合线均为异物,因此应尽可能选用较细缝合线或少用。一般选用线的拉力能胜过组织张力即可。为了减少缝合线量,肠线宜用连续缝合,丝线宜用间断缝合。

● 不同的组织器官有不同的缝合方法,选择适当的缝合方法是做好缝合的前提条件。

● 1号缝合线用于皮肤、皮下组织及部分内脏或用于小血管结扎;4号或7号缝合线在较大血管结扎止血,肌肉或肌膜、腹膜缝合时应用。10号缝合线仅用于减张缝合及在结扎未闭的动脉导管时应用。5-0、7-0缝合线做较小血管及神经吻合用。

● 缝合切口时应将创缘各层对合好。缝合皮肤皮下时,垂直进针和出针,不宜过深或过浅。过浅或过松将留下无效腔、积血、积液或切口对合不齐,导致伤口感染或裂开。过深或过浅,则皮缘内卷或下线。以间断缝合为佳,一般情况下每针边距0.5~0.6cm,针距1.0~1.2cm,相邻两针间的四点形成正方形为佳。

● 剪线原则是体内组织结扎的缝合线线头保留2mm,肠线线头保留3~4mm;血管缝合线线头保留5~8mm;皮肤缝合的线头应留长,一般为5~8mm,便于以后拆除。

(李　洋)

第十五节　急诊血液净化术

(一)概述

1. *血液净化的概念*　血液净化技术是指通过血液净化装置,采取体外循环方式,将患者血液中的代谢产物、有害物质清除,纠正内环境紊乱的一组治疗技术。

2. *血液净化的基本原理*

● 弥散:溶液中半透膜两侧的溶质浓度不同,中、小分子溶质可以由浓度高的一侧,向浓度低的一侧移动,此过程被称为弥散,清除效率与浓度差有关。

● 对流:半透膜两侧的溶液承受不同的压力,溶质随溶剂一道通过半透膜,由压力高的一侧,向压力低的一侧移动,此过程被称为对流,清除效率与压力差有关。

● 超滤:利用半透膜两侧的溶液压力梯度,溶剂从半透膜的一侧移动到另一侧的过程称为超滤。

● 吸附:利用膜材对某些物质吸附的物理特性,特异性或非特异性从血液中清除某种或某些物质的过程称为吸附。

(二)急诊常用的血液净化术

急诊常用的血液净化技术包括血液灌流、血液透析、血液滤过、血浆置换、免疫吸附等。

1. 血液灌流（hemoperfusion，HP） 血液灌流是借助体外循环，将患者血液引出体外与固定的吸附膜材接触，以吸附的方式清除内源性或外源性代谢产物、药物及毒物的技术。血液灌流是临床上一种非常有效的血液净化治疗手段，尤其是在药物和毒物中毒的救治方面。

血液灌流（视频）

- 常用的吸附材料：活性炭和树脂两类。
- 适应证：针对急性中毒，尤其是适用于分子量为中大分子、脂溶性或与蛋白结合率高的毒物及药物中毒，如有机磷中毒，苯二氮䓬类药物中毒等。

2. 血液透析（hemodialysis，HD） 血液透析是利用弥散、对流和超滤的原理，将体内多种有害的代谢产物、毒素、电解质及多余的水分等移出体外，达到清除毒素、代谢废物及维持水电解质酸碱平衡的作用。以清除小分子物质及水为主。适应证：

血液透析（视频）

- 尿毒症综合征：清除尿素氮、肌酐、胍类等小分子物质。
- 电解质紊乱：严重的高钾血症、其他保守治疗不能纠正的电解质紊乱；严重的代谢性酸中毒。
- 减轻水负荷：超滤脱水，纠正水负荷过多，以缓解心力衰竭及肺水肿。
- 急性中毒：分子量小、水溶性、不与血浆蛋白结合、体内分布均匀的药物或毒物。

3. 血液滤过（hemofiltration，HF） 血液滤过是利用体外循环装置，通过弥散、对流、超滤和吸附的原理，同时清除滤器滤过孔径内所有溶质和多余水分的血液净化技术。溶质的清除速率与跨膜压及溶质在血浆中的浓度有关。血液滤过是目前急危重症患者最常用的血液净化方法之一。

（1）临床常用的血液滤过模式：持续静脉 - 静脉血液滤过（CVVH），持续静脉 - 静脉血液透析滤过（CVVHDF），持续静脉 - 静脉缓慢超滤（CVVSUF）等，其中 CVVH 是最常用的血液净化模式。

（2）持续血液滤过的优点

- 血流动力学稳定：能够持续、缓慢、等渗地清除水分和溶质，不断地调节液体平衡，有利于液体再分布及细胞内外渗透压的稳定。
- 操作便利：对于急危重症患者，血液滤过可以在床旁进行，不延误其他抢救治疗措施的进行。
- 内环境稳定：血液滤过可以将急危重症患者的水、电解质、酸碱平衡等内环境状态控制在正常的生理范围内，有助于疾病的恢复。
- 清除炎症介质：血液滤过可以清除血中的不同分子量的炎症介质，有利于重症患者全身炎症反应的控制。

（3）适应证

● 急性肾损伤伴血流动力学不稳定、急慢性心力衰竭、不能耐受常规血液透析的患者。

● 急性肾损伤伴脑水肿的患者,渗透性脱水治疗配合持续血液滤过,可以缓慢持续地脱水,避免失衡综合征加重脑水肿。需注意:应用渗透性脱水剂时,要关闭置换泵和透析液泵(同时也要关闭胰岛素泵和碳酸氢钠泵),待渗透性脱水剂充分作用于人体后(0.5~1小时),再开通上述二泵,否则边应用渗透性脱水剂边血滤,渗透性脱水剂会随废液移出血管外,降低脱水效果。此过程中尚需严密观察患者的血流动力学情况,避免水负荷过重。

● 全身性炎症反应:全身炎症反应综合征、急性呼吸窘迫综合征、多器官功能障碍综合征、急性重症胰腺炎等全身炎症性疾病,血液滤过可以清除炎症介质和内毒素,改善各脏器功能,维持内环境稳定,为营养及代谢支持创造条件。

● 挤压综合征:高肌红蛋白血症可引起急性肾损伤,血液滤过可清除肌红蛋白,纠正水电解质酸碱平衡及碱化尿液。

● 药物或毒物中毒:药物或毒物中毒后伴有严重的脏器功能损害,血液滤过可以清除毒物,改善脏器功能。

● 恶性高热:其他理化方法无法迅速改善的恶性高热,如心脏骤停后的中枢性高热和热射病等,用冷的(4℃)置换液,可以迅速降低患者的体温,但需注意心律失常、低血压、低凝血和感染等不良反应的发生。

4. 血浆置换(plasma exchange,PE) 血浆置换是一种清除血液中中大分子物质的血液净化疗法,将患者血液由血泵引出,经过血浆分离器分离血浆和细胞成分,去除致病血浆或选择性去除血浆中的某些致病因子,然后将细胞成分、净化后的血浆及所需补充的置换液输回体内。血浆置换可以治疗自身免疫性疾病、血液病、神经系统疾病、高蛋白结合率的毒物中毒及肝衰竭等。适应证:

● 急性肝衰竭:暴发性肝炎及其他原因导致的急性肝衰竭,通过血浆置换可迅速改善患者的肝功能,缓解症状,为后续治疗争取时机。

● 活动期自身免疫性疾病:如系统性红斑狼疮、重症肌无力危象、吉兰-巴雷综合征、天疱疮、自身免疫性溶血性贫血、血栓性血小板减少性紫癜、急进性肾小球肾炎、肺出血肾炎综合征、溶血性尿毒综合征等,这些疾病通过血浆置换可以清除血液中的自身抗体和免疫复合物,有利于缓解病情、缩短病程。

● 急性药物或毒物中毒:常用于血浆蛋白结合率高、毒力强、致命性的药物或毒物的中毒。

● 内分泌危象:如甲亢危象,血浆置换可迅速清除甲状腺素。

● 高脂血症性胰腺炎:与高脂血症相关的胰腺炎,当甘油三酯 >11.3mmol/L 时,或甘油三酯在 5.65~11.3mmol/L 伴血清乳糜血时,血浆置换可迅速缓解病情,配合 CVVH 可能效果更佳。

5. 特异性吸附　将特异性的抗原、抗体或有特定物理化学亲和力的物质与吸附材料相结合,选择性地清除血液中的致病因子的血液净化技术,其中免疫吸附应用得较为广泛。

（1）免疫吸附（immunoadsorption, IA）:是在血浆置换基础上发展起来的新技术,优点是对血浆中致病因子的选择性更高,血浆中丢失的有用成分更少,同时避免了血浆输入带来的不良影响。目前免疫吸附主要用于脓毒症内毒素、胆红素的吸附,以及用于免疫性溶血、系统性红斑狼疮等自身免疫性疾病的治疗。

（2）适应证

● 多种风湿免疫病:尤其是系统性红斑狼疮和系统性血管炎等。

● 免疫相关性皮肤病:如天疱疮、银屑病等。

● 肾脏疾病:与免疫相关的肾炎,如紫癜性肾炎、IgA 肾病等。

● 消化系统疾病:如急性肝衰竭、原发性胆汁性肝硬化、梗阻性黄疸等。

● 神经系统疾病:如吉兰 - 巴雷综合征、重症肌无力和脱髓鞘疾病等。

● 血液系统疾病:如冷球蛋白血症、巨球蛋白血症、自身免疫性溶血性贫血及多发性骨髓瘤等。

● 内分泌代谢病:如高脂血症、甲亢危象等。

● 中毒:如有机磷中毒等。

（3）应用现状:目前的免疫吸附技术正处于不断发展完善中,尤其是采用了血浆分离的血浆吸附技术后,并发症已大大减少。与过去常用的血浆置换相比,针对血浆的免疫吸附在疗效和安全性等方面具有明显优势。免疫吸附去除致病性抗体较为完全和彻底,回输给患者的是其自身的血浆,无须补充外源性血浆及置换液,可有效防止传染病的传播,还可避免血浆置换中较常见的枸橼酸盐中毒、凝血机制异常、过敏反应、低血压及低钾血症等。此外,免疫吸附具有高度的选择性和特异性,不影响同时进行的药物治疗,耗材少、价格相对便宜,是治疗重症难治性风湿免疫病较有前途的方法。

（三）血管通路的建立

急危重症患者血液净化的疗程一般较短,静脉通路通常选择中心静脉置管。置管部位首先选择股静脉或右侧颈内静脉。血液净化治疗结束后采用正压法肝素封管,用于封管的肝素 - 生理盐水的量以导管总容量的 120% 为宜,需 1.2~1.4ml,并定期用肝素 - 生理盐水为血管导管进行正压冲洗。

1. 股静脉穿刺置管　触及股动脉后,在腹股沟韧带下方 1~2cm、股动脉内侧旁开 0.5~1cm 进针,与皮肤夹角 30°~45°,针尖指向脐,置管深度 16~18cm。

2. 颈内静脉穿刺置管

（1）体位：去枕平卧，头转向对侧，肩背部垫一薄枕，取头低位 10°~15°。

（2）定位：胸锁乳突肌三角的顶端作为穿刺点，约环状软骨水平，颈动脉外侧，穿刺针与皮肤呈 45° 角，直指同侧乳头。

（3）置管深度：男 13~15cm，女 12~14cm，小儿 5~8cm。

（4）选择右侧颈内静脉穿刺的优势

● 右侧胸膜顶低于左侧。

● 右侧无胸导管。

● 右侧颈内静脉与上腔静脉几乎成一直线。

（四）血液净化的抗凝

出血风险小的患者行血液净化时，可采用全身抗凝；对出血风险高的患者，如存在活动性出血、血小板计数 $<50×10^9/L$、国际标准化比值（INR）>2、活化部分凝血活酶时间（APTT）>60 秒或 24 小时内曾发生出血者，在接受血液净化治疗时，应考虑局部抗凝。如无相关技术和条件时可采取无抗凝剂方式进行。

1. 全身抗凝

（1）普通肝素的全身抗凝：普通肝素抗凝有较高出血风险，肝素本身还可诱导血小板减少（heparin-induced thrombocytopenia，HIT），且不适用于抗凝血酶Ⅲ（AT-Ⅲ）缺乏的患者，肝素的临床应用受到一定限制；但肝素易获得、抗凝效果容易监测、价格低廉，鱼精蛋白的拮抗作用可靠，目前临床应用仍较为普遍。

抗凝策略：

● 床旁血液灌流、血浆置换或血浆吸附：此类治疗方式时间短，一般在 3 小时左右，首次负荷剂量 0.5~1.0mg/kg 静脉推注，维持剂量 10~20mg/h 连续静脉输注；结束前 30 分钟停止追加。

● 连续性肾脏替代（CRRT）：CRRT 前稀释，一般首次负荷剂量 15~20mg 静脉推注，维持剂量 5~10mg/h；CRRT 后稀释，一般首次负荷剂量 20~30mg 静脉推注，维持剂量 8~15mg/h，连续静脉输注，结束前 30 分钟停止追加。需每 4~6 小时监测活化的全血凝固时间（ACT）或 APTT，据此调整普通肝素用量，以保证 ACT 或 APTT 维持在正常值的 1~1.4 倍。

（2）低分子量肝素的全身抗凝：低分子量肝素由普通肝素水解而来，分子量为 2 000~9 000D，主要经肾脏代谢，静脉注射的半衰期为 3~4 小时，出血风险较低，常用于全身抗凝。

● 床旁血液灌流、血浆置换或血浆吸附：一般给药 60~80U/kg 静脉注射，无须追加，不需监测 ACT 或 APTT。

● CRRT：首剂给药 0.50~0.67mg/kg 静脉注射，同样不需监测 ACT 或

APTT,有条件的单位可每4小时根据抗X_a活性追加剂量,目标维持在0.25~0.35U/ml。低分子量肝素也可诱发HIT,因此对普通肝素诱发的HIT,同样不能应用低分子量肝素。

2. 局部抗凝　对出血风险高的患者可采用局部抗凝,常用的局部抗凝剂有枸橼酸钠和肝素。

(1)枸橼酸钠局部抗凝:枸橼酸钠用于局部抗凝时,一般采用4%枸橼酸钠溶液,按照血流速度(ml/min)的1.2~1.5倍的速度(ml/h)将其输注入体外管路动脉端,在血液回流到体内前加入钙离子(10%葡萄糖酸钙速度为枸橼酸钠速度的6.1%或10%氯化钙速度为枸橼酸钠速度的2%),使滤器前血气分析的钙离子浓度保持在0.2~0.4mmol/L,回输体内前血气分析钙离子浓度1.0~1.2mmol/L。枸橼酸钠局部抗凝可降低危及生命大出血的发生率。因此,有出血风险患者采用柠檬酸钠局部抗凝较为安全。

(2)肝素局部抗凝:一般以8~15mg/h滤器前持续输注,并在滤器后按1mg:1mg(鱼精蛋白:肝素)比例持续输注鱼精蛋白,使滤器前ACT>250秒和患者外周血ACT<180秒。

3. 无抗凝策略　出血风险高的患者进行血液净化治疗建议局部抗凝,如无局部抗凝条件可采用非抗凝策略。但应注意肝素生理盐水预冲管路、置换液前稀释和高血流量(200~300ml/min),以减少凝血可能。

(五)并发症

● 动静脉穿刺通路相关的并发症,包括穿刺局部的出血、血肿、血栓形成、远端肢体缺血、动脉瘤、穿刺部位神经损伤、血气胸等。

● 抗凝相关并发症,常见的有消化道、伤口、颅内及全身其他部位的出血,肝素相关的血小板减少等。

● 循环系统并发症,开始体外循环导致的低血压、心律失常甚至心脏停搏,体外循环管路凝血导致血液丢失。

● 失衡综合征,严重的电解质紊乱(尤其是严重的低钠血症或高钠血症)快速纠正至正常范围可导致意识障碍、癫痫样发作、神经脱髓鞘、昏迷甚至死亡。

● 呼吸困难、口唇发绀,甚至急性肺水肿。

● 体外循环管路、滤器凝血、溶血或空气栓塞。

● 导管相关的感染。

● 血液净化膜材等过敏。

(六)操作要点

● 对于急诊血液净化的患者做好病情严重程度的评估,包括意识状况、气道安全、呼吸功能和血流动力学状态,从而确定进行血液净化的场所,重症监护病房或血液净化中心。

- 根据病情特点及有效、安全、经济的原则选择合适的血液净化技术,充分告知患者家属行血液净化的必要性、治疗效果、并发症、预后及费用等问题。
- 连续监测和记录血液净化过程中患者的生命体征及治疗相关的指标变化。
- 注意血液净化治疗带来的体内物质的丢失和补充,包括水电解质、蛋白、微量元素及磷酸盐的丢失等。
- 注意导管相关的护理及导管相关性感染,预防导管内血栓的形成,及时更换或拔除深静脉导管。

（尹永杰）

第十六节　急诊床旁超声技术

急诊床旁超声(emergency bedside ultrasound)在急危重症医学中的应用越来越广泛,其无创、便捷及动态评估等优势将急诊超声技术的应用渗透到急危重症医学的各个角落。对于急危重症患者,超声可快速、准确地对病情及血流动力学进行评估、查找病因,有效、快速、准确地明确诊断思路。急诊超声技术在急危重症患者中不仅有助于快速明确诊断,如心包积液、气胸、肺实变、胸腹腔积液等;还可进行超声引导下的有创操作,提高有创操作的成功率、减少并发症的出现。

（一）探头的使用方法

1. 执笔式(图 11-16-1)
2. 握持式(图 11-16-2)

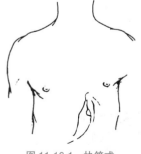

图 11-16-1　执笔式

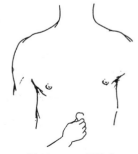

图 11-16-2　握持式

（二）重症超声基本手法

1. 滑（图 11-16-3）

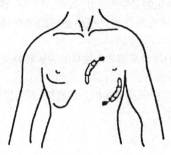

图 11-16-3　滑

2. 摇（图 11-16-4）

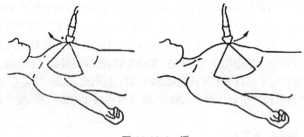

图 11-16-4　摇

3. 倾（图 11-16-5）

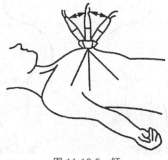

图 11-16-5　倾

4. 转(图 11-16-6)

90°

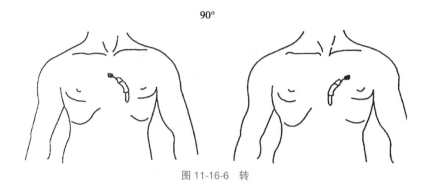

图 11-16-6 转

(三)心脏超声

1. 心脏解剖(图 11-16-7)

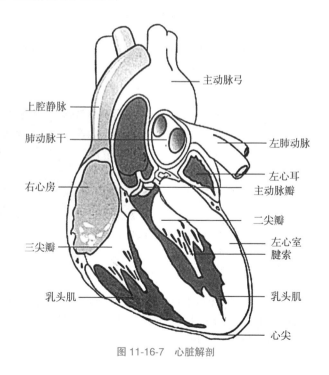

图 11-16-7 心脏解剖

2. 心脏超声主要检查部位（图 11-16-8）

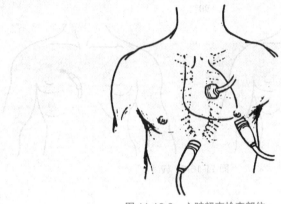

图 11-16-8　心脏超声检查部位

3. 探头的选择　低频探头，频率为 2~5MHz。

4. 基础切面及图像

● 剑突下四腔心切面：探头紧贴剑突下正中线，探头标记朝向患者左侧，下压探头，细微旋转、倾斜探头获得最佳切面。最佳切面为沿心脏长轴呈十字排列右心室、左心室、右心房和左心房及心包。见图 11-16-9。

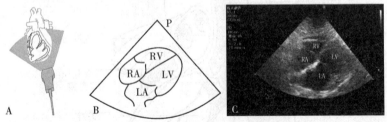

图 11-16-9　剑突下四腔心切面

A. 成像平面；B. 各心腔示意图；C. 超声成像。RA. 右心房；

RV. 右心室；LV. 左心室；LA. 左心房。

● 胸骨旁长轴切面：探头标记指向患者右肩，滑动探头、轻微摇摆探头获得最佳切面。最佳切面为二尖瓣和主动脉瓣清楚显示并位于屏幕中心右侧，室间隔与左室后壁平行。见图 11-16-10。

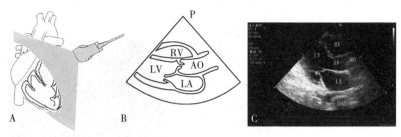

图 11-16-10　胸骨旁长轴切面

A. 成像平面；B. 各心腔示意图；C. 超声成像。P. 标记点；RV. 右心室；

LV. 左心室；LA. 左心房；AO. 主动脉；AV. 主动脉瓣；MV. 二尖瓣；DAO. 降主动脉。

● 胸骨旁短轴切面：在胸骨旁长轴切面将探头顺时针旋转 90°，探头标记指向患者左肩，倾斜探头获得不同成像平面，通常选择乳头肌水平切面。见图 11-16-11。

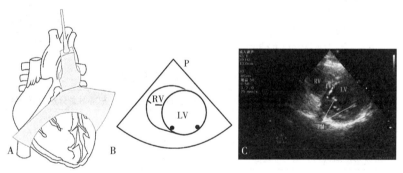

图 11-16-11　胸骨旁短轴切面（乳头肌水平切面）

A. 成像平面；B. 各心腔示意图；C. 超声成像。RV. 右心室；

LV. 左心室；IVS. 室间隔；PM. 乳头肌。

● 心尖四腔心切面：探头在胸骨旁长轴切面，向心尖处滑动直至室间隔消失，旋转、倾斜探头，探头标记指向患者左侧，得到理想切面。理想切面为室间隔垂直于屏幕中间，与二尖瓣和三尖瓣水平连线垂直，左心室、右心室、左心房、右心房、二尖瓣和三尖瓣都能清楚显示。见图 11-16-12。

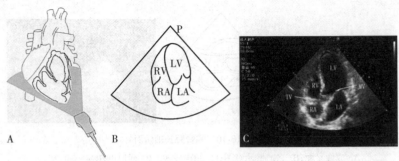

图 11-16-12 心尖四腔心切面

A. 成像平面；B. 各心腔示意图；C. 超声成像。RV. 右心室；

LV. 左心室；LA. 左心房；RA. 右心房；TV. 三尖瓣；MV. 二尖瓣。

5. 左心收缩功能评价 主要根据以下四点：

- 左室壁增厚情况。
- 心内膜的向心运动情况。
- 二尖瓣前叶向室间隔运动距离（1cm 以内）。
- 左室射血分数（EF 值）。见表 11-16-1。

心功能评估
（视频）

表 11-16-1 左心收缩功能评价内容 单位：%

左心收缩功能	左室壁增厚	心内膜的向心运动	左室射血分数（EF 值）
正常	>50	>30	>50
轻度运动减低	30~50	20~30	30~50
重度运动减低	<30	<20	<30

6. 右心功能的评价

- 右心室的大小：心尖四腔心切面，右心室与左心室舒张末期容积比较。见表 11-16-2。

表 11-16-2 右心室大小与右心 / 左心的关系

右室大小	右室 / 左室（舒张末期容积比值）
正常	<0.6
中度扩张	0. 6~1.0
重度扩张	>1.0

- 右心室的形状（正常胸骨旁短轴切面）：见图 11-16-13。

● 右心室的室壁厚度：正常游离壁厚度<5mm，当>1cm时为慢性过程。见图11-16-14。

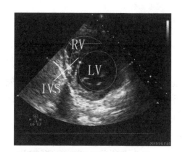

图11-16-13 右心室形状

RV. 右心室；LV. 左心室；IVS. 室间隔。

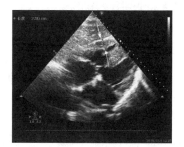

图11-16-14 右心室游离壁厚度
（两白色箭头之间的距离）

右心室游离壁厚度约20mm。

● 室间隔：反映右心室压力的重要信息。正常情况下，左心为圆形，收缩期和舒张期室间隔凹面向左心腔，如图11-16-13所示。当右心室内压力升高时，右心室变圆，室间隔受压变平，短轴切面可见左心室变为"D"字征。见图11-16-15。

● 右心室的收缩功能：通常由右心室游离壁、三尖瓣环动力学、三尖瓣环收缩期位移（TAPSE）作为评估标准。其中TAPSE最为常用，TAPSE 22~24mm为正常，TAPSE<16mm为右心收缩功能低下。见图11-16-16。

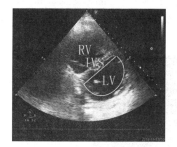

图11-16-15 D字征

RV. 右心室；LV. 左心室；IVS. 室间隔。

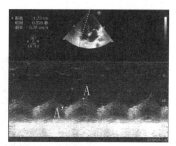

图11-16-16 三尖瓣环收缩期位移（TAPSE）

TAPSE即三尖瓣从舒张期到收缩期位移距离。A-A'距离为TAPSE，测量值为17.3mm。

7. 心包积液舒张期测得最大液体尺寸

● 分级：正常<0.8cm；少量<1.0cm；中量1~2cm；大量>2.0cm。

● 心包积液和胸腔积液鉴别诊断：胸骨旁长轴切面，胸腔积液不会跨过降主动脉，心包积液可以跨过降主动脉。

8. 心脏压塞四大征象

● 收缩期右房塌陷。

● 舒张期右室塌陷。

● 下腔静脉（IVC）扩张固定。

● 钟摆征。

9. 下腔静脉（inferior vena cava, IVC）

● 获得图像手法：选择相控阵探头，通过剑突下四腔心切面开始获得剑突下下腔静脉切面，将探头逆时针旋转 90°，探头标志指向头侧，倾斜探头，微调探头使右心房 - 下腔静脉交点位于屏幕中心，得到最佳切面。见图 11-16-17。

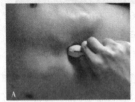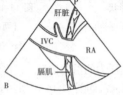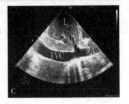

图 11-16-17 剑突下下腔静脉切面

A. 探头位置；B. 解剖示意图；C. 成像平面。P. 标记点方向；IVC. 下腔静脉；

RA. 右心房；L. 肝脏；HV. 肝静脉。

● 测量位置：纵向切面最大直径在距离肝静脉 - 下腔静脉交点 2cm。探头位于长轴的中心纵向显示真实的直径，以便准确评估下腔静脉的呼吸变异率。见图 11-16-18。

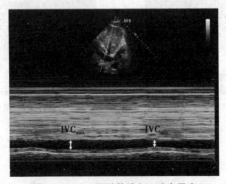

图 11-16-18 下腔静脉（IVC）变异率

$$\text{IVC 变异率} = \frac{\text{IVC}_{max} - \text{IVC}_{min}}{\text{IVC}_{max}}。$$

● 自主呼吸患者,下腔静脉直径和变异率可反映患者的容量状态。正常情况下,IVC 直径为 0.6~1.0cm。低血容量状态时,自主呼吸患者 IVC<0.9cm,机械通气患者 IVC<1.5cm;容量过负荷状态时,IVC 扩张固定,通常 >2.5cm,通常见于右心衰竭、心脏压塞、门脉系统回流障碍等。IVC 直径及变异率可反映与右房压力关系,见表 11-16-3。

表 11-16-3 下腔静脉(IVC)直径及变异率和右房压力关系

IVC 直径 /cm	IVC 变异率 /%	右房压力 /cmH$_2$O
<1.5	完全塌陷	0~5
1.5~2.5	>50	5~10
1.5~2.5	<50	11~15
>2.5	<50	16~20
>2.5	没有改变	>20

注:IVC 变异率 $= \dfrac{IVC_{max} - IVC_{min}}{IVC_{max}}$。

● 机械通气患者中,研究结果发现,变异率为 13%~18%,预测液体反应性良好。

（四）肺部超声

1. 探头选择凸阵超声探头。超声探头中心需垂直于骨性胸廓,沿纵向和横向扫查。见图 11-16-19。

ER 11-16-2

肺部超声(视频)

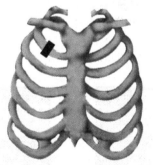

图 11-16-19 肺部超声检查时探头方向

2. 主要检查组部位 见图 11-16-20。

3. 肺部超声的征象

（1）A 线:胸膜在超声影像中的表现,肺部正常影像。特点:

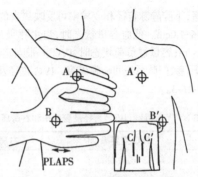

图 11-16-20 肺部超声主要检查部位

A、A'为左右上、下蓝点:检查者双手(除去拇指)置于患者一侧前胸壁,上方手的小指紧靠锁骨下缘,指尖在胸骨正中,下方手的小指大约在肺的下前缘(对应膈肌线),双手所覆盖的区域相当于单侧肺区;上方手第3、4掌指关节处为上蓝点,下方手掌中心为下蓝点,为左右 B、B'点。C、C'为左右后蓝点:肩胛下线和脊柱旁线围成的区域。PLAPS 点为下蓝点水平向后延长线与腋后线的交点。

- A 线呈高回声,随距离衰减。
- 平行于胸膜线。
- A 线间等间距。

(2)蝙蝠征:由胸膜线、上下肋骨构成,形似蝙蝠(图 11-16-21)。

(3)胸膜滑动征:脏胸膜、壁胸膜紧贴,随呼吸相对滑动。

(4)沙滩征(海岸征):见图 11-16-22。

- M 模式,正常肺表现出像沙滩一样的表现。
- 胸壁相对静止,为平行线,构成沙滩征象的上半部分。
- 胸膜相互滑动,胸膜线以下形成像砂砾一样的表现。

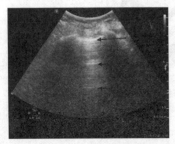

图 11-16-21 蝙蝠征,又称笑脸征(箭头示)

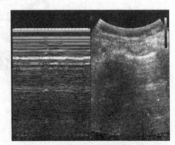

图 11-16-22 沙滩征(海岸征)

（5）窗帘征：含气的肺组织随着呼吸运动上下移动，遮挡腹部脏器，用于膈肌定位。

（6）B线特点

● 具有彗星尾的伪像。

● 起自于胸膜。

● 随胸膜滑动而运动。

● 呈激光束样。

● 高回声。

● 不随距离衰减。

● B线存在时无A线存在。B模式：一个检查区域内出现3条及3条以上B线。

（7）肺实变征象

● 碎片征，见图11-16-23。

● 支气管充气征，见图11-16-24。

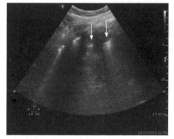
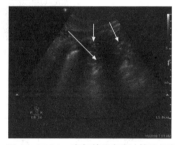

图11-16-23　碎片征（箭头示）　　　　图11-16-24　支气管充气征（箭头示）

（8）胸腔积液的超声征象

● 四边形征，见图11-16-25。

● 正弦波形，见图11-16-26。

（9）气胸的超声征象。

● 平流层征特点：肺滑动征消失时，脏胸膜、壁胸膜无相对运动；M模式下表现为平行的水平线，即"平流层征"（图11-16-27）。

● 肺点：超声诊断气胸的金标准；正常肺与气胸的交界点；吸气时可见正常肺表现；呼气时胸膜滑动消失，M模式呈平流层征。

（五）床旁超声循环评估流程

RUSH流程见图11-16-28。

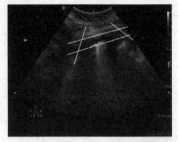

图 11-16-25　四边形征

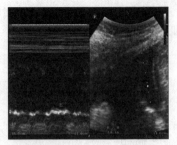

图 11-16-26　正弦波征

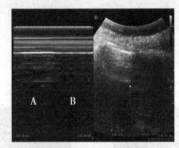

图 11-16-27　平流层征

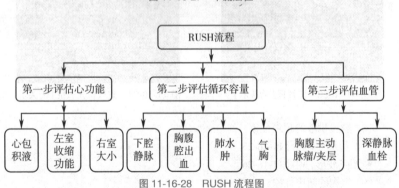

图 11-16-28　RUSH 流程图

（六）深静脉系统超声

● 下肢大血管解剖见图 11-16-29。

● 探头的选择：高频线阵探头（5~12MHz）。

● 检查要点：简化压迫技术，用力下压时，正常静脉完全消失，如没有压闭，考虑深静脉血栓。见图 11-16-30。

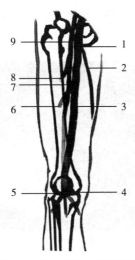

图 11-16-29　下肢大血管解剖图

1. 股静脉;2. 大隐静脉;3. 股浅静脉;4. 腘静脉;5. 腘动脉;6. 股深动脉;

7. 股浅动脉;8. 股深动脉;9. 股动脉。

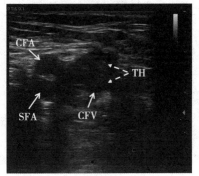

图 11-16-30　股静脉血栓(箭头示)

白色虚线箭头所示为股静脉血栓(TH)。SFA. 股深动脉;

CFA. 股浅动脉;CFV. 股静脉。

(七)超声引导技术

1. 胸腔积液穿刺

- 选择凸阵探头,进行胸腔积液检查。

- 确定最佳声窗。

● 测量穿刺针传进胸腔积液中所需深度及胸壁的厚度,进针点做标记。如图 11-16-31。

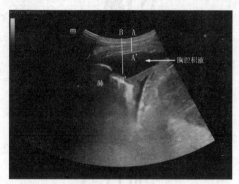

图 11-16-31　测量皮肤与胸壁、脏胸膜之间的距离

A—A'为皮肤与胸壁之间的距离;B—B'为皮肤与脏胸膜之间的距离。

● 常规胸腔积液穿刺:见图 11-16-32。

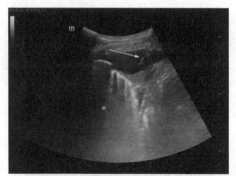

图 11-16-32　超声确定导丝进入胸膜腔

常规胸腔穿刺过程,超声确定导丝进入胸膜腔。强回声为导丝,白色箭头所指。

2. 腹腔积液穿刺

● 超声检查,凸阵探头进行腹部积液检查,确定积液最多的位置。

● 确定理想的穿刺点,通常在侧腹部,(确定周围没有肠管、膀胱和血管)。见图 11-16-33。

● 测量皮肤到腹腔积液的深度,避开血管。

● 常规腹腔积液穿刺,见图 11-16-34。

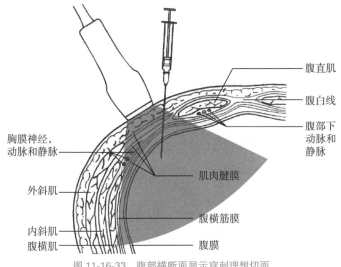

图 11-16-33　腹部横断面显示穿刺理想切面

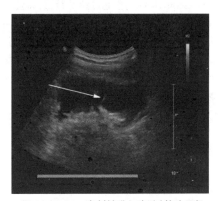

图 11-16-34　穿刺针进入腹腔(箭头示)

3. 心包积液穿刺　心包穿刺技术既没有严格的标准,也没有严格的定义,进针方式与操作者的爱好和习惯有很大关系,可用剑突下、心尖或胸骨旁声窗引导穿刺,剑突下径路最常用。穿刺部位应该确定在超声可见积液最多的部位。通常在剑突下与左肋缘之间以小角度(小于 30°)进针,针指向左肩,边缓慢进针边回抽,进入心包抽出液体。通过超声查看针进到心包腔,以及注入生理盐水后的激惹影像,确定穿刺针的正确位置。

（八）创伤的超声快速评估法

创伤超声重点评估（focused assessment with sonography for trauma FAST）方案,旨在快速评估腹腔出血（右上腹、左上腹、膀胱区）,以及心包积血（剑突下）,检查部位如下:

- 肝肾隐窝（右上腹）:探头置于右肋间斜切面,7~10肋区。
- 脾肾或脾周（左下腹）:探头置于左肋间斜面,8~11肋区。
- 盆腔:探头置于耻骨联合上方。
- 心包或剑下:探头置于剑突下。
- 为评估气胸和血胸,将胸部检查纳入FAST检查中,扩展为eFAST（extend FAST）。

（尹永杰）

第十七节　骨髓腔输液

（一）概述

骨髓腔输液（intraosseous,IO）是指通过特殊装置,将套管针刺入骨髓腔内,连接输液装置,将液体和药品输入体内的方法。其特点是:输液通路建立快速、操作简单。静脉可以给予的液体、药品和血液制品,都可以通过骨髓腔途径输注。

1. IO的历史及原理　20世纪20年代以来,国外学者发现,骨髓腔内充满数以千计的非萎缩性静脉,而且这些微小静脉,能够快速吸收进入髓腔内的液体,并将其转运到体循环之中。利用这一原理,科学家们发明了用于骨髓腔输液的特殊设备,即IO系统。经IO输注的急救药物与液体,其代谢动力学、药效动力学都与静脉输液相似。在第二次世界大战期间,IO系统被广泛应用于伤员,尤其是失血性休克伤员的救治,挽救了许多重伤士兵的生命。

2. 骨内注射枪构造　有成人用和儿童用两个型号,由安全栓（保险锁）、弹簧穿刺针、塑料枪管和手持保险翼组成。见图11-17-1。

（二）适应证及禁忌证

1. 适应证　在紧急医疗情况下无法建立外周静脉通路时,IO是非常有效、便捷的方法,可以在许多医疗环境中使用,包括医院、救护车、灾难救援及战场。

- 心搏骤停。
- 各种休克及急危重症。
- 烧伤。
- 脱水。

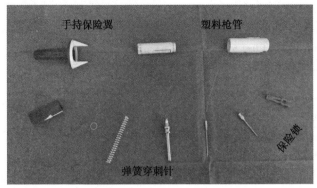

图 11-17-1　骨内注射枪构造

- 急性创伤。
- 中心静脉插管的过渡。

2. 禁忌证

- 穿刺部位骨折或既往做过矫形手术。
- 穿刺部位软组织损伤致局部解剖学标志不清晰。
- 穿刺区域感染。
- 严重骨质疏松。
- 假肢。
- 24 小时内曾接受过 IO 的部位。

（三）IO 穿刺部位及寻找方法

1. 常用穿刺部位

- 胫骨近端：定位方便、操作简单，是成人及儿童最常选择的穿刺点。
- 胫骨远端：内踝上两横指，穿刺时应避开大隐静脉。
- 肱骨近端（肱骨大结节）：液体和药物进入血液循环时间短。

以下重点介绍胫骨近端穿刺方法。

2. 胫骨近端穿刺点寻找方法

（1）定位胫骨粗隆：以手指由膝盖骨上方向脚的方向下滑至圆形突起即为胫骨粗隆。

（2）定位胫骨平台：

骨骨近端骨髓腔
输液（视频）

- 成人穿刺：由胫骨粗隆向腿内侧约 2cm 处为胫骨平台（tibial plateau），从此向上 1cm，接近膝盖骨的地方为穿刺点。
- 儿童穿刺：为了避免损伤干骺，由胫骨粗隆向内侧滑行 1~2cm 为胫骨平台，再向远端方向约 1cm 处作为穿刺点。

3. 穿刺深度

- 0~12 岁儿童:根据年龄调节枪管上的穿刺深度,区间为 0.5~1.5cm,0~3 岁 0.5~1.0cm,3~6 岁 1.0~1.5 cm,6~12 岁 1.5cm。
- 12 岁以上和成人:穿刺深度设定为 2.5cm。

(四)操作步骤

- 常规消毒。
- 固定骨内注射枪。
- 去掉安全栓。
- 刺入。
- 拔出穿刺针,只留套管于骨内。
- 固定。
- 连接连通器,回抽骨髓液并冲洗。
- 连接输液器。

(五)拔针程序

- 从套管上拧下连通器。
- 用带螺纹接口的注射器顺时针拧紧并缓慢地垂直拔出套管。
- 将套管放置到锐器盒内。
- 按压穿刺部位,贴上输液贴。

(六)注意事项

- 骨内注射枪固定在穿刺点之前不要取出安全栓。
- 如果患者意识清楚,可以向骨髓腔内注射 2% 利多卡因局部麻醉(成人 20~40mg,儿童 0.5mg/kg),推注时间要大于 30 秒,以减少疼痛感。
- 操作结束后戴腕带,记录患者姓名、性别、年龄、液体输注开始的时间。
- 观察局部有无渗漏、皮肤颜色、末梢循环情况。
- 避免在同一穿刺部位反复穿刺。
- 为了降低并发症的发生,套管留置时间不应超过 24 小时。一般留置 1~2 小时后,当有效循环改善后,即改为外周静脉输液。
- 拔出套管时不要摇动。

(七)IO 并发症

- 液体和药物外渗。
- 骨髓炎。
- 骨骺损伤。
- 腔隙综合征。
- 皮下脓肿。
- 脂肪栓塞。

（八）IO 相关技术指南

1. 美国心脏协会（AHA）、欧洲复苏委员会（ERC）、国际复苏联络委员会（ILCOR）、美国急诊医师委员会（NAEMSP）指南推荐：

（1）在急诊抢救过程中应该尽早考虑使用 IO 通路。

● 成人在外周静脉穿刺 3 次失败后应立即建立 IO 通路。

● 儿科患者首选 IO 通路。

（2）心搏骤停时，首选 IO 通路。

（3）IO 给药，达到血药浓度峰值的时间与中心静脉插管相同，并发症少。

（4）不推荐气管插管和中心静脉给药。

2. 全国高等学校教材《急诊与灾难医学》（第 2 版）指出：由于骨髓腔有不会塌陷的血管丛，是另外一种可供选择的给药途径，其效果相当于中心静脉通道，如果无法建立静脉通道，可建立 IO 给药通道。

（九）IO 流程图（图 11-17-2）

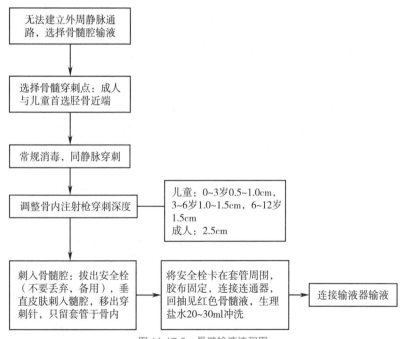

图 11-17-2 骨髓输液流程图

（刘士林）

第十二章

急危重症识别与器官功能监护

第一节 急诊危重病情判断与评分

为了科学有效地进行危重症的临床和科研工作,必须有衡量危重患者病情严重程度的,并在不同国家、不同医院普遍可以接受的标准,这种标准称为危重症严重程度或预后评估系统。危重症严重程度评价是根据疾病的一些重要症状、体征和生理参数等进行加权或赋值,从而量化评价疾病严重程度。它不仅能客观评价危重患者面临死亡或严重并发症的危险,而且能帮助临床医生早期识别潜在危重症,减少急、门诊患者病情向危重症发展的概率。近年来,危重症严重程度评价系统已广泛被国内外的急危重症专业医师所接受并采用,成为危重症医师临床工作中的一个常用工具,特别是重症监护室(ICU)患者的病情评价已逐渐趋于成熟和完善。而对于院前及急诊患者,病情评价方法却不多,特别是对于潜在危重病的病情评价方法更少。本节重点介绍国内外目前常用的几种院前及急诊潜在危重病病情评价方法。

（一）院前指数

院前指数(prehospital index PHI)主要适用于 15 岁以上的创伤患者(表 12-1-1)。

表 12-1-1　院前指数(PHI)

收缩压 / mmHg	记分 / 分	脉搏 / （次·min⁻¹）	记分 / 分	呼吸程度	记分 / 分	意识程度	记分 / 分
>100	0	51~119	0	正常	0	正常	0
86~100	1	≥120	3	费力或浅	3	模糊或烦躁	3
75~85	2						
0~74	5	≤50	5	<10 次 /min 或需插管	5	言语不能理解	5

注:1. 0~3 分表示轻微创伤,4~20 分表示严重创伤。

2. 患者如存在胸部或者腹部穿透伤,则总分之上加 4 分。

（二）加拿大急诊治疗类选法分类

加拿大急诊治疗类选法分类（canadian emergency department triage and acuity scale，CTAS）具体见表12-1-2。

1. 适用对象　适用于所有院前急诊患者。

2. 临床意义　建立"类选"方法的目的：

● 快速鉴别患者是否为需要紧急处理或是否存在生命受到威胁的状况。

● 决定急诊科的患者到最合适的区域（比如：抢救室、观察室、一般诊室、中毒处置室、清创缝合室，或绿色就诊区、黄色就诊区、红色就诊区等）就诊或接受处置。

● 减少急诊治疗区域患者的拥挤。

● 提供对患者正在进行处理的评估。

● 为患者和家属提供关于他们希望得到的处理或需要等待时间的信息。

● 提供信息帮助确定急诊不同部门（场所）的敏锐程度（对突发急救事件的反应能力和工作量）。

表 12-1-2　加拿大急诊治疗类选法分类（CTAS）分级标准

CTAS 分级	定义	处理原则
Ⅰ级（resuscitation）	患者面临死亡马上来临的危险或呼吸心搏已经停止	医生必须立即接诊患者，并采取强力措施抢救患者的生命
Ⅱ级（emergency）	患者生命体征不平稳，有现实的生命危险	医生必须在 15min 以内接诊患者
Ⅲ级（emergency）	患者有潜在生命危险，但是生命体征平稳	医生可在半小时内接诊
Ⅳ级（semi urgent）	患者的情况与年龄相关，有潜在恶化的可能，症状在 1~2h 后处理可得到有效改善	医生诊治患者的时间在 1h 之内
Ⅴ级（non urgent）	患者可能急性发作，但情况并不紧急或是慢性发作，没有证据显示有可能恶化的倾向，这些情况可能延迟处理或指派患者到其他地方就诊	医生处理患者的时间在 2h 之内

注：医生可据此或按不同时间要求对患者进行诊治。

（三）我国急诊就诊说明

1. 根据中华人民共和国国家卫生健康委员会关于急诊患者病情分级标准指导原则,我国急诊患者候诊顺序是按照患者病情紧急和严重程度来决定的。

2. 各位患者及其家属应相互尊重,每诊室每次只能接纳一位患者。

3. 候诊期间,如有任何问题,应立即向分诊护士提出。

4. 急诊就诊先后次序按照患者病情紧急和严重程度决定,并非完全按照到达的先后顺序(表 12-1-3)。

表 12-1-3 国家卫生健康委员会关于急诊患者病情分级标准

患者分类	严重程度	常见临床表现	护士接诊	医生接诊	接诊地点
Ⅰ级濒危患者	病情可能随时危及患者生命,需立即采取挽救生命的干预措施。急诊科应合理分配人力和医疗资源进行抢救	气管插管 无呼吸 / 无脉搏 急性意识障碍 其他需要采取挽救生命干预措施的患者	立即	立即	抢救室
Ⅱ级危重患者	病情可能在短时间内进展至Ⅰ级,或可能导致严重残疾,应尽快安排急诊,并给予患者相应处置及治疗	患者来诊时呼吸循环状况尚稳定,但其严重性有可能发展为Ⅰ级 如急性意识模糊 / 定向力障碍 复合伤 严重疼痛(疼痛评分≥7/10)	立即	尽快安排	抢救室或者候诊室
Ⅲ级急症患者	患者目前明确没有在短时间内危及生命或严重致残的征象,应在一定的时间段内安排患者就诊	病情进展为严重疾病和出现严重并发症的可能性很低 无严重影响患者舒适性的不适 通过急诊处理可以缓解患者症状 留观和候诊过程中出现生命体征异常者,病情分级应考虑上调一级	在一定的时间段内安排患者就诊	在一定的时间段内安排患者就诊	诊室(候诊过程中出现病情恶化,病情分级考虑上调)

续表

患者分类	严重程度	常见临床表现	护士接诊	医生接诊	接诊地点
Ⅳ级非急症患者	患者目前没有急性发作症状,无或很少不适主诉	无或很少不适主诉	在一定的时间段内安排患者就诊	在一定的时间段内安排患者就诊	诊室(候诊过程中出现病情恶化,病情分级考虑上调)

（四）多器官功能障碍综合征和多器官功能衰竭评价系统

1. 适用对象　所有成人 MODS 患者。

2. 临床意义　该评分与 ICU 患者死亡率呈正相关,MODS 评分越高,ICU 患者死亡率越高。

- 0 分无死亡发生。
- 9~12 分死亡率 <25%。
- 13~16 分死亡率 50%。
- 17~20 分死亡率 75%。
- >20 分死亡率 100%。

每 24 小时评价一次每日得分,其变化量反映器官功能障碍进展情况。临床上多采用 Marshall 标准评分,简单便捷。具体见表 12-1-4、表 12-1-5。

表 12-1-4　MODS 评分(Marshall 评分)

器官或系统	指标	器官评分 / 分				
		0	1	2	3	4
肺	(PaO_2/FiO_2) /mmHg	>300	226~300	151~225	76~150	≤75
肾	血清肌酐 /$(mmol \cdot L^{-1})$	≤100	101~200	201~350	351~500	>500
肝	血清胆红素 /$(mmol \cdot L^{-1})$	≤20	21~60	61~120	121~240	>240
心脏	PAR /mmHg	≤10.0	10.1~15.0	15.1~20.0	20.1~30.0	>30.0
血液	血小板 /$(10^9 \cdot L^{-1})$	>120	81~120	51~80	21~50	≤20
脑	GCS 评分 / 分	15	13~14	10~12	7~9	≤6

注:MODS,多器官功能障碍综合征;PaO_2,动脉血氧分压;FiO_2,吸入气氧浓度;PAR,压力调整后心率;GCS,格拉斯哥昏迷量表。PAR= 心率 ×[右房压(中心静脉压)/平均动脉压]。

表 12-1-5　MODS 病情分期诊断及严重程度评分（1995 年庐山会议标准）（0~27 分）

器官系统	分值	判定标准
1. 外周循环	1	无血容量不足；MAP=60mmHg；尿量 =40ml/h；低血压时间持续 4 小时以上
	2	无血容量不足；50mmHg<MAP<60mmHg；20ml/h< 尿量 <40ml/h；肢端湿冷或暖；无意识障碍
	3	无血容量不足；MAP<50mmHg；尿量 <20ml/h；肢端湿冷或暖；多有意识恍惚
2. 心脏	1	心动过速：体温升高 1℃，心率增快 15~20 次 /min；心肌酶（CPK、AST、LDH）正常
	2	心动过速：心肌酶（CPK、AST、LDH）异常
	3	室性心动过速；室颤；Ⅱ~Ⅲ度房室传导阻滞；心搏骤停
3. 肺脏	1	a.呼吸频率20~25 次 /min；b.吸空气下 60mmHg<PaO_2<70mmHg；c. PaO_2/FiO_2>300mmHg；d.25mmHg<P(A-a)O_2(FiO_2=100%)<50mmHg；e. 胸部 X 线片正常（具备五项中的三项即可确诊）
	2	a.呼吸频率>28 次 /min；b.吸空气下 50mmHg< PaO_2，<60mmHg；c.$PaCO_2$<35mmHg；d.200mmHg<P（A-a）O_2（FiO_2=100%）<300mmHg；e.100mmHg<P（A-a）O_2（FiO_2=100%）<200mmHg；f. 胸部 X 线片提示肺泡无实变或实变 <1/2 肺野（具备六项中的三项即可确诊）
	3	a. 呼吸窘迫，呼吸频率 >28 次 /min；b. 吸空气下 PaO_2<50mmHg；c.$PaCO_2$>45mmHg；d.PaO_2/FiO_2<200mmHg；e. P（A-a）O_2（FiO_2=100%）>200mmHg；e.X 线胸片提示肺泡实变 >1/2 肺野（具备六项中的三项即可确诊）
4. 肾脏	1	无血容量不足；尿量 ~40ml/h；尿钠正常；Cr 正常
	2	无血容量不足；20ml/h< 尿量 <40m/h；利尿剂冲击后尿量可增多；尿钠 20~30mmol/L；Cr<176.8μmol/L
	3	无血容量不足；无尿或少尿（尿量 <20m/h，持续 6 小时以上）；利尿剂冲击后尿量不增多；尿钠 >40mmol/L；Cr>176.8μmol/L 非少尿肾衰者，尿量 >600ml/24h，但 Cr>176.8μmol/L，尿比重 <1.012
5. 肝脏	1	ALT> 正常值的 2 倍以上；17.1μmol/L<TBIL<34.2μmol/L
	2	ALT> 正常值的 2 倍以上；TBIL>34.2μmol/L
	3	肝性脑病

续表

器官系统	分值	判定标准
6. 胃肠道	1	腹部胀气;肠鸣音减弱
	2	腹部高度胀气;肠鸣音接近消失
	3	麻痹性肠梗阻;应激性溃疡出血(具有一项即可确诊)
7. 凝血功能	1	PLT<100×10⁹/L;FIB 正常;PT 及 TT 正常
	2	PLT<100×10⁹/L;FIB>2~4g/L;PT 及 TT 比正常值延长 3s;优球蛋白溶解时间 >2h;全身性出血不明显
	3	PLT<50×10⁹/L;FIB<2g/L;PT 及 TT 比正常值延长 >3s;优球蛋白溶解时间 <2h;全身性出血明显
8. 脑	1	兴奋及嗜睡;语言呼唤能睁眼;能交谈;有定向障碍;能听从指令
	2	疼痛刺激能睁眼;不能交谈,语无伦次;疼痛刺激有屈伸或伸展反应
	3	对语言无反应;对疼痛刺激无反应
9. 代谢	1	血糖<3.9mol/L 或 >5.6mmol/L;血钠<135mmol/ 或 L>145mmol/L;pH<7.35 或 >7.45
	2	血糖<3.5mmo/L 或 >6.5mmol/L;血钠<130mmol/L 或 L>150mmol/L;pH<7.20 或 >7.50
	3	血糖<2.5mmo/L 或 >7.5mmol/L;血钠<125mmol/L 或 L>155mmol/L;pH<7.10 或 >7.55

注:MAP,平均动脉压;CPK,肌酸肌酶;AST,天冬氨酸转氨酶;LDH,乳酸脱氢酶;PaO_2,动脉血氧分压;$PaCO_2$,动脉血二氧化碳分压;FiO_2,吸入气氧浓度;$P(A\text{-}a)O_2$,肺泡-动脉血氧分压差,计算公式为[FiO_2×(760-47)-$PaCO_2$/R-PaO_2],R 指呼吸商,通常取 0.8;Cr,血清肌酐;ALT,丙氨酸转氨酶;TBIL,血清总胆红素;PLT,血小板计数;FIB,纤维蛋白原;PT,凝血酶原时间;TT,凝血酶时间。

1. 分值中 1 分代表器官功能受损,2 分代表器官衰竭早期,3 分代表器官衰竭晚期。

2. 以上标准一般持续 12 小时以上方可评分。

(五)序贯器官衰竭评分

1. 适用对象和范围　最初用于描述感染导致的 MODS 患者(成人)的发生、发展过程,现在扩展到评价病情和预测死亡率,适用对象也扩展到包括感染和非感染因素导致的所有 MODS 患者。

2. 评分意义　序贯器官衰竭评分(SOFA)最大的特点是描述 MODS 的演变,每日记录一次最差值,可以评估各个器官系统功能损害的演变情况(包含治疗对病情的影响),分值提高提示该脏器损害进展,一般将单器官系统得分≥3作为该器官系统衰竭的标准(表 12-1-6)。

表 12-1-6　序贯器官衰竭评分(SOFA)

系统	变量	0分	1分	2分	3分	4分
呼吸	(PaO$_2$/FiO$_2$)/mmHg	>400	≤400	≤300	≤200	≤100
	呼吸机支持				是	是
血液	血小板 /($10^9 \cdot L^{-1}$)	>150	≤150	≤100	≤50	≤20
肝脏	胆红素 /($\mu mol \cdot L^{-1}$)	<20.5	≤34.1	≤102.5	≤205.1	>205.2
循环	平均动脉压 /mmHg	≥70	<70			
	多巴胺 /[$\mu g \cdot (kg \cdot min)^{-1}$]			≤5	>5	>15
	多巴酚丁胺 /[$\mu g \cdot (kg \cdot min)^{-1}$]			任何剂量		
	肾上腺素 /[$\mu g \cdot (kg \cdot min)^{-1}$]				≤0.1	>0.1
	去甲肾上腺素 /[$\mu g \cdot (kg \cdot min)^{-1}$]				≤0.1	>0.1
神经	GCS 评分 / 分	15	13~14	10~12	6~9	<6
肾脏	肌酐 /($\mu mol \cdot L^{-1}$)	<106	≤176	≤308	≤442	>442
	尿量 /($ml \cdot d^{-1}$)				≤500	≤200

注:PaO$_2$,动脉血氧分压;FiO$_2$,吸入气氧浓度;GCS,格拉斯哥昏迷量表。

1. 每日评估应采取每日最差值。

2. 评分越高,预后越差。

3. 儿茶酚胺给药至少 1 小时。

(六)快速序贯器官衰竭评分

快速序贯器官衰竭评分(qSOFA)可以用于脓毒症诊断(表 12-1-7、图 12-1-1)。

表 12-1-7　快速序贯器官衰竭评分(qSOFA)

变量	数值	评分 / 分
呼吸频率	≥22 次 /min	1
格拉斯哥昏迷量表评分	≤13	1
收缩压	≤100mmHg	1

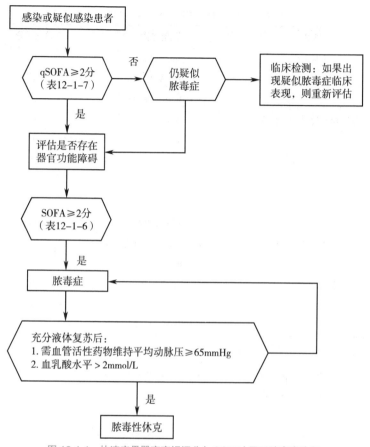

图 12-1-1　快速序贯器官衰竭评分（qSOFA）用于脓毒症诊断

（七）临床肺部感染评分

1. 适用对象　呼吸机相关性肺炎（VAP）的患者。

2. 临床意义　临床肺部感染评分（LPIS）>6 分为潜在高危患者,病死危险性明显大于 6 分以下者。LPIS 还可以用于指导治疗措施的制订和疗效的评价。在所有 VAP 患者中,接受充分抗菌药物治疗者相对于没有接受治疗或治疗不充分者,LPIS 有明显降低,PaO_2/FiO_2 明显升高。对那些 LPIS>6 分的患者,抗菌药物的治疗效果不及 6 分以下者明显。因此,LPIS 应作为 ICU 中 VAP 患者病情观察和评价、预后预测、治疗效果评价的一种简单易行的工具（表 12-1-8）。

表 12-1-8　临床肺部感染评分（LPIS）

参数	取值范围	分值 / 分
体温 /℃	36.0~38.4	0
	38.5~38.9	1
	≤36.0 或 ≥39.0	2
白细胞计数 / ($10^9 \cdot L^{-1}$)	4~11	0
	<4 或 >11	1
气管分泌物	少	0
	中等	1
	多	2
	脓性分泌物	+1
(PaO_2/FiO_2) /mmHg	>240 或出现 ARDS	0
	<240 和无 ARDS	2
胸部 X 线片	没有渗出病灶	0
	斑片状或散在渗出病灶	1
	大片状渗出或局部肺不张	2

注：ARDS，急性呼吸窘迫综合征。

（八）美国西弗吉尼亚大学医学院深部真菌感染评分

1. 适用对象　可疑深部真菌感染患者。

2. 临床意义

● 对于非 ICU 患者：15 分以上即应在密切监测下经验性用药；大于 25 分则属于治疗性用药。

● 对于 ICU 患者：其经验性用药的阈值可酌情放宽至 30 分，而在 40 分以上即为治疗性用药。该方案可较早确定患者深部真菌感染的危险性，较传统方法平均早 3~4 日，改善患者预后。

具体见表 12-1-9、表 12-1-10。

表 12-1-9　美国西弗吉尼亚大学医学院深部真菌感染评分

临床危险因素	积分	实验室危险因素	分值 / 分
使用广谱抗生素 >4d	5	血培养阳性（<48h）	5
胃肠道手术	5	血中发现病原菌	5

续表

临床危险因素	积分	实验室危险因素	分值/分
中心静脉导管	5	血培养2次以上阳性/4次	5
入住重症监护室≥4d	5	血培养1~2次阳性/4次	3
抗生素4d后,体温>38℃	5	白细胞计数>10×10^9/L	3
血液系统恶性肿瘤	5	血培养多次阳性(≥2d)	3
高血压	3	尿培养多次阳性	1
糖尿病	3	被污染的血培养阳性	1
留置导尿	3	痰中发现真菌寄植	1
应用人工呼吸机>2d	3		
粒细胞减少(<10^9/L)	3		
多次入住重症监护室	3		
实体肿瘤	3		
全胃肠外营养(TPN)	3		

表12-1-10 西弗吉尼亚大学医学院(WVUH)所确定的三项干预阈值 单位:分

医疗行为	重症监护室患者	非重症监护室患者
立即治疗	>40	>25
加强监测	30~39	15~25
维持和监护	<30	<15
经验性用药	≥30	≥15
治疗性用药	≥40	≥25

（九）急诊脓毒症病死率评分

1. 适用对象　急诊非手术的感染患者(18岁以上)。

2. 临床意义　急诊脓毒症病死率评分(mortality in emergency department sepsis score,MEDS)是可用来对脓毒症自然病程全程进行检验的急诊评分系统。同时,MEDS对于符合全身炎症反应综合征、脓毒症及严重脓毒症的急诊患者28日死亡率方面有很好的预测能力,并可预测急诊可疑感染患者1年的远期病死率(表12-1-11、表12-1-12)。

表 12-1-11　急诊脓毒症病死率评分（MEDS）

变量	分值 / 分
合并快速进展的晚期疾病（转移癌，或预计在 30 日内有 50% 可能死亡的疾病）	6
呼吸急促或缺氧（呼吸频率 >20 次 /min，氧饱和度 <90%，或需吸氧 $FiO_2 \geqslant 40\%$ 以维持氧饱和度）	3
脓毒症休克（液体复苏后收缩压仍 <90mmHg，1mmHg=0.133kPa）	3
年龄 >65 岁	3
中性杆状核比例 >5%	3
血小板计数 <150 000/mm^3	3
住在养老院	2
下呼吸道感染	2
意识状态有改变	2

注：FiO_2，吸入气氧浓度。

表 12-1-12　急诊脓毒症病死率评分（MEDS）的危险分层及病死率

评分 / 分	危险分层	分层病死率 /%
≤4	极低危	1.1
5~7	低危	4.4
8~12	中危	9.3
13~15	高危	16.1
>15	极高危	39.0

（十）格拉斯哥昏迷量表评分

1. 适用对象　昏迷患者。

2. 临床意义　格拉斯哥昏迷量表评分（GCS 评分）是评估患者昏迷程度的方法，昏迷程度以三者分数相加来评估（总分 =E+V+M），得分值越高，提示意识状态越好，利用 GCS 来判断患者的意识情况，比较客观（表 12-1-13）。

表 12-1-13　格拉斯哥昏迷量表评分

睁眼反应（E）	语言功能（V）	肢体运动（M）	评分 / 分
对于刺激无反应	无任何反应	无任何反应	1
有刺激或痛楚会睁眼	可发出声音	对疼痛刺激有反应，肢体会伸直（去脑强直）	2
呼唤会睁眼	可说出单字	对疼痛刺激有反应，肢体会弯曲（去皮质强直）	3
自然睁眼	可应答，但有答非所问的情形	对疼痛刺激有反应，肢体会回缩	4
	说话有条理	施以刺激时，可定位出疼痛位置	5
		可依指令动作	6
C 分：如因眼肿、骨折等不能睁眼，应以"C"（closed）表示	T 分：因气管插管或切开而无法正常发声，以"T"（tube）表示 D 分：平素有言语障碍史，以"D"（dysphasic）表示		无法估分情况

（十一）APACHE-Ⅱ评分

1. 适用对象　主要应用于急危重症患者。

2. 临床意义

● 评估病情，有利于制订治疗方案。研究发现，危重患者实际所需的监测、治疗水平与 APACHE-Ⅱ评分有密切关系，评分越高，所需的监测治疗密度越大，而对于评分较低的所谓"低风险监护收容"（low-risk monitored admission）成员，预测和实际结果均不需要特别的监护。

● 用评分选择手术时机：某些疾病如急性出血坏死性胰腺炎或胆源性胰腺炎（GP）是否需要手术，选择何时手术等。

● 用动态危重疾病评分来评价医疗措施的效果：用动态危重疾病评分来观察药物疗效和医护措施的效果不仅适合，而且能够提供明确的量化数据，利用不同的评分方法从任何一个角度来进行评价。1997 年 Barie 等在一种头孢类抗生素与甲硝唑联合应用防治腹腔内感染的研究中报告，该疗法的临床效果与 APACHE-Ⅱ分值明显相关。APACHE-Ⅱ分值高，提示预防腹腔感染的失败率高。

● 危重疾病评分与质量控制：病死率是衡量医疗水平的最有用指标。用病死率做横向比较，可以反映出一个医院当前的医疗水平；用病死率做纵向比较，可以反映出一个医院医疗水平的发展趋势。但是如不分析病情的严重程度,单纯比较死亡率是不足以进行医疗质量评估的。APACHE-Ⅱ提供了客观的比较基础,有助于对医疗质量进行合理评价。

● 危重疾病评价与入住 ICU 时间:许多研究显示,危重疾病评分与入住 ICU(或特护)时间及住院时间明显相关。早期确诊 MODS 和每日进行 MODS 评分,有助于预测疾病的发展趋势,预防和控制向脏器功能不全的发展,对于减少住院时间是非常重要的。对于危重患者来说,无论是死亡还是存活,MODS 的发生强烈预示着入住 ICU 时间的增加。还有研究也表明住院时间与危重疾病评分的高低有关。

● 用危重疾病评分控制组间的可比性:在临床研究中,无论回顾性研究抑或前瞻性研究,我们总希望将实验组和对照组及实验组之间疾病的严重程度控制在相当水平。然而,每个患者所患疾病不同,基础疾病不同,年龄和性别也不尽相同,即使是随机分组,也很难实现这一目的。采用危重疾病严重程度评分能够筛选病例,控制组内和组间的可比性。

● 预测预后:许多研究表明,疾病的严重程度与疾病的预后及严重并发症关系密切。有的并发症的发生是疾病本身发展的一个部分,但有些并发症是能够预防的,不少是操作者工作中粗疏或失误造成的。因此,动态地进行疾病评价能够促进并发症的预防(如 ARDS、DIC、MODS),及早发现并发症的先兆或早期并发症,便于预防并发症的发展。

● 通过 APACHE-Ⅱ评分可以指导 ICU 资源的合理利用,把监测、治疗的重点放在真正需要的患者。已有报告将 APACHE-Ⅱ评分作为指导第二个 24 小时操作的依据。

3. APACHE-Ⅱ评分　　根据评分对病情进行分类,比较治疗效果。APACHE-Ⅱ评分不但全面考虑各个因素,并根据每个因素的变异程度进行评分,能比较客观地反映某一具体患者和群体病情的轻重程度,可比性强,为医学科学研究和临床医疗实践提供了可信的依据。APACHE-Ⅱ由 A 项、B 项及 C 项三部分组成。

(1) A 项:即急性生理学评分(APS,表 12-1-14),共 12 项生理参数。

表 12-1-14　APACHE-Ⅱ急性生理学评分标准

参数	分值				
	0	1	2	3	4
直肠温度 /℃	36.0~38.4	34.0~35.9 38.5~38.9	32.0~33.9	30.0~31.9 39.0~40.9	≤29.9 ≥41.0
平均动脉压 / kPa	9.33~14.53		6.67~9.2 14.67~17.2	17.33~21.2	≤6.53 ≥21.33

续表

参数	分值				
	0	1	2	3	4
心率 / （次·min⁻¹）	70~109		55~69 110~139	40~54 140~179	≤39 ≥180
呼吸频率 / （次·min⁻¹）	12~24	10~11 25~34	6~9	35~49	≤5 ≥50
氧合作用 PaO₂/kPa 肺泡动脉氧 分压差 /kPa	>9.33 <26.67	8.13~9.33	26.67~46.53	7.33~8.0 46.67~66.53	<7.33 ≤66.67
动脉血 pH 或 HCO₃/ （mmol·L⁻¹）	7.33~7.49 22.0~31.9	7.50~7.59 32.0~40.9	7.25~7.32 18.0~21.9	7.15~7.24 7.60~7.69 15.0~17.9 41.0~51.9	<7.15 ≥7.70 <15.00 ≥52.0
血清钠 / （mmol·L⁻¹）	130~149	150~154	120~129 155~159	111~119 160~179	≤110 ≥180
血清钾 / （mmol·L⁻¹）	3.5~5.4	3.0~3.4 5.5~5.9	2.5~2.9	6.0~6.9	<2.5 ≥7.0
血清肌酐 / （μmol·L⁻¹）	53.04~123.76		<53.04 132.6~167.96	176.80~300.56	≥309.40
血细胞比容 /%	30~45	46~49	20~29 050~59		<0.20 ≥0.60
白细胞计数 / （10⁹·L⁻¹）	3.0~14.9	15.0~19.9	1.0~2.9 20.0~39.9		<1.0 ≥40.0
GCS 评分	等于 15 减去实际 GCS 分值				

注：PaO₂，动脉血氧分压；GCS，格拉斯哥昏迷量表。

（2）B 项：即年龄评分。从 44 岁以下到 75 岁以上共分为 5 个阶段，分别评为 0~6 分（表 12-1-15）。

表 12-1-15　年龄评分

年龄 / 岁	分值 / 分
≤44	0
45~54	2

续表

年龄/岁	分值/分
55~64	3
65~74	5
≥75	6

（3）C 项：即慢性健康评分（表 12-1-16、表 12-1-17）。凡有下列器官或系统功能严重障碍或衰竭的慢性疾病，如行急诊手术或未手术治疗者加 5 分，择期手术治疗者加 2 分。Knaus 等认为，在患有上述慢性疾病和器官功能障碍时，不仅急诊手术较择期手术死亡率高，而且未手术者的死亡率也较后者高，这可能与未手术者因病情重而不能承受或不适宜手术治疗有关，因此给未手术者以急诊手术同样的计分。

- 心血管系统：休息或轻微活动时出现心绞痛或心力衰竭的表现，如心悸、气急、水肿、肝大、肺部啰音等，或符合美国纽约心脏病协会制定的心功能Ⅳ级标准。
- 呼吸系统：慢性限制性、阻塞性或血管性肺部疾病所致患者活动严重受限，不能上楼梯或做家务，或有慢性缺氧、高碳酸血症、继发性红细胞增多症、严重肺动脉高压（>5.33kPa），或需呼吸机支持。
- 肝脏：活检证实肝硬化，伴门静脉高压，以往有门静脉高压致上消化道出血、肝衰竭、肝性脑病史。
- 肾脏：接受长期透析治疗。
- 免疫功能障碍：接受免疫抑制剂、化学治疗、放射治疗、长期类固醇激素治疗，或近期使用大剂量类固醇激素，或患有白血病、淋巴瘤或艾滋病等抗感染能力低下者。

表 12-1-16　主要病种及其风险系数（非手术类）

病种	风险系数
下列原因所致呼吸功能不全或呼吸衰竭：	
哮喘或过敏	2.108
慢性阻塞性肺疾病	0.367
非心源性肺水肿	0.251
呼吸骤停以后	0.168
误吸或中毒	0.142
肺栓塞	0.128
感染	0
肿瘤	0.891

病种	风险系数
下列原因所致心血管功能不全或心力衰竭:	
高血压	1.798
心律失常	1.368
充血性心力衰竭	0.424
失血性或低容量性休克	0.493
冠状动脉疾患	0.191
败血症	0.113
心跳骤停以后	0.393
心源性休克	0.259
胸或腹腔动脉瘤	0.731
创伤:	
多发伤	1.228
头部外伤	0.517
其他:	
药物过量	3.353
糖尿病酮症酸中毒	−1.507
胃肠道出血	0.334
未包括在上述范围的病种,按照入院(或入重症监护室)的主要原因所涉及的器官系统计分:	
心血管系统	0.470
呼吸系统	−0.890
神经系统	−0.759
消化系统	0.501
内分泌、代谢系统或肾脏	−0.885

表 12-1-17 主要病种及其风险系数(手术类)

病种	风险系数
循环、呼吸系统:	
心脏瓣膜手术	−1.261
外周血管手术	−1.315
胸腔肿瘤手术	−0.802
术后呼吸功能不全	−0.140
神经、骨骼系统:	
颅内肿瘤开颅术	−1.245

续表

病种	风险系数
颅内出血手术	−0.788
椎板切除及其他脊髓手术	−0.699
创伤：	
多发伤	−1.684
头部外伤	−0.955
失血性休克	−0.682
胃肠道手术：	
消化道出血	−0.617
消化道肿瘤	−0.248
胃肠穿孔或梗阻	−0.060
肾脏：	
肾移植手术	−1.042
肾肿瘤手术	−1.204
未包括在上述范围的病种，按照入院（或入重症监护室）的主要原因所涉及的器官系统计分：	
心血管系统	−0.797
呼吸系统	−0.610
神经系统	−1.150
消化系统	−0.613
内分泌、代谢系统或肾脏	−0.196

4. APACHE-Ⅱ 可对个体（individual）和群体（group）死亡风险（R）进行预测。公式为 $Ln(1/R-R) = -3.517 + (APACHE-Ⅱ 总分 × 0.146) + 病种风险系数 + 0.603$（仅用于急诊手术者）。其中 Ln 表示自然对数，病种风险系数。

（十二）APACHE-Ⅲ评分（表 12-1-18~ 表 12-1-21）

1. APACHE-Ⅲ 由 APS、年龄评分和中枢神经系统功能（CHS）三部分组成，每一部分的评分细则（或项目）和分值权重较 APACHE-Ⅱ 做了较大的改进。主要有以下几个方面：

（1）每项参数的分值及总分值均较 APACHE-Ⅱ 高（如 APS 为 0~252 分，年龄为 0~24 分，CHS 为 0~23 分，总分为 0~299 分），且各项参数的最高分值不相等，同一个参数不同变化程度间的分值差异增大。

（2）扩大了 APS 的项目，APS 在 APACHE-Ⅱ 基础上新增了 6 个参数，分别是尿素氮（BUN）、总胆红素（TBIL）、血糖（BS）、血清白蛋白（ALB）、动脉血二氧化碳分压（$PaCO_2$）和尿量。

表12-1-18　APACHE-Ⅲ急性生理学评分标准

参数	0	1	2	3	4	5	6	7	8	9	10	11	12	13	14	15	16	17	18	19	20	23
直肠温度/℃	36~39.9		35~35.9		≥40				34~34.9					33.5~33.9			33~33.4				≤32.9	
平均动脉压/kPa	10.7~13.2				13.3~15.9		9.3~10.6	8~9.2, 16~17.2		17.3~18.6	≥18.7					5.3~7.9						≤5.2
心率/(次·min⁻¹)	50~99	100~109				40~49, 110~119	25~34	120~139	≤39					140~154				≥155				
呼吸频率/(次·min⁻¹)	14~24							12~13	6~11	35~39		40~49						≤5	≥50			
氧合作用 PaO₂/kPa	≥10.7		9.3~10.6			6.7~9.2										≤6.6						
或 DO₂/kPa (A-a)	<13.3							13.3~33.2		33.3~46.4		46.5~66.4			≥66.5							
血细胞比容/%	41~49			≤41, ≥50																		
白细胞计数/(10⁹·L⁻¹)	3~19.9	20~24.9				1.1~2.9, ≥25.0														≤1		
血肌酐/(μmol·L⁻¹)	44~132				133~171			≥172			≥133											
血尿素氮/(mmol·L⁻¹)	≤6.1		6.2~7.1					7.2~14.3				14.4~28.5	>28.5									

续表

参数	0	1	2	3	4	5	6	7	8	9	10	11	12	13	14	15	16	17	18	19	20	23
尿量/(ml·24h⁻¹)	2 000~3 999	≥4 000			1 500~1 999	900~1 499		600~899	400~599							≤399						
血清钠/(mmol·L⁻¹)	135~154		120~134	≤119	≥155																	
白蛋白/(g·L⁻¹)	25~44				≥45		20~24					≤19										
总胆红素/(μmol·L⁻¹)	≤34					35~51	52~85		86~135								≥136					
血糖/(mmol·L⁻¹)	3.4~11.1			11.2~19.3		≥19.4			≤2.1	2.2~3.3												

表 12-1-19　APACHE-Ⅲ神经学评分标准

疼痛或语言刺激	运动			
	按嘱运动	疼痛定位	肢体屈伸或去皮层强直	去大脑强直或无反应
能自动睁眼				
回答正确	0	3	3（—）	3（—）
回答错乱	3	8	13（—）	13（—）
语句或发音不清	10	13	24	29（—）
无反应	15	15	24	29
不能自动睁眼				
回答正确				
回答错乱				
语句或发音不清	—	—	24（—）	29（—）
无反应	16	16	33	48

注：—表示不常见和不可能的临床组合。

表 12-1-20　APACHE-Ⅲ酸碱失衡评分标准

pH	$PaCO_2$/kPa								
	≤3.32	3.33~3.99	4.00~4.66	4.67~5.32	5.33~5.99	6.00~6.66	6.67~7.32	7.33~7.99	≥8.00
≤7.19			12				4		
7.20~7.29	9		6		3		2		
7.30~7.34			0				1		
7.35~7.44	5								
7.45~7.49				2			12		
7.50~7.59			3						
≥7.60	0								

注：急性生理学评分（APS）中的 pH 和动脉血二氧化碳分压（$PaCO_2$）两项不能单独计分，而是由二者的组合共同决定分值。

表 12-1-21 APACHE-Ⅲ 年龄及慢性健康状况评分标准

年龄	分值 / 分	慢性健康状况	分值 / 分
≤44	0	艾滋病	23
45~59	5	肝衰竭	16
60~64	11	淋巴瘤	13
65~69	13	转移癌	11
70~74	16	白血病 / 多发骨髓瘤	10
75~84	17	免疫抑制	10
≥85	24	肝硬化	4

2. APACHE-Ⅲ 患者死亡危险性预计公式为 Ln（R/1−R）=APACHE-Ⅲ 总分 ×0.053 7+ 患者入 ICU 的主要疾病分值 + 入 ICU 前接受治疗的场所分值。其中疾病分值与 APACHE-Ⅱ 的病种风险系数相似，只是 APACHE-Ⅲ 将疾病种类及其对应的分值（风险系数）增加到 75 项。

（李 岩）

第二节 主要脏器功能监护

危急重症监护是以"抢救生命、稳定生命体征、支持器官功能"为核心的急诊医疗环节。可通过各种技术手段、方法和应用各种科学仪器与设备，对患者的危重情况及器官功能进行检测、监护和评估，快速有效地开展生命支持，以及医疗与护理。

（一）循环系统功能监护

1. 心电监护

- 监测患者心率、心律变化。
- 持续心电监护，及时发现心律失常。
- 间接了解循环系统的功能。
- 观察有无心肌缺血情况，为病情变化提供依据。
- 监测患者机体组织缺氧状况。

2. 血流动力学监测 动脉血压、中心静脉压（2~6mmHg）（表 12-2-1）。

表 12-2-1 血流动力学监测

中心静脉压	血压	意义
降低	降低	血容量不足
升高	降低	心力衰竭
升高	正常	容量负荷过重
进行性升高	进行性降低	严重心力衰竭或心脏压塞
正常	降低	心力衰竭或血容量不足,补液试验

3. 尿量　低于 30ml/h,提示灌注不良,血容量不足,心力衰竭。

4. 肢体温度　皮肤温度及色泽反应末梢血流循环灌注情况。

（二）呼吸功能监护

1. 呼吸频率和深度

2. 脉搏氧饱和度监测

3. 血气分析（表 12-2-2）

表 12-2-2 血气分析表

项目	正常值	临床意义
pH	7. 35~7.45	<7.35:失代谢酸中毒(酸血症) >7.45:失代谢碱中毒(碱血症)
$PaCO_2$	35~45mmHg	肺泡通气量,呼吸性酸碱失衡
PaO_2	90~100mmHg	轻度缺氧:90~60mmHg 中度缺氧:40~60mmHg 重度缺氧:20~40mmHg
SaO_2	96%~100%	与 PaO_2 高低、血红蛋白与氧亲和力有关
AB	22~28 mmol/L	AB 升高,是代谢性碱中毒或呼吸性酸中毒 AB 降低,是代谢性酸中毒或呼吸性碱中毒
SB	22~28 mmol/L	仅受代谢影响,升高为代谢性碱中毒,降低为代谢性酸中毒
BE	−3~+3mmol/L	升高为代谢性碱中毒,降低为代谢性酸中毒
BB	44~55mmol/L	升高,是代谢性碱中毒或呼吸性酸中毒代偿 降低,是代谢性酸中毒或呼吸性碱中毒代偿
AG	7~16 mmol/L	多数情况升高提示代谢性酸中毒

注:$PaCO_2$,动脉血二氧化碳分压;PaO_2,动脉血氧分压;SaO_2,动脉血氧饱和度;AB,实际碳酸氢盐;SB,标准碳酸氢盐;BE,碱剩余;BB,缓冲碱;AG,阴离子间隙。

4. 呼气末二氧化碳（$PetCO_2$）测定　通气/血流比值升高时，$PetCO_2$下降。

5. 肺功能（表12-2-3）

表12-2-3　肺功能监测

项目	正常值	临床意义
潮气量（VT）	5~7ml/kg	<5ml/kg 人工通气指征之一
肺活量（VC）	30~70ml/kg	<15ml/kg 是人工通气指征 >15ml/kg 撤机指标之一
每分通气量（VE）	男：6.6L/min 女：4.2L/min	>10L/min 过度通气 <3L/min 通气不足
每分钟肺泡通气量（VA）	70ml/s	不足为低氧血症,高碳酸血症主要原因
功能残气量（FRC）	20%~30%	严重降低可发生肺不张
通气/血流比值（V/Q）	0.8	>0.8 肺灌注不足 <0.8 通气不足

6. 呼吸力学监测　观察相关指标,调整呼吸机参数。

7. 呼吸机波形监测　判断患者呼吸功能,指导呼吸机参数调整。

8. 影像学检查　床旁胸部 X 线及超声检查。

（三）脑功能监测

1. 临床表现　神志,瞳孔,对光反射,眼球运动状态。

2. 脑电图（EEG）　观察频率振幅波形变化,了解大脑功能状态。

3. 颅内压监测　是观察病情变化及指导临床治疗的重要监护方法,正常值 1.33~2.0kPa。

4. 脑血流及代谢监测　脑灌注压受 $PaCO_2$ 最为明显,动脉血压 <60mmHg 可引起脑灌注不良。

5. 体温　>39℃可予以降温,减少代谢及耗氧。

6. 镇静评估（表12-2-4）

表12-2-4　镇静评估表

评分/分	意识状态	临床表现
1	清醒	焦虑,躁动不安
2	清醒	配合,有定向力,安静
3	清醒	对指令有反应
4	嗜睡	对轻叩眉间或大声听觉刺激反应敏感

评分/分	意识状态	临床表现
5	嗜睡	对轻叩眉间或大声听觉刺激反应迟钝
6	嗜睡	无任何反应

（四）肾功能监护

1. 尿量　成人尿量 <400ml/24h，少尿。尿量 <100ml/24h，无尿。尿量 >2 500ml/24h，多尿。

2. 尿常规　外观、比重、生化成分分析。

3. 肾功能监测　血尿素氮、血肌酐不是敏感指标。

（五）其他器官系统功能监护

1. 肝功能监护　转氨酶反应肝细胞损伤的指标，丙氨酸转氨酶较敏感。血清胆红素提示肝脏损伤程度及病因。血清蛋白质与肝脏损伤程度平行。

2. 胃肠功能监护　有无恶心、呕吐、呕血及呕吐量。大便及腹部情况。重患易出现消化道溃疡。

3. 凝血功能监护　及时发现异常，避免 DIC 发生。

（六）危重症的营养监测与支持

1. 营养不良的临床表现和评估　体质量指数（BMI）= 体重（kg）/ 身高 ^{2}（m^2）。

2. 营养支持　肠内营养、肠外营养。

（李　岩）

第十三章

急诊观察医学

（一）概述

1. 急诊观察医学是随着急诊医学的发展而诞生的分支学科，其核心内容是通过给不能满足住院需求的急诊患者提供留观医疗服务，为患者提供一个高效率、解决问题、安全舒适的环境。

2. 急诊观察病区　提供长达 24 小时留观医疗服务的场所。

- 国外也称为胸痛病区、临床决策病区和快速诊断病区等。
- 急诊观察病区并不是为缓解医院的过度拥挤设计的收容病区。
- 急诊观察病区提供的留观医疗服务是急诊科医疗工作的延伸。

3. 急诊观察病区的作用

- 明确患者的诊断，提高诊断的准确性，减少把严重疾病的患者误放出院的概率。
- 制订诊疗计划，提供医疗服务，提高医疗质量。
- 评估和稳定急性患者的病情，筛选"真正"需要住院的患者并允许患者在此等待住院。
- 在提供患者相等或更高医疗服务的前提下，急诊观察病区比传统住院显著节省费用。
- 为急诊住院医师和医学生提供教学和研讨的机会。

4. 适合急诊观察病区的两类患者（表 13-1-1）

- 危重诊断综合征：患者经过急诊初步评估后仍诊断不清，需要在留观期间做进一步评估明确诊断。
- 有严重病情的患者：这些患者在急诊初步治疗时间段内未能得到完全处理，需要在急诊观察病区提供加强治疗。

表 13-1-1　适合急诊观察病区的患者

分类	具体特点
评估：具有右列诊断的关键症状且诊断不清	腹痛、胸痛、晕厥、胃肠道出血、发热、创伤、意识障碍、头痛、癫痫、深静脉血栓、中毒

续表

分类	具体特点
治疗:具有右列的严重病情需要加强治疗	哮喘、心房颤动、充血性心力衰竭、脱水、感染、肺炎、肾盂肾炎

5. 急诊观察病区人员的配备

（1）护士的数量

● 与提供治疗的类型与强度、床位数、床位是否有监控设备及患者危重程度成比例。

● 通常一名注册护士负责 4~6 张监护病床,或者 6~9 张非监护病床。

（2）护士的能力要求

● 具备急诊护士需要的应急技能。

● 具备各个年龄阶段患者及多病种的护理能力。

● 具备重症患者护理能力。

● 能长期与患者和家属互动交流,包括卫生护理、饮食和情感支持。

（3）医师的数量和能力要求

● 医生数量需要根据实际情况增加。

● 应具备观察医学所需要的技能。

● 必须有广泛的知识基础和处理多种疾病的经验。

● 对患者的医疗工作认真负责,并能在任何时刻起到清晰的主导作用。

6. 急诊观察病区工作内容

● 为转入的患者下留观医嘱,内容包括临床表现、留观的原因、处置方案、疗效评估、预期的结果及时间框架。

● 为患者提供观察和治疗服务,类似于住院服务,但其效率更高。

● 为观察病区的患者提供会诊服务,会诊必须随叫随到。专科医师提供治疗和处理意见,可以在尽可能短的时间内执行。

● 患者经过评估和治疗,将进一步分流到住院处、社区医院或者回家。

● 培训住院医师和医学生,使他们能够更好地了解观察医学并从中获益。

（二）危重诊断综合征的评估

1. 腹痛

（1）传统方法:腹痛是急诊科最常见的主诉,占总就诊人数的 4%~8%。传统方法是在 2~3 小时的较短时间内给患者一个临时诊断,然后患者被收入院或者回家。

（2）传统方法的问题

● 急诊科的初步评估对许多患者来说是不充分的,40% 的患者腹痛原因未能确定。

- 以急性阑尾炎为例可以反映传统方法的不足：20%~30% 的诊断是被遗漏的（假阴性诊断），20%~30% 的患者手术发现结果无异常（假阳性诊断）。

（3）急诊观察方法

1）评估时间从 2~3 小时延长至 24 小时。

2）病例入选标准

- 生命体征稳定。
- 阑尾炎可能性中等。
- 阑尾炎可能性低但存在危险因素，如妊娠、高龄（>65 岁）、低龄（<3 岁）。

3）具体步骤

- 留观期间，患者通常被禁食水并维持静脉补液。
- 腹部体格检查每 4 小时重复一次，必要时复查实验室检查。
- 在留观期间安排影像学检查和专科会诊。

4）观察医疗服务的收益

- 显著提高腹痛的正确诊断率。
- 以急性阑尾炎为例，医生几乎可以排除假阳性手术，并使假阴性的诊断（遗漏阑尾炎的诊断）明显减少。

2. 胸痛

（1）传统方法

- 胸痛患者在急诊科评估的重点：评估患者是否有急性心肌梗死或者急性冠状动脉缺血的可能性；评估患者是否存在其他致命性疾病，如主动脉夹层和肺栓塞等。
- 根据评估结果决定患者急诊溶栓、介入手术、收入院、门诊随访或者回家等。

（2）传统方法的问题

- 早期心电图只可以诊断 50% 急性心肌梗死的患者，心肌损伤标志物升高具有滞后性，导致胸痛的评估很大程度依赖于临床的判断。
- 医生的主观判断导致 5% 的急性心肌梗死患者错误地被放回家，部分患者预后很差。对急性心肌梗死患者的漏诊是急诊医师在医疗过失中被诉讼的主要原因。
- 急诊医生为避免心肌梗死的漏诊放宽入院标准，可能使非心源性胸痛患者入院，导致医疗资源浪费和费用增加。

（3）急诊观察方法

1）延长评估时间：观察病区用于此目的时，也可称为胸痛病区。

2）病例入选标准

- 非外伤性胸部疼痛。

- 疾病的概率或不良事件的风险较低。
- 稳定的生命体征。
- 正常的心肌标志物。
- 心电图无异常。
- 可卡因诱导的胸痛。

3）具体步骤

- 首选通过连续检查心肌标志物和心电图,来除外心肌梗死。其他高危胸痛疾病如肺栓塞和主动脉夹层被考虑时也需要相关检查除外。
- 患者应进行连续心电监护,持续心电图 ST 段监测可发现提示缺血的动态 ST 段改变,提示心脏不良事件的可能性增加。
- 评估除外急性心肌梗死后,则要评估患者心肌缺血的可能。可以使用一种或多种危险分层工具判定心肌缺血的风险。
- 运动负荷试验中,患者达到目标心率且无缺血心电图的证据,可让其出院。

4）观察医疗服务的收益

- 来诊后的 0 和第 3、6、9 小时测定血心肌损伤标志物,可使急性心肌梗死检查灵敏度达到 100%,特异度达到 98%。
- 约 1/3 急诊科胸痛患者需要留观,其中 80%~85% 在留观后出院。
- 住院率从 60%~70% 降低到 40%~50%。
- 患者留观评估费用通常只是住院费用的一半。

3. 晕厥

（1）传统方法

- 急诊科评估包括完整的病史、体格检查和 12 导联心电图。
- 有心肌缺血或心源性晕厥证据的患者通常收入院。
- 非心源性晕厥的患者,由于其不良事件风险较小,通常由门诊处理。

（2）传统方法的问题:传统急诊科评估后收入院的患者中,只有 50% 的患者真正需要住院处理,其他患者都不是必要的。

（3）急诊观察方法

1）病例入选标准

- 低度到中度的不良事件风险。
- 生命体征平稳。
- 意识丧失 <10 分钟。
- 无定位的神经系统体征。
- 血细胞计数和电解质正常。
- 心脏超声或心肌标志物检测结果未提示有心肌缺血或损伤。

- 无充血性心力衰竭史。

2）不适合留观的标准

- 神经系统异常。
- 心电图或心肌酶异常。
- 晕厥前有外伤史。
- 意识丧失 >15 分钟。

3）具体步骤

- 留观期间对患者进行连续监测,包括生命体征、持续的心肌损伤标志物和进一步的检查,如心脏超声等。
- 需要安排专科的会诊,有时需要心理科评估(与近 25% 的晕厥有关)。
- 对怀疑非心脏原因导致的反复晕厥的患者,应该安排倾斜试验。

4）观察医疗服务的收益

- 在急诊科延长一段时间的观察可以减少患者不必要的住院。大部分患者不需要住院,可以安全出院。
- 留观期间,持续心电监测可以辨别心律失常的患者,其中半数患者可在最初 24 小时内发现。
- 60% 的迷走神经性晕厥可以通过倾斜试验检查出来。

4. 创伤

（1）传统方法

- 我国每年有超过数千万的创伤急诊。严重创伤的患者需要住院给予特殊治疗,而轻伤患者在急诊治疗后离开。
- 闭合性腹部损伤患者在急诊科稳定病情和排除主要脏器损伤后,绝大多数住院做进一步的评估和监测。
- 绝大多数穿透性腹部损伤的患者收入院治疗,包括手术探查伤口和额外的诊断性检查。
- 高速意外造成的胸部闭合性外伤患者,需要住院,以排除心脏或肺部挫伤。
- 大部分胸部穿透伤患者包括初步评估阴性的患者也收入院,以排除心、肺和大血管的损伤。

（2）传统方法的问题

- 许多创伤患者的损伤类型介于严重创伤和轻伤之间,增加了急诊评估的难度。
- 闭合性腹部损伤患者最初评估是不充分的,无任何症状或体征的患者中只有 1/3 可能有严重损伤。因此,许多检查阴性的患者也被收住院。
- 大多数穿透性腹部损伤的患者没有必要住院,只有 2/3 的腹部刀伤患者有腹膜破损,其中 2/3 无内脏损伤。

- 极少数胸部闭合性外伤住院的患者,初期损伤评估阴性但在住院期间发现存在严重创伤。
- 胸部穿透伤患者初期评估准确性有限。很多患者收入院后,病情未见进一步恶化,也不需要药物治疗。

(3)急诊观察方法

1)病例入选标准

- 闭合性腹部损伤患者:最初评估体格检查无严重损伤的明确证据,但是由于受伤机制和个人健康情况(如正在使用抗凝药物),存在发展成严重创伤风险的患者。
- 穿透性腹部损伤:初步评估不需要手术的患者。
- 胸部闭合性外伤:心电图正常,生命体征等稳定。
- 胸部穿透伤:非严重、致命的,不需要立即手术的创伤,如少量气胸和少量血胸等。

2)具体步骤

①闭合性腹部损伤患者

- 留观期间反复评估包括体格检查、实验室检查、影像学检查和专科会诊。
- CT 检查和超声检查不能 100% 排除严重损伤,因此,对于严重的闭合性腹部损伤患者,谨慎稳妥的做法是诊断性检查结合一段时间的留观。
- 患者病情恶化或者通过检查发现有严重的损伤,可以将其收入院。
- 反复评估结果为阴性、可以进食的患者允许出院。

②穿透性腹部损伤

- 患者接受医生的连续检查,包括诊断检查和专科会诊。
- 无腹膜伤口的患者经伤口处理并观察一段时间后,就可以回家避免住院。
- 腹部刺伤合并腹膜破裂的患者,留观期间 CT 检查、超声检查无异常,可以得到安全的处置。
- 留观期间发现患者有严重的腹内损伤,则可以收住院。
- 枪击造成的切线伤患者,如果血流动力学稳定,初期检查均正常,可以通过留观不做手术。

③胸部闭合性外伤

- 留观期间,需要对患者进行持续的心电监护,特别是评估心律失常。
- 连续检测心肌损伤标志物,如肌钙蛋白水平。
- 有胸骨骨折或者有胸腔内损伤高危证据的患者,应当考虑做经食管超声心动图。

● 留观期间评估阴性的患者可以回家并门诊随访。

④胸部穿透伤

● 监测患者的呼吸状况和血流动力学情况。

● 反复的胸部 X 线或 CT 检查可以发现血胸和气胸的进展情况。

● 留观期间病情恶化的患者需要住院。

● 超声心动图探查近心脏穿透伤患者,少量积液和未见积液的患者都必须进行监护,持续留观。

3)观察医疗服务的收益

● 观察医疗服务被认为在评估和处理创伤患者中既实用又高效。

● 避免了误放患者离院,因遗漏损伤导致患者有不良后果的风险。

● 避免了把无严重损伤的患者收入院,导致稀缺医疗资源的浪费。

(三)具有严重病情需要加强治疗

1. 哮喘

(1)传统方法

● 哮喘的急性发作是患者到急诊就诊的主要原因。

● 急诊在进行初步评估和 2~4 小时治疗,未缓解患者收住院做进一步治疗。

(2)传统方法的问题

● 哮喘患者在急诊就诊时间短,不能鉴别和积极治疗具有高复发趋势的患者,导致患者反复到急诊就医、增加医疗费用和降低生活质量。

● 约 1/3 患者被收入院,意味着占用过多医疗资源并增加社会的医疗费用支出。

(3)急诊观察方法

1)病例入选标准

● 急诊科最初标准化管理无效。

● 生命体征平稳。

● 第三次使用 β 受体激动剂后呼气峰值流速(PEFR)>32% 预测值。

● 无伴随疾病(如肺炎、心力衰竭)。

● 急诊科处理成功但复发风险仍然较高(在过去 1 年内有多次哮喘相关的急诊科或诊所就诊史,使用多种门诊药物及症状持续时间长)。

2)病例排除标准

● 生命体征不稳定。

● 濒临呼吸衰竭的表现($PaCO_2$>45mmHg,PaO_2<55mmHg)或严重气道受限(首次吸入 β 受体激动剂后 PEFR<80L/min)。

3）具体步骤

● 初步治疗后每 2~4 小时雾化吸入 β 受体激动剂和每 6 小时重复应用激素治疗。

● 患者 12 小时内对治疗无反应通常可以收入院。

● 患者无呼吸窘迫，仅有轻微症状，PEFR 达到 70% 预测值以上者，可以离院。

● 患者离院前，应对其进行教育和吸入技术的培训和评估。

4）观察医疗服务的收益

● 留观室采用的短期加强治疗，可以使 80% 急诊哮喘患者出院。

● 患者留观治疗与正常住院治疗相比，第 8 周复发率无明显差别，但患者满意度和生活质量明显提高，住院时间显著缩短，医疗费用降低。

2. 心房颤动

（1）传统方法

● 心房颤动（简称"房颤"）是常见的疾病，急诊科最常见的持续性心律失常。

● 急诊的处理目标是保持血流动力学稳定，防止血栓栓塞，可能的情况下消除心律失常及解除导致房颤发生的原因。

● 大部分新发房颤患者需要收入院。

（2）传统急诊处理方法的问题：大部分新发房颤患者可以转复成正常心律，无严重诱因且预后良好，没有收入院的必要性。

（3）新发房颤急诊观察方法

1）病例入选标准

● 正常的电解质和血细胞计数。

● 生命体征平稳。

● 体格检查没有发现心力衰竭体征。

● 无心力衰竭病史。

● 无心肌缺血的症状。

● 没有心脏超声或心肌标志物的客观证据表明心肌缺血或损伤。

2）具体步骤

● 留观时间通常为 8~12 小时。

● 转复患者 48 小时内的新发房颤。

● 评估诱发心律失常的基础疾病，包括急性心肌梗死、充血性心力衰竭、电解质紊乱和甲状腺功能亢进。

● 有条件行超声心动图检查。

3）观察医疗服务的收益

- 留观室采用的短期加强治疗，可以使 80%~90% 新发房颤患者出院。
- 持续时间小于 48 小时的房颤患者产生血栓栓塞的风险 <1%，所以复律成功的患者出院后不需要抗凝治疗。

（董雪松 刘 志）

附录 1 急诊常用药物

附表 1　急诊常用药物、用法及注意事项

名称	适应证	药理作用及作用机制	急诊成人常用剂量和用法	注意事项
去甲肾上腺素	各种休克、低血压、上消化道出血	主要激动 α 受体，对 β 受体激动作用很弱，有很强的血管收缩作用，使全身小动脉与小静脉都收缩，外周阻力增高，血压上升	1. 抗休克：1～2mg 加入生理盐水或 5% 葡萄糖 250ml，每分钟滴入 4～10μg[0.1～0.2μg/（kg·min）]，根据病情调整用量 2. 治疗上消化道出血：8mg 加入冷生理盐水 100ml 中，分次口服或由胃管注入 20ml	1. 高血压、动脉硬化症、出血性休克及器质性心脏病患者禁用 2. 不良反应包括局部组织缺血坏死和急性肾衰竭 3. 注射时应从小剂量开始，随时测量血压，调整给药速度，使血压保持在正常范围内 4. 不宜与偏碱性药物如氨茶碱等配伍注射，以免失效 5. 本品遇光变色，宜避光保存

续表

名称	适应证	药理作用及作用机制	急诊成人常用剂量和用法	注意事项
肾上腺素	心脏骤停,过敏性休克,支气管哮喘,与局麻药合用及局部止血等	对 α 和 β 受体都有激动作用,使心肌收缩力加强,心率加快,心肌耗氧量增加,使皮肤黏膜及内脏小血管收缩,但冠状血管和骨骼肌血管扩张。此外,还有松弛支气管和胃肠道平滑肌作用	1. 心脏骤停:1mg 静脉推注,3~5min 左右重复 2. 过敏性休克:立即皮下或肌内注射 0.1% 肾上腺素 0.3~0.5ml,如需要可每隔 15~20min 肌内注射重复 1 次,严重病例可用肌内注射量的 1/2~2/3 稀释于 50% 葡萄糖液 40ml 中静脉注射	1. 治疗量可出现焦虑患者不安,心悸,血压升高,震颤,无力,头痛,呕吐,四肢发冷,有时可发生心律失常(严重时心室颤动致死) 2. 严重器质性心脏病,严重动脉硬化,心肌梗死,糖尿病,甲亢,心律失常,心源性哮喘,高血压,妊娠等禁用,但心肺复苏时例外 3. 不能直接加入碳酸氢钠溶液,因碱性溶液可使儿茶酚胺活性降低 4. 不可与噻嗪类及 α 受体阻滞剂合用
多巴胺	各种低血压和休克	兴奋 α 和 β 受体,对突触前后受体和多巴胺能受体均有兴奋作用	1. 开始时 2~5μg/(kg·min) 静脉滴注,10min 内以每分钟 1~4μg/kg 速度递增,以达到最大疗效 2. 情况紧急时,可用 20mg 稀释到 20ml 液体中缓慢静脉注射	1. 偶见恶心,呕吐,心动过速和心律失常等不良反应,一旦出现应减量或停药 2. 不能加入碳酸氢钠或其他碱性药液中静脉滴注 3. 使用前应补充血容量纠正酸中毒 4. 与单胺氧化酶抑制剂合用时不能超过常用量的 1/3 5. 嗜铬细胞瘤或心律失常未纠正者禁用

续表

名称	适应证	药理作用及作用机制	急诊成人常用剂量和用法	注意事项
间羟胺	各种休克早期或低血压状态	主要作用于 α 受体激动剂,升压效果比去甲肾素较弱但比较持久,有中度加强心脏收缩的作用,可增加脑和冠状动脉血流量	1. 肌内注射:每次 5~10mg,每 0.5~2h 1 次 2. 静脉注射:直接缓慢静脉注射 0.5~5mg,继而静脉滴注 3. 静脉滴注:以 10~100mg 加入 5% 葡萄糖或生理盐水 500ml 中静脉滴注,20~30 滴 /min	1. 不宜与提高心肌应激性的药物同用(氟烷、环丙烷) 2. 不能与碱性药物配伍使用 3. 甲亢、高血压、充血性心力衰竭、糖尿病患者慎用 4. 不宜大剂量长时间应用 5. 静脉注射应缓慢,同时监测血压
多巴酚丁胺	心肌梗死后或心脏手术时心输出量低引起的休克、心输出量低和心率慢的心力衰竭	选择性心脏 β₁ 受体激动剂,能增强心肌收缩力,增加心输出量,对心率影响较小	40~100mg 加入生理盐水或 5% 葡萄糖 250ml,以 2.5~10μg/(kg·min) 的剂量滴入	1. 可引起心动过速和室性期前收缩等心律失常 2. 如收缩压增高 10mmHg 以上或心率加快 10 次 /min 以上,应认定为过量,宜减量或暂停给药 3. 连用 3d 后可因 β 受体下调而逐渐失效 4. 快速心房颤动、肥厚梗阻型心肌病患者禁用
异丙肾上腺素	支气管哮喘、胺毒症休克及房室传导阻滞	非选择性肾上腺素 β 受体激动剂,对 β₁ 和 β₂ 受体均有强大的激动作用,对 α 受体几乎无作用	1. 支气管哮喘急性发作:舌下含服:10~15mg,每日 3 次;每日量不超过 60mg 2. 0.25% 气雾剂吸入:每次 0.1~0.4mg;极量:一次 0.4mg,一日 2.4mg	1. 不宜与碱性配伍,不宜口服 2. 不良反应有恶心、头痛、眩晕、震颤等,严重可致心室颤动 3. 避免与肾上腺素合用 4. 各种快速心律失常及低钾血症时禁用

续表

名称	适应证	药理作用及作用机制	急诊成人常用剂量和用法	注意事项
异丙肾上腺素	支气管哮喘、脓毒症休克及房室传导阻滞		2. 房室传导阻滞：心率<40次/min时，0.5~1.0mg加入5%葡萄糖溶液250~500ml中静脉滴注，2~20μg/min 3. 抗休克：0.5~1.0mg加入5%葡萄糖250ml中静脉滴注，据心率调整滴速	5. 禁与钾盐合用 6. 心肌炎、心绞痛、心肌梗死、甲亢和心动过速禁用
硝酸甘油	持续性胸闷不适、高血压、大面积前壁心肌梗死、急性左心衰竭	扩张静脉容量血管，降低心脏前负荷，较大剂量时可同时降低心脏后负荷，在不减少每搏量和不增加心肌耗氧量的情况下减轻肺淤血；直接扩张冠状动脉，增加侧支循环而增加心肌灌注，有效减轻或缓解心绞痛症状	10mg加入生理盐水或5%葡萄糖250ml中，开始用5~10μg/min，每5~10min增加5~10μg，直至症状缓解或平均收缩压降低10%但收缩压不低于90mmHg，100μg/min为一般最大推荐剂量	1. 下壁心肌梗死、可疑右室心肌梗死或明显低血压的患者，尤其合并明显心动过缓或心动过速时，应慎用或不用 2. 不良反应包括头痛、面色潮红、心率反射性加快和低血压 3. 持续应用24~48h可出现药物耐受，每日给药12h，应停药12h，以免产生耐药现象 4. 不能与5型磷酸二酯酶抑制剂同用
硝酸异山梨酯（异舒吉）	持续性胸闷不适、高血压、大面积前壁心肌梗死、急性左心衰竭	同上	1. 10mg加入生理盐水或5%葡萄糖100ml中，初始剂量1~2mg/h，根据需要进行调整，最大剂量不超过8~10mg/h 2. 50mg硝酸异山梨酯静脉微量泵入，3~5ml/h	同上 突然终止用药可能会出现反跳现象

续表

名称	适应证	药理作用及作用机制	急诊成人常用剂量和用法	注意事项
单硝酸异山梨酯	持续性胸闷不适,高血压,大面积前壁心肌梗死,急性左心衰竭	同上	20mg加入生理盐水或5%葡萄糖100ml中,20~30ml/h静脉滴注	同上
硝普钠	高血压急症和急性心力衰竭	均衡的扩张动脉和静脉,同时降低心脏前后负荷	1. 50mg硝普钠加入5%葡萄糖50ml中以5~10μg/min泵入,每5~10min调整一次,每次增加5~10μg/min,直至达到目标血压 2. 50mg加入生理盐水或5%葡萄糖250ml中,30~40ml/h[2μg/(kg·min)]	1. 用药不宜超过72h;临时配制,避光输注;停药时逐渐减量 2. 高血压脑病,脑出血,蛛网膜下腔出血慎用或禁用 3. 维生素B_{12}缺乏者,肝肾功能不全,甲状腺功能减退者,妊娠及老年人慎用
毛花苷丙(西地兰)	快速室上性心律失常并已知有心室扩大伴左心室收缩功能不全的低心输出量综合征	通过抑制心肌细胞膜Na^+-K^+-ATP酶,使细胞内Na^+水平升高,促进Na^+-Ca^{2+}交换,提高细胞内Ca^{2+}水平,发挥正性肌力作用	1. 近两周内未用过洋地黄者,0.4~0.6mg加入5%葡萄糖20~40ml中缓慢静脉推注,必要时2~4h后再给0.2~0.4mg,直至心室率控制在80次/min左右或24h总量达到1.2~1.6mg 2. 若近期用过洋地黄,伴并非洋地黄中毒所致心力衰竭,仍可应用,但酌情减量	1. 使用前应描记心电图 2. 单纯二尖瓣狭窄合并急性肺水肿,如为窦性心律不宜使用洋地黄 3. 急性心肌梗死24h内避免使用 4. 禁与钙注射剂合用 5. 钾低者慎用

续表

名称	适应证	药理作用及作用机制	急诊成人常用剂量和用法	注意事项
乌拉地尔	高血压急症、主动脉夹层	对外周血管 α_1 受体有阻断作用，对中枢 5-羟色胺受体有激动作用，因而有良好的周围血管扩张作用和降低交感神经张力作用	缓慢静脉推注 10~50mg，监测血压变化，若在 10min 内效果不够满意，可重复推注，最大剂量不超过 75mg，静脉推注后可持续静脉滴注 100~400μg/min，或 2~8μg/(kg·min) 持续泵入	1. 主动脉峡部狭窄或动静脉分流患者、对乌拉地尔过敏者，孕妇及哺乳期妇女禁用 2. 血压骤然下降可能引起心动过缓甚至心脏骤停 3. 静脉使用治疗期限不超过 7d 4. 过量可致低血压
尼卡地平	高血压急症	二氢吡啶类钙通道阻滞剂，通过抑制 Ca^{2+} 内流而发挥血管扩张作用	10mg 溶于 100ml 生理盐水中，10ml/h 静脉滴注；或 30mg 溶于 250ml 生理盐水中，根据血压，20~40ml/h 静脉滴注	1. 颅内出血或估计未止血的患者、脑出血急性发作期内压尚高者、过敏者，主动脉瓣狭窄者及孕妇、哺乳期妇女禁用 2. 副作用为心动过速、恶心、呕吐、头痛，颅内压增高，长时间低血压
地尔硫䓬	心绞痛、高血压、室上性心动过速和肥厚型心肌病	IV类抗心律失常药(非二氢吡啶类钙通道阻滞剂)	30mg 溶于 250ml 生理盐水中，30ml/h 静脉滴注	1. 不良反应包括可能出现房室传导阻滞 2. 禁忌证为严重低血压或心源性休克，II 或 III 房室传导阻滞或病态窦房结综合征，严重充血性心力衰竭，严重心肌病，存在房室旁道(如 WPW 综合征、LGL 综合征)的心房颤动或心房扑动，室性心动过速

名称	适应证	药理作用及作用机制	急诊成人常用剂量和用法	注意事项
维拉帕米（异搏定）	快速阵发性室上性心动过速的药物转复及心房扑动、心房颤动心室率的暂时控制	Ⅳ类抗心律失常药（非二氢吡啶类钙通道阻滞剂）	5~10 mg 稀释于 5% 葡萄糖或 0.9% 氯化钠注射液 20ml 中，缓慢静脉注射至少 2min，若静脉注射中阵发性室上性心动过速终止应即刻停止注射；无效者每隔 15~30min 后可再注射 5~10mg，可用至累积剂量 20~30mg（一般总量不超过 15mg 为安全）	1. 心动过缓、低血压、心力衰竭、房室传导阻滞者禁用 2. 严禁在短时间内与 β 受体阻滞剂联合用药以免造成严重房室传导阻滞 3. 因对窦房结的自律性有轻度抑制作用，病态窦房结综合征者应慎用或禁用 4. 静脉注射剂量过大或速度过快时可引起房室传导阻滞、血压降低，甚至心脏骤停等严重后果，一旦发生可静脉注射阿托品、静脉滴注异丙肾上腺素及 10% 葡萄糖酸钙 10mg 静脉注射，严重房室传导阻滞者，可用心室临时起搏
利多卡因	室性快速性心律失常，心室颤动复律后防止复发	ⅠB 类抗心律失常药，阻断快钠通道，缩短动作电位时限	静脉注射，按体重 1mg/kg（一般用 50~100mg）作为首次负荷量，静脉注射 2~3min，必要时每 5min 再重复注射 1~2 次，1h 内最大量不超过 300mg 静脉滴注，用负荷量后可继续滴注每分钟 1~4mg 速度静脉滴注维持；或每分钟 0.015~0.03mg/kg 速度静脉滴注	1. 不良反应包括眩晕、感觉异常、意识模糊、谵妄、昏迷；用药过大时可引起嗜睡、肌颤、抽搐，甚至窦性停搏、房室阻滞等毒性反应 2. 心力衰竭、肝功能损害及老年人接受正常负荷量，但维持量需减半

名称	适应证	药理作用及作用机制	急诊成人常用剂量和用法	注意事项
胺碘酮	各种室上性与室性快速性心律失常	Ⅲ类抗心律失常药物，多离子通道阻滞剂，延长心肌细胞动作电位时程、复极时间及有效不应期，有利于消除折返激动	心脏骤停：如为心室颤动／无脉性心室扑动，初始剂量为300mg溶入20~30ml葡萄糖液内快速推注，3~5min后再推注150mg，维持剂量1mg/min持续静脉滴注6h 非心脏骤停：先静脉推注负荷量150mg，10min内注入，后按1~1.5mg/min持续静脉滴注6h；每日最大剂量不超过2g	1. 甲状腺功能异常或异常既往史者，碘过敏者、Ⅱ或Ⅲ度房室传导阻滞、双束支传导阻滞（除非已有起搏器）、病态窦房结综合征禁用 2. 静脉用药可能出现低血压、心动过缓，注意注射速度、监测血压 3. 不良反应较多，最严重毒性为肺纤维化，但300mg/d以下很少发生 4. 老年人窦房结功能低下出现窦性心律低于50次/min需慎用或停药 5. 配制使用葡萄糖注射液，不应盐水或其他溶液
普罗帕酮	各种类型室上性心动过速、室性期前收缩、难治性、致命性室速	ⅠC类抗心律失常药物，钠通道阻滞剂	生理盐水20ml+普罗帕酮70mg，缓慢静脉推注或普罗帕酮210mg溶于250ml生理盐水中，30ml/h静脉滴注	1. 不良反应包括眩晕、视力模糊、胃肠道不适；可能加重支气管痉挛、窦房结抑制、房室阻滞 2. 静脉注射偶可引起血压明显下降 3. 对心肌有抑制作用，在左心衰竭者可诱发和加重心力衰竭，故有心力衰竭、低血压、传导阻滞者应禁用或慎用

名称	适应证	药理作用及作用机制	急诊成人常用剂量和用法	注意事项
阿托品	有机磷农药中毒、窦性心动过缓、实性停搏、房室传导阻滞、心脏停搏	M 胆碱能受体拮抗药	有机磷农药中毒： 首次剂量：轻度中毒 2.0~4.0mg；中度中毒 5.0~10.0mg，均为皮下注射；重度中毒 10.0~20.0mg 静脉注射。依病情每 10~30min 静脉注射一次 心脏停搏：1~2mg 稀释后静脉注射，必要时重复使用	
垂体后叶激素	咯血、食管静脉曲张破裂出血、尿崩症	抗利尿激素及其类似物，收缩全身及内脏血管，达到止血目的	0. 2U/min 持续静脉滴注，可逐渐增加剂量至 0.4U/min	1. 不良反应包括血压升高、心律失常、心绞痛，严重可致心肌梗死 2. 冠心病、高血压、妊娠妇女、肾功能不全者禁用
生长抑素	上消化道出血、急性胰腺炎	选择性地直接作用于内脏血管平滑肌，使内脏循环血流量降低，从而减少门脉及其侧支循环血流量，降低门静脉血压，减少胰腺的内外分泌，降低酶活性，对胰腺细胞有保护作用	1. 上消化道出血：首剂 250μg 缓慢静脉注射，继以 250μg/h 维持 3~5d，如仍有出血，可增加剂量至 500μg/h 维持 2. 急性胰腺炎应尽早使用，250μg/h 静脉滴注	半衰期极短，注射 2min 后作用消失，应注意滴注过程中不能中断，若中断超过 5min，应重新注射首剂

续表

名称	适应证	药理作用及作用机制	急诊成人常用剂量和用法	注意事项
尼可刹米（可拉明）	中枢性呼吸及循环衰竭，麻醉药及其他中枢抑制药的中毒	呼吸兴奋药，直接兴奋延脑呼吸中枢，可也作用于颈动脉体和主动脉体的化学感受器反射性地兴奋呼吸中枢，并提高呼吸中枢对 CO_2 的敏感性	常用量：皮下、肌内或静脉注射，每次 0.25~0.5g，必要时 1~2h 重复用药；极量：皮下、肌内或静脉注射，一次 1.25g	1. 用药后呼吸加深加快，大剂量可引起惊厥，安全范围大，作用温和，但作用短暂，一次静脉注射仅维持 5~10min 2. 反复或过量应用可引起血压升高，心悸，出汗，呕吐，咳嗽，震颤及肌强直等，应及时停药以防惊厥 3. 如出现惊厥应及时静脉注射苯二氮䓬类或小剂量硫喷妥钠
洛贝林	新生儿窒息，CO中毒引起的窒息，中枢抑制药的中毒及肺炎、白喉等传染病引起的呼吸衰竭	呼吸兴奋药，兴奋颈动脉体和主动脉体化学感受器而反射性地兴奋延脑呼吸中枢，大剂量直接兴奋呼吸中枢，对迷走神经和血管运动中枢也同时有反射性兴奋作用	皮下或肌内注射：一次 3~10mg；极量：一次 20mg，一日 50mg 静脉注射：一次 3mg；极量：1次 6mg，20mg/d。必要时每 30min 可重复 1 次，静脉注射须缓慢	大剂量可兴奋迷走神经中枢而致心动过缓，传导阻滞，剂量过大则因兴奋交感神经节和肾上腺髓质而致心动过速，严重者可致血压下降、惊厥和呼吸麻痹
糖皮质激素	严重感染并发的毒血症，自身免疫性疾病、过敏性疾病，各种原因引起的休克、血液系统疾病等	抗炎作用，抗毒素作用，抑制免疫和抗过敏作用，抗休克作用，退热作用，抗脑水肿作用等	对危重病患者多采用突击疗法（以氢化可的松为例）：每日 200~400mg 或首日给氢化可的松 300~500mg，第 2~3 日给 200~400mg，第 3 日后给 100~200mg；疗程一般 3~5d	1. 禁忌证：对激素过敏者；活动消化性溃疡；未能用抗感染药物控制的细菌、真菌等感染性疾病；有严重的精神病史或癫痫病史；青光眼或角膜溃疡等 2. 使用时必须严格掌握适应证和禁忌证，对不宜应用者，用激素可使病情恶化，

续表

名称	适应证	药理作用及作用机制	急诊成人常用剂量和用法	注意事项
糖皮质激素				感染扩散 3. 为预防应激性溃疡及激素性溃疡,可给予胃黏膜保护剂
吗啡	镇痛:仅用于创伤、手术、烧伤等引起的剧痛;急性心肌梗死;心源性哮喘;麻醉前给药	阿片受体激动剂	皮下注射每次 5~10mg,每日 1~3次。极量:皮下注射每次 20mg,60mg/d。1 次给药镇痛作用持续 4~6h	1. 可引起眩晕、呕吐、便秘、排尿困难等副作用,连续使用容易成瘾,需慎用 2. 婴儿及哺乳期妇女禁用,临产妇女禁用;慢性阻塞性肺疾病、甲状腺功能不足(黏液性水肿)、颅内高压、颅脑损伤等禁用,肝功能减退者、急性左心衰竭期均并出现呼吸抑制时忌用 3. 胆绞痛、肾绞痛需与阿托品合用 4. 在疼痛原因未明前确前,忌用本品,以防掩盖症状,贻误诊治
哌替啶 (杜冷丁)	各种剧痛、心源性哮喘、内脏剧烈绞痛(胆绞痛、肾绞痛)、与阿托品合用),与氯丙嗪、异丙嗪等合用进行人工冬眠	本品作用及机制与吗啡相似	皮下注射或肌内注射:每次 25~100mg。极量:每次 150mg,600mg/d。两次用药间隔不宜少于 4h 静脉注射:每次 0.3mg/kg 为上限	1. 成瘾性比吗啡轻,但连续应用亦成瘾 2. 副作用有头昏、头痛、出汗、口干、恶心、呕吐等,过量可致瞳孔散大、惊厥、心动过速、幻觉、血压下降、呼吸抑制、昏迷等 3. 不宜皮下注射,因对局部有刺激性 4. 儿童慎用;分娩前 2~4h 内不用 5. 不宜与异丙嗪多次合用,否则可导致呼吸抑制,引起休克等不良反应 6. 其他注意事项及禁忌同吗啡

（董雪松）

附录 2

急诊常用实验室检查参考值

具体见附表 2。

附表 2　急诊常用实验室检查参考值

项目	正常范围	
血常规检查		
白细胞（WBC）	成人（4.0~10.0）×10^9/L	
	新生儿（15.0~20.0）×10^9/L	
	6 个月至 2 岁（11.0~12.0）×10^9/L	
白细胞分类计数	**百分率**	**绝对值**
中性杆状核粒细胞（St）	1%~5%	（0.04~0.50）×10^9/L
中性分叶核粒细胞（S）	50%~70%	（2.0~7.0）×10^9/L
嗜酸性粒细胞（E）	0.5%~5%	（0.02~0.50）×10^9/L
嗜碱性粒细胞（B）	0~1%	（0~0.1）×10^9/L
淋巴细胞（L）	20%~40%	（0.8~4.0）×10^9/L
单核细胞（M）	3%~8%	（0.12~0.80）×10^9/L
红细胞（RBC）		男性（4.0~5.5）×10^{12}/L
		女性（3.5~5.0）×10^{12}/L
		新生儿（6.0~7.0）× 10^{12}/L
血红蛋白（Hb）		男性 120~160g/L
		女性 110~150 g/L
		新生儿 170~200 g/L
血细胞比容（HCT）	男性 40%~50%	
	女性 37%~48%	
平均红细胞容积（MCV）	82~95fl	

项目	正常范围	
平均红细胞血红蛋白（MCH）	$27{\sim}31\text{pg}$	
平均红细胞血红蛋白浓度（MCHC）	$320{\sim}360\text{g/L}$	
红细胞平均直径（MCD）	$6{\sim}9\mu\text{m}$	
红细胞体积分布宽度（RDW）	$10.9\%{\sim}15.7\%$	
点彩红细胞		
百分率	$<0.000\ 1$	
绝对值	$<300\times10^{6}$ 红细胞	
嗜多色性红细胞	<0.01	
血小板计数（PLT）	$(10{\sim}30)\times10^{9}$	
平均血小板体积（MPV）	$7\%{\sim}11\%$	
血小板压积（PCT）	$0.15\%{\sim}0.32\%$	
血小板体积分布宽度（PDW）	$15\%{\sim}17\%$	
网织红细胞（Rtc）	成人	百分率 $0.5\%{\sim}1.5\%$
		绝对值 $(24{\sim}84)\times10^{9}\text{/L}$
	新生儿	百分率 $2\%{\sim}6\%$
血沉（ESR）	男性	$0{\sim}15\text{mm/h}$
	女性	$0{\sim}20\text{mm/h}$

凝血功能检查

项目	正常范围	
毛细血管（抗力）脆性试验（CRT）：Rrmpel-Leede 法		
5cm 直径圆圈内新出点数	男性 <5 个	
	女性及儿童 <10 个	
出血时间（BT）	Duke 法：$1{\sim}3\text{min}$，超过 4min 为异常	
	Lvy 法：$2{\sim}6\text{min}$，超过 7min 为异常	
凝血时间（CT）	硅管法：$15{\sim}32\text{min}$	
	普通试管法：$6{\sim}12\text{min}$	

项目	正常范围
活化部分凝血时间（APTT）	32~43s（超过对照值 10s 为延长）
血浆凝血酶原时间（PT）	11~13s（超过对照值 3s 为延长）
血浆纤维蛋白原（Fg）	2~4g/L
凝血酶原比值（受检血浆 PT/ 正常血浆 PT）	1.00 ± 0.05

血液生化检查

1. 电解质检查

项目	正常范围	
钾	3.6~5.1mmol/L	
钠	135~147mmol/L	
氯	95~105 mmol/L	
血清磷	成人：0.97~1.61mmol/L	
	儿童：1.29~1.94mmol/L	
钙	总钙（比色法）	2.25~2.58mmol/L
离子钙（离子选择电极法）	1.10~134.00mmol/L	
镁	成人：0.97~1.61mmol/L	
	儿童：1.29~1.94mmol/L	
铁	亚铁嗪显色法	男：11~30μmol/L
		女：9~27μmol/L
锌	7.65~22.95μmol/L	

2. 肝功能检查

项目	正常范围
血清总胆红素（TBIL）	3.4~17.1μmol/L
直接胆红素（DBIL）	0~6.8μmol/L
间接胆红素（IBIL）	1.7~10.2μmol/L
血清总蛋白（TP）	60~80g/L
白蛋白（ALB）	35~55g/L
球蛋白（G）	25~35g/L
白蛋白 / 球蛋白（A/G）	1.5~2.5
丙氨酸转氨酶（ALT）	连续监测法 10~40U/L
碱性磷酸酶（ALP）	连续监测法 <40~110U/L

续表

项目	正常范围
γ-谷氨酰转肽酶（GGT）	连续监测法 <50U/L
血氨	11~35μmol/L

3. 心肌酶学检查

项目	正常范围
天冬氨酸转氨酶（AST）	连续监测法 10~40 U/L
乳酸脱氢酶（LDH）	连续监测法 104~245U/L
α-羟丁酸脱氢酶（HBDH）	90~200U/L
磷酸肌酸激酶（CPK）	连续监测法 26~174U/L
肌酸激酶同工酶（CK-MB）	<5%
血清肌钙蛋白 T（cTnT）	ELISA 法 0.02~0.13μg/L
血清肌钙蛋白 I（cTnI）	ELISA 法 <0.2μg/L

4. 肾功能检查

项目	正常范围
肌酐（Cr）	全血：88.4~176.0μmol/L
血清或血浆	男性：53~106μmol/L
	女性：44~97μmol/L
尿素氮（BUN）	成人：3.2~7.1mmol/L
	儿童：1.8~6.5mmol/L
尿酸（UA）	
磷钨酸盐法	男性：268~488μmol/L
	女性：178~387μmol/L
尿酸酶法	男性：208~428μmol/L
	女性：155~357μmol/L
	儿童：119~327μmol/L

5. 血脂检查

项目	正常范围
血清甘油三酯（TG）	0.56~1.70mmol/L
血清总胆固醇（TCH）	2.86~5.98mmol/L
血清磷脂	1.4~2.7mmol/L
高密度脂蛋白（HDL）	1.03~2.07mmol/L
低密度脂蛋白（LDL）	≤3.12mmol/L

项目	正常范围	
载脂蛋白 A Ⅰ（APO-A Ⅰ）	男性：(1.42±0.17)g/L 女性：(1.45±0.14)g/L	
载脂蛋白 B（APO-B）	男性：(1.01±0.21)g/L 女性：(1.07±0.23)g/L	

6. 血糖检查

空腹血糖	全血：4.4~6.7mmol/L（80~120mg/dl）	
血清或血浆	3.9~6.4mmol/L（70~110mg/dl）	
口服葡萄糖耐量试验（OGTT）		
空腹	<6.72mmol/L	
服糖后 0.5~1 小时血糖	升至高峰 7.84~8.96mmol/L	
服糖后 2 小时血糖	恢复至空腹水平	
血清葡萄糖（GLU）	60~110 mg/dl	
糖化血红蛋白（GHb）	电泳法 5.6%~7.5%	
血清胰岛素和 C 肽测定		
胰岛素（空腹）	10~20mU/L	
C 肽（空腹）	265~1 324pmol/L	

7. 其他酶学检查

淀粉酶（AMS）	Somogyi 法	总活性 800~1 800U/L
	酶偶联法	20~115U/L
脂肪酶（APS）	比色法	0~79U/L
	浊度法	0~160U/L
	滴度法	<1 500U/L
胆碱酯酶（ChE）		
全血胆碱酯酶（AChE）	比色法	80 000~1 200 000U/L
	连续监测法	为血清 ChE 的 1.5~2.5 倍
血清胆碱酯酶（SChE）	比色法	30 000~80 000U/L
	连续监测法	620~1 370U/L

项目	正常范围
8. 甲状腺功能检查	
甲状腺素（T₄）	65~155nmol/L
游离甲状腺素（FT₄）	10~30pmol/L
反三碘甲状腺原氨酸（rT₃）	0.2~0.8nmol/L
三碘甲状腺原氨酸（T₃）	1.6~3.0nmol/L
血游离三碘甲状腺原氨酸（FT₃）	4~10 pmol/L
血清甲状腺素结合球蛋白（TBG）	15~34mg/L
促甲状腺激素（TSH）	2~10mU/L
促甲状腺激素释放激素（TRH）	放射免疫法	16.7~22.9ng/L

项目		正常范围
血清与免疫学检测		
血清蛋白电泳		
A		62%~71%
α₁		3%~4%
α		6%~10%
β		7%~11%
γ		9%~18 %
免疫球蛋白		
免疫球蛋白 G（IgG）	单相免疫扩散法	7.6~16.6g/L
免疫球蛋白 M（IgM）	单相免疫扩散法	0.48~2.12 g/L
免疫球蛋白 A（IgA）	单相免疫扩散法	血清型 0.71~3.35g/L
分泌型		
唾液		314 mg/L
泪液		30~80 mg/L
初乳		5 065.5mg/L
免疫球蛋白 D（IgD）	ELISA 法	0.6~1.2mg/L
免疫球蛋白 E（IgE）	ELISA 法	10.1~0.9mg/L

项目		正常范围
补体免疫学检验		
C1q	ELISA 法	10~190mg/L
C3	单相免疫扩散法	$(1.14 \pm 0.27) g/L$
C4	单相免疫扩散法	$(0.55 \pm 0.11) g/L$
补体旁路 B 因子		0.1~0.4g/L
类风湿因子（RF）	ELISA 法	1~4kU/L
C 反应性蛋白（CRP）	单相免疫扩散法	<8 mg/L
抗链球菌溶血素"O"（ASO）		<1：400
抗核抗体（ANA）		阴性
抗双链脱氧核糖酸抗体（ds-DNA）		阴性
抗可提取性核抗原（ENA）抗体谱		
抗核糖核蛋白抗体（抗RNP）	阴性	
抗酸性核蛋白抗体（抗 Sm）	阴性	
抗干燥综合征 -A 抗体（抗SS-A）	阴性	
抗干燥综合征 -B 抗体（抗SS-B）	阴性	
抗系统性硬化抗体（抗 Scl-70）	阴性	
抗线粒体抗体（AMA）	阴性	
抗平滑肌抗体（ASMA）	阴性	
抗出血热抗体	阴性	
梅毒螺旋体抗体	阴性	
人获得性免疫缺陷病毒抗体（抗 HIV）	阴性	
结核抗体	阴性	
甲型肝炎病毒抗原	阴性	
乙型肝炎病毒抗原	阴性	

项目	正常范围	
乙型肝炎病毒表面抗体	阴性	
乙型肝炎病毒 e 抗原	阴性	
乙型肝炎病毒 e 抗体	阴性	
乙型肝炎病毒核心抗体	阴性	
乙型肝炎病毒 DNA	阴性	
丙型肝炎病毒 RNA	阴性	
丙型肝炎病毒抗体 IgM	阴性	
丙型肝炎病毒抗体 IgG	阴性	
丁型肝炎病毒抗原	阴性	
丁型肝炎病毒抗体	阴性	
丁型肝炎病毒 RNA	阴性	
戊型肝炎病毒抗体	阴性	
庚型肝炎病毒抗体	阴性	
肿瘤标志物检测		
甲种胎儿球蛋白（AFP）	RIA 或 ELISA 法	<20μg/L
癌胚抗原（CEA）	ELISA 法和 RIA 法	<15μg/L
组织多肽抗原（TPA）	ELISA 法	<130U/L
前列腺特异抗原（PSA）	RIA 法和 CLIA 法	≤4μg/L
癌抗原 -50（CA-50）	IRMA 法和 CLIA 法	<2.0 万 U/L
癌抗原 72-4（CA72-4）	ELISA 法	<6.7μg/L
糖类抗原 19-9（CA19-9）	ELISA 法	<2.6 万 U/L
神经元特异性烯化醇（NSE） RIA 或 ELISA 法	<12.5μg/L	
尿常规		
尿量	1 000~2 000ml/L	
外观	透明,淡黄色	
隐血（BLD）	阴性	
胆红素（BIL）	阴性	
尿胆原（URO）	阴性或弱阳性	

项目	正常范围
酮体（KET）	阴性
蛋白（PRO）	阴性
亚硝酸盐（NIT）	阴性
葡萄糖（GLU）	阴性
酸碱度（PH）	弱酸性，pH 约 6.5
比重（SG）	1.015~1.025
尿本周氏蛋白	阴性
尿酸结晶	阴性
尿含铁血黄素（Rous test）	阴性
12 小时尿沉渣镜检（Addis）	
红细胞	0~3/HP
白细胞	0~5/HP
透明管型	偶见 /LP
上皮细胞	少许 /LP
β 微球蛋白	<0.2mg/L
尿氮	<857mmol/L
肌酸	男性 0~304μmol/24h
	女性 0~456μmol/24h
肌酐	男性 7~18mmol/24h
	女性 5.3~16.0mmol/24h
尿酸	2.4~5.9 mmol/24h
尿钾	25~100 mmol/24h
尿钠	130~260 mmol/24h
尿钙	2.5~7.5 mmol/24h
尿磷	22~48 mmol/24h
尿镁	2.1~8.2 mmol/24h
尿淀粉酶	Somogyi 法 <1 000 单位
尿胰蛋白酶原	阴性
尿绒毛膜促性腺激素（hCG）	阴性

项目	正常范围	
尿乳糜试验	阴性	
粪便检查		
量	100~300g/24h	
颜色	黄褐色	
胆红素	阴性	
粪胆原定量	75~350mg/100g 粪	
粪胆素	阳性	
隐血试验	阴性	
粪便脂肪测定	<6g/24h	
细胞	上皮细胞或白细胞	无或偶见 /HP
脑脊液生化：		
性状	无色,清晰透明	
压力(侧卧)	0.69~1.76kPa(70~80mmH$_2$O)	
蛋白质(Pro)		
定性	阴性	
定量	儿童	0.2~0.4g/L
	成人	0.20~0.45g/L
氯化物(Cl)	120~130mmol/L	
葡萄糖(Glu)	成人 2.5~4.5mmol/L	
	儿童 2.8~4.5mmol/L	
细胞数	成人(0~8)×10^6/L	
	儿童(0~15)×10^6/L	
细胞分类	淋巴细胞	70%
	单核细胞	30%
血气分析		
酸碱度(pH)	7.35~7.45	
二氧化碳分压(PCO$_2$)	35~45mmHg	
氧分压(PO$_2$)	80~100mmHg	
实际碳酸氢根(HCO$_3$-act)	22~28mmol/L	

项目	正常范围
标准碳酸氢根（HCO$_3$-std）	21~25mmol/L
血浆二氧化碳含量（ctCO$_2$）	24~32mmol/L
全血碱剩余	−3~3 mmol/L
血氧饱和度	95%~100%
二氧化碳结合力（CO$_2$CP）	22~31mmol/L（50~70VOL%）
碳氧血红蛋白（COHb）	0.5%~2.5%
高铁血红蛋白（MetHb）	0.4%~1.5%

（董雪松）

附录 3

临床常用实验室检测项目危急值

危急值（critical valus）通常指检验结果高度异常，这时患者可能已处于生命危险的边缘，临床医生如不及时处理，就可能危及患者生命，故危急值也成为紧急值或警告值。

在一类传染病患者的体液（如血液、脑脊液、胸腔积液、腹水等）标本中发现病原微生物，胸痛患者血液中心肌损伤标志物【心肌肌钙蛋白 T、心肌肌钙蛋白 I、肌酸肌酶同工酶（CK-MB）】升高，中毒患者发现血药浓度高、毒物检测阳性，普通患者血液检测人免疫缺陷病毒（HIV）阳性，均视为危急值。临床常用实验室检测项目危急值见附表 3。

附表 3　临床常用实验室检测项目危急值

项目	低值	高值
血白细胞 /（$10^9 \cdot L^{-1}$）	2.5	30.0
血小板 /（$10^9 \cdot L^{-1}$）	50	
血红蛋白 /（$g \cdot L^{-1}$）	50	200
血细胞比容 /%	15	60
凝血酶原时间（PT）/s		30
活化凝血活酶时间（APTT）/s		70
血浆纤维蛋白原（g/L）	1	8
血糖 /（$mmol \cdot L^{-1}$）	2.2	22.2
血钾 /（$mmol \cdot L^{-1}$）	2.8	6.2
血钠 /（$mmol \cdot L^{-1}$）	120	160
血钙 /（$mmol \cdot L^{-1}$）	1.75	3.50
胆红素 /（$mmol \cdot L^{-1}$）		307.8
肌酐 /（$\mu mol \cdot L^{-1}$）		530
尿素 /（$mmol \cdot L^{-1}$）		35.7

续表

项目	低值	高值
血氨 / $(mmol \cdot L^{-1})$		176
血乳酸 / $(mmol \cdot L^{-1})$		5
血清淀粉酶		正常值上限 3 倍以上
血清渗透压 / $(mOsm \cdot L^{-1})$		330
pH	7.25	7.55
$PaCO_2$/mmHg	20	70
PaO_2/mmHg	45	
HCO_3^- / $(mmol \cdot L^{-1})$	10	40
SaO_2/%	75	

（董雪松）

索 引